高级卫生专业技术资格考试用书

妇产科学晋升题库

（副主任医师/主任医师）

主编　王丽霞

副主编　刘红秀　刘佳欣　李海英　黄家珍
　　　　孙海燕　魏　威

编　委　（按姓氏笔画为序）
　　　　杨　坤　肖艾尘　赵　颖　崔　雪
　　　　康馥莉　谭　爽　戴春阳

中国健康传媒集团
中国医药科技出版社

内 容 提 要

　　高级卫生专业技术资格考试是申报评审卫生高级专业技术职务资格的必经程序与重要参考依据之一，为了更好地帮助拟晋升副高级和正高级卫生职称考试人员备考刷题与巩固自测，编者根据各学科的《高级卫生专业技术资格考试大纲》（副高级、正高级）各章节中"熟练掌握""掌握"级考点分布，同时深入研析近年考试命题规律与应考策略，甄选5000~6000道高度仿真试题，编撰这套《高级卫生专业技术资格考试用书》"晋升题库"系列，配有全部参考答案和难题、易错题精粹解析（覆盖率达80%），是拟晋升副高级和正高级卫生职称考试人员随学随练、夯基检验的备考制胜题库。

图书在版编目（CIP）数据

妇产科学晋升题库/王丽霞主编. —北京：中国医药科技出版社，2024.3
高级卫生专业技术资格考试用书
ISBN 978 – 7 – 5214 – 4501 – 5

Ⅰ.①妇…　Ⅱ.①王…　Ⅲ.①妇产科学 – 资格考试 – 习题集　Ⅳ.①R71 – 44

中国国家版本馆 CIP 数据核字（2024）第 043609 号

美术编辑　陈君杞
责任编辑　刘孟瑞
版式设计　友全图文

出版　**中国健康传媒集团** | 中国医药科技出版社
地址　北京市海淀区文慧园北路甲 22 号
邮编　100082
电话　发行：010 – 62227427　邮购：010 – 62236938
网址　www. cmstp. com
规格　889×1194mm $\frac{1}{16}$
印张　23
字数　831 千字
版次　2024 年 3 月第 1 版
印次　2024 年 3 月第 1 次印刷
印刷　北京侨友印刷有限公司
经销　全国各地新华书店
书号　ISBN 978 – 7 – 5214 – 4501 – 5
定价　**188.00 元**

获取新书信息、投稿、为图书纠错，请扫码联系我们。

前　言

　　根据人力资源和社会保障部、卫健委《关于深化卫生事业单位人事制度改革的实施意见》和《加强卫生专业技术职务评聘工作的通知》，高级卫生专业技术资格采取考试和评审结合的办法取得。高级卫生专业技术资格考试是申报评审卫生高级专业技术职务资格的必经程序与重要参考依据之一，总分数450～500分，没有合格分数线，排名前60%为合格，其中的40%为优秀，考试成绩当年有效。为了更好地帮助拟晋升副高级和正高级卫生职称考试人员备考刷题与巩固自测，我们组织了从事临床诊疗实践工作多年，在各学科领域内具有较高知名度的专家及教授，根据各学科的《高级卫生专业技术资格考试大纲》（副高级、正高级）各章节中"熟练掌握""掌握"级考点分布，同时深入研析近年考试命题规律与应考策略，甄选5000～6000道高度仿真试题，编撰这套《高级卫生专业技术资格考试用书》"晋升题库"系列，全面覆盖所有人机对话考试题型（副高级：单选题＋多选题＋共用题干单选题＋案例分析题；正高级：多选题＋案例分析题），配有全部参考答案和难题、易错题精粹解析（覆盖率达80%）。

　　本"晋升题库"系列实用性强、针对性准，与《高级卫生专业技术资格考试用书》"拿分考点随身记"系列配合使用，是拟晋升副高级和正高级卫生职称考试人员随学随练、夯基检验的备考制胜题库。

　　由于编者经验和学识有限，书中难免出现不足之处，恳请广大读者与专家批评指正，以便我们不断改正和完善。

编　者

目录

第四篇　妇产科常用特殊检查

第五篇　妇产科内镜

题型说明

一、**单选题**：每道试题由 **1** 个题干和 **5** 个备选答案组成，题干在前，选项在后。选项 **A、B、C、D、E** 中只有 **1** 个为正确答案，其余均为干扰选项。

例：骨盆外测量骶耻外径的后标志点为

A. 第 5 腰椎棘突

B. 髂嵴后连线中点上 1.5cm

C. 腰骶部菱形窝的中央

D. 髂后上棘连线中点下 2~2.5cm

E. 米氏菱形窝的上角

答案：E

解析：骶耻外径是指第 5 腰椎棘突下至耻骨联合上缘中点的距离。第 5 腰椎棘突下相当于米氏菱形窝的上角。

二、**多选题**：每道试题由 **1** 个题干和 **5** 个备选答案组成，题干在前，选项在后。选项 **A、B、C、D、E** 中至少有 **2** 个正确答案。

例：对于着床，下列说法恰当的是

A. 透明带在着床前消失

B. 经过定位、黏附和侵入三个过程

C. 孕卵着床一般在受精后的第 8~9 天

D. 着床的先决条件是囊胚和子宫内膜发育同步化

E. 成功着床需要由黄体分泌的雌、孕激素支持的子宫内膜具有容受性

答案：ABDE

解析：从受精到孕卵着床约需 7~8 天，着床部位多在子宫体上部的前壁或后壁，缺口多在受精的第 11~12 天修复。受精卵着床经过定位、黏附和侵入三个过程。受精卵着床必须具备的条件有：①透明带消失；②囊胚细胞滋养细胞分化出合体滋养细胞；③囊胚和子宫内膜同步发育且功能协调；④体内分泌足量的雌激素和孕酮。成功着床需要由黄体分泌的雌、孕激素支持的子宫内膜具有容受性。所以选项 ABDE 正确。

三、**共用题干单选题**：叙述一个以单一患者或家庭为中心的临床情景，提出 **2~6** 个相互独立的问题，问题可随病情的发展逐步增加部分新信息，每个问题只有 **1** 个正确答案，以考查临床综合能力。答题过程是不可逆的，即进入下一问后不能再返回修改所有前面的答案。

例：（1~2 题共用题干）

孕妇，37 岁，G_2P_1，曾顺产一正常男孩。现孕 12 周。早孕胎儿颈项透明层（NT）结果提示 NT 为 3.6mm。

1. 以下情况可能性最大的是

A. 18 - 三体综合征　　B. 唐氏综合征

C. 13 - 三体综合征　　D. 特纳综合征

E. 平衡易位

答案：B

解析：胎儿颈项透明层（NT）大于 3mm 为异常。颈后透明带越厚，胎儿患唐氏综合征的风险越高。NT 增厚的胎儿中有 10%~30% 合并染色体异常，其中最常见的是唐氏综合征。

2. 为进一步明确胎儿染色体核型，以下操作最合适的是

A. 脐血穿刺　　　　　B. 绒毛穿刺

C. 羊水穿刺　　　　　D. 胎儿镜检查

E. NIPT

答案：B

解析：筛查结果为胎儿唐氏综合征风险极高者，建议行绒毛穿刺取样（CVS）。

四、**案例分析题**：每道案例分析题有 **3~12** 问。每问的备选答案至少 **6** 个，最多 **12** 个，正确答案及错误答案的个数不定。考生每选对一个正确答案给 **1** 个得分点，选错一个扣 **1** 个得分点，直至扣至本问得分为 **0**，即不含得负分。案例分析题的答题过程是不可逆的，即进入下一问后不能再返回修改所有前面的答案。

例：（1~3 题共用题干）

初产妇，27 岁，现孕 33 周。无明显诱因发生阴道少量出血，无痛性。

1. 以下临床表现符合前置胎盘诊断的是

A. 伴有下腹阵痛

B. 胎先露高浮，臀位

C. 子宫板硬，有压痛

D. 宫底升高，胎位不清

E. 伴血压升高

F. 子宫大小与妊娠周数相符

答案：BF

解析：前置胎盘的典型症状为妊娠晚期或临产时，发生无诱因、无痛性反复阴道流血。腹部检查：子宫软，无压痛，大小与妊娠周数相符。由于子宫下段有胎盘占据，影响胎先露部入盆，故胎先露高浮，常并发胎位异常。

2. 该孕妇经保守治疗，病情平稳。妊娠 36 周时，又出现无痛性阴道出血，量比月经稍少，宫底脐上 4 指，软，无压痛，左骶前位，先露高，胎心好。此种情况的处理方式应为

A. 立即剖宫产

B. 立即人工破膜

C. 立即缩宫素静脉点滴引产

D. 立即牵引儿足压迫胎盘止血

E. 立即住院卧床休息，保胎，观察

F. 禁止性生活、阴道检查、肛门检查、灌肠

答案：EF

解析： 孕妇一般情况好，阴道出血不多，量比月经稍少，子宫软，无压痛，左骶前位，先露高，胎心好，可以采用期待疗法，延长胎龄至足月，减少早产儿，降低围生儿的死亡率和发病率。应住院绝对卧床休息，左侧卧位，定时吸氧，禁止性生活、阴道检查、肛门检查、灌肠及任何促进宫缩的刺激，保持孕妇良好情绪。

3. 假设该产妇孕周满 37 周，计划行剖宫产术，术中见胎盘附着处子宫表面有紫色瘀斑，子宫出血较多。以下处理方式正确的是

A. 按摩子宫

B. 配血，输血

C. 用热盐水纱垫湿热敷子宫

D. 子宫肌壁内注射缩宫素

E. 经积极处理方式子宫仍不收缩应立即切除子宫

F. 经积极处理出现血液不凝时，不宜行子宫切除术

答案：ABCDE

解析： "术中见胎盘附着处子宫表面有紫色瘀斑" 提示血液浸润深达子宫浆膜层，导致子宫表面出现紫色瘀斑，尤其在胎盘附着处特别显著，这是子宫胎盘卒中。子宫胎盘卒中属于重型胎盘早期剥离，处理时应根据产程进展情况和产妇一般情况综合考虑，一般子宫胎盘卒中多不影响子宫收缩。发现有子宫胎盘卒中时，可边按摩子宫，边用热盐水纱垫湿热敷子宫。若产程进展不好，产妇情况恶化，应剖宫产结束分娩，手术中若胎儿、胎盘娩出后给予子宫收缩剂，子宫收缩仍然不好，出血不止，不能控制，则应在输血、输液的同时做子宫切除术。

第一篇 妇产科总论

第一章 女性生殖系统解剖

一、单选题

1. 耻骨联合平均长度为
　　A. 4.5cm
　　B. 3.8cm
　　C. 4.0cm
　　D. 4.2cm
　　E. 3.6cm

2. 骨盆外测量骶耻外径的后标志点为
　　A. 第5腰椎棘突
　　B. 髂嵴后连线中点上1.5cm
　　C. 腰骶部菱形窝的中央
　　D. 髂后上棘连线中点下2~2.5cm
　　E. 米氏菱形窝的上角

3. 骨盆的关节包括
　　A. 耻骨联合、骶髂关节与骶尾关节
　　B. 耻骨联合与骶髂关节
　　C. 耻骨联合与骶尾关节
　　D. 骶髂关节与骶尾关节
　　E. 骶尾关节

4. 判断中骨盆是否狭窄的重要指标是
　　A. 髂嵴间径
　　B. 髂棘间径
　　C. 骶耻外径
　　D. 坐骨结节横径
　　E. 坐骨切迹宽度

5. 衡量胎先露下降程度的重要指示点是
　　A. 坐骨棘
　　B. 骶尾关节
　　C. 宫颈外口
　　D. 胎先露最低点
　　E. 坐骨结节间径中点

6. 以下骨盆类型中，少见且骨盆腔呈漏斗形，往往造成难产的是
　　A. 女型骨盆
　　B. 男型骨盆
　　C. 扁平型骨盆
　　D. 混合型骨盆
　　E. 类人猿型骨盆

7. 类人猿型骨盆的特点是
　　A. 两侧骨盆壁向后倾斜
　　B. 骨盆前部较宽而后部较窄

C. 骨盆入口前后径缩短，横径正常
　　D. 骨盆入口呈长椭圆形，骶骨下段后移
　　E. 骨盆3个平面横径均缩短，前后径稍长、坐骨切迹宽

8. 关于肛提肌的组成从前内向后外分别为
　　A. 耻尾肌、髂尾肌和坐尾肌
　　B. 坐尾肌、耻尾肌和球海绵体肌
　　C. 耻尾肌、髂尾肌和球海绵体肌
　　D. 坐尾肌、耻尾肌和坐骨海绵体肌
　　E. 耻尾肌、髂尾肌和坐骨海绵体肌

9. 加强盆底托力的肌肉是
　　A. 会阴深横肌
　　B. 球海绵体肌
　　C. 会阴浅横肌
　　D. 肛提肌
　　E. 坐骨海绵体肌

10. 侧切会阴时，切断的肌肉不包括
　　A. 部分会阴深横肌
　　B. 球海绵体肌
　　C. 会阴浅横肌
　　D. 坐骨海绵体肌
　　E. 部分肛提肌

11. 会阴组织由表及里依次为
　　A. 皮肤、皮下脂肪、肛门外括约肌
　　B. 皮肤、筋膜
　　C. 皮肤、皮下脂肪、肛提肌
　　D. 皮肤、皮下脂肪
　　E. 皮肤、皮下脂肪、筋膜、部分肛提肌和会阴中心腱

12. 会阴体的厚度是
　　A. 1~2.5cm
　　B. 2.5~3cm
　　C. 3~4cm
　　D. 4~5cm
　　E. 5~6cm

13. 有关女性生殖系统解剖，以下叙述不正确的是
　　A. 卵巢动脉自髂内动脉分出
　　B. 青春期前子宫体子宫颈的比例是1:2
　　C. 子宫体两侧淋巴汇入腹股沟浅淋巴结
　　D. 输尿管在距离宫颈内口水平旁2cm处与子宫动脉

交叉

E. 外生殖器主要由阴部神经支配，内生殖器则由自主神经支配

14. 女性外生殖器包括

A. 阴阜、大阴唇、小阴唇、阴蒂及阴道前庭

B. 大阴唇、小阴唇、阴道口和处女膜

C. 大阴唇、小阴唇和阴道前庭

D. 阴阜、大阴唇、小阴唇、阴蒂、尿道口和阴道口

E. 阴阜、大阴唇、小阴唇、阴蒂、前庭大腺和尿道口

15. 幼女自高处摔下伤及外阴部，最易发生血肿的部位是

A. 阴蒂　　　　　　　B. 阴阜

C. 会阴部　　　　　　D. 大阴唇

E. 小阴唇

16. 组成部分含有海绵样组织的是

A. 阴阜　　　　　　　B. 大阴唇

C. 小阴唇　　　　　　D. 处女膜

E. 阴蒂

17. 关于阴道前庭的解剖结构，以下叙述正确的是

A. 有尿道外口和阴道口通过

B. 前庭区内有肛门通过

C. 前庭大腺开口于小阴唇和大阴唇之间

D. 阴蒂位于前庭内，含丰富的神经末梢

E. 前庭大腺位于大阴唇后部，妇科检查时可扪及

18. 舟状窝位于

A. 阴蒂与尿道口之间

B. 小阴唇与处女膜之间

C. 尿道口与阴道口之间

D. 阴道口与阴唇系带之间

E. 大阴唇后方与阴道口之间

19. 女性内生殖器包括

A. 阴道、子宫、输卵管、卵巢和盆腔结缔组织

B. 阴道、子宫、输卵管和卵巢

C. 阴道、宫颈、子宫、输卵管和卵巢

D. 阴道、子宫、输卵管、卵巢及其血管

E. 子宫、输卵管和卵巢

20. 关于女性生殖器黏膜上皮，下列说法正确的是

A. 子宫内膜为柱状上皮

B. 输卵管黏膜为复层高柱状上皮

C. 阴道黏膜上皮为单层鳞状上皮

D. 子宫颈管黏膜为复层鳞状上皮

E. 子宫颈阴道部黏膜为高柱状上皮

21. 关于成年女性的子宫形态学特征，以下描述恰当的是

A. 宫腔容量 20ml

B. 长度 10～11cm

C. 宫体：宫颈 = 1：2

D. 重约 110g

E. 子宫下部较子宫上部稍窄

22. 未生育过的成年女性患者，其子宫大小、子宫腔容积分别为

A. 8cm×6cm×4cm，10ml

B. 7cm×5cm×3cm，10ml

C. 7cm×5cm×3cm，5ml

D. 10cm×8cm×6cm，5ml

E. 5cm×3cm×2cm，3ml

23. 成年女子子宫颈管的长度为

A. 1.0～2.0cm　　　　B. 2.0～2.5cm

C. 2.5～3.0cm　　　　D. 3.0～3.5cm

E. 3.5～4.0cm

24. 当膀胱空虚时，成人子宫的正常位置为

A. 轻度前倾前屈位　　B. 轻度后倾后屈位

C. 前倾前屈位　　　　D. 后倾后屈位

E. 水平位

25. 在整个月经周期中无明显变化，月经期并不脱落的是

A. 致密层　　　　　　B. 海绵层

C. 基底层　　　　　　D. 海绵层与致密层

E. 海绵层与基底层

26. 关于子宫峡部叙述正确的是

A. 指子宫体与子宫颈之间最狭窄的部分

B. 峡部黏膜为高柱状上皮

C. 峡部下端为解剖学内口

D. 非孕女性中长约4cm

E. 妊娠末期形成子宫下段，临产后可达脐上一横指

27. 关于女性子宫颈的组织结构，以下叙述不正确的是

A. 子宫颈主要由结缔组织构成

B. 子宫颈管黏膜为单层高柱状上皮

C. 输卵管上皮细胞均为带纤毛的细胞

D. 子宫颈阴道部覆盖复层鳞状上皮，表面光滑

E. 子宫颈外口柱状上皮与鳞状上皮交接处是子宫颈癌好发部位

28. 维持子宫正常位置的主要原因为

A. 子宫的 4 对韧带

B. 腹腔内器官的支撑

C. 子宫的 4 对韧带和盆底肌肉、筋膜的支托作用

D. 盆底肌肉及其上下筋膜的支撑

E. 膀胱和直肠的支撑

29. 保持子宫不向下脱垂的主要结构是

A. 主韧带　　　　　　B. 圆韧带

C. 阔韧带　　　　　　D. 宫骶韧带

E. 骨盆漏斗韧带

30. 子宫骶韧带的前端位于

A. 宫颈上侧方　　　　B. 宫颈后面侧方

C. 子宫颈两侧　　　　D. 子宫后面侧方

E. 宫颈后面上侧方

31. 横行于宫颈两侧和骨盆侧壁之间的韧带是

A. 主韧带　　　　　　B. 阔韧带

C. 圆韧带　　　　　　D. 宫骶韧带

E. 卵巢固有韧带

32. 终止于大阴唇前端的子宫韧带是

A. 主韧带　　　　　　B. 骨盆漏斗韧带

C. 圆韧带　　　　　　D. 阔韧带

E. 宫底韧带

33. 关于子宫肌层，叙述不正确的是

A. 非孕时厚约 0.8cm

B. 由平滑肌束、弹力纤维和胶原纤维组成

C. 肌层是子宫体壁的中层

D. 中层在子宫收缩时血管被压缩，能有效地制止产后出血

E. 肌纤维的分布外层多为纵行，内层多为网状结构，中层为环行

34. 输卵管结构从内向外排列依次为

A. 间质部、壶腹部、峡部和伞部

B. 峡部、间质部、壶腹部和伞部

C. 峡部、壶腹部、间质部和伞部

D. 间质部、峡部、壶腹部和伞部

E. 壶腹部、峡部、间质部和伞部

35. 在妇科手术中，处理下列组织时最易损伤输尿管的是

A. 骨盆漏斗韧带、主韧带、圆韧带

B. 主韧带、骨盆漏斗韧带、子宫动脉

C. 子宫动脉、宫骶韧带、卵巢固有韧带

D. 圆韧带、宫底韧带、子宫动脉

E. 输卵管系膜、卵巢固有韧带、子宫动脉

36. 大范围性子宫切除术时不容易损伤输尿管的部位是

A. 切断主韧带时

B. 切断圆韧带时

C. 分离输尿管隧道时

D. 切断骶骨韧带时

E. 切断骨盆漏斗韧带时

37. 关于输卵管各部位的叙述正确的是

A. 输卵管全长约 25cm

B. 通过子宫壁内的部分为间质部

C. 峡部比间质部的管腔狭窄

D. 间质部外侧的为壶腹部

E. 壶腹部管腔最窄

38. 生育期女性的卵巢大小为

A. $3cm \times 2cm \times 1cm$

B. $4cm \times 3cm \times 2cm$

C. $4cm \times 3cm \times 1cm$

D. $4cm \times 2cm \times 1cm$

E. $5cm \times 4cm \times 3cm$

39. 卵巢门是指

A. 卵巢连接于子宫的部位

B. 卵巢系膜连接于输卵管的部位

C. 卵巢系膜连接于阔韧带后叶的部位

D. 卵巢固有韧带连接于卵巢的部位

E. 卵巢系膜连接于阔韧带前叶的部位

40. 临床上寻找卵巢血管的标志是

A. 卵巢系膜　　　　　　B. 卵巢子宫索

C. 卵巢固有韧带　　　　D. 子宫阔韧带

E. 卵巢悬韧带——卵巢门

41. 卵巢表面覆盖有

A. 腹膜　　　　　　　　B. 生发上皮

C. 卵巢白膜　　　　　　D. 卵巢皮质

E. 卵巢髓质

42. 关于卵巢的形态学特征，以下描述恰当的是

A. 卵巢表面一直光滑

B. 卵巢表面无腹膜

C. 皮质内不含卵泡

D. 卵巢白膜是一层平滑肌组织

E. 髓质内含数以万计的平滑肌纤维

43. 连接卵巢与子宫的韧带是

A. 圆韧带　　　　　　　B. 主韧带

C. 阔韧带　　　　　　　D. 卵巢固有韧带

E. 骨盆漏斗韧带

44. 欲行全子宫加双附件切除，不需要切断的韧带是

A. 圆韧带　　　　　　　B. 主韧带

C. 阔韧带　　　　　　　D. 卵巢固有韧带

E. 骨盆悬韧带

45. 女性生殖器官的邻近器官不包括

A. 阑尾　　　　　　　　B. 直肠

C. 输尿管　　　　　　　D. 膀胱

E. 乙状结肠

46. 女性内、外生殖器的血液供应来源于
A. 卵巢动脉、子宫动脉、阴道动脉和外阴动脉
B. 卵巢动脉、子宫动脉、阴道动脉和髂外动脉
C. 卵巢动脉、子宫动脉、阴道动脉和髂内动脉
D. 卵巢动脉、子宫动脉、阴道动脉和阴部内动脉
E. 卵巢动脉、子宫动脉、阴道动脉和腹壁下动脉

47. 髂内动脉前干分支不直接供血的是
A. 子宫   B. 卵巢
C. 阴道   D. 输卵管
E. 会阴

48. 右侧卵巢动脉来源于
A. 髂总动脉   B. 肾动脉
C. 髂外动脉   D. 腹主动脉
E. 髂内动脉

49. 子宫动脉上支又分为
A. 卵巢支与输卵管支
B. 宫底支、宫颈支与宫颈支
C. 宫颈支、宫颈支与阴道支
D. 宫底支、卵巢支与输卵管支
E. 宫体支、卵巢支与输卵管支

50. 子宫动脉来自
A. 髂总动脉分支
B. 髂外动脉后干分支
C. 髂外动脉前干分支
D. 髂内动脉前干分支
E. 髂内动脉后干分支

51. 子宫动脉下支供应
A. 阴道
B. 宫颈与阴道
C. 宫颈与阴道上段
D. 子宫峡部、宫颈与阴道
E. 宫体、宫颈与阴道上段

52. 阴道动脉来源于
A. 肾动脉   B. 髂内动脉
C. 髂外动脉   D. 腹主动脉
E. 髂总动脉

53. 盆腔淋巴分为
A. 髂内、髂外、髂总与骶前淋巴组
B. 髂淋巴组、骶前淋巴组与腰淋巴组
C. 髂内、髂外及髂总淋巴组
D. 髂内、髂外与骶前淋巴组
E. 髂淋巴组与骶前淋巴组

54. Ⅱ期子宫内膜癌的淋巴结转移最易发生在
A. 髂总淋巴结   B. 骶前淋巴结
C. 闭孔淋巴结   D. 腹股沟淋巴结
E. 腹主动脉旁淋巴结

55. 支配女性外生殖器的神经主要为
A. 会阴神经   B. 痔下神经
C. 阴部神经   D. 外阴神经
E. 阴蒂背神经

56. 初产妇，26 岁，现孕 38 周。其骨盆外测量结果：骶耻外径 18.5cm，髂嵴间径 27cm，坐骨结节间径 7.5cm。则该孕妇的骨盆诊断为
A. 单纯扁平骨盆   B. 漏斗型骨盆
C. 均小骨盆   D. 佝偻病性扁平骨盆
E. 男型骨盆

57. 初产妇，30 岁，G_1P_0，现孕 29 周。骨盆测量：髂嵴间径 26cm，髂前上棘间径 25cm，骶耻外径 18.5cm，坐骨结节间径 9cm 骶岬不突，骶骨弧度中等，坐骨棘内突，坐骨切迹宽，耻骨弓角度 100°。该孕妇骨盆属于
A. 均小骨盆   B. 男型骨盆
C. 扁平骨盆   D. 女型骨盆
E. 漏斗骨盆

58. 初产妇，28 岁，现孕 40 周。规律宫缩 10 小时见抬头拨露，欲行会阴侧切术，侧切会涉及到的盆底肌肉包括
A. 会阴深横肌、球海绵体肌、耻骨尾骨肌
B. 会阴深横肌、坐骨海绵体肌、耻骨尾骨肌
C. 尿生殖膈下筋膜、髂骨尾骨肌、会阴深横肌
D. 会阴浅横肌、会阴深横肌、坐骨尾骨肌
E. 球海绵体肌、坐骨海绵体肌、会阴深横肌酶

59. 患者女，30 岁。因"半小时前外阴部被踢伤，现外阴部出现肿块，且疼痛难忍，不能行走"就诊。此种情况最可能是
A. 小阴唇血肿   B. 大阴唇血肿
C. 阴阜血肿   D. 阴蒂血肿
E. 前庭大腺血肿

60. 患者女，33 岁。2 小时前从高处摔下，呈骑跨式伤及外阴部，疼痛难忍，出现外阴血肿最易发生的部位在
A. 阴阜部   B. 阴蒂部
C. 大阴唇   D. 小阴唇
E. 会阴部

61. 患者女，18 岁，骑自行车时不慎摔伤，外阴部胀痛难忍，可能的诊断是
A. 小阴唇裂伤   B. 大阴唇血肿
C. 处女膜破裂   D. 会阴体损伤
E. 前庭大腺出血

二、多选题

62. 关于骨盆的说法，下列说法恰当的是
- A. 真骨盆是胎儿娩出的通道
- B. 女性骨盆宽而浅，有利于胎儿娩出
- C. 女性骨盆可分为 4 个假想平面
- D. 假骨盆与产道关系密切
- E. 以耻骨联合下缘，髂耻线及骶岬前缘连线为界，将骨盆区分为真骨盆与假骨盆

63. 关于骨盆底的形态学特征，以下叙述恰当的是
- A. 外层为盆膈
- B. 中层为泌尿生殖膈
- C. 肛门外括约肌属于盆膈范畴
- D. 球海绵体肌属于盆膈范畴
- E. 肛提肌、盆筋膜构成盆膈

64. 以下属于骨盆底内层肌的有
- A. 耻尾肌
- B. 髂尾肌
- C. 坐尾肌
- D. 坐骨海绵体肌
- E. 肛门外括约肌

65. 肛提肌的作用包括
- A. 加强尿道括约肌
- B. 加强肛门括约肌
- C. 加强阴道括约肌
- D. 加强盆底托力
- E. 加强腹肌

66. 会阴体的特征包括
- A. 伸展性很大
- B. 是盆底肌群的一部分
- C. 内层为会阴中心腱
- D. 厚 3～4cm，呈圆形
- E. 指肛门和阴道口之间的软组织

67. 女性外阴的解剖开口有
- A. 巴氏腺
- B. 宫颈口
- C. 阴道口
- D. 肛门
- E. 尿道口

68. 输卵管黏膜层上皮细胞分为
- A. 纤毛上皮
- B. 楔形细胞
- C. 无纤毛细胞
- D. 扁平上皮细胞
- E. 未分化细胞

69. 关于阴道，以下说法不正确的是
- A. 后穹隆顶端与子宫直肠陷凹贴近，后者是腹腔最低部分
- B. 上端包绕子宫颈，下端开口于阴道前庭前部
- C. 阴道壁仅由黏膜与纤维组织膜构成
- D. 黏膜层由复层鳞状上皮细胞所覆盖，有腺体
- E. 阴道壁不含有静脉丛

70. 维持子宫前倾位的韧带是
- A. 阔韧带
- B. 圆韧带
- C. 主韧带
- D. 骶骨韧带
- E. 卵巢固有韧带

71. 关于女性生殖器的邻近器官，以下叙述正确的有
- A. 增大的子宫常压迫左侧的输尿管
- B. 女性的尿道短而直，易引起泌尿系感染
- C. 异常分娩时最多见的损伤为膀胱阴道瘘
- D. 阑尾炎和右侧的附件炎可以相互影响
- E. 施行子宫切除，结扎子宫动脉时容易损伤输尿管

72. 阴道下段的血供可来自
- A. 痔中动脉
- B. 阴部内动脉
- C. 阴道动脉
- D. 子宫动脉下支
- E. 子宫动脉上支

73. 阴部内动脉包括
- A. 痔下动脉
- B. 痔上动脉
- C. 会阴动脉
- D. 阴唇动脉
- E. 阴蒂动脉

74. 女性外生殖器淋巴可分为
- A. 髂淋巴组
- B. 腹股沟浅淋巴组
- C. 腹股沟深淋巴组
- D. 腰淋巴组
- E. 骶前淋巴组

三、共用题干单选题

（75～76 题共用题干）

初产妇，27 岁，G_1P_0，现孕 40 周。因"腹胀 4 小时"入院。查体：胎头先露，部分入盆，跨耻征可疑。阴道检查：骶耻内径大于 12cm，骶骨凹度呈中度弧形，两侧坐骨棘内突，坐骨切迹小于 2 指，骶尾关节活动良好，耻骨弓角度 75°。

75. 此种情况下诊断应考虑
- A. 正常骨盆
- B. 扁平型骨盆
- C. 漏斗型骨盆
- D. 畸形骨盆
- E. 均小骨盆

76. 该孕妇的分娩方式应考虑
- A. 产钳助产
- B. 择期剖宫产
- C. 自然阴道分娩
- D. 由孕妇和家属确定
- E. 先试产出现产程停滞后再剖宫产

四、案例分析题

（77～79 题共用题干）

患者女，33 岁。因"半年前外阴部发现肿块，近 3 日出现疼痛"就诊。查体：体温38℃，大阴唇后有一囊

性肿物，大小 7cm×5cm×4cm，表面红、肿、热，触痛明显，有波动感。

77. 此种情况最可能的诊断是

A. 前庭大腺炎　　　　B. 外阴肿瘤

C. 前庭大腺脓肿　　　D. 前庭大腺囊肿

E. 外阴囊肿

F. 外阴脓肿

78. 此种情况最恰当的处理方式是

A. 观察

B. 局部热敷

C. 局部用抗生素湿敷

D. 切开引流术并用抗生素控制感染

E. 抗生素控制感染，暂不考虑行切开引流术

F. 切开引流并做造口术

79. 恰当的处理方式是

A. 卧床休息

B. 囊肿剥除

C. 选用广谱抗生素

D. 确定病原体

E. 中药活血化瘀治疗

F. 局部热敷

答案和精选解析

一、单选题

1. D 耻骨联合位于骨盆前下方，是由两侧耻骨联合面借助纤维软骨构成的耻骨间盘连接而成。正常人的耻骨联合平均长度为 4.2cm。

2. E 骶耻外径是指第 5 腰椎棘突下至耻骨联合上缘中点的距离。第 5 腰椎棘突下相当于米氏菱形窝的上角。

3. A 骨盆由骶骨、尾骨和左右两块髋骨及其韧带连结而成。髋骨是由髂骨、坐骨及耻骨联合组成的不规则骨骼。骨盆的关节包括耻骨联合、骶髂关节及骶尾关节。

4. E 骨盆各部之间的韧带中，有骶结节韧带和骶棘韧带两对重要的韧带。骶结节韧带位于骶、尾骨与坐骨结节之间；骶棘韧带宽度即坐骨切迹宽度，是判断中骨盆是否狭窄的重要指标。妊娠期受性激素影响，韧带松弛，有利于分娩。

5. A 坐骨棘位于真骨盆中部，肛诊或阴道诊可触及。两坐骨棘连线的长度是衡量中骨盆横径的重要径线，同时坐骨棘又是分娩过程中衡量胎先露部下降程度的重要标志。

6. B 根据骨盆形状，可分为以下女型骨盆、扁平型骨盆、类人猿型骨盆和男型骨盆 4 种类型。此 4 种类型只是理论上的归类，临床所见多是混合型骨盆。这些骨盆类

型中，女型骨盆最常见，为女性正常骨盆，最适宜分娩；扁平型骨盆较常见；类人猿型骨盆少见；男型骨盆少见。因男性骨盆呈漏斗型，往往造成难产。所以选项 B 正确。

7. E 类人猿型骨盆的骨盆入口呈长椭圆形，骨盆入口、中骨盆和骨盆出口的横径均缩短，前后径稍长。坐骨切迹较宽，两侧壁稍内聚，坐骨棘较突出，耻骨弓较窄，但骶骨向后倾斜，故骨盆前部较窄而后部较宽。骶骨往往有 6 节且较直，故骨盆较其他类型深。所以选项 E 正确。

8. A 肛提肌是位于骨盆底的成对扁阔肌，向下、向内合成漏斗形，肛提肌构成骨盆底的大部分。每侧肛提肌自前内向后外由耻尾肌、髂尾肌和坐尾肌 3 部分组成。在骨盆底肌肉中，肛提肌起最重要的支持作用。又因肌纤维在阴道和直肠周围交织，加强肛门和阴道括约肌的作用。

9. D 肛提肌是加强盆底托力的肌肉之一。它是盆底肌群中最重要的肌肉之一，起到支撑盆腔脏器的作用。肛提肌是一个环状肌肉，围绕着肛门和会阴部，由肛门括约肌和会阴括约肌组成。当肛提肌收缩时，可以提高盆底肌群的张力，加强盆底托力，起到稳定盆腔器官的作用。会阴深横肌、球海绵体肌、会阴浅横肌和坐骨海绵体肌在盆底肌群中也起到重要作用，但不是直接用于加强盆底托力的肌肉。

10. D 在侧切会阴时，切断的肌肉不包括坐骨海绵体肌。坐骨海绵体肌位于盆底肌群的后方，属于盆底肌的一部分，与会阴并不直接相关。其他选项如会阴深横肌、球海绵体肌、会阴浅横肌和部分肛提肌都是会阴肌的一部分，可能在侧切会阴术中被切断或被分离。

11. E 广义的会阴是指封闭骨盆出口的所有软组织，前起自耻骨联合下缘，后至尾骨尖，两侧为耻骨降支、坐骨升支、坐骨结节和骶结节韧带。狭义的会阴又称为会阴体，是指位于阴道口和肛门之间的楔形软组织，厚 3~4cm，由表及里为皮肤、皮下脂肪、筋膜、部分肛提肌和会阴中心腱。

12. C 狭义的会阴又称为会阴体，是指位于阴道口和肛门之间的楔形软组织，厚 3~4cm。

13. A 卵巢动脉在第二腰椎左边由腹主动脉分出（而不是髂内动脉）下行，经盆漏斗韧带上缘向中线横行，分支供血给卵巢及输卵管，最后与子宫动脉上行的卵巢支吻合。所以，选项 A 错误。子宫体与子宫颈的比例在青春期前为 1:2，生育期为 2:1，绝经后为 1:1。所以选项 B 正确。子宫体两侧淋巴沿圆韧带汇入腹股沟浅淋巴结。所以选项 C 正确。输尿管在近宫颈约 2cm 处，在子宫动脉后方与之交叉，经阴道侧穹隆绕向前，穿过膀胱宫颈韧带前后叶，最后进入膀胱壁。所以选项 D 正确。外生殖器主要由阴部神经支配，内生殖器则由自主

14. A 女性外生殖器是指生殖器的外露部分，又称外阴，位于耻骨联合至会阴及两股内侧之间，包括阴阜、大小阴唇、阴蒂和阴道前庭（包括前庭大腺、尿道口及阴道口等）。

15. D 大阴唇为阴阜两侧向下延伸的丰满皮肤皱襞，下方在会阴体前相融合，称会阴后联合。内含脂肪、结缔组织及静脉丛，创伤后易形成血肿。

16. E 阴蒂为圆柱形勃起组织，位于两侧小阴唇顶端，分为阴蒂头、阴蒂体和两侧阴蒂脚三部分。阴蒂头由海绵样组织和不随意肌组成，富含神经血管，受伤后易出血。所以选项 E 正确。其他几项均不含有海绵样组织。阴阜是指覆盖于耻骨联合前上方隆起的脂肪软垫。大阴唇为阴阜两侧向下延伸的丰满皮肤皱襞。小阴唇为大阴唇内部的一对薄皮肤皱襞。处女膜是位于阴道入口处的一层薄膜。

17. A 阴道前庭为两小阴唇之间的菱形区，前为阴蒂，后为阴唇系带，两侧为小阴唇。在此区域内有前庭球、前庭大腺、尿道外口和阴道口及处女膜，没有肛门。所以选项 A 正确。前庭大腺位于前庭下方阴道口的两侧，开口于小阴唇内侧中、下 1/3 交界处。正常情况检查时不能触及此腺。阴蒂不位于前庭内，位于两侧小阴唇顶端，阴蒂头由海绵样组织和不随意肌组成，富含神经血管，受伤后易出血。

18. D 阴道前庭为一菱形区域，前为阴蒂，后为阴唇系带，两侧为小阴唇。阴道口与阴唇系带之间有一浅窝，称为舟状窝（又称为阴道前庭窝），经产妇受分娩影响，此窝消失。

19. B 女性内生殖器包括阴道、子宫、输卵管和卵巢。由于个体之间的差异及生育史、年龄、疾病因素等，这些器官在形态、大小、相对位置上可有较大差别。

20. A 子宫内膜又叫子宫黏膜，为单层柱状上皮。所以选项 A 正确。输卵管黏膜层由单层高柱状上皮组成。所以选项 B 不正确。阴道黏膜为复层鳞状上皮，无腺体，受性激素影响而有周期性变化。所以选项 C 不正确。子宫颈管黏膜为单层高柱状上皮，黏膜层腺体可分泌碱性黏液，形成宫颈管内黏液栓，堵于宫颈外口。宫颈黏膜受卵巢激素影响发生周期性变化。所以选项 D 不正确。宫颈阴道部被覆复层鳞状上皮。所以选项 E 不正确。

21. E 子宫为肌性器官，呈前后略扁的倒置梨形，成年女性的子宫重 50～70g，长 7～8cm，宽 4～5cm，厚 2～3cm，容量约 5ml。子宫分为子宫体和子宫颈。子宫体的顶部称为子宫底，宫底两侧称为子宫角。子宫体与子宫颈的比例在青春期前为 1：2，生育期为 2：1，绝经后为 1：1。所以选 E 项正确。

22. C 成年女性的子宫重 50～70g，长 7～8cm，宽 4～5cm，厚 2～3cm，容量约 5ml。通常来说，未生育过的女性子宫较小，子宫腔容积较小。根据给出的选项，符合这一特点的是选项 C。

23. C 子宫颈内腔呈梭形，称为子宫颈管，成年女子长 2.5～3.0cm。

24. A 子宫位于盆腔中央，前为膀胱，后为直肠，下端接阴道，两侧有输卵管和卵巢。当膀胱空虚时，成人子宫的正常位置呈轻度前倾前屈位。

25. C 子宫内膜分为功能层和基底层 2 层。内膜表面 2/3 为功能层（包括致密层和海绵层），受卵巢性激素影响发生周期变化而脱落；基底层为靠近子宫肌层的 1/3 内膜，不受卵巢性激素影响，不发生周期性的变化。

26. A 子宫峡部是指子宫体与子宫颈之间形成的最狭窄的部分。子宫峡部在非孕女性中长约 3cm，是子宫内膜的延续。而妊娠末期，子宫峡部会逐渐扩张形成子宫下段，临产后可上移一横指；峡部下端为组织学内口，是指子宫颈与阴道相连接的部位。峡部黏膜为柱状上皮，而非高柱状上皮。因此，本题的正确答案为 A。

27. C 子宫颈主要由结缔组织构成，含少量弹力纤维、血管及平滑肌纤维。子宫颈管黏膜为单层高柱状上皮，黏膜内腺体分泌碱性黏液，形成黏液栓堵塞子宫颈管。子宫颈阴道部由复层鳞状上皮覆盖，表面光滑。子宫颈外口柱状上皮与鳞状上皮交接处是子宫颈癌好发部位。所以选项 ABDE 均正确。输卵管上皮细胞可分为 4 种不同类型，即纤毛细胞、分泌细胞、楔形细胞和未分化细胞。所以，选项 C 错误。因此本题应选 C。

28. C 子宫的位置和支撑是由多个结构共同维持的。子宫的位置主要由子宫的 4 对韧带（子宫韧带）和盆底肌肉、筋膜的支托作用来维持的，任何原因引起的盆底组织结构破坏或功能障碍均可导致子宫脱垂。子宫韧带包括子宫圆韧带、子宫宽韧带、子宫阔韧带和子宫间韧带，它们连接子宫与其他结构，起到支撑和固定子宫的作用。盆底肌肉和筋膜也起到支撑子宫的重要作用。其他选项中提到的腹腔内器官的支撑、盆底肌肉及其上下筋膜的支撑以及膀胱和直肠的支撑也是维持子宫位置的重要因素，但不是主要原因。因此本题应选 C。

29. A 主韧带位于子宫阔韧带的下方，上方连接骨盆侧壁，下方连接子宫颈和阴道上部，是固定子宫颈位置、防止子宫脱垂的主要结构。所以选项 A 正确。圆韧带（选项 B）有维持子宫前倾的作用。阔韧带（选项 C）可起到限制子宫向两侧倾斜的作用。宫骶韧带（选项 D）可以向后上方牵引子宫颈，保持子宫呈前倾位置。骨盆漏斗韧带（选项 E）是连接骨盆漏斗与子宫之间的韧带，不具有保持子宫不向下脱垂的作用。因此，本题的正确答案是 A。

30. E 子宫骶韧带是连接子宫与骶骨的重要韧带，

其前端位于宫颈后面上侧方。子宫骶韧带起自2~4骶前孔区的骨面，由宫颈后上方两侧向后伸延，向前绕过直肠两侧，止于子宫颈和阴道上份的外侧壁并与盆膈上筋膜相融合。该韧带所顶起的八字形腹膜皱襞形成子宫直肠陷窝的外侧界。子宫骶韧带的作用是向后上方牵引子宫颈，有间接维持子宫前倾的作用。

31. A 主韧带又称宫颈横韧带，是连接子宫与骨盆侧壁的韧带。主韧带的上方连接骨盆侧壁，下方连接子宫颈和阴道上部，形成了一个横行的悬吊结构。主韧带起到固定子宫颈位置、防止子宫脱垂的作用。所以选项A正确。阔韧带（选项B）是连接子宫与骨盆底部的韧带；圆韧带（选项C）是连接卵巢与子宫的韧带；宫骶韧带（选项D）是连接子宫与骶骨的韧带；卵巢固有韧带（选项E）是固定卵巢位置的韧带。

32. C 子宫韧带中，圆韧带起于子宫底两角输卵管的前下方，向前向外延续，通过腹股沟管止于阴阜及大阴唇前端。

33. E 子宫体壁由3层组织构成，由内向外分为子宫内膜层、肌层和浆膜层。子宫肌层较厚，非孕时厚约0.8cm，由大量平滑肌组织、少量弹力纤维与胶原纤维组成，分为3层：①内层：肌纤维环行排列，痉挛性收缩可形成子宫收缩环；②中层：肌纤维交叉排列，在血管周围形成"8"字形围绕血管，收缩时可压迫血管，有效地制止子宫出血；③外层：肌纤维纵行排列，极薄，是子宫收缩的起始点。所以选项E错误。因此本题应选E。

34. D 输卵管为一对细长而弯曲的肌性管道，全长8~14cm，为卵子与精子结合场所及运送受精卵的通道。位于阔韧带上缘内，内侧与子宫角相连通，外端游离呈伞状，与卵巢相近。根据输卵管的形态，由内向外分为间质部、峡部、壶腹部和伞部4部分。

35. B 在妇科手术中，处理主韧带、骨盆漏斗韧带和子宫动脉时最易损伤输尿管。主韧带和骨盆漏斗韧带是支撑子宫和盆腔器官的重要结构，它们与输尿管的解剖关系密切。手术中对这些结构的处理要谨慎，以免损伤输尿管。此外，子宫动脉也与输尿管有交叉关系，手术中对子宫动脉的处理也要小心，以避免损伤输尿管。其他选项中提到的组织与输尿管的解剖关系相对较远，处理时损伤输尿管的风险相对较低。

36. B 大范围性子宫切除术涉及到解剖结构的分离和切断，其中包括切断主韧带、切断圆韧带、分离输尿管隧道、切断骶骨韧带和切断骨盆漏斗韧带等。圆韧带是子宫与阴道之间的连接组织，与输尿管位置较远，因此切断圆韧带时对输尿管的损伤风险较低。切断主韧带、分离输尿管隧道、切断骶骨韧带和切断骨盆漏斗韧带都有可能与输尿管相邻或经过，因而可能造成输尿管损伤的风险较高。

37. B 输卵管为一对细长而弯曲的肌性管道，全长8~14cm，为卵子与精子结合场所及运送受精卵的通道。输卵管位于阔韧带上缘内，内侧与子宫角相连通，外端游离呈伞状，与卵巢相近。根据输卵管的形态，由内向外分为以下四个部分：①间质部：潜行于子宫壁内的部分，长约1cm，管腔最窄；②峡部：在间质部外侧，细而较直，管腔较窄，长2~3cm；③壶腹部：在峡部外侧，壁薄，管腔宽大且弯曲，长5~8cm，内含丰富皱襞，受精常发生于此；④伞部：在输卵管末端，长1~1.5cm，开口于腹腔，管口处有许多指状突起，有"拾卵"作用。所以五个选项中只有选项B正确。

38. C 生育期女性的卵巢大小约4cm×3cm×1cm，重约5~6g，灰白色；绝经后卵巢逐渐萎缩变小变硬。

39. C 卵巢门是指卵巢系膜连接于阔韧带后叶的部位。卵巢门是卵巢系膜的一个重要结构，由卵巢血管、淋巴管、神经以及支持组织组成。卵巢系膜通过卵巢门将卵巢与阔韧带后叶相连，起到支持卵巢的作用，并提供血液供应和神经支配。

40. E 在临床上，寻找卵巢血管的标志是卵巢悬韧带——卵巢门。卵巢悬韧带是连接卵巢和子宫的重要结构，其中包含卵巢血管和神经。通过观察卵巢悬韧带——卵巢门的位置和结构，可以辅助确定卵巢的位置和血供情况。其他选项如卵巢子宫索、卵巢系膜、子宫阔韧带和卵巢固有韧带虽然都与卵巢相关，但在寻找卵巢血管的标志上没有特别的指示。因此，正确答案是E。

41. B 卵巢表面无腹膜，由单层立方上皮（生发上皮）覆盖。上皮的深面有一层卵巢白膜。再往内为卵巢实质，分为外层的皮质和内层的髓质。

42. B 青春期前卵巢表面光滑；青春期开始排卵后，表面逐渐凹凸不平（选项A错误）。卵巢表面无腹膜（选项B正确），由单层立方上皮（生发上皮）覆盖。上皮的深面有一层卵巢白膜，卵巢白膜是一层致密纤维组织（选项D错误）。再往内为卵巢实质，分为外层的皮质和内层的髓质。①皮质：为卵巢主体，由大小不等的各级发育卵泡（选项C错误）、黄体和它们退化形成的残余结构及间质组织组成；②髓质：与卵巢门相连，由疏松结缔组织及丰富的血管、神经、淋巴管以及少量与卵巢韧带相延续的平滑肌纤维构成（选项E错误）。因此本题的正确答案为B。

43. D 卵巢固有韧带，也称为卵巢韧带或卵巢支韧带，是连接卵巢与子宫的韧带。它起源于子宫角附近的卵巢韧带根部，经过骨盆腔内的盆腔侧壁，最后连接到卵巢。卵巢固有韧带起着支撑和固定卵巢的作用，同时还包含着卵巢的血管、神经和淋巴管等结构。所以选项D正确。圆韧带（选项A）是连接子宫与阴道的韧带，主韧带（选项B）是子宫的支撑韧带，阔韧带（选项C）

是连接子宫与腹腔侧壁的韧带，骨盆漏斗韧带（选项E）是连接子宫与骨盆入口的韧带，与连接卵巢与子宫的韧带无关。

44. D 卵巢固有韧带自卵巢下端连至输卵管与子宫结合处的后下方，子宫全切时，可与子宫、附件一并整块切除，无需切断；主韧带、阔韧带、圆韧带为固定子宫的韧带，需切除；卵巢悬韧带固定卵巢于盆腔，也需切除。所以本题应选D。

45. E 女性生殖器官与尿道、膀胱、输尿管、直肠及阑尾相邻。阑尾通常位于右髂窝内，但其位置、长短、粗细变化颇大，有时下端可达右输卵管及卵巢部位。直肠位于盆腔后方，与子宫和阴道相邻。输尿管是连接肾脏和膀胱的管道，它们位于盆腔两侧，与子宫和卵巢相邻。膀胱位于盆腔中央，与子宫和阴道相邻。乙状结肠位于盆腔顶部，与子宫和卵巢在解剖上没有直接的邻近关系。因此，正确答案是E。

46. D 女性内、外生殖器的血液供应主要来自卵巢动脉、子宫动脉、阴道动脉及阴部内动脉。

47. B 女性内外生殖器的血液供应主要来自卵巢动脉、子宫动脉、阴道动脉、阴部内动脉。子宫动脉、阴道动脉、阴部内动脉均来源于髂内动脉，供应子宫、输卵管、阴道、会阴等。子宫动脉至子宫角处分成子宫底支和输卵管支，分布于子宫底和输卵管，最后移行于卵巢支，虽与卵巢动脉末端吻合，但卵巢血管来自于卵巢动脉，起自腹主动脉，因此卵巢并不是髂内动脉直接供血。因此本题的正确答案为B。

48. D 卵巢为一对扁椭圆形的性腺，自腹主动脉分出供应卵巢的动脉，左侧可来自左肾动脉，右侧卵巢动脉来自腹主动脉。

49. D 子宫动脉位于阴道上子宫颈部（侧穹隆上方），分为上、下两支。上支为主干，沿子宫侧壁迂回上行，供血给子宫前后壁，在宫底分为宫底支（分布于宫底部）、输卵管支（分布于输卵管）及卵巢支（与卵巢动脉末梢吻合）三支；下支供血给宫颈、阴道上部及部分膀胱，与阴道动脉吻合。

50. D 子宫动脉来自髂内动脉前支，沿盆壁下行，至阔韧带基底部急向内弯曲，在相当于子宫颈内口水平离子宫约2cm处跨越输尿管，达子宫侧缘，分为上下两支。

51. C 子宫血管的供应主要来自子宫动脉。子宫动脉自髂内动脉分出后，沿骨盆侧壁向下向前行，穿越阔韧带基底部、宫旁组织到达子宫外侧约2cm处横跨输尿管至子宫侧缘。此后分为上、下两支。上支主要供应宫体，而下支主要供应宫颈与阴道上段。

52. B 阴道动脉是女性生殖系统中的一条重要动脉，为阴道提供血液供应。它的起源是髂内动脉前干分支，

分布于阴道中下段前后壁、膀胱顶及膀胱颈。髂内动脉是人体骨盆腔内的一条主要动脉，分布于骨盆腔的内侧。其他选项如肾动脉、髂外动脉、腹主动脉和髂总动脉与阴道动脉的起源无关。因此，正确答案是B。

53. B 盆腔淋巴分为髂淋巴组、骶前淋巴组和腰淋巴组。髂淋巴组位于髂骨上缘，包括闭孔、髂内、髂外和髂总淋巴组；骶前淋巴组位于骶骨前面，与直肠、子宫颈和阴道相关；腰淋巴组位于腹主动脉旁，与盆腔的淋巴引流有关。因此，准确的选项是B。其他几个选项均不全面。

54. C 子宫内膜癌的淋巴结转移通常按照直接淋巴引流途径进行，最常见的转移途径是通过闭孔淋巴结。闭孔淋巴结是位于子宫颈和阴道上部的淋巴结，是子宫内膜癌的主要淋巴引流途径之一。因此，在Ⅱ期子宫内膜癌中，淋巴结转移最易发生在闭孔淋巴结。其他选项中，髂总淋巴结、骶前淋巴结和腹股沟淋巴结在子宫内膜癌的淋巴转移中也可能受累，但相对闭孔淋巴结而言较少见。腹主动脉旁淋巴结通常在晚期子宫内膜癌中才会受累。

55. C 女性外生殖器的神经主要由阴部神经支配。阴部神经为体节神经，由第Ⅱ、Ⅲ、Ⅳ骶神经分支组成，含感觉和运动神经纤维。在坐骨结节内侧下方分成会阴神经、阴蒂背神经及肛门神经（又称痔下神经）3支，分布于会阴、阴唇及肛门周围。阴部神经的主要功能是提供对外阴和阴蒂的感觉。

56. B 漏斗型骨盆的特征是骶耻外径小于髂嵴间径，而坐骨结节间径＜8cm。根据给出的测量结果，骶耻外径小于髂嵴间径，符合漏斗型骨盆的特征。所以选项B正确。

57. D 女型骨盆为女性正常骨盆，最适宜分娩。髂骨翼宽而浅，入口横径较前后径稍长，耻骨弓较宽，坐骨棘间径≥10cm。骨盆侧壁直，坐骨棘不突出，骶骨既不前倾，也不后倾，骶坐骨切迹宽度＞2横指。依据题干信息，该患者为女型骨盆。

58. A 侧切手术是一种在分娩过程中切开会阴区域，以便扩大产道的手术。在侧切手术中，涉及到的盆底肌肉主要包括会阴深横肌、球海绵体肌和耻骨尾骨肌。过深过大的侧切会伤及部分肛提肌。因此，正确答案是A。其他选项中列举的肌肉与侧切手术涉及的盆底肌肉无关。

59. B 大阴唇血肿是指由于外阴部受伤或损伤引起的血液积聚在大阴唇组织中形成的肿块。大阴唇皮下组织松弛，脂肪中有丰富的静脉、神经及淋巴管，若受外伤，容易形成血肿。常见的原因包括外伤、分娩等。疼痛、肿胀、局部触痛是大阴唇血肿的常见症状。前庭大腺血肿、阴阜血肿、阴蒂血肿和小阴唇血肿在这种情况下的发生可能性较小。因此，最可能的诊断是B。

60. C 参见上一题解析。

61. B 摔车时外阴部受到冲击或挤压可能导致大阴唇血肿，表现为外阴部胀痛难忍。这是由于大阴唇皮下组织松弛，脂肪中有丰富的静脉、神经及淋巴管，若受外伤，容易形成血肿，非常疼痛。所以选项 B 正确。小阴唇裂伤（选项 A）通常不会导致明显的胀痛难忍；处女膜破裂（选项 C）通常不会导致外阴部胀痛；会阴体损伤（选项 D）通常是在分娩过程中发生；前庭大腺出血（选项 E）较为罕见。

二、多选题

62. AB 真骨盆是指由髂骨、坐骨和尾骨组成的骨盆腔，是胎儿娩出的通道（选项 A 正确）。相对于男性骨盆，女性骨盆宽而浅，髋臼较大，骨盆腔较宽敞，有利于胎儿娩出（选项 B 正确）。女性骨盆通常可以分为 3 个假想平面：入口平面（骶耻径）、出口平面（髋骨间径）和中腔平面（骶骨间径）（选项 C 不对）。假骨盆与分娩无关，但其某些径线的长短关系到真骨盆的大小，测量假骨盆的径线可作为了解真骨盆情况的参考（选项 D 不对）。骨盆以耻骨联合上缘、髂耻缘及骶岬上缘的连线为界，可分为假骨盆和真骨盆两部分（选项 E 不对）。

63. BE 骨盆底由多层肌肉和筋膜构成，封闭骨盆出门，承托并保持盆腔脏器（如内生殖器、膀胱及直肠等）于正常位置。骨盆底由外向内分为外层、中层和内层。①外层：由会阴浅筋膜及其深面的 3 对肌肉及一括约肌组成，包括球海绵体肌、坐骨海绵体肌、会阴浅横肌和肛门外括约肌（选项 C、D 错误）。②中层：为泌尿生殖膈（选项 B 正确），由上、下两层坚韧的筋膜及其间的一对会阴深横肌及尿道括约肌组成。③内层：为盆膈（选项 A 错误），是骨盆底最坚韧的一层，由肛提肌、盆筋膜组成（选项 E 正确），自前向后依次有尿道、阴道、直肠穿过。所以选项 BE 正确。

64. ABC 耻尾肌、髂尾肌、坐尾肌均是肛提肌，是骨盆底内层肌的组成部分。坐骨海绵体肌和肛门外括约肌均属于外层骨盆底肌。所以选项 ABC 正确。

65. BCD 肛提肌是位于骨盆底的成对扁阔肌，向下、向内合成漏斗形，肛提肌构成骨盆底的大部分。每侧肛提肌自前内向后外由耻尾肌、髂尾肌和坐尾肌 3 部分组成。在骨盆底肌肉中，肛提肌起最重要的支持作用。又因肌纤维在阴道和直肠周围交织，有加强肛门和阴道括约肌的作用。所以选项 BCD 正确。

66. ABCE 肛门和阴道口之间的楔形软组织即为会阴体，是盆底肌群的一部分，包括阴茎海绵体、尿道海绵体、阴道壁及外肛门括约肌等组成。会阴体的伸展性很大，这是因为会阴在分娩时需要扩张以便胎儿通过。会阴体内层的中央部分可以看作是一个由纤维结缔组织和平滑肌组成的中心腱，贯穿整个会阴体。但会阴体并

不是精确定义下的圆形结构，呈楔形，其形状和大小因个体差异而有所不同，故选项 D 错误，选项 ABCE 正确。

67. ACE 女性外阴的解剖开口包括巴氏腺、阴道口和尿道口。巴氏腺是位于阴道口两侧的小腺体，其分泌物质可以润滑阴道。阴道口是女性生殖道的出口，用于排出月经血和接受性交。尿道口是排尿的通道，将尿液从膀胱排出。宫颈口是指子宫颈与阴道相连的部分，不属于外阴的解剖开口。肛门是排便的通道，也不属于外阴的范围。因此，本题应选 ACE。

68. ABCE 输卵管黏膜层上皮细胞分为纤毛细胞、无纤毛细胞、楔形细胞及未分化细胞。4 种细胞具有不同的功能：①纤毛细胞能协助运送受精卵；②无纤毛细胞有分泌作用，又称分泌细胞；③楔形细胞可能是无纤毛细胞的前身；④未分化细胞又称游走细胞，是上皮的储备细胞。输卵管肌肉的收缩和黏膜上皮细胞的形态、分泌及纤毛摆动，均受性激素的影响而有周期性变化。

69. BCDE 阴道位于真骨盆下部中央，为一上宽下窄的管道，与膀胱和尿道相邻；后壁与直肠贴近。上端包绕子宫颈阴道部，下端开口于阴道前庭后部。子宫颈与阴道间的圆周状隐窝称为阴道穹窿，其中后穹窿最深，与盆腔最低的直肠子宫陷凹紧密相邻。阴道壁自内向外由黏膜、肌层和纤维组织膜构成。黏膜层由非角化复层鳞状上皮覆盖，无腺体，淡红色，有许多横行皱襞，有较大伸展性，阴道上端 1/3 黏膜受性激素影响有周期性变化。阴道壁富有静脉丛，损伤后易出血或形成血肿。所以选项 BCDE 均错误，选项 A 正确。

70. BD 子宫前倾是指子宫向前倾斜，与盆腔的正常位置相比，子宫位置稍偏前。圆韧带起源于子宫两侧，经过盆腔侧壁，与骶骨韧带相连。骶骨韧带起源于子宫颈，沿着盆腔侧壁与圆韧带相连。这两个韧带通过牵引作用，共同起到维持子宫前倾的作用。所以选项 BD 正确。阔韧带起到限制子宫向两侧倾斜的作用；主韧带是固定子宫颈位置、防止子宫脱垂的主要结构。

71. BCDE 增大的子宫常常会压迫的是膀胱，而不是输尿管。所以选项 A 错误。由于女性尿道短而直，又邻近阴道，故易引起泌尿系统感染。所以选项 B 正确。在异常分娩时，可能会导致膀胱和阴道之间的瘘管形成，称为膀胱阴道瘘。所以选项 C 正确。阑尾炎和右侧附件炎都位于盆腔区域，炎症可能相互扩散并引起相互影响。所以选项 D 正确。在施行子宫切除手术时，为了止血常常会结扎子宫动脉，这个过程中有可能损伤到附近的输尿管。所以选项 E 正确。因此本题应选 BCDE。

72. AB 阴道下段是指远离子宫的部分，主要是阴道的下 1/3 部分。阴道下段的血供主要来自痔中动脉和阴部内动脉（选项 A、B 正确）。阴道动脉主要供应阴道的上段，对于阴道下段的血供贡献较少（选项 C 错误）。子

动脉下支主要供应宫颈和子宫下段，并不直接供应阴道下段（选项 D 错误）。子宫动脉上支主要供应子宫和输卵管，对于阴道下段的血供没有直接贡献（选项 E 错误）。

73. ACDE 阴部内动脉为髂内动脉前干终支，经坐骨大孔的梨状肌下孔穿出骨盆腔，环绕坐骨棘背面，经坐骨小孔到达坐骨肛门窝，并分出痔下动脉、会阴动脉、阴唇动脉和阴蒂动脉四支。痔上动脉属于直肠动脉的一个分支，不属于阴部内动脉的范畴。

74. BC 女性外生殖器淋巴可分为腹股沟浅淋巴组和腹股沟深淋巴组。腹股沟浅淋巴组位于腹股沟区域，包括阴唇、会阴、阴蒂等区域的淋巴结组织。腹股沟深淋巴组也位于腹股沟区域，深层于腹股沟浅淋巴组，主要接收来自腹股沟浅淋巴组的淋巴液。所以选项 BC 正确。髂淋巴组、腰淋巴组和骶前淋巴组均属于盆腔淋巴。

三、共用题干单选题

75. C 患者中骨盆及骨盆出口平面均明显狭窄，使坐骨棘间径和坐骨结间径缩短，坐骨切迹宽度（骶棘韧带宽度）＜2 横指，耻骨弓角度＜90°，坐骨结节间径加出口后矢状径＜15cm，即骨盆入口各径线值正常，两侧骨盆壁内收，状似漏斗。故该孕妇的骨盆可诊断为漏斗型骨盆。

76. B 根据题目中提供的信息，孕妇的骨盆为漏斗型骨盆，可能会导致分娩困难，增加自然阴道分娩的风险。对于胎龄虽小、胎肺已成熟、估计有存活希望的婴儿，为减少阴道分娩所致的颅内损伤可考虑剖宫产。所以选项 B 正确。产钳助产（选项 A）可能会受到骨盆形态的限制。自然阴道分娩（选项 C）可能会面临困难，导致分娩并发症的风险增加。由孕妇和家属确定（选项 D）不适合这种情况。先试产出现产程停滞后再剖宫产（选项 E）可能会增加分娩并发症的风险。因此，最适合

这个孕妇的分娩方式是择期剖宫产。

四、案例分析题

77. C 根据女性患者的病史、体征和症状描述，外阴部有一囊性肿物，表面红、肿、热、触痛明显，有波动感，最可能的诊断是前庭大腺脓肿。前庭大腺脓肿位于大阴唇后部，腺管向内侧开口于阴道前庭后方小阴唇与处女膜之间的沟内。正常情况下不能触及此腺，病原体侵入可引起炎症，因腺管口闭塞，可引起囊肿或脓肿。本例患者近半年外阴部发现肿块，3 日前出现疼痛，查体：大阴唇后有一囊性肿物，大小 7cm×5cm×4cm，表面红、肿、热，触痛明显，有波动感，说明已形成脓肿。

78. DF 前庭大腺脓肿形成，应立即引流并做造口术，局部热敷或坐浴，并给予抗生素消炎治疗。切开引流术可以将脓液排出，并帮助消除感染。同时，使用抗生素可以帮助控制感染，并预防其进一步扩散。观察、局部热敷或局部用抗生素湿敷无法有效处理感染性脓肿。

79. ACDE 根据患者的症状和体征，以及外阴部的肿块，疼痛和波动感，很可能是一个感染性的脓肿。在这种情况下，囊肿剥除可能不是最恰当的处理方式，因为脓肿需要及时排脓以减轻疼痛和消退感染。在急性感染期间进行手术可能会增加感染的风险并延迟治疗。所以选项 B 错误。正确的处理方式应包括：①卧床休息：患者应休息，避免过度活动，有助于减轻症状。②选用广谱抗生素：根据患者的临床表现和疑似感染，应考虑使用广谱抗生素来控制感染。③确定病原体：在治疗过程中，可以进行相应的病原体检查，以便根据药敏结果调整抗生素治疗。④中药活血化瘀治疗：中药治疗可以辅助缓解症状，但应结合抗生素治疗。所以本题的正确答案为 ACDE。

第二章 女性生殖系统生理

一、单选题

1. 下列说法恰当的是

A. 卵巢不分泌雄激素

B. 孕激素是雄激素的前身物质

C. 甾体激素不属于类固醇激素

D. 女性患者有月经来潮即说明有排卵

E. 绝经后女性患者因卵巢功能衰退，故体内无雌激素

2. 月经周期的长短取决于

A. 卵泡期的长短

B. 月经期的长短

C. 黄体期的长短

D. 上一次月经周期的长短

E. 黄体退化为白体的时间

3. 关于月经的叙述，正确的是

A. 初潮年龄多在 15～16 岁

B. 经期多为 2～8 天

C. 月经周期一般为 28～35 天

D. 一次经量为 80～100ml

E. 一般在经期的 4～5 天经量最多

4. 卵泡生长发育中，卵母细胞周围的细胞变为方形，并增生成为

A. 颗粒细胞 　　　　B. 卵泡内膜细胞

C. 黄体细胞 　　　　D. 卵泡外膜细胞

E. 卵细胞

5. 反映卵巢有排卵功能的检查是

A. 基础体温单项型

B. 宫颈黏液有羊齿状结晶

C. 子宫内膜呈增殖期变化

D. 子宫内膜呈分泌期变化

E. 阴道脱落细胞反映为轻度雌激素影响

6. 关于卵巢生理的叙述正确的是

A. 成熟卵泡的持续时间是一定的

B. 卵泡成熟度与宫颈黏液分泌量呈平行关系

C. 整个月经周期中只出现 1 次雌激素高峰

D. 排卵后阴道上皮出现大量角化细胞

E. 排卵后由于孕激素的中枢性升温作用，故基础体温升高

7. 使子宫内膜从增生期变为分泌期的主要原因是

A. 下丘脑分泌 FSH－RH 和 LH－RH 的作用

B. 卵巢分泌雌激素和孕激素的共同作用

C. 垂体分泌促性腺激素的作用

D. 卵巢分泌雌激素的作用

E. 卵巢分泌孕激素的作用

8. 卵巢分泌的性激素主要有

A. 促性腺激素、雄激素、孕激素

B. 卵泡刺激素、雌激素、孕激素

C. 雌激素、孕激素、雄激素

D. 黄体生成素、孕激素、雌激素

E. 催乳素、雌激素、孕激素

9. 不属于卵巢功能检查范畴的是

A. 基础体温测定

B. 垂体促性腺激素测定

C. 宫颈细胞学检查

D. 月经期前子宫内膜活组织检查

E. 宫颈黏液检查

10. 与排卵后基础体温升高有关的激素是

A. 雌激素 　　　　　B. 缩宫素

C. 黄体生成素 　　　D. 孕激素

E. 卵泡刺激素

11. 卵子完成第 1 次成熟分裂是在

A. 受精时 　　　　　B. 排卵期

C. 出生时 　　　　　D. 青春期

E. 胚胎 8～10 周

12. 关于女性甾体激素，下列说法恰当的是

A. 因骨架与胆固醇相同，又名胆固醇激素

B. 卵巢主要合成及分泌雌酮和雌三醇

C. 雄烯二酮是由正常女性卵巢分泌

D. 孕激素含 18 个碳原子，雌激素含 21 个碳原子

E. 雄激素含 19 个碳原子，雌激素含 18 个碳原子

13. 卵巢内类固醇激素（甾体激素）的合成途径是

A. 胆固醇－孕激素－雌激素－雄激素

B. 胆固醇－雄激素－孕激素－雌激素

C. 胆固醇－雄激素－雌激素－孕激素

D. 胆固醇－雌激素－雄激素－孕激素

E. 胆固醇－孕激素－雄激素－雌激素

14. 不属于孕激素生理作用的是

A. 能抑制宫颈黏膜分泌黏液

B. 使基础体温升高 0.3℃ ~ 0.5℃

C. 对下丘脑和垂体有负反馈作用

D. 加强输卵管平滑肌节律性收缩的振幅

E. 使阴道上皮细胞脱落加快

15. 雌、孕激素对丘脑下部及脑垂体前叶的反馈是

A. 雌激素 – 负反馈，孕激素 – 正反馈

B. 雌激素 – 正负反馈，孕激素 – 负反馈

C. 雌激素 – 负反馈，孕激素 – 负反馈

D. 雌激素 – 负反馈，孕激素 – 正负反馈

E. 雌激素 – 正反馈，孕激素 – 负反馈

16. 成熟卵泡的直径为

A. 3mm　　　　　　　B. 5mm

C. 15mm　　　　　　 D. 18 ~ 23mm

E. 25 ~ 35mm

17. 成熟卵泡的结构由外向内分别为

A. 颗粒细胞层、卵泡腔、卵丘和放射冠

B. 卵泡外膜、卵泡内膜、卵泡腔、卵丘和放射冠

C. 卵泡内膜、颗粒细胞层、卵泡腔、卵丘和放射冠

D. 卵泡外膜、颗粒细胞层、卵泡腔、卵丘和放射冠

E. 卵泡外膜、卵泡内膜、颗粒细胞层、卵泡腔和放射冠

18. 黄体发育到达高峰的时间是

A. 排卵前 2 ~ 3 天　　B. 排卵后 4 ~ 6 天

C. 排卵前 7 ~ 8 天　　D. 排卵后 7 ~ 8 天

E. 排卵后 13 ~ 14 天

19. 周期性变化不受性激素影响的是

A. 子宫内膜　　　　　B. 宫颈黏膜

C. 卵巢生发上皮　　　D. 输卵管黏膜

E. 阴道上皮细胞

20. 雌激素的降解产物是

A. 雌酮　　　　　　　B. 求偶素

C. 雌三醇　　　　　　D. 雌二醇

E. 激情素

21. 卵泡早期分泌量少，其后逐渐增高，高峰以后降低，黄体期再度升高。该激素是

A. 促卵泡素　　　　　B. 促黄体素

C. 泌乳素　　　　　　D. 雌激素

E. 孕激素

22. 卵泡早期含量甚微，排卵后分泌量增加，7 ~ 8 天后逐渐下降。该激素是

A. 促卵泡素　　　　　B. 促黄体素

C. 泌乳素　　　　　　D. 雌激素

E. 孕激素

23. 减缓子宫内膜的生长和增殖，抑制阴道的增生和角化的是

A. 孕激素　　　　　　B. 雌激素

C. 雄激素　　　　　　D. 卵泡刺激素（FSH）

E. 黄体生成素（LH）

24. 主要来自肾上腺素，少量来源于卵巢的是

A. 雄激素　　　　　　B. 孕激素

C. 雌激素　　　　　　D. 儿茶酚胺

E. 小剂量缩宫素

25. 关于子宫内膜的周期性变化，以下叙述正确的是

A. 子宫内膜从组织形态学上可分为增殖期、分泌期、月经期 3 个阶段

B. 月经期子宫内膜基底层崩解脱落

C. 雌、孕激素撤退后增殖期子宫内膜脱落形成月经

D. 在雌激素作用下子宫内膜出现分泌期变化

E. 在孕激素作用下子宫内膜出现增殖期变化

26. 属于子宫内膜分泌期中期的镜下特征的是

A. 见到顶浆分泌

B. 子宫内膜呈海绵状

C. 腺上皮细胞呈立方形或低柱状

D. 腺上皮细胞核下开始出现含糖原小泡

E. 内膜腺体开口面向宫腔，有糖原等分泌物溢出

27. 检查卵巢功能准确性最高的方法是

A. B 超检查　　　　　B. X 线检查

C. 基础体温测定　　　D. 阴道细胞学检查

E. 子宫内膜病理检查

28. 月经来潮后，子宫内膜再生来自

A. 致密层　　　　　　B. 基底层

C. 功能层　　　　　　D. 蜕膜层

E. 海绵层

29. 关于女性生殖系统生理，以下说法正确的是

A. 月经来潮时女性患者的基础体温可升高 0.3℃ ~ 0.5℃

B. 正常月经的第 23 天子宫内膜为分泌晚期

C. 排卵一般发生于月经周期第 14 天

D. 月经来潮时子宫内膜自基底层剥脱

E. 排卵后的卵泡叫闭锁卵泡

30. 为了解雌激素水平，进行阴道脱落细胞检查最理想的取材部位是

A. 阴道前庭

B. 阴道上 1/3 段前壁

C. 阴道下 1/3 段侧壁

D. 阴道中 1/3 段前壁

E. 阴道后穹窿

E. 老年期

31. 关于排卵期的宫颈黏液，以下叙述正确的是

A. 量少

B. 黏稠

C. 拉丝度大

D. 镜下可见椭圆体

E. 混浊

32. 子宫内膜组织间质水肿在何期最明显

A. 增殖早期

B. 增殖中期

C. 增殖晚期

D. 分泌早期

E. 分泌中期

33. 受垂体促性腺激素和卵巢性激素的正反馈调节的是

A. 儿茶酚胺

B. β - 内啡肽

C. 孕激素

D. 雌激素

E. 促性腺激素释放激素（GnRH）

34. 抑制促性腺激素释放激素（GnRH）分泌的是

A. 儿茶酚胺

B. β - 内啡肽

C. 孕激素

D. 雌激素

E. 去甲肾上腺素

35. 下丘脑 - 垂体 - 甲状腺轴对垂体分泌催乳素的影响是

A. 促甲状腺激素释放激素抑制催乳素分泌

B. 促甲状腺激素释放激素与催乳素分泌无关

C. 甲状腺激素抑制催乳素分泌

D. TSH 抑制催乳素分泌

E. TSH 刺激催乳素分泌

36. 关于催乳素的叙述不正确的是

A. 为多肽激素

B. 分泌受多巴胺抑制

C. 功能与促进乳汁合成有关

D. 催乳素是由 198 个氨基酸组成的激素

E. 促甲状腺激素释放激素能抑制催乳激素分泌

37. 关于雌激素的周期性变化，下列说法恰当的是

A. 随着卵泡发育成熟，雌激素分泌逐渐增多

B. 卵泡开始发育时，雌激素处于中等水平

C. 黄体退化时，雌激素分泌量急剧上升

D. 于排卵前分泌量突然减少

E. 排卵后分泌量继续减少

38. 在卵泡期早期负反馈作用于下丘脑 - 垂体系的激素为

A. 雌激素

B. 孕激素

C. 雄激素

D. 前列腺素

E. 促性腺激素

39. 血中垂体促性腺激素含量最高的时期是

A. 月经来潮前期

B. 青春期

C. 新生儿期

D. 绝经后 3 年

40. 颗粒细胞上有其受体，结合后可激活芳香化酶活性的是

A. 孕激素

B. 雌激素

C. 雄激素

D. 卵泡刺激素（FSH）

E. 黄体生成素（LH）

41. 患者女，52 岁，近 1 年月经不规律，月经周期延长，经量减少，伴潮热、出汗。查体：外阴阴道黏膜菲薄，宫颈及子宫萎缩。对该患者体内激素水平阐述正确的是

A. 雌激素下降，孕激素上升，促性腺激素上升

B. 雌激素上升，孕激素上升，促性腺激素上升

C. 雌激素下降，孕激素下降，促性腺激素下降

D. 雌激素下降，孕激素下降，促性腺激素上升

E. 雌激素下降，孕激素上升，促性腺激素下降

42. 患者女，15 岁，13 岁月经初潮，现月经周期无规律。以下说法不正确的是

A. 可能是因为雌激素水平不足以引起 LH 的高峰

B. 初潮后最初 2 年无排卵型月经周期常见

C. 已初步具有生育能力，生殖系统功能发育已完善

D. FSH 可逐渐升高出现正反馈

E. 该患者无须用药物治疗

43. 患者女，14 岁，月经来潮 1 年，但只来潮过 3 次，周期 6 天。最近 2 ~ 6 个月，月经色红，无血块。经期有腰痛。以下处理方式恰当的是

A. 雌激素、孕激素周期治疗

B. 少量雌激素周期治疗

C. 经期适当休息，勿做剧烈运动

D. 经期口服 EACA

E. 经期服用丹参片

44. 患者女，27 岁。13 岁初潮，以往月经周期规律，周期 35 天，持续 6 天。预测排卵日应在

A. 第 14 天

B. 第 17 天

C. 第 21 天

D. 第 25 天

E. 第 29 天

45. 患者女，33 岁。平素月经不规律，婚后 3 年未孕。以下哪种检查最常用于评价卵巢功能

A. 性激素测定

B. 宫颈醋酸白试验

C. B 超

D. 子宫颈细胞学检查

E. 子宫内膜活检

46. 患者女，28 岁。月经周期为 28 天，有排卵。此患者在月经周期第 17 天进行刮宫，子宫内膜镜检属于

A. 增生早期

B. 增生晚期

C. 分泌早期

D. 分泌晚期

E. 排卵期

47. 患者女，35 岁。带环 2 年，不规则少量出血 13 天。若支持宫外孕诊断，刮取子宫内膜可出现
A. 增生期
B. 分泌期早期
C. 分泌期分泌功能不足
D. 蜕膜样改变
E. 增生过长

48. 患者女，29 岁，结婚 3 年正常夫妻生活未孕（不分居，未避孕）。为了解卵巢功能，决定做阴道细胞学涂片检查。医生考虑采样和分析结果时，以下说法不正确的是
A. 排卵前阴道上皮在雌激素作用下增生、角化
B. 阴道黏膜的变化在阴道中 1/3 处最明显
C. 阴道黏膜受雌激素、孕激素的变化而改变
D. 排卵前阴道细胞富含糖原，并被阴道杆菌分解而呈酸性
E. 排卵后在孕激素作用下表层细胞脱落

49. 患者女，49 岁。因"月经周期紊乱 1 年，现停经 1 个多月"就诊。查体：基础体温单相，宫颈黏液呈典型羊齿植物叶状结晶。该患者相应的子宫内膜表现应是
A. 增殖期图像
B. 分泌期早期图像
C. 分泌期中期图像
D. 分泌期晚期图像
E. 萎缩型图像

50. 患者女，28 岁，月经周期为 28 天，目前为月经干净后第 8 天，宫颈黏膜片检查结果提示清晰而典型的羊齿植物叶状结晶，表明患者所处的阶段为
A. 月经期
B. 月经前
C. 排卵期
D. 已妊娠
E. 接近排卵

51. 患者女，45 岁。闭经、泌乳半年，磁共振发现垂体 1.5cm × 1.0cm 占位病变。需要进行的激素检查不包括
A. 促甲状腺激素
B. 生长激素
C. 催产素
D. 泌乳素
E. 促肾上腺皮质激素

52. 患者女，23 岁。未有月经来潮，但内外生殖器发育正常。以下检查与疾病关系不大的是
A. 甲状腺功能（TSH）检查
B. 染色体检查
C. 催乳激素（PRL）检查
D. FSH、LH 测定
E. 糖代谢的检查

二、多选题

53. 关于卵泡的发育与成熟，以下叙述不正确的是
A. 临近青春期，颗粒细胞增生，细胞表面的 FSH 受体增多
B. 每一月经周期中有 5～10 个生长卵泡发育成熟
C. 在 FSH 的作用下，卵泡间质细胞分成三层卵泡膜细胞
D. 卵泡的发育始于始基卵泡到初级卵泡的转化
E. 卵泡的发育与成熟过程依赖于促性腺激素的刺激

54. 排卵时随卵细胞一同排出的组织不包含
A. 放射冠
B. 透明带
C. 卵泡内膜细胞
D. 卵泡外膜细胞
E. 小部分卵丘的颗粒细胞

55. 雌激素的生理作用是
A. 促进乳腺腺管增生
B. 促进子宫肌细胞增生和肥大
C. 通过中枢神经系统有升温作用
D. 使宫颈口变松，黏液增加
E. 促进乳腺腺泡发育成熟

56. 以下属于甾体激素的是
A. 雌酮
B. 睾酮
C. 雌二醇
D. 卵泡刺激素
E. 黄体酮（孕酮）

57. 卵泡的生长过程包括
A. 始基卵泡
B. 窦前卵泡
C. 窦状卵泡
D. 排卵前卵泡
E. 闭锁卵泡

58. 同排卵有关的内分泌调节包括
A. LH、FSH 高峰
B. 雄激素的协同作用
C. GnRH 作用
D. 孕激素的协同作用
E. 雌激素高峰对垂体、下丘脑产生正反馈作用

59. 以下神经递质中，促进促性腺激素释放激素（GnRH）释放的是
A. 去甲肾上腺素
B. 多巴胺
C. β－内啡肽
D. 5－羟色胺
E. 以上所有

三、共用题干单选题

（60～61 题共用题干）

患者女，46 岁。14 岁月经初潮，既往月经周期规律，周期 28～30 日，持续 5 日，近 1 年月经周期不规律，20～35 日行经一次，持续 7～12 日干净，经量多，每次需用 2 包卫生巾。

60. 目前该妇女处于
A. 性成熟期
B. 绝经前期
C. 绝经过渡期
D. 绝经期
E. 绝经后期

61. 目前该妇女的卵巢状况为
　　A. 卵巢功能属于成熟阶段
　　B. 常为有排卵性月经
　　C. 卵巢内卵泡已完全耗竭
　　D. 卵巢内剩余卵泡完全丧失对垂体促性腺激素的
　　　　反应
　　E. 卵巢内卵泡数明显减少且易发生卵泡发育不良

（62～64 题共用题干）

　　患者女性，32 岁。其月经史：13 岁 $\frac{3～5}{29}$ 天，末次
月经是 10 月 21 日。

62. 她的月经周期是
　　A. 3～5 天　　　　　　　B. 24～26 天
　　C. 13 天　　　　　　　　D. 28 天
　　E. 29 天

63. 患者的初潮年龄是
　　A. 3～5 岁　　　　　　　B. 13 岁
　　C. 24 岁　　　　　　　　D. 29 岁
　　E. 30 岁

64. 患者的经期是
　　A. 3～5 天　　　　　　　B. 11 天
　　C. 13 天　　　　　　　　D. 29 天
　　E. 30 天

（65～67 题共用题干）

　　患者女，36 岁。15 岁月经初潮，月经周期 32 天，持
续 5 天，以往月经周期规律。结婚 4 年，夫妻同居，有正
常性生活，但至今未孕。末次月经 6 月 24 日。

65. 从理论推算，该患者排卵日应在
　　A. 7 月 1 日左右　　　　B. 7 月 7 日左右
　　C. 7 月 12 日左右　　　　D. 7 月 14 日左右
　　E. 7 月 21 日左右

66. 判断该患者有无排卵，最简便的检查方法是
　　A. 基础体温测定
　　B. 尿孕二醇测定
　　C. 孕激素试验
　　D. 子宫内膜活检
　　E. 放射免疫法测定血浆中 LH

67. 若该患者有排卵，检查结果能反映体内已受孕激素影响的是
　　A. 基础体温呈单相型
　　B. 阴道上皮表层细胞角化
　　C. 子宫内膜呈增生期图像
　　D. 子宫内膜腺上皮细胞出现核下空泡
　　E. 宫颈黏液出现羊齿植物叶状结晶

（68～69 题共用题干）

　　患者女，51 岁。月经周期不规则 3 年。月经周期 40
天，经期长短不一，血流量大；基础体温呈单相；宫颈
黏液羊齿状结晶呈持续高度影响。

68. 此种情况说明子宫内膜最有可能的改变是
　　A. 子宫内膜处于增生期
　　B. 子宫内膜处于分泌期
　　C. 子宫内膜增生症
　　D. 子宫内膜处于分泌期，分泌功能不足
　　E. 子宫内膜处于增生期 + 分泌期

69. 最能明确诊断的检查是
　　A. B 超　　　　　　　　　B. 宫腔镜检查
　　C. 性激素水平测定　　　　D. 诊断性刮宫
　　E. 宫颈细胞检查

答案和精选解析

一、单选题

　　1. B　卵巢也能分泌部分雄激素，包括睾酮、雄烯二酮和脱氧表雄酮。所以选项 A 错误。孕激素一般在雌激素作用的基础上发挥效应，孕激素是雄激素的前身物质。所以选项 B 正确。甾体激素属于类固醇激素。所以选项 C 错误。月经来潮并不一定说明有排卵，可能是无排卵性月经。所以选项 D 错误。绝经后女性患者卵巢功能衰退，但体内仍然存在少量的雌激素。所以选项 E 错误。因此本题应选 B。

　　2. A　月经周期中，黄体期一般比较恒定，维持在 14 天左右，卵泡期随着卵泡发育的快慢而变化。所以月经周期的长短取决于卵泡期的长短。

　　3. B　月经初潮年龄多在 13～14 岁之间，但可能早在 11 岁或迟至 16 岁（A 错）每次月经持续时间称经期，一般为 2～8 日，平均 4～6 日（B 对）。出血的第 1 日为月经周期的开始，两次月经第 1 日的间隔时间称一个月经周期。一般为 21～35 日，平均 28 日（C 错）。经量为一次月经的总失血量，正常月经量为 20～60ml，超过 80ml 为月经过多（D 错）。在经期的 4～5 天经量会变少（E 错）。

　　4. A　颗粒细胞是卵泡内的一种细胞类型，它们紧密包围着卵母细胞，并与之形成复合体，称为卵泡。颗粒细胞在卵泡发育过程中起着重要的调节和支持作用，它们分泌激素和营养物质，提供给卵母细胞进行发育和成熟。因此，在卵泡生长发育中，卵母细胞周围的细胞变为方形，并增生成为颗粒细胞。卵泡内膜细胞、黄体细胞、卵泡外膜细胞和卵细胞在卵泡生长发育中也有重要的作用，但它们的形成过程和卵母细胞周围细胞的变化不符合题目描述。因此，正确答案是 A。窦前卵泡始基卵

泡的梭形前颗粒细胞分化为单层立方形细胞之后成为初级卵泡。与此同时，颗粒细胞合成和分泌黏多糖，在卵子周围形成一透明环形区，称为透明带。

5. D 有排卵的妇女基础体温应呈双相型而非单相型。所以选项 A 错误。宫颈黏液的变化是排卵前羊齿状结晶，排卵后变为椭圆体。所以选项 B 错误。排卵后子宫内膜发生分泌期变化，出现增厚、充血和腺体增生，为卵子着床提供最适宜的环境。所以选项 D 正确，选项 C 错误。排卵后阴道脱落细胞应反映孕激素的影响，而非雌激素的影响。所以选项 E 错误。因此本题应选项 D。

6. E 成熟卵泡的持续时间是可变的，通常为 10～14 天。所以选项 A 错误。卵泡成熟度与宫颈黏液分泌量没有直接的平行关系。宫颈黏液分泌量与雌激素水平有关。所以选项 B 错误。整个月经周期中会出现多次雌激素高峰，其中包括排卵前的雌激素高峰和排卵后的黄体期雌激素高峰。所以选项 C 错误。排卵后阴道上皮并不会出现大量角化细胞。排卵后，卵巢会形成黄体，并分泌孕激素，导致子宫内膜增厚，而不是阴道上皮角化。所以选项 D 错误。排卵后，黄体产生的孕激素会兴奋下丘脑体温调节中枢，可使基础体温在排卵后升高 0.3～0.5℃。所以选项 E 正确。因此本题应选 E。

7. E 孕激素使增生期子宫内膜转化为分泌期内膜，为受精卵着床做准备。

8. C 卵巢合成及分泌的性激素均为甾体激素，包括：雌激素（雌二醇及雌酮）、孕激素和少量雄激素。

9. C 卵巢功能检查包括：①基础体温测定；②宫颈黏液检查；③阴道脱落细胞；④月经期前子宫内膜活组织检查；⑤垂体促性腺激素测定等。

10. D 孕激素可兴奋下丘脑体温调节中枢，使基础体温在排卵后升高 0.3～0.5℃。

11. B 出生时，约 70 万个初级卵母细胞处于初级卵泡中等待完成减数分裂，发育成有功能的卵母细胞。大约经过 10～14 年，女性青春期开始，每月有少数初级卵母细胞被激活并开始生长，但通常情况下只有一个初级卵母细胞能够继续进行减数分裂，产生第一极体和次级卵母细胞。在卵巢中卵泡的发育、成熟、排放成周期变化，一个周期约 28 天，减数第一次分裂发生在排卵期，一般是第 10 天到 14 天，4 天时间。

12. E 女性甾体激素并不是胆固醇，虽然它们与胆固醇有相似的结构，甾体激素属于类固醇激素。所以选项 A 错误。卵巢主要合成和分泌雌激素，包括雌二醇和雌三醇，雌酮主要由胎盘合成。所以选项 B 错误。雄烯二酮是一种雄激素，女性雄激素主要来自肾上腺，卵巢也能分泌部分雄激素，如雄烯二酮。所以选项 C 错误。孕激素含有 21 个碳原子，雌激素含有 18 个碳原子。所以选项 D 错误。雄激素通常含有 19 个碳原子，而雌激素通

常含有 18 个碳原子。所以选项 E 正确。因此本题应选 E。

13. E 在黄体生成素的刺激下，卵泡膜细胞内胆固醇经线粒体内细胞色素 P450 侧链裂解酶催化，形成孕烯醇酮。孕烯醇酮或通过先合成脱氢表雄酮再合成雄烯二酮，或通过先合成孕酮再合成雄烯二酮，雄烯二酮再转化为睾酮，再由睾酮转变为雌二醇，即胆固醇→孕激素→雄激素→雌激素。

14. D 孕激素一般在雌激素作用的基础上发挥效应。其生理作用有：①子宫肌：降低子宫平滑肌兴奋性及其对缩宫素的敏感性，抑制子宫收缩，有利于胚胎及胎儿宫内生长发育。②子宫内膜：使增生期子宫内膜转化为分泌期内膜，为受精卵着床做好准备。③宫颈：使宫口闭合，黏液分泌减少，性状变黏稠。④输卵管：抑制输卵管肌节律性收缩的振幅。⑤阴道上皮：加快阴道上皮细胞脱落。⑥乳房：促进乳腺腺泡发育。⑦下丘脑、垂体：孕激素在月经中期具有增强雌激素对垂体 LH 排卵峰释放的正反馈作用；在黄体期对下丘脑、垂体有负反馈作用，抑制促性腺激素分泌。⑧体温：兴奋下丘脑体温调节中枢，可使基础体温在排卵后升高 0.3～0.5℃。临床上以此作为判定排卵日期的标志之一。⑨代谢作用：促进水钠排泄。选项 D 是雌激素的生理作用。因此本题应选 D。

15. B 雌激素通过对下丘脑和垂体的正负反馈调节，控制促性腺激素的分泌。孕激素在月经中期具有增强雌激素对垂体 LH 排卵峰释放的正反馈作用；在黄体期对下丘脑、垂体有负反馈作用，抑制促性腺激素分泌。

16. D 排卵前卵泡即成熟卵泡，亦称格拉夫卵泡。卵泡液急骤增加，卵泡腔增大，卵泡体积显著增大，直径可达 18～23mm，卵泡向卵巢表面突出。

17. E 排卵前卵泡即成熟卵泡，其结构从外到内依次为：①卵泡外膜：为致密的卵巢间质组织，与卵巢间质无明显界限。②卵泡内膜：从卵巢皮质层间质细胞衍化而来，细胞呈多边形，较颗粒细胞大。此层含丰富血管。③颗粒细胞层：细胞呈立方形，细胞间无血管存在，营养来自外周的卵泡内膜。④卵泡腔：腔内充满大量清澈的卵泡液和雌激素。⑤卵丘：呈丘状突出于卵泡腔，卵细胞深藏其中。⑥放射冠：直接围绕卵细胞的一层颗粒细胞，呈放射状排列。⑦透明带：在放射冠与卵细胞之间有一层很薄的透明膜，称透明带。

18. D 黄体是在卵泡破裂排卵后形成的。在排卵后，剩余的卵泡壁会形成黄体，开始分泌黄体酮和雌激素。黄体发育经历不同的阶段，最终达到高峰。通常，黄体发育到达高峰的时间是排卵后 7～8 天。这个时期也是黄体功能最强的时期，黄体酮和雌激素的分泌量达到最高水平。

19. C 子宫内膜、输卵管黏膜和阴道黏膜上皮均受

卵巢性激素分泌的影响，发生周期性改变。宫颈黏膜在形态上没有明显的周期性变化，但其分泌物却发生周期性变化。只有卵巢生发上皮无周期性改变。

20. C　雌三醇是雌二醇和雌酮的降解产物，活性最弱。雌二醇是女性体内生物活性最强的雌性激素。

21. D　卵泡开始发育时，雌激素分泌量很少；月经第 7 日时卵泡分泌雌激素量迅速增加，在排卵前达高峰；排卵后循环中雌激素暂时下降，排卵后 1～2 日，黄体开始分泌雌激素使循环中雌激素又逐渐上升，在排卵后 7～8 日黄体成熟时，循环中雌激素形成又一高峰。此后，黄体萎缩，雌激素水平急剧下降，在月经期达最低水平。

22. E　卵泡期卵泡不分泌孕激素，排卵前成熟卵泡的颗粒细胞在 LH 排卵峰的作用下黄素化，开始分泌少量孕激素，排卵后黄体分泌孕激素逐渐增加至排卵后 7～8 日黄体成熟时，分泌量达最高峰，以后逐渐下降，到月经来潮时降到卵泡期水平。

23. C　雄激素过多会对雌激素产生拮抗作用，如减缓子宫及其内膜的生长和增殖，抑制阴道上皮的增生和角化。

24. A　女性雄激素主要来自肾上腺。卵巢也能分泌部分雄激素，包括睾酮、雄烯二酮和脱氧表雄酮。

25. A　根据子宫内膜的组织学变化，将月经周期分为增殖期、分泌期、月经期 3 个阶段（A 对）。月经期，子宫内膜海绵状功能层从基底层崩解脱落，形成月经血，这是孕酮和雌激素撤退的结果（B、C 错）。在雌激素作用下子宫内膜出现增殖期变化，在雌激素和孕激素共同作用下子宫内膜出现分泌期变化（D、E 错）。

26. A　子宫内膜分泌期中期是 28 天周期的 20～23 天。此期子宫内膜较前更厚并呈锯齿状。腺体内的分泌上皮细胞顶端胞膜破裂，细胞内的糖原溢入腺体，称顶浆分泌。内膜的分泌还包括血浆渗出，血液中许多重要的免疫球蛋白与上皮细胞分泌的结合蛋白结合，进入子宫内膜腔。子宫内膜的分泌活动在月经中期 LH 峰后第 7 日达到高峰，恰与囊胚植入同步。此期间质更加疏松、水肿，螺旋小动脉进一步增生并卷曲。所以选项 A 正确。选项 B 为分泌期晚期的镜下特征。选项 C 为增殖期早期的镜下特征。选项 D 为分泌期早期的镜下特征。选项 E 为分泌期晚期的镜下特征。

27. E　子宫内膜病理检查可以了解卵巢有无排卵及黄体功能，是检查卵巢功能准确性最高的方法。

28. B　子宫内膜从形态学上可分为功能层（包括致密层和海绵层）和基底层。子宫内膜功能层是胚胎植入的部位，受卵巢激素变化的调节，具有周期性增殖、分泌和脱落性变化；基底层在月经后可再生并修复子宫内膜创面，重新形成子宫内膜功能层。

29. C　月经来潮时体温下降约 0.2～0.3℃，到排卵

时体温通常又降低 0.2℃，此后则突然升高。所以选项 A 错误。子宫内膜分泌期是指月经周期的第 15～28 天，可以分为分泌早期（月经周期的第 16～19 日）、分泌中期（月经周期的第 20～23 日）和分泌晚期（月经周期的第 24～28 日）。所以正常月经的第 23 天子宫内膜为分泌中晚。故选项 B 错误。排卵一般发生在月经周期的第 14 天左右。所以选项 C 正确。基底层为靠近子宫肌层的 1/3 内膜，不受卵巢性激素影响，不发生周期变化。所以选项 D 错误。排卵后卵泡消失。闭锁卵泡是指未排卵而与卵入进退化过程的卵泡。所以选项 E 错误。因此本题的正确答案为 C。

30. B　在月经周期中，阴道黏膜呈现周期性改变，这种改变在阴道上段最明显。阴道上 1/3 段前壁是进行阴道脱落细胞检查最理想的取材部位。临床上可借助阴道脱落细胞的变化了解体内雌激素水平和有无排卵。

31. C　月经干净后，体内雌激素水平降低，宫颈管分泌的黏液量很少。随雌激素水平不断提高，至排卵期黏液分泌量增加，黏液稀薄、透明，拉丝度大。若将黏液作涂片检查，干燥后可见羊齿植物叶状结晶。所以选项 C 正确。

32. E　内膜的分泌活动在月经中期 LH 峰后的第 7 天（分泌中期）左右达到高峰，此期最突出的特点是子宫内膜更加疏松、水肿，该变化主要是雌孕激素使子宫内膜前列腺素增加，毛细血管通透性增加，螺旋小动脉进一步增生并弯曲。

33. E　下丘脑是下丘脑 - 垂体 - 卵巢轴（HPO）的启动中心，促性腺激素释放激素（GnRH）的分泌受垂体促性腺激素和卵巢性激素的反馈调节，包括起促进作用的正反馈和起抑制作用的负反馈调节。

34. B　GnRH 的分泌受垂体促性腺激素和卵巢性激素的反馈调节。这些激素反馈信号通过多种神经递质如去甲肾上腺素、多巴胺、β - 内啡肽、5 - 羟色胺和褪黑激素等调节 GnRH 的分泌。去甲肾上腺素促进 GnRH 的释放，β - 内啡肽和 5 - 羟色胺抑制 GnRH 的释放，多巴胺对 GnRH 的释放则具有促进和抑制双重作用。

35. E　下丘脑通过释放促甲状腺激素释放激素（TRH）刺激垂体前叶分泌促甲状腺激素（TSH），TSH 进而刺激甲状腺分泌甲状腺激素。垂体前叶还分泌催乳素（PRL）。在下丘脑 - 垂体 - 甲状腺轴中，TSH 刺激垂体分泌催乳素。

36. E　催乳素（PRL）是由腺垂体的催乳细胞分泌的由 198 个氨基酸组成的多肽激素（选项 A、D 正确），具有促进乳汁合成的功能（选项 C 正确）。PRL 分泌主要受下丘脑释放入门脉循环的多巴胺（PRL 抑制因子）抑制性调节（选项 B 正确）。促甲状腺激素释放激素（TRH）也能刺激 PRL 的分泌（选项 E 错误）。因此本题

应选 E。

37. A 进入青春期后，卵泡由自主发育推进至发育成熟的过程依赖于促性腺激素的刺激。随着卵泡发育成熟，雌激素分泌逐渐增多。卵泡开始发育时，雌激素分泌量很少；至月经第 7 日卵泡分泌雌激素量迅速增加，于排卵前达高峰；排卵后由于卵泡液中雌激素释放至腹腔使循环中雌激素暂时下降，排卵后 1～2 日，黄体开始分泌雌激素使循环中雌激素又逐渐上升，约在排卵后 7～8 日黄体成熟时，循环中雌激素形成又一高峰。此后，黄体萎缩，雌激素水平急剧下降，在月经期达最低水平。所以选项 A 正确。

38. A 雌激素对下丘脑产生负反馈和正反馈两种作用。①在卵泡期早期，一定水平的雌激素负反馈作用于下丘脑，抑制 GnRH 释放，并降低垂体对 GnRH 的反应性，从而实现对垂体促性腺激素脉冲式分泌的抑制。②在卵泡期晚期，随着卵泡的发育成熟，当雌激素的分泌达到阈值（≥200pg/ml）并维持 48 小时以上，雌激素即可发挥正反馈作用，刺激 LH 分泌高峰。在黄体期，协同孕激素对下丘脑有负反馈作用。

39. D 垂体促性腺激素包括促卵泡激素（FSH）和促黄体生成素（LH），它们对于卵巢和睾丸的性激素产生起调控作用。在女性生理周期中，垂体促性腺激素的含量是有变化的。在月经来潮前期，垂体促性腺激素的分泌受到负反馈抑制，含量较低。在青春期，垂体促性腺激素开始增加，引起性腺的生长和性激素的分泌。在新生儿期，由于婴儿的性腺尚未发育完全，垂体促性腺激素的含量较低。在绝经后 3 年，由于卵巢功能逐渐衰退，雌激素水平降低，垂体促性腺激素的分泌逐渐增加，尤其是 FSH，达到血中最高水平。在老年期，随着年龄的增长，垂体促性腺激素的分泌逐渐减少。因此，正确选项是 D。

40. D 腺垂体的促性腺激素细胞分泌卵泡刺激素（FSH）和黄体生成素（LH）。FSH 是卵泡发育必需的激素，主要生理作用有：①直接促进窦前卵泡及窦状卵泡颗粒细胞增殖与分化，分泌卵泡液，使卵泡生长发育；②激活颗粒细胞芳香化酶，合成与分泌雌二醇；③在前一周期的黄体晚期及卵泡早期，促使卵巢内窦卵泡群的募集；④促使颗粒细胞合成分泌 IGF 及其受体、抑制素、激活素等物质，并与这些物质协同作用，调节优势卵泡的选择与非优势卵泡的闭锁退化；⑤在卵泡期晚期与雌激素协同，诱导颗粒细胞生成 LH 受体，为排卵及黄素化作准备。

41. D 围绝经期是指妇女绝经前后的一段时期（从 45 岁左右开始至停经后 12 个月内的时期），包括从出现与绝经有关的内分泌、生物学和临床特征起至最后 1 次月经后 1 年，即卵巢功能衰退的征兆。是正常的生理变化时期。围绝经期激素水平变化包括：雌、孕激素的减少，产生反馈效应，信息传输给垂体，则促卵泡激素（FSH）水平升高，FSH/LH 小于 1。卵巢性腺激素水平下降，月经停止，性欲减退，生育功能消失，引起体内一系列平衡失调，使人体的神经系统功能紊乱，导致人体对环境的适应力下降，以致出现情绪波动，感情多变，并诱发多种疾病。

42. C 月经周期的规律性是由女性体内雌激素和孕激素水平的变化调节。正常情况下，卵泡发育成熟并释放出卵子需要 LH 的高峰来促进。因此，如果雌激素水平不足以引起 LH 的高峰，则可能导致月经周期的无规律性。初潮后的最初 2 年，月经周期通常会出现无规律或者间歇性的排卵不稳定，虽然已初步具备生育能力，但生殖系统仍处于不断发育、调整和适应的过程中。此时，女性体内 FSH 的分泌逐渐增加，卵泡开始发育，并且释放出更多的雌激素，这种现象被称为"正反馈"。通常经 5～7 年建立规律的周期性排卵，月经才逐渐正常，因此短期内出现无规律性不一定需要药物治疗。所以选项 C 错误。

43. C 女孩第一次月经来潮称为月经初潮，标志着卵巢产生的雌激素已足以使子宫内膜增殖，在雌激素达到一定水平而有明显波动时，引起子宫内膜脱落即出现月经。WHO 规定的青春期为 10～19 岁，12 岁女童尚处于青春期，此时中枢对雌激素的正反馈机制尚未成熟，即使卵泡发育也不能排卵，多为无排卵月经，故月经周期不规律，经 5～7 年建立规律的周期性排卵后，月经才会逐渐正常。所以该患者的处理恰当的是经期适当休息，勿做剧烈运动。

44. C 根据月经周期计算排卵期：月经周期正常的女性，排卵的日子实际上是相对固定的，应该是在下一次月经来潮前的 14 天左右，即排卵日应在第 21 天。

45. C B 超检查为评价卵巢功能最常用也是最方便的首选方法。经期做 B 超可以更准确地反映卵巢的基础状态。如显示子宫及卵巢的大小正常，卵巢上存有一些小的窦卵泡，表明卵巢功能尚可；如卵巢上仅剩 2 颗以下的小卵泡，甚至没有，很可能表明卵巢功能已经明显下降；当发现子宫萎缩，卵巢也很小，在 B 超下几乎找不到时，卵巢功能极有可能已经衰竭。

46. C 月经周期分为增殖期、分泌期、月经期三个阶段。①增殖期（月经周期第 5～14 日）：分为增殖早期（月经周期第 5～7 日）、增殖中期（月经周期第 8～10 日）、增殖晚期（月经周期第 11～14 日）；②分泌期（月经周期第 15～28 日）：分为分泌早期（月经周期第 15～19 日）、分泌中期（月经周期第 20～23 日）、分泌晚期（月经周期第 24～28 日）；③月经期：为月经周期第 1～4 日。题中患者在月经周期第 17 天进行刮宫，此期应属于分泌早期。故本题应选 C。

47. D 若提示宫外孕诊断，刮取子宫内膜可出现蜕膜样改变，"蜕膜样改变"的意思就是子宫内膜像怀孕的子宫内膜，建议检查血清 β-hCG 确诊。

48. B 阴道上段黏膜对性激素最敏感，临床上检查阴道上 1/3 段阴道侧壁脱落细胞变化，了解体内雌激素浓度和有无排卵。所以选项 B 错误。排卵前，阴道上皮在雌激素的作用下，底层细胞增生，逐渐演变为中层与表层细胞，使阴道上皮增厚；表层细胞出现角化，其程度在排卵期最明显。细胞内富有糖原，糖原经寄生在阴道内的阴道杆菌分解而成乳酸，使阴道内保持一定酸度，可以防止致病菌的繁殖。排卵后在孕激素的作用下，主要为表层细胞脱落。临床上可借助阴道脱落细胞的变化了解体内雌激素水平和有无排卵。

49. A 宫颈黏液受较高水平雌激素作用时，涂片检查可见清晰而典型的羊齿植物叶状结晶，此时，子宫内膜受雌激素作用表现为增殖期内膜图像。

50. C 宫颈黏液受卵巢激素影响有明显的周期性改变。月经干净后，体内雌激素水平降低，宫颈管分泌的黏液量很少。雌激素可刺激分泌细胞的分泌功能，随着雌激素水平不断提高，至排卵期黏液分泌量增加，黏液稀薄、透明，拉丝度可达 10cm 以上。若将黏液作涂片检查，干燥后可见羊齿植物叶状结晶，这种结晶在月经周期第 6~7 日开始出现，到排卵期最为清晰而典型。故本题应选 C。

51. C 根据患者病史及 MRI 结果，考虑诊断闭经泌乳综合征。为明确诊断需进行的内分泌检查包括：①卵巢功能检查，从而了解雌、孕激素水平。②垂体功能检查，包括测定血清中 FSH、LH 与 PRL 水平。③甲状腺功能测定，是早期诊断甲低的重要步骤。通过 TSH 的测定可排除原发性甲状腺功能低下。④肾上腺功能测定，疑有肾上腺皮质功能亢进时，应测血皮质醇和促肾上腺皮质激素的水平。⑤生长激素的测定，对有肢端肥大症体征的患者应测基础的生长激素水平。⑥PRL 兴奋或抑制试验，进行药物动态试验有助于鉴别 PRL 的功能性分泌增多与垂体腺瘤。兴奋试验（TRH、氯丙嗪）可了解下丘脑-垂体功能的储备力量，PRL 明显增高者提示下丘脑-垂体功能失调的可能性较大。

52. E 对于女性未有月经来潮的情况，常见的原因包括甲状腺功能异常、染色体异常、催乳激素异常以及性腺功能异常等。因此，甲状腺功能（TSH）检查、染色体检查、催乳激素（PRL）检查以及 FSH、LH 测定都与本病有关，可以帮助确定患者的病因。然而，糖代谢的检查与女性未有月经来潮的情况关系不大，不是常规的相关检查项目。因此，本题选 E。

二、多选题

53. BC 临近青春期，原始卵泡开始发育，在卵细胞成长的同时，周围的梭形细胞变为方形，并由单层增生成复层，因其细胞浆内含有颗粒，称颗粒细胞。颗粒细胞增生很快，细胞表面的 FSH 受体增多，卵细胞最后被多层无血管的颗粒细胞群所围绕，并可出现含有液体的空腔，这时卵泡周围的间质细胞亦环绕卵泡排列，并逐渐增厚形成两层卵泡膜，即卵泡内膜与卵泡外膜，这时的卵泡称生长卵泡。进入青春期后，卵泡由自主发育推进至发育成熟的过程依赖于促性腺激素的刺激。生育期每月发育一批（3~11 个）卵泡，经过募集、选择，其中一般只有一个优势卵泡可达完全成熟，并排出卵子。其余的卵泡发育到一定程度通过细胞凋亡机制而自行退化。卵泡的发育始于始基卵泡到初级卵泡的转化，始基卵泡可以在卵巢内处于休眠状态数十年。所以选项 BC 错误。

54. CD 排卵时随卵细胞一同排出的有放射冠（直接围绕卵细胞的一层颗粒细胞）、透明带（在放射冠与卵细胞之间有一层很薄的透明膜）、小部分卵丘（突出于卵泡腔，卵细胞深藏其中）内的颗粒细胞。排卵后卵泡液流出，卵泡壁形成皱褶，皱褶和卵泡壁的颗粒细胞和卵泡内膜细胞向内侵入，周围由结缔组织的卵泡外膜包围，共同构成黄体。所以选项 CD 正确。

55. ABD 雌激素可促进子宫肌细胞增生和肥大，使肌层增厚；可使宫颈口松弛、扩张，宫颈黏液分泌增加，性状变稀薄，富有弹性，易拉成丝状。可促使乳腺管增生，乳头、乳晕着色，促进其他第二性征的发育。所以选项 ABD 正确。选项 C、E 是孕激素的生理作用。

56. ABCE 类固醇激素又称甾体激素，分为 3 组：①孕激素：如孕酮；②雄激素：如睾酮；③雌激素：如雌二醇、雌酮、雌三醇。卵泡刺激素（FSH）属于促性腺激素。故本题应选 ABCE。

57. ABCD 根据卵泡的形态、大小、生长速度和组织学特征，可将其生长过程分为始基卵泡、窦前卵泡、窦状卵泡、排卵前卵泡四个阶段。

58. ACDE 雄激素的协同作用是与排卵无关的。所以选项 B 错误。LH（黄体生成素）和 FSH（促卵泡激素）高峰是排卵过程中的重要调节因素。LH 高峰触发卵泡破裂和卵子的释放，而 FSH 高峰则促进卵泡的发育。所以选项 A 正确。GnRH（促性腺激素释放激素）是由下丘脑释放的激素，它对垂体腺体产生促性腺激素的释放，包括 LH 和 FSH。GnRH 的作用是调节垂体激素的分泌，进而影响排卵过程。所以选项 C 正确。孕激素对排卵过程也起着协同作用。孕激素（黄体酮）在排卵后由黄体分泌，它对卵泡的破裂和卵子的释放起着重要作用。所以选项 D 正确。雌激素高峰对垂体和下丘脑产生正反馈作用，进一步促进 LH 和 FSH 的分泌。这种正反馈作用是排卵过程中的关键因素。所以选项 E 正确。因此选项 A、C、D、E 都与排卵过程中的内分泌调节有关。故本题应选 ACDE。

59. AB GnRH 的分泌受垂体促性腺激素和卵巢性激素的反馈调节。这些激素反馈信号通过多种神经递质如去甲肾上腺素、多巴胺、β−内啡肽、5−羟色胺和褪黑激素等调节 GnRH 的分泌。去甲肾上腺素促进 GnRH 的释放，β−内啡肽和 5−羟色胺抑制 GnRH 的释放，多巴胺对 GnRH 的释放则具有促进和抑制双重作用。所以选项 AB 正确。

三、共用题干单选题

60. C 根据妇女近 1 年月经周期不规律，20 ～ 35 日行经一次，持续 7 ～ 12 日干净，经量多，每次需用 2 包卫生巾的临床表现，可以判断该妇女处于绝经过渡期。绝经过渡期是指在绝经前期和绝经期之间的一个转变时期，此时月经周期开始不规律，月经量和持续时间也会发生变化。

61. E 绝经过渡期卵巢功能逐渐衰退，卵泡数明显减少且易发生卵泡发育不全，常出现无排卵性月经；终会发展至卵巢内卵泡耗竭或剩余卵泡完全丧失对垂体促性腺激素的反应，导致卵巢功能衰竭并绝经。

62 ～ 64. E、B、A 月经史的写法为：初潮年龄 $\frac{月经期}{月经周期}$d。所以患者的月经周期为 29 天。初潮年龄为

13 岁。月经期为 3 ～ 5 天。

65. C 排卵多发生在下次月经来潮前 14 日左右，该患者下次月经预计在 7 月 25 日，所以排卵日期应在 7 月 12 日左右。

66. A 孕激素兴奋下丘脑体温调节中枢，可使基础体温在排卵后升高 0.3 ～ 0.5℃。临床上以此作为判定排卵日期的标志之一。故基础体温测定法判断有无排卵无创而简便。孕激素试验不能判断有无排卵，主要用于判断子宫内膜有无受雌激素的影响。

67. D 子宫内膜腺上皮细胞出现核下空泡表明子宫内膜受孕激素影响处于分泌早期。其余各项均属雌激素作用。

68. C 患者 51 岁，处于围绝经期，月经异常表现为月经周期不规则，经期长短不一，血流量大。基础体温呈单相型提示无排卵。宫颈黏液羊齿状结晶呈持续高度影响提示子宫内膜受雌激素作用表现为增殖期内膜。最有可能的是子宫内膜增生症。月经异常是本病突出症状之一。

69. D 子宫内膜增生症的诊断依赖于子宫内膜组织学诊断。取材的方法包括：内膜活检、扩宫刮宫术、负压吸宫术、宫腔镜检查。

第三章　妊娠生理

一、单选题

1. 对于受精卵的叙述不恰当的是

A. 依靠输卵管蠕动和纤毛推动被送到宫腔

B. 在输卵管运送期间分裂成桑葚胚

C. 经桑葚胚发育为晚期囊胚

D. 着床在子宫内膜海绵层

E. 最外层是滋养层

2. 对于受精，下列说法不正确的是

A. 性交后 1～3 天的精子具有受精能力

B. 受精通常是在输卵管壶腹部进行的

C. 卵母细胞在受精前已完成第二次成熟分裂

D. 卵子排出后如 24 小时不受精，则开始变性

E. 精子在受精前在女性生殖道内有一个获能过程

3. 关于胚层的形成，下列说法正确的是

A. 囊胚植入后，中心囊腔内的细胞团发育为两层

B. 近滋养层细胞者形成内胚层

C. 外胚层的腔形成卵黄囊

D. 内胚层的囊形成羊膜腔

E. 近中央者形成外胚层

4. 关于胎儿发育过程，以下说法恰当的是

A. 妊娠 8 周末，从外观可分辨男女

B. 妊娠 20 周末，胎儿体重约为 500g

C. 妊娠 24 周末，胎儿体重约为 1000g

D. 妊娠 32 周末，胎儿体重约为 2000g

E. 妊娠 36 周末，胎儿体重约为 2500g

5. 初孕妇自觉胎动，多数开始于

A. 妊娠 12～14 周　　　　B. 妊娠 15～17 周

C. 妊娠 18～20 周　　　　D. 妊娠 21～23 周

E. 妊娠 24～26 周

6. 正常妊娠满 28 周末的胎儿体重大约为

A. 500g　　　　　　　　B. 1000g

C. 1500g　　　　　　　　D. 2000g

E. 2500g

7. 根据胎儿身长判定妊娠周数，恰当的是

A. 妊娠 20 周末，胎儿身长为 25cm

B. 妊娠 24 周末，胎儿身长为 28cm

C. 妊娠 28 周末，胎儿身长为 31cm

D. 妊娠 32 周末，胎儿身长为 34cm

E. 妊娠 40 周末，胎儿身长为 45cm

8. 胎儿血液含氧量最低的血管是

A. 静脉导管　　　　　　B. 下腔静脉

C. 脐动脉　　　　　　　D. 肺静脉

E. 主动脉

9. 胎儿循环系统的特点之一是

A. 来自胎盘的血液进入胎儿体内后分为 2 支

B. 来自胎盘的血液全部经静脉导管直接入下腔静脉

C. 胎儿体内无纯动脉血

D. 脐静脉的血液含氧量较低

E. 胎儿身体下半部的血液含氧量较高

10. 生理状态下，能产生 hCG 的部位是

A. 胎盘　　　　　　　　B. 胎膜

C. 子宫　　　　　　　　D. 卵巢

E. 脐带

11. 关于胎儿附属物的构成，以下说法不正确的是

A. 胎膜是由羊膜和平滑绒毛膜组成

B. 胎盘由羊膜、叶状绒毛膜和底蜕膜构成

C. 羊膜为光滑、无血管、无神经、无淋巴的半透明薄膜

D. 叶状绒毛膜是构成胎盘的主要结构

E. 脐带一端连于胎儿腹壁脐轮，另一端附着于胎盘母体面

12. 关于胎盘的构成，下列说法正确的是

A. 羊膜，滑泽绒毛膜，包蜕膜

B. 羊膜，叶状绒毛膜，底蜕膜

C. 羊膜，包蜕膜，叶状绒毛膜

D. 羊膜，底蜕膜，滑泽绒毛膜

E. 羊膜，真蜕膜，叶状绒毛膜

13. 关于蜕膜的叙述正确的是

A. 受精卵着床后，宫颈黏膜发生蜕膜变

B. 蜕膜细胞来自致密层蜕膜样细胞增大

C. 包蜕膜最终发育成胎盘的母体部分

D. 真蜕膜高度伸展，缺乏营养而退化

E. 底蜕膜为胎盘的组成部分

14. 发育为胎盘母体部分的是

A. 底蜕膜　　　　　　　B. 包蜕膜

C. 真蜕膜　　　　　　　D. 羊膜

E. 绒毛膜

15. 人绒毛膜促性腺激素的产生来自
   A. 细胞滋养层细胞　　B. 真蜕膜
   C. 合体滋养层细胞　　D. 底蜕膜
   E. 羊膜

16. 妊娠时维持妊娠黄体功能最重要的激素为
   A. 人绒毛膜促性腺激素
   B. 卵泡刺激素
   C. 黄体生成素
   D. 孕激素
   E. 雌激素

17. 对于胎盘分泌的酶，以下叙述不恰当的是
   A. 缩宫素酶为糖蛋白
   B. 缩宫素酶至妊娠末期达高峰
   C. 缩宫素酶由合体滋养细胞产生
   D. 耐热性碱性磷酸酶由合体滋养细胞产生
   E. 耐热性碱性磷酸酶随妊娠进展而逐渐减少

18. 正常脐带内有
   A. 一条脐动脉，一条脐静脉
   B. 一条脐动脉，两条脐静脉
   C. 两条脐动脉，两条脐静脉
   D. 两条脐动脉，一条脐静脉
   E. 两条脐动脉

19. 正常妊娠足月脐带的平均长度是
   A. 30cm　　　　B. 40cm
   C. 55cm　　　　D. 60cm
   E. 70cm

20. 羊水的 pH 约为
   A. 6.5　　　　B. 7.0
   C. 7.2　　　　D. 8.0
   E. 9.0

21. 妊娠中期以后羊水的主要来源是
   A. 胎儿尿液　　　　B. 胎膜
   C. 胎儿皮肤　　　　D. 胎儿肺
   E. 母体血清经胎膜进入羊膜腔的透析液

22. 关于羊水的来源与吸收，下列说法恰当的是
   A. 妊娠中期以后主要是母体血清经胎膜进入羊膜腔的透析液
   B. 妊娠中期以后，羊水渗透压逐渐增高
   C. 胎儿尿液是妊娠早期羊水的主要来源
   D. 胎儿吞咽是羊水吸收的主要方式
   E. 脐带不吸收羊水

23. 正常妊娠 38 周时的羊水量约为
   A. 600ml　　　　B. 800ml

   C. 1000ml　　　　D. 1200ml
   E. 1500ml

24. 羊水中不含有的物质是
   A. 胎儿胎脂　　　　B. 胎儿上皮细胞
   C. 胎儿毛发　　　　D. 激素和酶
   E. 绒毛

25. 提示胎儿肾成熟的是
   A. 羊水中的肌酐值 $\geq 176.8\mu mol/L$
   B. 羊水中的甲胎蛋白值 $>200g/ml$
   C. 羊水中的胆红素类物质值 <0.02
   D. 羊水中的含脂肪细胞出现率 $>20\%$
   E. 羊水中的卵磷脂/鞘磷脂比值 >2

26. 关于妊娠期子宫的变化，下列说法正确的是
   A. 妊娠足月时子宫血流量 $70\% \sim 75\%$ 供应胎盘，$20\% \sim 25\%$ 供应子宫蜕膜层
   B. 子宫肌细胞肥大，胞浆内充满具有收缩活性的肌动蛋白与肌球蛋白
   C. 子宫肌壁厚度由非孕时的约 1cm 至足月时增加一倍
   D. 妊娠期 Braxton Hicks 收缩宫内压力约为 25mmHg
   E. 妊娠 40 周时子宫血流量为 $300 \sim 500ml/min$

27. 妊娠子宫开始出现不规律无痛性收缩的时间是
   A. 自妊娠 12 周起　　B. 自妊娠 16 周起
   C. 自妊娠 20 周起　　D. 自妊娠 28 周起
   E. 自妊娠 24 周起

28. 子宫下段形成的时期是
   A. 妊娠早期　　　　B. 分娩早期
   C. 分娩末期　　　　D. 妊娠末期
   E. 妊娠中期

29. 自妊娠早期开始，子宫出现不规则的无痛性收缩，是指
   A. 黑格征　　　　B. 早孕反应
   C. 蒙哥马利结节　　D. 仰卧位低血压综合征
   E. 希克斯（Hicks）收缩

30. 乳晕着色，乳晕上皮脂腺肥大形成小隆起，是指
   A. 黑格征　　　　B. 早孕反应
   C. 蒙氏结节　　　　D. 仰卧位低血压综合征
   E. 希克斯（Hicks）收缩

31. 以下乳房的变化与妊娠无关的是
   A. 乳晕皮脂腺肥大形成蒙氏结节
   B. 可以挤出稀薄黄色液体
   C. 乳头增大并变黑
   D. 乳头凹陷
   E. 乳晕变黑

32. 关于妊娠期乳房变化，下列说法不恰当的是

A. 大量雌激素刺激乳腺腺管发育

B. 大量孕激素刺激乳腺腺泡发育

C. 妊娠后期可有初乳分泌

D. 初乳为淡白浓稠液体

E. 乳头增大，乳晕变黑

33. 孕妇过度通气的主要原因是

A. 孕激素对呼吸中枢的刺激

B. 孕中期耗氧量增加30% ~40%

C. 母体血内二氧化碳分压增高

D. 由腹式呼吸转变为胸式呼吸

E. 横膈升高，膈肌上下活动度增加

34. 妊娠期母体激素的生理改变是

A. 促性腺激素增加 B. 血浆蛋白降低

C. 醛固酮降低 D. 糖皮质醇降低

E. 甲状腺素降低

35. 关于妊娠期孕妇的泌尿系统变化，以下叙述正确的是

A. 输尿管蠕动增加

B. 夜尿量少于日尿量

C. 泌尿系统肌张力降低

D. 孕妇易发生左侧肾盂肾炎

E. 肾小管对葡萄糖再吸收能力相应增加

36. 关于妊娠期母体的循环系统变化，下列说法恰当的是

A. 心脏向左下方移位

B. 下肢静脉压无明显变化

C. 收缩压无明显变化，舒张压稍偏低

D. 孕妇心搏量对活动的反应与非孕期相同

E. 孕期心脏听诊闻及收缩期杂音可诊断心脏异常

37. 关于妊娠期母体血液的变化，以下叙述正确的是

A. 血浆蛋白增多

B. 白细胞稍减少

C. 血容量减少

D. 血液处于高凝状态

E. 网织红细胞降低

38. 对于妊娠期钙、铁代谢的描述不恰当的是

A. 妊娠期约需铁1g，孕妇铁储备不足，易发生缺铁性贫血

B. 母体缺铁时，通过胎盘运输的铁会相应减少

C. 胎儿钙主要在孕末期3个月由母体供给

D. 胎儿发育需大量的钙、铁

E. 妊娠末期胎儿需要储钙约30g

39. 关于妊娠期母体的新陈代谢变化，以下叙述不正确的是

A. 基础代谢率先下降后升高

B. 妊娠期能量消耗增多，母体脂肪积存多

C. 由于胰岛素分泌减少，孕期易患糖尿病

D. 妊娠期孕妇体内需储备足够的蛋白质

E. 妊娠期血清磷无明显变化，血清镁浓度下降

40. 患者女，31岁，月经周期规律为28天。现停经2个多月，昨日起少量阴道出血。尿妊娠试验（+）。为了解胎儿情况给予B超检查。如胚胎发育正常，B超显像图可观察到

A. 初具人形，可见心脏搏动

B. 可辨认胎盘及脐带

C. 能分辨五官和性别

D. 能看到胎动

E. 能看到胎儿的呼吸

二、多选题

41. 关于受精卵的发育、形成及着床，以下说法不正确的是

A. 精子获能是精子通过女性生殖道时接触子宫内膜白细胞，而解除顶体酶上的去能能因子

B. 受精后第5天受精卵分裂成为实心细胞团的桑葚胚

C. 受精后的第8天进入宫腔，第10天开始植入

D. 受精卵着床时透明带尚未消失

E. 卵子受精发生于输卵管的峡部

42. 对于着床，下列说法恰当的是

A. 透明带在着床前消失

B. 经过定位、黏附和侵入三个过程

C. 孕卵着床一般在受精后的第8 ~9天

D. 着床的先决条件是囊胚和子宫内膜发育同步化

E. 成功着床需要由黄体分泌的雌、孕激素支持的子宫内膜具有容受性

43. 受精卵着床的必备条件有

A. 必须有足够的孕酮

B. 透明带必须消失

C. 经过定位、黏附和侵入三个过程

D. 囊胚滋养层分出合体滋养层细胞

E. 囊胚和子宫内膜必须同步发育并相互配合

44. 关于新生儿的血液循环变化，下列说法恰当的是

A. 卵圆孔在生后数分钟开始关闭，多在生后1年时完全闭锁

B. 肺动脉与主动脉弓之间的动脉导管闭锁成为动脉韧带

C. 脐动脉与相连的腹下动脉形成腹下韧带

D. 脐静脉的末支闭锁成静脉韧带

E. 脐静脉闭锁成肝圆韧带

45. 对于母儿之间的物质交换，以下说法恰当的是
- A. 在胎盘内进行物质交换的部位，主要在血管合体膜
- B. 血管合体膜主要有合体滋养细胞、绒毛间质、毛细血管基底膜和毛细血管内皮细胞 4 层组成的薄膜
- C. 分子量 <250 的物质，容易通过血管合体膜
- D. 在胎盘内，葡萄糖的转运属于简单扩散
- E. 母血与胎儿血液并不直接相通，隔着绒毛毛细血管壁、绒毛间质和绒毛表面细胞层

46. 胎盘合成的激素包括
- A. hPL
- B. hCG
- C. 雌激素
- D. 孕激素
- E. 肾上腺皮质激素

47. 对于胎盘合成的甾体激素，下列说法正确的是
- A. 主要有孕激素和雌激素
- B. 雌激素由胎儿胎盘单位产生
- C. 孕激素于妊娠末期 24 小时尿中排出量 <5mg
- D. 胎儿肾上腺及肝脏产生雌激素前身物质，是胎盘合成雌三醇的主要来源
- E. 测定孕妇血、尿或羊水中的雌三醇值，是为了了解胎儿在宫内的状况

48. 关于人绒毛膜促性腺激素的叙述正确的是
- A. 由绒毛滋养细胞分泌
- B. 由 α、β 亚基组成
- C. 为糖蛋白激素
- D. 在受精卵着床后 1 日可自母血清中测出
- E. 至妊娠 14~16 周血清浓度达高峰，持续 1~2 周后下降

49. 关于人胎盘生乳素的叙述恰当的是
- A. 是糖蛋白激素
- B. 由胎盘合体滋养细胞分泌
- C. 可以在孕妇血浆中测出
- D. 随妊娠进展分泌量持续增加
- E. 母血胎盘泌乳素值与胎盘大小呈反比

50. 对于胎盘功能的叙述正确的是
- A. 通过简单扩散进行 O_2、CO_2 交换
- B. 氨基酸以主动运输方式通过胎盘
- C. 游离脂肪酸、维生素 A 以简单扩散方式通过胎盘
- D. 免疫球蛋白 G 的分子量较大，不能通过胎盘
- E. 葡萄糖以易化扩散方式通过胎盘

51. 对于脐带，下列说法恰当的是
- A. 脐带有 2 条脐动脉和 1 条脐静脉
- B. 脐带表面由羊膜包围

C. 脐静脉之氧分压低于脐动脉
- D. 脐带杂音之速率与胎心率相同
- E. 妊娠足月（40 周末），脐带长度一般为 55cm

52. 对于羊水，下列说法恰当的是
- A. 羊水可被胎儿吞咽
- B. 羊水中含有胎儿尿液
- C. 羊水中胆红素随妊娠进展而下降
- D. 妊娠 20 周前，胎儿角化前皮肤可吸收少量羊水
- E. 羊水中含肌酐意味着其他脏器发育成熟

53. 关于妊娠期子宫的变化，下列说法不正确的是
- A. 肌细胞于早期增生，数目增加
- B. 子宫下段于怀孕后期增长速度最快
- C. 子宫下段于临产后可伸展至 7~10cm
- D. 足月的子宫重量增加 10 倍，约 500g
- E. 足月的子宫腔容量增加 20 倍，约 1000ml

54. 对于子宫峡部描述恰当的是
- A. 是子宫体与子宫颈之间最狭窄的部位
- B. 在非妊娠期长约 1cm
- C. 临产后子宫下段长 7~10cm
- D. 峡部的上端称为组织学内口
- E. 峡部的下端称为解剖学内口

55. 关于妊娠期的循环系统变化，以下叙述不正确的是
- A. 妊娠晚期心率休息时每分钟增加 5 次
- B. 心脏容量至妊娠末期约增加 30%
- C. 心排出量自妊娠 20 周逐渐增加
- D. 心排出量至妊娠 32 周达高峰
- E. 妊娠晚期舒张压一般偏高

56. 关于妊娠期母体血液的改变，以下说法不正确的是
- A. 血容量于妊娠 10 周开始增加，妊娠 36 周达高峰
- B. 白细胞总数增高，中性粒细胞减少
- C. 网织红细胞轻度减少
- D. 血浆纤维蛋白原含量比非孕妇女减少
- E. 红细胞沉降率加快

57. 关于妊娠期母体凝血功能的叙述，不正确的是
- A. 血浆纤维蛋白原增加 50%
- B. 血小板数增加 2 倍
- C. 凝血因子 XI、XIII 增加
- D. 血液处于低凝状态
- E. 纤溶活性增加

58. 于妊娠期间活性降低的凝血因子是
- A. 凝血因子 VII
- B. 凝血因子 VIII
- C. 凝血因子 IX
- D. 凝血因子 XI
- E. 凝血因子 XIII

59. 对于妊娠期代谢变化，下列说法恰当的是

A. 脂类代谢 – 血脂升高

B. 蛋白质代谢 – 负氮平衡

C. 糖代谢 – 胰岛素分泌增加

D. 钙及磷 – 妊娠后期需要增加

E. 铁 – 妊娠最后 3 个月需要量增加

答案和精选解析

一、单选题

1. D 受精后 30 小时，受精卵借助输卵管蠕动和输卵管上皮纤毛推动向宫腔方向移动。同时开始有丝分裂。受精后 72 小时分裂为 16 个细胞的实心胚，称为桑葚胚，随后细胞继续分裂并在细胞间隙集聚来自宫腔的液体形成早期囊胚。受精后第 4 日早期囊胚进入宫腔。受精后第 5~6 日早期囊胚透明带消失，总体积迅速增大，继续分裂发育，形成晚期囊胚。然后才会到达子宫并着床在内膜的基底部（非海绵层）。所以选项 D 错误。

2. C 卵母细胞完成第二次成熟分裂是在与精子相遇受精时。所以选项 C 错误。

3. A 当囊胚植入子宫壁后，迅速发育。中心囊腔内的细胞团很快分裂发育为两层，近滋养层的为外胚层，近中央的为内胚层。两胚层细胞发育较快形成两个腔，外胚层的腔为羊膜腔，内胚层的腔为卵黄囊。羊膜腔的底与卵黄囊的顶合成一个圆板状，称为胚盘，为发生胎体的始基，由此分化成胎儿身体各部。所以只有选项 A 正确。

4. E 妊娠 8 周末，胚胎初具人形，头大，占整个胎体一半。能分辨出眼、耳、鼻、口。四肢已具雏形。但从外观不可分辨男女。所以选项 A 错误。妊娠 20 周末，胎儿身长约 25cm，顶臀长 16cm，体重约 320g。所以选项 B 错误。妊娠 24 周末，胎儿身长约 30cm，顶臀长 21cm，体重约 630g。所以选项 C 错误。妊娠 32 周末，胎儿身长约 40cm，顶臀长 28cm，体重约 1700g。所以选项 D 错误。妊娠 36 周末，胎儿身长约 45cm，顶臀长 32cm，体重约 2500g。所以选项 E 正确。

5. C 16 周末部分经产妇已能自觉胎动。但初孕妇自觉胎动，多数开始于妊娠 18~20 周。

6. B 28 周末时，胎儿身长约 35cm，顶臀长 25cm，体重约 1000g。皮下脂肪不多。皮肤粉红，有时有胎脂。瞳孔膜消失，眼睛半张开。四肢活动好，有呼吸运动。

7. A 20 周末，胎儿身长约 25cm；24 周末，胎儿身长约 30cm；28 周末，胎儿身长约 35cm；32 周末，胎儿身长约 40cm；40 周末，胎儿身长约 50cm。所以选项 A 正确。

8. C 来自胎盘的血液进入胎儿体内后分为 3 支，其

中一支经静脉导管直接入下腔静脉。下腔静脉血是混合血，有来自脐静脉含氧量较高的血液，也有来自脐动脉含氧量较低的血液。脐静脉一条，带有来自胎盘氧含量较高，营养较丰富的血液进入胎体；脐动脉两条，带有来自胎儿氧含量较低的混合血，注入胎盘与母血进行物质交换。

9. C 来自胎盘的血液进入胎儿体内后分为 3 支：一支直接入肝，一支与门静脉汇合入肝，此两支血液经肝静脉入下腔静脉；另一支经静脉导管直接入下腔静脉。下腔静脉血是混合血，有来自脐静脉含氧量较高的血液，也有来自胎儿身体下半部含氧量较低的血液。胎儿体内无纯动脉血，而是动静脉混合血。进入肝、心、头部及上肢的血液含氧量较高及营养较丰富以适应需要。注入肺及身体下半部的血液含氧量及营养相对较少。所以选项 C 正确。

10. A 人绒毛膜促性腺激素（hCG）是由胎盘的合体滋养层细胞分泌的一种糖蛋白。

11. E 胎膜由外层的平滑绒毛膜和内层的羊膜组成。所以选项 A 正确。胎盘由胎儿部分的羊膜和叶状绒毛膜及母体部分的底蜕膜构成。叶状绒毛膜为胎盘的主要结构。所以选项 B、D 正确。羊膜是附着在胎盘胎儿面的半透明薄膜。羊膜光滑，无血管、神经及淋巴。所以选项 C 正确。脐带是连接胎儿与胎盘的条索状组织，脐带一端连接胎儿脐轮，一端连接胎盘。所以选项 E 错误。因此本题应选 E。

12. B 胎盘由胎儿部分的羊膜和叶状绒毛膜及母体部分的底蜕膜构成。

13. E 蜕膜分为真蜕膜和底蜕膜两部分。在受精卵着床后，宫颈黏膜并未发生蜕膜变。所以选项 A 错误。蜕膜细胞来自致密层，但并非通过增大进行形成。所以选项 B 错误。包蜕膜是胎盘的一部分，但不是母体部分。所以选项 C 错误。真蜕膜由一系列不同类型的细胞组成，其主要功能是提供对胎儿的保护和支持，而不会因缺乏营养而退化。所以选项 D 错误。底蜕膜是胎膜的一部分，由致密层上皮细胞和间充质细胞组成。所以选项 E 正确。因此本题应选 E。

14. A 底蜕膜是构成胎盘的母体部分，占足月妊娠胎盘很少部分。蜕膜板主要由蜕膜致密层构成，固定绒毛的滋养细胞附着在基底板上，共同构成绒毛间隙的底。从蜕膜板向绒毛膜方向伸出蜕膜间隔，将胎盘分成 20 个左右的母体叶。

15. C 合体滋养层细胞是胚胎发育过程中形成的一种细胞层，位于胚胎和母体之间的胎盘组织中。人绒毛膜促性腺激素（hCG）在妊娠早期由胎盘合体滋养细胞分泌，起到维持黄体功能和促进孕激素分泌的作用。

16. D 受精卵着床后，胚胎会分泌人绒毛膜促性腺

激素（hCG），hCG能刺激卵巢黄体继续合成和分泌孕激素，从而维持黄体功能，使其不被排出。孕激素能够抑制子宫内膜的脱落，维持妊娠的发展，并促进乳腺发育为哺乳做准备。所以选项D正确。黄体生成素（选项C）和卵泡刺激素（选项B）是卵巢中正常月经周期的调节激素，不参与妊娠期间的黄体功能维持。雌激素（选项E）虽然在妊娠期间也有一定的分泌，但其作用主要是促进子宫内膜增生并维持对胎儿的营养供应，并不能直接维持黄体功能。

17. E 缩宫素酶是由胎盘合体滋养细胞产生的糖蛋白。随妊娠进展逐渐增多，至妊娠末期达高峰。所以选项A、B、C均正确。耐热性碱性磷酸酶（HSAP）由胎盘合体滋养细胞产生，在妊娠16~20周母血中可测出。随妊娠进展而增多，直至胎盘娩出后下降，产后3~6日消失。所以，选项D正确，选项E错误。因此本题应选E。

18. D 脐带是连接胎儿与胎盘的条索状组织，胎儿借助脐带悬浮于羊水中。脐带表面有羊膜覆盖呈灰白色，内有一条脐静脉，两条脐动脉。

19. C 妊娠足月胎儿的脐带长30~100cm，平均约55cm，常有螺旋状扭转。

20. C 羊水偏碱性，pH约为7.20，内含水分98%~99%，1%~2%为无机盐及有机物。

21. A 羊水的来源：①妊娠早期的羊水主要来自母体血清经胎膜进入羊膜腔的透析液；②妊娠中期以后，胎儿尿液成为羊水的主要来源，使羊水的渗透压逐渐降低；③妊娠晚期胎儿肺参与羊水的生成，每日600~800ml液体从肺泡分泌至羊膜腔；④羊膜、脐带华通胶及胎儿皮肤渗出液体，但量少。

22. D 妊娠早期的羊水主要来自母体血清经胎膜进入羊膜腔的透析液，妊娠中期以后，胎儿尿液成为羊水的主要来源，使羊水的渗透压逐渐降低。所以选项A、B、C均错误。胎儿吞咽是羊水吸收的主要方式，近足月时每日可吞咽500~700ml液体。所以选项D正确。脐带每小时能吸收羊水40~50ml。所以选项E错误。因此本题的正确答案为D。

23. C 妊娠期羊水量逐渐增加，妊娠38周约1000ml，此后羊水量逐渐减少。妊娠足月时羊水量约800ml。

24. E 妊娠早期羊水为无色澄清液体，足月羊水略混浊、不透明，可见羊水内悬有小片状物（胎脂、胎儿脱落上皮细胞、毳毛、毛发、少量白细胞、白蛋白、尿酸盐等）。羊水中还含有大量激素和酶。羊水中不含有绒毛。所以选项E正确。

25. A 羊水中的肌酐值可用来评估胎儿的肾功能和发育状况。通常当羊水中的肌酐浓度达到或超过176.8μmol/L时，会提示胎儿肾脏已经发育成熟。

26. B 妊娠足月时子宫血流量为450~650ml/分，其中5%供应肌层，10~15%供应子宫蜕膜层，80%~85%供应胎盘。所以选项A、E错误。子宫肌细胞由非孕时长20μm、宽2μm至妊娠足月时长500μm、宽10μm，细胞质内富含有收缩功能的肌动蛋白和肌球蛋白，为临产后子宫收缩提供物质基础。所以选项B正确。子宫肌壁厚度非孕时约1cm，至妊娠中期逐渐增厚达2.0~2.5cm，至妊娠末期又逐渐变薄为1.0~1.5cm。所以选项C错误。自妊娠早期开始，子宫可出现不规律无痛性收缩（Braxton Hicks收缩），特点为稀发、不规律和不对称，随妊娠进展而逐渐增加，但宫缩时宫腔内压力通常为5~25mmHg，持续时间不足30秒，不伴子宫颈扩张。所以选项D错误。因此本题的正确答案为B。

27. A 自妊娠12~14周起，子宫出现不规律无痛性收缩，腹部检查时可触知，孕妇有时也能感觉到，这种无痛性宫缩称为Braxton Hicks收缩。这种收缩是稀发、不规则和不对称的，收缩时，子宫内压力不超过10~15mmHg，一般不引起痛感，也不使宫颈扩张。

28. D 子宫峡部非孕时长约1cm，妊娠后变软，妊娠10周明显变软，妊娠12周后的子宫峡部扩展成宫腔一部分，至妊娠末期被逐渐拉长形成子宫下段。

29. E 自妊娠早期开始，子宫可出现Braxton Hicks收缩，即不规律无痛性收缩，特点为稀发、不规律和不对称。

30. C 由于雌激素及孕激素的增加，乳房腺管与腺体均增生，脂肪沉积，乳头很快增大、着色、乳晕着色、出现散在的皮脂腺肥大隆起形成蒙氏结节。

31. D 妊娠期胎盘大量雌激素刺激乳腺腺管发育，大量孕激素刺激乳腺腺泡发育。妊娠最早几周感乳房发胀，或有刺痛感及触痛，妊娠8周后乳房明显增大。由于雌激素及孕激素的增加，乳房腺管与腺体均增生，脂肪沉积，乳头很快增大、着色，乳晕着色，出现散在的皮脂腺肥大隆起形成蒙氏结节。妊娠后期可由乳头挤出少量黄色液体，称为"初乳"。乳头凹陷与妊娠无关。因此本题容易的选D。

32. D 妊娠期胎盘大量雌激素刺激乳腺腺管发育，大量孕激素刺激乳腺腺泡发育。妊娠最早几周感乳房发胀，或有刺痛感及触痛，妊娠8周后乳房明显增大。由于雌激素及孕激素的增加，乳房腺管与腺体均增生，脂肪沉积，乳头很快增大、着色，乳晕着色，出现散在的皮脂腺肥大隆起形成蒙氏结节。妊娠后期可由乳头挤出少量黄色液体，称为"初乳"。所以选项D错误。

33. E 妊娠期肋膈角增宽、肋骨向外扩展，胸廓横径及前后径加宽使周径加大，膈肌上升使胸腔纵径缩短，但胸腔总体积不变，肺活量不受影响。孕妇耗氧量于妊娠中期增加10%~20%，肺通气量约增加40%，有过度通气现象，使动脉血 PO_2 增高达 92mmHg，PCO_2 降至 32mmHg，有利于供给孕妇及胎儿所需的氧，通过胎盘排出胎儿血中的 CO_2。

34. B 妊娠黄体及胎盘分泌的大量雌、孕激素，对下丘脑及腺垂体的负反馈作用使促性腺激素（FSH 及 LH）分泌减少。所以选项 A 错误。血浆蛋白自妊娠早期开始降低，至妊娠中期达 60~65g/L，主要是白蛋白减少，约为 35g/L，以后持续此水平直至分娩。所以选项 B 正确。妊娠期中层束状带分泌糖皮质醇增多 3 倍，外层球状带分泌的醛固酮增多 4 倍，内层网状带分泌睾酮略增加。所以选项 C、D 错误。妊娠期甲状腺呈中度增大，约比非孕时增大 65%。大量雌激素使肝脏产生甲状腺素结合球蛋白（TBG）增加 2~3 倍，血中甲状腺激素增多。所以选项 E 错误。因此本题应选 B。

35. C 妊娠期肾小球滤过率（GFR）增加，而肾小管对葡萄糖重吸收能力未相应增加，孕妇饭后可出现生理性糖尿。受孕激素影响，泌尿系统平滑肌张力降低，同时增大子宫对输尿管产生压迫，自妊娠中期肾盂及输尿管轻度扩张，输尿管增粗及蠕动减弱，尿流缓慢，可致肾盂积水，约 86% 的孕妇右侧输尿管扩张更明显，孕妇易患急性肾盂肾炎，也以右侧多见。妊娠早期可出现尿频，子宫长出盆腔后症状缓解。妊娠晚期，部分孕妇可出现尿频及尿失禁。所以选项 C 叙述正确。

36. C 妊娠期母体的心脏向左、向上、向前移位（选项 A 错误），心脏沿纵轴顺时针方向扭转，心浊音界稍扩大，心尖搏动左移 1~2cm。部分孕妇可闻及心尖区 Ⅰ~Ⅱ 级柔和吹风样收缩期杂音，第一心音分裂及第三心音，产后逐渐消失（选项 E 错误）。妊娠早期及中期血压偏低，妊娠 24~26 周后血压轻度升高。一般收缩压无变化，舒张压因外周血管扩张、血液稀释及胎盘形成动静脉短路而轻度降低（选项 C 正确），使脉压稍增大。妊娠期下肢静脉压显著升高（选项 B 错误），加之增大子宫压迫下腔静脉，导致下肢水肿、静脉曲张和褥疮的发生率增加。左侧卧位测量心排出量较未孕时约增加 30%（选项 D 错误）。所以本题的正确答案为 C。

37. D 血浆蛋白自妊娠早期开始降低，主要是白蛋白减少，以后持续此水平直至分娩。所以选项 A 错误。妊娠期白细胞计数轻度增加，临产及产褥期显著增加。所以选项 B 错误。血容量从妊娠 6~8 周开始增加，至妊娠 32~34 周达高峰，维持此水平直至分娩。所以选项 C 错误。妊娠期血液处于高凝状态。所以选项 D 正确。妊娠期骨髓造血增加，网织红细胞轻度增多。所以选项 E 错误。因此本题正确答案为 D。

38. B 胎儿生长发育需要大量钙、铁。胎儿骨骼及胎盘的形成，需要较多的钙，孕期需要储存钙 40g，妊娠末期胎儿需要储钙约 30g，主要在妊娠末 3 个月由母体供给，故早产儿容易发生低血钙。至少应于妊娠最后 3 个月补充维生素 D 及钙，以提高血钙值。孕期需要增加铁约 1000mg，母体红细胞增加需要 500mg，胎儿需要 290mg，胎盘约需要 250mg，孕期如不能及时补充外源性铁剂，会因血清铁值下降发生缺铁性贫血。当母体缺铁时，胎盘会增加对铁的吸收和转运，以满足胎儿的铁需求。因此即使母体缺铁，胎盘运输的铁也不会相应减少。所以选项 B 错误。

39. C 妊娠早期基础代谢率稍下降，妊娠中期渐增高，妊娠晚期可增高 15%~20%。所以选项 A 正确。妊娠期能量消耗增多，母体脂肪积存多，糖原储备减少。所以选项 B 正确。妊娠期胰腺分泌胰岛素增多，但胎盘产生的胰岛素酶、激素等会拮抗胰岛素致其分泌相对不足，故孕妇空腹血糖值略低，或者出现餐后高血糖和高胰岛素血症，有利于对胎儿葡萄糖的供给。妊娠期糖代谢的特点和变化可致妊娠期糖尿病的发生。所以选项 C 错误。妊娠期孕妇体内需储备足够的蛋白质，除供给胎儿生长发育及子宫、乳房增大的需要外，还为分娩期消耗做准备。若蛋白质储备不足，血浆蛋白减少，组织间液增加，出现水肿。所以选项 D 正确。妊娠期总钾、钠储存增加，但血清中钾、钠浓度与非孕期相近。妊娠期血清磷无明显变化，血清镁浓度下降。所以选项 E 正确。因此本题应选 C。

40. A 8 周末胚胎初具人形，头大占整个胎体一半。能分辨出眼、耳、鼻、口。四肢已具雏形。B 型超声可见早期心脏形成并有搏动。

二、多选题

41. BCDE 精子获能是指精子通过女性生殖道时，在接触到子宫内膜白细胞后，顶体酶上的去获能因子被解除，从而使顶体酶激活，精子才能顺利地穿透卵子的屏障结构进行受精。所以选项 A 正确。受精后第 5 天受精卵称为囊胚。所以选项 B 错误。大约在受精 6~7 日后胚胎植入子宫内膜。所以选项 C 错误。着床后的受精卵会释放出滋养层，透明带也会消失。所以选项 D 错误。卵子受精通常发生在输卵管的壶腹部而不是峡部。所以选项 E 错误。因此本题应选 BCDE。

42. ABDE 从受精到孕卵着床约需 7~8 天，着床部位多在子宫体上部的前壁或后壁，缺口多在受精的第 11~12 天修复。受精卵着床经过定位、黏附和侵入三个过程。受精卵着床必须具备的条件有：①透明带消失；②囊胚细胞滋养细胞分化出合体滋养细胞；③囊胚和子宫内膜同步发育且功能协调；④体内分泌足量的雌激素和孕酮。成功着床需要由黄体分泌的雌、孕激素支持的子宫内膜具有容受性。所以选项 ABDE 正确。

43. ABDE 受精卵着床必须具备的条件参见上一题解析。

44. BCDE 胎儿出生后，胎盘脐带循环中断，肺开始呼吸，肺循环阻力降低，新生儿血液循环逐渐发生改变。①脐静脉出生后闭锁为肝圆韧带，脐静脉的末支静脉导管出生后闭锁为静脉韧带；②脐动脉出生后闭锁，与相连的闭锁的腹下动脉成为腹下韧带；③动脉导管位于肺动脉与主动脉弓之间，出生后 2 ~ 3 个月完全闭锁为动脉韧带；④卵圆孔于生后因左心房压力增高开始关闭，多在生后 6 个月完全关闭。所以选项 A 错误。因此本题应选 BCDE。

45. ACE 母儿之间的物质交换主要发生在胎盘内，具体位置在血管合体膜中。血管合体膜由合体滋养细胞、合体滋养细胞基底膜、绒毛间质、毛细血管基底膜、毛细血管内皮细胞五个部分组成，血管合体膜具有选择性渗透性，分子量 <250 的较小分子量的物质（如氧气、营养物质、荷尔蒙等）易通过并进行母儿之间的物质交换，而较大分子量的物质则被阻挡。葡萄糖的转运主要是通过胎盘绒毛上的葡萄糖转运体进行主动转运，而非简单扩散。血管合体膜的存在使得母体与胎儿血液并不直接相通，但母儿之间的物质交换发生在血管合体膜内部，而非隔着绒毛毛细血管壁、绒毛间质和绒毛表面细胞层。故选项 B、D 错误，选项 A、C、E 正确。

46. ABCD 胎盘具有合成多种激素和酶的功能，主要可分为 3 类：①蛋白类激素：如绒毛膜促性腺激素（hCG）、人胎盘泌乳素（hPL）、促肾上腺皮质激素释放激素（CRH）、胰岛素样生长因子（IGF）。②甾体激素：雌激素、孕激素等。③多种酶：如催产素酶、胰岛素酶、二胺氧化酶、耐热碱性磷酸酶等。所以选项 ABCD 正确。

47. ABDE 胎盘合成的甾体激素主要有孕激素和雌激素。雌激素由胎儿胎盘共同产生，故称为胎儿胎盘单位。所以选项 A、B 正确。孕二醇于妊娠足月 24 小时尿中排出值约为 35 ~ 45mg。所以选项 C 错误。雌三醇前身物质可由母体和胎儿肾上腺及肝脏产生，是胎盘合成雌三醇的主要来源。所以选项 D 正确。测定孕妇血、尿或羊水中的雌三醇值，是为了了解胎儿在宫内的状况。所以选项 E 正确。因此本题应选 ABDE。

48. BCD 人绒毛膜促性腺激素（hCG）是一种由 α、β 亚基组成的糖蛋白激素，在妊娠早期由胎盘合体滋养细胞分泌，在受精卵着床后 1 日可自母血清中测出，妊娠 8 ~ 10 周达高峰，以后迅速下降，产后 2 周内消失。所以选项 BCD 正确。

49. BCD 人胎盘生乳素（hPL）是一种单链多肽激素，由胎盘合体滋养细胞分泌，妊娠 5 周即可在母体血浆中测出，随妊娠进展其分泌量持续增加，至妊娠 39 ~ 40 周达高峰并维持至分娩，产后迅速下降，产后 7 小时即测不出。血浆水平与胎盘体积及胎儿体重呈正相关，因此能间接反映胎儿的发育情况。所以选项 BCD 正确。

50. ABCE 母儿间 O_2 和 CO_2 在胎盘中以简单扩散方式进行交换，相当于胎儿呼吸系统的功能。所以选项 A 正确。葡萄糖是胎儿代谢的主要能源，以易化扩散方式通过胎盘；氨基酸、钙、磷、碘和铁以主动运输方式通过胎盘；游离脂肪酸、水、钾、钠、镁、维生素 A、维生素 D、维生素 E、维生素 K 以简单扩散方式通过胎盘。所以选项 B、C、E 均正确。免疫球蛋白 G 分子量最小，是唯一能通过胎盘的免疫球蛋白。胎盘可以主动将母体的免疫球蛋白 G 转运至胎儿，其他免疫球蛋白分子量大，不能通过胎盘。所以选项 D 错误。因此本题应选 ABCE。

51. ABDE 脐带外覆羊膜，其杂音之速率与胎心音律相同。脐带内有 1 条脐静脉和 2 条脐动脉，脐静脉的氧分压高于脐动脉。妊娠足月胎儿的脐带长 30 ~ 100cm，平均约 55cm，常有螺旋状扭转。所以选项 ABDE 正确。

52. ABCD 胎儿吞咽是羊水吸收的主要方式，近足月时每日可吞咽 500 ~ 700ml 液体。所以选项 A 正确。妊娠中期以后，胎儿尿液成为羊水的主要来源。所以选项 B 正确。羊水中胆红素随妊娠进展而下降。所以选项 C 正确。妊娠 20 周前，胎儿角化前皮肤有吸收少量羊水的功能。所以选项 D 正确。羊水中的肌酐值可用来评估胎儿的肾功能和发育状况。通常当羊水中的肌酐浓度达到或超过 176.8μmol/L 时，会提示胎儿肾脏已经发育成熟，但不意味着其他脏器发育成熟。所以，选项 E 说法不恰当。因此本题应选 ABCD。

53. ABDE 子宫增大主要是由于肌细胞肥大、延长，也有少量肌细胞数目增加及结缔组织增生。子宫肌细胞由非孕时长 20μm、宽 2μm 至妊娠足月时长 500μm、宽 10μm，细胞质内富含有收缩功能的肌动蛋白和肌球蛋白，为临产后子宫收缩提供物质基础。所以选项 A 错误。子宫各部位中，宫底于妊娠后期增长最快，宫体含肌纤维最多，子宫下段次之，子宫颈最少。所以选项 B 错误。妊娠后子宫峡部变软，逐渐伸展拉长变薄，扩展成宫腔的一部分，临产后伸展至 7 ~ 10cm，成为产道的一部分，称为子宫下段。所以选项 C 正确。至妊娠足月时子宫重量约 1100g，增加近 20 倍。所以选项 D 错误。至妊娠足月时子宫体积达 35cm×25cm×22cm；容量约 5000ml，是非孕期的 500 ~ 1000 倍。所以选项 E 错误。因此本题的正确答案为 ABDE。

54. ABC 子宫峡部是宫体与宫颈之间最狭窄的部位。在非孕时长约 1cm，妊娠后子宫峡部变软。妊娠 12 周后，子宫峡部逐渐伸展拉长变薄，形成子宫下段，临产后伸展至 7 ~ 10cm，成为产道的一部分。子宫峡部上端因解剖上狭窄，称为解剖学内口。其下端因在此处子宫内膜转变为宫颈黏膜，称为组织学内口。

55. ABCE 心脏容量至妊娠末期增加约 10%。所以选项 B 错误。心率于妊娠晚期休息时每分钟增加 10 ~ 15

次。所以选项 A 错误。心排出量自妊娠 10 周逐渐增加，至妊娠 32～34 周达高峰，持续至分娩。所以选项 C 错误，选项 D 正确。妊娠早期及中期血压偏低，妊娠 24～26 周后血压轻度升高。一般收缩压无变化，舒张压轻度降低，脉压稍增大。所以选项 E 错误。因此本题应选 ABCE。

56. ABCD　血容量从妊娠 6～8 周开始增加，至妊娠 32～34 周达高峰，维持此水平直至分娩。所以选项 A 错误。妊娠期白细胞计数轻度增加，临产及产褥期显著增加，主要为中性粒细胞增多。所以选项 B 错误。妊娠期骨髓造血增加，网织红细胞轻度增多。所以选项 C 错误。血浆纤维蛋白原含量比非孕妇女增加。所以选项 D 错误。妊娠期红细胞沉降率加快。所以选项 E 正确。因此本题应选 ABCD。

57. BCDE　妊娠期血液处于高凝状态。因子Ⅱ、Ⅴ、Ⅶ、Ⅷ、Ⅸ、Ⅹ 增加，仅因子Ⅺ、ⅩⅢ降低。血小板数无明显改变。血浆纤维蛋白原含量比非孕妇女约增加 50%，于妊娠末期平均达 4.5g/L。妊娠期纤溶酶原显著增加，优球蛋白溶解时间明显延长，表明妊娠期间纤溶活性降低。所以选项 BCDE 错误。

58. DE　妊娠期母体血液处于高凝状态。凝血因子Ⅱ、Ⅴ、Ⅶ、Ⅷ、Ⅸ、Ⅹ 的活性增加，仅凝血因子Ⅺ及ⅩⅢ的活性降低。

59. ACDE　妊娠晚期母体和胎儿共储备蛋白质约 1000g，其中 500g 供给胎儿和胎盘，其余 500g 作为子宫中收缩蛋白、乳腺中腺体以及母体血液中血浆蛋白和血红蛋白。故孕妇对蛋白质的需要量增加，呈正氮平衡状态。所以选项 B 错误。妊娠期能量消耗增多，母体脂肪积存多，导致脂类代谢中血脂升高。所以选项 A 正确。碳水化合物代谢中，妊娠期胰腺分泌胰岛素增多，胎盘产生的胰岛素酶、激素等拮抗胰岛素致其分泌相对不足。所以选项 C 正确。妊娠期血清磷无明显变化，血清镁浓度下降。胎儿生长发育需要大量钙，足月妊娠胎儿骨髓储存约 30g 钙，其中 80% 在妊娠最后 3 个月内积累；因此，妊娠中、晚期应注意加强饮食中钙的摄入，并注意补充钙剂。所以选项 D 正确。胎儿期铁储备最多的时期是孕晚期，也就是后 3 个月。故在孕期应关注孕妈妈是否有缺铁表现，并及时补充铁剂。所以选项 E 正确。因此，本题应选 ACDE。

第二篇 产 科

第一章 妊娠诊断

一、单选题

1. 停经 6 周左右出现恶心、晨起呕吐等症状，是指

  A. 黑格征

  B. 早孕反应

  C. 蒙哥马利结节

  D. 仰卧位低血压综合征

  E. 希克斯（Hicks）收缩

2. 关于早期妊娠的诊断，以下说法正确的是

  A. 女性患者，26 岁，平时月经规律，一旦月经过期 10 天，应疑为妊娠

  B. 月经过期未来潮，黄体酮试验阳性，应疑为妊娠

  C. 哺乳期女性患者月经尚未恢复，不会再次妊娠

  D. 子宫增大稍软是确定早孕最可靠的依据

  E. 于停经 6 周左右都具有早孕反应

3. 早孕出现最早及最重要的症状是

  A. 恶心呕吐   B. 停经史

  C. 尿频   D. 腹痛

  E. 乳房胀痛

4. 关于早孕症状，以下叙述正确的是

  A. 停经是妊娠的特有症状

  B. 早孕女性患者会出现下腹剧痛

  C. 尿频现象会伴随整个妊娠期

  D. 早孕反应不是每个孕妇都会出现的症状

  E. 妊娠后受雌激素的影响，乳房逐渐增大外无其他变化

5. 诊断宫内早孕最可靠的辅助检查方法是

  A. 基础体温测定

  B. 尿妊娠试验

  C. B 型超声检查

  D. 阴道脱落细胞学检查

  E. 宫颈黏液涂片干燥后镜检

6. 关于 B 超检查诊断早孕，以下叙述正确的是

  A. 超声多普勒在增大的子宫区内能听到单一高调的胎心音，胎心率在 110 ～ 120 次/分可确诊为早孕

  B. 超声最早确定妊娠的依据是子宫内出现妊娠囊

  C. 腹部 B 超比阴道 B 超诊断早孕可提前 1 周

  D. 超声最早确定妊娠的依据是听到胎心搏动

  E. 妊娠囊在妊娠 3 周时可以出现

7. 早期妊娠 B 超可以发现妊娠囊的时间为

  A. 停经 35 日   B. 停经 40 日

  C. 停经 60 日   D. 停经 4 周

  E. 停经 6 周

8. 早期妊娠最具特异性的症状或体征是

  A. 子宫增大变软   B. 停经 10 天以上

  C. 乳房增大   D. 晨起呕吐

  E. 尿频

9. 关于早期妊娠的辅助检查，以下说法正确的是

  A. BBT 双相高温持续 2 周不降，早孕的可能性大

  B. 妊娠第 5 周后 B 超中即可见妊娠环

  C. 宫颈黏液涂片检查可见羊齿状结晶

  D. 妊娠 7 ～ 8 周超声多普勒呈阴性

  E. 乳胶凝集实验有凝集现象

10. 计算孕龄的方法不正确的是

  A. 根据末次月经推算的预产期准确率 90% 以上

  B. 妊娠 11 ～ 13^{+6} 周测量胎儿 CRL 估计孕龄是最准确的方法

  C. 妊娠 >14 周采用双顶径、头围、腹围和股骨长度综合判断孕龄

  D. 根据末次月经推算的预产期有 50% 不准确，需要妊娠早期超声确认或校正

  E. 单纯根据末次月经推算的预产期为日期不准确妊娠

11. 在孕妇腹壁上听诊，与胎心率一样的音响是

  A. 子宫杂音   B. 胎动杂音

  C. 腹主动脉音   D. 脐带杂音

  E. 胎盘血流杂音

12. 关于胎心音，下列说法正确的是

  A. 妊娠 18 ～ 20 周用一般听诊器可经孕妇腹壁听到

B. 妊娠 24 周以后，在胎儿肢体侧听得最清楚

C. 胎心音的节律与孕妇心率近似

D. 为单音响吹风样杂音

E. 多伴有杂音

13. 正常妊娠满 12 周时，子宫底位于

A. 腹部不能触及

B. 脐耻之间

C. 脐下 2 横指

D. 耻骨联合上不能触及

E. 耻骨联合上 2~3 横指

14. 在脐耻之间手测可以触及宫底时应该是

A. 妊娠 12 周末　　　　　B. 妊娠 14 周末

C. 妊娠 16 周末　　　　　D. 妊娠 18 周末

E. 妊娠 20 周末

15. 关于胎儿在子宫内的姿势，以下叙述不正确的是

A. 整个胎体呈椭圆形

B. 颏部贴近胸壁

C. 四肢屈曲交叉于胸腹前

D. 胎头俯屈

E. 脊柱直伸

16. 胎姿势是指

A. 胎儿先露部的指示点与母体骨盆的关系

B. 胎儿身体长轴与母体长轴的关系

C. 最先进入骨盆入口的胎儿部分

D. 胎儿身体各部的相互关系

E. 胎儿位置与母体骨盆的关系

17. 头先露中最常见的是

A. 枕先露　　　　　　　B. 额先露

C. 面先露　　　　　　　D. 前囟先露

E. 复合先露

18. 枕先露的指示点为

A. 枕骨　　　　　　　　B. 臀部

C. 颏骨　　　　　　　　D. 骶骨

E. 肩胛骨

19. 面先露的指示点为

A. 枕骨　　　　　　　　B. 臀部

C. 颏骨　　　　　　　　D. 骶骨

E. 肩胛骨

20. 患者女，31 岁，结婚 5 年未孕。以往月经周期规律，现停经 43 天，近 1 周觉乳房胀痛，尿妊娠试验（±），基础体温曲线示高温相已达 26 天，最可能的诊断是

A. 月经前期　　　　　　B. 早期妊娠

C. 子宫性闭经　　　　　D. 卵巢早衰

E. 垂体性闭经

21. 患者女，37 岁。现月经延期 17 天，伴恶心呕吐。妇科检查：宫口闭，子宫正常大小，两侧附件阴性。首选的处理方式是

A. 盆腔 CT 检查　　　　B. 口服甲羟孕酮

C. 基础体温测定　　　　D. 尿妊娠试验

E. 血孕酮测定

22. 患者女，31 岁。因"停经 3 个月，子宫远大于孕周"就诊。鉴别正常妊娠、多胎、异常妊娠的最好办法是

A. 腹部 X 线片　　　　　B. 胎儿心电图检查

C. 超声多普勒检查　　　D. B 型超声显像法

E. 羊水甲胎蛋白测定

23. 患者女，33 岁，因停经 60 天，要求检查是否妊娠。下列检查最不妥当的是

A. 尿妊娠试验　　　　　B. 测基础体温

C. 黄体酮试验　　　　　D. B 超盆腔检查

E. 宫颈黏液检查

24. 女性患者，39 岁，已婚已育。月经紊乱近 1 年。现停经 58 天，于停经 42 天时曾肌注黄体酮 20mg/d，连续 7 天。停药后月经仍未来潮。此种情况首先要明确的诊断是

A. 早期妊娠　　　　　　B. 卵巢早衰

C. 继发闭经　　　　　　D. 宫颈粘连

E. 子宫内膜结核

25. 患者女，27 岁。月经过期 1 周，结婚 8 个月，正常夫妻生活无避孕。既往月经正常、规律，宫颈软、着色，子宫正常大小，双附件（－）。下列选项中诊断妊娠最早最准确的方法是

A. B 型超声

B. 放射免疫测定 β－hCG

C. 基础体温

D. 听胎心

E. 尿 hCG 测定

26. 患者女，29 岁。因停经 21 周，疑为妊娠。关于确诊妊娠，下列最不可靠的是

A. 子宫增大与妊娠月份相符

B. 自觉有胎动

C. 触诊可有胎头浮动感

D. 听诊有清晰的胎心音

E. B 超盆腔检查见有胎心搏动

27. 患者女，27 岁，以往月经规律，现停经 48 天，从前日起呕吐，厌油食，伴有轻度尿频，可能的诊断是

A. 膀胱炎　　　　　　　B. 妊娠剧吐

C. 继发性闭经　　　　D. 病毒性肝炎

E. 早期妊娠

28. 患者女，28 岁，现孕 21 周。从未感到有胎动，多普勒胎心仪测到胎心率 148 次/分。有关胎动的描述，不正确的是

A. 妊娠 38 周胎动达高峰

B. 胎动与胎盘血流状态有关

C. 胎动减少，为胎儿宫内慢性缺氧的一种表现

D. 胎动减少至胎动消失往往历时数日至 1 周左右

E. 胎动完全停止到胎心消失，往往不超过 48 小时

29. 患者女，28 岁，末次月经记不清。自觉 3 周前开始胎动，检查子宫长度为 23cm，比较符合实际的妊娠周数应是

A. 14～16 周　　　　B. 17～19 周

C. 20～22 周　　　　D. 23～25 周

E. 26～28 周

30. 初产妇，26 岁，G_1P_0，末次月经不清，产科检查量宫高 32cm，腹围 94cm，宫底在剑突下 2 横指，胎头未入盆，胎心位于脐下左下方，其孕周最可能为

A. 34 周　　　　B. 36 周

C. 40 周　　　　D. 30 周

E. 42 周

31. 初孕妇，24 岁，末次月经 2022 年 5 月 12 日，于 2022 年 12 月 15 日，检查宫底在脐上 3 横指，枕右前位，胎心率正常，血压 160/110mmHg，尿蛋白 2.8g/24h。此种情况应是

A. 妊娠满 30 周，子宫底高度符合正常情况

B. 妊娠满 30 周，子宫底高度低于正常情况

C. 妊娠满 31 周，子宫底高度符合正常情况

D. 妊娠满 31 周，子宫底高度低于正常情况

E. 妊娠满 32 周，子宫底高度低于正常情况

32. 患者女，26 岁。既往月经规律，现停经 17 周，耻骨联合上方扪及一包块，首选的辅助检查是

A. 血 hCG　　　　B. 腹部 CT

C. 腹部 B 超　　　　D. 尿妊娠试验

E. 腹部 X 线摄片

33. 患者女，30 岁，现停经 16 周。因"阴道少量暗红色出血 12 天"就诊。检查宫底耻上未及，多普勒经腹未测到胎心，为明确诊断最主要的辅助检查是

A. 羊膜镜检查　　　　B. 血 hCG 测定

C. 阴道镜检查　　　　D. 尿妊娠试验

E. B 超检查

34. 初产妇，33 岁，现孕 38 周。腹部子宫呈椭圆形，胎先露部较软且不规则，胎心在脐上偏左，此种情况的

胎先露应是

A. 肩先露　　　　B. 臀先露

C. 面先露　　　　D. 枕先露

E. 颏先露

35. 经产妇，32 岁，现孕 37 周。产前检查胎背位于母体腹部左侧，胎心位于左上腹，宫底可触及浮球感，诊断胎方位为

A. RSA　　　　B. LOT

C. LSA　　　　D. LOA

E. LOP

36. 经产妇，32 岁，现二胎妊娠 39 周。临产 10 小时，宫口开全 1 小时，胎头未下降。腹部胎儿肢体在右前方明显触及，胎背在左后方，耻骨联合上触及胎头，不能推动，额隆突明显，此种情况做阴道检查可以出现

A. 胎头矢状缝与骨盆斜径一致，后囟在右方

B. 胎头矢状缝与骨盆横径一致，后囟在右方

C. 胎头矢状缝与骨盆斜径一致，后囟在左方

D. 胎头矢状缝与骨盆横径一致，后囟在左方

E. 胎头矢状缝与骨盆前后径一致，后囟在后方

二、多选题

37. 对于正常妊娠，下列说法恰当的是

A. 孕吐多出现在妊娠第 6 周前后

B. 自觉胎动多自妊娠第 20 周左右开始

C. 最早在妊娠 16 周可以经腹壁听到胎心

D. 免疫学妊娠试验于妊娠第 8～10 周时阳性率最高

E. 超声多普勒在停经 7～8 周时即可听到胎心

38. 诊断妊娠活胎的方法有

A. B 超检查可见胎心搏动

B. 触摸腹部可感觉有胎动

C. 测量宫高腹围均在正常范围内

D. 胎儿心电图显示较规律的图形

E. 听到胎心音，在 110～160 次/分

39. 下列说法不符合早期妊娠体征的是

A. 子宫较正常为大

B. 可闻及胎心音

C. 宫颈紫蓝色，变软

D. 乳头、乳晕着色

E. 可触及胎儿肢体

40. 声音频率与母体心率一致的是

A. 脐带杂音　　　　B. 胎心音

C. 腹主动脉杂音　　　　D. 胎动音

E. 子宫杂音

41. 骨盆入口平面，胎头矢状缝与母体骨盆左斜径一致的

胎位包括

A. ROA   B. ROP

C. LOA   D. LOP

E. LOT

三、共用题干单选题

（42～43 题共用题干）

患者女，39 岁，既往月经规律，无明显原因突然闭经 7 个月。

42. 妇科检查，以下支持妊娠的是

A. 子宫大小正常

B. 子宫稍大稍硬

C. 宫颈黏液结晶呈椭圆体

D. 宫颈黏液可见羊齿状结晶

E. 阴道脱落细胞均为底层细胞

43. 若黄体酮试验阴性，最可能的诊断是

A. 早孕   B. 希恩综合征

C. 卵巢早衰   D. 子宫性闭经

E. 多囊卵巢综合征

（44～45 题共用题干）

患者女，35 岁，平时月经周期规律，为 28 天。末次月经 4 月 1 日，现已停经 40 天。婚后夫妻生活和谐。

44. 确定是否怀孕，首选的检查是

A. 尿妊娠试验

B. 血 hCG 测定

C. 血孕酮测定

D. 血人胎盘泌乳素测定

E. 妊娠特异性蛋白测定

45. 若确诊为早孕，下列说法不正确的是

A. 预产期约在次年 1 月 8 日

B. 排卵期约在 4 月 15 日

C. 超声下能观察到原始心搏动的时间约在 5 月 19 日

D. 若受孕，孕卵着床时间约在 6 月 1 日

E. 正常排卵周期黄体功能仅限于 14 天内

（46～48 题共用题干）

患者女，26 岁，平素月经规则，周期均为 27 日。末次月经为 2022 年 6 月 7 日，于 2022 年 7 月 7 日来院，3 日前出现少量阴道血性分泌物，无腹痛。

46. 本患者首先应检查

A. 尿 hCG 检查   B. 尿常规检查

C. 诊断性刮宫   D. 基础体温检查

E. 宫颈黏液涂片

47. 假设患者已妊娠，确诊宫内妊娠应选择

A. 行宫颈黏液检查

B. 行妇科检查看子宫是否增大变软

C. 最早在停经 4 周时行阴道 B 型超声查看宫内妊娠囊

D. 最早在停经 4 周时行阴道 B 型超声检查看是否妊娠囊内有胚芽和原始心管搏动，

E. 最早在停经 5 周时行阴道 B 型超声检查看是否妊娠囊内有胚芽和原始心管搏动

48. 若此种情况患者于停经 6 周行 B 型超声检查，宫内未见妊娠囊，见左附件区低回声包块，应高度怀疑是

A. 葡萄胎   B. 左卵巢囊肿

C. 左卵巢黄体   D. 左输卵管积水

E. 左附件异位妊娠

答案和精选解析

一、单选题

1. B 早孕反应是指在妊娠早期（停经 6 周左右），孕妇体内绒毛膜促性腺激素（hCG）增多，胃酸分泌减少及胃排空时间延长，导致头晕、乏力、食欲不振、喜酸食物或厌恶油腻、恶心、晨起呕吐等一系列反应。这些症状一般不需特殊处理，妊娠 12 周后随着体内 hCG 水平的下降，症状多自然消失，食欲恢复正常。

2. A 早期妊娠主要有表现为停经。停经是妊娠最早的症状。生育期、有性生活史的健康妇女，平时月经周期规则，一旦月经过期，应考虑到妊娠，停经 10 日以上，应高度怀疑妊娠。所以选项 A 正确。黄体酮试验是使用黄体酮进行内分泌功能试验，可区别闭经的程度，不能进行妊娠诊断。所以选项 B 错误。哺乳期女性患者月经尚未恢复，也有再次妊娠可能。所以选项 C 错误。子宫增大稍软是确定早孕最可靠的体征，而不是依据。所以选项 D 错误。部分妊娠患者具有早孕反应，早孕反应在停经 6 周左右出现，有畏寒、嗜睡、恶心、晨起呕吐等症状，多在停经 12 周左右消失。都具有早孕反应的说法是不正确的，所以选项 E 错误。因此本题的正确答案为 A。

3. B 早孕出现最早及最重要的症状是停经史。生育期、有性生活史的健康妇女，平时月经周期规则，一旦月经过期，应考虑到妊娠，停经 10 日以上，尤应高度怀疑妊娠。

4. D 早期妊娠即早孕，症状有停经、早孕反应、尿频、乳房变化及雌激素增多的表现。停经是妊娠最早的症状，但不是妊娠特有的症状。所以选项 A 错误。孕早期出现下腹部隐痛一般为阵发性，适当休息即可缓解，可能与情绪紧张、子宫增大、胃肠道反应、生理性腹痛、先兆流产、异位妊娠等方面有关。所以选项 B 错误。尿频现象在早孕期常见，这是由于妊娠后子宫增大对膀胱的压迫所致。当子宫增大超出盆腔后，尿频症状自然消失。所以选项 C 错误。早孕反应是一种常见的早孕症状，包括恶心、呕吐、乏力、食欲改变等。然而，并不是每

个孕妇都会出现早孕反应，有些孕妇可能完全没有这些症状。所以选项 D 正确。妊娠后受雌激素的影响，乳房会逐渐增大，并且可能出现其他变化，如乳头颜色变深、乳腺组织变得更丰满等。所以选项 E 错误。因此本题应选 D。

5. C 诊断宫内早孕最可靠的辅助检查方法是 B 型超声检查。妊娠早期超声检查的主要目的是确定宫内妊娠，排除异位妊娠、滋养细胞疾病、盆腔肿块等。

6. B 超声最早确定妊娠的依据是停经 35 日宫腔内见到圆形或椭圆形妊娠囊。妊娠 6 周可见到胚芽和原始心管搏动。所以选项 B 正确，选项 D、E 错误。在增大的子宫区内，用超声多普勒仪能听到有节律、单一高调的胎心音，胎心率多在 150～160 次/分，可确诊为早期妊娠且为活胎，最早出现在妊娠 7 周时。所以选项 A 错误。阴道 B 超可以在怀孕 4 周时看到孕囊，而腹部 B 超要在 5 周时才能看到，因此阴道 B 超比腹部 B 超的检查时间可提前 1 周。所以选项 C 错误。因此本题应选 B。

7. A 早期妊娠于停经 5 周（35 日）可经 B 超发现妊娠囊，妊娠 6 周时在妊娠囊内可见有节律的胎心搏动，胚芽和胎动。

8. B 妊娠 13 周末之前称为早期妊娠。育龄有性生活的妇女，平时月经周期规则，停经 10 天以上高度怀疑妊娠；若停经 2 月以上，则妊娠的可能性更大。停经是妊娠最早的症状。

9. B 基础体温（BBT）为双相型，体温升高后持续 18 天不下降，早孕可能性大；持续 3 周不降者，应考虑早孕。所以选项 A 错误。妊娠环最早出现在妊娠第 5 周，特点是环内的暗区为羊水，其中还可见有节律的胎心搏动，主要检查方法是 B 型超声显像法。所以选项 B 正确。宫颈黏液量少、黏稠，涂片干燥后光镜下见排列成行的珠豆状椭圆体，早期妊娠的可能性大。所以选项 C 错误。早期妊娠不需要使用多普勒超声检查。所以选项 D 错误。乳胶凝集实验有凝集现象说明妊娠诊断试验阴性，无早期妊娠可能。所以选项 E 错误。因此本题的正确答案为 B。

10. A 根据末次月经推算的预产期有 50% 不准确，需要妊娠早期超声确认或校正。特别是妊娠 11～13^{+6} 周测量胎儿 CRL 来估计孕龄是最为准确的方法，妊娠 >14 周则采用双顶径、头围、腹围和股骨长度综合判断孕龄。如果妊娠 22^{+0} 周前没有进行超声检查确定或校正孕龄，单纯根据末次月经推算的预产期称为日期不准确妊娠。

11. D 在孕妇腹壁上听诊时，可以在腹壁正中线附近听到与胎心率一致的连续或间歇性杂音，即脐带杂音。这种杂音是由于胎儿脐带内血流的激进流动引起的。因为胎儿的脐带与胎心紧密相连，所以脐带杂音的频率与胎心率相同。因此本题应选 D。子宫杂音（选项 A）是指

在孕妇腹壁上听诊时，可以听到子宫血流的杂音，频率与胎心率不一致；胎动杂音（选项 B）是指听到胎儿运动时产生的杂音，频率也与胎心率不一致；腹主动脉音（选项 C）是指听到孕妇腹壁上的主动脉血流杂音，与胎心率也不一致；胎盘血流杂音（选项 E）是指听到胎盘血流动态的杂音，也与胎心率不一致。

12. A 妊娠 18～20 周用一般听诊器经孕妇腹壁能够听到胎心音。胎心音呈双音，可有杂音，似钟表"滴答"声，速度较快，正常时每分钟 110～160 次。胎心音的节律与孕妇的心率不一致，子宫血流杂音的节律与孕妇心率一致。妊娠 24 周以后，胎心音在胎背所在侧听得最清楚。所以选项 A 正确。

13. E 正常妊娠 12 周末，子宫底在耻骨联合上 2～3 横指。妊娠 16 周末，子宫底在耻骨联合与脐之间。妊娠 20 周末，子宫底在脐下 1 横指。妊娠 24 周末，脐上 1 横指。妊娠 28 周末，子宫底在脐上 3 横指。妊娠 32 周末，子宫底在脐与剑突之间。妊娠 36 周末，子宫底在剑突下 2 横指。妊娠 40 周末，子宫底下降至脐与剑突之间或稍高。所以选项 E 正确。

14. C 参见上一题解析。

15. E 胎姿势是指胎儿在子宫内的姿势。正常为胎头俯屈，颏部贴近胸壁，脊柱略前弯，四肢屈曲交叉于胸腹前，其体积及体表面积均明显缩小，整个胎体成为头端小、臀端大的椭圆形。所以选项 E 错误。

16. D 参见上一题解析。

17. A 根据胎头屈伸程度，头先露分为枕先露、前囟先露、额先露及面先露。枕先露是最常见的胎先露部，此时胎头呈俯屈状，胎头以最小径（枕下前囟径）及其周径通过产道。

18. A 胎方位是指胎儿先露部的指示点与母体骨盆的关系。枕先露的指示点为枕骨，面先露的指示点为颏骨，臀先露的指示点为骶骨，肩先露的指示点为肩胛骨。

19. C 参见上一题解析。

20. B 基础体温的变化也是判断是否怀孕的方法之一，如果持续两周以上较高的基础体温，就应怀疑为怀孕。若 ≥20 日可确定为早孕。

21. D 根据患者的主诉和临床表现，考虑可能怀孕，因此首选应进行尿妊娠试验。其他检查如盆腔 CT 检查、血孕酮测定等需进一步确诊时再进行。基础体温测定对已经排除怀孕的女性具有较高诊断价值。口服甲羟孕酮不适用于所有情况，并非首选处理方法。

22. D 在停经 3 个月，子宫远大于孕周的情况下，需要鉴别正常妊娠、多胎和异常妊娠。B 型超声显像法是最好的鉴别方法。B 型超声显像法可以提供详细的子宫和胎儿图像，包括胎儿的大小、数量、胎心活动、胎盘位置等信息，从而能够准确判断是否为正常妊娠、多胎或

者异常妊娠（如宫外孕）。其他选项如腹部 X 线片、胎儿心电图检查、超声多普勒检查和羊水甲胎蛋白测定都不如 B 型超声显像法准确和可靠，因此不是最好的鉴别办法。

23. C 黄体酮试验是使用黄体酮进行内分泌功能试验，可区别闭经的程度，不用于检查是否妊娠。

24. A 对既往月经规律，月经过期未来潮的可疑早孕妇女，可考虑每日肌注黄体酮 20mg，连续 3 天。未孕者多在停药 3～7 天后来月经。超过 7 天仍无月经者，则妊娠的可能性较大。所以患者首先可明确诊断为早期妊娠。

25. A 超声检查是检查早期妊娠最快速准确的方法。

26. B 胎动是指孕妇自觉胎儿在子宫内的翻滚、踢、伸展等动作。自觉有胎动不用于确诊妊娠。

27. E 生育期、有性生活史的健康妇女，平时月经周期规则，一旦月经过期，应考虑到妊娠。停经 10 日以上，尤应高度怀疑妊娠。停经是生育妇女可能妊娠最早与最重要的症状。

28. A 孕妇常在妊娠 20 周左右自觉胎动。胎动随妊娠进展逐渐增强，至妊娠 32～34 周达高峰，妊娠 38 周后逐渐减少。所以选项 A 错误。胎动与胎盘血流状态有关。胎动正常，表示胎盘功能良好，输送给胎儿的氧气充足，胎儿在子宫内生长发育健全，很愉快地活动着。胎动减少，为胎儿宫内慢性缺氧的一种表现。所以选项 B、C 正确。胎动减少到胎动消失通常经历数日到 1 周左右，但也有可能在短时间内消失。胎动完全停止到胎儿死亡不超过 1～2 天。所以选项 D、E 正确。因此本题应选 A。

29. D 孕妇于妊娠 18～20 周时开始自觉胎动，结合子宫底高度为 23cm，考虑为妊娠 23～25 周比较符合实际。

30. B 腹部检查触及增大的子宫，手测子宫底高度或尺测耻上子宫长度可估计胎儿大小与孕周情况，见下表。

不同孕龄的子宫高度与子宫长度

妊娠周数	手测宫底高度	尺测耻上子宫长度（cm）平均值（最小值～最大值）
12 周末	耻骨联合上 2～3 横指	
16 周末	脐耻之间	
20 周末	脐下 1 横指	18（15.3～21.4）
24 周末	脐上 1 横指	24（22.0～25.1）
28 周末	脐上 3 横指	26（22.4～29.0）
32 周末	脐与剑突之间	29（25.3～32.0）
36 周末	剑突下 2 横指	32（29.8～34.5）
40 周末	脐与剑突之间或略高	33（30.0～35.3）

31. D 腹部检查触及增大的子宫，手测子宫底高度或尺测耻上子宫长度可估计胎儿大小与孕周情况，见上一题的表格。题中孕妇末次月经 5 月 12 日，至 12 月 15 日，共 31 周。从表中可以看出，孕妇现妊娠满 31 周，子宫底高度低于正常情况。故本题应选 D。

32. C 题中女性既往月经规律，现停经 17 周，应高度怀疑妊娠。耻骨联合上方扪及一包块，应首选腹部 B 超检查。在临床应用方面，B 超可以清晰地显示各脏器及周围器官的各种断面像，由于图像富于实体感，接近于解剖的真实结构，所以应用超声可以早期明确诊断。

33. E 孕妇现停经 16 周，检查宫底耻上未及，多普勒经腹未测到胎心，为明确诊断应进行 B 超检查。超声检查不仅能显示胎儿数目、胎产式、胎先露、胎方位、有无胎心搏动、胎盘位置及其与宫颈内口的关系、羊水量、评估胎儿体重，还能测量胎头双顶径等多条径线，了解胎儿生长发育情况。

34. B 臀先露腹部检查时，子宫呈纵椭圆形，胎体纵轴与母体纵轴一致。在宫底部可触到圆而硬、按压有时有浮球感的胎头；在耻骨联合上方可触到不规则、软而宽的胎臀，胎心在脐左（或右）上方听得最清楚。依据题干信息，孕妇的胎方位应为臀先露。

35. C 依据题干信息所述，胎方位为臀先露，左骶前（LSA），胎儿骶骨紧靠母体耻骨位置，并且略微转向母体左侧。

36. C 根据题干信息，胎头未下降，额隆突明显，且腹部胎儿肢体在右前方明显触及，背在左后方，耻骨联合上触及胎头，不能推动。提示胎儿处于横位或斜位并行产程，导致胎头不能顺利下降到产道。根据常规助产技术，应使胎头转至矢状缝方向，以便胎儿能够通过产道顺利分娩。阴道检查可以确定胎头的位置和方向，以制定正确的助产方案。故做阴道检查可出现胎头矢状缝与骨盆斜径一致，后囟在左方。

二、多选题

37. ABDE 正常妊娠时，孕吐多发生在妊娠早期，通常出现在妊娠 6 周左右，并可持续到妊娠 16 周左右。自觉胎动的时间因人而异，但通常自妊娠 20 周左右开始感受到。经腹壁听到胎心的时间因孕妇体型和婴儿位置而异，通常最早在妊娠 20 周左右才能听到。免疫学妊娠试验是通过检测尿液或血液中的绒毛性别决定物质（hCG）来判断是否怀孕，于妊娠第 8～10 周时阳性率最高。超声多普勒可在停经 7～8 周左右检测到胎心的存在。所以选项 ABDE 正确。

38. ABDE 超声发现宫内孕囊或胚芽可以确诊为宫内妊娠，见原始心管搏动提示胚胎存活（选项 A 正确）。孕妇常在妊娠 20 周左右自觉胎动。触摸腹部感觉有胎动可诊断妊娠活胎（选项 B 正确）。胎儿心电图显示较规律的图形可诊断妊娠活胎（选项 D 正确）。听到胎心音（110～160 次/分）能够确诊为妊娠且为活胎（选项 E 正确）。测量宫高腹围不能诊断妊娠活胎（选项 C 错误）。因此本题应选 ABDE。

39. BE 早孕时，子宫增大变软，子宫峡部极软，双合诊检查感觉宫体与宫颈似不相连，称黑加征，是早孕的典型体征。所以选项 A 不符合题意。早孕时妇女阴道壁及子宫颈变软，并着色而呈紫蓝色。所以选项 C 不符合题意。乳头、乳晕着色（变黑）蒙氏结节（乳晕上的皮脂腺肥大形成散在的小隆起）出现。所以选项 D 不符合题意。妊娠 12 周用多普勒胎心听诊仪能够探测到胎心音。妊娠 18～20 周用一般听诊器经孕妇腹壁能够听到胎心音。所以选项 B 不是早期妊娠体征。妊娠达 20 周及以上后，可经腹壁触到胎体。所以选项 E 不是早期妊娠体征。因此本题应选 BE。

40. CE 子宫杂音为血液流过扩大的子宫血管时出现的柔和吹风样低音响。腹主动脉音为咚咚样强音响，两种杂音均与母体心率一致。

41. AD 骨盆入口平面，胎头矢状缝与母体骨盆左斜径一致的胎位有右枕前（ROA）、左枕后（LOP）。

三、共用题干单选题

42. C 患者平素月经规则，停经 10 日以上，尤应高度怀疑妊娠。患者无明显原因突然闭经 7 个月，应怀疑早孕。妊娠 6～8 周时，子宫逐渐增大变软，呈球形。宫颈黏液在排卵前是羊齿状结晶，排卵后变为椭圆体。所以选项 C 支持妊娠。

43. A 利用孕激素在体内突然撤退可引起子宫出血的原理，对既往月经规律，月经过期未来潮的可疑早孕妇女，可考虑每日肌注黄体酮 20mg，连续 3 天。未孕者多在停药 3～7 天后来月经。超过 7 天仍无月经者，则妊娠的可能性较大。

44. A 受精卵着床后不久，可用放射免疫法测出受检者血液中 hCG 水平升高。临床上多用早早孕试纸法检测受检者尿液，结果阳性结合临床表现可协助诊断。

45. E 月经规律的女性推算预产期最常用的方法是按末次月经第一日算起，月份减 3 或加 9，日数加 7。故

该患者预产期约在来年 1 月 8 日。所以选项 A 正确。排卵期通常在月经周期的中间，约在 4 月 15 日左右。所以选项 B 正确。妊娠 6 周超声下能观察到原始心搏动，故约在 5 月 19 日。所以选项 C 正确。若受孕，孕卵着床后大约需要 6～10 天才能产生足够的 hCG 激素被检出，因此孕卵着床时间约在 6 月 1 日。所以选项 D 正确。正常排卵周期黄体功能期不仅限于 14 天内，而是在 12～16 天之间。所以选项 E 错误。因此本题应选 E。

46. A 患者平素月经规则，停经 10 日以上，尤应高度怀疑妊娠。首先确定患者是否为早孕，应做尿 hCG 检查，通过检测尿中是否含有一定的人绒毛膜促性腺激素（hCG），从而判定是否怀孕。

47. E 若该女性患者已妊娠，应最早在停经 5 周时行阴道 B 型超声检查，一般妊娠 5 周后宫腔内即可见到孕囊光环，为圆形或椭圆形的无回声区，有时由于着床过程中的少量出血，孕囊周围可见环形暗区，此为早孕双环征。孕 6 周后可见胚芽声像，并出现心管搏动。孕 8 周可见胎体活动，孕囊约占宫腔一半。孕 9 周可见胎儿轮廓。孕 10 周孕囊几乎占满整个宫腔。孕 12 周胎儿出现完整形态。

48. E 根据提供的信息，停经 6 周的患者进行 B 型超声检查，宫内未见妊娠囊，而在左附件区域发现低回声包块。根据这些表现，高度怀疑是左附件异位妊娠。左附件异位妊娠是指受精卵在左侧输卵管、卵巢或其他附件结构内着床。它是一种严重的妊娠并发症，可能导致异位妊娠破裂和出血，对患者的生命造成威胁。B 型超声检查是一种常用的检查方法，可以帮助确定宫内妊娠囊的存在与否，并评估其他附件结构的异常。在这种情况下，宫内未见妊娠囊，而在左附件区域发现低回声包块，这是左附件异位妊娠的典型表现。所以选项 E 正确。葡萄胎（选项 A）通常表现为宫腔内葡萄样物质，而不是在附件区域发现低回声包块。左卵巢囊肿（选项 B）通常呈液体或半固体结构，而不是低回声包块。左卵巢黄体（选项 C）通常呈囊性结构，不会呈现为低回声包块。左输卵管积水（选项 D）通常表现为输卵管扩张，而不是低回声包块。

第二章 产前检查及孕期保健

一、单选题

1. 国内统一的围产期的时间范围是

A. 妊娠 20 周至产后 1 周

B. 妊娠 20 周至产后 2 周

C. 妊娠 28 周至产后 1 周

D. 妊娠 28 周至产后 2 周

E. 妊娠 28 周至产后 4 周

2. 以下各项作为推算预产期的根据最不合适的是

A. 早孕反应开始出现的日期

B. 开始察觉胎动的日期

C. 末次月经第 1 日

D. 测量子宫长度值

E. 测量腹围值

3. 月经规律的女性患者常用推算预产期的方法是

A. 孕早期妇科检查时子宫大小

B. 早孕反应的开始时间

C. 自末次月经开始之日

D. 自末次月经干净之日

E. 初觉胎动的时间

4. 孕妇骨盆测量数值最大的是

A. 对角径　　　　　B. 髂棘间径

C. 髂嵴间径　　　　D. 骶耻外径

E. 坐骨结节间径

5. 孕妇骨盆外测量数值最小的是

A. 骶耻外径　　　　B. 髂嵴间径

C. 髂棘间径　　　　D. 对角径

E. 坐骨结节间径

6. 骨盆测量数值正常的是

A. 髂棘间径 21cm　　B. 髂嵴间径 23cm

C. 坐骨棘间径 8.5cm　D. 坐骨结节间径 11cm

E. 骶耻外径 19cm

7. 在进行脐静脉穿刺时，穿刺点通常选在

A. 脐带中间任何一点均可

B. 距脐带进入胎盘处 1～2cm

C. 距脐带进入胎儿处 1～2cm

D. 距脐带进入胎盘处 2～3cm

E. 距脐带进入胎儿处 2～3cm

8. 脐血 S/D 在妊娠晚期的正常值为

A. ＞2　　　　　　　B. ＜2

C. ＜3　　　　　　　D. ＞3

E. ＜4

9. 最容易出现染色体核型嵌合的为

A. 绒毛检查　　　　　B. B 超检查

C. 脐血穿刺　　　　　D. 羊水穿刺检查

E. 外周血分离胎儿细胞

10. 下列哪种药物与神经管缺陷（NTD）预防有关

A. 维生素 E　　　　　B. 叶酸

C. 铁剂　　　　　　　D. 维生素 B₁₂

E. 地塞米松

11. 致畸高度敏感期是指

A. 受精后 2 周内

B. 受精后 3～8 周之间

C. 受精后 9 周～足月

D. 早孕期

E. 整个孕期

12. 以下除哪项因素外，孕妇均应在首次产前检查即进行糖筛查

A. 明显肥胖

B. 妊娠期糖尿病家族史

C. 孕早期反复空腹尿糖阳性

D. 糖尿病家族史

E. 前次妊娠不明显原因死胎史

13. 初产妇，31 岁，现孕 40 周。宫缩规律，枕左前位，胎心良好，肛查宫口开大 2cm。胎头未衔接。以下骨盆测量数据符合此产妇实际情况的是

A. 骶棘间径 24cm

B. 骶耻外径 17cm

C. 髂嵴间径 27cm

D. 坐骨棘间径 10cm

E. 坐骨结节间径 8.5cm

14. 患者女，末次月经第 1 日是 2015 年 9 月 26 日，预产期为

A. 2016 年 7 月 3 日　　B. 2016 年 7 月 2 日

C. 2016 年 7 月 1 日　　D. 2016 年 7 月 4 日

E. 2016 年 7 月 5 日

15. 初孕妇，28 岁，现孕 11 周。2 日前开始发热、腹痛、

腹泻。诊断为急性胃肠炎。需用抗生素治疗。关于孕妇用药，以下说法不正确的是

A. 脂溶性高的药物也容易通过胎盘

B. 分子小的药物能很快通过胎盘

C. 药物在胎儿血液中的代谢及排泄与孕妇相同

D. 任何途径给孕妇药物都会通过胚盘达到胎儿体内

E. 有些小分子量的药物与血浆蛋白结合后分子量变大，而减慢通过胎盘速度

16. 经产妇，41 岁，G_4P_1，患有妊娠糖尿病，血糖控制不佳。10 年前足月阴道分娩 1 次，现孕 39 周，因"伴阵发性腹痛 2 小时"入院。查体未见异常，产科检查：宫高 36cm，有自发的规律宫缩，宫口开大 1cm。以下提示胎儿胎盘功能不全，需要进行急诊剖宫产的是

A. 超声示羊水指数为 5cm

B. 胎心监护出现变异减速

C. 宫缩时无明显胎心加速

D. 胎心监护出现早期减速

E. 胎心监护出现频发晚期减速

17. 患者女，25 岁，停经 40 天。因"发热伴鼻塞流涕 3 天"来院就诊，诊断为早孕。关于孕期用药的原则，以下叙述不正确的是

A. 用药必须有明确的指征，避免不必要的用药

B. 严格掌握剂量和用药持续时间

C. 妊娠早期若病情允许，尽量推迟到妊娠中晚期再用药

D. 尽量选择新上市药而不用老药

E. 应选择单独用药、避免联合用药

18. 患者女，24 岁。当日自测早孕试纸阳性，2 天前口服利巴韦林，以下处理不恰当的是

A. 仔细询问病史，核对末次月经及同房时间

B. 进行行血 β-hCG 及超声检查

C. 核对药物名称、使用时间及剂量

D. 继续妊娠，常规产检

E. 立即终止妊娠

19. 孕妇，30 岁，自述怀孕 2 个月余，超声提示宫内单胎（70 天左右）。近期因"低热、盗汗"在外地被诊断为肺结核，以下叙述不正确的是

A. 立即终止妊娠

B. 妊娠期活动性肺结核的治疗原则是早期、联合、适量用药

C. 乙胺丁醇是 B 类药物，孕期可使用

D. 产后抗结核治疗期间并非母乳喂养的禁忌

E. 活动性肺结核产后禁止哺乳

20. 孕妇，25 岁，G_2P_1，现孕 30 周，超声检查提示胎儿膀胱过度充盈，以下不属于行膀胱羊膜腔引流术适应证的是

A. 染色体异常　　　　B. 染色体正常

C. 下尿路梗阻　　　　D. 羊水量减少

E. 未合并其他先天性异常

二、多选题

21. 具有出生缺陷的高危人群进行产前诊断检查的指征有

A. 羊水过多或者过少

B. 筛查发现染色体核型异常、胎儿发育异常

C. 妊娠早期时接触过可能导致胎儿先天缺陷的物质

D. 夫妇一方有遗传病家族史

E. 年龄达到或超过 30 周岁

22. 胎儿生物物理监测的内容包括

A. NST（无应激试验）　B. 肌张力

C. 羊水指数　　　　　　D. 胎盘成熟度

E. 胎动

三、共用题干单选题

（23～24 题共用题干）

经产妇，32 岁，因早孕就诊。现哺乳期，月经尚未来潮。超声提示宫内活胎，孕 8 周左右。

23. 该孕妇首次就诊时，最重要进行的工作是

A. 确定孕周，推算预产期

B. 复查超声判断胚胎发育情况

C. 夫妻双方染色体检查

D. 常规妇科检查

E. 早期唐氏筛查

24. 孕妇在孕 12 周时按照医生的预约再次产检，此时最重要的一项检查是

A. 心电图

B. 孕酮

C. 血 β-hCG

D. 血常规

E. 胎儿染色体非整倍体染色体异常的筛查

（25～26 题共用题干）

经产妇，28 岁，现孕 16 周行第二次产检。产妇既往有早产病史，早期染色体检查正常，在 24 周复诊时空腹血糖为 6.0mmol/L。

25. 以下的处理措施不必要的是

A. 使用孕酮预防早产

B. 羊膜腔穿刺检查胎儿染色体

C. 阴道超声测定宫颈长度

D. 早产的认识与预防宣教

E. 母体血甲胎蛋白（AFP）测定筛查胎儿开放性神经管缺陷（NTD）

26. 该孕妇孕 24 周时复诊时，以下哪项处理不必要
- A. 早产的认识与预防宣教
- B. 胎儿系统结构筛查
- C. 预约 OGTT
- D. 营养与生活方式的指导
- E. 近期血糖的情况

(27～28 题共用题干)

初孕妇，32 岁，无不良孕产史，现孕 16 周，行产前检查。

27. 此时可进行的检查项目是
- A. 绒毛活检
- B. 胎儿心脏超声检查
- C. 经皮脐静脉穿刺
- D. 唐氏筛查
- E. 糖筛查

28. 若该孕妇筛查 21－三体综合征发病概率为 1/3000，应进一步做的检查是
- A. 羊膜腔穿刺术
- B. 绒毛活检
- C. B 超检查
- D. 经皮脐行静脉穿刺
- E. 无须进一步检查

(29～32 题共用题干)

孕妇，36 岁，现宫内妊娠 15 周。既往 2 次妊娠，均在 2 个月左右自然流产，夫妇双方外观及智力正常，丈夫染色体核型检查为 14 号与 21 号染色体平衡易位，女方正常。

29. 导致女方 2 次自然流产最可能的原因为
- A. 年龄大
- B. 免疫因素
- C. 孕激素水平不足
- D. 胚胎染色体异常
- E. 子宫发育异常

30. 此次妊娠最重要的下一步检查为
- A. 胎儿镜检查
- B. 羊水穿刺检查
- C. 脐血穿刺
- D. 绒毛活检
- E. B 超检查

31. 此患者可得到正常核型胎儿的概率是
- A. 1/4
- B. 1/8
- C. 1/2
- D. 1/6
- E. 1/12

32. 此患者胎儿可发生同父源一样的染色体核型概率是
- A. 1/2
- B. 1/4
- C. 1/6
- D. 1/8
- E. 1/12

(33～35 题共用题干)

孕妇，28 岁，现孕 17 周。母血清学产前筛查结果：21－三体风险 1/800，18－三体风险 1/3800，NTD 低风险。复核妊娠相关信息无误。无遗传性疾病生育史、家族史。

33. 目前不建议进行的检查是
- A. NIPT
- B. 介入性产前诊断
- C. 胎儿超声结构筛查
- D. 常规产检
- E. 终止妊娠

34. 孕妇接受 NIPT 检查，结果提示低风险，以下说法正确的是
- A. 说明胎儿一切正常
- B. 孕妇仍需进行超声胎儿结构筛查
- C. 孕妇仍需进行介入性产前诊断
- D. 2 周后复查 NIPT
- E. 已排除 21－三体患病风险

35. 孕妇孕 23^{+2} 周时胎儿超声结构筛查提示胎儿心脏室间隔缺损可能，进而接受了介入性产前诊断。染色体微阵列分析结果提示患儿为 arr［hg19］1q21.1q21.2（146，043，713－147，929，323）x1。NIPT 未检出该异常的原因是
- A. 标本错误
- B. NIPT 检测时孕周太小
- C. NIPT 检测过程存在失误
- D. 医生在 17 周时，错误地建议了 NIPT 检查
- E. 检出的 1 号染色体的微缺失不在 NIPT 检测范围内

(36～37 题共用题干)

孕妇，37 岁，G_2P_1，曾顺产一正常男孩。现孕 12 周。早孕胎儿颈项透明层（NT）结果提示 NT 为 3.6mm。

36. 以下情况可能性最大的是
- A. 18 三体综合征
- B. 唐氏综合征
- C. 13 三体综合征
- D. 特纳综合征
- E. 平衡易位

37. 为进一步明确胎儿染色体核型，以下操作最合适的是
- A. 脐血穿刺
- B. 绒毛穿刺
- C. 羊水穿刺
- D. 胎儿镜检查
- E. NIPT

(38～41 题共用题干)

初孕妇，27 岁，现孕 42 周，自觉胎动减少已 3 日。血压 110/70mmHg，枕左前位，无头盆不称征象。

38. 该孕妇可以省略的检查项目是
- A. Bishop 宫颈成熟度评分
- B. 胎儿监护仪监测胎心变化
- C. 血 hCG 值化验
- D. 测量子宫长度和腹围
- E. B 型超声监测

39. 为能恰当处理，最重要的检查项目是

A. 测羊水肌酐值

B. 测羊水脂肪细胞百分率

C. 测羊水胆红素类物质值

D. 测孕妇尿液雌激素/肌酐比值

E. 测羊水卵磷脂/鞘磷脂比值

40. 不能证明胎盘功能低下的项目是

A. 测胎儿头皮血 pH 值

B. 羊膜镜观察羊水性状

C. 超声多普勒检查胎心数

D. 测孕妇血胎盘生乳素值

E. 胎儿监护仪行缩宫素激惹试验

41. 经上述检查证实胎盘功能减退，此种情况最恰当的处理方式应是

A. 刺激乳头诱发宫缩

B. 行剖宫产术结束分娩

C. 静滴缩宫素使其经阴道分娩

D. 左侧卧位，吸氧，等待自然分娩

E. 静滴维生素 C，吸氧，等待自然分娩

(42～43 题共用题干)

初孕妇，36 岁，现宫内妊娠 33 周，发现 FGR。

42. 胎心监护为有反应性，宫颈评分 7 分，以下治疗不恰当的是

A. 吸氧　　　　　　　B. 卧床休息

C. 口服复合氨基酸　　D. 人工破膜引产

E. 右旋糖酐＋复方丹参静脉滴注

43. 治疗 1 周复查 NST 无反应型，胎儿脐带血流 S/D＞5，下列说法措施恰当的是

A. 继续原治疗

B. 人工破膜引产

C. 立即行剖宫产术

D. 继续适量补充维生素 E

E. 先予地塞米松促胎肺成熟后再行剖宫产术

答案和精选解析

一、单选题

1. C 围产期指产前、产时和产后的一段时期。围产期的定义有 4 种：①围产期Ⅰ：从妊娠达到及超过 28 周至产后 1 周；②围产期Ⅱ：从妊娠达到及超过 20 周至产后 4 周；③围产期Ⅲ：从妊娠达到及超过 28 周至产后 4 周；④围产期Ⅳ：从胚胎形成至产后 1 周。国内采用围产期Ⅰ来计算围产期相关的统计指标。

2. E 妊娠 12 周前体重常无明显变化。妊娠 13 周起体重开始增长。孕妇腹围增加也可能是脂肪沉积引起。所以测量腹围值推算预产期最不合适。

3. C 月经规律的女性推算预产期的方法是按末次月经第一日算起，月份减 3 或加 9，日数加 7。若孕妇仅记住阴历末次月经第一日，应由医师为其换算成阳历，再推算预产期。若孕妇记不清末次月经日期或于哺乳期无月经来潮而受孕者，可根据早孕反应开始出现的时间、胎动开始时间、手测子宫底高度、尺测子宫长度加以估计。

4. C 骨盆外测量包括测量髂棘间径（正常值 23～26cm）、髂嵴间径（正常值 25～28cm）、骶耻外径（正常值 18～20cm）、坐骨结节间径（正常值 8.5～9.5cm）。对角径为骨盆内测量的数据，正常值为 12.5～13cm。

5. E 以下测量数值中：骶耻外径正常值为 18～20cm，髂嵴间径正常值为 25～28cm，髂棘间径正常值为 23～26cm，对角径正常值为 12.5～13cm，坐骨结节间径正常值为 8.5～9.5cm。所以坐骨结节间径测量数值最小。故本题应选 E。

6. E 髂棘间径正常值为 23～26cm（选项 A 错误）；髂嵴间径正常值为 25～28cm（选项 B 错误）；坐骨棘间径正常值约为 10cm（选项 C 错误）；坐骨结节间径正常值为 8.5～9.5cm（选项 D 错误）；骶耻外径正常值为 18～20cm（选项 E 正确）。所以本题正确答案为 E。

7. B 进行脐静脉穿刺时，穿刺点在距胎盘附着处 2cm 以内的脐带（belly stalk）较为理想，因此处脐带相对固定。

8. C 目前脐血流检查作为孕期监测的一种辅助手段，通常被用来了解胎儿宫内生长受限及妊娠高血压疾病。正常值跟怀孕的周数有关，主要有三项，以 S/D 值为主要指标，多以妊娠晚期 S/D 值≤3.0 作为正常值。脐血流正常值在 24 周时其平均值为 3.5，上限为 4.25，超过此值为异常。

9. D 最容易出现染色体核型嵌合的是羊水穿刺检查。因为羊水穿刺可直接获取胎儿细胞进行核型分析，但在这个过程中，由于细胞分裂时染色体复制和配对的过程易发生错误，可能会导致染色体异常或染色体核型嵌合的出现。而其他方法获得的细胞数量较少或质量较差，难以准确检测到染色体异常。

10. B 妊娠早期叶酸缺乏可增加胎儿发生神经管畸形及早产的危险。妇女应从计划妊娠开始多摄取富含叶酸的动物肝脏、深绿色蔬菜及豆类，并建议每日额外补充叶酸 400～800μg，可以降低胎儿神经管畸形的发生率。

11. B 用药时胎龄与损害性质有密切关系：①受精后 2 周内，孕卵着床前后，药物对胚胎影响为"全"或"无"。"全"表现为胚胎早期死亡导致流产；"无"则为胚胎继续发育，不出现异常。②受精后 3～8 周之间，是胚胎器官分化发育阶段，胚胎开始定向分化发育，受到有害药物作用后，即可能产生形态上的异常而出现畸形，

称为致畸高度敏感期，具体地说，如神经组织于受精后15~25日，心脏于21~40日，肢体和眼睛于24~46日易受药物影响。③受精后9周~足月是胎儿生长、器官发育、功能完善阶段，仅有神经系统、生殖器和牙齿仍在继续分化，特别是神经系统分化、发育和增生是在妊娠晚期和新生儿期达最高峰。在此期间受到药物作用后，由于肝酶结合功能差及血脑通透性高，易使胎儿受损，还可表现为胎儿生长受限、低出生体重和功能行为异常。

12. E 不良孕产史属于中危因素，孕妇应在妊娠24~28周，不需在首次产前检查即进行糖筛查。

13. B 骨盆入口狭窄是临产后胎头不衔接的主要原因，骶耻外径的正常值为18~20cm，骶耻外径17cm符合骨盆入口狭窄情况。

14. A 月经规律的女性推算预产期最常用的方法是按末次月经第一日算起，月份减3或加9，日数加7。根据计算公式，预产期应为2016年7月3日。

15. C 药物在胎儿血液中的代谢及排泄与孕妇不相同。

16. E 孕妇为高龄产妇，妊娠糖尿病血糖控制不佳，属于严重高危妊娠。临产、潜伏期，宫缩压力试验（CST）提示频发晚期减速，Ⅱ类胎心监护，考虑胎盘功能不全，短时间不能经阴道分娩，存在高危因素，宜尽快剖宫产终止妊娠。

17. D 孕期用药需遵循以下原则：①用药必须有明确的指征，避免不必要的用药；②根据病情在医师指导下选用有效且对胎儿相对安全的药物；③应选择单独用药、避免联合用药；④应选用结论比较肯定的药物，避免使用较新的、尚未肯定对胎儿是否有不良影响的药物；⑤严格掌握剂量和用药持续时间，注意及时停药；⑥妊娠早期若病情允许，尽量推迟到妊娠中晚期再用药。所以选项D错误。

18. D 妊娠期用药是否对胚胎、胎儿早产不良影响，一方面取决于药物，另一方面的关键因素是接触药物的时间。必须核实孕周及用药的剂量、时间以便准确判断药物影响。利巴韦林对孕妇和准备妊娠的女性来说列为禁忌。故该患者不应继续妊娠。所以本题应选D。

19. A 对肺结核的女性应加强宣教，在肺结核活动期应避免妊娠。若已妊娠，应在妊娠8周内行人工流产，1~2年后再考虑妊娠。所以选项A错误。妊娠期活动性肺结核的治疗和处理原则与非妊娠女性相同：早期治疗、联合、适量用药。所以选项B正确。完善、规律及全程用药是治疗的关键。首选药物为异烟肼、利福平、维生素 B_6。乙胺丁醇在妊娠期亦可使用。所以选项C正确。产后抗结核治疗期间并非母乳喂养的禁忌。所以选项D正确。哺乳女性应继续服抗结核药，每次喂奶前要戴口罩。活动性肺结核产后应禁止哺乳，新生儿应隔离。所

以选项E正确。故本题应选A。

20. A 染色体正常、下尿路梗阻、羊水量减少并且未合并其他先天性异常的膀胱过度充盈的胎儿才可以行膀胱羊膜腔引流术。

二、多选题

21. ABCD 产前诊断的对象为出生缺陷的高危人群。除了产前筛查检出的高风险人群外，还需要根据病史和其他检查确定的高风险人群。建议其进行产前诊断检查的指征：①羊水过多或者过少。②筛查发现染色体核型异常的高危人群、胎儿发育异常或可疑结构畸形。③妊娠早期时接触过可能导致胎儿先天缺陷的物质。④夫妇一方患有先天性疾病或遗传性疾病，或有遗传病家族史。⑤曾经分娩过先天性严重缺陷婴儿。⑥年龄达到或超过35周岁。

22. ABCE 胎儿生物物理评分是在B超下观察胎儿在30分钟内的呼吸运动、肌张力、胎动，结合羊水暗区垂直深度及无应激试验（NST）进行综合评分。

三、共用题干单选题

23. A 该孕妇首次就诊时，最重要进行的工作是确定孕周，推算预产期。哺乳期月经未来潮之前受孕的孕妇无法根据末次月经推算预产期，此时，需要根据超声确定孕周和预产期。

24. E NT联合母体血清学筛查染色体非整倍体异常多在孕 $11~13^{+6}$ 周进行。这种联合筛查可以筛查出95%以上的唐氏综合征，假阳性率为5%。母体血cfDNA筛查对唐氏综合征敏感性更高，且假阳性率很低，但必须明确母体血cfDNA检测仍属于筛查，而不是诊断方法。筛查结果阳性者，需行有创性的产前诊断，如绒毛膜活检或羊水穿刺。孕期产检时，几项比较重要的检查时机分别为：①孕 $11~13^{+6}$ 周，胎儿染色体非整倍体异常的母体血清学筛查和胎儿NT测定；②孕16~18周，孕中期母体血AFP测定筛查胎儿开放性神经管缺陷（NTD）；③20~24周，胎儿系统结构畸形筛查；④24~28周，OGTT。

25. B 孕妇既往有早产病史，属于早产的高危人群，应对早产进行充分的认识，并进行预防宣教。孕16周开始行阴道超声检查宫颈长度，必要时使用孕酮预防早产。国际妊娠合并糖尿病研究组（IDAPSG）和美国糖尿病协会（ADA）提出：①有糖尿病高危因素的孕妇在首次产检时就要用标准的糖尿病诊断标准筛查2型糖尿病；首次血糖无异常者，则于妊娠24~28周时再行75g OGTT进行妊娠糖尿病（GDM）检查；②建议所有孕妇在妊娠24~28周进行75g OGTT筛查。孕中期是孕妇体重变化最大的阶段，也是妊娠期糖代谢开始出现明显变化的时期，此期检查有助于诊断GDM。进行母体甲胎蛋白（AFP）测定是为了筛查胎儿是否存在开放性神经管缺陷（NTD），如脊柱裂和无脑症等。患者早期染色体检查正常，故不

需要进行羊膜腔穿刺检查胎儿染色体。

26. C　24 周后空腹血糖≥5.1mmol/L 者即可以直接诊断 GDM，不必再做 75g OGTT。

27. D　孕 16 周适合做唐氏筛查，若筛查异常可再进行羊膜腔穿刺术抽取羊水进一步检查。

28. E　21－三体综合征风险截断值为 1/270。核实孕周后若为 21－三体高风险，则建议羊膜腔穿刺胎儿染色体检查。患者 21－三体综合征发病概率为 1/3000，为 21－三体低风险，无须进一步检查。

29. D　依据题干信息所述，导致女方 2 次自然流产最可能的原因是胚胎染色体异常。50%～60% 的自然流产胚胎有染色体异常，多发生在早期妊娠，以及产母年龄过小或过大者。流产时妊娠产物有时仅为一空孕囊或已退化的胚胎。

30. B　已经怀疑女方 2 次自然流产最可能的原因是胚胎染色体异常，那接下来最重要的检查是羊水穿刺。现阶段，羊水穿刺检查在临床上主要用于检查胎儿遗传性的疾病，通过羊膜腔穿刺，取得羊水，羊水当中会有胎儿身上脱落下来的一些细胞，通过这些细胞的遗传物质的检查，可以排除、筛查胎儿有没有遗传性的疾病，像唐氏综合征、21－三体综合征、18－三体综合征等等这些染色体疾病和一些夫妻双方或者家族当中可能有的一些单基因的遗传病。

31. D　罗氏易位携带者和正常人生育时，后代罹患三体综合征的概率是 1/3，染色体健康的概率是 1/6，其中 1/6 也是罗氏易位。

32. C　参见上一题解析。

33. B　1/800 为中度风险，不是产前诊断指征。故不建议进行介入性产前诊断。

34. B　NIPT 是筛查，不是诊断，不能完全排除 21－三体患病可能。NIPT 也不能排除胎儿是否存在发育不良，故仍需进行超声胎儿结构筛查。

35. E　目前 NIPT 的临床应用仅适用于 21，18，13 号染色体数目异常的检测。技术的发展已扩展到小部分染色体微缺失微重复以及某些单基因病的检测，但涵盖范围还很有限。

36. B　胎儿颈项透明层（NT）大于 3mm 为异常。颈后透明带越厚，胎儿患唐氏综合征的风险越高。NT 增厚的胎儿中约 10%～30% 合并有染色体异常，其中最常见的是唐氏综合征。

37. B　筛查结果为胎儿唐氏综合征风险极高者，建议行绒毛穿刺取样（CVS）。

38. C　妊娠 42 周自觉胎动减少已 3 天，此时不需做血 hCG 值化验，其他检查都是必要的。

39. D　为能恰当处理，最重要的检查项目是测尿雌激素/肌酐比值，估计胎儿胎盘单位功能。>15 为正常值，10～15 为警戒值，<10 为危险值。

40. C　通过分析胎儿头皮血 pH 值（选项 A）可了解胎儿缺氧程度，进而判断胎盘功能是否低下。羊膜镜观察羊水性状（选项 B）可以判断胎盘功能是否低下。羊水清澈、色泽淡黄是正常的表现，如羊水变浑浊或带有胎便，则可能提示胎盘功能低下。胎盘生乳素（选项 D）是一种由胎盘产生的激素，其水平能够反映胎盘功能是否正常。如血胎盘生乳素值低于正常范围，则提示胎盘功能可能存在问题。胎儿监护仪行缩宫素激惹试验（选项 E）是通过给孕妇静脉注射缩宫素，观察胎儿反应情况来判断胎盘功能是否低下。如果胎儿的心率降低或呼吸减慢，则可能提示胎盘功能存在问题。只有超声多普勒检查胎心数（选项 C）不能单独证明胎盘功能低下，因为胎心数会受到胎儿自身的情况、胎位、孕周等多种因素的影响。所以本题应选 C。

41. B　如证实胎盘功能减退，有可能造成胎儿缺氧、营养不良、发育迟缓以及胎儿窘迫，甚至死胎、死产、新生儿窒息等，其远期后果是造成胎儿脑细胞坏死、发育不良，最终酿成弱智儿。因此，最恰当的处理方式是行剖宫产术结束分娩。

42. D　FGR 是指胎儿在子宫内生长缓慢，导致胎儿体重低于预期。在这种情况下，采取措施以促进胎儿生长和发育是非常重要的。吸氧（选项 A）可以提供氧气供应给胎儿，促进胎儿的生长和发育。卧床休息（选项 B）可以减轻母体的负担，增加胎儿的血液供应，有助于胎儿生长。口服复合氨基酸（选项 C）可以提供必需的营养物质，促进胎儿的生长和发育。右旋糖酐＋复方丹参静脉滴注（选项 D）可以改善胎儿的血液循环，促进胎儿的生长和发育。题中患者胎心监护显示有反应性，宫颈评分为 7 分，暂时没有需要立即进行人工破膜引产的迹象。所以选项 D 不恰当。

43. C　治疗 1 周复查 NST 无反应型，胎儿脐带血流 S/D > 5，符合终止妊娠指征。但孕龄已达 34 周，应先立即行剖宫产术终止妊娠。

第三章 正常分娩

一、单选题

1. 可引起子宫节律性收缩的是

A. 雄激素　　　　　　B. 孕激素

C. 雌激素　　　　　　D. 儿茶酚胺

E. 缩宫素

2. 正常分娩时最主要的产力是

A. 腹压　　　　　　　B. 子宫收缩力

C. 膈肌收缩力　　　　D. 腹肌收缩力

E. 肛提肌收缩力

3. 分娩时子宫收缩的最强部位是

A. 子宫角部　　　　　B. 子宫体部

C. 子宫底部　　　　　D. 子宫下段

E. 子宫颈部

4. 协助胎儿胎先露在骨盆腔进行内旋转的产力是

A. 腹直肌收缩力　　　B. 肛提肌收缩力

C. 腹内斜肌收缩力　　D. 阴道收缩力

E. 膈肌收缩力

5. 女性骨盆倾斜度的正常值是

A. 50°　　　　　　　 B. 55°

C. 60°　　　　　　　 D. 65°

E. 70°

6. 骨盆最窄平面的范围：前面为耻骨联合下缘，两侧为坐骨棘，后面是

A. 骶岬　　　　　　　B. 骶尾关节

C. 第3~4骶椎间　　　D. 第4~5骶椎间

E. 骶骨下端

7. 骨盆出口平面是由

A. 1个三角组成

B. 2个大小不等的三角组成

C. 2个在不同平面的三角组成

D. 3个大小不等的三角形组成

E. 共用1条边的2个不在同一个平面的三角形组成

8. 骨盆腔的最短径线是

A. 入口斜径　　　　　B. 入口前后径

C. 出口前后径　　　　D. 中骨盆横径

E. 中骨盆前后径

9. 出口后矢状径的平均值为

A. 4cm　　　　　　　B. 5cm

C. 6cm　　　　　　　D. 7cm

E. 8.5cm

10. 骨盆入口平面最小的径线是

A. 入口右斜径　　　　B. 入口左斜径

C. 坐骨棘间径　　　　D. 真结合径

E. 入口横径

11. 关于正常骨产道，下列说法正确的是

A. 骨盆入口前后径比横径大

B. 中骨盆平面是骨盆最窄平面

C. 中骨盆横径比前后径大

D. 骨盆轴上段向下向前，中段向下，下段向下向后

E. 站立时骨盆入口平面与地平面平行

12. 骨盆入口横径平均值是

A. 11cm　　　　　　　B. 10cm

C. 12cm　　　　　　　D. 12.5cm

E. 13cm

13. 对于出口前后径，下列说法恰当的是

A. 出口前后径正常平均为10cm

B. 指由耻骨联合上缘中点至骶骨岬前缘中点的距离

C. 出口平面为同一平面

D. 指由耻骨联合下缘中点经坐骨棘连线中点至骶骨下端的距离

E. 指由耻骨联合下缘中点至骶尾关节间的距离

14. 骨盆出口横径是指

A. 坐骨结节中段外侧缘之间的距离

B. 坐骨结节后端外侧缘之间的距离

C. 坐骨结节后端内侧缘之间的距离

D. 坐骨结节前端内侧缘之间的距离

E. 坐骨结节前端外侧缘之间的距离

15. 关于生理性缩复环，正确的是

A. 子宫上、下段的肌壁厚薄不同，两者间的子宫内面形成一环状隆起

B. 常提示有胎儿先露部下降受阻

C. 是先兆子宫破裂征象之一

D. 常伴有胎儿宫内窘迫

E. 与子宫收缩无关

16. 子宫生理性缩复环位于

A. 子宫上段　　　　B. 子宫角部

C. 子宫峡部　　　　D. 子宫底部

E. 子宫上、下段交界处

17. 关于临产后子宫颈的变化，以下叙述正确的是

A. 宫颈管消失过程是先呈漏斗状，逐渐变短，直至消失

B. 临产前的宫颈管长约4cm

C. 破膜后胎先露直接压迫子宫颈，影响子宫颈口扩张

D. 形成前羊水囊时，子宫颈口不易扩张

E. 初产妇多是宫颈管消失与宫口扩张同时进行

18. 在进行阴道检查时，结合囟门确定胎方位最有意义的颅缝是

A. 人字缝　　　　B. 矢状缝

C. 冠状缝　　　　D. 颞缝

E. 额缝

19. 最短的胎头径线是

A. 双顶径　　　　B. 枕额径

C. 枕颏径　　　　D. 双颞径

E. 枕下前囟径

20. 最长的胎头径线是

A. 双顶径　　　　B. 枕额径

C. 枕颏径　　　　D. 双颞径

E. 枕下前囟径

21. 胎儿枕下前囟径是

A. 两顶骨隆突之间

B. 由鼻根到枕骨隆突

C. 由前囟门前端到枕骨大孔

D. 由颏骨下方中央到后囟门顶部

E. 由前囟门中央到枕骨隆突下方

22. 胎儿双顶径是

A. 由前囟门中央到枕骨隆突下方的距离

B. 由颏骨下方中央到后囟门顶部的距离

C. 由前囟门前端到枕骨大孔的距离

D. 由鼻根到枕骨隆突的距离

E. 两侧骨隆突之间的距离

23. 枕左前位胎头进入骨盆入口时衔接的径线是

A. 双顶径　　　　B. 双颞径

C. 枕额径　　　　D. 枕颏径

E. 枕下前囟径

24. 正常枕先露分娩机制的顺序正确的是

A. 衔接→俯屈→下降→内旋转→仰伸→复位及外旋转

B. 衔接→下降→俯屈→内旋转→仰伸→复位及外旋转

C. 衔接→下降→内旋转→俯屈→仰伸→复位及外旋转

D. 下降→俯屈→衔接→内旋转→仰伸→复位及外旋转

E. 下降→衔接→俯屈→内旋转→仰伸→复位及外旋转

25. 关于正常胎位的分娩机制，以下叙述正确的是

A. 仰伸：胎头颏部紧贴胸部

B. 下降：呈持续性，贯穿分娩全过程

C. 俯屈：经俯屈胎头前囟位置最低

D. 内旋转：胎头到达骨盆出口适应骨盆纵轴而旋转

E. 衔接：胎头颅骨最低点接近或达到坐骨棘水平

26. 胎头衔接是指

A. 胎头进入骨盆入口，双顶径达到坐骨棘水平

B. 腹部检查四步触诊查明胎头已半固定

C. 胎头双顶径已进入骨盆入口平面

D. 胎头枕额径已达坐骨棘水平

E. 先露部已达到坐骨棘水平

27. 枕先露胎头到达盆底俯屈后，适应产道继续下降的径线是

A. 枕额径　　　　B. 双顶径

C. 双颞径　　　　D. 枕颏径

E. 枕下前囟径

28. 正常枕前位分娩时，先露部到达中骨盆，胎头的相应动作是

A. 出现产瘤　　　　B. 胎头变形

C. 仰伸　　　　D. 俯屈

E. 内旋转

29. 胎儿完成内旋转动作是指

A. 胎头矢状缝与母体骨盆横径一致

B. 胎头双顶径与母体骨盆入口横径一致

C. 胎头双顶径与母体骨盆入口斜径一致

D. 胎头双顶径与母体骨盆出口前后径一致

E. 胎头矢状缝与母体骨盆及骨盆出口前后径一致

30. 左枕前位分娩时，与胎儿双肩径进入骨盆入口的同时，胎头的动作是

A. 复位　　　　B. 仰伸

C. 拨露　　　　D. 着冠

E. 外旋转

31. 经产妇，足月活胎能够经阴道娩出的胎位是

A. 颏左后位　　　　B. 颏右后位

C. 肩左后位　　　　D. 肩右后位

E. 枕右后位

32. 分娩时，胎头复位及外旋转的角度为

A. 15°
B. 45°
C. 50°
D. 80°
E. 90°

33. 枕前位胎头娩出后的第一个动作是

A. 衔接
B. 仰伸
C. 复位
D. 俯屈
E. 内旋转

34. Bishop 宫颈成熟度评分的指标不包括

A. 骨盆情况
B. 宫颈硬度
C. 宫口位置
D. 宫口开大
E. 先露位置

35. 关于假临产的临床表现，以下叙述正确的是

A. 有规律的子宫收缩，仅间歇时间略长
B. 如使用镇静剂可使宫缩消失
C. 宫缩强度逐渐增强
D. 常在清晨出现而于夜间消失
E. 伴有宫颈管短缩、宫口扩张

36. 分娩即将开始的较可靠征象是

A. 尿中绒毛膜促性腺激素增多
B. 阴道流出血性黏液
C. 先露已入盆
D. 子宫底降低
E. 胎动活跃

37. 正常分娩的临床表现为

A. 第三产程多超过 30 分钟
B. 自然分娩胎膜破裂多发生在宫口开全时
C. 产妇屏气用力标志宫口开全
D. 初产妇临产后胎头多已入盆
E. 生理性缩复环常在平脐部位看到

38. 关于分娩的第一产程分期，下列说法不恰当的是

A. 潜伏期为宫口扩张的缓慢阶段
B. 潜伏期初产妇一般不超过 14 小时
C. 活跃期为宫口扩张的加速阶段
D. 最迟至 6cm 才进入活跃期，直至宫口开全 10cm
E. 活跃期宫口扩张速度应≥0.5cm/h

39. 宫颈扩张活跃期是指

A. 宫口扩张 2cm 到宫口开全
B. 宫口扩张 3cm 到宫口开全
C. 宫口扩张 4cm 到宫口开全
D. 宫口扩张 4cm 到宫口近开全
E. 宫口扩张 3cm 到宫口近开全

40. 总产程的最大时限为

A. 8 小时
B. 16 小时
C. 20 小时
D. 24 小时
E. 28 小时

41. 从开始出现规律宫缩到胎儿胎盘娩出称为总产程，正确的是

A. 第一产程初产妇需 11～12 小时
B. 第一产程经产妇需 8～10 小时
C. 第二产程初产妇需 3～4 小时
D. 第二产程经产妇需 1～2 小时
E. 第三产程不论初产妇和经产妇均需 40 分钟

42. 临产后肛门检查了解胎头下降程度时，最常用作骨性标记的是

A. 骶窝
B. 骶岬
C. 坐骨棘
D. 坐骨结节
E. 耻骨联合后面

43. 临产后肛查的目的不包括

A. 了解宫颈扩张程度
B. 了解胎方位
C. 了解是否有脐带先露
D. 了解胎先露下降程度
E. 了解骨盆腔大小

44. 枕先露肛查胎头下降程度为 +2 是指

A. 胎头双顶径在坐骨棘平面下 2cm
B. 胎头最低点在坐骨棘平面上 2cm
C. 胎头顶骨在坐骨结节平面上 2cm
D. 胎头最低点在坐骨结节平面下 2cm
E. 胎头颅骨最低点在坐骨棘平面下 2cm

45. 进入第二产程的标志是

A. 宫口开全
B. 胎头拨露
C. 产妇屏气，肛门放松
D. 宫缩时会阴膨出，肛门放松
E. 胎先露降至坐骨棘水平以下

46. 枕左前位于第二产程的表现错误的是

A. 出现排便感并自动出现屏气及向下用力动作
B. 继而出现胎头着冠
C. 会阴极度扩张
D. 肛门括约肌紧缩
E. 出现胎头拨露

47. 接产要领错误的是

A. 无菌操作，保护会阴
B. 协助胎头俯屈与仰伸
C. 胎头俯屈时令产妇屏气
D. 产妇与接产者充分合作

E. 胎头在宫缩间歇时缓慢通过阴道口

48. 胎儿娩出后 10 分钟，阴道出血量多，外露脐带延长，这一征象表明

    A. 副胎盘存在　　　　B. 植入性胎盘

    C. 胎盘粘连　　　　　D. 胎盘滞留

    E. 胎盘剥离

49. 应用 Apgar 评分法，下列得分恰当的是

    A. 刺激咽喉出现咳嗽、恶心得 1 分

    B. 心率 120 次/分、规律得 2 分

    C. 呼吸浅慢且不规律得 2 分

    D. 肌张力松弛得 1 分

    E. 皮肤青紫得 0 分

50. Apgar 评分范畴的体征不包括

    A. 呼吸　　　　　　　B. 心率

    C. 喉反射　　　　　　D. 肌张力

    E. 体温

51. Apgar 评分判断新生儿临床恶化的顺序是

    A. 皮肤颜色→呼吸→反射→肌张力→心率

    B. 皮肤颜色→呼吸→肌张力→反射→心率

    C. 皮肤颜色→反射→肌张力→呼吸→心率

    D. 皮肤颜色→肌张力→反射→呼吸→心率

    E. 心率→皮肤颜色→肌张力→反射→呼吸

52. 观察产程的进展可通过肛门检查了解

    A. 先露有无畸形

    B. 胎膜早破的部位

    C. 有无阴道囊肿存在

    D. 是否有宫颈糜烂

    E. 胎头下降情况及宫口扩张程度

53. 关于胎膜破裂的处理，以下叙述正确的是

    A. 一旦发现胎膜破裂立即听胎心

    B. 自然分娩胎膜破裂多发生在宫口开全后

    C. 破膜后发现羊水混浊立即剖宫产终止妊娠

    D. 破膜超过 24 小时未分娩要使用抗生素预防感染

    E. 破膜后羊水清，胎头未入盆，可以让产妇起床活动

54. 经阴道分娩时，为预防产后出血，静注麦角新碱应在

    A. 胎头拨露阴唇后联合紧张时

    B. 胎头已着冠时

    C. 胎头娩出时

    D. 胎盘娩出时

    E. 胎肩娩出时

55. 关于胎盘娩出后的处理方式，以下叙述正确的是

    A. 用手托起胎盘检查胎膜是否完整

    B. 分娩后观察 1 小时若无异常可进入病房

    C. 发现胎盘有缺损不论大小均应立即清宫

    D. 检查会阴、阴道及宫颈有无裂伤，若有则用纱布填塞止血

    E. 阴道出血超过 300ml，可经下腹部宫体肌壁直接注入缩宫素

56. 宫口开全后，开始保护会阴的时机应是

    A. 胎头开始着冠时

    B. 胎头开始拨露时

    C. 胎头拨露后不久

    D. 经阴道外口看到胎发时

    E. 胎头拨露阴唇后联合紧张时

57. 临产后，可使用肥皂水灌肠的情况是

    A. 胎膜早破　　　　　B. 胎头未衔接

    C. 胎位异常　　　　　D. 严重心脏病

    E. 初产妇宫口开大 3cm

58. 分娩镇痛的神经阻滞范围是

    A. 骶 1 ~ 骶 3　　　　B. 胸 11 ~ 骶 1

    C. 胸 12 ~ 骶 4　　　　D. 胸 10 ~ 骶 4

    E. 骶 3 ~ 骶 4

59. 关于分娩镇痛的禁忌证描述错误的是

    A. 凝血功能障碍，未接受抗凝治疗期间

    B. 原发性或继发性宫缩乏力和产程进展缓慢

    C. 对所使用的药物过敏

    D. 伴严重的基础疾病，包括神经系统严重病变引起的颅内压增高、严重主动脉瓣狭窄和肺动脉高压、上呼吸道水肿等

    E. 产妇难治性低血压及低血容量、显性或隐性大出血

60. 初产妇，27 岁，临产 8 小时。胎头先露，宫口已开全 S^{+4}。此种情况产力的组成是

    A. 子宫收缩力

    B. 子宫收缩力 + 腹肌收缩力

    C. 子宫收缩力 + 膈肌收缩力

    D. 子宫收缩力 + 腹肌收缩力 + 膈肌收缩力

    E. 子宫收缩力 + 腹肌收缩力 + 膈肌收缩力 + 肛提肌收缩力

61. 初产妇，29 岁，现孕 42 周。规律宫缩 12 小时。检查胎儿较大，估计体重 3600g。枕左前位，胎头高浮，胎心率 164 次/分。骨盆正常大小，宫口开大 2cm，尿雌激素/肌酐比值为 7。此种情况恰当的分娩方式应是

    A. 尽快行剖宫产术

    B. 等待宫口开全行产钳术助娩

C. 等待宫口开全行胎头吸引术助娩

D. 左侧卧位，吸氧，静注 10% 葡萄糖液

E. 静脉滴注缩宫素加速产程

62. 初产妇，26 岁，现孕 39 周，规律宫缩 6 小时。血压 110/70mmHg，骨盆外测量正常，预测胎儿体重为 2700g，枕左前位，胎心 142 次/分。肛查：宫口开 3cm，S^{+1}。最恰当的处置应是

A. 不需干涉产程进展

B. 静脉注射地西泮 10mg

C. 静脉缓注 25% 硫酸镁 16ml

D. 静脉滴注缩宫素

E. 行人工破膜术

63. 孕妇，28 岁，G_1P_0，现孕 42 周。经检查胎盘功能良好，决定试产，以下与试产成功率有关的是

A. 宫颈 Bishop 评分 B. 羊水量的多少

C. 胎头下降情况 D. 是否见红

E. 胎膜是否破裂

64. 经产妇，37 岁，阵发性腹痛 5 小时，现宫缩 25 秒/3~4 分钟，中等强度，检查胎心 144 次/分，头先露，宫口开大 4cm，胎囊明显膨出，骨盆检查正常。此种情况最佳的处理方式方案是

A. 立即住院待产 B. 破膜后住院

C. 急诊室留观 D. 灌肠以减少污染

E. 急送产房消毒接生

65. 初产妇，25 岁，现孕 39 周。规律宫缩 12 小时，阴道流水 2 小时。宫口开大 8cm，S^{+2}，羊水清亮。可诊断为

A. 正常活跃期 B. 活跃期延长

C. 潜伏期延长 D. 正常第二产程

E. 第一产程延长

66. 初产妇，23 岁。规律宫缩 10 小时，胎膜已破。查体：宫口开大 9cm，胎头拨露。最可能的诊断是

A. 第一次产程延长 B. 正常产程

C. 减速期延长 D. 潜伏期延长

E. 活跃期延长

67. 初产妇，26 岁，现孕 40 周。2 年前有流产史。胎儿顺利娩出 5 分钟后，出现阴道暗红色间歇流血，约 150ml。应首先考虑的原因是

A. 胎盘嵌顿 B. 宫颈裂伤

C. 凝血功能障碍 D. 阴道静脉破裂

E. 正常位置胎盘剥离

68. 新生儿出生 1 分钟，心率 94 次/分，无呼吸，四肢稍屈，无喉反射，口唇青紫全身苍白。Apgar 评分为

A. 4 分 B. 5 分

C. 3 分 D. 2 分

E. 1 分

69. 初产妇，34 岁。羊水 III° 污染，因胎儿宫内窘迫行低位产钳助娩，新生儿出生 1 分钟 Apgar 评分 1 分，复苏时首要处理方式是

A. 立即给予肾上腺素

B. 立即行气管插管

C. 正压给氧

D. 刺激呼吸

E. 吸出鼻腔和口腔中的羊水和黏液

70. 初产妇，37 岁，规律宫缩 12 小时，连续观察 2 小时，宫口由 6cm 开大至 7cm，胎头 S^{+1}，胎心率 140 次/分。此种情况正确处置应是

A. 立即行人工破膜

B. 肌注哌替啶 100mg

C. 静脉滴注缩宫素

D. 严密观察产程进展

E. 立即行剖宫产术

71. 初产妇，35 岁，正常宫缩 14 小时后，自娩一活女婴，现胎儿娩出已 10 分钟，胎盘尚未娩出，无阴道流血。此种情况不恰当的做法是

A. 牵拉脐带或压迫宫底以了解胎盘是否剥离

B. 经腹壁向宫底注射缩宫素

C. 查看子宫形态、硬度和宫底高度

D. 查看外露脐带段是否向外延伸

E. 等待并观察有胎盘剥离征象时协助胎盘娩出

72. 初产妇，32 岁，现孕 38 周。有规律宫缩 6 小时，阴道流水 4 小时，宫口开大 5cm，双顶径处在坐骨棘水平，阴道分泌物 pH 为 7，胎心正常，此种情况正确的诊断和处理方式是

A. 因胎膜早破，抬高床尾

B. 等待自然分娩

C. 静点缩宫素引产

D. 剖宫产

E. 系正常第一产程，灌肠以促进宫缩

73. 初产妇，36 岁。昨日开始胎动明显减少。询问病史了解到：24 小时前有大量清亮液体从阴道流出，8 小时前开始规律宫缩痛。血压 95/65mmHg，脉率 110 次/分，胎膜已破，胎儿左枕前位，头先露 S^{+2}，胎心率 100 次/分。胎心检测提示多个晚期减速，宫体压痛，宫口开大 3cm。血常规提示：白细胞 $18 \times 10^9/L$，中性粒细胞 $0.95 \times 10^9/L$，淋巴细胞 $0.05 \times 10^9/L$。紧急剖宫产，产妇腹部放置引流管。患者的处理措施不包括

A. 输注新鲜血液

B. 物理降温

C. 给予大剂量糖皮质激素

D. 左侧卧位，间断吸氧

E. 大剂量广谱抗生素联合应用

74. 初产妇，32 岁。孕期检查正常妊娠 39 周，持续性腹痛 7 小时。查体：宫口开 3cm，宫颈软。先露 S = 0，胎心 140 次/分。此时应给予的处理是

A. 立即剖宫产　　　　B. 观察产程

C. 宫颈封闭　　　　　D. 缩宫素静滴

E. 人工破膜

二、多选题

75. 影响分娩的因素有

A. 产力　　　　　　　B. 产道

C. 胎儿　　　　　　　D. 家属情绪

E. 孕妇精神心理状态

76. 正常分娩时主要的产力有

A. 骨骼肌收缩力　　　B. 子宫收缩力

C. 肛提肌收缩力　　　D. 膈肌收缩力

E. 腹肌收缩力

77. 临产后子宫收缩的特点不正确的是

A. 宫缩的极性是指底部最弱，下段最强

B. 体部肌纤维收缩时变短变宽，松弛时恢复原状

C. 有节律的阵发性收缩，由弱到强并维持一定时间

D. 第二产程宫缩高峰时子宫内压力可达 25 ~ 30mmHg

E. 自子宫角开始，以每分钟约 2cm 的速度向子宫下段扩展

78. 腹压的作用是

A. 为第二产程娩出胎儿的重要辅助力量

B. 运用不当可致宫颈水肿

C. 配以宫缩时运用最有效

D. 促使胎盘剥离及娩出

E. 为主要产力

79. 临产后宫缩的作用是

A. 宫口扩张　　　　　B. 胎盘娩出

C. 胎先露下降　　　　D. 迫使宫颈管变长

E. 迫使宫颈管变短直至消失

80. 决定分娩难易的重要因素包括

A. 胎位　　　　　　　B. 胎儿大小

C. 产力强弱　　　　　D. 胎儿有无畸形

E. 心理因素

81. 关于枕前位分娩机制，下列说法不恰当的是

A. 胎头进入骨盆入口时呈俯屈状态

B. 胎头进入骨盆入口时呈半俯屈状态

C. 下降动作呈持续性，贯穿于分娩全过程

D. 俯屈动作完成后，胎头以枕额径通过产道

E. 胎头颅骨最低点达骨盆最大平面时出现内旋转

82. 对于分娩机制中的内旋转，下列说法恰当的是

A. 在中骨盆进行

B. 内旋转后，胎头后囟转至耻骨弓下

C. 在第一产程末完成内旋转

D. 胎头内旋转向后旋转 45°

E. 使胎头矢状缝与中骨盆及骨盆出口前后径一致

83. 分娩过程中促使胎头下降的因素有

A. 宫缩时羊水传导，压力经胎轴传至胎头

B. 宫缩时子宫底直接压迫胎臀

C. 腹肌收缩，腹压增加

D. 胎体伸直、伸长

E. 肛提肌收缩力

84. 先兆临产的症状包括

A. 尿频　　　　　　　B. 破膜

C. 见红　　　　　　　D. 胎儿下降感

E. 假临产

85. 临产的标志有

A. 规律性宫缩　　　　B. 宫口扩张

C. 宫颈管消失　　　　D. 胎先露下降

E. 见红

86. 有关分娩的处理方式，以下说法不正确的是

A. 第一产程禁用镇静药

B. 第一产程禁用腹压

C. 第二产程时应勤听胎心，因胎儿在此期中更易发生缺氧

D. 人工破膜应在子宫收缩高峰时进行

E. 胎儿窘迫时应迅速结束分娩

87. 关于第二产程的处理方式，以下叙述不正确的是

A. 应密切监测胎心，听诊胎心应在宫缩间歇期至少听诊 10 秒

B. 密切监测宫缩，必要时可给予缩宫素加强宫缩

C. 所有产妇均应在宫口开全时才能做接产准备

D. 经常进行阴道检查

E. 胎头下降的评估务必先行阴道检查，后行腹部触诊

88. 胎盘剥离的征象有

A. 子宫收缩变硬，宫体变窄变长，宫底上升

B. 子宫收缩，宫体变硬，宫底下降

C. 露于阴道外的脐带向外延伸脱出

D. 按压宫底可见脐带向外延伸

E. 阴道少量流血

89. 下列需要做会阴侧切术的情况有

A. 初产妇阴道助产手术时

B. 会阴过紧或胎头过大

C. 早产时预防新生儿颅内出血

D. 经产妇胎儿窘迫需立即结束分娩者

E. 估计分娩时会阴撕裂不可避免者

三、共用题干单选题

(90～92 题共用题干)

初产妇，31 岁，G_1P_0，现孕 38 周。因"不规则腹痛 2 天"入院。查体：血压正常，头先露，胎心音在脐下 154 次/分，胎背在母体左侧扪及，宫缩 20 秒，间隔 10 分钟，阴道检查宫颈未消失，宫口开大 1cm，胎心监护示 NST 不满意。

90. 以下诊断不恰当的是

A. 枕左前位   B. 足月活胎

C. 临产   D. 先兆临产

E. 宫内妊娠 40 周

91. 给予肥皂水灌肠后。患者宫缩加强，下列不需常规进行的是

A. 鼓励进食

B. 左侧卧位

C. 持续低流量吸氧

D. 定时检查了解产程进展

E. 消除孕妇的紧张情绪

92. 临产 20 小时查宫缩持续 25 秒，间歇 6～8 分钟，胎心 152 次/分，宫口开大 2cm，先露在棘上 1cm，下列诊断恰当的是

A. 活跃期延长   B. 活跃期停滞

C. 潜伏期延长   D. 胎儿窘迫

E. 头盆不称

(93～95 题共用题干)

初产妇，28 岁，现孕 40 周。已临产 9 小时，宫缩时胎心 104 次/分，内诊查宫颈口开大 2cm，先露 S^{-3}，骨产道无异常。

93. 此种情况最适宜的诊断为

A. 潜伏期延长   B. 正常产程

C. 胎儿宫内窘迫   D. 活跃期阻滞

E. 头盆不称

94. 宫口开大 3cm 时，宫缩 2～3 分钟一次，持续 40 秒，宫缩间歇时胎心 165 次/分，以下措施不可采取的是

A. 给予地西泮静脉滴注加速产程

B. 人工破膜，观察羊水性状

C. 给予缩宫素静点加速产程

D. 嘱产妇左侧卧位

E. 给予孕妇氧气吸入

95. 如果做胎心监护，以下除哪项外均有助于诊断

A. 胎心晚期减速   B. 胎心变异减速

C. 胎心基线缺乏变异   D. 胎心率无反应型

E. 胎心率减慢

(96～97 题共用题干)

初产妇，28 岁，临产 4 小时，宫缩 30 秒，间隔 4 分钟，胎心 148 次/分，先露头，高浮，突然阴道流液，色清。

96. 该孕妇住院后，以下处理措施不恰当的是

A. 立即听胎心

B. 记录时间

C. 鼓励产妇在宫缩时，运用腹压加速产程进展

D. 行引导检查了解宫口扩张、胎头下降情况及有无脐带脱垂

E. 破膜 12 小时可予抗生素预防感染

97. 2 小时后，该孕妇胎心监测出现频发晚期减速，阴道检查：宫口开 2cm，胎头棘上 2cm，以下处理不恰当的是

A. 建议剖宫产结束分娩

B. 与孕妇及家属交代病情

C. 点滴缩宫素促进产程

D. 请儿科协助抢救

E. 立即配血，补液，留置尿管

(98～100 题共用题干)

初产妇，26 岁，现孕 37 周。规律宫缩 7 小时，宫口开大 3cm，未破膜，枕左前位，估计胎儿体重 2550g，胎心 148 次/分，骨盆外测量未见异常。

98. 此种情况恰当的处理方式应是

A. 等待自然分娩

B. 人工破膜加速产程进展

C. 给予子宫收缩抑制药，使其维持至妊娠 40 周

D. 静脉滴注缩宫素

E. 行剖宫产术

99. 若产妇胎心恢复正常，但宫缩转弱，产程进展已 19 小时，胎膜已破，宫口仅开大 6cm，此种情况恰当的处理方式应是

A. 肌内注射麦角新碱加强宫缩

B. 静滴葡萄糖液加维生素 C

C. 静脉滴注缩宫素加强宫缩

D. 静注地西泮加速产程进展

E. 立即剖宫产

100. 若宫口已开全，胎头拨露达半小时，此种情况处理方式应是

A. 肌内注射哌替啶 100mg

B. 静滴葡萄糖液加维生素 C

C. 会阴侧切，产钳助娩

D. 静脉滴注缩宫素

E. 立即剖宫产

(101~103 题共用题干)

初产妇，29 岁，现孕 38^{+2} 周。规律宫缩 6 小时，枕右前位，估计胎儿体重 2700g，胎心 146 次/分。阴道宫口开大 3cm，未破膜，S^{+1}，骨盆外测量未见异常。

101. 此种情况应诊断为

A. 正常分娩经过　　　B. 胎儿生长受限

C. 子宫收缩乏力　　　D. 头盆相对不称

E. 以上都不是

102. 此种情况恰当处理方式应是

A. 静脉滴注缩宫素

B. 等待自然分娩

C. 行剖宫产术

D. 行人工破膜加速产程进展

E. 抑制宫缩，使其维持至妊娠 40 周

103. 此后宫缩逐渐减弱，产程已 18 小时，胎膜已破，宫口开大 7cm。此种情况恰当处理方式应是

A. 静脉滴注缩宫素

B. 静脉注射麦角新碱

C. 肌内注射缩宫素

D. 立即行剖宫产术

E. 静注地西泮加速产程进展

(104~105 题共用题干)

产妇，30 岁，3 年前剖宫产 1 次，此次临产 5 小时，宫缩 30 秒，间隔 5 分钟，胎心 138 次/分，先露头，要求试产。

104. 该孕妇住院后，医生予阴道检查，以下内容不能在阴道检查中得到的是

A. 宫颈软硬、厚薄

B. 宫口扩张程度

C. 了解胎方位

D. 了解胎头下降程度

E. 胎儿大小

105. 该孕妇住院后，上级医生评估试产风险，需要包括在评估项目中的内容不包括

A. 上次剖宫产与此次分娩间隔时间长短

B. 上次剖宫产手术方式及有无感染、出血等并发症

C. 孕妇是否高龄

D. 此次是否存在上次剖宫产指征

E. 产房有无紧急剖宫产技术

(106~109 题共用题干)

初孕妇，29 岁，临产 16 小时，在胎儿娩出后，宫底降至脐平后又升高达脐上，阴道流血约 200ml，暗红色，后胎盘排出。

106. 该产妇的胎盘剥离及排出方式为

A. 胎儿面娩出式　　　B. 母体面娩出式

C. 胎盘嵌顿　　　　　D. 异常剥离

E. 以上都不是

107. 以下处理不正确的是

A. 接产者用手下压宫底或牵拉脐带协助胎盘剥离

B. 确认胎盘完全剥离后可协助娩出胎盘

C. 检查胎盘胎儿面有无血管断裂，及时发现副胎盘

D. 胎盘娩出后仔细检查软产道有无裂伤

E. 在胎儿前肩娩出时静脉推注麦角新碱 0.2mg 预防产后出血

108. 若发现副胎盘残留，以下处理正确的是

A. 静脉注射缩宫素促进副胎盘剥离

B. 经脐静脉快速注入缩宫素

C. 在无菌操作下伸手入宫腔取出残留组织

D. 等待 30 分钟待其自然排出

E. 立即行刮宫产术

109. 为预防产后出血，以下说法错误的是

A. 正常分娩出血量多数不超过 300ml

B. 分娩次数 >5 次的多产妇易发生宫缩乏力，应及时应用宫缩剂

C. 胎儿已娩出 30 分钟，胎盘仍未排出，但出血不多时，应注意排空膀胱

D. 胎盘未全剥离而出血较少时，立即行手取胎盘术

E. 胎盘娩出后出血多时，可经下腹部直接注入宫体肌壁内麦角新碱 0.2~0.4mg

四、案例分析题

(110~115 题共用题干)

初产妇，28 岁，现孕 39 周。因 "2 天前出现不规律宫缩，阴道少许血性黏液" 入院。查体：血压 140/98mmHg，子宫长度 38cm，腹围 106cm，胎心 150 次/分，宫缩持续 40 秒，间隔 5 分钟，肛查宫口未开，缩宫素激惹试验出现早期减速。

110. 诊断不恰当的是

A. 胎儿畸形　　　　　B. 巨大胎儿

C. 足月活胎　　　　　D. 临产

E. 胎儿窘迫　　　　　F. 先兆临产

111. 产妇 1.5 小时后阵缩频发，宫缩持续 45 秒，间隔 2 分钟，胎心 138 次/分，宫口开大 2cm，血压 130/88mmHg。处理方式不恰当的是

A. 鼓励进食，增加营养

B. 每隔 1 小时听胎心

C. 检查有无头盆不称

D. 静滴缩宫素加速产程

E. 行人工破膜

F. 左侧卧位

112. 临产 20 小时再查宫缩减弱变稀，胎心 152 次/分，肛查宫口开大 2cm，先露为 0，血压 120/90mmHg，尿蛋白（±），无自觉症状。恰当诊断应是

A. 第一产程潜伏期延长

B. 第一产程活跃期延长

C. 原发性子宫收缩乏力

D. 正常产程

E. 胎儿窘迫

F. 活跃期阻滞

113. 根据上述病情，不恰当的处理方式是

A. 静滴缩宫素

B. 人工破膜

C. 充分休息

D. 静滴拉贝洛尔

E. 给予产妇精神安慰及鼓励

F. 阴道检查了解头盆关系

114. 临产已 21 小时，再检查：宫缩 40 秒，间隔 2 分钟，胎心监护显示胎心 167 次/分，频繁出现晚期减速，胎膜已破，羊水黄绿色，血压 144/90mmHg，宫口开全，先露 +4。此种情况下的紧急处理方式应是

A. 行产钳术

B. 静滴拉贝洛尔

C. 静滴硫酸镁

D. 立即行剖宫产术

E. 静推葡萄糖液 + 维生素 C

F. 静滴乌拉地尔

115. 如果新生儿出生 1 分钟，心率 96 次/分，律齐，呼吸浅，不规律，四肢活动好，吸痰时喉部仅有轻度反射，躯干皮肤红润，四肢紫。Apgar 评分为

A. 9 分   B. 8 分

C. 7 分   D. 6 分

E. 5 分   F. 4 分

答案和精选解析

一、单选题

1. E 缩宫素结合到子宫肌上的缩宫素受体，激活磷脂酶 C，从膜磷脂释放出三磷酸肌醇和二酯酰甘油，升高细胞内钙的水平，使子宫节律性收缩。

2. B 产力包括子宫收缩力、腹肌和膈肌收缩力以及肛提肌收缩力。子宫收缩力简称宫缩，是临产后的主要产力，贯穿于整个分娩过程。腹壁肌及膈肌收缩力简称腹压，是第二产程胎儿娩出时的重要辅助力量。肛提肌收缩力可协助胎先露部在骨盆腔进行内旋转。

3. C 宫缩以子宫底部最强最持久，向下逐渐减弱。子宫底部收缩力的强度是子宫下段的 2 倍。

4. B 肛提肌收缩力有协助胎先露部在骨盆腔进行内旋转的作用。当胎头枕部位于耻骨弓下时，能协助胎头仰伸及娩出。当胎盘娩出至阴道时，肛提肌收缩力有助于胎盘娩出。

5. C 骨盆倾斜度是指妇女站立时，骨盆入口平面与地平面所形成的角度，一般为 60°。骨盆倾斜度过大影响胎头衔接和胎儿娩出。

6. E 骨盆中段平面又称中骨盆平面，是骨盆的最窄平面。其前方为耻骨联合下缘，两侧为坐骨棘，这两个结构标志着骨盆前后的边界。后面为骶骨下端，即骶骨最下方的部分，后方没有骶尾关节。所以，正确答案是 E。

7. E 骨盆出口平面由两个近似三角区组成。这两个三角区不在同一平面上，但在两侧坐骨结节之间的一条共同基线上。前三角的顶点为耻骨联合下缘，两侧为耻骨降支。后三角的顶点是骶骨的尖端，两侧为骶结节韧带和坐骨结节。

8. D 入口斜径（选项 A）为骶髂关节至对侧髂耻隆突间的距离，平均约为 12.75cm；入口前后径（选项 B）又称真结合径，指从耻骨联合上缘中点至骶岬前缘正中间的距离，平均约为 11cm；出口前后径（选项 C）为耻骨联合下缘至骶尾关节间的距离，平均长约 11.5cm；中骨盆横径（选项 D）为两坐骨棘间的距离，平均长约 10cm；中骨盆前后径（选项 E）为耻骨联合下缘中点通过两侧坐骨棘间连线中点至骶骨下端间的距离，平均长约 11.5cm。所以中骨盆横径为最短径线。故本题应选 D。

9. E 出口后矢状径即骶尾关节至坐骨结节间径中点间的距离，平均长约 8.5cm。当出口横径稍短，而出口横径与后矢状径之和大于 15cm 时，一般正常大小胎儿可以通过后三角区经阴道娩出。

10. D 骨盆入口平面为骨盆腔入口，呈横椭圆形。其前方为耻骨联合上缘，两侧为髂耻缘，后方为骶岬上缘。有 4 条径线：①入口前后径：又称真结合径。耻骨联合上缘中点至骶岬上缘正中间的距离，正常值平均 11cm，其长短与胎先露衔接关系密切。②入口横径：左右髂耻缘间的最大距离，正常值平均 13cm。③入口斜径：左右各一。左骶髂关节至右髂耻隆突间的距离为左斜径；右骶髂关节至左髂耻隆突间的距离为右斜径，正常值平均 12.75cm。因此，骨盆入口平面最小的径线是真结合径。

11. B 骨盆入口前后径指从耻骨联合上缘中点至骶岬前缘正中间的距离，平均约为11cm；入口横径为左右髂耻缘间的最大距离，平均约为13cm。所以骨盆入口前后径比横径小。故选项A错误。中骨盆平面是骨盆的最窄平面。所以选项B正确。中骨盆横径为两坐骨棘间的距离，平均长约10cm；中骨盆前后径为耻骨联合下缘中点通过两侧坐骨棘间连线中点至骶骨下端间的距离，平均长约11.5cm。所以中骨盆横径比前后径小。故选项C错误。骨盆轴为连接骨盆各假想平面中点的曲线，分娩及助产胎儿时沿此轴方向娩出。骨盆轴上段向下向后，中段向下，下段向下向前。所以选项D错误。妇女直立时骨盆入口平面与地平面所成的角度一般为60°。若倾斜度过大，则常影响胎头的衔接。所以选项E错误。因此本题应选B。

12. E 骨盆入口横径是左右髂耻缘间的最大距离，正常值平均13cm。

13. E 出口前后径是指耻骨联合下缘至骶尾关节间的距离，正常值平均11.5cm。

14. D 出口横径指两侧坐骨结节前端内侧缘的距离，也称坐骨结节间径，平均长约9cm。是胎先露部通过骨盆出口的径线，此径线与分娩关系密切。

15. A 临产后，由于子宫肌纤维的缩复作用，子宫上段肌壁越来越厚，子宫下段肌壁被牵拉越来越薄。在子宫内面的上、下段交界处形成环状隆起，称生理性缩复环。所以选项A正确。生理性缩复环并不一定提示胎儿先露部下降受阻（选项B）。它也不是先兆子宫破裂的征象（选项C），也不一定伴随胎儿宫内窘迫（选项D）。生理性缩窄环是由子宫肌肉组织的特殊排列引起的，并且与子宫收缩有关（选项E）。

16. E 参见上一题解析。

17. A 临产后宫颈发生两个变化，分别为宫颈管消失和宫口扩张。临产后宫口扩张主要是子宫收缩及缩复向上牵拉的结果。临产前宫颈管长约2～3cm，临产后宫颈内口向上向外扩张，宫颈管形成漏斗状，随后宫颈管逐渐变短、消失。所以选项A正确，选项B错误。初产妇通常是先宫颈管消失，随后宫口扩张。经产妇一般是宫颈管消失与宫口扩张同时进行所以选项E错误。宫缩使胎先露部衔接，在宫缩时前羊水不能回流，加之子宫下段的胎膜容易与该处蜕膜分离而向宫颈管宫颈管全部消失突出，形成前羊膜囊，协助宫口扩张。所以选项C、D均错误。因此本题应选A。

18. B 头先露时，胎头先通过产道，较臀先露易娩出，通过触清矢状缝及前后囟，可以确定胎方位。

19. D 双顶径（选项A）为两侧顶骨隆突间的距离，是胎头最大横径，妊娠足月时平均约9.3cm；枕额径（选项B）为鼻根上方至枕骨隆突间的距离，妊娠足月时平均

约11.3cm；枕颏径（选项C）为额骨下方中央至后囟顶部间的距离，妊娠足月时平均约13.3cm；双颞径（选项D）是指胎儿两侧顶骨之间的距离，约8.4cm；枕下前囟径（选项E）为前囟中央至枕骨隆突下方相连处之间的距离，妊娠足月时平均约9.5cm。所以双颞径为最短的胎头径线。

20. C 参见上一题解析。

21. E 枕下前囟径又称小斜径，为前囟中央至枕骨隆突下方相连处之间的距离，胎头俯屈后以此径通过产道，妊娠足月时平均约9.5cm。

22. E 胎儿双顶径为两侧顶骨隆突间的距离，是胎头最大横径，妊娠足月时平均约9.3cm。

23. C 枕左前位胎头进入骨盆入口时，衔接的径线是枕额径。枕额径是从胎儿枕部的最高点到额部的最前点的径线。这条径线可以帮助确定胎儿头部的位置和方向，以便医生或助产士进行适当的引产或分娩干预。

24. B 分娩机制是指胎儿先露部在通过产道时，为适应骨盆各平面的不同形态，被动地通过衔接、下降、俯屈、内旋转、仰伸、复位及外旋转、胎肩及胎儿娩出等一连串适应性动作，以其最小径线通过产道的全过程。

25. E ①仰伸：胎头完成旋转后，胎头下降达阴道外口时，宫缩和腹压继续迫使胎头下降，而肛提肌收缩力又将胎头向前推进，两者的共同作用（合力）使胎头沿产轴向前向上，胎头枕骨下部达耻骨联合下缘时，以耻骨弓为支点使胎头逐渐仰伸，胎头的顶、额、鼻、口、颏相继娩出。当胎头仰伸时，胎儿双肩径沿左斜径进入骨盆入口。②下降：胎头沿骨盆轴前进的动作称为下降。下降贯穿于分娩全过程，并与其他动作同时进行。③俯屈：当胎头以枕额径进入骨盆腔降至骨盆底时，原处于半俯屈的胎头枕部遇肛提肌阻力，借杠杆作用进一步俯屈，使下颏靠近胸部，以最小的枕下前囟径取代较大的枕额径，变胎头衔接时的枕额周径（平均34.8cm）为枕下前囟周径（平均32.6cm），以适应产道形态，有利于胎头继续下降。④内旋转：当胎头到达中骨盆时，胎头为适应骨盆纵轴而旋转，使其矢状缝与中骨盆前后径相一致，此过程称为内旋转。⑤衔接：是指胎头双顶径进入骨盆入口平面，胎头颅骨最低点达到或接近坐骨棘水平。所以选项E正确。

26. C 胎头衔接是指胎头双顶径进入骨盆入口平面，胎头颅骨最低点接近或达到坐骨棘水平。初产妇在预产期前1～2周内衔接，经产妇多在临产后才衔接。

27. E 当胎头继续下降至骨盆底时，处于半俯屈状态的胎头遇到肛提肌阻力，进一步俯屈，使胎儿下颏更加接近胸部，使胎头衔接时的枕额径变为枕下前囟径，有利于胎头继续下降。

28. E 正常枕前位分娩时，当胎头到达中骨盆时，

胎头为适应骨盆纵轴而旋转，使其矢状缝与中骨盆前后径相一致，此过程称为内旋转。

29. E 当胎头下降至骨盆底遇到阻力时，胎头为适应前后径长、横径短的特点，枕部向母体中线方向旋转45°达耻骨联合后方，使其矢状缝与中骨盆及骨盆出口前后径相一致的动作称为内旋转。

30. B 胎头完成旋转后，胎头下降达阴道外口时，宫缩和腹压继续迫使胎头下降，而肛提肌收缩力又将胎头向前推进，两者的共同作用（合力）使胎头沿产轴向前向上，胎头枕骨下部达耻骨联合下缘时，以耻骨弓为支点使胎头逐渐仰伸，胎头的顶、额、鼻、口、颏相继娩出。当胎头仰伸时，胎儿双肩径沿左斜径进入骨盆入口。

31. E 经产妇只有枕后位、枕横位可以经阴道分娩。肩左后位、肩右后位、颏左后位、颏右后位胎头径线过大，在盆腔内无法旋转，不能经阴道分娩。

32. E 胎头娩出时，胎儿双肩径沿骨盆入口左斜径下降。胎儿娩出后，为使胎头与胎肩恢复正常关系，胎头枕部向原方向（向左旋转）45°，称为复位。胎肩在骨盆腔内继续下降，前（右）肩向前向中线旋转45°使胎儿双肩径转成与出口前后径一致的方向，胎头枕部需外继续向左旋转45°，以保持胎头与胎肩的垂直关系，称为外旋转。

33. C 参见上一题解析。

34. A 国际上常用 Bishop 评分法（下表）判断宫颈成熟度分法判断宫颈成熟度。

Bishop 宫颈成熟度评分法

指标	分数			
	0	1	2	3
宫口开大（cm）	0	1~2	3~4	≥5
宫颈管消退（%）（未消退为2~3cm）	0~30	40~50	60~70	≥80
先露位置（坐骨棘水平=0）	-3	-2	-1~0	+1~+2
宫颈硬度	硬	中	软	
宫口位置	朝后	居中	朝前	

35. B 不规律宫缩又称假临产。分娩发动前，由于子宫肌层敏感性增强，可出现不规律宫缩。其特点：①宫缩频率不一致，持续时间短、间歇时间长且无规律；②宫缩强度未逐渐增强；③常在夜间出现而于清晨消失；④不伴有宫颈管短缩、宫口扩张等；⑤强镇静药物能抑制宫缩。所以选项 B 正确。

36. B 大多数孕妇在临产前24~48小时内（少数1周内），因宫颈内口附近的胎膜与该处的子宫壁剥离，毛细血管破裂有少量出血并与宫颈管内黏液栓相混，经阴道排出，称为见红，是分娩即将开始比较可靠的征象。

37. D 初产妇临产后胎头多已入盆，当胎头降至骨盆出口压迫盆底组织时，产妇有排便感，不由自主向下屏气。随着产程进展，会阴会渐渐膨隆和变薄，肛门松弛。所以选项 D 正确。第三产程一般约5~15分钟，不超过30分钟。所以选项 A 错误。自然分娩胎膜破裂多发生在宫口近开全时。所以选项 B 错误。产妇屏气用力多出现在第二产程，并不标志宫口开全。所以选项 C 错误。生理情况时，此环不能从腹部见到。所以选项 E 错误。因此本题应选 D。

38. B 分娩的第一产程又称宫颈扩张期，是指从规律宫缩开始到宫颈口开全（10cm）。第一产程又分为潜伏期和活跃期：①潜伏期为宫口扩张的缓慢阶段，初产妇一般不超过20小时，经产妇不超过14小时。②活跃期为宫口扩张的加速阶段，可在宫口开至4~5cm即进入活跃期，最迟至6cm才进入活跃期，直至宫口开全（10cm）。此期宫口扩张速度应≥0.5cm/h。所以选项 B 错误。

39. C 参见上一题解析。

40. D 总产程是指分娩全过程，即从开始出现规律宫缩直到胎儿、胎盘娩出的全过程。分为3个产程：（1）第一产程：即宫颈扩张期，指临产开始直至宫口完全扩张即开全（10cm）为止的时期。初产妇的宫颈较紧，宫口扩张缓慢，不超过20小时；经产妇的宫颈较松，宫口扩张较快，不超过14小时。（2）第二产程：即胎儿娩出期，是指从宫口开全到胎儿娩出的全过程。初产妇需1~2小时，不应超过3小时；经产妇通常数分即可完成，也有长达1小时者，但不应超过2小时。（3）第三产程：即胎盘娩出期，是指从胎儿娩出后到胎盘胎膜娩出，即胎盘剥离和娩出的全过程，需5~15分钟，不应超过30分钟。所以总产程的最大时限为24小时。

41. D 参见上一题解析。

42. C 坐骨棘位于真骨盆腔中部，在分娩过程中衡量胎先露下降程度的重要骨性标志。

43. C 肛门检查可适时在宫缩时进行，亦能了解宫颈软硬度、厚薄，宫口扩张程度，是否破膜，骨盆腔大小，确定胎方位及了解胎头下降程度。

44. E 用胎儿颅骨最低点与坐骨棘平面的关系评估胎头下降：阴道检查可触及坐骨棘，胎头颅骨最低点平坐骨棘时，以"0"表示；在坐骨棘平面上1cm时，以"-1"表示；在坐骨棘平面下1cm时，以"+1"表示。胎头下降程度+2是指胎头颅骨最低点在坐骨棘平面下2cm。

45. A 进入第二产程的标志是宫口开全，即宫口开大10cm。

46. D 第二产程表现：宫口近开全或开全后，胎膜自然破裂胎头下降，当胎头降至骨盆出口压迫盆底组时，产妇有反射性排便感，并不由自主向下屏气。随着产程进展，会阴会渐渐膨隆和变薄，肛门松弛。胎头于宫缩时露出于阴道口，在宫缩间歇期又缩回阴道内，称为胎头拨露；当胎头双顶径越过骨盆出口，宫缩间歇期胎头不再回缩时称胎头着冠。产程继续进展，胎头娩出，接着胎头复位及外旋转，随后前肩和后肩相继娩出，胎体很快娩出，后羊水随之涌出。所以选项 D 错误。因此本题应选 D。

47. C 接产要领：做好分娩解释，取得产妇配合。宫缩间歇时，保护会阴的右手稍放松，以免压迫过久过紧引起会阴水肿。当胎头枕部在耻骨弓下露出时，左手应按分娩机制协助胎头俯屈和仰伸，控制胎头娩出速度。此时若宫缩强，应嘱产妇张口呼气消除腹压，并嘱产妇在宫缩间歇时稍向下屏气使胎头缓慢娩出，胎头娩出后，右手仍适度保护会阴，让胎头以最小径线（枕下前囟径）缓慢通过阴道口，减少会阴严重撕裂伤的风险。所以选项 C 错误。

48. E 胎盘剥离的征象有：①宫体变硬呈球形，下段被扩张，宫体呈狭长形被推向上方，宫底升高达脐上；②剥离的胎盘降至子宫下段，阴道口外露的一段脐带自行延长；③阴道少量流血；④用手掌尺侧在产妇耻骨联合上方轻压子宫下段时，宫体上升而外露的脐带不再回缩。

49. B Apgar 评分是用于快速评估新生儿出生后一般状况的方法（下表）。以出生后 1 分钟内的心率、呼吸、肌张力、喉反射及皮肤颜色 5 项体征为依据，每项为 0～2 分，满分为 10 分。若评分为 8～10 分，属正常新生儿；4～7 分属轻度窒息，又称青紫窒息；0～3 分属重度窒息，又称苍白窒息。根据下表可知选项 B 正确。

新生儿 Apgar 评分法

体征	0 分	1 分	2 分
每分钟心率	0	<100 次/min	≥100 次/min
每分钟呼吸	0	浅、慢，不规则	佳
肌张力	松弛	四肢稍屈曲	四肢屈曲，活动好
喉反射	无反射	有些动作	咳嗽，恶心
皮肤颜色	全身苍白	躯干红，四肢青紫	全身粉红

50. E 参见上一题解析。

51. B Apgar 评分以呼吸为基础，皮肤颜色最灵敏，心率是最后消失的指标。临床上恶化顺序为皮肤颜色→呼吸→肌张力→反射→心率，复苏有效顺序为心率→反射→皮肤颜色→呼吸→肌张力。肌张力恢复越快，预后越好。

52. E 肛门检查可适时在宫缩时进行。通过此检查能够了解宫颈软硬度、厚薄，宫口扩张程度，是否破膜，骨盆腔大小，确定胎方位以及胎头下降程度。

53. A 胎儿先露部衔接后，将羊水分隔为前后两部，在胎先露部前面的羊水称前羊水。当宫缩时羊膜腔内压力增加到一定程度时胎膜自然破裂，前羊水流出。自然分娩胎膜破裂多发生在宫口近开全时。一旦发现胎膜破裂，应立即监测胎心，并观察羊水性状和流出量，记录破膜时间，测量体温。若有胎心异常，应立即阴道检查排除脐带脱垂。破膜后应每 2 小时测量产妇体温，注意排查绒毛膜羊膜炎，根据临床指标决定是否启用抗生素。若无感染征象，破膜超过 12 小时尚未分娩可给予抗生素预防感染。当胎头未入盆高浮或者胎位不正的时候，破水后还是需要卧床或者抬高臀部避免羊水流出过多。但是已临产进入产程，此时胎儿头部占据了骨盆的大部分空间，羊水的流出通常是少量的。所以选项 A 正确，选项 B、D、E 错误。胎膜破裂后，若羊水只是轻度的浑浊，可以结合医生的意见多观察；如果羊水出现了重度浑浊，情况比较危急，就需要剖宫产终止妊娠。所以选项 C 错误。因此本题应选 A。

54. E 第三产程宫缩乏力容易并发产后出血，故在胎肩娩出后，肌内注射或静脉滴注缩宫素（或麦角新碱），同时应预防感染。

55. E 胎盘娩出后，将胎盘铺平，先检查胎盘母体面胎盘小叶有无缺损，然后将胎盘提起，检查胎膜是否完整，再检查胎盘胎儿面边缘有无血管断裂，及时发现副胎盘。所以选项 A 错误。胎盘娩出 2 小时内是产后出血的高危期，此时应在分娩室观察一般情况、产妇面色、结膜和甲床色泽，测量血压、脉搏和阴道流血量。注意子宫收缩、宫底高度、膀胱是否充盈、会阴及阴道有无血肿等，发现异常情况及时处理。产后 2 小时无异常方可将产妇和新生儿送回病房。所以选项 B 错误。发现胎盘有缺损，若残留体积在 3cm 以下，局部血流不丰富，而且没有大量的阴道流血，可以暂时不用清宫，先使用促进宫缩的药物，例如口服益母草或肌肉注射缩宫素，可以将残留物排出。所以选项 C 错误。胎盘娩出后，应仔细检查软产道（包括会阴、小阴唇内侧、尿道口周围、阴道和宫颈）有无裂伤。如有裂伤立即按原来的解剖位置或层次逐层缝合。所以选项 D 错误。阴道出血超过 300ml，可经下腹部宫体肌壁直接注入缩宫素。所以选项 E 正确。因此本题应选 E。

56. E 宫口开全后，接产者站在产妇右侧，当胎头拨露使阴唇后联合紧张时，开始保护会阴。

57. E 胎膜早破、阴道流血、胎头未衔接、胎位异常、有剖宫产史、宫缩强、估计能短时间内分娩及患严重心脏病等不宜灌肠。初产妇宫口扩张 <4cm、经产妇 <2cm 时应行温肥皂水灌肠，既能清除粪便，避免分娩时排便造成污染，又能通过反射作用刺激宫缩加强产程进展。

58. D 分娩疼痛主要来自子宫收缩、宫颈扩张、盆底组织受压、阴道扩张、会阴拉长，其主要感觉神经传导至胸10～骶4脊神经后，经脊髓上传至大脑痛觉中枢，因此若予以镇痛，须将神经阻滞范围控制在胸10～骶4之间。

59. A 分娩镇痛的禁忌证：①产妇拒绝；②凝血功能障碍、接受抗凝治疗期间；③局部皮肤感染和全身感染未控制；④产妇难治性低血压及低血容量、显性或隐性大出血；⑤原发性或继发性宫缩乏力和产程进展缓慢；⑥对所使用的药物过敏；⑦已经过度镇静；⑧伴严重的基础疾病，包括神经系统严重病变引起的颅内压增高、严重主动脉瓣狭窄和肺动脉高压、上呼吸道水肿等。

60. E 胎头下降程度 S^{+4} 是指胎头颅骨最低点在坐骨棘平面下4cm。宫口开全、骨盆各径线正常、胎头双顶径已达坐骨棘平面以下4cm，此时除子宫收缩力外，腹肌及膈肌收缩力是胎儿娩出时的重要辅助力量，肛提肌收缩力可协助胎先露部在盆腔进行内旋转。当胎头枕部露于耻骨弓下时，能协助胎头仰伸及娩出。

61. A 胎盘激素的尿雌激素/肌酐（E/C）比值用于估计胎儿胎盘单位功能。临床意义为：E/C 比值 > 15 为正常值，10～15 为警戒值，< 10 为危险值。题干提示尿雌激素/肌酐比值为7，且宫口开大不足，胎头高浮，可能会导致难以顺利进行阴道分娩，存在较大的分娩风险，故应尽快终止妊娠，行剖宫产术。

62. A 该初产妇规律宫缩6小时（< 8小时）宫口扩张3cm，说明第一产程潜伏期顺利，胎儿体重2700g，说明胎儿大小在正常范围内，胎心142次/分，说明胎儿情况良好，此时胎头已下降至坐骨棘平面以下1cm，说明头盆已衔接，骨盆外测量未见异常，故此时恰当处理应是不需干涉产程进展，等待自然分娩。所以选项 A 正确。

63. A 目前多采用 Bishop 评分法判断宫颈成熟度，估计试产的成功率，满分为13分，> 9分均成功，7～9分的成功率为80%，4～6分的成功率为50%，≤ 3分均失败。

64. E 临产开始的标志为规律且逐渐增强的子宫收缩，持续约30秒，间歇5～6分钟，同时伴随进行性宫颈管消失、宫口扩张和胎先露部下降。患者头先露，宫口开4cm，胎囊明显膨出，骨盆检查正常，为正常产程，应送产房消毒接生。所以选项 E 正确。

65. A 活跃期为宫口扩张的加速阶段，可在宫口开至4～5cm即进入活跃期，最迟至6cm才进入活跃期，直至宫口开全（10cm）。题中产妇宫口开大8cm，处于正常活跃期。第二产程是指从宫口开全至胎儿娩出，产妇宫口未开全，并非处于第二产程。

66. B 第一产程是指从规律宫缩到宫口开大到10cm，一般需要11～12小时。该孕妇从规律宫缩到宫口开大9cm，历时10小时，属于正常产程。

67. E 阴道暗红色间歇流血，约150ml，提示阴道少量流血，这是正常位置胎盘剥离的征象。

68. D 心率小于100次/分，得1分；无呼吸得0分；四肢稍屈得1分；无喉反射得0分；全身苍白得0分。故 Apgar 评分应该为2分。

69. E Apgar 评分0～3分为重度窒息（苍白窒息），该新生儿出生1分钟 Apgar 评分1分，缺氧严重需紧急抢救，复苏时首先吸出鼻腔和口腔中的羊水和黏液，行直视下喉镜气管内插管并给氧。对缺氧较严重的新生儿，应在出生后5分钟、10分钟时再次评分，直至连续两次评分均≥8分。

70. D 从新产程的角度，该产妇产程进展顺利，无需特殊处理，应严密观察产程进展，如宫口开大、胎头下降等情况，并及时进行必要的处理和干预。所以选项 D 正确。人工破膜可能会加速产程或增加子宫内感染的风险，不适合在这种情况下使用，所以选项 A 错误；哌替啶是镇痛药物，不适合用于促进宫口扩张和加速分娩，所以选项 B 错误；缩宫素可促进宫缩，但对于初产妇宫口开大不足8cm 时不宜使用，否则可能导致子宫收缩过度，影响胎儿供氧，所以选项 C 错误；目前情况不宜立即进行剖宫产，应该先严密观察产程进展，根据情况及时采取必要的处理措施，所以选项 E 错误。

71. A 接产者不应在胎盘尚未完全剥离时用力按揉，下压宫底或牵拉脐带，以免引起胎盘部分剥离而出血或拉断脐带，甚至造成子宫内翻。所以选项 A 做法不恰当。其余四个选项均正确。

72. B 宫缩时前羊水囊楔入宫颈管内，有助于扩张宫口。随着宫缩继续增强，羊膜腔内压力更高，当压力增加到一定程度时胎膜自然破裂。胎膜多在宫口近开全时破裂。孕妇胎儿状态良好，应等待自然分娩。

73. B 根据患者的病史和检查结果，可以推断出患者可能存在胎儿窘迫和感染的情况。因此，处理措施应包括：①输注新鲜血液（选项A）：在胎儿窘迫和出血风险较高的情况下，输注新鲜血液可以维持患者的循环功能，保证足够的氧供。②给予大剂量糖皮质激素（选项C）：大剂量糖皮质激素可以帮助促进肺的成熟和预防呼吸窘迫综合征等胎儿并发症。③左侧卧位，间断吸氧（选项D）：左侧卧位可以减轻子宫对大血管的压迫，有利于胎儿的血液供应。间断吸氧可以提供足够的氧气给胎儿。④大剂量广谱抗生素联合应用（选项E）：考虑到患者有羊水破裂和中性粒细胞增高的情况，存在感染的可能性。因此，给予大剂量广谱抗生素可以预防或治疗感染。所以选项ACDE的处理措施均正确。物理降温措施（选项B）在此情况下并不适用，因为患者血压较低，体温较低可能会进一步影响循环功能。因此本题应选B。

74. B 该孕妇，妊娠 39 周，持续腹痛 7 小时，宫口开 3cm，提示第一产程潜伏期。胎心正常，故可以观察产程。

二、多选题

75. ABCE 影响分娩的因素有产力、产道、胎儿及精神心理因素。如各因素均正常并能相互适应，胎儿能顺利经阴道自然娩出，即正常分娩。

76. BCDE 产力是分娩过程中将胎儿及其附属物从宫腔内逼出的力量，包括子宫收缩力（简称宫缩）、腹壁肌及膈肌收缩力（统称腹压）和肛提肌收缩力。

77. ABDE 临产后正常的子宫收缩都是有节律性、对称性、极性和缩复作用。①节律性：宫缩是具有节律的阵发性收缩，每次阵缩由弱渐强（进行期），并维持一定时间（极期），随后再由强渐弱（退行期），直到消失进入间歇期。所以选项 C 正确。宫缩强度随产程进展逐渐增加，宫腔压力于临产初期可升高至 25～30mmHg，于第一产程末可增至 40～60mmHg，于第二产程期间可达 100～150mmHg，而间歇期宫腔压力则为 6～12mmHg。所以选项 D 错误。②对称性：正常宫缩起自两侧子宫角部，以微波形式迅速向子宫底中线集中，左右对称，然后以每秒约 2cm 速度向子宫下段扩散，约 15 秒均匀协调地遍及整个子宫，此为子宫收缩的对称性。所以选项 E 错误。③极性：子宫收缩力以子宫底部最强最持久，向下则逐渐减弱，子宫底部收缩力几乎是子宫下段的两倍，此为子宫收缩的极性。所以选项 A 错误。④缩复作用：每当宫缩时，子宫体部肌纤维短缩变宽，收缩之后肌纤维又重新松弛，但不能完全恢复到原来的长度，经过反复收缩，肌纤维越来越短。所以选项 B 错误。因此本题的正确答案为 ABDE。

78. ABCD 第二产程胎儿娩出时的重要辅助力量是腹壁肌及膈肌收缩力，简称腹压。腹压在第二产程尤其第二产程末期配以宫缩时运用最有效，能迫使胎儿娩出，过早用腹压不但无效，反而易使产妇疲劳和宫颈水肿，致使产程延长。在第三产程胎盘剥离后，腹压还可以促使已剥离的胎盘娩出。所以选项 ABCD 正确。腹压不是主要产力，子宫收缩力是临产后的主要产力。

79. ABCE 临产后的宫缩能迫使宫颈管消失、宫口扩张、胎先露部下降、胎盘和胎膜娩出。

80. ABD 胎儿的大小、胎位及有无畸形是影响分娩及决定分娩难易程度的重要因素之一。所以选项 ABD 正确。

81. ACDE 衔接时，胎头呈半俯屈状态进入骨盆入口，以枕额径衔接。俯屈动作完成后，胎头以枕下前囟径通过产道。所以选项 A、D 错误，选项 B 正确。下降贯穿于分娩全过程，并与其他动作同时进行。当宫缩时胎头下降，间歇时胎头又稍退缩。所以选项 C 错误。当胎

头到达中骨盆时，胎头为适应骨盆纵轴而旋转，使其矢状缝与中骨盆前后径相一致，此过程称为内旋转。所以选项 E 错误。因此本题应选 ACDE。

82. ABCE 当胎头到达中骨盆时，当胎头下降至骨盆底遇到阻力时，胎头为适应前后径长、横径短的特点，枕部向母体中线方向旋转 45°达耻骨联合后方，使其矢状缝与中骨盆及骨盆出口前后径相一致的动作称内旋转。胎头于第一产程末完成内旋转。内旋转后胎头后囟转至耻骨弓下。枕先露时胎头枕部最低，遇到骨盆底肛提肌阻力，肛提肌收缩将胎头枕部推向阻力小、部位宽的前方。所以选项 ABCE 正确。

83. ABCD 分娩过程中下降动作呈间歇性，促进胎头下降的因素有：①宫缩时通过羊水传导，压力经胎轴传至胎头；②宫缩时宫底直接压迫胎臀，压力传至胎头；③胎体由弯曲而伸直、伸长，有利于压力向下传递，促使胎头下降；④腹肌收缩，使腹腔压力增加，经子宫传至胎儿。所以选项 ABCD 正确。

84. CDE 分娩发动之前，出现的一些预示孕妇不久将临产的症状，称为先兆临产。先兆临产会出现以下几种表现：（1）假临产：常出现在分娩发动前，特点是：①宫缩持续时间短（<30 秒）且不恒定，间歇时间长且不规律，宫缩强度不增加；②宫缩时宫颈管不短缩，宫口不扩张；③常在夜间出现，清晨消失；④给予强镇静药物能抑制宫缩。（2）胎儿下降感：又称轻松感。多数孕妇自觉上腹部较前舒适，进食量较前增多，呼吸较前轻快，系胎先露部进入骨盆入口，使宫底位置下降而致。（3）见红：大多数出现在孕妇临产前 24～48 小时内（少数一周内），见红是分娩即将开始比较可靠的征象。（4）阴道分泌物增多：常出现在分娩前 3 周左右，一般为水样，易与破水相混淆。所以选项 CDE 正确。

85. ABCD 临产开始的主要标志是有规律且逐渐增强的子宫收缩，持续 30 秒或以上，间歇 5～6 分钟左右，伴有进行性子宫颈管消失，宫颈扩张和胎先露下降。"见红"是先兆临产的临床表现。所以选项 ABCD 正确。

86. AD 第一产程时若母体过于紧张焦虑可适当使用镇静药物或镇痛药物。所以选项 A 错误。第一产程禁用腹压。过早用腹压易使产妇疲劳和宫颈水肿，致使产程延长。所以选项 B 正确。第二产程宫缩频而强，胎儿在此期中更易发生缺氧，故在此期应勤听胎心，每次宫缩过后或每 5 分钟监测一次，听诊胎心应在宫缩间歇期至少听诊 30～60 秒。所以选项 C 正确。人工破膜应在子宫收缩过后进行，防止压力骤减胎儿下降太快。所以选项 D 错误。胎儿窘迫时应迅速结束分娩。所以选项 E 正确。因此本题应选 AD。

87. ACDE 第二产程的观察及处理措施：①密切监测胎心：此产程宫缩频而强，应勤听胎心，每次宫缩过

后或每5分钟监测一次，听诊胎心应在宫缩间歇期至少听诊30～60秒。所以选项A错误。若发现胎心异常，应立即行阴道检查，综合评估产程进展情况，尽快结束分娩。所以选项C错误。②密切监测宫缩：此产程宫缩持续时间可达60秒，间隔时间1～2分钟。必要时可给予缩宫素加强宫缩。所以选项B正确。③阴道检查：每隔1小时或有异常情况时行阴道检查。所以选项D错误。胎头下降的评估务必先行腹部触诊，后行阴道检查，排除头盆不称。所以选项E错误。④指导产妇用力：正确运用腹压是缩短第二产程的关键，宫缩时深吸气屏住，增加腹压。宫缩间歇呼气并使全身肌肉放松。因此本题应选ACDE。

88. ACDE 胎盘剥离的征象有：①宫体变硬呈球形，下段被扩张，宫体呈狭长形被推向上，宫底升高达脐上；②剥离的胎盘降至子宫下段，阴道口外露的一段脐带自行延长；③阴道少量流血；④用手掌尺侧在产妇耻骨联合上方轻压子宫下段时，宫体上升而外露的脐带不再回缩。

89. ABCE 不应对初产妇常规会阴切开，当出现下列情况时才考虑会阴切开术：会阴过紧或胎儿过大（选项B）、估计分娩时会阴撕裂不可避免者（选项E），或母儿有病理情况急需结束分娩者，例如早产时预防新生儿颅内出血（选项C）。产钳或胎头负压吸引器助产视母胎情况和手术者经验决定是否需要会阴切开，一般在胎头着冠时切开，可以减少出血，或决定手术助产时切开（选项A）。经产妇胎儿窘迫需立即结束分娩者应尽快结束分娩，不需要做会阴侧切术。故不选D。因此本题应选ABCE。

三、共用题干单选题

90. C 宫缩的节律性是临产重要标志，即为有规律且逐渐加强的子宫收缩，间歇5～6分钟，持续30秒，并伴有宫颈管消失、宫口扩张和胎先露下降。该产妇宫缩尚不规律，先露高，没有进入产程，没有临产开始的标志。

91. C 在进入产程前，胎心好，主要鼓励产妇消除紧张情绪，鼓励进食，休息，左侧卧位，并定时检查了解产程进展，但不必要持续低流量吸氧。

92. C 从临产规律宫缩开始至活跃期起点（4～6cm）称为潜伏期。初产妇＞20小时、经产妇＞14小时称为潜伏期延长。

93. B 检查结果提示为正常分娩过程，严密观察产程进展，无须干涉。

94. C 产妇产程进展尚好，无缩宫素使用指征。

95. D 胎心监护无反应型一般是指胎心率基线变异不良。胎心监护出现一次无反应型时没有明确的诊断意义，需进行复查。与宫缩相关的胎心减速是指先兆流产

或者临产后，随宫缩出现的暂时性胎心减慢，主要分为早期减速、晚期减速、变异减速、延长减速等几种情况。

96. C 临产后破膜需立即听胎心，必要时持续胎心监护；记录破膜时间，阴道检查了解宫口扩张、胎头下降情况及有无脐带脱垂；如破膜12小时仍未分娩可予抗生素预防感染；但如宫口未开全，不应该运用腹压。所以选项C不恰当。

97. C 频发晚期减速提示胎儿窘迫，如点滴缩宫素只会加重胎儿缺氧，如短时间内无法阴道分娩，应立即剖宫产并作好术前准备。所以选项C不恰当。

98. A 依据题干信息所述，无异常状况，可等待自然分娩。

99. C 依据题干信息所述，宫缩转弱，产程进展已19小时，胎膜已破，宫口仅开大6cm，应静脉滴注缩宫素加强宫缩，加速第二产程。

100. C 进入第二产程后，会阴过紧或胎儿过大，估计分娩时会阴撕裂难以避免者或母儿有病理情况急需结束分娩者，可选择会阴侧切，产钳助娩。适时在阴部神经阻滞麻醉下作会阴切开术，可减少盆底组织对胎头的阻力，必要时施行预防性产钳助产术，但操作须轻柔，以防损伤胎头。

101. A 依据题干信息所述，为正常产程无需干涉。

102. B 正常产程的恰当处理方式即无需干涉，等待自然分娩。

103. A 宫缩逐渐减弱，产程已18小时，胎膜已破，宫口开大7cm。若无头盆不称，则应加强宫缩，以缩宫素为最佳选择，可静脉滴注缩宫素。胎头双顶位已通过坐骨棘平面，等待自然分娩或行会阴侧切，行胎头吸引术或产钳助产；如胎头未衔接或胎儿宫内窘迫，应行剖宫产术。

104. E 临产后阴道检查能直接触清宫口四周边缘，准确估计宫颈质地、宫颈消退、宫口扩张、胎膜破裂、胎先露高低。若先露为头，还能了解矢状缝及囟门，确定胎方位。但不能得知胎儿大小。所以本题应选E。

105. C 瘢痕子宫阴道试产需详细了解上次剖宫产与此次分娩间隔时间长短、上次剖宫产手术方式及有无感染、出血等并发症、此次是否存在上次剖宫产指征、此次胎儿大小、产房有无紧急剖宫产技术等，综合进行评估。

106. B 胎盘剥离及排出方式有两种：①胎儿面娩出式：多见，胎盘胎儿面先排出。胎盘从中央开始剥离，而后向周围剥离，其特点是胎盘先排出，随后见少量阴道流血。②母体面娩出式：少见，胎盘母体面先排出，胎盘从边缘开始剥离，血液沿剥离面流出，其特点是先有较多阴道流血，胎盘后排出。所以本题应选B。

107. A 由于宫腔容积明显缩小，胎盘不能相应缩小

与子宫壁发生错位而剥离。剥离面有出血，形成胎盘后血肿。由于子宫继续收缩，增加剥离面积，直至胎盘完全剥离而排出。接产者用手下压宫底或牵拉脐带协助胎盘剥离有可能致胎盘剥离不全。所以选项 A 处理不正确。

108. C 若检查有副胎盘残留，应在无菌操作下伸手入宫腔取出残留组织，胎盘未全剥离而出血多时，应行手取胎盘术。

109. D 正常分娩出血量多数不超过 300ml。分娩次数 >5 次的多产妇易发生宫缩乏力，应及时应用宫缩剂。若胎儿已娩出 30 分钟，胎盘仍未排出，出血不多时，应注意排空膀胱，再轻轻按压子宫及静注子宫收缩剂后仍不能使胎盘排出时，再行手取胎盘术。切忌在胎盘尚未完全剥离时用手按揉、下压宫底或牵拉脐带。若胎盘娩出后出血多时，可经下腹部直接注入宫体肌壁内或肌注麦角新碱 0.2 ~ 0.4mg，并将缩宫素 20U 加于 5% 葡萄糖液 500ml 内静脉滴注。所以选项 D 说法错误。

四、案例分析题

110. AEF 胎儿畸形（选项 A）诊断需要彩超等辅助检查。根据提供的信息，无法确定胎儿是否有畸形，因此选项 A 的诊断不恰当。患者宫高（子宫长度）38cm + 腹围 106cm ≥ 140cm，巨大胎儿（选项 B 正确）的可能性大。根据提供的信息，孕妇现孕 39 周，胎心正常，因此可以诊断为足月活胎（选项 C 正确）。根据提供的信息，患者出现规律宫缩和阴道少许血性黏液，已临产（选项 D 正确），非先兆临产（选项 F 错误）；胎心无明显异常，不能诊断胎儿窘迫（选项 E 错误）。所以选项 AEF 诊断不恰当。

111. DE 患者有效宫缩，宫口开大有进展，无干预产程指征，故不需要进行"静滴缩宫素加速产程"和"行人工破膜"。

112. A 临产 20 小时未进入活跃期，诊断为潜伏期延长。

113. D 患者血压 120/90mmHg，无自觉症状，可继续观察患者病情变化，无药物降压治疗指征，不需要静滴拉贝洛尔。

114. A 患者频繁出现晚期减速，胎儿窘迫，应立即终止妊娠。宫口开全，胎头已达棘下 3cm，有助产条件，应行产钳术助产。

115. D 心率小于 100 次/分得 1 分；律齐，呼吸浅，不规律，得 1 分；四肢活动好，得 2 分；吸痰时喉部仅有轻度反射，得 1 分；躯干皮肤红润，四肢紫，得 1 分。故 Apgar 评分应该为 6 分。

第四章　正常产褥

1. 产褥期母体的变化中最显著的是
- A. 生殖系统变化
- B. 乳房的变化
- C. 循环及血液系统的变化
- D. 消化系统的变化
- E. 泌尿系统的变化

2. 产后 2 周产褥子宫应
- A. 大小相当于妊娠 12 周
- B. 大小相当于妊娠 14 周
- C. 位于真骨盆内
- D. 位于假骨盆内
- E. 完全复旧

3. 关于子宫复旧，以下说法不恰当的是
- A. 子宫重量约为 500g
- B. 子宫恢复至非孕状态
- C. 产后 10 日子宫降至骨盆腔内
- D. 产后 2~3 日宫颈口可通过 2 指
- E. 产后 4 周宫颈完全恢复至正常形态

4. 影响子宫复旧的主要因素是
- A. 宫内感染
- B. 分娩次数
- C. 卧床时间
- D. 产妇情绪
- E. 是否哺乳

5. 关于产后子宫重量逐渐减少，下列说法不恰当的是
- A. 产后 1 周约为 500g
- B. 产后 2 周约为 200g
- C. 产后 2 周约为 300g
- D. 产后 6 周约为 50g
- E. 分娩结束时约有 1000g

6. 关于产褥期子宫内膜的修复，以下说法不正确的是
- A. 产后 3 周，胎盘剥离以外的子宫腔由新生内膜修复
- B. 胎盘剥离后，其附着面积缩小为原来的一半
- C. 产后 3 周，胎盘附着部位内膜尚未完全修复
- D. 产后 3 周，子宫内膜完全修复
- E. 产后 6 周，子宫内膜完全修复

7. 除胎盘部位外，宫腔表面完全由新生内膜修复约需
- A. 1 周
- B. 2 周
- C. 3 周
- D. 4 周

E. 半年

8. 产后子宫缩小至妊娠 12 周大小，需要时间为
- A. 1 周
- B. 2 周
- C. 3 周
- D. 4 周
- E. 5 周

9. 关于正常产褥期母体生殖器官逐渐恢复，下列说法恰当的是
- A. 宫体恢复至非孕大小需时 4 周
- B. 于产后 10 日，腹部检查扪不到宫底
- C. 宫颈外形于产后 3 日恢复至未孕状态
- D. 于产后 2 周宫颈完全恢复至正常状态
- E. 于产后第 4 周，除胎盘附着处外，宫腔表面均由新生的内膜修复

10. 下列有促进乳汁分泌作用的是
- A. 吸吮动作
- B. 前列腺素
- C. 孕激素制剂
- D. 口服溴隐亭
- E. 大剂量雌激素制剂

11. 关于产后泌乳的机制，下列说法不恰当的是
- A. 低雌激素
- B. 高孕激素
- C. 高催乳激素
- D. 低胎盘泌乳素
- E. 新生儿吸吮刺激

12. 母乳喂养时，避免母亲乳头皲裂最主要措施是
- A. 喂哺后清洗乳头
- B. 喂哺前消毒乳头
- C. 让新生儿早吸吮多吸吮乳头
- D. 苯甲酸雌二醇涂乳头以防皲裂
- E. 保持新生儿恰当吸吮母乳的姿势（即婴儿将乳头及大部分乳晕含入口内吮乳）

13. 轻度会阴撕裂或者会阴切口缝合后在产后几日能自行愈合
- A. 产后 1~2 日
- B. 产后 3~4 日
- C. 产后 6~7 日
- D. 产后 10 日
- E. 产后 3 周

14. 产后多尿期为
- A. 产后 12 小时
- B. 产后 24 小时
- C. 产后 48 小时
- D. 产后第 1 周
- E. 无明显多尿

15. 产后循环血量明显增加的时间是

A. 产后 2 小时内　　　　B. 产后 6 小时内

C. 产后 20 小时内　　　D. 产后 48 小时内

E. 产后 72 小时内

16. 产后循环血量恢复至未孕状态所需的时间是

A. 1～2 周　　　　　　B. 2～3 周

C. 3～4 周　　　　　　D. 3～5 周

E. 4～5 周

17. 关于产褥期的消化系统变化，以叙述正确的是

A. 产后产妇不易发生便秘

B. 产后孕酮及胃动素水平下降

C. 产后数日内，产妇一般食欲好

D. 胃酸减少，胃肠道平滑肌收缩力下降

E. 产后胃肠道张力和蠕动力 1 周内能恢复正常

18. 有关产褥期内分泌系统的变化，以下说法不正确的是

A. 分娩后，雌激素和孕激素于产后 1 周降至未孕时水平

B. 不哺乳产妇通常在产后 6～10 周月经复潮

C. 哺乳产妇因无月经来潮，无受孕可能

D. 胎盘生乳素于产后 6 小时不能再测出

E. 哺乳产妇月经复潮延迟

19. 符合产褥期正常临床表现的是

A. 产后呼吸浅快、脉率缓慢

B. 血性恶露持续 1 个月

C. 宫底在产后第 1 日略上升至脐平

D. 产后 5～7 日出现宫缩痛

E. 产后 24 小时有 ＜39℃ 的泌乳热

20. 产后恢复排卵时间为

A. 不哺乳产妇恢复排卵时间平均为产后 12 周

B. 哺乳产妇恢复排卵时间平均为产后 6～8 个月

C. 哺乳产妇恢复排卵时间平均为产后 2～4 个月

D. 哺乳产妇恢复排卵时间平均为产后 8 周

E. 不哺乳者产妇恢复排卵时间在产后 10 周

21. 关于产褥期血液系统的变化，以下说法不恰当的是

A. 血纤维蛋白原在产后 2～4 周内降至正常

B. 白细胞总数在产褥早期升高，可达 $20 \times 10^9/L$

C. 血红蛋白水平于产后 1 周左右回升

D. 白细胞总数在 1～2 周恢复正常

E. 妊娠期红细胞沉降率加快，产后 1 周恢复正常

22. 泌乳热的特点正确的是

A. 表现为乳房血管、淋巴管极度充盈、乳房胀大

B. 多见于产后 7～8 日

C. 可能是感染引起

D. 可持续 4～5 日

E. 属病态

23. 关于产褥期妇女的临床表现，以下描述恰当的是

A. 产后宫缩痛多见于初产妇

B. 产后脉搏增快

C. 产后第 1 天宫底稍下降

D. 子宫复旧因哺乳而加速

E. 恶露通常持续 1～2 周

24. 产妇正常经阴道分娩后 3 天，以下描述中不正确的是

A. 体温 37.4℃　　　　B. 脉搏 65 次/分

C. 呼吸 15 次/分　　　D. 子宫平脐

E. 睡眠及初醒时出汗很多

25. 关于恶露的特点，以下叙述正确的是

A. 白色恶露含少量胎膜

B. 浆液恶霜持续 3 天

C. 正常恶露持续 4～6 周

D. 血性恶露持续 7 天

E. 血性恶露含有蜕膜和细菌

26. 对产褥期产妇进行精神、心理的护理，最好应做到

A. 丈夫要关心妻子

B. 注意产妇营养

C. 做好产妇的思想工作

D. 将新生儿交给产妇照顾

E. 不必太在意产妇产后抑郁的表现，过一段时间自然会自愈

27. 关于产褥期女性的处理措施，以下叙述不正确的是

A. 乳房如有硬结，应停止授乳

B. 乳房肿胀时，应适当限制摄取水分

C. 分娩后首次来月经，多是无排卵型的

D. 授乳期月经来潮，乳汁的质量不会改变

E. 分娩后，当血性分泌物减少时，即可沐浴

28. 母乳喂养正确的方法是

A. 哺乳时间至少持续 1 年

B. 产后 1 小时后开始哺乳

C. 只要新生儿需要随时哺乳

D. 哺乳后必须用清水清洁乳头

E. 发现乳房胀痛，立即用抗生素防治乳腺炎

29. 关于产后检查的说法，以下叙述不正确的是

A. 产后访视至少 5～6 次

B. 产后医院妇科检查主要是内生殖器恢复情况

C. 产妇应于产后 42 天去医院做产后健康检查

D. 第一次行产后检查时同时携带新生儿

E. 产后访视的内容包括新生儿状况、检查乳房、会阴或剖宫产切口愈合情况

30. 产妇最佳体操锻炼时间是

A. 产后 12 小时　　　　B. 产后 24 小时

C. 产后 1 周　　　　　　D. 产后 1 个月

E. 产后 24 周

31. 初产妇，25 岁，足月顺产。产后第 2 天，体温 37.5℃，阴道流血少，宫底脐下一指，收缩好。可诊断为

A. 正常产褥　　　　　　B. 产后子宫内膜炎

C. 子宫复旧不良　　　　D. 上呼吸道感染

E. 胎盘胎膜部分残留

32. 初产妇，25 岁，会阴侧切分娩一健康男婴，体重 3400g，其正常产褥期的临床表现是产后

A. 24 小时体温 38.5℃

B. 第 1 天宫底达脐下 3 指

C. 1 周血容量恢复至未孕状态

D. 4 周宫颈恢复至非孕时状态

E. 2 周恶露开始转为浆液性

33. 经产妇，32 岁，足月顺产。因"产后 3 天腹痛、汗多"就诊。查体：体温 37.5℃，双乳稍胀，子宫底脐下 1 指，轻压痛，恶露红色，量少。以下症状和体征异常的是

A. 腹痛、汗多

B. 体温 37.5℃

C. 双乳胀

D. 恶露红色，量少

E. 子宫底脐下 1 指，轻压痛

34. 初产妇，26 岁。产后第 3 日开始发热，体温 37.8℃，现已持续 12 小时。子宫收缩良好，无压缩，乳房肿胀有硬结，会阴切口无红肿疼痛，恶露正常无异味。最可能的发热原因是

A. 上呼吸道感染　　　　B. 产褥感染

C. 乳腺炎　　　　　　　D. 乳腺管不通

E. 泌乳热

35. 初产妇，28 岁。10 日前剖宫产，母乳喂养，双乳不胀，新生儿吸吮双乳后仍哭闹不安而加代乳品，对该产妇的处理方式不恰当的是

A. 调节饮食　　　　　　B. "催乳饮"催乳

C. 增加新生儿吸吮次数　D. 增加睡眠时间

E. 用吸奶器吸乳

36. 初产妇，29 岁，产后 6 小时。因会阴侧切伤口疼痛，未排尿，查宫底脐上 2 指，阴道出血不多，按压下腹部有排尿感。以下处理方式不恰当的是

A. 鼓励产妇多饮水

B. 热水熏洗外阴

C. 鼓励产妇坐起排尿

D. 下腹正中置热水袋

E. 肌内注射甲基硫酸新斯的明

37. 初产妇，30 岁。4 天前会阴侧切术，目前阴道出血不多，检查见局部红肿、硬结，体温 38.5℃。此种情况最有可能是

A. 会阴伤口血肿　　　　B. 子宫内膜炎

C. 阴道壁血肿　　　　　D. 会阴侧切伤口感染

E. 尿潴留

38. 初产妇，26 岁。7 日前足月顺产，阴道内少量血液流出，无腹痛，无发热，宫底位于脐耻之间，无压痛。患者正确的处理方式是

A. B 超了解宫内有无胎盘胎膜残留

B. 应用止血药

C. 阴道分泌物培养

D. 应用子宫收缩药

E. 正常产褥不需处理方式

二、多选题

39. 在产褥期时，以下器官逐渐恢复或接近正常未孕状态的是

A. 输尿管　　　　　　　B. 子宫

C. 阴道　　　　　　　　D. 乳房

E. 外阴

40. 初乳的特点不正确的是

A. 初乳中含蛋白质比成熟乳多

B. 初乳含分泌型 IgA 较成熟乳多

C. 初乳中脂肪含量比成熟乳少

D. 初乳中乳糖含量比成熟乳多

E. 因含脂肪多呈淡黄色

41. 产褥期，促使乳汁分泌的条件包括

A. 产后产妇血中呈低雌激素、高催乳激素水平

B. 保证产妇休息、睡眠和饮食，避免精神刺激

C. 哺乳时间不宜过早，以产后 24 小时为宜

D. 吸吮喷乳是保持乳腺不断泌乳的关键

E. 催产素可促进乳汁分泌

42. 关于哺乳的叙述正确的是

A. 产后半小时开始哺乳

B. 母乳喂养

C. 按需哺乳

D. 按时哺乳

E. 哺乳前应用温开水擦洗乳房及乳头

43. 产后 3~4 天感乳胀，与之相关的因素有

A. 乳房过度充盈　　　　B. 乳腺管阻塞

C. 子宫复旧不良　　　　D. 婴儿过度吸吮

E. 哺乳方法不当

44. 关于产褥期的临床表现，下列说法正确的是

A. 产后第 2 日开始，宫底每日下降 1 ~ 2cm

B. 产后 24 小时内体温略升高但不超过 38℃

C. 产后 3 ~ 4 日可能会出现"泌乳热"

D. 哺乳时宫缩痛会加重

E. 恶露持续 1 周

45. 正常产褥不可以出现

A. 中度贫血　　　　　　B. 尿潴留

C. 便秘　　　　　　　　D. 体温升高

E. 脉搏加快

46. 产后尿潴留的常见原因有

A. 分娩过程中膀胱受压时间长

B. 不习惯卧床排尿

C. 会阴伤口疼痛

D. 区域阻滞麻醉

E. 膀胱受损

47. 正常产褥期的表现不正确的有

A. 产后 24 小时白细胞应恢复至正常范围

B. 产后 2 周恶露开始转为浆液性

C. 产后 24 小时体温超过 38℃

D. 产后第 1 天，宫底达脐平

E. 产后脉搏一般偏快

48. 关于产后会阴伤口的处理方式，下列说法正确的是

A. 会阴伤口感染应延迟拆线

B. 会阴缝线产后 3 ~ 5 日拆线

C. 每日 2 ~ 3 次使用对外阴无刺激的消毒液擦洗外阴

D. 会阴部有水肿者，可局部进行湿热敷

E. 会阴伤口不能如期愈合，有感染者应定期换药

49. 产褥期产妇应该注意的事项中，不正确的是

A. 产后 42 天要到医院做产后健康检查

B. 产妇居住的房间要保暖，不要经常开窗

C. 产后必须卧床休息 1 个月，不要下床活动

D. 产后 1 个月内不要刷牙，避免造成牙齿松动

E. 产后 6 个月内可以性生活，但不必要采取避孕措施

三、共用题干单选题

(50 ~ 51 题共用题干)

初产妇，31 岁。现顺产后 2 天，下腹疼痛呈阵发性，出汗，低热。查体：体温 38.0℃，宫底平脐，无压痛感；乳房胀满，恶露鲜红，量大，有腥味，会阴切口无红肿现象。

50. 此种情况下李女士腹痛的原因最可能是

A. 产褥感染　　　　　　B. 肠麻痹

C. 子宫内膜炎　　　　　D. 产后宫缩痛

E. 子宫复旧不良

51. 进一步的处理方式最恰当的是

A. 使用宫缩剂

B. 静滴抗生素

C. 肥皂水灌肠

D. 口服抗生素

E. 属正常现象不必处理方式

(52 ~ 53 题共用题干)

初产妇，29 岁，现孕 40 周，妊娠晚期有细菌性阴道炎病史，在规律宫缩 16 个小时后自然分娩。产后第 3 天，10：00 及 16：00 测体温均为 37.8℃，无特殊不适。双乳肿胀，有硬结，宫底在脐下 2 指，恶露呈红色，量不多，尿常规示大量红细胞，血常规：白细胞计数 10×10^9/L，中性粒细胞比例 74%，淋巴细胞比例 26%。

52. 目前可诊断考虑为

A. 发热待查　　　　　　B. 乳汁淤积

C. 子宫内膜炎　　　　　D. 正常产褥

E. 泌尿系统感染

53. 现首选的处理措施是

A. 抗感染治疗

B. 嘱患者多喝水并碱化尿液

C. 乳腺切开引流

D. 肌内注射麦角新碱

E. 乳房热敷，多让新生儿吮吸

(54 ~ 57 题共用题干)

初产妇，28 岁，1 小时前产钳助娩一 3500g 女婴，现在产房观察。

54. 以下不属于此种情况必须观察项目的是

A. 产妇饮食情况

B. 膀胱是否充盈

C. 宫底高度

D. 子宫收缩情况、出血量

E. 会阴、阴道有无血肿

55. 该产妇产后 7 小时仍未排尿，检查宫底脐上 1 指，子宫收缩好，阴道出血不多，下腹部稍膨隆，此种情况最可能的诊断是

A. 肠麻痹　　　　　　　B. 尿潴留

C. 合并卵巢肿瘤　　　　D. 子宫复旧不良

E. 宫腔内积血

56. 此种情况处理方式是

A. 按摩子宫

B. 产后 42 日复查

C. 抗生素预防感染

D. 子宫收缩药促进子宫收缩

E. 肌内注射甲硫酸新斯的明

57. 该产妇产后第 4 日发热，双乳胀痛，检查体温 38.2℃，双乳红肿，血管淋巴充盈，有硬结，此种情况最可能的诊断为

A. 会阴伤口感染   B. 上呼吸道感染

C. 子宫内膜炎   D. 乳汁淤积

E. 乳腺炎

(58~59 题共用题干)

经产妇，32 岁。现产后第 1 天，下腹痛，有低热，出汗，咽无充血，无恶心呕吐、腹泻，脐下二横指处可触及一硬块上界，白细胞 $11.0 \times 10^9/L$，中性 0.75。

58. 最可能的诊断是

A. 子宫肌瘤红色变性

B. 卵巢囊肿扭转

C. 产后子宫内膜炎

D. 产后宫缩痛

E. 子宫肌炎

59. 正常产后第 3 天，乳房胀痛，无红肿，乳汁排流不畅，体温 38.2℃。解决方法首选

A. 芒硝敷乳房   B. 生麦芽煎汤喝

C. 用吸奶器吸乳汁   D. 少喝汤水

E. 让新生儿多吸吮双乳

答案和精选解析

一、单选题

1. A 五个选项均为产褥期母体的变化，产褥期母体的变化包括全身各个系统，以生殖系统变化最为显著。

2. C 子宫于产后 10 日降至骨盆腔内，腹部检查触不到宫底。

3. A 子宫重量在分娩结束时约为 1000g，产后 1 周时约为 500g，产后 2 周时约为 300g，产后 6 周恢复至 50~70g。所以选项 A 错误。子宫复旧是指在胎盘娩出后子宫逐渐恢复至未孕状态的全过程，一般为 6 周。所以选项 B 正确。胎盘娩出后，子宫圆而硬，宫底在脐下一指。产后第 1 日略上升至脐平，以后每日下降 1~2cm，至产后 10 日子宫降入骨盆腔内。所以选项 C 正确。胎盘娩出后的宫颈外口呈环状如袖口。于产后 2~3 日，宫口仍可容纳 2 指。产后 1 周后宫颈内口关闭，宫颈管复原。产后 4 周宫颈恢复至非孕时形态。所以选项 D、E 正确。因此本题应选 A。

4. A 在胎盘娩出后子宫逐渐恢复至未孕状态的全过程称为子宫复旧，一般为 6 周，其主要变化为宫体肌纤维缩复和子宫内膜的再生，同时还有子宫血管变化、子宫下段和宫颈的复原等。影响子宫复旧的原因复杂，如由于部分胎盘、胎膜残留；子宫内膜炎或盆腔感染；子宫过度后倾，后屈，影响恶露排出；多胎妊娠，羊水过多，

过大胎盘；也有因伴子宫肌瘤、子宫肌腺瘤，使子宫复旧功能受到障碍。

5. B 产后随着子宫体肌纤维不断缩复，子宫重量发生变化。分娩结束时约为 1000g，产后 1 周时约为 500g，产后 2 周时约为 300g，产后 6 周恢复至 50~70g。

6. D 胎盘、胎膜从蜕膜海绵层分离并娩出后，遗留的蜕膜分为 2 层，表层发生变性、坏死、脱落，形成恶露的一部分自阴道排出；接近肌层的子宫内膜基底层逐渐再生新的功能层，内膜缓慢修复，约于产后第 3 周，除胎盘附着部位外，宫腔表面均由新生内膜覆盖，胎盘附着部位内膜完成修复需至产后 6 周。胎盘娩出后，胎盘附着面立即缩小，面积约为原来的一半。所以选项 D 错误。

7. C 参见上一题解析。

8. A 胎盘娩出后，子宫体逐渐缩小，于产后 1 周子宫缩小至约妊娠 12 周大小，于产后 6 周恢复至妊娠前大小。

9. B 随着子宫体肌纤维不断缩复，子宫体积及重量均发生变化。胎盘娩出后，子宫体逐渐缩小，于产后 1 周子宫缩小至约妊娠 12 周大小，在耻骨联合上方可触及。于产后 10 日，子宫降至骨盆腔内，腹部检查触不到宫底。子宫于产后 6 周恢复到妊娠前大小。子宫重量也逐渐减少，分娩结束时约为 1000g，产后 1 周时约为 500g，产后 2 周时约为 300g，产后 6 周恢复至 50~70g。所以选项 A 错误，选项 B 正确。产后 4 周宫颈恢复至非孕时形态。所以选项 C、D 错误。接近肌层的子宫内膜基底层逐渐再生新的功能层，内膜缓慢修复，约于产后第 3 周，除胎盘附着部位外，宫腔表面均由新生内膜覆盖，胎盘附着部位内膜完成修复需至产后 6 周。所以选项 E 错误。因此本题应选 B。

10. A 吸吮及不断排空乳房是保持乳腺不断泌乳的重要条件。

11. B 胎盘剥离娩出后，产妇血中雌激素，孕激素及胎盘生乳素急剧下降，催乳激素增加，新生儿吸吮刺激增加泌乳。所以，选项 B 错误。

12. E 母乳喂养时，避免母亲乳头皲裂最主要措施是保持新生儿恰当吸吮母乳的姿势。哺乳时，最好先让宝宝吮吸没有皲裂的乳头，然后在交替哺乳。而且要加大宝宝的吮吸面积，尽量让他含着乳晕。以便缓解乳头疼痛。每次哺乳结束，要等宝宝松口之后，再把乳头拉出来，不要强硬拉扯，容易损伤皮肤组织。

13. B 分娩后外阴轻度水肿，于产后 2~3 日内逐渐消退。会阴部血液循环丰富，若有轻度撕裂或会阴侧切缝合，多于产后 3~4 日内愈合。

14. D 产后 1 周内尿量增多，应鼓励产妇尽早自行排尿。

15. E 子宫胎盘血循环终止且子宫缩复，大量血液

从子宫涌入产妇体循环，加之妊娠期潴留的组织间液回吸收，产后 72 小时内，产妇循环血量增加 15%～25%。循环血量于产后 2～3 周恢复至未孕状态。

16. B　参见上一题解析。

17. D　妊娠期胃肠蠕动及肌张力均减弱，胃液中盐酸分泌量减少，产后需 1～2 周逐渐恢复。产后 1～2 日内产妇常感口渴，喜进流食或半流食。产褥期活动减少，肠蠕动减弱，加之腹肌及盆底肌松弛，容易便秘。所以选项 D 正确。

18. C　产后雌激素及孕激素水平急剧下降，至产后 1 周时已降至未孕时水平。所以选项 A 正确。不哺乳者一般在产后 6～10 周月经复潮，在产后 10 周左右恢复排卵。所以选项 B 正确。哺乳者月经复潮延迟，平均在产后 4～6 个月恢复排卵。所以选项 E 正确。产后较晚月经复潮者，首次月经来潮前多有排卵，故哺乳期仍有受孕可能。所以选项 C 错误。胎盘生乳素于产后 6 小时已不能测出。所以选项 D 正确。因此本题应选 C。

19. C　产褥期正常临床表现：①生命体征：产后的体温多数在正常范围内，体温最初 24 小时内略升高，一般不超过 38℃。产后的脉搏略慢，每分钟 60～70 次，1 周后恢复正常。产后呼吸 14～16 次/分。产后血压平稳。②子宫复旧：产后第 1 日因宫颈外口升至坐骨棘水平，致使宫底稍上升平脐，以后每日下降 1～2cm，至产后 10 日子宫降至骨盆腔内。③恶露：正常恶露持续 4～6 周，血性恶露持续 3～4 日，逐渐转为浆液恶露，约 10 日后变为白色恶露，大致持续 3 周干净。④产后宫缩痛：于产后 1～2 日出现，持续 2～3 日自然消失，多见于经产妇。

20. E　参见 18 题解析。

21. E　产褥早期血液仍处于高凝状态。血纤维蛋白原、凝血酶、凝血酶原于产后 2～4 周内降至正常。血红蛋白水平于产后 1 周左右回升。白细胞总数于产褥早期较高，可达（15～30）×10^9/L，一般 1～2 周恢复正常。淋巴细胞稍减少，中性粒细胞增多，血小板数增多。红细胞沉降率于产后 3～4 周降至正常。所以选项 E 错误。

22. A　产后 3～4 日出现乳房血管、淋巴管极度充盈，乳房胀大，伴体温升高，称为泌乳热，一般持续 4～16 小时体温即下降，不属病态。所以选项 A 正确。

23. D　产后宫缩痛于产后 1～2 日出现，持续 2～3 日自然消失，多见于经产妇。所以选项 A 错误。产后脉搏在正常范围内。所以选项 B 错误。胎盘娩出后，子宫圆而硬，宫底在脐下一指。产后第 1 日略上升至脐平，以后每日下降 1～2cm，至产后 10 日子宫降入骨盆腔内。所以选项 C 错误。新生儿吸吮乳头会引起子宫收缩，减少出血，有利于子宫恢复。所以选项 D 正确。恶露通常持续 4～6 周。所以选项 E 错误。因此本题应选 D。

24. D　产妇产后 24 小时内可略升高，一般 ≤38℃。

所以选项 A 正确。产妇产后脉搏在正常范围内。所以选项 B 正确。产妇产后呼吸深慢，一般每分钟 14～16 次。所以选项 C 正确。胎盘娩出后，子宫圆而硬，宫底在脐下一指。产后第 1 日略上升至脐平，以后每日下降 1～2cm，至产后 10 日子宫降入骨盆腔内。所以选项 D 错误。产后 1 周内皮肤排泄功能旺盛，排出大量汗液，以夜间睡眠和初醒时更明显。所以选项 E 正确。

25. C　产后随子宫蜕膜脱落，含有血液、坏死蜕膜等组织经阴道排出，称为恶露。恶露有血腥味，但无臭味，持续 4～6 周，总量为 250～500ml。一般血性恶露持续约 3～4 天，含有多量红细胞、坏死蜕膜及少量胎膜。浆液恶露持续 10 天左右。白色恶露含大量白细胞、坏死组织蜕膜、表皮细胞及细菌等。所以选项 C 叙述正确。

26. D　产妇分娩后首先关心的是婴儿的健康，因此将婴儿交给母亲是对产妇最好的安慰和鼓励。

27. A　乳房里面有肿块通常对哺乳影响会比较大，但也不是绝对不能哺乳，主张进行母乳喂养为好，这样有利于改善乳腺情况，要注意正确的哺乳方式就可。所以选项 A 错误。

28. C　母乳喂养的正确方法是根据新生儿需要随时哺乳，通常每天 8～12 次，每次 15～45 分钟。世界卫生组织推荐母乳喂养 6 个月，提倡 2 年以上。产后 1 小时内开始进行早期皮肤接触有助于刺激母乳分泌，但并不意味着立即开始哺乳。哺乳后不必清洁乳头，因为母乳具有杀菌作用，用清水清洁可能会破坏皮肤自我保护功能。如果出现乳房胀痛，应及时采取通乳、热敷、按摩等正确措施进行治疗，确诊乳腺炎需使用抗生素治疗。所以选项 C 正确。

29. A　产妇出院后，由社区医疗保健人员在产妇出院后 3 日、产后 14 日和产后 28 日分别做 3 次产后访视，了解产妇及新生儿健康状况。所以选项 A 错误。产妇应于产后 6 周去医院常规随诊，包括全身检查及妇科检查。同时对婴儿进行检查。产后访视的内容包括新生儿状况、检查乳房、会阴或剖宫产切口愈合情况。

30. B　产后尽早适当活动，经阴道自然分娩的产妇，产后 6～12 小时内即可起床轻微活动，于产后第 2 日可在室内随意走动。产妇最佳体操锻炼时间是产后 24 小时。

31. A　从胎盘娩出至产妇全身各器官除乳腺外恢复至正常未孕状态所需的一段时期，称产褥期，通常为 6 周。患者现处于产后第 2 天，阴道流血少，宫底脐下一指，子宫尚未恢复至未孕状态，故产妇可诊断为正常产褥。

32. D　产褥期临床表现：①体温在产后 24 小时内略升高，一般不超过 38℃；②子宫复旧：产后第 1 天因宫颈外口升至坐骨棘水平，致使宫底稍上升至平脐，以后每天下降 1～2cm，产后 10 天子宫降到骨盆内；③恶露：

血性恶露持续 3 ~ 4 天，浆液性恶露持续 10 天左右，白色恶露持续 3 周干净；④循环系统：血容量于产后 72 小时增加 15% ~ 25%，2 ~ 3 周恢复至未孕状态；⑤生殖系统变化：产后 4 周宫颈完全恢复至非孕时状态。所以本题应选 D。

33. E 产后当日宫底一般在脐下 1 指，产后第 1 日升至脐平，以后每日下降 1 ~ 2cm。所以，选项 E 的症状和体征异常。其余选项均属于产后 3 天的症状和体征。

34. E 正常产妇在产后 24 小时内，体温略升高但不超过 38℃，可能与产程长导致过度疲劳有关。产后 3 ~ 4 日可能会出现"泌乳热"，乳房充血影响血液和淋巴回流，乳汁不能排出，一般不超过 38℃。

35. E 若出现乳汁不足，鼓励乳母树立信心，指导哺乳方法，按需哺乳、夜间哺乳，增加新生儿吸吮次数，适当调节饮食，喝营养丰富的肉汤。增加睡眠时间也会改善乳汁分泌量。若产妇乳胀可用吸奶器吸乳。所以选项 E 不恰当。

36. A 妊娠期体内潴留的多量水分主要经肾排出，故产后 1 周内尿量增多。妊娠期发生的肾盂及输尿管扩张，产后需 2 ~ 8 周恢复正常。故产褥期不鼓励产妇多饮水，以免增加尿潴留的发生。

37. D 会阴侧切术后，若发生侧切部位感染，可表现为局部红肿、硬结和触痛等症状，且可能伴随发热等全身症状。故选项 D 最有可能。会阴伤口血肿（选项 A）会引起疼痛和不适，而不是出血、发热等情况；子宫内膜炎（选项 B）常见症状是下腹部疼痛、白带异常、月经失调等；阴道壁血肿（选项 C）一般不会在会阴侧切术后早期出现，且不会伴随发热；尿潴留（选项 E）可致排尿困难等，患者症状与此无关。故本题应选 D。

38. A 产后胎盘残留一般会有阴道流血，有时也会有腹痛。对于产后的阴道流血，一定要及时的做 B 超检查。如果 B 超检查提示宫内有胎盘、胎膜残留，一般需要及时清宫。

二、多选题

39. ABCE 产褥期时，输尿管在没有受压迫后逐渐恢复；子宫在大约 6 周后逐渐恢复至未孕状态；阴道黏膜皱襞在 3 周后重新显现；外阴在 3 ~ 4 天内愈合；乳房在各种激素的刺激下出现二次发育。所以本题的正确答案为 ABCE。

40. DE 初乳是指产后 7 日内分泌的乳汁。初乳中含蛋白质及矿物质比成熟乳多，尤其是分泌型 IgA（SIgA），曾被称为出生后最早获得的口服免疫抗体。初乳中脂肪和乳糖含量较成熟乳少，因其含 β - 胡萝卜素，呈淡黄色。所以选项 DE 错误。

41. ABDE 产后乳房的主要变化是泌乳。妊娠期孕妇体内雌激素、孕激素、胎盘生乳素升高，使乳腺发育

及初乳形成。当胎盘剥离娩出后，产妇血中雌激素、孕激素及胎盘生乳素水平急剧下降，抑制下丘脑分泌的催乳抑制因子（PIF）释放，在催乳素作用下，乳汁开始分泌。婴儿每次吸吮乳头时，来自乳头的感觉信号经传入神经纤维到达下丘脑，通过抑制下丘脑分泌的多巴胺及其他催乳素抑制因子，使腺垂体催乳素呈脉冲式释放，促进乳汁分泌。吸吮乳头还能反射性地引起神经垂体释放缩宫素，缩宫素使乳腺腺泡周围的肌上皮收缩，使乳汁从腺泡、小导管进入输乳导管和乳窦而喷出乳汁。吸吮及不断排空乳房是保持乳腺不断泌乳的重要条件。由于乳汁分泌量与产妇营养、睡眠、情绪和健康状况密切相关，保证产妇休息、足够睡眠和营养丰富饮食，并避免精神刺激至关重要。世界卫生组织推荐母亲在产后 1 小时内就开始哺乳。所以选项 ABDE 正确。

42. ABCE 应于产后半小时内开始哺乳，提倡母乳喂养，可通过新生儿吸吮动作刺激泌乳，哺乳前应用温开水擦洗乳房及乳头。哺乳时间及频率取决于新生儿的需要及乳母感到奶胀的情况。

43. AB 乳胀多因乳房过度充盈及乳腺管阻塞所致。

44. ABCD 产后第 1 日宫底略上升至脐平，以后每日下降 1 ~ 2cm。所以选项 A 正确。产后体温多数正常。产后 24 小时内可略升高，一般≤38℃。产后 3 ~ 4 日出现"泌乳热"，一般持续 4 ~ 16 小时体温即下降。所以选项 B、C 均正确。哺乳时反射性缩宫素分泌增多使疼痛加重，不需特殊用药。所以选项 D 正确。恶露有血腥味，但无臭味，持续 4 ~ 6 周。所以，选项 E 错误。因此本题应选 ABCD。

45. AE 产后尿潴留是指分娩过程中子宫压迫膀胱及盆腔神经丛，使膀胱肌麻痹而导致的一种病症；产后因卧床休息、饮食缺乏维生素、肠道蠕动减弱，容易导致便秘；产后 3 ~ 4 日出现体温升高，称为泌乳热。以上皆属产褥期正常现象。产后脉搏在正常范围内，正常产褥不可以出现脉搏加快。正常产褥也不可以出现中度贫血。所以本题应选 AE。

46. ABCD 分娩时膀胱受压，会阴切口疼痛、不习惯卧床排尿，器械助产、区域阻滞麻醉等，均可能增加尿潴留的发生。

47. ABCE 白细胞总数于产褥早期较高，一般 1 ~ 2 周恢复正常。所以选项 A 错误。血性恶露持续 3 ~ 4 日。出血逐渐减少，浆液增加，转变为浆液恶露。所以选项 B 错误。正常产妇，产后 24 小时内，体温略升高但不超过 38℃。所以选项 C 错误。胎盘娩出后，子宫圆而硬，宫底在脐下一指。产后第 1 日略上升至脐平，以后每日下降 1 ~ 2cm，至产后 10 日子宫降入骨盆腔内。所以选项 D 正确。产后脉搏在正常范围内。所以选项 E 错误。因此本题应选 ABCE。

48. BCDE 产褥期会阴处理：选用对外阴无刺激的消毒液擦洗外阴，每日2~3次，平时应尽量保持会阴部清洁及干燥。会阴部有水肿者，可局部进行湿热敷，产后24小时后可用红外线照射外阴。会阴部有缝线者，应每日检查切口有无红肿、硬结及分泌物。于产后3~5日拆线。若伤口感染，应提前拆线引流或行扩创处理，并定时换药。所以选项BCDE正确。

49. BCDE 产褥期应注意合理饮食，保持身体清洁。产妇居室应清洁通风，注意休息。所以选项B、D错误。产后尽早适当活动，经阴道自然分娩的产妇，产后6~12小时内即可起床轻微活动，于产后第2日可在室内随意走动。所以选项C错误。产后42天也有怀孕的可能，故应采取避孕措施。所以选项E错误。产妇应于产后6周（42天）去医院常规随诊，包括全身检查及妇科检查。同时应带婴儿在医院做一次全面检查。所以选项A正确。因此本题应选BCDE。

三、共用题干单选题

50. D 在产褥早期因子宫收缩引起下腹部阵发性剧烈疼痛，是产后宫缩痛。阵发性的下腹疼痛、出汗和低热是产后宫缩痛的常见症状。所以腹痛的原因最可能是选项D。产褥感染（选项A）通常表现为发热、恶臭的恶露，伴有下腹痛和会阴切口红肿等炎症症状，但本例未提及红肿和其他感染症状。所以选项A不是最可能原因。肠麻痹（选项B）通常表现为腹胀、腹痛、排气和排便困难等肠道运动障碍的症状，与本例的症状不符。所以选项B错误。子宫内膜炎（选项C）通常在产后几天至几周内发生，但本例仅为产后2天，且未提及其他炎症症状。所以选项C错误。宫底平脐和无压痛感表明子宫复旧良好（选项E错误）。

51. E 产后宫缩痛于产后1~2日出现，持续2~3日自然消失，多见于经产妇。哺乳时反射性缩宫素分泌增多使疼痛加重，不需特殊用药。

52. D 目前可诊断考虑为正常产褥。产妇在产后出现的体温升高，宫底在脐下2指，恶露呈红色均属于正常产褥的临床表现。

53. E 产妇双乳肿胀，有硬结，且白细胞计数高于正常，考虑有细菌感染引起的可能性，因产妇处于哺乳期，不能进行抗生素抗感染治疗，应乳房热敷，多让新生儿吮吸。

54. A 产后2小时内极易发生如产后出血、子痫、产后心力衰竭等严重并发症，因此应在产房内严密观察产妇的生命体征、子宫收缩情况及阴道流血量，会阴、阴道有无血肿，并注意宫底高度及膀胱是否充盈等。

55. B 产后24小时内，由于膀胱肌张力降低，对膀胱内压的敏感性降低，加之外阴切口疼痛、不习惯卧床排尿、器械助产、区域阻滞麻醉，均可能增加尿潴留的发生。

56. E 产后尿潴留，肌内注射甲硫酸新斯的明1mg，兴奋膀胱逼尿肌促其排尿。

57. D 该产妇产后第4日发热，双乳胀痛，检查体温38.2℃，此种情况最可能的诊断为乳汁淤积，因乳房充血影响血液和淋巴回流，乳汁不能排出，产后3~4日可能会出现"泌乳热"，表现为乳房血管、淋巴管极度充盈，乳房胀大，伴体温升高。

58. D 经产妇，产后第1天，下腹痛。最可能的诊断是产后宫缩痛。

59. E 乳房胀痛、乳汁排流不畅可能是由于乳腺淤积引起的。让新生儿多吸吮双乳可以刺激乳腺排空，促进乳汁流出，缓解乳房胀痛的症状。频繁的母乳喂养有助于促进乳汁分泌和排出，同时满足新生儿的营养需求。所以选项E正确。

第五章 妊娠并发症

一、单选题

1. 早期流产最常见的原因是
    A. 黄体功能不足
    B. 染色体异常
    C. 甲状腺功能减退
    D. 过多接触放射线
    E. 严重感染、高热

2. 妊娠 8～10 周时容易发生不全流产，最主要的原因是
    A. 绒毛发育不成熟，未紧密种植在子宫蜕膜
    B. 绒毛与蜕膜层联系牢固
    C. 孕激素分泌过多
    D. 胎盘已形成
    E. 母体因素

3. 出血量较多的流产孕周为
    A. 4～6 周
    B. 8～12 周
    C. 10～16 周
    D. 14～20 周
    E. 20～28 周

4. 关于流产，以下说法恰当的是
    A. 是指妊娠 12 周前终止者
    B. 流产与过量吸烟、酗酒无关
    C. 主要症状为停经后出现阴道流血和腹痛
    D. 孕 8 周前的早期流产，多先发生底蜕膜出血，然后胚胎死亡
    E. 晚期流产先出现阴道流血，后有腹痛

5. 关于流产的概念，以下叙述正确的是
    A. 流产指妊娠 20 周前终止，胎儿体重不足 500g 者
    B. 难免流产一般多由先兆流产发展而来
    C. 习惯性流产指自然流产连续发生 2 次者
    D. 先兆流产时子宫大小与停经月份不符
    E. 稽留流产指子宫较停经周数大

6. 早期先兆流产最早出现的症状是
    A. 宫口扩张
    B. 子宫停止增大
    C. 少量阴道出血
    D. 持续性腹痛
    E. 尿妊娠试验阴性

7. 关于流产的治疗，以下说法不恰当的是
    A. 妊娠早期先兆流产者，可肌内注射黄体酮
    B. 宫颈内口松弛者应行宫颈内口环扎术
    C. 流产感染应先抗感染治疗后刮宫
    D. 不全流产应行吸宫术或钳刮术
    E. 难免流产应等待自然排出

8. 一经确诊，应尽快行清宫术的是
    A. 完全流产
    B. 不全流产
    C. 先兆流产
    D. 稽留流产
    E. 复发性流产

9. 胚胎组织滞留宫腔内过久，易导致凝血功能障碍的是
    A. 完全流产
    B. 不全流产
    C. 先兆流产
    D. 稽留流产
    E. 复发性流产

10. 关于早产，下列说法恰当的是
    A. 妊娠 20 足周至不满 37 足周间终止者
    B. 妊娠 24 足周至不满 36 足周间终止者
    C. 妊娠 28 足周至不满 36 足周间终止者
    D. 妊娠 28 足周至不满 38 足周间终止者
    E. 妊娠 28 足周至不满 37 足周间终止者

11. 下列因素中不能用于推算孕周的是
    A. 早孕反应
    B. 胎动开始时间
    C. 孕期 B 超检查资料
    D. 24 小时尿雌三醇定量
    E. 耻骨联合上子宫长度和腹围

12. 治疗先兆早产的药物不包括
    A. 苯甲酸雌二醇
    B. β－肾上腺素能受体激动剂
    C. 前列腺素合成酶抑制剂
    D. 硫酸镁
    E. 硝苯地平

13. 预防早产的重要措施中不正确的是
    A. 子宫颈内口松弛者应于妊娠中期行宫颈内口环扎术
    B. 加强对高危妊娠患者的管理
    C. 积极治疗妊娠并发症
    D. 常规抗生素预防感染
    E. 定期产前检查

14. 产妇临产前 2～4 小时内不宜应用的药物是
    A. 哌替啶
    B. 丙磺舒
    C. 对乙酰氨基酚
    D. 喷他佐辛
    E. 布洛芬

15. 关于过期妊娠的叙述正确的是

A. 过期妊娠是指平时月经周期规律，妊娠达到或超过 42 周

B. 过期妊娠发生率占妊娠总数的 25%

C. 过熟儿第 III 期胎儿预后较第 II 期好

D. 胎儿生长受限与过期妊娠不可能并存

E. 过期妊娠均伴有胎盘功能减退

16. 以下与过期妊娠无关的是

A. 无脑畸形

B. 羊水过多

C. 垂体 – 肾上腺轴发育不良或缺如

D. 胎盘硫酸酯酶缺乏症

E. 头盆不称

17. 妊娠期高血压疾病子痫前期的基本病理生理变化中最重要的是

A. 水钠潴留

B. 全身小动脉痉挛

C. 胎盘绒毛退行性变

D. 肝被膜下出血

E. 弥散性血管内凝血

18. 子痫发作时孕妇的直接死因是

A. 妊娠期高血压疾病性心脏病

B. 重度胎盘早剥

C. 脑出血

D. 急性肝坏死

E. 急性肾衰竭

19. 妊娠期高血压疾病的并发症不包括

A. 肺炎

B. 脑出血

C. 胎盘早剥

D. HELLP 综合征

E. 肾衰竭

20. 妊娠期高血压疾病患者水肿（＋＋）表示

A. 水肿延及外阴及腹部

B. 踝部及小腿水肿

C. 水肿延及股部

D. 全身水肿

E. 伴有腹水

21. 重度子痫前期的诊断标准不正确的是

A. 血压 ≥160/110mmHg

B. 血小板 $<100 \times 10^9$/L

C. 血清转氨酶水平低于正常值

D. 严重持续性右上腹或上腹疼痛

E. 血肌酐水平大于 1.1mg/dl 或无其他肾脏疾病时肌酐浓度为正常值 2 倍以上

22. 关于子痫的叙述正确的是

A. 子痫发生之前都具有较长时间的自觉症状

B. 妊娠一旦终止，子痫不会再发生

C. 光、声刺激可诱发抽搐

D. 体重增加过快与子痫无关

E. 产后子痫较为常见

23. 与子痫前期密切相关的因素不包括

A. 孕妇年龄 ≥40 岁

B. 抗磷脂抗体阳性

C. 子痫前期家族史

D. 本次妊娠为多胎妊娠

E. 经产妇

24. 妊娠期高血压病孕妇治疗的首选药物是

A. 利血平

B. 氯丙嗪

C. 硫酸镁

D. 氢氯噻嗪

E. 地塞米松

25. 硫酸镁继续用药的条件是

A. 膝反射存在，呼吸 ≥16 次/分，尿量 ≥25ml/h

B. 膝反射存在，呼吸 <10 次/分，尿量 <20ml/h

C. 呼吸存在，膝反射存在

D. 血压升高，脉搏加快

E. 尿量 >100ml/24h

26. 妊娠期高血压疾病患者应用硫酸镁治疗时，应注意尿量每 24 小时不少于

A. 400m

B. 500ml

C. 600ml

D. 650ml

E. 700ml

27. 妊娠期高血压疾病患者应用硫酸镁中毒时，解毒药为

A. 10% 葡萄糖酸钙

B. 肾上腺素

C. 10% 葡萄糖

D. 强心药

E. 利尿药

28. 妊娠期高血压疾病时，应用硫酸镁最早出现的中毒反应是

A. 尿量减少

B. 心率减慢

C. 呼吸减慢

D. 腱反射亢进

E. 膝反射消失

29. 对于重度子痫前期孕妇，治疗时首选的药物是

A. 降压药

B. 利尿药

C. 镇静药

D. 解痉药

E. 降低颅内压药

30. 妊娠期高血压疾病患者应用利尿药的禁忌证是

A. 急性心力衰竭

B. 脑水肿

C. 肺水肿

D. 全身性水肿

E. 血细胞比容 >0.35

31. 关于扩容疗法，以下说法不正确的是

A. 扩容增加心脏负担，可发生肺水肿、心力衰竭

B. 适用于全身水肿的重度妊娠期高血压疾病者

C. 常用扩容药物有白蛋白、低分子右旋糖酐

D. 扩容后可改善重要器官的血液灌注

E. 贫血、电解质紊乱时慎重选择扩容剂

32. 妊娠 39 周患重度子痫前期的初孕妇，恰当的处理方式应是

A. 治疗 24 ~ 48 小时症状改善后终止妊娠

B. 积极治疗，等待产程发动

C. 积极治疗至预产期终止妊娠

D. 静脉滴注缩宫素引产

E. 行人工破膜引产

33. 关于妊娠剧吐的病因，以下叙述不正确的是

A. 临床表现的程度与血 hCG 水平有正相关关系

B. 精神过度紧张焦虑的孕妇发病率高

C. 经济状况较差的孕妇发病率相对高

D. 葡萄胎患者发病率高

E. 终止妊娠后呕吐还会维持一段时间

34. 输卵管妊娠的主要病因是

A. 输卵管炎症

B. 输卵管妊娠史或手术史

C. 输卵管发育不良或功能异常

D. 辅助生殖技术

E. 避孕失败

35. 输卵管妊娠时，关于子宫的改变，以下叙述正确的是

A. 子宫增大变软，子宫内膜出现蜕膜反应

B. A－S 反应为输卵管妊娠所特有

C. 子宫增大与停经月份相符

D. 子宫内膜病理无改变

E. 子宫大小正常

36. 输卵管壶腹部妊娠最常见的结局是

A. 输卵管妊娠流产

B. 输卵管妊娠破裂

C. 易继发盆腔感染

D. 继发性腹腔妊娠

E. 输卵管妊娠胚胎停止发育并吸收

37. 输卵管间质部妊娠的结局多为

A. 囊胚自宫口排出

B. 输卵管妊娠流产

C. 转变为宫角妊娠

D. 输卵管妊娠破裂

E. 可维持至足月

38. 输卵管妊娠破裂后的表现不正确的是

A. 多数病例有短期停经史

B. 腹部叩诊常有移动性浊音

C. 出现休克症状和体征

D. 尿妊娠试验均阳性

E. 宫颈举痛明显

39. 急性宫外孕的患者在进行妇科检查时不会出现的体征是

A. 宫颈外口松，开大容一指

B. 阴道后穹隆饱满有触痛

C. 宫颈有明显的举拉痛

D. 子宫稍大稍软

E. 子宫有漂浮感

40. 异位妊娠破裂有内出血患者最有助于诊断的检查应是

A. 宫颈举痛

B. 尿妊娠试验（＋）

C. 腹部触诊压痛、反跳痛

D. 腹部叩诊移动性浊音（＋）

E. 尿妊娠试验（＋），后穹隆穿刺抽出不凝血

41. 以下诊断输卵管妊娠的辅助检查方法中，很少使用的是

A. 阴道后穹隆穿刺

B. 尿 hCG

C. 血 hCG

D. 诊断性刮宫

E. 超声检查

42. 诊断输卵管妊娠的直接证据是

A. 宫旁一侧见混合性包块，其内有妊娠囊

B. 直肠子宫陷凹有积液

C. 子宫内可见妊娠囊

D. 尿妊娠试验（＋）

E. 后穹隆穿刺抽出不凝血

43. 确诊为输卵管妊娠破裂、出血性休克，应采取的紧急措施是

A. 输血

B. 升压药物

C. 立即剖腹探查

D. 纠正休克后手术

E. 边抗休克，边开腹手术

44. 急性输卵管妊娠破裂或流产的手术原则是

A. 尽快钳夹出血处，切除患侧输卵管

B. 尽量吸出腹腔血液做自体输血

C. 进行对侧输卵管整形术

D. 切除患侧附件

E. 切除子宫

45. 输卵管妊娠保守治疗最常用的药物是

A. 甲氨蝶呤（MTX）

B. 米非司酮

C. 氟尿嘧啶

D. 前列腺素

E. 天花粉

46. 关于妊娠期肝内胆汁淤积症，以下叙述正确的是

A. 妊娠期肝内胆汁淤积症可能与雌激素、遗传及环境等因素有关

B. 妊娠期肝内胆汁淤积症患者血清肝酶升高 AST 较 ALT 敏感

C. 多数妊娠期肝内胆汁淤积症患者分娩后症状持续整个产褥期

D. 大多数妊娠期肝内胆汁淤积症患者黄疸先于皮肤瘙痒发生

E. 妊娠期肝内胆汁淤积症的发生无明显种族差异

47. 妊娠期肝内胆汁淤积症诊断的主要依据是

A. 血清总胆汁酸（TBA）增高

B. 尿素氮增高

C. 血清 ALT 增高

D. 血清胆红素增高

E. 尿酸增高

48. 经产妇，36 岁，第一胎为巨大儿。随后 2 次妊娠分别在 24 周及 22 周时破膜不久流产。最可能造成 2 次流产的原因是

A. 染色体异常　　　B. 子宫肌瘤

C. 宫颈内口松弛　　D. ABO 血型不合

E. 卵巢黄体功能不足

49. 患者女，33 岁，现停经 8 周。3 天前下腹痛及阴道出血，血量少于月经量，未见明显组织物排出。妇科检查：宫口闭，宫体如孕 50 天大小，右侧卵巢直径 2~3cm，触痛。此例可诊断为

A. 先兆流产　　　　B. 难免流产

C. 不全流产　　　　D. 异位妊娠

E. 稽留流产

50. 患者女，30 岁，现停经 18 周。因"1 个月来间断少量阴道出血"就诊。查体：腹部无明显压痛，反跳痛，子宫颈口未开，子宫增大如孕 8 周，未闻及胎心，触不到胎动。最可能的诊断为

A. 先兆流产　　　　B. 难免流产

C. 不全流产　　　　D. 完全流产

E. 稽留流产

51. 患者女，28 岁，现停经 8 周。因"阵发性下腹痛伴阴道出血 1 天"就诊。阴道出血多于月经量，鲜红色。宫颈口松，容 1 指，子宫如孕 50 天大小，质软，偶有收缩感。最可能的诊断是

A. 先兆流产　　　　B. 难免流产

C. 不全流产　　　　D. 稽留流产

E. 完全流产

52. 患者女，27 岁，现停经 11 周。"因 3 小时前阴道大量出血"入院。查体：血压 80/50mmHg。妇科宫颈口松，有烂肉组织堵塞于宫口，子宫如孕 8 周大小。最可能的诊断是

A. 稽留流产　　　　B. 先兆流产

C. 难免流产　　　　D. 不全流产

E. 宫颈息肉

53. 患者女，26 岁，现停经 7 周。因"阴道断续少量流血"入院。查体：子宫鹅卵大、软，宫口未开，有少许新鲜血液自宫口流出。尿妊娠试验（+）。针对此情况的恰当表述是

A. 尿妊娠试验阳性提示胚胎正常

B. 不存在葡萄胎的可能性

C. 安静卧床，保胎治疗

D. 尽早行刮宫术

E. 服用止血药物

54. 患者女，33 岁，停经近 2 个月，2 日前阴道开始流血，流量中等，伴阵发性下腹痛并逐渐加重。查子宫略大，宫口可容 1 指，并见宫口内的胎囊。此种情况正确处置应是

A. 立即输液输血

B. 检测 hCG 值

C. 行吸宫术

D. 肌注黄体酮注射液 20ml

E. 做凝血功能检查

55. 患者女，26 岁，现停经 60 天。因"1 天前开始下腹痛，阴道出血 3 天"就诊。查体：宫口闭，子宫增大如孕 50 余天大小。为确诊应进行的检查最恰当的是

A. 诊断性刮宫　　　B. 基础体温测定

C. B 型超声　　　　D. 后穹隆穿刺术

E. 尿妊娠试验

56. 患者女，34 岁，停经 50 天，阴道大量出血。脉搏 110 次/分，血压 90/40mmHg，内诊查宫口处有胚胎组织堵塞，宫体略大。正确处理方式为

A. 纠正休克后再行刮宫

B. 边纠正休克边行刮宫

C. 输血，宫缩素静脉点滴

D. 立即行刮宫术

E. B 型超声检查后行刮宫术

57. 患者女，23 岁，有习惯性流产史，均发生在孕 5~6 个月，现妊娠 4 个月。1 日前阴道流血。宫颈扩张约 2cm 并可触及羊膜囊，胎心好，无腹痛及阴道流血。处理方式应为

A. 卧床休息

B. 禁性生活

C. 口服维生素 E

D. 肌内注射黄体酮

E. 保胎治疗 + 宫颈内口环扎术

58. 初产妇，29 岁，现孕 40 天。因"下腹阵痛伴阴道少量出血 1 天"就诊。查体：子宫增大与停经月份相

符，宫口未开，既往妊娠 50 天时自然流产 1 次。目前对该患者的正确处理是

A. 静卧保胎

B. 行宫颈内口环扎术保胎

C. 行刮宫术清除宫内胚胎

D. 肌内注射炔雌醇抑制宫缩

E. 静脉滴注缩宫素止血

59. 经产妇，32 岁，现孕 18 周，无腹痛及阴道流血水。曾分别在妊娠 24 周、25 周自然破水，分娩出和妊娠月份相符的正常活胎。患者此时的处理方式应为

A. 羊水染色体检查　　B. 宫颈内口环扎术

C. 绝对卧床休息　　D. 给予黄体酮

E. 保胎治疗

60. 患者，女，26 岁，月经规律，停经 50 天，少量阴道出血 6 天，偶有腹痛。妇科检查：宫颈软，宫体稍大而软，附件无异常。本例最可能的诊断是

A. 宫外孕　　B. 子宫肌瘤

C. 功能性子宫出血　　D. 先兆流产

E. 子宫内膜炎

61. 初产妇，28 岁，现孕 28 周。因"阵发性腹痛，伴有少许阴道流血 1 天"就诊。查体：体温 36.5℃，规律宫缩 1 次/5 分钟，持续 40 秒，宫颈扩张 3cm。最可能的诊断是

A. 早产临产　　B. 不全流产

C. 难免流产　　D. 先兆早产

E. 先兆流产

62. 初产妇，29 岁，现孕 41 周，临产 11 小时。宫口开大 4cm，ROA，胎心 168 次/分，羊水呈绿色。最恰当的处理方式是

A. 待自然分娩　　B. 吸氧

C. 静脉滴注缩宫素　　D. 静脉注射哌替啶

E. 立即剖宫产

63. 初产妇，30 岁，平素月经规律，现孕 42 周，未临产，胎动正常。查体一般情况可，心肺无异常，腹部膨隆，先露头，ROA，胎心率 130 次/分，B 超提示双顶径 9.4cm，羊水指数 5.0cm。该孕妇可能存在

A. 羊膜腔感染　　B. 胎盘功能减退

C. 胎儿畸形　　D. 羊水过多

E. 胎儿成熟障碍

64. 初产妇，28 岁，现孕 20 周。为预测妊娠期高血压疾病的发生进行预测性诊断，最有预测价值的方法是

A. 左侧卧位较仰卧位的舒张压高 15mmHg

B. 右侧卧位较仰卧位的舒张压高 30mmHg

C. 血细胞比容 0.31，全血黏度比值 3.2，血浆黏度比值 1.4

D. 测尿钙/肌酐比值为 0.06

E. 平均动脉压为 90mmHg

65. 初产妇，28 岁，现孕 34 周。查体：血压 150/90mmHg，尿蛋白 0.4g/24 小时，下肢明显水肿，无头痛自觉症状。既往无高血压病史。此种情况应诊断为

A. 子痫前期（非重度）　　B. 重度子痫前期

C. 妊娠期高血压　　D. 妊娠期水肿

E. 妊娠期蛋白尿

66. 初产妇，28 岁，现孕 38 周。因"自感腹痛伴阴道少量出血 2 小时"入院。查体：血压 160/110mmHg，下肢水肿（＋＋），尿蛋白（＋＋＋），子宫硬如板状，胎位欠清晰，胎心音未闻及，肛查宫颈口未开。患者最可能的诊断是

A. 重度子痫前期合并胎盘早剥

B. 重度子痫前期先兆临产

C. 重度子痫前期

D. 先兆子宫破裂

E. 前置胎盘

67. 患者女，27 岁，基础血压 110/75mmHg，现孕 32 周，血压 160/100mmHg，休息后水肿仍为（＋＋＋），尿蛋白（＋＋＋），尿常规中见透明和颗粒管型。患者孕前曾因蛋白尿诊断为肾炎，血尿酸与尿素氮增高，眼底检查小动脉痉挛，视网膜水肿，有渗出物，近日经常有头晕、恶心，正确的诊断应为

A. 重度子痫前期合并慢性肾炎

B. 妊娠合并慢性高血压

C. 妊娠合并慢性肾炎

D. HELLP 综合征

E. 子痫前期

68. 初产妇，28 岁，现孕 38 周。规律宫缩 5 小时。产科检查：宫口扩张 3cm，胎心率 140 次/分，胎头已衔接。突发抽搐，继之意识消失，测血压 170/120mmHg，尿蛋白（＋＋）。此病例应考虑为

A. 子痫前期　　B. 子痫

C. 癫痫　　D. 高血压危象

E. 脑出血

69. 初产妇，26 岁，现孕 35 周。妊娠 32 周前检查正常，现出现头痛，视力模糊症状。血压 180/110mmHg，尿蛋白（＋＋），水肿（＋＋），眼底检查小动脉与小静脉管径比例为 1∶2，视网膜水肿。可诊断为

A. 先兆子痫

B. 妊娠蛋白尿

C. 妊娠合并高血压

D. 妊娠合并慢性肾炎

E. 中度妊娠期高血压疾病

70. 初产妇，30 岁，现孕 38 周。经诊断为子痫前期。连用硫酸镁治疗 3 天，15g/日，出现膝腱反射消失，血 Mg^{2+} 浓度 > 3.5mmol/L。本病例应首选的处理方式是

   A. 立即停用硫酸镁，并给 10% 葡萄糖酸钙 10ml 缓慢静注

   B. 给 20% 甘露醇 250ml 静脉快速滴注

   C. 静脉滴注低分子右旋糖酐 500ml

   D. 立即注射氯丙嗪合剂半量

   E. 静脉滴注呋塞米 40mg

71. 初产妇，25 岁，现孕 37 周。因 "早起突然剧烈头痛伴喷射性呕吐" 入院。查体：血压 160/110mmHg，尿蛋白（+++）。以下治疗措施不恰当的是

   A. 静注硫酸镁 4g 后，继续静脉滴注 1g/h

   B. 快速静滴 20% 甘露醇 250ml

   C. 静注地塞米松 20mg

   D. 静注地西泮 10mg

   E. 立即行剖宫产术

72. 初产妇，25 岁，现孕 37 周。既往血压正常。未作产前检查。因 "7 日前突觉头痛，逐渐加重" 入院。查体：血压 166/112mmHg，尿蛋白 3g/24h，水肿（++），血细胞比容 0.40。最恰当处置应是

   A. 做头部 CT 检查

   B. 立即行剖宫产术

   C. 静注呋塞米 40mg

   D. 肼屈嗪 40mg 静脉滴注

   E. 25% 硫酸镁 16ml 缓慢静注后改静滴硫酸镁

73. 初产妇，31 岁，现孕 37 周。血压 170/120mmHg，尿蛋白（++），缩宫素激惹试验 "晚期减速"，胎动消失 1 小时，胎心 100 次/分，宜采取的处理方式为

   A. 积极治疗 24 小时后如无好转则行剖宫产

   B. 人工破膜及缩宫素静点引产

   C. 静点硫酸镁及加用降压药物

   D. 扩容治疗及吸氧

   E. 即刻行剖宫产术

74. 患者女，38 岁，血压 204/110mmHg，经诊断为妊娠期高血压病。首选的降压药是

   A. 复方降压片   B. 甲基多巴

   C. 肼屈嗪   D. 利血平

   E. 降压灵

75. 初产妇，27 岁，现孕 39 周。枕左前位，胎心 140 次/分，血压 190/120mmHg，尿蛋白 3g/24h，骨盆外测

量正常。此种情况恰当的处理方式应是

   A. 积极治疗 24~48 小时后终止妊娠

   B. 积极治疗，等待产程发动

   C. 积极治疗 1 周后予以剖产

   D. 立即行剖宫产术

   E. 立即引产

76. 初产妇，25 岁，G_1P_0，现孕 38 周。血压 150/110mmHg，胎心 140 次/分，尿蛋白 2.0g/24 小时，水肿（+），宫颈软已消失，行人工破膜及缩宫素引产 11 小时，无产兆。下一步处理方式应是

   A. 休息 2 天再继续引产

   B. 加用抗生素，继续引产

   C. 加大缩宫素浓度，继续引产

   D. 降压解痉，等待自然临产

   E. 剖宫产术

77. 初孕妇，32 岁，现孕 30 周。因 "头痛、突发性视物不清 1 天" 急诊就诊。查体：脉搏 60 次/分，血压 160/110mmHg，脚踝部凹陷性水肿。为评估病情的严重程度的最佳检查为

   A. 头颅 CT   B. 甲状腺功能测定

   C. 尿常规   D. 心脏彩超

   E. 眼底检查

78. 初孕妇，24 岁，现孕 38 周，未做系统产前检查，自诉孕前血压正常。3 天前突觉头痛且逐渐加重。查体：血压 166/112mmHg，双下肢水肿（++）。24 小时蛋白尿 5g，血细胞比容 0.42。此时首要的处理措施是

   A. 立即行剖宫产

   B. 头颅 CT 检查

   C. 静脉注射呋塞米

   D. 静脉滴注白蛋白

   E. 缓慢静脉注射 25% 硫酸镁

79. 患者女，29 岁。阴道不规则流血 7 天，尿妊娠试验（+），刮出物未见绒毛，病理检查结果为蜕膜组织。最可能的诊断是

   A. 葡萄胎   B. 异位妊娠

   C. 早期妊娠   D. 功能性子宫出血

   E. 炎性子宫出血

80. 患者女，35 岁，结婚 8 年不孕，平素月经（6~7）/30 天。现停经 60 天，阴道不规则出血伴左下腹痛 17 天，昨日清晨阴道排出肉样组织物，约 2cm×3cm 大小，无绒毛、无滋养细胞。宫口闭，子宫稍大，稍软，左侧附件可触及 6cm×5cm×4cm 不规则包块，有压痛，略可推动。本病例最可能的诊断是

A. 功能失调性子宫出血

B. 左附件肿物蒂扭转

C. 结核性盆腔炎

D. 输卵管妊娠

E. 不全流产

81. 患者女，30岁，月经规律。末次月经45天后出现下腹痛，伴肛门坠胀感，其阳性体征主要为

A. 宫颈中度糜烂　　B. 移动性浊音（+）

C. 腹部包块　　D. 宫颈举痛

E. 子宫稍大变软

82. 患者女，34岁。停经近2个月，下腹剧痛2小时。检查腹部移动性浊音（+）。妇科宫颈举痛（+），阴道后穹窿饱满，子宫漂浮感，附件区压痛明显。无助于诊断本病的辅助检查项目是

A. 诊断性刮宫　　B. 阴道后穹窿穿刺

C. B型超声检查　　D. 腹腔镜检查

E. 尿妊娠试验（纸片法）

83. 患者女，29岁，经确诊为宫外孕，其后穹窿抽出的血液不具有的特点为

A. 不凝固　　B. 含细小血块

C. 可混有脓液　　D. 滴在纱布上可见红晕

E. 暗红色

84. 患者女，26岁，现停经42天，尿妊娠试验阳性。近3日因轻度右下腹痛，自服保胎丸。今晨右下腹痛突然加剧，晕厥1次，测血压70/40mmHg，心率120次/分，于后穹窿穿刺抽出3ml不凝血。该患者的治疗方式应为

A. 静脉升压药

B. 输血、输液

C. 盆腔B超

D. 腹腔镜

E. 抢救休克的同时立即剖腹探查

85. 患者女，26岁。结婚1年未孕，现停经41天，阴道少量流血6小时，今晨突感下腹部剧烈疼痛，伴明显肛门坠胀感，BP 66/44mmHg，妇科检查：宫颈举痛，摇摆痛明显，子宫稍大，稍软。左侧附件区压痛明显。本例恰当的处理措施是

A. 输液输血，同时行剖腹探查术

B. 立即行剖腹探查术

C. 输液输血，观察病情进展

D. 立即进行刮宫术

E. 待纠正休克后行剖腹探查术

86. 患者女，30岁。停经45天，阴道少量流血1天。平素月经规律。查体：P 96次/分，BP 100/60mmHg。

妇科检查：子宫稍大，左侧附件区增厚，压痛明显。B超提示左侧附件区有一3cm×3cm×2cm大小包块，少量盆腔积液。首选的处理是

A. 超声引导下包块穿刺

B. 诊断是刮宫

C. 严密观察

D. 介入治疗

E. 血β-hCG测定

二、多选题

87. 关于流产的叙述正确的是

A. 流产可分为早期流产和晚期流产，其中多数为晚期流产

B. 完全流产因妊娠物已完全排出，阴道流血可不多

C. 先兆流产经休息及治疗症状消失，可继续妊娠

D. 习惯性流产是指连续自然流产3次或以上者

E. 习惯性流产每次多发生在同一妊娠月份

88. 下列可以导致自然流产的有

A. 孕妇子宫畸形

B. 过度紧张、焦虑

C. 免疫功能异常

D. 精子的染色体异常

E. 孕妇患有慢性胃炎

89. 关于稽留流产，下列说法恰当的是

A. 指胚胎或胎儿已死亡滞留宫腔内尚未自然排出者

B. 宫颈口未开，子宫较停经周数小

C. 可在宫腔内形成肉样胎块

D. 可借助B超诊断

E. 不会出现严重出血

90. 稽留流产于流产时可出现大量出血的原因是

A. DIC　　B. hCG消失

C. 胎盘组织机化　　D. 雌激素不足

E. 胎盘缩宫素酶减少

91. 以下情况可引起早产的有

A. 孕妇患急性肾盂肾炎

B. 孕妇患慢性肾炎

C. 双子宫的一侧妊娠

D. 胎儿脑积水

E. 胎膜早破

92. 可用于治疗早产的药物有

A. 利托君　　B. 硫酸镁

C. 硝苯地平　　D. 卡前列腺素

E. 阿托西班

93. 关于药物利托君，以下叙述正确的是

A. 可使胎心率增快

B. 未控制的糖尿病患者慎用或不用

C. 副作用较小，可用于合并心脏病患者

D. 是 β-肾上腺素能受体拮抗药，可保胎治疗

E. 是 β-肾上腺素能受体激动药，可用于治疗早产

94. 过期妊娠易发生羊水过少的原因是

A. 胎儿肾小管对抗利尿激素的敏感性增高

B. 羊膜上皮细胞萎缩，微绒毛肿胀

C. 胎盘功能减退，灌注量不足

D. 母亲血容量低

E. 胎儿脱水

95. 下列因素可能导致过期妊娠的是

A. 家族史

B. 胎儿过小

C. 内源性前列腺素不足

D. 雌激素与孕激素比例失调

E. 胎儿肾上-腺皮质功能不足

96. 关于过期妊娠的胎盘功能，以下叙述正确的有

A. 多数过期妊娠患者胎盘功能减退

B. 多数过期妊娠患者胎盘功能正常

C. 胎盘功能正常表现为重量略有增加

D. 多数过期妊娠患者胎盘功能不正常

E. 功能减退的胎盘肉眼见胎盘母体面梗死及钙化

97. 关于过期妊娠患者的新生儿，以下描述恰当的是

A. 因宫内生长时间长，多数表现为巨大儿

B. 50% 发展成过熟儿

C. 10% 发展成过熟儿

D. 多数不正常

E. 多数正常

98. 关于过期妊娠的叙述正确的是

A. 如胎盘功能正常，可成为巨大儿

B. 颅骨钙化明显，不易变形

C. 不会导致手术分娩困难

D. 可导致胎儿死亡

E. 易发生胎儿窘迫

99. 引起胎儿过熟综合征的原因有

A. 胎盘功能减退

B. 缺血缺氧性脑病

C. 胎盘血流灌注不足

D. 胎儿缺氧

E. 胎儿营养缺乏

100. 过期妊娠应立即终止妊娠的指标正确的是

A. 12 小时内胎动 < 10 次或 NST 为无反应型，OCT 阳性或可疑

B. 胎儿体重 ≥ 4000g 或胎儿生长受限

C. 合并羊水过少或羊水粪染

D. 持续尿 E/C 比值高

E. 宫颈条件成熟

101. 与妊娠期高血压胎盘病变关系密切的有

A. 胎儿宫内窘迫　　　B. 胎儿宫内生长受限

C. 产后出血　　　　　D. 胎盘早剥

E. 胎儿脑瘫

102. 重度子痫前期分娩期的注意事项包括

A. 注意观察自觉症状变化

B. 监测胎心变化

C. 积极预防产后出血

D. 产时可使用麦角新碱类药物

E. 监测血压并继续降压治疗，应将血压控制在 ≤ 180/120mmHg

103. 关于子痫的说法不正确的是

A. 抽搐时瞳孔缩小

B. 是不可能预防的

C. 于产褥期发生者居多

D. 是子痫前期-子痫最严重的阶段

E. 全身肌肉先出现强烈抽动，随后出现全身肌肉强直

104. HELLP 综合征的主要特点有

A. 溶血　　　　　　　B. 肝酶升高

C. 肝被膜下血肿　　　D. 血小板减少

E. 腹水

105. 关于硫酸镁的解痉机制，以下叙述正确的是

A. 抑制运动神经末梢释放乙酰胆碱，阻断神经肌肉接头间的信息传导，使骨骼肌松弛

B. 刺激血管内皮细胞合成前列环素，抑制内皮素合成，降低机体对血管紧张素 II 的反应

C. 阻断谷氨酸通道阻止钙离子内流

D. 提高孕妇和胎儿血红蛋白的亲和力，改善氧代谢

E. 可作为降压药使用

106. 关于妊娠期高血压疾病患者使用硫酸镁治疗的方法，下列说法正确的是

A. 静脉给药时，首次负荷量用 25% 硫酸钠 16ml 加入 25% 葡萄糖液 10ml，快速注入

B. 25% 硫酸镁 20ml 加入 1% ~2% 普鲁卡因 2ml，以减轻药物刺激性疼痛

C. 可肌内注射或静脉给药

D. 应做深部肌内注射

E. 每日总量不超过 20g

107. 初产妇，26 岁，门诊检查确诊为妊娠 33 周、轻度子

病前期。为防止发展为重度子痫前期，正确的处置措施为

A. 适当减轻工作，保证睡眠 10 小时

B. 休息和睡眠时取左侧卧位

C. 适当增加产前检查次数

D. 严格限制食盐摄入量

E. 适当服用镇静药物

108. 妊娠期高血压疾病扩容的指征为

A. 严重低蛋白血症　　B. 心力衰竭

C. 严重贫血　　　　　D. 脑水肿

E. 全身水肿

109. 妊娠剧吐的相关病因正确的是

A. 黄体酮对胃肠道平滑肌的松弛作用

B. 绒毛膜促性腺激素水平的变化

C. 神经系统功能不稳定，精神紧张

D. 与胎儿的性别有关

E. 维生素缺乏

110. 妊娠剧吐的并发症有

A. 心搏骤停　　　　　B. 胎儿畸形

C. 视网膜出血　　　　D. 代谢性酸中毒

E. 韦尼克（Wernicke）脑病

111. 重症妊娠剧吐的临床表现有

A. 尿比重增加，出现酮体甚至蛋白、管型

B. 体重减轻，严重脱水，营养不良

C. 眼底检查可有视网膜出血

D. 黄疸，肝功能异常

E. 抽搐

112. 关于妊娠剧吐的治疗，以下说法正确的是

A. 避免早晨空腹，鼓励少量多餐

B. 每日静脉补液量 3000ml 左右，连续输液至少 3 日

C. 对精神情绪不稳定的孕妇给予心理治疗

D. 每日维持尿量 1000ml 以上

E. 不能进食的孕妇先输注极化液，后补充维生素 B$_1$

113. 妊娠剧吐终止妊娠的指征有

A. 持续性黄疸和（或）蛋白尿

B. 卧床时心率每分钟超过 120 次

C. 有多发性神经炎及中枢神经系统病变，经治疗后不见好转

D. 考虑到引发胎儿畸形

E. 有颅内或眼底出血，经治疗后不见好转

114. 与异位妊娠有关的有

A. 腹膜刺激征　　　　B. 盆腔包块

C. 尿路感染　　　　　D. hCG 阳性

E. A－S 反应

115. 输卵管间质部妊娠的特点有

A. 其结局几乎全部破裂

B. 术时不需做子宫切除术

C. 危险性比壶腹部妊娠小

D. 比峡部妊娠多见

E. 可转变为宫角妊娠

116. 输卵管妊娠破裂不久的患者进行妇科检查，结果应为

A. 宫颈有举痛

B. 子宫有漂浮感

C. 子宫正常大小，质软

D. 阴道后穹隆饱满，有触痛

E. 附件区及形状不规则包块

117. 诊断输卵管妊娠的辅助方法有

A. hCG 测定　　　　　B. 腹腔镜检查

C. B 超检查　　　　　D. 腹部 X 线平片

E. 经阴道后穹隆穿刺

118. 符合输卵管妊娠化学药物治疗条件的有

A. 输卵管妊娠未发生破裂

B. 妊娠囊直径 <4cm

C. 血 hCG <2000U/L

D. 无明显内出血

E. 停经周数 ≤10 周

119. 应用 MTX 治疗输卵管妊娠时，判断治疗效果的指标有

A. 血红蛋白水平升高

B. 阴道流血量减少或停止

C. 血 hCG 水平下降

D. 月经恢复

E. 腹痛缓解或消失

120. 卵巢妊娠的诊断标准包括

A. 卵巢必须有破裂口

B. 双侧输卵管完整

C. 异位妊娠位于卵巢组织内

D. 绒毛组织中有卵巢组织

E. 异位妊娠以卵巢固有韧带与子宫相连

121. 原发性腹腔妊娠的诊断标准有

A. 两侧输卵管和卵巢正常，无近期妊娠的证据

B. 无子宫腹膜瘘形成

C. 妊娠只存在于腹腔内，无输卵管妊娠等的可能性

D. 发生于输卵管妊娠流产或破裂后

E. 继发于卵巢妊娠或子宫内妊娠而子宫存在缺陷破裂后

122. 宫颈妊娠的临床表现正确的是

A. 无痛性阴道流血或血性分泌物

B. 流血量由多到少

C. 间歇性阴道大量流血

D. 伴有腹痛

E. 子宫小于孕周

A. 大量输液、输血

B. 注射子宫收缩药

C. 抗生素大剂量静滴

D. 立即进行彻底清宫

E. 钳夹出宫腔内妊娠物

123. 下列异位妊娠的临床表现中正确的有

A. 有停经但小于 6 周

B. 多有不同程度的腹痛

C. 可以出现腹部包块

D. 多有阴道流血

E. 可导致失血性休克

129. 自然流产最常见的原因可能是

A. 遗传基因缺陷

B. 母儿血型不合

C. 孕妇接触放射性物质

D. 孕妇患甲状腺功能低下

E. 孕妇细胞免疫调节失调

124. 关于妊娠期肝内胆汁淤积症对孕妇的影响，以下叙述正确的是

A. 可出现胆汁酸代谢障碍

B. 脂溶性维生素 K 吸收减少

C. 肝脏超声可见肝脏有明显的炎症表现

D. 大多数患者 AST、ALT 轻度至中度升高

E. 部分患者血清胆红素轻度至中度升高，其中以间接胆红素为主

（130～132 题共用题干）

患者女，32 岁，处于休克状态，阴道大量活动性出血，可见烂肉样物。妇科会诊子宫如孕 6 周大小，双附件未及肿物。

130. 首先应询问的是

A. 有无性生活史   B. 有无停经史

C. 有无早孕反应   D. 有无外伤史

E. 避孕史

125. 与妊娠期肝内胆汁淤积症相关的有

A. 不能预测的胎死宫内

B. 羊水胎粪污染

C. 胎膜早破

D. 自发性早产

E. 胎儿宫内窘迫

131. 对进一步处理，需要了解的最有意义的体征是

A. 宫颈着色程度   B. 黑格尔征是否存在

C. 宫颈口开大程度   D. 附件有无肿物

E. 子宫软硬度

126. 妊娠期肝内胆汁淤积症患者的辅助治疗包括

A. 改善瘙痒症状   B. 预防产后出血

C. 促胎肺成熟   D. 硫酸镁解痉治疗

E. 护肝治疗

132. 为止血首选的处理方式应是

A. 抗休克同时行清宫

B. 保守治疗抗休克

C. 急诊 B 超检查除外宫外孕

D. 后穹隆穿刺

E. 腹腔穿刺

三、共用题干单选题

（127～129 题共用题干）

患者女，24 岁，现停经两个半月。因"阴道中等量流血 3 日伴发热"就诊。1 天前阴道排出一块肉样组织，今晨突然大量阴道流血。查体：血压 80/60mmHg，体温 38.2℃，脉搏 116 次/分。子宫如近妊娠 2 个月大，有压痛，宫口可容一指，阴道分泌物有明显臭味。血白细胞总数 20.5×10^9/L，Hb 68g/L。

（133～135 题共用题干）

初孕妇，25 岁，现停经 50 天，下腹痛伴阴道少量流血半天。妇科检查：子宫前位，约 50 天妊娠大小，软，宫口未开。

133. 首先考虑的诊断是

A. 先兆流产   B. 不全流产

C. 难免流产   D. 完全性葡萄胎

E. 完全流产

127. 应诊断此种情况为

A. 感染合并先兆流产

B. 感染合并不全流产

C. 感染合并难免流产

D. 感染合并稽留流产

E. 感染合并完全流产

134. 1 天后下腹阵发性疼痛明显，阴道流血量增多，妇科检查：子宫约 50 天妊娠大小，可见宫口处有胚胎组织堵塞。此时最可能的诊断是

A. 先兆流产   B. 不全流产

C. 难免流产   D. 稽留流产

E. 完全流产

128. 除抗休克外，还需进行的紧急处理方式是

135. 此时最有效的处理措施是

A. 尽快行宫颈环扎术

B. 阴道放置天然黄体酮

C. 尽快行清宫术

D. 纱布条填塞阴道压迫止血

E. 静脉注射止血药物

（136～138 题共用题干）

初产妇，27 岁，G₃P₀，现孕 33 周。因"阴道少许流血 3 天，不规律腹坠 4 个小时"入院。肛查：子宫颈管消退，宫口开大 1cm。

136. 最可能的诊断是

A. 前置胎盘   B. 胎盘早剥

C. 先兆早产   D. 晚期流产

E. 临产

137. 最不恰当的处理方式是

A. 左侧卧位   B. 吸氧

C. 少量镇静药   D. 口服沙丁胺醇

E. 缩宫素调整宫缩

138. 治疗期间宫缩越来越频繁，达到 3 分钟 1 次，中等强度，肛查宫口开大 3cm，下列叙述不恰当的是

A. 诊断为早产临产

B. 产程中孕妇吸氧

C. 做好新生儿抢救准备

D. 慎用哌替啶、吗啡类药物

E. 因胎儿不大应尽量避免会阴侧切

（139～141 题共用题干）

初产妇，33 岁，G₂P₀，现孕 42 周。平素月经规律，4～5 天/27～30 天，停经 8 周曾行 B 超示胎囊 8 周，未规律产检。身高 165cm，血压 110/80mmHg，心肺（－）。产检：宫高 38cm，腹围 101cm，无宫缩，头浮，TO：8cm；肛查宫颈消退 70%，宫口未开。

139. 以下诊断成立的是

A. 巨大儿   B. 胎儿窘迫

C. 过期妊娠   D. 羊水过少

E. 头盆不称

140. 如果胎心监护无异常，B 超示 LOA，胎儿双顶径 9.5cm，胎盘Ⅲ级，AFI7.5cm。下列处理方式正确的是

A. 严密监测下继续妊娠

B. 择期剖宫产

C. 急诊剖宫产

D. 羊膜腔内输液治疗

E. 严密监测胎儿宫内情况和胎盘功能情况下缩宫素引产

141. 后进行缩宫素引产 1 天仍头浮，宫口未开，停用缩

宫素后宫缩消失，第 2 天复查 B 超 AFI4.5cm，下列处理方式正确的是

A. 急诊剖宫产   B. 择期剖宫产

C. 改用米索引产   D. 继续缩宫素引产

E. 在严密胎心监护下进行缩宫素引产

（142～144 题共用题干）

初产妇，25 岁，现孕 29 周。早晨产前检查时发现血压 144/92mmHg，尿蛋白阴性。

142. 此种情况最适宜的处理方式应为

A. 2 周后复查

B. 1 个月后复查

C. 有头痛等症状及时复查

D. 轻工作 1 周后复查

E. 出现下肢水肿时复查

143. 再次复查时结果同前，此种情况最适宜的处理方式应是

A. 左侧卧位休息   B. 口服利尿药

C. 静脉滴注缩宫素   D. 静注冬眠合剂

E. 可以继续轻工作

144. 经过治疗，孕妇血压降至正常，妊娠末期最恰当的医嘱是

A. 密切观察血压变化

B. 加强营养，适当锻炼

C. 定期做羊水振荡试验

D. 胎心监护仪定期监测胎心

E. B 型超声检查定期监护

（145～146 题共用题干）

子痫前期孕妇，25 岁，水肿（＋＋＋），经硫酸镁解痉及利尿药治疗 1 周后，足月自娩一女婴，体重 3000g，产时出血 200ml。患者于产后 10 分钟突然脸色苍白，血压 70/50mmHg，脉搏 120 次/分。

145. 以下诊断最可能的是

A. 失血性休克   B. 心力衰竭

C. 产后虚脱   D. 羊水栓塞

E. 仰卧位低血压综合征

146. 症状发生的原因可能是

A. 产后腹压骤降，内脏血管扩张，有效循环血量减少

B. 血液稀释，血容量增加，对失血的耐受性差

C. 未严格限制钠盐摄入

D. 分娩操作时刺激

E. 产后使用镇静剂

（147～150 题共用题干）

初产妇，27 岁，现宫内妊娠 25 周。因"双下肢水肿

3 周，头痛眼花 3 天"就诊。查体：血压 180/120mmHg。宫底平脐，胎心 154 次/分。

147. 追问病史有重要价值的是

A. 既往脑炎病史

B. 有高血压家族史

C. 既往是否血压正常

D. 曾患病毒性肝炎

E. 曾有反复发作的泌尿系统感染

148. 最有可能出现的辅助检查结果是

A. 尿蛋白 （－）

B. 血小板 $< 50 \times 10^9/L$

C. 血肌酐增高

D. 血红蛋白 $< 80g/L$

E. 眼底小动脉痉挛

149. 后查尿蛋白 （＋＋＋＋），以下治疗中最不恰当的是

A. 静点硫酸镁　　　B. 口服降压药物

C. 酌情应用利尿剂　　D. 适当应用镇静药

E. 口服地高辛

150. 患者解痉降压治疗 2 天，血压波动于 （140～180）/（90～120）mmHg，化验 ALT 70IU/L。下列治疗中最恰当的是

A. 急诊手术剖宫取胎

B. 静点缩宫素引产

C. 羊膜腔内注射依沙吖啶引产

D. 继续解痉降压，严密监测胎儿生长情况下继续妊娠

E. 继续解痉降压，同时米非司酮加米索前列醇引产

（151～154 题共用题干）

经产妇，31 岁，G_3P_1，现孕 36 周。头痛、视物不清，面部浮肿 2 天，今晨头痛加剧，恶心、呕吐 3 次时突然牙关紧闭，双眼上吊，面部肌肉抽动，四肢肌肉强直，随后剧烈抽搐约 1 分钟渐清醒，立即测血压 195/120mmHg，胎心 120 次/分，有不规则宫缩。宫口未开，先露头 S^{-2}。骨产道正常。

151. 突然抽搐应诊断为

A. 癫痫　　　　　B. 脑出血

C. 子痫　　　　　D. 癔病

E. 高血压危象

152. 首选的紧急处理方式为

A. 肌内注射 654－2

B. 肌内注射地西泮

C. 静脉滴注甘露醇

D. 静脉推注肼屈嗪

E. 静脉滴注硫酸镁，加用镇静剂

153. 为估计病情严重程度，最常用且最有参考价值的检查为

A. 胎心监护　　　　B. 眼底检查

C. 心电图检查　　　D. 脑 CT 检查

E. 腹部 B 超检查

154. 治疗 6 小时未再抽搐，血压 180～195/105～120mmHg，最恰当的处理方式是

A. 即刻剖宫产终止妊娠

B. 进入第二产程后应予以助产

C. 积极解痉，镇静，防止再次抽搐

D. 即人工破膜，缩宫素静脉点滴引产

E. 治疗 24～48 小时，血压控制不满意即终止妊娠

（155～158 题共用题干）

初产妇，28 岁，现孕 36 周，未进行产前检查。因"下肢水肿半月，头痛 3 日，今晨出现视物不清，头痛加重，呕吐 1 次"入院。尿蛋白 （＋＋＋）。

155. 查体的阳性发现最可能是

A. 心率 >110 次/分

B. 血压 >160/110mmHg

C. 肝大

D. 脾大

E. 肾区叩痛

156. 血压如为 145/98mmHg，此种情况可能的诊断是

A. 轻度妊娠期高血压疾病

B. 中度妊娠期高血压疾病

C. 合并原发高血压

D. 先兆子痫

E. 合并肾炎

157. 若发现眼底小动脉痉挛，有视网膜渗出，治疗药物是

A. 肼屈嗪　　　　　B. 地塞米松

C. 地高辛　　　　　D. 地西泮

E. 硫酸镁

158. 对于是否用扩容治疗，最有价值的检查是

A. 血清铁　　　　　B. 尿比重

C. 24 小时尿蛋白值　　D. 血细胞比容

E. 血白蛋白

（159～162 题共用题干）

初产妇，26 岁，G_1P_0，现宫内妊娠 36 周。因"头痛 3 天，加重伴呕吐 6 小时"就诊。未行任何产前检查。B 超示单活胎头位，胎盘 Ⅱ 级。

159. 查体阳性发现最可能的是

A. 血压 160/110mmHg　　B. 心率 120 次/分

C. 扁桃体肿大　　　　D. 肾区叩痛

E. 肝肿大

160. 若患者血压 170/120mmHg，尿蛋白（＋＋＋＋），首选治疗为

    A. 地塞米松   B. 地高辛

    C. 地西泮   D. 硝普钠

    E. 硫酸镁

161. 为与慢性高血压鉴别，最有价值的血液检查结果是

    A. 尿酸值增高   B. 肌酐值增高

    C. 肌酸值增高   D. 尿素值增高

    E. 尿素氮值增高

162. 最恰当的处理方式是

    A. 立即缩宫素引产

    B. 立即人工破膜

    C. 肌内注射地西泮

    D. 口服降压药

    E. 静脉滴注硫酸镁、甘露醇后终止妊娠

（163～166 题共用题干）

初产妇，29 岁，现孕 36 周。既往体健。因"下肢水肿，头痛，咳嗽气短 8 天"入院。查体：血压 165/120mmHg，呼吸 32 次/分，心率 128 次/分，心尖部可闻及 Ⅰ°BSM，双肺底闻及水泡音，浮肿（＋＋），宫高 28cm，LOA，胎心 150 次/分，尿蛋白（＋＋），半小时尿量 30ml，红细胞压积 45%，血小板 110×10^9/L，纤维蛋白原 250mg/dl，3P 试验弱阳性。

163. 该孕妇此种情况的并发症为

    A. DIC   B. 胎盘早剥

    C. 胎儿宫内窘迫   D. 心力衰竭

    E. 急性肾功能不全

164. 此并发症的主要诊断依据是

    A. 尿量 30ml

    B. 红细胞压积 45%

    C. 水肿（＋＋＋），尿蛋白（＋＋）

    D. 心率 128 次/分，双肺闻及小水泡音

    E. 纤维蛋白原定量 250mg/dl，3P 试验（±）

165. 此病例主要的病理生理变化错误的是

    A. 组织中水、钠过度潴留

    B. 子宫肌层蜕膜小动脉扩张

    C. 肾小球毛细血管痉挛、肾缺血

    D. 冠状动脉痉挛，心肌缺血，间质水肿

    E. 血液浓缩，血容量及血浆容量降低

166. 对该孕妇的即时治疗原则是

    A. 扩容治疗

    B. 抗生素控制感染

    C. 镇静及降压药物治疗

    D. 强心、利尿、解痉治疗

    E. 即刻剖宫产术终止妊娠

（167～169 题共用题干）

初产妇，28 岁，G_1P_0，现孕 35 周。因"近 1 月出现下肢水肿，头痛 1 周，视物不清 1 天，伴上腹不适"入院。查体：ALT58U/L，尿蛋白（＋＋）。

167. 最可能的诊断为

    A. 先兆子痫

    B. HELLP 综合征

    C. 先兆子痫合并急性胆囊炎

    D. 重度妊娠期高血压疾病合并急性脂肪肝

    E. 重度妊娠期高血压疾病合并急性病毒性肝炎

168. 最有帮助的检查是

    A. 眼底检查

    B. 血小板＋胆红素

    C. B 超了解胆囊情况

    D. 血小板＋纤维蛋白原

    E. 血小板＋纤维蛋白原＋FDP

169. 最恰当的处理方式是

    A. 保肝治疗

    B. 立即剖宫产终止妊娠

    C. 积极治疗 24～48 小时后引产

    D. 积极治疗 24～48 小时后剖宫产

    E. 积极治疗后如好转待胎儿存活时再终止妊娠

（170～174 题共用题干）

孕妇，28 岁，现停经 9^+ 周。因"伴明显的恶心、呕吐，体重较 2 个月前下降 6%，近日出现嗜睡，精神迟钝"前来就诊。

170. 孕妇最可能的诊断是

    A. 妊娠剧吐

    B. 妊娠糖尿病

    C. 妊娠期甲状腺功能减退

    D. 妊娠期肝内胆汁淤积症

    E. 妊娠期高血压

171. 入院后应完善的相关检查不包括

    A. 尿液检查   B. 血常规

    C. 胃镜肠镜   D. 血气分析

    E. 超声检查

172. 为明确诊断，以下检查最有意义的是

    A. 血常规   B. 腹部超声

    C. 尿液检查   D. 血气分析

    E. 眼底及神经系统检查

173. 若妊娠呕吐的诊断明确，以下处理不恰当的是

    A. 经检查若出现水及电解质紊乱，应酌情补充水和

电解质

B. 使用维生素 B_6 – 多西拉敏复合剂

C. 若不能进食，可选择鼻饲管或中心静脉全胃肠外营养

D. 对合并有代谢性酸中毒者，可给予碳酸氢钠或乳酸钠纠正

E. 广谱抗生素预防感染

174. 该孕妇考虑终止妊娠的情况不包括

A. 持续黄疸

B. 持续蛋白尿

C. 血压升高

D. 体温持续高于38℃

E. 卧床休息时心率 >120 次/分

（175～177 题共用题干）

患者女，已婚，25 岁，来门诊就诊，自述近 1 周来无明显诱因频繁呕吐，呕吐物为胃内容物。

175. 针对该患者，问诊中最有价值的是

A. 停经史

B. 既往用药情况

C. 既往手术史

D. 家族史

E. 呕吐后是否有腹痛，及与腹痛的关系

176. 若患者诉停经 40^+ 天，应完善的检查中不包括

A. 查早孕超声　　　　　B. 查尿常规

C. 查孕酮与 hCG　　　　D. 查肝肾功能

E. 行胃镜检查

177. 经检查，该患者诊断为妊娠期剧吐，以下关于该诊断可能的临床表现中，错误的是

A. 呕吐开始时以晨间、餐后为重

B. 严重者可出现持续黄疸

C. 呕吐严重者尿比重降低

D. 严重者可能出现酸中毒

E. 严重者可能出现凝血功能障碍

（178～180 题共用题干）

患者女，27 岁。停经 48 天，少量阴道出血 3 天。因"2 小时前突然下腹剧痛，伴肛门坠胀感，晕厥 1 次"入院。既往身体健康，月经正常。查体：痛苦面容，脸色苍白，血压 80/50mmHg，脉搏 110 次/分，下腹明显压痛，反跳痛。妇科检查子宫颈口闭，有举痛，后穹窿饱满并触痛，子宫稍大、软，子宫左侧拍到触痛明显的包块。化验：白细胞 $7×10^9$/L。

178. 此患者最大可能诊断为

A. 急性盆腔炎　　　　　B. 不全流产

C. 先兆流产　　　　　　D. 异位妊娠

E. 难免流产

179. 此种情况最适合的诊断方法为

A. 诊断性刮宫术　　　　B. 动态观察

C. 尿妊娠试验　　　　　D. 血常规

E. 阴道后穹窿穿刺

180. 此时应进行的紧急处理是

A. 快速补充平衡液

B. 快速输入浓缩红细胞

C. 使用广谱抗生素

D. 纠正休克同时行剖腹探查术

E. 查血 hCG，根据结果决定治疗方案

（181～184 题共用题干）

患者女，34 岁，平素月经规律，现停经 54 天。因"下腹痛伴阴道少量出血 3 天"就诊。查体：宫颈着色，举痛，子宫稍大，左侧增厚压痛。

181. 辅助检查为

A. 血 hCG 测定　　　　B. 尿 hCG 测定

C. 血常规检查　　　　　D. 尿常规检查

E. 血沉检查

182. 最有意义的诊断方法是

A. 腹平片　　　　　　　B. 超声检查

C. 腹腔镜检查　　　　　D. 宫腔镜检查

E. 诊断性刮宫

183. 下列有助于诊断的是

A. 血 CA125 测定　　　B. 腹腔穿刺

C. 尿酮体测定　　　　　D. PRL 测定

E. 后穹窿穿刺

184. 最可能的诊断为

A. 先兆流产　　　　　　B. 输卵管妊娠

C. 卵巢黄体囊肿破裂　　D. 卵巢囊肿蒂扭转

E. 子宫内膜异位症

（185～186 题共用题干）

患者女，28 岁，现停经 45 天。因"右下腹剧烈疼痛 1 小时伴晕厥"就诊。平素月经规律。

185. 首先考虑的诊断是

A. 输卵管妊娠破裂　　　B. 急性阑尾炎

C. 卵巢囊肿蒂扭转　　　D. 不全流产

E. 急性输卵管炎

186. 对该患者采取的处理措施不正确的是

A. 剖腹探查术　　　　　B. 立即补液

C. 腹腔镜手术　　　　　D. 继续观察

E. 立即配血

(187 ~ 190 题共用题干)

经产妇，36 岁，G₃P₁，现孕 33 ⁺⁵ 周。因"1 周前开始出现皮肤瘙痒，巩膜轻微黄染"入院。患者无恶心、呕吐等其他症状。既往孕 36 周时胎死宫内引产一次。胎心监护反应型。

187. 为明确诊断，以下项目中最有效的是

 A. 肝炎全套检测

 B. NST

 C. 肝胆超声

 D. 血清总胆汁酸（TBA）

 E. 超声检查评估胎儿宫内情况

188. 若明确诊断为 ICP，关于患者瘙痒的特征性描述正确的是

 A. 全身轻度瘙痒，无皮损

 B. 四肢、躯干瘙痒，向腹部蔓延

 C. 以四肢瘙痒为主

 D. 全身瘙痒严重，皮肤抓痕

 E. 出现于手掌、脚掌、脐周，逐渐加剧延至四肢、躯干、颜面部

189. 实验室检查：谷草转氨酶（ALT）320IU，谷丙转氨酶（AST）100IU，总胆汁酸（TBA）45μmol/L，直接胆红素（DBIL）38μmol/L。以下处理措施不正确的是

 A. NST 及超声监测胎儿宫内情况

 B. 即刻剖宫产终止妊娠

 C. 地塞米松促胎肺成熟

 D. 口服熊去氧胆酸

 E. 护肝治疗

190. 若现妊娠 34 ⁺² 周，复查 TBA 60μmol/L，适宜终止妊娠的时机及方式为

 A. 即刻剖宫产终止妊娠

 B. 即刻缩宫素引产终止妊娠

 C. 期待治疗至 37 周以上剖宫产终止妊娠

 D. 期待治疗至 37 周缩宫素引产终止妊娠

 E. 期待治疗至 39 周以上缩宫素引产终止妊娠

(191 ~ 193 题共用题干)

初产妇，28 岁，G₃P₀，现孕 24 周。因"恶心、呕吐伴四肢皮肤瘙痒 2 周"入院。查体：巩膜略黄染，血压 120/80mmHg，全身可见散在抓痕，以脐周和四肢为主，无瘀斑、丘疹等。ALT 170IU/L，AST 80IU/L，TBA 51μmol/L，DBIL 44μmol/L。

191. 本例最可能的诊断是

 A. 药物性肝炎

 B. 急性病毒性肝炎

 C. 妊娠期急性脂肪肝

 D. 妊娠期肝内胆汁淤积症

 E. 妊娠期高血压疾病引起肝损

192. 对该患者的治疗目标不包括

 A. 缓解瘙痒症状 B. 降低血胆汁酸水平

 C. 硫酸镁解痉治疗 D. 改善肝功能

 E. 延长孕周

193. 本疾病对孕妇的影响不包括

 A. 出现产后出血

 B. 脂溶性维生素 K 吸收减少

 C. 大多数患者 AST、ALT 轻，中度升高

 D. 肝组织活检可见明显的炎症表现

 E. 可出现糖、脂代谢紊乱

四、案例分析题

(194 ~ 198 题共用题干)

患者女，28 岁，月经规律，结婚 3 年不孕，渴望妊娠。现停经 50 天，无诱因阴道出血 1 天，少于月经量，无腹痛，就诊。

194. 首先应做的检查是

 A. 血 hCG

 B. 妇科检查

 C. 尿妊娠试验

 D. 做 B 超了解宫内、宫外情况

 E. 诊刮术

 F. 输卵管通液术

195. 目前的诊断是

 A. 流产感染 B. 稽留流产

 C. 习惯性流产 D. 难免流产

 E. 不全流产 F. 先兆流产

196. 一旦确诊，正确的处理是

 A. 口服维生素 E 及叶酸

 B. 口服抗炎药物预防感染

 C. 肌注黄体酮保胎治疗

 D. 卧床休息，禁止性生活

 E. 静滴硫酸镁抑制宫缩

 F. 继续观察，不用任何药物

197. 1 周后复查 B 超胎心消失，阴道出血量增多问题。目前的诊断是

 A. 异位妊娠 B. 难免流产

 C. 完全感染 D. 流产感染

 E. 不全流产 F. 习惯性流产

198. 目前应做的处理是

 A. 静滴止血药物

B. 静滴缩宫素引产

C. 立即行刮宫术

D. 继续观察，不用任何药物

E. 继续保胎治疗

F. 绝对卧床休息

(199～206题共用题干)

患者女，25岁，孕4个月时有少量阴道出血3天，未治疗，血止，近1个月来腹部未见增大，无自觉胎动，无腹痛及阴道出血。查体：体温36.5℃，脉搏75次/分，呼吸20次/分，血压125/75mmHg，妇科检查：宫口未开，子宫如孕3个月大小，未闻及胎心。

199. 目前应检查的项目包括

A. 血清胆红素

B. 尿妊娠试验

C. 血hCG测定

D. 凝血功能检查

E. 血清肌酐

F. 超声了解宫内胎儿情况

200. 宫内胎儿双顶径3.1cm，颅骨环变形，未见胎动及胎心搏动，凝血功能检查未见异常。目前最确切的诊断是

A. 胚胎停育　　　　　B. 稽留流产

C. 死胎　　　　　　　D. 不全流产

E. 过期流产　　　　　F. 难免流产

201. 目前正确的处理是

A. 立即刮宫

B. 雌激素口服3天后行钳刮术

C. 大量输入抗生素

D. 孕激素口服3天后行钳刮术

E. 静脉滴注缩宫素

F. 腔内利凡诺引产

202. 患者服药2天时阴道排出一肉样组织，阴道少量出血2天，自认为流干净为止就诊，1周后突然大量阴道流血，查体：体温37.5℃，脉搏112次/分，呼吸23次/分，血压100/70mmHg，阴道分泌物有臭味，宫颈光滑，宫口可容一指，颈管内可扪及组织，子宫如孕2个月大小，有压痛，血红蛋白90g/L，白细胞19×10⁹/L，中性粒细胞0.85。目前的诊断是

A. 子宫内膜炎

B. 子宫黏膜下肌瘤合并感染

C. 宫腔息肉并感染

D. 流产不全合并感染

E. 完全流产合并感染

F. 失血性贫血

203. 目前的处理原则是

A. 抗生素抗感染治疗

B. 立即彻底清宫

C. 抗感染的同时，夹出宫腔内组织

D. 静滴缩宫素促宫内组织排出

E. 大量输液输血

F. 静脉应用止血药

204. 建立静脉通路，补液抗感染的同时，夹出宫腔内组织，未见胎儿组织，手术顺利，术中出血100ml，术后1小时有持续阴道出血，术后2小时大量阴道流血，约有600ml，色鲜红，不凝，并仍有持续阴道出血。查体：体温37.9℃，脉搏125次/分，呼吸23次/分，血压90/60mmHg。目前正确的处理包括

A. 加快补液速度

B. 床旁超声了解宫内情况

C. 急查血常规

D. 凝血功能检查

E. 监测生命体征

F. 氧气吸入

205. 患者仍有持续阴道出血。查体：体温37.9℃，脉搏135次/分，呼吸24次/分，血压85/55mmHg。超声子宫回声均匀，宫腔线清楚，沿宫腔线可见液性暗区，观察过程中液性暗区逐渐增大，后又逐渐减少，子宫底有0.6cm×0.4cm×0.4cm强回声，提示子宫内出血，宫腔少量强回声。血红蛋白75g/L，红细胞2.34×10¹²/L，白细胞21×10⁹/L，中性0.87，血小板74×10⁹/L，凝血酶原时间25秒，活化部分凝血活酶时间62秒，凝血酶时间39秒，纤维蛋白原0.8g/L，三P试验阳性。目前的诊断是

A. 子宫缩复不良

B. 失血性休克

C. 失血性贫血

D. 凝血功能障碍

E. 心律失常窦性心动过速

F. 感染性休克

206. 患者诉口渴，仍有持续阴道出血，色鲜红，稀薄，不凝。查体：体温37.9℃，脉搏130次/分，呼吸24次/分，血压80/52mmHg。目前正确的处理措施包括

A. 输血补充血容量

B. 再次行清宫术

C. 立即切除子宫

D. 阴道填塞纱布

E. 输血浆补充凝血因子

F. 建立双液路，加快补液速度

（207～215 题共用题干）

患者女，32 岁，现孕 33 周。因"双下肢浮肿 1 月余，头痛、头晕伴视物不清 3 天，呕吐 1 次（为胃内容物）"就诊。

207. 最应该询问该患者的既往病史是
    A. 肝炎病史
    B. 高血压病史
    C. 青光眼病史
    D. 胃炎病史
    E. 甲状腺功能亢进病史
    F. 肾炎病史

208. 查体：体温 36.5℃，呼吸 19 次/分，脉搏 92 次/分，血压 150/115mmHg，心肺未见异常，浮肿（＋＋），宫高 25cm，腹围 96cm，胎位左枕前，胎心 148 次/分，未触及宫缩。应进一步进行的检查包括
    A. 心电图
    B. 血常规
    C. 尿蛋白测定
    D. 化验肝、肾功能
    E. 胸片
    F. 超声了解胎儿、羊水及胎盘情况

209. 患者既往无高血压及肾病病史；超声提示：胎儿双顶径 7.4cm，股骨长 5.8cm，腹围 23.7cm，羊水指数 10.1cm。尿蛋白（＋＋），蛋白总量 45g/L，红细胞比容 0.33，心电图窦律，电轴正常。目前的诊断是
    A. 宫内孕 33 周，无产兆
    B. 妊娠期高血压
    C. 胎儿生长受限
    D. 重度子痫前期
    E. 轻度子痫前期
    F. 低蛋白血症

210. 入院后自觉头晕、眼花、视物模糊，查体：呼吸 20 次/分，脉搏 90 次/分，血压 154/110mmHg，瞳孔等大，对光反射好，眼底检查：A：V 为 1：2，无出血及渗出。首选何种药物用于解痉
    A. 654－2   B. 硫酸镁
    C. 东莨菪碱   D. 安密妥钠
    E. 冬眠Ⅰ号   F. 地塞米松

211. 入院后输入硫酸镁解痉治疗，负荷量第 1 天 20g，以后每日 15g。提示硫酸镁中毒的指标有
    A. 血清镁离子浓度 2.1mmol/L
    B. 尿量＜25ml/h
    C. 尿量＜500ml/24h

    D. 呼吸＜16 次/分
    E. 膝反射减弱或消失
    F. 膝反射增强

212. 入院第 6 天，主诉乏力，尿量减少，查体：体温 36.0℃，呼吸 16 次/分，脉搏 80 次/分，血压 145/100mmHg，膝反射消失，血清镁离子浓度 3.0mmol/L。目前最需做的处理是
    A. 请呼吸内科会诊
    B. 放慢滴数，观察 2 小时
    C. 立即拔下液体，给予吸氧、半卧位
    D. 立即停止静滴，静推 10% 葡萄糖酸钙 10ml
    E. 继续静脉滴注，不必担心此种改变
    F. 立即停止静滴，静推 5% 碳酸氢钠 10ml

213. 患者入院治疗 1 周，自觉头痛及视物不清较入院时好转，查体：体温 36.1℃，呼吸 20 次/分，脉搏 78 次/分，血压 140/98mmHg，心肺未见异常，浮肿（＋＋），宫高 28cm，腹围 99cm，胎位左枕前，胎心 110 次/分，未触及宫缩。应复查的项目有
    A. 心电图   B. 血常规
    C. 尿常规   D. 血流变检查
    E. NST 检查   F. 胎儿及其附属物超声

214. 超声提示：胎儿双顶径 7.4cm，股骨长 5.7cm，腹围 24.4cm，羊水指数 11.1cm。尿蛋白（＋＋），比重 1.020，红细胞比容 0.37，全血粘度比 3.8，血浆粘度比 1.8，胎心基线 136bpm，短变异减少，NST 反应型。以下说法正确的有
    A. 立即剖宫产
    B. 考虑慢性胎儿窘迫存在
    C. 应用地塞米松促胎肺成熟
    D. 应扩容治疗
    E. 增加脱水药剂量
    F. 静脉滴注缩宫素引产

215. 患者出现阵发性腹痛，并逐渐加重，阴道有血性分泌物，查体：体温 36.3℃，呼吸 20 次/分，脉搏 90 次/分，血压 155/105mmHg，心肺未见异常，浮肿（＋＋），宫高 28cm，腹围 99cm，胎位左枕前，胎心 127 次/分，触及规律宫缩，35～40 秒/2～3 分，强度好。肛诊，宫口开大 6cm，可触及前羊囊，头 S^{+1}，左枕前，骨盆未见异常。目前恰当的处理措施是
    A. 人工破膜   B. 快速静滴硫酸镁
    C. 肌肉注射度冷丁   D. 立即剖宫产
    E. 灌肠   F. 静滴缩宫素

（216～219题共用题干）

患者女，26岁，已婚，G_0P_0。因"停经45天，恶心呕吐5天"入院，平时月经周期不规律，30～40天，4天干净，末次月经于2月前。既往有"胃病"史，否认糖尿病史。5天前出现嗜睡、乏力、乳胀、恶心伴呕吐，为胃内容物，频繁，不能进食，无腹泻及大便、血液，偶有下腹坠痛，无阴道出血。

216. 为了明确诊断，患者应首先进行的检查为

　　A. 血常规　　　　　　B. 尿常规

　　C. 大便常规　　　　　D. 尿妊娠试验

　　E. 血清淀粉酶测定　　F. 血糖测定

217. 该患者尿常规示尿酮体（++），尿妊娠试验（+），考虑应诊断为

　　A. 葡萄胎　　　　　　B. 妊娠剧吐

　　C. 先兆流产　　　　　D. 急性胃炎

　　E. 急性盆腔炎　　　　F. 不完全流产

218. 为确诊，进一步检查是

　　A. 胸片检查　　　　　B. 肝肾功能检查

　　C. B超检查　　　　　D. 妇科检查

　　E. 血糖测定　　　　　F. 血压测定

219. 诊断为妊娠剧吐，首先应进行的处理是

　　A. 保胎

　　B. 清宫术

　　C. 药物流产

　　D. 人工流产

　　E. 补充能量，输液支持对症

　　F. 不做任何

（220～223题共用题干）

患者女，35岁，已婚。2个月前妇科检查正常。今突然左下腹痛、阴道少量出血。面色苍白，心率110次/分，血压90/60mmHg。B超子宫正常大小，左侧4cm×4cm×3cm非均质包块，盆腔大量积液。

220. 本病例最有价值的病史是

　　A. 腹痛情况　　　　　B. 末次月经时间

　　C. 有无晕厥　　　　　D. 有无外伤史

　　E. 有无剧烈运动　　　F. 有无恶心、呕吐

221. 为明确诊断，可行的检查有

　　A. X线检查　　　　　B. 血hCG

　　C. 子宫镜检查　　　　D. 腹腔镜检查

　　E. 血常规检查　　　　F. 阴道后穹隆穿刺

222. 可能的诊断是

　　A. 先兆流产　　　　　B. 痛经

　　C. 异常子宫出血　　　D. 急性阑尾炎

　　E. 黄体破裂　　　　　F. 左卵巢肿物

　　G. 左侧输卵管妊娠

223. 如确诊为输卵管妊娠破裂，其最佳处理方式方法是

　　A. 观察　　　　　　　B. 腹腔镜或剖腹探查

　　C. 输血、输液　　　　D. 保守治疗

　　E. 化学药物治疗　　　F. 中医治疗

答案和精选解析

一、单选题

1. B 染色体异常是早期流产最常见的原因，包括数目异常和结构异常。前者以三体最多见，其次为X单体，三倍体及四倍体少见；后者引起流产并不常见，主要有平衡易位、倒置、缺失和重叠及嵌合体等。

2. B 不全流产最主要的原因是绒毛与蜕膜层联系牢固。早期妊娠时的蜕膜炎可使底蜕膜出血或增生，绒毛上皮细胞及蜕膜细胞被溶解，绒毛内血管阻塞，影响营养物质的吸收与运送，以致孕卵从附着处分离、出血而流产。

3. B 自然流产表现为阴道流血一般发生在妊娠12周以内流产者，出血量较多的流产孕周为8～12周。开始时绒毛与蜕膜分离，血窦开放，即开始出血。当胚胎完全分离排出后，由于子宫收缩，出血停止。早期流产的全过程均伴有阴道流血，而且出血量往往较多。晚期流产者，胎盘已形成，流产过程与早产相似，胎盘继胎儿分娩后排出，一般出血量不多。

4. C 流产是指妊娠不足28周、胎儿体重不足1000g而终止者。发生于妊娠12周前者称早期流产，发生在妊娠12周至不足28周者称晚期流产。所以选项A错误。孕妇过量吸烟、酗酒可引起流产。所以选项B错误。流产主要表现停经后阴道流血和腹痛。所以选项C正确。大多数流产患者有明显的停经史，根据停经时间的长短可将流产分为早期流产和晚期流产。早期流产的胚胎在排出前已死亡，多伴有底蜕膜出血、周边组织坏死及胚胎绒毛分离，已分离的胚胎组织如同异物，可引起子宫收缩，妊娠物多能完全排出。所以选项D错误。晚期流产则先有阵发性的子宫收缩，然后胎儿胎盘排出，特点是往往先有腹痛，然后出现阴道流血。所以选项E错误。因此本题应选C。

5. B 流产是指妊娠不足28周、胎儿体重不足1000g而终止者。所以选项A错误。难免流产是先兆流产的继续，妊娠难以持续，继发流产的临床过程。所以选项B正确。习惯性流产指自然流产连续发生3次或以上者。所以选项C错误。先兆流产子宫大小与停经周数相符，宫颈口未开，胎膜未破，妊娠产物未排出。所以选项D错误。稽留流产又称过期流产，指胚胎或胎儿已死亡滞留宫腔内未能及时自然排出者。妇科检查：子宫较停经周

数小，质地不软；未闻及胎心，触不到胎动；宫颈口未开；阴道内可见少量血性分泌物。所以选项 E 错误。因此本题应选 B。

6. C 早期先兆流产是指发生于妊娠 12 周前的早期流产，最早出现少量阴道流血，继之常出现阵发性下腹痛或腰背痛。

7. E 妊娠早期先兆流产者，若黄体功能不全可肌注黄体酮 20mg，每日一次，或口服孕激素制剂。所以选项 A 正确。宫颈机能不全应在妊娠 12~14 周行预防性宫颈环扎术，术后定期随诊，妊娠达到 37 周或以后拆除环扎的缝线。所以选项 B 正确。流产合并感染时，应在控制感染的同时尽快清除宫内残留物。术后继续用广谱抗生素，待感染控制后再行彻底刮宫。所以选项 C 正确。不全流产一经确诊，应行刮宫术或钳刮术以清除宫腔内残留组织。所以选项 D 正确。难免流产一旦确诊，应尽早使胚胎及胎盘组织完全排出。所以选项 E 错误。因此本题应选 E。

8. B 不全流产一经确诊，应行刮宫术或钳刮术以清除宫腔内残留组织。

9. D 稽留流产处理较为困难。胎盘组织机化，与子宫壁紧密粘连，致使刮宫困难。晚期流产稽留时间过长可发生凝血功能障碍，导致 DIC，造成严重出血。故处理前要做好充分准备，如备血。

10. E 妊娠满 28 周但不满 37 周间分娩者，称为早产。此时娩出的新生儿称为早产儿。

11. D 临床推算孕周及估计胎儿大小的方法：(1) 临床推算：①详细了解以往月经周期，询问末次月经日期、早孕反应开始出现时间及胎动开始时间；②根据早孕期妇科检查时子宫体大小是否与停经月份相符合；③参照目前耻骨联合上子宫长度和腹围推算孕周。(2) 超声检查：胎儿头径、头围、腹围、股骨长度与胎龄及体重密切相关。根据超声测量值可估计孕周与胎儿大小。24 小时尿雌三醇定量主要用于检测胎盘的功能，并预测胎儿状态，不能用于推算孕周。所以本题应选 D。

12. A 早产临产患者，宫缩抑制剂可为促胎肺成熟治疗和宫内转运赢得时机。β-肾上腺素能受体激动剂（选项 B）为子宫平滑肌细胞膜上的 β2 受体兴奋剂，可激活细胞内腺苷酸环化酶，促使三磷腺苷合成环磷腺苷（cAMP），降低细胞内钙离子浓度，阻止子宫肌收缩蛋白活性，抑制子宫平滑肌收缩。前列腺素合成酶抑制剂（选项 C）能抑制前列腺素合成酶，减少前列腺素合成或抑制前列腺素释放，从而抑制宫缩。硫酸镁（选项 D）中高浓度的镁离子直接作用于子宫平滑肌细胞，拮抗钙离子对子宫收缩活性，有较好抑制子宫收缩的作用。硝苯地平（选项 E）为钙通道阻滞剂，可选择性减少慢通道 Ca^{2+} 内流、干扰细胞内 Ca^{2+} 浓度、抑制子宫收缩。苯

甲酸雌二醇（选项 A）为雌激素制剂，可增加妊娠子宫对缩宫素的敏感性，故应禁用。因此本题应选 A。

13. D 对未足月胎膜早破、先兆早产和早产临产孕妇做阴道分泌物细菌学检查，尤其是 B 族链球菌的培养。有条件可做羊水感染指标相关检查。阳性者应根据药敏试验选用对胎儿安全的抗生素，对未足月胎膜早破者，必须预防性使用抗生素。虽然早产的主要原因是感染所致，但研究显示，抗生素并不能延长孕周及降低早产率。抗生素应用指征：①对有早产史或其他早产高危孕妇，应结合病情个体化地应用抗生素。②对胎膜早破的先兆早产孕妇建议常规应用抗生素预防感染。③抗生素预防性应用防止胎膜未破性早产。所以，选项 D 错误。

14. A 哌替啶是一种抗痉挛的止痛药，所用剂量过大可抑制呼吸。当哌替啶用于产科时，主要的不良反应是新生儿的呼吸抑制。所以产妇临产前 2~4 小时内不宜应用。

15. A 平时月经周期规律，妊娠达到或超过 42 周（≥294 日）尚未分娩者，称为过期妊娠。所以选项 A 正确。过期妊娠的发生率占妊娠总数的 3%~15%。近年来由于对妊娠超过 41 周孕妇的积极处理，过期妊娠的发生率明显下降。所以选项 B 错误。由于胎盘功能减退，氧气和营养成分供应相对不足，胎儿不再继续生长，可分为三期，过熟儿第 Ⅱ 期胎儿预后较第 Ⅲ 期好。所以选项 C 错误。小样儿可与过期妊娠共存，约 1/3 过期妊娠死产儿为生长受限小样儿。所以选项 D 错误。过期妊娠的胎盘病理有胎盘功能正常和胎盘功能减退两种类型。所以选项 E 错误。因此本题的正确答案为 A。

16. B 过期妊娠的病因有：①性激素比例失常：内源性雌二醇和前列腺素分泌不足，孕酮水平增高，呈现孕激素优势，分娩发作延迟。②头盆不称和胎位异常：胎先露部不能紧贴子宫下段及宫颈内口，不能引起反射性子宫收缩。③胎儿异常：如无脑畸形，无下丘脑，垂体-肾上腺轴发育不良或缺如，肾上腺皮质萎缩，导致雌激素分泌不足。此外，胎儿小并不规则时，不能紧贴子宫下段及宫颈内口。④遗传因素：如伴性隐性遗传病——胎盘硫酸酯酶缺乏症，雌激素水平低下。羊水过多与过期妊娠无关。

17. B 妊娠期高血压疾病子痫前期的最重要病理生理变化是全身小动脉痉挛，导致全身脏器血流不畅，微循环供血不足，组织器官因缺血缺氧而受损，严重时导致各脏器坏死，功能障碍。

18. C 妊娠期高血压疾病死亡的主要原因是脑血管意外，死于子痫的孕产妇尸检 80% 有脑出血，并且缺血与出血同时存在。

19. A 妊娠期高血压疾病的并发症包括：①脑卒中（脑梗死、脑出血）；②心脏病；③肾衰竭；④胎盘早

剥离；⑤凝血功能障碍；⑥HELLP综合征，即溶血（H）、肝酶升高（EL）、低血小板（LP）；⑦胎儿宫内发育迟缓（IUGR）或胎死宫内；⑧产后血液循环衰竭。肺炎不是妊娠期高血压疾病的并发症。所以本题应选A。

20. C 妊娠期高血压水肿：一般为凹陷性水肿，水肿限于小腿以下为"＋"，水肿延及股部为"＋＋"，水肿延及外阴及腹壁为"＋＋＋"，全身水肿或伴有腹腔积液为"＋＋＋＋"。

21. C 重度子痫前期的诊断标准：子痫前期伴有下面任何一种表现：①收缩压≥160mmHg，或舒张压≥110mmHg（卧床休息，两次测量间隔至少4小时）；②血小板减少（血小板<100×10⁹/L）；③肝功能损害（血清转氨酶水平为正常值2倍以上），严重持续性右上腹或上腹疼痛，不能用其他疾病解释，或二者均存在；④肾功能损害（血肌酐水平大于1.1mg/dl或无其他肾脏疾病时肌酐浓度为正常值2倍以上）；⑤肺水肿；⑥新发生的中枢神经系统异常或视觉障碍。所以选项C错误。

22. C 子痫可有抽搐、面部充血、口吐白沫、深昏迷等前驱症状，表现短暂。所以选项A错误。通常产前子痫较多，产后48小时约占25%。所以选项B、E错误。子痫患者光、声刺激可诱发抽搐，子痫发作时需保持气道通畅，维持呼吸、循环功能稳定，密切观察生命体征、尿量（应留置导尿管监测）等。避免声、光等刺激。所以选项C正确。妊娠期体重增长和子痫前期的发生存在正相关，妊娠前体重过大和妊娠前期体重增加过多均是发生子痫前期的独立危险因素。所以选项D错误。因此本题的正确答案为C。

23. E 孕妇年龄≥40岁、子痫前期病史、抗磷脂抗体阳性、高血压、慢性肾炎、糖尿病或遗传性血栓形成倾向、初次产检时BMI≥35kg/m²、子痫前期家族史、本次妊娠为多胎妊娠、首次怀孕、妊娠间隔时间≥10年以及早孕期收缩压≥130mmHg或舒张压≥80mmHg等均与子痫前期密切相关。"经产妇"与子痫前期无关系。因此本题应选E。

24. C 治疗妊娠期高血压病的首选药物是硫酸镁。其用药指征：①控制子痫抽搐及防止再抽搐；②预防重度子痫前期发展成为子痫；③重度子痫前期患者临产前用药，预防产时子痫或产后子痫。

25. A 妊娠期高血压疾病患者使用硫酸镁的必备条件：①膝腱反射存在；②呼吸≥16次/分；③尿量≥25ml/小时或≥600ml/天；④备有10%葡萄糖酸钙溶液。

26. C 参见上一题解析。

27. A 血清镁离子的有效治疗浓度为1.8~3.0mmol/L，超过3mmol/L即可出现中毒症状。镁离子中毒时应停用硫酸镁并静脉缓慢推注（5~10分钟）10%葡萄糖酸钙溶液10ml。如患者同时合并肾功能不全、心肌病、重症肌无力等，则硫酸镁应慎用或减量使用。条件许可，用药期间可监测血清镁离子浓度。

28. E 妊娠期高血压疾病时，应用硫酸镁可能出现中毒症状。首先为膝反射消失，随后出现全身肌张力减退及呼吸抑制，严重者心搏突然停止。

29. D 重度子痫前期属于妊娠期高血压疾病比较严重的阶段，是在子痫前期的基础上出现的，治疗时应首选解痉降压治疗。

30. E 子痫前期患者不主张常规应用利尿剂，仅当患者出现全身性水肿、肺水肿、脑水肿、肾功能不全、急性心力衰竭时，可酌情使用呋塞米等快速利尿剂。血细胞比容>0.35是妊娠期高血压疾病患者应用利尿药的禁忌证。所以本题应选E。

31. B 扩容疗法是一种通过输入液体来增加循环血容量的治疗方法，用于改善组织器官的血液灌注和功能（选项D正确）。过度扩容可能导致容量负荷过大，心脏负担增加，进而引起心力衰竭等并发症（选项A正确）。白蛋白、低分子右旋糖酐（选项C正确）是常用的扩容药物，用于增加血容量。贫血、电解质紊乱时应慎重选择扩容剂（选项E正确），在这些情况下，可能需要考虑其他治疗方法或调整扩容剂的使用和剂量。扩容疗法在重度妊娠期高血压疾病患者中并不是常规治疗选择，因为过度的液体输入可能导致心脏负担增加，进一步加重心力衰竭的风险。所以选项B错误。因此本题应选B。

32. A 重度子痫前期是一种高危妊娠并发症，发生在妊娠39周时，建议采取终止妊娠的方法，因为如不及时处理，可能会引发如子痫、胎盘早剥、胎死宫内等严重的并发症。所以选项A正确。其他选项中，积极治疗虽然可以缓解症状，但并不能根治疾病；等待产程发动或积极治疗至预产期终止妊娠等做法都具有很大的风险，可能会导致母婴健康受到威胁；静脉滴注缩宫素引产和行人工破膜引产则可用于产程顺利进行的情况下，但不适用于该患者。

33. E 妊娠剧吐与孕妇血中hCG水平升高有关，且多胎妊娠、葡萄胎患者hCG水平显著增高，其发生妊娠剧吐的概率也增高。有些神经系统功能不稳定，精神过度紧张、焦虑、忧虑及生活环境和经济状况较差的孕妇，妊娠剧吐多见。一旦终止妊娠后，呕吐即消失。所以，选项E说法不恰当。

34. A 输卵管妊娠的病因有输卵管炎症、输卵管妊娠史或手术史、输卵管发育不良或功能异常、辅助生殖技术、避孕失败，以及子宫肌瘤或卵巢肿瘤压迫输卵管使受精卵运行受阻。输卵管炎症是输卵管妊娠的主要病因，可分为输卵管黏膜炎和输卵管周围炎。

35. A 输卵管妊娠时，子宫的变化：①合体滋养细胞产生hCG维持黄体生长，使甾体激素分泌增加，致使月经停止来潮，子宫增大变软，但小于停经月份。子宫内膜出现蜕膜反应。所以选项 A 正确，选项 C、D、E 均错误。②胚胎受损或死亡后蜕膜剥离，发生阴道流血；有时蜕膜可完整剥离，随阴道流血排出三角形蜕膜管型；有时呈碎片排出。排出组织无绒毛、无滋养细胞。若胚胎死亡已久，内膜可呈增殖期改变，有时可见（A-S）反应，这种子宫内膜过度增殖和分泌反应可能为甾体激素过度刺激所引起，但并非输卵管妊娠特有的。所以选项 B 错误。因此本题的正确答案为 A。

36. A 输卵管妊娠的结局有输卵管妊娠流产、输卵管妊娠破裂、陈旧性异位妊娠、继发性腹腔妊娠、输卵管妊娠胚胎停止发育并吸收。输卵管妊娠流产多见于妊娠 8~12 周的输卵管壶腹部或伞端妊娠。

37. D 输卵管间质部妊娠是一种发生率低但后果严重的异位妊娠，其结局绝大多数为输卵管妊娠破裂。由于该部位为嵌入子宫肌壁的输卵管近端部分，管腔周围子宫肌层较其他段输卵管厚，通常可妊娠到 3~4 个月才发生破裂，但由于该部位血运丰富，其破裂犹如子宫破裂，症状极为严重，短时间内导致失血性休克。

38. D 输卵管妊娠破裂的典型症状为停经、腹痛与阴道流血，即异位妊娠三联征。多数患者有 6~8 周停经史。患者可由于腹腔内急性大量出血而致休克，与阴道出血量不成比例。此时表现为面色苍白，出冷汗，脉微弱而数，血压下降。腹肌一般不紧张，下腹患侧压痛及反跳痛。内出血多时，腹部隆起，移动性浊音阳性。有些患者下腹可触及包块，若反复出血并积聚，包块可不断增大变硬。子宫颈轻度着色，举痛明显。所以选项 ABCE 均正确。输卵管妊娠破裂的尿妊娠试验多为阳性，也可有阴性。所以选项 D 错误。

39. A 异位妊娠又称宫外孕。急性宫外孕的体征：（1）腹部检查：下腹部有明显压痛及反跳痛，尤以患侧为剧，但腹肌紧张较腹膜炎时之板状腹为轻，出血较多时叩诊有移动性浊音，历时较长后形成血凝块，下腹可触及软性肿块，反复出血使肿块增大变硬。（2）盆腔检查：阴道后穹窿饱满，触痛。宫颈有明显举痛，将宫颈轻轻上抬或向左右摇动时，即可引起剧烈疼痛，子宫稍大而软，内出血多时，子宫有漂浮感。子宫一侧或后方可触及肿块，质似湿面粉团，连界不清楚，触痛明显，间质部妊娠与其他部位输卵管妊娠表现不同，子宫大小与停经月份基本符合，但子宫轮廓不相对称，患侧宫角部突出，破裂所致的征象极像妊娠子宫破裂。所以，"宫颈外口松，开大容一指"不是急性宫外孕的患者在进行妇科检查时会出现的体征。因此本题应选 A。

40. E 尿妊娠试验（+），后穹窿穿刺抽出不凝血的检查，有助于异位妊娠破裂有内出血的诊断。

41. D 诊断性刮宫在诊断输卵管妊娠很少应用，适用于与不能存活的宫内妊娠的鉴别诊断和超声检查不能确定妊娠部位者。所以选项 D 正确。经阴道后穹窿穿刺（选项 A）简单可靠，适用于疑有腹腔内出血的患者。尿或血 hCG 测定（选项 B、C）对早期诊断异位妊娠至关重要。超声检查（选项 E）对异位妊娠诊断必不可少，有助于明确异位妊娠部位和大小，经阴道超声检查较经腹部超声检查准确性高。因此本题应选 D。

42. A 超声检查已成为诊断输卵管妊娠的主要方法之一。典型声像图为：子宫内未见妊娠囊，子宫内膜增厚；宫旁一侧见边界不清、回声不均的混合性包块，有时宫旁包块内可见妊娠囊、胚芽及原始心管搏动，是输卵管妊娠的直接证据，直肠子宫陷凹处有积液。

43. D 输卵管妊娠破裂的手术治疗分为保守手术和根治手术。保守手术为保留患侧输卵管，根治手术为切除患侧输卵管。当出现出血性休克，应采取的紧急措施是纠正休克后手术。

44. A 急性输卵管妊娠破裂或流产的手术原则是尽快钳夹出血处，切除患侧输卵管，目的是控制大量失血、防止内脏器官受损以及避免继发感染等，还可预防输卵管再次发生妊娠。选项 B 和选项 E 与该问题无关。选项 C 的做法并不能解决急性输卵管妊娠破裂或流产的问题。选项 D 虽然可行，但不是首选方案。

45. A 采用化学药物治疗，主要适用于病情稳定的输卵管妊娠患者及保守性手术后发生持续性异位妊娠者。化疗主要采用全身用药，亦可采用局部用药。全身用药最常用甲氨蝶呤（MTX）。

46. A 妊娠期肝内胆汁淤积症（ICP）是妊娠中、晚期特有的并发症，发病有明显的地域和种族差异，智利、瑞典及我国长江流域等地发病率较高。所以选项 E 错误。妊娠期肝内胆汁淤积症可能与女性激素、遗传、免疫及环境等因素有关。所以选项 A 正确。大多数 ICP 患者的门冬氨酸转氨酶（AST）、丙氨酸转氨酶（ALT）轻至中度升高，一般不超过 1000U/L，ALT 较 AST 更敏感。所以选项 B 错误。ICP 的首发症状是无皮肤损伤的瘙痒，瘙痒症状常出现在实验室检查异常结果之前，多于分娩后 24~48 小时缓解。10%~15% 患者出现轻度黄疸，多在瘙痒 2~4 周后出现，一般不随孕周的增加而加重，多数表现为轻度黄疸，于分娩后 1~2 周内消退。所以选项 C、D 错误。因此本题应选 A。

47. A 空腹血清血清总胆汁酸（TBA）≥10μmol/L 伴皮肤瘙痒是 ICP 诊断的主要依据。

48. C 患者第一胎为巨大儿，随后 2 次妊娠分别在 24 周及 22 周时破膜不久流产，可能在娩出巨大儿造成宫颈内口松弛所致的可能性最大。宫颈内口松弛或损伤可导致妊娠时胎膜破裂发生晚期流产。

49. A 患者现停经 8 周，3 天前出现下腹痛及阴道出血，血量少于月经量，未见明显组织物排出，宫口闭，宫体如孕 50 天大小，右侧卵巢直径 2～3cm，触痛，符合先兆流产的表现和体征。

50. E 患者最可能的诊断为稽留流产，即胚胎已死亡滞留宫腔内未能及时自然排出。稽留流产表现为无早孕反应，有先兆流产症状或无任何症状，子宫不再增大反而缩小。检查子宫较停经周数小，质地不软；未闻及胎心，触不到胎动；宫颈口未开；阴道内可见少量血性分泌物。

51. B 最可能的诊断是难免流产。难免流产表现为阴道流血量增多超过月经量，下腹阵发性剧痛或出现阴道流液（胎膜破裂）。妇科检查：子宫大小与停经周数基本相符或略小，宫颈口已扩张，有时可见胚胎组织或羊膜囊堵塞于宫颈口内。

52. D 不全流产由难免流产发展而来。妊娠产物已部分排出体外，尚有部分残留于宫腔内，影响子宫收缩，以致阴道出血较多，时间较长，易引起宫内感染，甚至因流血过多而发生失血性休克。妇科检查：子宫小于停经周数，宫颈口已扩张，宫颈口有妊娠物堵塞及持续性血液流出。

53. C 患者妊娠 7 周时出现阴道断续少量流血，子宫鹅卵大，软，宫口未开，有少许新鲜血液自宫口流出，均为早期流产征象。估计胚胎尚存活，有可能继续妊娠，最恰当的处理方式是安静卧床，保胎治疗。所以选项 C 正确。尿妊娠试验阳性提示存在妊娠，但并不意味着胚胎正常。阴道少量流血可能与妊娠相关的问题有关，需要进一步评估。所以选项 A 错误。葡萄胎是一种妊娠并发症，通常伴有大量阴道出血和其他症状，根据题干的描述，不排除葡萄胎的可能性。所以选项 B 错误。尽早行刮宫术并不是首选治疗选项，除非有其他严重的并发症或情况需要刮宫。所以选项 D 错误。服用止血药物并不能解决根本问题，也不是首选治疗选项。所以选项 E 错误。因此本题应选 C。

54. C 患者阴道流血伴阵发性下腹痛并逐渐加重。宫颈口已扩张，可见宫口内的胎囊。可能发展为难免流产。难免流产一旦确诊，应尽早使胚胎及胎盘组织完全排出。题中产妇为停经近 2 个月，属于早期流产，首选的治疗措施是尽快清宫，妊娠物送病理检查。当胎儿及胎盘排出后检查是否完全，必要时刮宫。应用抗生素预防感染。

55. C 先兆流产指妊娠 28 周前，先出现少量阴道流血，继之常出现阵发性下腹痛或腰背痛。妇科检查：宫颈口未开，胎膜未破，妊娠产物未排出，子宫大小与停经周数相符。对疑为先兆流产者，可根据妊娠囊的形态、有无胎心反射及胎动来确定胚胎或胎儿是否存活，以指导正确的治疗方法。B 超检查胎盘定位准确率达 95% 以

上，并且可以重复检查。

56. B 宫口处有胚胎组织堵塞，宫体略大，为难免流产。且患者已阴道大量出血，有休克症状表现，此时，正确的处理方式应一边纠正休克一边刮宫。及时清宫后，将刮出物送病理检查。

57. E 保胎适用于习惯性流产者，估计胚胎尚存活，有可能继续妊娠。习惯性流产如为宫颈内口松弛，于妊娠前做宫颈内口修补术，或于妊娠 12～14 周行宫颈内口环扎术。

58. A 自然流产一般发生在妊娠的前 12 周，绒毛与蜕膜剥离，血窦开放，阴道流血，剥离的胚胎及血液刺激子宫收缩，排出胚胎，下腹部阵痛。因此，早期自然流产的症状为先出现阴道流血，而后出现腹痛。先兆流产是指孕妇仅出现了流产的征兆，主要在妊娠早期，一般在妊娠的 12 周以前，表现为有少量阴道血性分泌物，或少许阴道出血，伴有轻微的下腹疼痛。此时应该及时去医院进行保胎治疗及观察。因此，对该孕妇正确的处理是先静卧保胎，若病情仍不稳定，可用药物保胎。

59. B 患者曾分别在妊娠 24 周、25 周自然破水，说明患者宫颈内口松弛，应在妊娠 12～14 周行预防性宫颈环扎术，目的在于修复并建立正常的宫颈内口形态和功能，使妊娠能够维持至足月或胎儿能够存活。妊娠达到 37 周或以后拆除环扎的缝线。

60. D 患者停经 50 天后出现少量阴道出血，持续 6 天，伴有偶有腹痛，这些症状与先兆流产相符合。先兆流产是指妊娠 28 周前先出现少量阴道流血，常为暗红色或血性白带，无妊娠物排出，随后出现阵发性下腹痛或腰背痛。妇科检查宫颈口未开，胎膜未破，子宫大小与停经周数相符。

61. D 体格检查提示宫口开大，宫颈扩张，属于分娩的表现，结合患者妊娠 28 周（满 28 周不满 37 周），诊断为先兆早产。因此答案选 D。流产是指妊娠周数在 28 周内出现腹痛及阴道流血，该患者妊娠周数是 28 周以上，不考虑流产。早产临产是指规律宫缩伴有宫颈的进行性改变：宫颈扩张达 1cm 以上，宫颈展开 ≥80%。

62. E 妊娠 41 周为过期妊娠，由于胎盘功能减退，氧气和营养成分供应相对不足，胎儿不再继续生长。羊水呈绿色，提示胎儿窘迫，胎儿缺氧，导致胎儿排出胎粪，使得羊水变成绿色。当出现胎盘功能减退或胎儿窘迫征象，不论宫颈条件成熟与否，均应行剖宫产尽快结束分娩。

63. B 妊娠 40 周后胎盘功能逐渐下降，42 周以后明显下降。B 超提示胎头双顶径值 9.4cm（＞8.5cm），提示胎儿已成熟；正常羊水深度为 3～5cm。该孕妇目前处于妊娠 42 周，未临产，平素月经规律，提示过期妊娠。病理为胎盘功能减退：胎盘母体面多灶性梗死及钙化，胎

面和胎膜常被粪染，呈黄绿色。镜下胎盘老化。因此答案选 B。

64. E 妊娠期高血压疾病的预测性诊断，常用平均动脉压的预测方法，计算公式为（收缩压＋舒张压×2）÷3。若平均动脉压≥90mmHg 表明孕妇有发生妊娠高血压疾病的倾向。

65. A 子痫前期（非重度）：妊娠 20 周后出现，收缩压≥140mmHg 和（或）舒张压≥90mmHg，伴有尿蛋白≥0.3g/24 小时，或随机尿蛋白（＋）。

66. A 患者"血压 160/110mmHg，下肢水肿（＋＋），尿蛋白（＋＋＋）"为重度子痫前期的表现。患者"子宫硬如板状，胎位欠清晰，胎心音未闻及"为胎盘早剥Ⅲ度的体征。所以，该患者最可能的诊断是重度子痫前期合并胎盘早剥。

67. A 患者"32 周后出现血压 160/100mmHg，下肢水肿（＋＋＋），尿蛋白（＋＋＋）"为重度子痫前期的表现。患者孕前曾因蛋白尿诊断为肾炎。两者结合起来提示患者为重度子痫前期合并慢性肾炎。

68. B 子痫是在先兆子痫基础上有抽搐或昏迷，即血压≥160/110mmHg 或蛋白尿（＋＋～＋＋＋＋），伴水肿与头痛等自觉症状，此三项中有两种者伴发抽搐或昏迷，抽搐一般持续约 1 分钟左右。

69. A 患者在高血压、蛋白尿基础上，出现头痛、眼花、恶心、呕吐、上腹不适等症状者称为先兆子痫。眼底改变是反映子痫－子痫前期病变程度的重要标志，对估计病情有重要意义。眼底的主要改变为视网膜小动脉痉挛，动静脉管径之比可由正常的 2：3 变为 1：2，甚至 1：4。严重时可出现视网膜水肿、视网膜脱离或有棉絮状渗出物及出血，患者可出现视物模糊或突然失明。

70. A 患者连用硫酸镁治疗 3 天后出现膝腱反射消失，血 Mg^{2+} 浓度＞3.5mmol/L，提示出现硫酸镁中毒。血清镁离子的有效治疗浓度为 1.8～3.0mmol/L，超过 3mmol/L 即可出现中毒症状。镁离子中毒时应停用硫酸镁，并静脉缓慢推注（5～10 分钟）10% 葡萄糖酸钙溶液 10ml。

71. E 患者剧烈头痛伴喷射性呕吐，应怀疑有脑出血，可行 CT 或 MRI 检查确诊。通过血压 160/110mmHg 和尿蛋白（＋＋＋），可诊断患者为重度子痫前期。应用硫酸镁可预防重度子痫前期发展成为子痫，维持血药浓度，同时应用有效镇静药物，控制抽搐。20% 甘露醇 250ml 快速静脉滴注降低颅压。静注地塞米松 20mg 促胎肺成熟。静注地西泮 10mg 控制抽搐。重度子痫前期大于妊娠 34 周患者，胎儿成熟后可考虑终止妊娠。所以本题应选 E。

72. E 初产妇妊娠 37 周，剧烈头痛并呕吐，血压 166/112mmHg，尿蛋白 3g/24h，水肿（＋＋），应诊断为重度子痫前期。25% 硫酸镁的静注和静滴是一种常用的处理妊娠期高血压疾病的方法，特别是在子痫前期或子痫发作的情况下。硫酸镁有镇静和抗痉挛的作用，可以降低血压，预防癫痫发作，并预防子痫前期发展为子痫。所以选项 E 正确。头部 CT 检查（选项 A）不是首选的处置方法，因为头痛的原因可能与妊娠期高血压疾病相关，而不是颅内病变。在没有其他紧急情况的情况下，立即进行剖宫产术（选项 B）不是首选的处置方法。首先应进行评估和治疗以控制高血压和预防并发症。静注呋塞米（利尿剂）（选项 C）不是治疗妊娠期高血压疾病的首选药物。肼屈嗪（选项 D）适用于肾型高血压及收缩压较高的患者。患者不属于重度妊娠期高血压患者，故不应选用肼屈嗪。

73. E 初产妇现妊娠 37 周，血压 170/120mmHg，尿蛋白（＋＋），应诊断为重度子痫前期，妊娠 37 周后的重度子痫前期应终止妊娠。该孕妇 OCT（缩宫素激惹试验）呈晚期减速（迟发性减速），胎动消失 1 小时，胎心 100 次/分，说明胎儿情况不佳，应立即终止妊娠。

74. C 肼屈嗪适用于肾型高血压及收缩压较高的患者。患者为重度妊娠期高血压，故首选的降压药为肼屈嗪。

75. A 根据题干信息，该孕妇已经出现了严重的妊娠高血压综合征，其特点是血压持续升高、伴随有尿蛋白增多等一系列严重并发症。应积极治疗，但如果等待产程发动则可能会导致孕妇和胎儿的生命安全受到威胁。立即行剖宫产或引产都不太恰当，易引起产妇大出血、子宫破裂、感染等风险。积极治疗 1 周后予以剖宫产也不太合适，因为在这段时间内产妇的病情有可能会进一步恶化。所以，最合适的处理方式是积极治疗 24～48 小时，控制血压、利尿、补充营养等，尽量减轻孕妇和胎儿的损伤，然后终止妊娠。

76. E 该患者表现为妊娠期高血压疾病的征象，行人工破膜及缩宫素引产 11 小时，无产兆，不能短时间内阴道分娩且病情有可能加重，可考虑放宽剖宫产指征行剖宫产处理。

77. C 初孕妇，妊娠 30 周，头痛伴视物不清，血压 160/110mmHg，下肢凹陷性水肿，可诊断为妊娠高血压综合征。妊娠期高血压疾病，包括妊娠期高血压、子痫前期、子痫、慢性高血压并发子痫前期以及慢性高血压血压和尿蛋白是评估病情及监测的指标。妊高症可引起脑部、心脏、眼、甲状腺等多部位的严重并发症，所以这些部位的检查并不能作为评估病情的指标。

78. E 该孕妇突然头痛，血压大于 160/110mmHg，下肢水肿，尿蛋白 5g/24h，考虑是重度子痫前期。首先应缓解症状，缓解症状首选硫酸镁；同时根据妊娠周数及胎儿的成熟情况选择终止妊娠。

79. B 若找到绒毛组织，即可确定为宫内妊娠。该患者刮出物未见绒毛组织，病理检查结果为蜕膜组织，怀疑为异位妊娠。

80. D 患者有停经史，阴道不规则出血伴左下腹痛，左侧附件可触及 6cm×5cm×4cm 不规则包块，有压痛，略可推动，均符合输卵管妊娠的症状表现。

81. D 患者月经规律，末次月经 45 天后出现下腹痛，伴肛门坠胀感，不排除异位妊娠的可能性，其阳性体征主要为宫颈举痛。

82. A 诊断性刮宫是帮助诊断早期未破裂型异位妊娠的一个很重要的方法，可以弥补血清学检查以及超声检查的不足。适用于与不能存活的宫内妊娠的鉴别诊断和超声检查不能确定妊娠部位者。将宫腔排出物或刮出物做病理检查，切片中见到绒毛，可诊断为宫内妊娠；仅见蜕膜未见绒毛，有助于诊断异位妊娠。其他四项均有助于异位妊娠的诊断。

83. C 抽出暗红色不凝血液，说明有血腹症存在。陈旧性宫外孕时，可抽出小块或不凝固的陈旧血液。若穿刺针头误入静脉，则血液较红，将标本放置 10 分钟左右即可凝结。当无内出血、内出血量很少、血肿位置较高或直肠子宫陷凹有粘连时，可能抽不出血液，故阴道后穹隆穿刺阴性不能排除输卵管妊娠。

84. E 腹腔内出血最易积聚于直肠子宫陷凹，即使血量不多，也能经阴道后穹隆穿刺抽出血液。患者"于后穹隆穿刺抽出 3ml 不凝血"说明有血腹症存在。依据题干信息所述，该患者的治疗为抢救休克的同时立即剖腹探查。

85. A 本例患者有停经史，突发撕裂样左下腹一侧剧痛，出现血压下降等休克征象，盆腔检查宫颈举痛、摇摆痛明显，子宫稍大、稍软，左侧附件区压痛明显，符合输卵管妊娠破裂的诊断。输卵管妊娠破裂有大量内出血并发休克的患者，应在积极纠正休克的同时，迅速剖腹探查、止血并切除病灶。

86. E 年轻育龄女性，停经、阴道出血、左侧附件区增厚，压痛明显，考虑诊断为异位妊娠。异位妊娠首选血 β–hCG 测定。

二、多选题

87. BCDE 流产是指妊娠不足 28 周、胎儿体重不足 1000g 而终止者。发生于妊娠 12 周前者称早期流产，发生在妊娠 12 周至不足 28 周者称晚期流产。前者较为多见。所以选项 A 错误。完全流产是指妊娠物已全部排出，阴道流血逐渐停止，腹痛逐渐消失。所以选项 B 正确。先兆流产经休息及治疗可继续妊娠或可发展为难免流产。所以选项 C 正确。习惯性流产指自然流产连续发生 3 次或以上者，每次流产多发生在同一妊娠月份。所以选项 D、E 正确。因此本题应选 BCDE。

88. ABCD 自然流产的病因包括：（1）染色体异常。（2）母体因素：①全身性疾病；②生殖器官异常：子宫畸形、子宫肌瘤、子宫腺肌病、宫腔粘连等；③内分泌异常：女性内分泌功能异常，甲状腺功能减退，糖尿病血糖控制不良等；④强烈应激与不良习惯：手术、直接撞击腹部等躯体刺激，过度紧张、焦虑、恐惧、忧伤等精神创伤以及孕妇过量吸烟、酗酒、过量饮咖啡、二醋吗啡（海洛因）等毒品；⑤免疫功能异常。（3）父亲因素：精子的染色体异常。（4）环境因素：过多接触放射性及物理、化学等有害物质。但慢性胃炎不是自然流产的病因。所以选项 ABCD 正确。

89. ABCD 稽留流产又称过期流产，是指胚胎或胎儿已死亡滞留宫腔内未能及时自然排出者。有时由于底蜕膜反复出血，凝固的血块包绕胎块，形成血样胎块稽留于宫腔内，也可吸收血红蛋白形成肉样胎块。表现为早孕反应消失，有先兆流产症状或无任何症状，子宫不再增大反而缩小。若已到中期妊娠，孕妇腹部不见增大，胎动消失。妇科检查宫颈口未开，子宫较停经周数小，质地不软，未闻及胎心。稽留流产可借助超声检查协助确诊。晚期流产稽留时间过长可能发生凝血功能障碍，导致弥散性血管内凝血（DIC），造成严重出血。所以选项 ABCD 正确。

90. ACD 稽留流产主要是由于雌激素不足，胚胎或者胎儿已在宫腔内死亡，但未排出体外，胎盘发生机化与宫壁发生粘连，给清宫术带来了困难。由于稽留流产，死亡的胚胎和胎盘组织可以释放大量组织凝血活酶，进入母体血管后激活凝血系统，导致弥漫性血管内凝血（DIC）的发生，造成术中及术后大出血。因此要做好输血输液的准备，提前给予雌激素口服可提高子宫对缩宫素的敏感性，间接加强子宫的收缩并可减少术中及术后的出血。

91. ABCE 孕妇患急性肾盂肾炎可引起早产，感染进一步波及到羊膜和绒毛组织时，会导致子宫收缩和早产；慢性肾炎会导致体内毒素和废物积累，可引起早产；双子宫的一侧妊娠会导致宫腔异常扩张，影响子宫壁张力和稳定性，从而引起早产；胎膜早破会导致羊水过早漏出，增加宫颈口感染和早产风险；胎儿脑积水不会直接导致子宫收缩和宫颈扩张，一般不会引起早产。所以本题应选 ABCE。

92. ABCE 可用于治疗早产的药物有：①利托君：可激动子宫平滑肌中的 β 受体，抑制子宫平滑肌收缩而延续妊娠。②硫酸镁：直接作用于子宫肌细胞，拮抗钙离子对子宫的收缩作用。③硝苯地平：可选择性减少慢通道 Ca^{2+} 内流、干扰细胞内 Ca^{2+} 浓度，从而抑制子宫收缩而延续妊娠。④阿托西班：通过竞争子宫平滑肌细胞膜上的缩宫素受体，抑制由缩宫素所诱发的子宫收缩而延续妊娠。所以选项 ABCE 正确。

93. ABE　盐酸利托君是 β–肾上腺素能受体激动药，可用于治疗早产；可使胎心率增快，合并心脏病者不适宜应用；可引起血糖波动，未控制的糖尿病患者慎用或不用。所以选项 ABE 正确。

94. ABCE　过期妊娠发生羊水过少的原因包括：（1）由于胎盘功能减退，灌注量不足，影响胎儿发育，胎儿脱水，导致羊水过少；（2）由于胎儿过熟，其肾小管对抗利尿激素的敏感性增高，尿量少，导致羊水过少；（3）胎膜功能减退，细胞萎缩，微绒毛肿胀，产生羊水量减少。所以选项 ABCE 正确。

95. ACDE　过期妊娠病因复杂。家族史可能会增加患者罹患过期妊娠的风险；内源性前列腺素不足导致子宫功能减退，从而影响胚胎的营养供应和生长发育；雌激素与孕激素比例失调、胎儿肾上–腺皮质功能不足等因素都可影响孕早期的正常胚胎发育。但胎儿过小并不是导致过期妊娠的主要原因，因为大多数胎停是因为胚胎自身的染色体异常或代谢紊乱等问题导致的。所以选项 ACDE 正确。

96. BCE　胎盘过期妊娠胎盘病理有两种类型。一种是胎盘功能正常。除重量略有增加外，胎盘外观和镜检均与妊娠足月胎盘相似。多数过期妊娠患者胎盘功能正常。另一种是胎盘功能减退。功能减退的胎盘肉眼见胎盘母体面梗死及钙化，胎儿面及胎膜被胎粪污染呈黄绿色。镜下见胎盘绒毛内血管床减少，绒毛间腔变窄，间质纤维化增加，合体细胞小结增多胎盘老化现象。所以选项 BCE 正确。

97. CE　过期妊娠患者的新生儿多数正常，10% 发展成过熟儿。

98. ABDE　过期妊娠胎盘功能正常者，能维持胎儿继续生长，约 25% 成为巨大胎儿。所以选项 A 正确。过期妊娠时胎儿过熟，头颅钙化明显、可塑性小，因此过期妊娠分娩时易发生困难，使手术产的机会增加。所以，选项 B 正确，选项 C 错误。过期妊娠除引起胎儿过熟综合征外，胎儿窘迫、胎粪吸入综合征、新生儿窒息及巨大胎儿等围产儿发病率及死亡率均明显增高。所以选项 D、E 均正确。因此本题应选 ABDE。

99. ACDE　胎儿过熟综合征与胎盘功能减退、胎血流灌注不足、胎儿缺氧及营养缺乏等有关。

100. ABCE　过期妊娠具有以下情况之一者应立即终止妊娠：①宫颈已成熟者。②胎儿体重 ≥4000g 或 FGR。③胎动 <10 次/12 小时，或 NST 无反应型，OCT 阳性或可疑。④Manning 评分 <6 分。⑤24 小时孕妇尿雌三醇 <10mg 或下降 50%，或即时尿雌三醇/肌酐比值持续降低。⑥合并羊水过少或羊水粪染。⑦合并有妊娠期高血压疾病。所以选项 ABCE 正确。胎盘激素的尿雌激素/肌酐（E/C）比值用于估计胎儿胎盘单位功能。临床意义为：E/C 比值 >15 为正常值，10～15 为警戒值，<10 为危险值。所以选项 D 错误。

101. ABCD　妊娠期高血压胎盘病变可能导致胎盘功能不全，血液供应不足，使胎儿在子宫内受到窘迫，影响胎儿的正常发育和生长。所以选项 A 正确。由于胎盘病变导致血液供应不足，胎儿宫内生长受限，影响胎儿体重和发育。所以选项 B 正确。妊娠期高血压胎盘病变可能导致胎盘早剥或胎盘植入不全，增加了产后出血的风险。所以选项 C 正确。妊娠期高血压胎盘病变可能导致胎盘早剥，即胎盘与子宫壁过早分离，引起严重的出血，并可能危及母婴生命。所以选项 D 正确。虽然妊娠期高血压胎盘病变可能对胎儿的神经系统发育造成一定的影响，但与胎儿脑瘫的关系并不是直接的。所以选项 E 错误。因此本题应选 ABCD。

102. ABC　重度子痫前分娩期间注意事项：①注意观察自觉症状变化；②监测血压并继续降压治疗，应将血压控制在 ≤160/110mmHg；③监测胎心变化；④积极预防产后出血；⑤产时不可使用任何麦角新碱类药物。所以选项 ABC 正确。

103. ABCE　子痫是子痫前期–子痫最严重的阶段，发作前可有不断加重的严重表现，密切监测、合理干预是可以预防子痫的。通常产前子痫较多，产后 48 小时约占 25%。子痫典型表现为首先出现眼球固定，瞳孔放大，瞬间头向一侧扭转，牙关咬紧；随之深部肌肉僵硬，很快发展成典型的全身高张阵挛惊厥、有节律的肌肉收缩和紧张，持续约 1～1.5 分钟，其间患者无呼吸动作；此后抽搐停止，呼吸恢复，但患者仍昏迷，最后意识恢复，但易激惹、烦躁。所以选项 ABCE 错误。

104. ABD　HELLP 综合征以溶血、肝酶升高及血小板减少为特点，是子痫前期的严重并发症。

105. ABCD　镁离子可通过下列机制解痉：①抑制运动神经末梢释放乙酰胆碱，阻断神经肌肉接头间的信息传导，使骨骼肌松弛；②刺激血管内皮细胞合成前列环素，抑制内皮素合成，降低机体对血管紧张素 Ⅱ 的反应，从而缓解血管痉挛状态；③通过阻断谷氨酸通道阻止钙离子内流，解除血管痉挛、减少血管内皮损伤；④提高孕妇和胎儿血红蛋白的亲和力，改善氧代谢。所以选项 ABCD 正确。硫酸镁不可作为降压药使用。

106. BCDE　治疗妊娠期高血压疾病静脉给药时，首次负荷量一般使用 25% 硫酸镁溶液，但不是硫酸钠溶液。负荷量的给药方式是将硫酸镁溶液快速注入。所以选项 A 错误。25% 硫酸镁溶液在给药时可以加入 1%～2% 普鲁卡因，以减轻药物刺激性疼痛。硫酸镁可以通过肌内注射或静脉给药的方式使用。肌内注射应选择深部肌肉注射，以确保药物的有效吸收和作用。使用硫酸镁治疗妊娠期高血压疾病时，每日总量不应超过20g，以避免潜在的不良反应和药物过量。所以选项 BCDE 正确。

107. ABCE　子痫前期的治疗原则有：解痉、降压、镇静、必要时扩容、利尿。并需要根据孕周和病情轻重、治疗反应等，及时终止妊娠。一旦发生子痫，病情加以控制后，要尽快终止妊娠。应当注意适当休息，休息和睡眠时取左侧卧位；保证充足的蛋白质和热量，不建议限制食盐摄入；适当减轻工作，保证睡眠 10 小时，为保证充足睡眠，必要时可睡前口服地西泮 2.5～5mg。所以选项 D 错误。正确答案为 ABCE。

108. AC　妊娠期高血压扩容仅适用于严重的低蛋白血症、贫血，患者可选用人血白蛋白、血浆、全血等纠正低蛋白血症。严重的低蛋白血症，血浆胶体渗透压明显降低，可导致严重胸、腹腔积液和心包积液，孕妇循环不稳定，而造成难以控制的心力衰竭、肺水肿等，及时有效地补充蛋白质和血浆，纠正低蛋白血症，对于重度子痫前期治疗十分重要，但一定要严格把握扩容指征。所以选项 AC 正确。

109. BCE　妊娠剧吐的相关病因：（1）绒毛膜促性腺激素（hCG）：早孕反应的出现和消失恰与孕妇体内人绒毛膜促性腺激素（hCG）值变化相吻合，呕吐严重时，孕妇 hCG 水平较高；多胎和葡萄胎孕妇血中 hCG 值明显升高，发生妊娠剧吐者也显著增加，而在终止妊娠后，症状立即消失，均提示本症与 hCG 关系密切，但症状轻重不一定和 hCG 值成正比。（2）激素水平：除了血清中高浓度的 hCG 水平，雌激素水平升高可能也是相关因素之一。一些激素水平包括胎盘血清标记物、ACTH、泌乳素和皮质醇等可能也与之有关。（3）自主神经功能紊乱：有些神经系统功能不稳定、精神紧张的孕妇，妊娠剧吐多见，说明本症也可能与自主神经功能紊乱有关。（4）幽门螺旋杆菌：与无症状的孕妇相比，妊娠剧吐患者血清抗幽门螺旋杆菌的 IgG 浓度升高，故该病可能与幽门螺旋杆菌 - 消化性溃疡的致病因素有关。（5）维生素缺乏：维生素 B_6 的缺乏可导致妊娠剧吐。所以选项 BCE 正确。

110. ACDE　妊娠剧吐会导致多种并发症。因呕吐过度可导致体液失调和电解质紊乱，甚至可能出现心律失常，进而导致心搏骤停（选项 A）；可导致眼部压力升高，从而使视网膜出现出血的情况（选项 C）；因呕吐导致的严重液体和电解质丢失，可能引起代谢性酸中毒（选项 D）等并发症；长期的妊娠剧吐可能导致食欲不振和营养不良，由于维生素 B_1 缺乏而增加韦尼克（Wernicke）脑病（选项 E）的发生率。虽然妊娠剧吐可能导致胎儿营养不良，但不会直接导致胎儿畸形。所以选项 ACDE 正确。

111. ABCD　（1）妊娠剧吐患者体重明显减轻，可出现严重脱水，营养不良；（2）严重呕吐和不能进食可

导致脱水及电解质紊乱，使氢、钠、钾离子大量丢失；（3）患者明显消瘦，神疲乏力，皮肤黏膜干燥，口唇干裂，眼球内陷，脉搏增快，尿量减少，尿比重增加并出现酮体；可出现饥饿性酸中毒，呕吐物中盐酸的丢失可致碱中毒和低钾血症；（4）脏器功能损伤：如呕吐严重，不能进食，可出现脏器功能损伤。如肝功能受损，则出现血转氨酶和胆红素增高；如肾功能受损，则血尿素氮、肌酐升高，尿中可出现蛋白和管型；眼底检查可有视网膜出血。严重并发症如 Wernicke - Korsakoff 综合征主要表现为中枢神经系统症状，病情继续发展，可致患者意识模糊，陷入昏迷状态。所以选项 ABCD 正确。

112. ABCD　妊娠剧吐的治疗：（1）一般处理及心理支持治疗：应尽量避免接触容易诱发呕吐的气味、食品等。避免早晨空腹，鼓励少量多餐。（2）纠正脱水及电解质紊乱：①每日静脉补液量 3000ml 左右，补充维生素 B_6、维生素 B_1、维生素 C，连续输液至少 3 日，维持每日尿量 ≥1000ml。孕妇常不能进食，可按照葡萄糖 50g、胰岛素 10U、10% 氯化钾 1.0g 配成极化液输注补充能量。应注意先补充维生素 B_1 后再输注极化液，以防止发生 Wernicke 脑病。②补钾 3～4g/d，严重低钾血症时可补钾至 6～8g/d。原则上每 500ml 尿量补钾 1g 较为安全，同时监测血清钾水平和心电图。（3）止吐治疗：呕吐停止后，可少量多次进食及口服多种维生素，同时输液量可逐天递减至停止静脉补液。所以选项 ABCD 正确。

113. ABCE　妊娠剧吐经过治疗病情不见好转，出现以下情况应考虑终止妊娠：①体温升高达 38℃ 以上，卧床时心率每分钟超过 120 次。②持续性黄疸和（或）蛋白尿，肝肾功能严重受损。③有多发性神经炎及中枢神经系统病变，经治疗后不见好转。④有颅内或眼底出血，经治疗后不见好转。所以选项 ABCE 正确。

114. ABDE　异位妊娠 hCG 阳性，宫腔可出现 A－S 反应，盆腔包块，如包块破裂，可出现腹膜刺激征。所以选项 ABDE 正确。

115. AB　输卵管间质部妊娠的结局几乎全部是破裂，这是因为输卵管间质部妊娠发展时，输卵管壁较薄，无法承受胚胎的生长压力，导致破裂。所以选项 A 正确。术时通常不需要进行子宫切除术。由于输卵管间质部妊娠通常发现较早，且破裂前胚胎较小，因此可以通过保留输卵管的手术方式进行处理，而不需要切除子宫。所以选项 B 正确。输卵管间质部妊娠虽少见，但后果严重，其结局几乎全为输卵管妊娠破裂。所以输卵管间质部妊娠的危险性比壶腹部妊娠大。所以选项 C 错误。输卵管妊娠中，壶腹部妊娠最为常见，其次为峡部、伞部，间质部妊娠较少见。所以选项 D 错误。输输卵管间质部和宫角是不同的部位，输卵管间质部妊娠发生在输卵管壁内部，而宫角妊娠发生在子宫角部位。故卵管间质部妊

娠不会转变为宫角妊娠。所以选项 E 错误。因此本题的正确答案是 AB。

116. ABDE　输卵管妊娠破裂不久的患者,进行妇科检查,可以查到:阴道内常有少量血液;子宫颈轻度着色,举痛明显;后穹隆饱满及触痛;子宫稍大而软,内出血多时,子宫有漂浮感;子宫一侧或后方可触及肿块,触痛明显,病程较长时,血块机化,与子宫粘连,质地较硬。所以选项 ABDE 正确。

117. ABCE　输卵管妊娠未发生流产或破裂时,需采用辅助检查方能确诊。输卵管妊娠流产或破裂后,诊断多无困难。必要时可采用下列检查方法协助诊断:①hCG测定:尿或血 hCG 测定对早期诊断异位妊娠至关重要。②超声诊断。对异位妊娠诊断必不可少,有助于明确异位妊娠部位和大小,经阴道超声检查较经腹部超声检查准确性高。③经阴道后穹隆穿刺。简单可靠,适用于疑有腹腔内出血的患者。④诊断性刮宫。适用于与不能存活的宫内妊娠的鉴别诊断和超声检查不能确定妊娠部位者。⑤腹腔镜检查。适用于早期异位妊娠,患者血流动力学状况稳定者。所以选项 ABCE 正确。

118. ABCD　化学药物治疗主要适用于病情稳定的输卵管妊娠患者及保守性手术后发生持续性异位妊娠者。化疗必需用于异位妊娠确诊和排除了宫内妊娠的患者。适用条件:①无药物治疗的禁忌证;②输卵管妊娠未发生破裂;③妊娠囊直径 <4cm;④血 hCG <2000U/L;⑤无明显内出血。大部分输卵管妊娠患者有 6~8 周停经史,但有 20%~30% 的患者无明显停经史。输卵管间质部妊娠停经时间较长,约 3 个月。所以选项 E 不符合适用条件。故本题应选 ABCD。

119. BCE　药物治疗主要适用于早期输卵管妊娠,要求保存生育能力者。其病灶直径 <3cm,未破裂或流产,无明显内出血,血 β-HCG <3000U/L。常用甲氨蝶呤(MTX),抑制滋养细胞增生,破坏绒毛,使胚胎组织坏死、脱落、吸收而免于手术。全身用药为 MTX 0.4mg/(kg·d),5 天一疗程,间隔 5 天,根据病情可用 1~2 疗程。局部用药可采用在 B 超引导下穿刺异位妊娠囊或在腹腔镜直视下穿刺,将 MTX 10~50mg 注入其中。在 MTX治疗期间,应用超声检查和血 hCG 进行严密监护,并注意患者的病情变化及药物毒副反应。若用药后 14 日血 hCG 下降并连续 3 次阴性,腹痛缓解或消失,阴道流血减少或停止者为显效。所以选项 BCE 正确。

120. BCDE　卵巢妊娠是指受精卵在卵巢着床和发育,其诊断标准为:①双侧输卵管正常;②异位妊娠位于卵巢组织内;③异位妊娠以卵巢固有韧带与子宫相连;④绒毛组织中有卵巢组织。所以选项 BCDE 正确。

121. ABC　腹腔妊娠可分为两种:(1)原发性腹腔妊娠:指受精卵直接种植于腹膜、肠系膜、大网膜等处,

极少见。诊断标准为:①两侧输卵管和卵巢正常,无近期妊娠的证据;②无子宫腹膜瘘形成;③妊娠只存在于腹腔内,无输卵管妊娠等的可能性。(2)继发性腹腔妊娠:通常发生于输卵管妊娠流产或破裂后,偶可继发于卵巢妊娠或子宫内妊娠而子宫存在缺陷破裂后。所以选项 ABC 符合题意。

122. AC　宫颈妊娠的主要症状为无痛性阴道流血或血性分泌物,流血量一般由少到多,也可为间歇性阴道大量流血。不伴腹痛是其特点。体征表现:宫颈膨大呈圆锥状,蓝紫色,变软,宫颈外口扩张边缘薄,内口紧闭,无明显触痛,而子宫正常大小或稍大,硬度正常。所以选项 AC 正确。

123. BCDE　A 项,异位妊娠多有 6~8 周的停经史,有 20%~30% 患者无停经史。B 项,腹痛是输卵管妊娠的主要症状,占 95%。C 项,子宫一侧或其后方可触及肿块,边界不清,触痛明显。D 项,阴道流血占 60%~80%。胚胎死亡后常有不规则阴道流血,一般不超过月经量。阴道流血可伴有蜕膜管型或蜕膜碎片排出,是子宫蜕膜剥离所致。阴道流血一般在病灶去除后方能停止。E 项,出血较多时可导致失血性休克。

124. ABD　妊娠期体内雌激素水平大幅度增加。雌激素可使 Na^+-K^+-ATP 酶活性下降,导致胆汁酸代谢障碍。妊娠期肝内胆汁淤积症(ICP)影响肝功能,会出现糖、脂代谢紊乱及脂溶性维生素 K 吸收减少。大多数 ICP 患者的门冬氨酸转氨酶(AST)、丙氨酸转氨酶(ALT)轻至中度升高,为正常水平的 2~10 倍。部分患者血清胆红素轻度至中度升高,以直接胆红素为主。ICP患者肝脏超声可见肝脏无特异性改变,但建议检查肝脏超声排除有无肝脏及胆囊的基础疾病。所以选项 ABD正确。

125. ABDE　妊娠期肝内胆汁淤积症由于胆汁酸毒性作用,使围产儿发病率和死亡率增加,可发生胎儿窘迫、自发性早产、羊水胎粪污染,不能预测的胎死宫内。

126. ABCE　妊娠期肝内胆汁淤积症的辅助治疗包括:①护肝治疗:在降胆酸治疗的基础上使用护肝药物,葡萄糖、维生素 C、肌苷等保肝药物可改善肝功能。②改善瘙痒症状:炉甘石液、薄荷类、抗组胺药物对瘙痒有缓解作用。③预防产后出血:当伴发明显的脂肪痢或凝血酶原时间延长时,应及时补充维生素 K。④促胎肺成熟:地塞米松可用于有早产风险的患者。所以选项 ABCE正确。肝内胆汁淤积症无需使用硫酸镁解痉治疗。

三、共用题干单选题

127. B　患者阴道排出一块肉样组织后突然大量阴道流血,提示妊娠产物已部分排出体外,尚有部分残留于宫腔内,影响子宫收缩,以致阴道出血较多,时间较长,易引起宫内感染,甚至因流血过多而发生失血性休克。

此种情况为感染合并不全流产。

128. E 不全流产一经确诊，应及时清宫。流血多有休克者应先输血、输液、待血压上升、情况好转立即清宫，钳夹出宫腔内妊娠物。术后给予抗生素预防感染。

129. A 50%～60% 的自然流产胚胎有染色体异常（属于遗传基因缺陷），多发生在早期妊娠，以及产母年龄过小或过大者。流产时妊娠产物有时仅为一空孕囊或已退化的胚胎。

130. B 该患者已处于休克状态，阴道大量活动性出血，可见烂肉样物。妇科会诊子宫如孕 6 周大小，双附件未及肿物。首先怀疑不全流产，即烂肉样物为部分排出的妊娠产物，尚有部分残留于宫腔内，影响子宫收缩，以致阴道出血较多，时间较长，易引起宫内感染，甚至因流血过多而发生失血性休克。首先应询问的是患者有无有无停经史，以便明确是否妊娠。

131. C 该患者出现了大量活动性阴道出血，烂肉样物等症状，提示流产或宫外孕等紧急情况，需及时手术治疗。确诊时判断宫颈口的开大程度，可确定是否需要立即采取手术措施。选项 C 正确。而宫颈着色程度（选项 A）通常反映宫颈糜烂、炎症等非紧急情况；黑格尔征（选项 B）指的是腹部压痛时的阴性反应，不能作为治疗方式的依据；双附件未及肿物（选项 D）提示无卵巢囊肿或包块等，有助于排除其他疾病，但并不能指导治疗；子宫软硬度（选项 E）与急救处理无直接关系。

132. A 不全流产一经确诊，应及时清宫。流血多有休克者应先输血、输液、待血压上升、情况好转立即清宫。术后给以抗生素预防感染。

133. A 先兆流产指妊娠 28 周前先出现少量阴道流血，无妊娠物排出，随后出现阵发性下腹痛或腰背痛。妇科检查宫颈口未开，胎膜未破，子宫大小与停经周数相符。经休息和治疗后症状消失，可继续妊娠；若阴道流血增多或下腹痛加重，可发展为难免流产。简单记忆为：停经天数符合子宫大小＋宫口未开＝先兆流产。

134. C 难免流产指流产不可避免。在先兆流产基础上，阴道流血增多，阵发性下腹痛加剧，或有阴道流液（胎膜破裂）。妇检宫颈口已扩张，有胚胎组织或胎囊堵塞宫颈口，子宫大小与停经周数基本相符或略小。简单记忆为：停经天数符合子宫大小＋宫口阻塞＝难免流产。

135. C 难免流产一旦确诊，应尽早使胚胎及胎盘组织完全排出。早期流产行清宫术，晚期流产静滴缩宫素。

136. C 患者妊娠 33 周，满 28 周至不足 37 周出现下腹坠胀、腰背痛、阴道分泌物增多等自觉症状，最可能为先兆早产。先兆早产有规则或不规则宫缩，伴有宫颈管进行性缩短。

137. E 先兆早产患者，通过适当控制宫缩，能延长妊娠时间。所以，应用缩宫素调整宫缩是最不恰当的处理方式。

138. E 子宫收缩是早产的主要临床表现，最初为不规则宫缩，常伴有少许阴道流血或血性分泌物，以后可发展为规则宫缩，如果宫缩越来越频繁，达到 3 分钟 1 次，中等强度，并且肛查宫口已经开大 3cm，这表明孕妇已经进入了早产临产阶段。早产临产患者治疗期间需符合下列条件：①出现规则宫缩（20 分钟≥4 次，或 60 分钟≥8 次），伴有宫颈的进行性改变；②宫颈扩张 1cm 以上；③宫颈容受≥80%。所以选项 A 正确。在早产临产期间，孕妇可能会出现缺氧的情况，吸氧可以改善胎儿的氧供。所以选项 B 正确。在早产临产期间，必须做好新生儿抢救的准备工作，以确保新生儿在分娩过程中的安全。所以选项 C 正确。在早产临产期间，慎用哌替啶、吗啡类药物，因为这些药物可能会影响新生儿的呼吸。所以选项 D 正确。不足 37 周早产的宝宝往往不能耐受阴道过长时间的挤压，需要会阴侧切。所以，选项 E 的处理不恰当。因此本题应选 E。

139. C 该患者平时月经周期规则，妊娠达到 42 周（≥294 日）尚未分娩，为过期妊娠。

140. E 如果胎心监护无异常，B 超示 LOA 头先露，胎儿双顶径 9.5cm 正常，胎盘 Ⅲ 级，羊水指数（AFI）7.5cm 提示羊水偏少，应在严密监测胎儿宫内情况和胎盘功能情况下，缩宫素引产。出现胎盘功能减退或胎儿窘迫征象时，不论宫颈条件成熟与否，均应行剖宫产尽快结束分娩。

141. A 羊水指数（AFI）4.5cm 为羊水过少，对妊娠已足月、胎儿可宫外存活者，应及时急诊剖宫产终止妊娠。

142. D 该患者血压略高，需密切监测和管理以避免发展，最适宜的处理方式是让患者休息、避免剧烈活动和轻工作 1 周后进行复查，观察血压是否恢复正常或有进一步升高的趋势，确保早期诊断和治疗。而 2 周后或 1 个月后复查，可能会导致病情恶化而无法及时干预；当出现头痛或下肢水肿时再复查，不利于病情的控制和治疗。

143. A 对妊娠期高血压患者进行休息及饮食护理时，应嘱患者采取左侧卧位休息，同时保持心情愉快。减少过量脂肪和盐的摄入，增加蛋白质、维生素以及富含铁、钙、锌的食物。保证充足睡眠，必要时可睡前口服地西泮。监测母胎情况，酌情降压治疗。

144. A 妊娠末期血压降至正常，也应密切观察血压变化。

145. C 产后虚脱是指产妇产后短时间内发生的面色苍白、全身出汗、四肢发凉、心慌、头晕甚至晕厥等休克样症状。患者在产后 10 分钟突然出现脸色苍白、血压降低以及心率增快的症状，符合产后虚脱的典型表现。所以选项 C 正确。虽然患者有产时出血 200ml 的情况，但该出血量不足以导致失血性休克（选项 A）。心力衰竭（选项 B）不会突然发生，且患者的症状不符合心力衰竭的表现。羊水栓塞（选项 D）通常表现为突发性呼吸困难、发绀、心率增快等症状，与患者的临床表现不符。仰卧位低血压综合征（选项 E）通常发生在体位改变时，而且患者的症状不符合该综合征的表现。

146. A 发生产后虚脱的主要原因为胎儿娩出后，子宫迅速缩小，腹内压骤减，血液淤滞在内脏器官，回心血量随之骤减。

147. C 妊娠期高血压疾病典型的临床表现为：妊娠 20 周以后出现高血压、水肿、蛋白尿。轻者可无症状或有轻微头晕，血压轻度升高，伴水肿或轻微蛋白尿；重者出现头痛、眼花、恶心、呕吐、持续性右上腹疼痛等，血压明显升高，蛋白尿增多，水肿明显，甚至昏迷、抽搐。流行病学调查发现，高血压病史与妊娠期高血压疾病的发生密切相关。因此，追问患者既往血压是否正常有重要价值。

148. E 妊娠期高血压疾病患者，眼底改变是反映子痫 – 子痫前期病变程度的重要标志，对估计病情有重要意义。眼底的主要改变为视网膜小动脉痉挛，动静脉管径之比可由正常的 2∶3 变为 1∶2，甚至 1∶4。严重时可出现视网膜水肿、视网膜脱离或有棉絮状渗出物及出血，患者可出现视物模糊或突然失明。

149. E 静点硫酸镁可控制子痫，预防子痫发作（选项 A 正确）；妊娠期高血压疾病患者应口服降压药物（选项 B 正确），常用的口服降压药物有拉贝洛尔、硝苯地平短效或缓释片。如口服药物血压控制不理想，可使用静脉用药。适当使用镇静药物，如地西泮、苯巴比妥钠、冬眠合剂等（选项 D 正确）；子痫前期患者不主张常规应用利尿剂，仅当患者出现全身性水肿、肺水肿、脑水肿、肾功能不全、急性心力衰竭时，可酌情使用呋塞米等快速利尿剂（选项 C 正确）。地高辛主要用于高血压伴有快速心室率的心房颤动的心功能不全（选项 E 错误）。因此本题应选 E。

150. E 患者解痉降压治疗 2 天，血压波动，治疗效果不理想，ALT 70IU/L 提示谷丙转氨酶偏高，说明肝功能受损，应在继续解痉降压的同时米非司酮加米索前列醇做引产处理。

151. C 患者妊娠 36 周时，出现持续性头痛及视觉障碍的症状，应视为子痫前期（重度），在子痫前期基础上发生不能用其他原因解释的抽搐，即为子痫。子痫抽搐进展迅速，前驱症状短暂，表现为抽搐、面部充血、口吐白沫、深昏迷；随之深部肌肉僵硬，很快发展成典型的全身高张阵挛惊厥、有节律的肌肉收缩和紧张，持续约 1～5 分钟，其间患者无呼吸动作；此后抽搐停止，呼吸恢复，但患者仍昏迷，最后意识恢复，但易激惹、烦躁。

152. E 子痫发作时首先应控制抽搐，首选硫酸镁静滴及静推，加用镇静药，血压过高时加用降压药。降压药物首选肼苯哒嗪。头痛剧烈伴呕吐时可选用利尿药。

153. B 眼底改变是反映子痫 – 子痫前期病变程度的重要标志，对估计病情有重要意义。故本题最常用且最有参考价值的检查为眼底检查。

154. A 子痫患者抽搐控制，病情稳定后可考虑终止妊娠。对于早发型子痫前期治疗效果较好者，可适当延长孕周，但须严密监护孕妇和胎儿。

155. B 患者妊娠 36 周，出现下肢水肿、头痛、视物不清、头痛加重、呕吐、尿蛋白（＋＋＋）等症状表现，符合妊娠期高血压疾病的征象，其典型的临床表现为妊娠 20 周以后出现高血压、水肿、蛋白尿。因此，查体的阳性发现最可能是血压＞160/110mmHg。

156. D 患者在高血压、蛋白尿基础上，出现头痛、眼花、恶心、呕吐、上腹不适等症状者称为先兆子痫。先兆子痫在妊娠 20 周后出现收缩压≥140mmHg 和（或）舒张压≥90mmHg。眼底改变是重要标志，患者可出现视物不清，头痛加重。

157. E 妊高征以全身小动脉痉挛为病理基础，出现眼底小动脉痉挛需使用硫酸镁解痉，缓解妊高征症状，控制和预防子痫发作。

158. D 适当扩容可以改善器官血流灌注，血细胞比容是扩容的重要依据，在解痉的基础上扩容。

159. A 患者妊娠 36 周，出现头痛、头痛加重伴呕吐等症状表现，符合妊娠期高血压疾病的征象，其典型的临床表现为妊娠 20 周以后出现高血压、水肿、蛋白尿。因此，查体的阳性发现最可能是血压＞160/110mmHg。

160. E 患者血压 170/120mmHg，尿蛋白（＋＋＋＋），可诊断为重度子痫前期，应首选硫酸镁解痉，控制和预防子痫发作。

161. A 妊娠期高血压疾病应与慢性高血压相鉴别，使用肝肾功能测定鉴别。慢性高血压和妊娠高血压疾病肾损害时均有血清肌酐值（选项 B）、尿素氮值（选项 E）、肌酸值（选项 C）、尿素值（选项 D）增高。尿酸值增高（选项 A）在慢性高血压患者中不显著，但在妊娠高血压疾病中显著增高，故鉴别二者最有价值的血液检查结果是选项 A。

162. E 该患者头痛加重伴呕吐，疑似妊娠期并发症子痫前期，可导致严重的母婴并发症，如子痫、羊水栓塞等。此时最适合的处理方法是通过静脉滴注硫酸镁、甘露醇来控制高血压和抽搐，然后终止妊娠。而立即缩宫素引产或立即人工破膜可能导致羊水栓塞或宫颈松弛等严重并发症；肌内注射地西泮或口服降压药不足以控制高血压和抽搐。

163. D　患者妊娠 36 周，既往体健，高血压 165/120mmHg，血小板 110×10^9/L（提示伴有血小板减少），可考虑患者为妊娠期高血压病。若出现下述症状与体征，应考虑为早期心力衰竭：①轻微活动后即出现胸闷、心悸、气短；②休息时心率每分钟超过 110 次，呼吸每分钟超过 20 次；③夜间常因胸闷而坐起呼吸，或到窗口呼吸新鲜空气；④肺底部出现少量持续性湿啰音，咳嗽后不消失。依据题干信息所述，该患者为妊娠期高血压并发心力衰竭。

164. D　该患者心力衰竭的主要诊断依据是心率 128 次/分，心尖部可闻及舒张早期奔马律，双肺底闻及水泡音。

165. B　妊娠期高血压并发心力衰竭的病理生理变化包括：①妊娠期高血压患者由于肾脏对水、钠的排泄能力减弱，会导致组织中水、钠过度潴留，引起水肿。所以选项 A 正确。②在妊娠期高血压患者中，子宫肌层蜕膜小动脉痉挛，而不是扩张。这会导致子宫、胎盘的血液供应不足。所以选项 B 错误。③妊娠期高血压患者由于血管收缩，肾小球毛细血管痉挛，导致肾血流减少，肾缺血。所以选项 C 正确。④妊娠期高血压患者由于冠状动脉痉挛，心肌缺血，会导致心肌供血不足，引起心肌功能减退，间质水肿。所以选项 D 正确。⑤妊娠期高血压患者由于水、钠潴留不足，血容量及血浆容量会降低，导致血液浓缩。所以选项 E 正确。因此本题应选 B。

166. D　该患者临床表现提示可能存在妊娠期高血压综合征或严重的子痫前期，这是妊娠特有的并发症，可导致母体和胎儿的严重后果。由于该患者存在明显的高血压、蛋白尿、低尿量等症状，因此应该立即采取措施控制血压、减轻水肿、保证足够的血容量，并防止痉挛发作。强心药可提高心脏收缩力，利尿药可减轻水肿，解痉药可预防痉挛发生。所以选项 D 正确。扩容治疗（选项 A 错误）虽然可增加血容量，但会增加心脏负担，导致高血压和水肿等症状恶化；患者无感染，不需应用抗生素（选项 B 错误）；镇静及降压药物（选项 C 错误）可能会导致胎盘剥离、子宫破裂等严重后果，应谨慎使用；即刻剖宫产终止妊娠（选项 E 错误）只适用于存在危及母婴生命的情况，而该患者尚未达到这个阶段。

167. B　患者下肢水肿，头痛、视物不清，尿蛋白（＋＋），可考虑为妊娠期高血压疾病；ALT≥40U/L 提示肝酶升高。两者结合在一起，考虑患者最有可能是妊娠期高血压病并发 HELLP 综合征。该综合征以溶血、肝酶升高和血小板减少为特点，是妊娠期高血压疾病的严重并发症。本病可发生于妊娠中期至产后数日的任何时间，多发生于产前。常见右上腹或上腹部疼痛、恶心、呕吐、全身不适等，少数可有轻度黄疸，查体可发现右上腹或上腹肌紧张，体重骤增、水肿。

168. B　HELLP 综合征诊主要依靠实验室检查，乳酸脱氢酶（LDH）升高和血清结合珠蛋白降低是诊断 HELLP 综合征的敏感指标，常在血清未结合胆红素升高和血红蛋白降低前出现。诊断指标有：①血管内溶血：外周血涂片中见破碎红细胞、球形红细胞等异形细胞。血清总胆红素 ≥20.5μmol/L，血清结合球蛋白 <250mg/L。②肝酶升高：ALT≥40U/L 或 AST≥70U/L，LDH 水平升高。③血小板减少：血小板计数 <100×10^9/L。

169. D　该患者患有妊娠期高血压综合征，表现为下肢水肿、头痛、视物不清、上腹不适和 ALT 升高，尿蛋白阳性等症状，积极治疗 24 ～ 48 小时后剖宫产是目前最安全有效的终止妊娠的方法。所以选项 D 正确。而保肝治疗（选项 A）不能缓解症状，不是最佳的处理方式；立即剖宫产终止妊娠（选项 B）虽然可避免分娩过程中的风险，但没有给予治疗，也可能对早产儿有负面影响；积极治疗 24 ～ 48 小时后引产（选项 C）或待胎儿存活时再终止妊娠（选项 E）可能会给孕妇和胎儿带来更大的危险。

170. A　孕妇最可能诊断为妊娠剧吐。妊娠剧吐是指妊娠早期孕妇出现严重持续的恶心、呕吐，并引起脱水、酮症甚至酸中毒，需要住院治疗。

171. C　应完善的辅助检查包括：①尿液检查：测定尿酮体、尿量、尿比重；中段尿细菌培养以排除泌尿系统感染。②血液检查：测定血常规、肝肾功、电解质等评估病情严重程度。③血气分析：可以评估孕妇的酸碱平衡和氧合情况。④超声检查：可以用于评估胎儿的发育情况，排除多胎妊娠、滋养细胞疾病等；并可用于检查子宫和附件的情况。所以入院后应完善的相关检查不包括选项 C "胃镜肠镜"。故本题应选 C。

172. C　为明确妊娠剧吐诊断最有意义的检查是尿液检查。尿液检查可测定尿酮体、尿量、尿比重；中段尿细菌培养以排除泌尿系统感染。

173. E　妊娠呕吐的治疗：①妊娠后服用多种维生素可减轻妊娠恶心、呕吐。保持心情舒畅，解除思想顾虑。②患者应住院治疗，禁食，根据化验结果，明确失水量及电解质紊乱情况，酌情补充水分和电解质。输液中应加入氯化钾、维生素 C 等。③止吐剂一线用药为维生素 B_6 或维生素 B_6 - 多西拉敏复合制剂。对合并有代谢性酸中毒者，可给予碳酸氢钠或乳酸钠纠正。营养不良者，静脉补充必需氨基酸、脂肪乳。一般经上述治疗 2 ～ 3 日后，病情多可好转。若患者体重减轻大于 5% ～ 10%，不能进食，可选择鼻饲管或中心静脉全胃肠外营养。孕妇可在呕吐停止后，试进少量流质饮食，可逐渐增加进食量，同时调整补液量。所以选项 ABCD 的处理措施均正确。妊娠呕吐并不是由于炎症刺激导致的，而是因为体内的激素波动以后引起的妊娠反应。所以，抗生素是不能治疗妊娠呕吐的。所以选项 E 处理不恰当。

174. C　因妊娠剧吐，需要终止妊娠的指征为：①体温持续高于 38℃；②卧床休息时心率 >120 次/分；③持续黄疸或蛋白尿；④出现多发神经炎及神经性体征；⑤有颅内或眼底出血经治疗不好转者；⑥出现 Wernicke 脑病。所以选项 C 不属于终止妊娠的情况。故本题应选 C。

175～177. A、E、C　因育龄期女性，无诱因的频繁呕吐，首先考虑是否为早孕反应，因此询问停经史尤为重要。早孕期的各类检查，胃镜没有必要，且孕妇慎行。妊娠期呕吐的临床表现中，呕吐严重时会出现尿比重升高。

178. D　患者有停经史，突然发作的下腹剧痛，"痛苦面容，脸色苍白，血压 80/50mmHg，脉搏 110 次/分，下腹明显压痛，反跳痛"疑因腹腔内急性大量出血而导致的休克，与阴道出血量不成比例。表现为面色苍白，出冷汗，脉微弱而数，血压下降。结合妇科检查结果，为异位妊娠——输卵管妊娠的症状表现。

179. E　根据停经、腹痛与阴道流血，患者可初步诊断为输卵管妊娠。阴道后穹隆穿刺是一种简单可靠的诊断方法，适用于疑有腹腔内出血的患者。抽出暗红色不凝血液，说明有腹腔积血。

180. D　患者血压 70/50mmHg，极有可能已经发生失血性休克，应积极抗休克治疗同时剖腹探查。

181. A　患者平素月经规律，现停经 54 天，疑为早孕。早孕目前均以血 hCG－β 检测为诊断方法。

182. B　B 超是早期诊断妊娠快速准确的方法。在增大的子宫轮廓内可见到圆形或椭圆形光环，可见到胎心规律搏动。

183. E　阴道后穹隆穿刺是一种简单可靠的诊断方法，适用于疑有腹腔内出血的患者。

184. B　患者有停经史，下腹痛、阴道出血症状，子宫颈着色，举痛明显，子宫稍大，左侧增厚压痛。以上均符合输卵管妊娠的症状和体征表现。

185. A　该患者停经，剧烈腹痛，考虑异位妊娠破裂。因此答案选 A。B 项，急性阑尾炎无停经，表现为持续性腹痛，从上腹开始，脐周转至右下腹。C 项，卵巢囊肿蒂扭转无停经，表现为下腹一侧突发性疼痛。D 项，不全流产有停经，表现为下腹中央阵发性坠痛。E 项，急性输卵管炎无停经，表现为下腹两侧持续性疼痛。

186. D　该患者有晕厥，提示有休克，不适合继续观察。

187. D　妊娠中晚期出现的皮肤瘙痒和黄染，首先考虑为妊娠期肝内胆汁淤积症（ICP），而诊断 ICP 最重要的生化指标为血清总胆汁酸（TBA）。所以选项 D 正确。超声和胎心监护是监测胎儿宫内情况措施，与诊断无直接关联。所以选项 B、E 均可排除。肝炎全套及肝胆超声

未鉴别性检查与检测，可以排除其他基础性疾病，但并非最有效的辅助检查方法。所以选 A、C 均排除。故本题的正确答案为 D。

188. E　ICP 的首发症状为无皮肤损伤的瘙痒。瘙痒程度不一，常呈持续性，白昼轻，夜间加剧。瘙痒一般始于手掌和脚掌，后渐向肢体近端延伸甚至可发展到面部。所以选项 E 正确。

189. B　题中患者 TBA≥40μmol/L，有既往死胎病史，考虑为重度 ICP。熊去氧胆酸推荐作为 ICP 治疗的一线药物，可缓解皮肤瘙痒、改善肝功能、延长孕周、改善母儿预后。现孕 33⁺⁵ 周，考虑重度 ICP，有随时终止妊娠可能性，根据指南推荐重度 ICP 终止孕周为 34～37 周，现胎心监护反应型，暂可完善地塞米松促胎肺成熟后终止妊娠。所以选项 B 错误。

190. A　本例考虑重度 ICP，既往死胎病史，复查 TBA≥40μmol/L，根据指南推荐重度 ICP 终止孕周为 34～37 周，终止妊娠方式宜选择剖宫产。所以选项 A 正确。

191. D　本例最可能的诊断是妊娠期肝内胆汁淤积症。妊娠期肝内胆汁淤积症表现为妊娠中晚期出现皮肤瘙痒、黄疸，瘙痒以脐周和四肢为主，大多数 ICP 患者 ALT 和 AST 轻至中度升高，为正常的 2～10 倍，一般不超过 1000IU/L

192. C　妊娠期肝内胆汁淤积症的治疗目标是缓解瘙痒症状，改善肝功能，降低血胆汁酸水平，延长孕周，改善妊娠结局。所以不包括选项 C。

193. D　患者脂溶性维生素 K 的吸收减少，致使凝血功能异常，导致产后出血，也可发生糖、脂代谢紊乱；一般而言，血清总胆红素水平正常或轻度升高，直接胆红素水平升高为主：谷丙转氨酶、谷草转氨酶、血清 α 谷胱甘肽转移酶在 ICP 表现为轻度升高；肝组织活检见肝细胞无明显炎症或变性表现，仅肝小叶中央区胆红素轻度淤积，毛细胆管胆汁淤积及胆栓形成。电镜切片发现毛细胆管扩张合并微绒毛水肿或消失。所以本题应选 D。

四、案例分析题

194. D　首先应做 B 超了解宫内、宫外情况。因为患者有停经、阴道出血的症状，需要通过 B 超检查来了解宫腔内是否存在妊娠囊，并排除异位妊娠的可能性。

195. F　患者有停经、少量阴道出血的症状，符合先兆流产的临床表现。

196. ACD　一旦确诊，正确的处理是口服维生素 E 及叶酸（选项 A）；肌注黄体酮保胎治疗（选项 C）和卧床休息，禁止性生活（选项 D）。这是一般先兆流产的处理方法，旨在维持胎儿发育和减少宫缩的发生。

197. B　根据题干描述，一周后复查 B 超胎心消失，阴道出血量增多，符合难免流产的表现。

198. C　难免流产时，胚胎已经停止发育，需要进行

清宫手术，以减少感染和出血的风险。

199. DF　凝血功能检查可以评估患者的凝血功能是否正常，以排除凝血异常引起的出血情况。超声检查可以用于评估胎儿的情况，包括胎儿的大小、胎心搏动等。

200. B　根据超声检查结果，最确切的诊断是稽留流产，即胚胎停止发育，但尚未自然排出。

201. B　目前正确的处理是雌激素口服三天后行钳刮术。口服雌激素可以促进子宫颈扩张和宫内组织的排出，而钳刮术可以彻底清除宫腔内的组织。

202. DF　根据患者的症状和体征，以及实验室检查结果，可以推测患者可能存在流产不全合并感染和失血性贫血。流产不全是指胚胎或胎儿在子宫内未能完全排出，导致持续阴道出血和宫腔内残留组织。患者服药后出现阴道排出一肉样组织和少量出血，但并没有完全排空子宫内残留物，导致一周后突然出现大量阴道流血。查体发现宫颈光滑，宫口可容一指，颈管内可扪及组织，子宫大小如孕2个月，有压痛，这些体征都支持了流产不全的可能性。同时，患者的血红蛋白水平为90g/L，白细胞计数为19×10^9/L，中性粒细胞比例为0.85，这提示患者存在失血性贫血。大量阴道流血导致了血红蛋白减少，同时可能存在感染，引起了白细胞计数的增高和中性粒细胞比例的升高。所以选项DF正确。

203. AC　目前的处理原则是抗生素抗感染治疗和立即彻底清宫。抗生素可以控制感染，而彻底清宫可以清除宫腔内的组织，防止感染的进一步扩散。

204. ABCDE　加快补液速度可以纠正低血压，床旁超声可以进一步评估宫内情况，血常规和凝血功能检查可以评估出血和凝血功能的情况，监测生命体征可以及时发现异常。

205. BCD　患者有持续阴道出血，血红蛋白水平较低（75g/L），血小板计数较低（74×10^9/L），血压较低（85/55mmHg），提示失血性休克。血红蛋白水平较低（75g/L），红细胞计数较低（2.34×10^{12}/L），提示失血性贫血。凝血酶原时间延长（25秒），活化部分凝血活酶时间延长（62秒），凝血酶时间延长（39秒），纤维蛋白原降低（0.8g/L），提示凝血功能障碍。

206. AEF　输血可以纠正贫血和补充血容量不足，输血浆可以补充凝血因子，建立双液路并加快补液速度可以迅速纠正低血压。

207. BF　根据患者的症状和体征（双下肢浮肿、头痛、头晕、视物不清、呕吐）、查体结果（高血压）以及超声提示的宫内孕，最应该询问的既往病史是高血压病史和肾炎病史。

208. ABCDF　根据患者的症状和体征，应进一步进行的检查包括心电图（了解心脏情况）、血常规（了解血液情况）、尿蛋白测定（检查肾功能）、化验肝、肾功能

（了解肝肾情况）、超声了解胎儿、羊水及胎盘情况。

209. ACDF　患者现孕33周，无临产征象（选项A正确）。主要症状为双下肢浮肿1月余，头痛、头晕伴视物不清3天，呕吐1次，尿蛋白（＋＋），这些症状提示可能存在重度子痫前期（选项D正确）。患者既往无高血压及肾病病史，伴有蛋白尿，提示非妊娠期高血压（选项B错误）。超声检查显示胎儿双顶径7.4cm，股骨长5.8cm，腹围23.7cm，羊水指数10.1cm，这些结果与胎儿生长受限（选项C正确）的可能性相符。尿蛋白（＋＋），蛋白总量45g/L，红细胞比容0.33，这表明患者存在低蛋白血症（选项F正确）和蛋白尿。所以选项ACDF正确。

210. B　硫酸镁是子痫治疗的一线药物，也是重度子痫前期预防子痫发作的关键药物。

211. BDE　血清镁离子有效治疗浓度为1.8～3.0mmol/L，超过3.5mmol/L可能出现中毒症状（选项A错误）。硫酸镁中毒的表现：①首先为膝跳反射减弱或消失（选项E正确，选项F错误）。镁离子可抑制神经末梢释放乙酰胆碱及拮抗钙离子通道，从而阻断神经肌肉的传导，使骨骼肌松弛。最常用的检查就是膝反射。②呼吸抑制。硫酸镁过量会抑制呼吸功能，而危及生命，因此，呼吸应不少于16次/分（选项D正确）。③心率减慢，甚至心跳停搏。④尿量减少。尿量每24小时不少于600ml（选项C错误），或每小时不少于25ml（选项B正确），尿量减少，提示排泄功能受抑制，镁离子易蓄积而发生中毒。所以选项BDE正确。

212. D　提示硫酸镁中毒时应停用硫酸镁并静脉缓慢推注（5～10分钟）10%葡萄糖酸钙10ml。

213. BCDEF　患者考虑诊断为妊娠期高血压和子痫前期。为了评估患者的病情和胎儿的健康状况，应进行以下复查项目：①血常规：可检查贫血、血小板减少等异常情况，了解患者的血液状况。②尿常规：可检查尿蛋白、尿潜血等指标，用于评估肾功能和排除肾脏损害。③血流变检查：用于评估血液流变学参数，如红细胞聚集度、粘度等，有助于了解患者的血液流动性。④NST检查：非应激试验（NST）是一种常用的评估胎儿健康状况的方法，通过监测胎心率和胎动来评估胎儿的生命体征。⑤胎儿及其附属物超声：超声检查可以评估胎儿的生长发育情况，检查胎盘的位置和功能，以及排除其他胎儿异常。心电图在这种情况下可能不是首要的复查项目，因为没有提到相关的心脏症状或体征。因此，答案为BCDEF。

214. BCD　根据超声和尿常规的结果，胎儿的双顶径、股骨长、腹围和羊水指数等参数都低于正常范围，提示胎儿发育受限。尿蛋白阳性、血浆粘度比和全血粘度比升高，可能暗示存在慢性胎儿窘迫。对于存在胎儿发育受限和慢性胎儿窘迫的情况，应考虑应用地塞米松

促进胎肺成熟，以提高胎儿的存活和适应能力。扩容治疗是指通过静脉滴注液体来增加循环血容量，改善胎盘和胎儿的灌注，减轻胎儿窘迫的程度。立即剖宫产、增加脱水药剂量和静脉滴注缩宫素引产的做法在这种情况下是不适合的，因为胎儿发育受限和慢性胎儿窘迫需要积极的监测和治疗，而非紧急的剖宫产或引产。因此，答案为 BCD。

215. A 患者出现阵发性腹痛，并逐渐加重，伴有阴道出血和规律宫缩。肛诊发现宫口已开大6cm，可触及前羊囊，头为左枕前位。这些表现提示患者正在进行分娩。在这种情况下，最合适的处理措施是进行人工破膜。人工破膜可以加速分娩进程，促使宫缩更加频繁和有效，有助于顺利进行分娩。

216. ABCD 育龄妇女，停经史明确，有早孕反应，首先需要排除有无妊娠；且患者出现相关胃肠道等症状，需要行血、尿及便常规化验完善检查。

217. ABD 患者停经史明确，恶心、呕吐严重，尿酮体阳性，不排除妊娠剧吐或葡萄胎可能。且患者既往有"胃病"史，亦不能排除急性胃炎。

218. BCD 可能妊娠妇女，需要妇科检查、B超检查辅助诊断，且恶心呕吐严重，不能进食，恐患者离子紊乱，需要行肝肾功能等检查。

219. AE 妊娠剧吐治疗措施为保胎，补充能量，对症支持治疗，防治并发症。

220. B 本病例最有价值的病史是末次月经时间，有助于判断是否存在异位妊娠等妊娠相关并发症。

221～222. BDE、EG 已婚女性，突发腹痛，阴道流血，生命体征不平稳，且超声提示左侧4cm×4cm×3cm非均质包块，盆腔大量积液，首先考虑左侧输卵管妊娠，包块破裂，可行血 hCG，血常规，腹腔镜检查。患者尿hCG（－），不排除黄体破裂可能。

223. B 如确诊为输卵管妊娠破裂，最佳的处理方式方法是腹腔镜或剖腹探查。有助于提高异位妊娠诊断的准确性及与原因不明的急腹症鉴别。腹腔镜下可见一侧输卵管肿大，表面紫蓝色，腹腔内无出血或少量出血。

第六章　胎儿附属物异常

1. 胎盘早期剥离的主要病理变化是

A. 包蜕膜出血

B. 真蜕膜出血

C. 底蜕膜出血

D. 胎盘血管痉挛

E. 胎盘边缘血窦出血

2. 关于胎盘早剥的病理变化，下列说法恰当的是

A. 主要病理变化为真蜕膜出血

B. 底蜕膜分离面大，形成胎盘后血肿，表现隐性出血

C. 发生隐性出血，不易发生子宫胎盘卒中

D. Ⅰ度凝血块压迫胎盘在母体面上出现压迹

E. 隐性出血时阴道内的血液与羊水相混，流出血性羊水

3. 轻型胎盘早剥的临床表现，以下叙述正确的是

A. 以内出血或混合性出血为主

B. 较多量的阴道流血

C. 子宫大于妊娠月份

D. 胎心与胎位不清

E. 腹痛明显

4. 重型胎盘早剥的临床表现，以下叙述不正确的是

A. 常为内出血或混合性出血

B. 突发持续性腹痛

C. 子宫触诊硬如板状

D. 胎位及胎心音不清

E. 子宫大小与停经月份相符

5. 关于Ⅲ°胎盘早剥的临床表现，下列说法不恰当的是

A. 阴道流血量与贫血程度成正比

B. 胎位触不清，胎心消失

C. 常伴发重度子痫前期

D. 破膜时流出血性羊水

E. 触诊子宫硬如板状

6. 妊娠晚期腹部撞伤后出现腹痛及阴道出血，胎心消失，应首先考虑为

A. 前置胎盘　　　　　　B. 先兆早产

C. 胎盘早期剥离　　　　D. 凝血功能障碍

E. 脐带脱垂

7. 关于胎盘早剥的处理原则，以下叙述正确的是

A. 纠正休克，足量补液

B. 确诊为轻型早剥者可行期待疗法

C. 应及早使用肝素预防凝血功能障碍

D. 需经阴道分娩者，不宜行人工破膜

E. 产妇病情恶化，不论胎儿是否存活均应及时行剖宫产术

8. 前置胎盘即胎盘部分或全部附着于

A. 子宫体的后壁　　　　B. 子宫体的前壁

C. 子宫体的底部　　　　D. 子宫颈内口

E. 子宫体的侧壁

9. 下列与发生前置胎盘关系最小的病因是

A. 子宫形态异常　　　　B. 曾患产褥感染

C. 此次患子痫前期　　　D. 多次行人工流产术

E. 双胎妊娠

10. 关于前置胎盘出现阴道流血，以下说法恰当的是

A. 常发生在妊娠中期

B. 常伴有下腹部疼痛

C. 阴道流血量与贫血程度不成比例

D. 妊娠28周出现阴道流血多为完全性前置胎盘

E. 妊娠足月出现阴道流血多为部分性前置胎盘

11. 前置胎盘的典型临床表现是

A. 无痛性阴道出血

B. 有痛性阴道出血

C. 宫缩时阴道出血停止

D. 阴道出血常与外伤有关

E. 阴道出血量与贫血程度不成比例

12. 关于前置胎盘的腹部检查所见，以下说法正确的是

A. 枕先露者头高浮　　　B. 子宫大于妊娠月份

C. 胎位不易摸清　　　　D. 不易发生胎位异常

E. 宫体硬如板状

13. B超诊断前置胎盘的依据是

A. 妊娠后B超下见胎盘近宫颈内口或覆盖内口

B. 妊娠36周B超下见胎盘近子宫颈内口或覆盖内口

C. 妊娠34周B超下见胎盘近子宫颈内口或覆盖内口

D. 妊娠32周B超下见胎盘近子宫颈内口或覆盖内口

E. 妊娠12~28周B超下见胎盘近子宫颈内口或覆盖内口

14. 前置胎盘的并发症不包括

A. 产后出血 　　　　　B. 植入性胎盘

C. 产褥感染 　　　　　D. 围生儿病死率高

E. 凝血功能障碍

15. 前置胎盘患者在孕期腹部触诊、听诊所见中，出现哪种情况需进行紧急手术

A. 子宫强制性收缩、宫底升高、血压下降、胎心消失

B. 阵发性子宫收缩、松弛不全、胎心音弱

C. 子宫持续性收缩、胎位不清、胎心消失

D. 无子宫收缩、胎先露高浮、胎心好

E. 阵发性子宫收缩、胎心音良好

16. 前置胎盘病例中，仅适用阴道分娩的情况是

A. 部分性前置胎盘而胎儿为臀位

B. 边缘性前置胎盘而胎儿为臀位

C. 部分性前置胎盘而胎儿为头位

D. 低置胎盘而胎儿为臀位

E. 低置胎盘而胎儿为头位

17. 关于胎膜早破，以下说法最恰当的是

A. 临产之前的胎膜破裂

B. 宫颈口开全之前的胎膜破裂

C. 妊娠 37 周之前的胎膜破裂

D. 临产后进入活跃期之前的胎膜破裂

E. 妊娠 40 周（预产期）之前的胎膜破裂

18. 关于胎膜早破的辅助检查，以下叙述正确的是

A. 孕妇突感有大量液体自阴道流出即可明确诊断胎膜早破，无需鉴别

B. 涂片加热法变为褐色为羊水，变白为宫颈黏液

C. 阴道液涂片见椭圆小体可有助于判断胎膜破裂

D. 血液、宫颈黏液、尿液可使阴道液酸碱度检查出现假阳性

E. 羊水的 pH 低于平时阴道的 pH

19. 高位破膜时不恰当的处理方式有

A. 破膜后应卧床休息等待自然分娩

B. 腹部压沙袋防止腹压骤降

C. 严密观察患者血压脉搏

D. 应使羊水缓慢流出

E. 保持胎位为纵产式

20. 下列不可以用来与阴道分泌物进行鉴别的是

A. pH4.5～5.5

B. pH7.0～7.5

C. 羊水中无机盐含量高

D. 羊水中脱落的胎儿的上皮细胞

E. 胎儿的胎毛、胎粪以及脱落的上皮细胞

21. 羊水过多的概念正确的是

A. 妊娠末期羊水量 >2000ml

B. 妊娠足月羊水量 >2000ml

C. 妊娠近足月羊水量 >2000ml

D. 妊娠任何时期羊水量 ≥2000ml

E. 妊娠 32 周以后羊水量 ≥2000ml

22. 导致羊水过多的病因不包括

A. 胎儿脑脊膜裸露于羊膜腔内使大量液体渗出

B. 胎儿缺乏抗利尿激素

C. 糖尿病孕妇的胎儿血糖增高

D. 胎儿肾小管发育不全

E. 胎儿中枢吞咽功能异常

23. 关于羊水过多孕妇娩出的新生儿，容易罹患的疾病是

A. 出生前感染性肺炎 　　B. 胎粪性腹膜炎

C. 先天性食管闭锁 　　　D. 先天性膈疝

E. 肺不张

24. 关于羊水过多，下列说法恰当的是

A. 常发生在患心脏病的孕妇

B. B 型超声检查价值不大

C. 容易合并子痫前期

D. 容易感觉到胎动

E. 畸形胎儿多为男婴

25. 关于急性羊水过多的临床表现，以下说法正确的是

A. 多发生在妊娠 28～32 周

B. 下肢及外阴水肿发生率不高

C. 自觉症状轻微

D. 胎心听诊清楚

E. 容易发生早产

26. 引起羊水过多的妊娠合并症不包括

A. 妊娠期糖尿病

B. 胎儿免疫性水肿

C. 母儿 Rh 血型不合

D. 双胎输血综合征

E. 胎盘绒毛水肿

27. 可疑神经管缺损的羊水过多孕妇，应做的有意义的检测项目是

A. 血雌三醇值 　　　　　B. 血 hCG 值

C. 血甲胎蛋白值 　　　　D. 羊水 US 比值

E. 血胎盘泌乳素值

28. 羊水过多合并胎儿畸形时，以下处理方式原则不恰当的是

A. 合并严重胎儿畸形一经确诊立即终止妊娠

B. 一般在破膜后予缩宫素引产

C. 高位破膜后 12 小时若无宫缩需用抗生素

D. 腹部穿刺放出部分羊水后再行人工破膜

E. 较严重的羊水过多一般采用经腹羊膜腔内注入药物引产

29. 关于羊水过多的处理方式，以下说法恰当的是
A. 一旦诊断胎儿畸形，立即终止妊娠
B. 一经确诊，应立即终止妊娠
C. 高位破膜后不需加用缩宫素引产
D. 羊膜腔穿刺放羊水 1 次量可超过 2000ml
E. 一旦确诊，首选前列腺素抑制药治疗

30. 羊水过少的病因不恰当的是
A. 母体血容量增多
B. 胎儿慢性缺氧致肾血流量减少
C. 胎儿肾缺如导致羊水过少
D. 使用前列腺素酶抑制药时间过久
E. 系统性红斑狼疮

31. 与羊水过少有关的是
A. 胎儿肾小管对抗利尿激素敏感性降低
B. 一经确诊应及时终止妊娠
C. 妊娠期羊水量少于 300ml
D. 电镜下羊膜上皮细胞萎缩
E. 围产儿病死率降低

32. 脐带先露，胎膜未破时，应考虑
A. 脐带位于胎头一侧
B. 脐带位于胎头前方
C. 脐带位于胎头额部
D. 脐带位于胎头枕部
E. 脐带位于胎先露前方或一侧

33. 脐带过长是指脐带长度
A. <30cm
B. ≤20cm
C. ≥32cm
D. ≥60cm
E. >100cm

34. 正常脐带生理性扭转的周数是
A. 8~10 周
B. 6~8 周
C. 4~5 周
D. 7~12 周
E. 6~11 周

35. 胎先露部已衔接、胎膜已破者，脐带受压于胎先露部与骨盆之间，引起胎儿缺氧，甚至胎心完全消失，以下最严重的胎位是
A. 头先露
B. 面先露
C. 臀先露
D. 肩先露
E. 复合先露

36. 下列哪种情况最易导致新生儿死亡
A. 脐带假结
B. 脐带脱垂
C. 脐带过长
D. 脐带扭转

E. 脐带过短

37. 脐带缠绕最常见的是
A. 绕躯干
B. 绕上肢
C. 绕颈部
D. 绕下肢
E. 绕手与足

38. 初产妇，31 岁，G_1P_0，现宫内妊娠 31 周。"1 日前因不慎跌倒，阴道出现少量出血"入院。查体：宫底耻骨上 29cm，胎心好，无明显宫缩及压痛，胎头高浮。B 超示胎盘较一般增厚。最可能的诊断是
A. 帆状胎盘
B. 胎盘早剥
C. 边缘性前置胎盘
D. 部分性前置胎盘
E. 胎盘边缘血窦破裂

39. 初产妇，28 岁，现孕 34 周。因"自觉头痛眼花 1 周"就诊，经治疗 5 日未见效果。"今晨 4 时突然出现腹痛并逐渐加重"入院，症状呈持续状。查体：腹部子宫呈板状硬，胎位触不清。此种情况最可能的诊断是
A. Ⅰ°胎盘早剥
B. Ⅲ°胎盘早剥
C. 先兆早产
D. 前置胎盘
E. 先兆子宫破裂

40. 初产妇，29 岁，现孕 36 周。血压 180/120mmHg。因"突发剧烈腹痛，阴道少量出血"入院。面色苍白，脉弱，血压下降至 100/70mmHg。查体：子宫较妊娠月份大，硬如板状，胎心听不清。此时应考虑为
A. 重型胎盘早剥
B. 先兆子宫破裂
C. 先兆早产
D. 前置胎盘
E. 羊水栓塞

41. 初产妇，29 岁，现孕 36 周。因"不慎被小朋友撞击腹部后，感腹痛，伴少量阴道流血，自感胎动消失"入院。查体未闻胎心。应诊断为
A. 胎盘早剥
B. 先兆子宫破裂
C. 先兆早产
D. 脐带脱垂
E. 前置胎盘

42. 初孕妇，30 岁，现孕 35 周。产前检查血压 178/110mmHg，2 小时前突然腹痛伴阴道流血，血压 80/35mmHg，脉搏 118 次/分，宫底剑突下 2 指，板状腹，宫颈管未消失，胎位不清，胎心音消失。最恰当的处理方式是
A. 抢救休克，尽快剖宫产，终止妊娠
B. 人工破膜，滴注缩宫素引产
C. 抢救休克，滴注缩宫素引产
D. 抢救休克，因胎死宫内不急于引产
E. 立即剖宫产终止妊娠

43. 初产妇，36 岁，G_2P_0，现孕 32 周。"1 天前挤车时腹部被撞，偶有腹坠，3 小时前突发下腹痛阵发加剧，

伴头晕，恶心，阴道少量出血"入院。查体：血压
90/60mmHg，脉搏 108 次/分，宫高 35cm，子宫不放
松，胎位不清，胎心 100 次/分，阴道少量血性分泌
物，暗红色，血红蛋白 75g/L。最恰当的处理方式是

A. 立即输新鲜血纠正贫血

B. 期待疗法，积极保胎治疗

C. 人工破膜及缩宫素静脉点滴

D. 立即剖宫产术，并做好子宫切除准备

E. 密切观察病情变化，出血多随时终止妊娠

44. 初产妇，29 岁，现孕 39 周。既往有高血压病史，因
"1 日前摔跤后腹痛"入院。查体：胎心音可闻及，
子宫放松不佳。以胎盘早剥即刻行剖宫产术，胎儿娩
出时已死亡，见子宫前壁呈紫铜色，后壁大面积瘀
斑，出血量多，注射宫缩剂无效。此种情况的紧急处
理方法是

A. 行子宫切除术　　　　B. 宫腔填塞纱布

C. 输血、输液　　　　　D. 治疗肾功能衰竭

E. 治疗 DIC

45. 初产妇，27 岁，现孕 39 周。"今晨 5 时突然出现阴道
多量流血"入院。查体：子宫无压痛区，胎头在宫底
部，胎心 140 次/分，血压 100/70mmHg。宫口开大
2cm，先露部胎臀，可触及胎胞。引起出血的最可能
原因是

A. 前置胎盘

B. 胎盘早剥

C. 子宫破裂

D. 宫颈裂伤

E. 脐带帆状附着前置血管破裂

46. 初产妇，28 岁，现孕 28 周。半夜睡醒发现自己卧在
血泊之中，呈休克状态，阴道出血稍减少。最可能的
诊断是

A. 边缘性前置胎盘　　　B. 部分性前置胎盘

C. 完全性前置胎盘　　　D. 胎盘早剥

E. 子宫破裂

47. 初产妇，32 岁，G_2P_0，现孕 37 周，双胎妊娠（头、
臀）。因"阵发性腹痛 3 小时，阴道出血 2 小时如月
经量"就诊，半小时前阴道流水色清。ROA/LSA，
胎心 128～132 次/分，先露浅入，于耻骨上可闻及与
母体脉搏一样的吹风样杂音，宫缩 30 秒/4～5 分，最
可能的诊断是

A. 胎盘早剥

B. 帆状胎盘前置血管破裂

C. 完全性前置胎盘

D. 边缘性前置胎盘

E. 产程中正常现象

48. 初孕妇，27 岁，现孕 30 周。经诊断为前置胎盘。以
下检查方法禁止使用的是

A. 肛查　　　　　　　　B. 阴道检查

C. 超声检查　　　　　　D. 腹部检查

E. 产后检查胎盘

49. 初产妇，31 岁，现孕 36 周。因"枕左前位，少量阴
道无痛性反复流血"就诊。无宫缩，胎心 140 次/分。
此种情况最恰当的处理方式应是

A. 期待疗法　　　　　　B. 药物引产

C. 立即人工破膜　　　　D. 行剖宫产术

E. 口服止血药物

50. 初孕妇，35 岁，现孕 39 周。因"无痛性阴道出血 5
小时，1 小时前出现规律宫缩，阴道出血量明显增
多"入院。腹部检查 ROA，胎头高浮，胎心 158 次/
分，阴道检查发现宫口开大 1cm，此种情况最适当的
处理方式是

A. 人工破膜行头皮钳牵引胎头

B. 等待自然分娩

C. 给大剂量止血剂

D. 静脉点滴缩宫素

E. 剖宫产

51. 初产妇，30 岁，现孕 36 周。因"规律性腹痛伴阴道
多量出血 2 小时"就诊。B 超示中央型前置胎盘，胎
儿双项径 8.9cm，胎心率 130/分，目前最适宜的处理
措施是

A. 严密观察产程进展

B. 剖宫产

C. 手术助产缩短第二产程

D. 人工破膜

E. 静滴缩宫素引产

52. 初产妇，32 岁。曾有 2 次自然流产。妊娠 36 周，反
复阴道流血 3 次，今日再次发生阴道流血，且量多于
月经量，自觉头晕，无腹痛。查体：脉搏 110 次/分，
呼吸 30 次/分，血压 80/50mmHg，面色苍白，胎头
高浮，胎心 150 次/分。此时正确的处理是

A. 尽快剖宫产终止妊娠

B. 抑制宫缩期待治疗

C. 行宫颈检查决定分娩方式

D. 缩宫素静滴终止妊娠

E. 行肛门检查了解宫颈成熟度

53. 初孕妇，27 岁，现孕 36 周。因"阴道流水 3 小时"
就诊。查体：阴道少量流水，色清，pH > 7.0，胎心
率 140 次/分，微弱宫缩，宫口未开，估计胎儿重

2700g。以下处理方式不正确的是

A. 卧床休息，置消毒会阴垫

B. 破膜 12 小时给予抗生素

C. 破膜 24 小时后不临产，则给予缩宫素静滴

D. 注意羊水性状，观察胎心音变化

E. 给予硫酸镁静滴以抑制宫缩，保胎治疗

54. 初产妇，31 岁，G_2P_0，现孕 37 周。因 "11 小时前开始阴道流水，无腹坠" 入院。查体：体温 36.6℃，心率 100 次/分，血压 110/80mmHg，心肺未见其他异常，腹部无压痛，后阴间断流水，可见胎脂，无异味，血 WBC 10×10^9/L。各项检查证实胎儿存活，胎儿大小与实际孕周相符。最恰当的处理方式是

A. 期待疗法，包括抑制子宫收缩、预防感染和促进胎肺成熟等综合治疗措施

B. 观察 12 小时，如未临产进行引产

C. 观察 12 小时，如未临产行剖宫产

D. 不予处理方式顺其自然

E. 立即剖宫产

55. 初产妇，28 岁，现孕 38 周。B 超示羊水过多。规律宫缩 20~30 秒/5~6 分钟，破膜后突然剧烈腹痛，少量阴道流血。血压 90/60mmHg，脉搏 120 次/分，宫底剑突下一横指，有压痛，胎心、胎位不清，宫口开 2cm，先露头 S^{+1}。该例患者最恰当的处理方式是

A. 肌内注射哌替啶   B. 头皮钳牵引术

C. 立即剖宫产   D. 给抗凝药物

E. 缩宫素静滴

56. 初产妇，28 岁，现孕 38 周。肩左前位，胎膜刚破，宫口开大 9cm，胎心 140 次/分，未见病理缩复环。此种情况最恰当的处理方式应是

A. 乙醚深麻醉下行内转胎位术

B. 立即行剖宫产术

C. 在全麻下行断头术

D. 静脉滴注缩宫素

E. 静脉注射地西泮

57. 初产妇，23 岁，G_1P_0，现孕 38 周。因 "破水 4 小时" 急诊入院。查体：血压 110/75mmHg，胎头高浮，胎心 150 次/分。最适宜的处理方式是

A. 立即行 B 超检查

B. 嘱孕妇自行办理入院手续

C. 吸氧，左侧卧位，急诊室观察

D. 用平车推送患者到病房住院观察

E. 用平车推送患者入产房，即行阴道检查

58. 初产妇，27 岁。B 超检查时发现羊水过少。羊水过少的标准指数是

A. ≤3cm   B. ≤4cm

C. ≤5cm   D. ≤6cm

E. ≤7cm

59. 初产妇，28 岁，现孕 37 周。半月前产前检查未见异常。"近 1 周自觉头痛、眼花" 就诊。查体：血压 160/108mmHg，尿蛋白 2g/24h，下肢水肿。子宫高度 33cm，胎心 168 次/分，B 型超声检查测胎头双顶径 8.0cm，羊水最大深度 2.5cm。随意尿 E/C 比值为 8。以下诊断不恰当的是

A. 重度子痫前期   B. 胎儿生长受限

C. 胎儿窘迫   D. 羊水过少

E. 胎盘功能减退

60. 初产妇，27 岁，现孕 22 周。胎儿正常但羊水过多。羊水过多合并正常胎儿的正确处理方式是

A. 吲哚美辛治疗时用药时间越长越好

B. 妊娠 >32 周者可以使用吲哚美辛

C. 羊水量多而无明显症状时可以取侧卧位以改善子宫胎盘循环

D. 有必要时 1~2 周后可再次放羊水

E. 羊膜腔穿刺术后一律使用保胎药以防早产

61. 初产妇，32 岁，现孕 40 周。进行缩宫素引产，第 1 天出现规律宫缩，但引产 13 小时后，宫颈未开，停缩宫素后宫缩很快消失，第 2 天再次复查 B 超，羊水指数为 5。各种临床资料未显示破水。以下处理方式比较恰当的是

A. 在严密胎心监护下进行缩宫素引产

B. 改用米索前列醇引产

C. 继续缩宫素引产

D. 可以急症剖宫产

E. 择期剖宫产

62. 孕妇，24 岁，现孕 34 周，腹痛未予重视。因 "突发阴道大量流液 4 小时" 入院。听诊胎心 70~80 次/分，搏动弱；阴道检查有条索状物脱出宫颈 2cm。发生胎心异常的最可能原因为

A. 胎头受压   B. 脐带打结

C. 脐带脱垂   D. 脐带先露

E. 脐带绕颈

63. 初产妇，27 岁，现孕 37 周。因 "规律下腹痛 3 小时" 入院。入院后行胎心监护提示胎心变异减速，疑为胎儿窘迫。以下导致胎儿窘迫的因素不正确的是

A. 脐带扭转   B. 胎盘过小

C. 胎儿严重的心脏病   D. 胎盘血供不良

E. 球拍状胎盘

64. 初产妇，37 岁，现孕 39 周。因 "规律下腹痛 3 小时"

入院。入院后查胎心率 127 次/分，胎心监护反应型，阴道检查：宫口开 2cm，宫颈管已消失，S^{-2}，胎膜未破，可扪及规律宫缩。孕期检查未见明显异常。超声提示胎儿颈后脐带压迹，呈"W"形。目前患者可诊断为

- A. 先兆临产
- B. 胎儿窘迫
- C. 脐带绕颈
- D. 羊水过多
- E. 胎膜早破

65. 孕妇，35 岁，停经 24 周。在门诊行四维超声检查提示单脐动脉，以下与单脐动脉无关联的是

- A. 染色体异常
- B. 胎儿畸形
- C. 早产
- D. 先天性心脏病
- E. 羊水异常

二、多选题

66. 关于胎盘早剥，以下说法恰当的是

- A. 妊娠 20 周后或分娩期，正常位置的胎盘在胎儿娩出前部分或全部从子宫壁剥离
- B. 多发生于重度子痫前期、慢性高血压及慢性肾脏疾病孕妇
- C. 胎儿下降时牵拉可致胎盘早剥
- D. 胎盘早剥可引起胎儿急性缺氧
- E. 轻型胎盘早剥可以在严密观察下继续妊娠

67. 胎盘早剥多见于

- A. 外伤
- B. 维生素 C 缺乏
- C. 双胎及羊水过多
- D. 脐带过短、绕颈、绕肢体
- E. 妊娠期高血压疾病及慢性高血压

68. 胎盘早剥常见的并发症有

- A. 失血性休克
- B. 肝功能异常
- C. 羊水栓塞
- D. 急性肾衰竭
- E. 弥散性血管内凝血（DIC）

69. 预防胎盘早剥的措施有

- A. 避免外伤
- B. 胎儿娩出后不宜过早牵拉脐带
- C. 在宫缩间歇期进行人工破膜
- D. 孕晚期及临产后不宜长期仰卧位
- E. 防止妊娠期高血压疾病及慢性高血压

70. 造成前置胎盘的可能原因有

- A. 子宫发育不良
- B. 胎盘面积过大
- C. 子宫体部内膜病变
- D. 胎盘异常，副胎盘
- E. 受精卵滋养层发育迟缓

71. 前置胎盘的表现包括

- A. 无痛性阴道流血
- B. 胎先露下降受阻
- C. 痛性阴道流血
- D. 子宫张力高，胎心难以听到
- E. 耻骨联合上方可闻及与母体脉搏一致的吹风样杂音

72. 完全性前置胎盘的临床表现有

- A. 巨大胎儿
- B. 出血量多
- C. 出血量递增
- D. 多次反复出血
- E. 初次出血的时间较早

73. 前置胎盘对母亲的影响有

- A. 胎盘植入
- B. 产后出血
- C. 羊水栓塞
- D. 产褥感染
- E. 急性肾衰竭

74. 关于前置胎盘的诊断，以下说法恰当的是

- A. 前置胎盘类型决定出血早晚及出血量的多少
- B. 产后检查胎盘，胎盘边缘有血凝块及胎膜破口距胎盘 <7cm
- C. 腹部检查为胎头高浮或胎位异常
- D. 超声检查可协助诊断
- E. 出血伴宫缩及腹痛

75. 前置胎盘时，期待疗法的指征包括

- A. 妊娠 36 周以前
- B. 阴道出血量不多
- C. 一般情况良好
- D. 胎儿存活
- E. 已临产

76. 关于前置胎盘的处理方式，下列说法恰当的是

- A. 以孕周、前置类型、出血多少、有无休克决定治疗方式
- B. 治疗原则是抑制宫缩、纠正贫血、预防感染和适时终止妊娠
- C. 纠正贫血的目标使血红蛋白 ≥110g/L 及以上，血细胞比容 >0.30
- D. 中央性前置胎盘禁止破膜
- E. 依胎次胎位及胎儿是否存活综合分析

77. 一前置胎盘孕妇，出现阴道大流血，需紧急转送至上级医院，转送前所需处理方式是

- A. 给予宫缩抑制剂
- B. 输血、输液
- C. 腹部加压包扎
- D. 消毒下进行阴道填塞纱条
- E. 无须上述处理方式，尽快护送转院

78. 关于胎膜早破的叙述正确的是
A. 在临产前胎膜自然破裂为胎膜早破
B. 胎膜早破可导致早产率增高
C. 维生素 C、锌及铜等缺乏可造成胎膜早破
D. 胎膜早破发生在早产者为足月产的 2.5 ~ 3 倍
E. 胎膜早破必然导致早产

79. 下列属于胎膜早破病因的是
A. 羊水过多　　　　　B. 双胎妊娠
C. 尿道炎　　　　　　D. 宫颈内口松弛
E. 巨大儿

80. 可用来判断胎膜早破的方法有
A. pH 试纸法　　　　B. 阴道窥器检查
C. B 超检查　　　　　D. 羊膜镜检查
E. 阴道液涂片法

81. 妊娠 28 ~ 33^{+6} 周出现胎膜早破，可给予的处理方式包括
A. 促胎肺成熟
B. 经常进行阴道检查
C. 动态监测体温、宫缩、母胎心率、阴道流液量和性状
D. 定期复查血常规、羊水量、胎心监护和超声检查
E. 应用子宫收缩抑制药

82. 关于足月胎膜早破的处理方式，叙述正确的是
A. 超过 12 小时应给予抗生素预防感染
B. 若无明确剖宫产指征，宜在破膜后 2 ~ 12 小时内积极引产
C. 有明确剖宫产指征时宜行剖宫产终止妊娠
D. 给予肥皂水灌肠，刺激宫缩
E. 经常进行阴道检查

83. 预防胎膜早破的措施有
A. 治疗阴道炎
B. 避免突然腹压增加
C. 抗生素预防感染
D. 妊娠后期禁止性交
E. 及时行宫颈内口环扎术

84. 羊水过多常见于
A. 无脑儿　　　　　　B. 妊娠期糖尿病
C. 食管闭锁　　　　　D. 双胎输血综合征
E. 先天性肾缺如

85. 关于慢性羊水过多的临床表现，以下说法正确的是
A. 压迫症状重
B. 子宫大于妊娠月份
C. 腹壁张力大，有液体震颤感
D. 胎位不清，胎心音遥远

E. 多发生在妊娠晚期

86. 羊水过多对母亲的主要危害有
A. 产后出血　　　　　B. 胎盘早剥
C. 心力衰竭　　　　　D. 胎膜早破
E. 并发胎位异常

87. 防止羊水过多并发症的叙述正确的是
A. 低位人工破膜，缓慢放水可降低胎盘早剥风险
B. 高位人工破膜，缓慢放水可降低子宫张力
C. 先露异常或胎头未入盆，一旦破水可能发生脐带脱垂
D. 临产后高位人工破膜，破膜时孕妇头低位可防止发生脐带脱垂
E. 胎儿娩出后应立即给予宫缩剂，预防产后出血

88. 关于吲哚美辛治疗羊水过多，以下说法正确的有
A. 属于前列腺合成酶抑制剂
B. 具体用量为 2.2 ~ 2.4mg/（kg·d）
C. 用药期间每周做 B 超检测羊水量
D. 可以长时间应用
E. 发现羊水量明显减少或动脉导管狭窄及时停药

89. 诊断羊水过少的依据包括
A. B 超发现羊水和胎儿界面不清
B. 临产后宫缩多不协调，产程延长
C. 胎儿肺发育不全
D. B 超下 AFI≤7cm
E. 前羊膜囊不明显，胎膜紧贴胎儿先露部

90. 羊水过少的并发症有
A. 早产　　　　　　　B. 胎儿骨骼畸形
C. 肺发育不全　　　　D. 法洛四联症
E. 胎儿宫内生长迟缓

91. 关于羊水过少的诊治，以下说法正确的是
A. 妊娠已足月、胎儿可宫外存活者，及时终止妊娠
B. 胎儿储备功能尚好无明显宫内缺氧者，可以阴道试产
C. 无论胎儿是否存在畸形，都应剖宫产终止妊娠
D. 合并胎盘功能不良、胎儿窘迫者，采用剖宫产术终止妊娠
E. 妊娠晚期可行羊膜腔输液治疗羊水过少

92. 关于羊膜腔输液治疗羊水过少，下列说法恰当的是
A. 滴速为 10ml/分钟
B. 输注的液体为 0.9% 氯化钠液
C. 输液时应使 AFI 达到 5cm 以上
D. 若羊膜腔输液 800ml 变异减速仍不消失，则为失败
E. 通过羊膜腔输液可降低胎心变异减速率及剖宫产率

93. 关于脐血管数目异常，以下叙述正确的是
- A. 正常脐带含有一条脐静脉和两条脐动脉
- B. 脐带只有一条动脉
- C. 只发现单脐动脉，没有其他结构异常，新生儿预后良好
- D. 可有染色体非整倍体的风险
- E. 可有肾脏发育不全、无肛门、椎骨缺陷等畸形

94. 初产妇，31 岁，停经 37 周。因"不规律腹痛 1 小时"入院。行产科超声检查提示脐带绕颈 1 周。以下属于脐带绕颈原因的是
- A. 脐带过长
- B. 胎动频繁
- C. 羊水过多
- D. 羊水过少
- E. 胎儿小

三、共用题干单选题

(95～97 题共用题干)

初产妇，31 岁，现孕 34 周。产前检查血压 178/110mmHg，4 小时前突然腹痛伴阴道流血，血压 70/32mmHg，脉搏 118 次/分，宫底剑突下 2 指，板状腹，胎位不清，胎心音消失，宫颈未消失。

95. 当前最有诊断价值的辅助检查为
- A. 阴道检查
- B. 胎心监护
- C. B 型超声检查
- D. 血白细胞计数及分类
- E. 血红细胞计数及血红蛋白值

96. 此种情况最有可能的诊断为
- A. 前置胎盘
- B. 胎盘早剥
- C. 先兆子宫破裂
- D. 子宫破裂
- E. 羊水栓塞

97. 最恰当的处理方式是
- A. 抗休克，缩宫素引产
- B. 抗休克，等待自然分娩
- C. 人工破膜，缩宫素引产
- D. 抗休克，尽快剖宫产
- E. 应用肝素改善凝血

(98～100 题共用题干)

初产妇，26 岁，G_1P_0，现孕 32 周。孕期经过顺利。因"夫妻同房后腹疼半天、阴道少量出血"急诊。查体：贫血貌，血压 105/75mmHg，心率 112 次/分，子宫较孕月大，宫高 32cm，子宫张力大，放松差并有轻压痛，胎位、胎心不清，血红蛋白 70g/L，血细胞压积 28%。

98. 此患者最可能的诊断是
- A. 早产
- B. 双胎
- C. 前置胎盘
- D. 胎盘早剥

E. 急性羊水过多

99. 最能协助诊断的病史、体检为
- A. 子宫大于孕月
- B. 夫妻同房史
- C. 阴道少量出血
- D. 胎位、胎心不清
- E. 贫血貌与外出血不相符

100. 此患者最佳的处理方式方法是
- A. 人工破膜
- B. 阴道内诊
- C. 期待疗法
- D. 剖宫产术
- E. 吸氧输新鲜血

(101～104 题共用题干)

初产妇，31 岁，G_2P_0，现宫内妊娠 33 周。基础血压 120/80mmHg。因"双下肢水肿 1 个月，腹胀、伴头晕眼花 2 天"入院。查体：血压 170/110mmHg，心肺（－），腹膨隆，移动性浊音（＋）。B 超示单活胎，头位，估计胎儿体重 2000g，胎盘 Ⅰ 级。

101. 产妇可诊断为
- A. 子痫
- B. 妊娠期高血压
- C. 轻度子痫前期
- D. 重度子痫前期
- E. 慢性高血压并发子痫前期

102. 下列处理方式不恰当的是
- A. 静点硫酸镁解痉
- B. 口服降压药物
- C. 适当镇静
- D. 急诊剖宫产
- E. 监测胎儿宫内情况

103. 患者第 2 天出现少许阴道出血，查体血压 160/100mmHg，子宫敏感，胎心监护胎心基线平直。此种情况患者最有可能诊断为
- A. 前置胎盘
- B. 先兆流产
- C. 胎盘早剥
- D. 先兆早产
- E. 胎盘早破

104. 患者急诊 B 超提示胎盘后暗区 4cm×4cm，宫颈内口未开。此种情况的最佳处理方式为
- A. 行 OCT
- B. 急诊剖宫产
- C. 严密监测下缩宫素引产
- D. 严密监测下继续妊娠
- E. 静脉用地塞米松等待 24 小时后手术

(105～107 题共用题干)

初产妇，25 岁，现孕 33 周。从 28 周时阴道反复出血，共 5 次，出血量少于月经量无腹痛，近 1 天阴道出血量大于月经量。查体：血压 100/80mmHg，脉搏 84 次/

分。宫软，不规律宫缩，胎头高浮，胎心率 140 次/分。

105. 最可能的诊断是

   A. 胎盘早剥   B. 前置血管破

   C. 前置胎盘   D. 先兆早产

   E. 宫颈息肉出血

106. 此种情况最有意义的辅助检查是

   A. B 超

   B. 测定血或尿或 B 超

   C. X 线检查

   D. 阴道检查

   E. 肛查

107. 以下处理方式最恰当的是

   A. 使用宫缩素

   B. 立即行剖宫术终止妊娠

   C. 出血多，可行阴道纱布填塞

   D. 羊膜腔穿刺检查胎儿是否成熟

   E. 卧床休息，抑制宫缩，纠正贫血，若出血量少，可尽量维持到 37 周

(108～110 题共用题干)

初产妇，35 岁，G_3P_0，现孕 33 周。因"阴道少许流血 3 天，无腹痛"就诊。查体：血压 110/70mmHg，心率 80 次/分，子宫软，无压痛，胎头高浮，胎心 140 次/分，耻骨联合上方可闻及胎盘杂音。

108. 该患者最可能的诊断是

   A. 先兆流产   B. 胎盘早剥

   C. 前置胎盘   D. 先兆子宫破裂

   E. 妊娠期高血压疾病

109. 最恰当的处理方式是

   A. 预防感染，密切观察

   B. 立即人工破膜

   C. 缩宫素引产

   D. 立即终止妊娠

   E. 人工破膜及缩宫素静脉滴注

110. 关于该患者的护理措施，叙述最恰当的是

   A. 绝对卧床休息，左侧卧位

   B. 肛门检查宫口开大情况

   C. 立即输血，积极补充血容量

   D. 将患者置于单间暗室，避免刺激

   E. 高危门诊随访治疗

(111～113 题共用题干)

经产妇，33 岁，G_2P_1，现孕 37 周。因"阴道无痛性反复大量流血 6 小时"入院。查体：血压 80/60mmHg，脉搏 106 次/分。无宫缩，宫底在剑突下 2 指，臀先露，胎心 94 次/分，骨盆外测量正常。

111. 此种情况最可能的诊断应是

   A. 先兆临产   B. 正常产程

   C. 胎盘早剥   D. 先兆子宫破裂

   E. 前置胎盘

112. 此种情况最恰当的处理方式应是

   A. 期待疗法   B. 人工破膜

   C. 静滴缩宫素   D. 外转胎位术

   E. 立即剖宫产

113. 预防本病发生最有意义的项目是

   A. 加强定期的产前检查

   B. 避免宫腔内压力骤然降低

   C. 积极防治妊娠期高血压疾病

   D. 妊娠期间避免长时间仰卧和腹部外伤

   E. 避免多次刮宫、多产、产褥感染

(114～117 题共用题干)

初产妇，29 岁，现孕 35 周。因"阴道大出血 5 小时"入院。平素月经 5/28 天。本次妊娠中 29 周、32 周曾有 2 次阴道少量出血史，均经住院治疗 1 周好转，今晨醒来时，发现阴道大量流血，无腹痛，但头晕，心慌，胎动明显减少，＜2 次/小时。查体：面色苍白，血压 80/50mmHg，脉搏 110 次/分，心前区可闻收缩期吹风样杂音，腹部膨隆，宫高 30cm，子宫放松，可清晰地触到胎体，先露为臀，高浮，胎心 164 次/分，阴道有活动性出血，耻骨联合上方未闻胎盘杂音，急查血色素 8g/L，WBC 11.0×10^9/L。

114. 该患者的诊断应为

   A. 臀位，前置胎盘

   B. 妊娠晚期出血，前置胎盘，胎儿宫内窘迫

   C. 前置胎盘，失血性休克，胎儿宫内窘迫

   D. 前置胎盘，妊娠晚期出血

   E. 臀位，前置胎盘，妊娠晚期出血，失血性休克，胎儿宫内窘迫

115. 以下不是诊断依据的是

   A. 耻骨联合上方未闻及胎盘杂音

   B. 先露部为臀，高浮

   C. 妊娠晚期反复无痛性阴道出血

   D. 胎动明显减少，＜2 次/小时，胎心 164 次/分

   E. 面色苍白，血压 80/50mmHg，心率 110 次/分

116. 该患者耻骨联合上方未闻及胎盘杂音说明

   A. 可否定前置胎盘诊断

   B. 胎盘未覆盖在子宫下段

   C. 胎盘完全附着在子宫下段

   D. 胎盘附着于子宫前壁下段

   E. 胎盘没有附着于子宫前壁下段

117. 下列处理方式正确的是

    A. 立即剖宫产，抢救胎儿

    B. 输液、输血、抗休克治疗，抢救孕妇的生命

    C. 积极抗休克，输血，输液，并尽快剖宫产终止妊娠

    D. 抗休克，输血，输液，止血，促胎肺成熟

    E. 因胎儿未足月，放弃胎儿而积极输液、输血、止血治疗，保证孕妇的生命安全

（118～120 题共用题干）

初产妇，33 岁，G_3P_0，现孕 41 周。因"不规律腹痛 2 天，阴道流液 4 小时"入院。查体：骨盆外测量径线正常，枕右前位，估计胎儿体重 3400g，宫缩不规律，胎心率 135 次/分。宫颈管长 0.5cm，质软，宫口未开，先露头，S^{-2}，触不到前羊膜囊。阴道排液 pH 试纸检查呈弱碱性，羊水涂片镜检可见羊齿状结晶。

118. 不支持该患者胎膜早破诊断依据的是

    A. 阴道流液

    B. 不规律腹痛

    C. 羊水涂片镜检可见羊齿状结晶

    D. 阴道排液 pH 试纸检查呈弱碱性

    E. 肛查触不到羊膜囊

119. 针对该患者的处理措施，下列叙述正确的是

    A. 给予地塞米松肌注促胎肺成熟

    B. 增加肛查次数以了解胎头是否入盆

    C. 患者待产期间发生脐带脱垂后可继续观察

    D. 破膜超过 48 小时后不需给予抗生素预防感染

    E. 破膜 12～18 小时后未临产可采取措施尽快结束分娩

120. 护士应指导该患者采取的正确体位是

    A. 膝胸卧位

    B. 仰卧位，抬高臀部

    C. 左侧卧位，抬高臀部

    D. 半卧位，抬高臀部

    E. 右侧卧位，抬高臀部

（121～123 题共用题干）

初产妇，25 岁，现孕 26 周。因"腹部迅速增大，伴气急、心悸、不能平卧 2 天"就诊。查体：心率 102 次/分钟，呼吸 32 次/分钟，血压 120/80mmHg，下肢水肿（＋＋），腹围 102cm，胎心音轻而远，胎位不清。

121. 最可能的诊断是

    A. 急性羊水过多   B. 子宫破裂

    C. 妊娠期高血压疾病   D. 妊娠合并心力衰竭

    E. 妊娠合并慢性肾炎

122. 确诊的首选检查是

    A. B 超   B. 腹部平片

    C. 羊膜囊造影   D. 取血测 AFP

    E. 羊膜腔穿刺

123. 若患者检查后确诊为羊水过多合并正常胎儿，首选的处理方式是

    A. 观察病情以延长孕龄

    B. 吲哚美辛 2mg/（kg·d）

    C. 人工破膜终止妊娠

    D. 依沙吖啶 50mg 引产

    E. 羊膜腔穿刺放羊水 1000ml

（124～126 题共用题干）

初产妇，24 岁，现孕 40 周。因"胎动减少 3 天"就诊。查体：宫高 28cm，胎心 132 次/分，子宫敏感性高，轻微刺激即可诱发宫缩。胎心电子监护检查子宫收缩时出现晚期减速。

124. 以下检查手段最重要的是

    A. B 型超声检查

    B. 住院观察

    C. 仔细四步触诊

    D. 尿雌三醇、胎盘生乳素检测

    E. 重复胎心电子监护

125. 此种情况最可能的诊断是

    A. 脐带绕颈   B. 正常妊娠

    C. 羊水过少   D. 羊水过多

    E. 临产

126. 最恰当的处理方式为

    A. 住院观察，密切检测胎心胎动

    B. 吸氧

    C. 人工破膜观察羊水

    D. 缩宫素引产

    E. 剖宫产

（127～128 题共用题干）

初产妇，28 岁，现孕 37 周。因"腹痛伴阴道流水 2 小时"入院。阴道检查：宫颈展平，宫口开 4cm，于阴道内可触及胎足及波动的脐带，宫缩规律，胎心 140～150 次/分。

127. 患者的诊断最可能为

    A. 臀位，胎膜早破

    B. 臀位足先露，脐带脱垂，胎儿窘迫

    C. 臀位，脐带先露

    D. 脐带脱垂，胎儿窘迫

    E. 臀位足先露，脐带先露

128. 此时最佳的处理方案为

    A. 静脉滴注缩宫素加强宫缩，缩短产程

B. 行脐带还纳术

C. 宫口开全后行臀位牵引术

D. 立即行剖宫产术

E. 以上都不对

（129～131 题共用题干）

初产妇，26 岁，现孕 39 周。因"规律宫缩伴阵发性胎动频繁 5 小时，胎动及宫缩后胎心突然变慢"入院。肛查：胎头高浮，宫口开大 3cm，胎膜未破。估计胎儿体重 3400～3500g。孕妇左侧卧位及抬高臀部时胎心迅速恢复正常，骨盆测量正常。

129. 此种情况最可能的诊断是

  A. 脐带缠绕   B. 脐带脱垂

  C. 脐带先露   D. 脐带打结

  E. 脐带扭转

130. 此种情况首选的处理方式为

  A. 人工破膜观察羊水性状

  B. 吸氧＋抬高臀部

  C. 做好剖宫产准备

  D. 胎心监测

  E. B 超诊断

131. 此孕妇最适宜的分娩时机和分娩方式应是

  A. 测定胎盘功能，如果发现有逐渐降低时可考虑手术结束分娩

  B. 人工破膜后给予缩宫素加强产力，待宫口开全后行产钳助娩

  C. 氧气吸入，嘱孕妇定时数胎动，期待自然分娩

  D. 短期内处理，尽快剖宫产

  E. 缩宫素引产，缩短第二产程

（132～134 题共用题干）

初产妇，25 岁，G_1P_0，现停经 31^{+3} 周。因"阴道流液 3 小时"入院。孕期在门诊规律产检，未见明显异常。入院后查胎心率 80 次/分，阴道检查可扪及一条索状物体，有搏动感，未扪及宫缩。

132. 目前最应考虑的主要诊断为

  A. 先兆早产   B. 脐带脱垂

  C. 脐带先露   D. 阴道横隔

  E. 羊水异常

133. 为进一步明确诊断，患者最应完善的检查是

  A. 阴道超声检查   B. 血常规检查

  C. 骨盆外测量   D. 腹部超声检查

  E. 持续胎心监测

134. 患者目前应进行的处理是

  A. 立即催产，阴道分娩终止妊娠

  B. 立即剖宫产终止妊娠

C. 继续等待保胎治疗

D. 阴道助产分娩

E. 其他方式

四、案例分析题

（135～137 题共用题干）

初产妇，27 岁，现孕 33 周。无明显诱因发生阴道少量出血，无痛性。

135. 以下临床表现符合前置胎盘诊断的是

  A. 伴有下腹阵痛

  B. 胎先露高浮，臀位

  C. 子宫板硬，有压痛

  D. 宫底升高，胎位不清

  E. 伴血压升高

  F. 子宫大小与妊娠周数相符

136. 该孕妇经保守治疗，病情平稳。妊娠 36 周时，又出现无痛性阴道出血，量比月经稍少，宫底脐上 4 指，软，无压痛，左骶前位，先露高，胎心好，此种情况的处理方式应为

  A. 立即剖宫产

  B. 立即人工破膜

  C. 立即缩宫素静脉点滴引产

  D. 立即牵引儿足压迫胎盘止血

  E. 立即住院卧床休息，保胎，观察

  F. 禁止性生活、阴道检查、肛门检查、灌肠

137. 假设该产妇孕周满 37 周，计划行剖宫产术，术中见胎盘附着处子宫表面有紫色瘀斑，子宫出血较多。以下处理方式正确的是

  A. 按摩子宫

  B. 配血，输血

  C. 用热盐水纱垫湿热敷子宫

  D. 子宫肌壁内注射缩宫素

  E. 经积极处理方式子宫仍不收缩应立即切除子宫

  F. 经积极处理方式出现血液不凝时，不宜行子宫切除术

（138～142 题共用题干）

初产妇，29 岁，现孕 34 周。产检为臀位，子宫敏感，胎心 140 次/分。产妇观察时，突然阴道流水，检查 pH 试纸变蓝色，胎心 140 次/分。

138. 正确处理方式为

  A. 抬高床尾

  B. B 超检查

  C. 用地塞米松促胎肺成熟

  D. 抗生素预防感染

  E. 立即行剖宫产

  F. 无需处理

139. 3 天后，仍有少量阴道流水，脉搏 102 次/分，体温 37.8℃，WBC 15×10^9/L，中性 82%，胎心率 156 次/分，合适的处理方式为

A. 吸氧   B. 行剖宫产

C. 监测体温、脉搏   D. 继续使用抗生素

E. 缩宫素静滴引产   F. 无需处理

140. 以下可以作为此种情况诊断的有

A. 宫内感染   B. 胎儿窘迫

C. 胎膜早破   D. 早产

E. 臀位   F. 巨大胎儿

141. 胎儿娩出后正确的处理方式是

A. 清理呼吸道   B. 吸氧

C. 肌注维生素 K   D. 注意保暖

E. 肌注缩宫素   F. 告诉家属胎儿预后佳

142. 胎儿胎盘娩出后，以下处理方式不正确的是

A. 给予抗生素防治感染

B. 仔细检查胎盘胎膜是否完整

C. 仔细检查脐带是否正常以寻找胎儿窘迫原因

D. 肌注缩宫素促进子宫收缩

E. 不必观察产妇一般情况

F. 检查软产道预防产后出血

(143~149 题共用题干)

孕妇，30 岁，G_2P_0，现孕 34 周。因"发现腹部较大 1 个月"入院，无其他不适。产检：腹部较孕月大，胎心音遥远感。

143. 可能的诊断是

A. 多胎妊娠   B. 巨大胎儿

C. 急性羊水过多   D. 慢性羊水过多

E. 妊娠合并子宫肿瘤   F. 葡萄胎

144. 入院 B 超检查羊水过多。临床上羊水量超过多少，称羊水过多

A. 800ml   B. 1000ml

C. 1500ml   D. 2000ml

E. 2500ml   F. 2600ml

145. 引起羊水过多的病因可能有

A. 染色体或遗传基因异常

B. 多胎妊娠

C. 巨大胎盘

D. 妊娠期糖尿病

E. 神经肌肉发育不良

F. 母儿 Rh 血型不合

146. 入院后予积极地处理，关于羊水过多合并正常胎儿的处理方法中正确的是

A. 一次性放羊水量不超过 300ml

B. 一次性放羊水量不超过 1500ml

C. 症状严重孕妇（胎龄不足 37 周）应穿刺放羊水

D. 症状轻可继续妊娠，注意休息，低盐饮食

E. 吲哚美辛不宜长时间用于治疗羊水过多

F. 镇静药不能应用

147. 诊断羊水过多需要进行的辅助检查有

A. B 型超声   B. 羊膜囊造影

C. 腹部 CT 检查   D. 甲胎蛋白的检测

E. 三维、四维彩超   F. 血常规检查

148. 入院后经中药及镇静治疗后，孕妇有腹胀不适。B 超羊水增多明显，决定穿刺放羊水，下列正确的有

A. 胎龄 <37 周时，应穿刺放羊水

B. 一次放羊水量不超过 1500ml

C. 在 B 型超声监测下进行，定位穿刺点

D. 用 15~18 号腰椎穿刺针经腹羊膜腔穿刺放羊水

E. 不宜过快，每小时 500ml 左右

F. 宜快，每小时 1500ml 左右

149. 经放羊水治疗 3 周后孕妇 2 次出现羊水过多，经检查胎儿已成熟，决定行人工破膜助产，下列处理措施正确的是

A. 采用高位破膜

B. 采用低位破膜

C. 放羊水时应从腹部固定胎儿为纵产式

D. 破膜后 12 小时无宫缩，需要安静等待

E. 放羊水过程中需注意血压、脉搏及阴道流血情况

F. 破膜时羊水缓慢流出

答案和精选解析

一、单选题

1. C 胎盘早期剥离的主要病理变化是底蜕膜层出血，形成血肿，使胎盘自附着处剥离。

2. D 胎盘早剥的主要病理变化是底蜕膜层出血，形成血肿，使胎盘自附着处剥离。所以选项 A 错误。如果胎盘剥离面大，继续出血，则形成胎盘后血肿，使胎盘剥离部分不断扩大，出血逐渐增多，当血液冲开胎盘边缘，沿胎膜与子宫壁之间向子宫颈口外流出，即为显性出血。所以选项 B 错误。隐性出血时，血液积聚于胎盘与子宫壁之间不能外流。所以选项 E 错误。当隐性剥离内出血急剧增多时，胎盘后血液积聚于胎盘与子宫壁之间，压力不断增加，血液浸入子宫肌层，引起肌纤维分离、断裂乃至变性。血液浸润深达子宫浆膜层时，子宫表面出现紫色瘀斑，尤其在胎盘附着处特别显著，称为子宫胎盘卒中。所以选项 C 错误。胎盘早剥 I 度以外出血为主，多见于分娩期，胎盘剥离面积小，患者常无腹

痛或腹痛轻微，贫血体征不明显。产后检查见胎盘母体面有凝血块及压迹即可诊断。所以选项 D 正确。因此本题的正确答案为 D。

3. B 轻型胎盘早剥以外出血为主。胎盘剥离面不超过胎盘面积的 1/3，体征不明显。主要症状为较多量的阴道流血，色暗红，无腹痛或伴轻微腹痛，贫血体征不明显。检查：子宫软，无压痛或胎盘剥离处有轻压痛，宫缩有间歇。子宫大小与妊娠月份相符，胎位清楚，胎心率多正常。所以选项 B 正确。

4. E 重型胎盘早剥常为内出血或混合性出血，胎盘剥离面一般超过胎盘面积的 1/3，伴有较大的胎盘后血肿，主要症状为突发的持续性腹痛，腰酸及腰背痛。严重时可出现恶心、呕吐、出汗、面色苍白、脉搏细弱、血压下降等休克征象。临床表现的严重程度与阴道流血量不相符。检查：子宫硬如板状，压痛，尤以胎盘剥离处最明显，但子宫后壁胎盘早剥时压痛可不明显。子宫往往大于妊娠月份，宫底随胎盘后血肿的增大而增高，子宫多处于高张状态，如有宫缩则间歇期不能放松，故胎位触不清楚。如剥离面超过胎盘面积的 1/2，由于缺氧，常常胎心消失，胎儿死亡。重型患者病情凶险，可很快出现严重休克、肾功能异常及凝血功能障碍。所以选项 E 错误。

5. A Ⅲ度胎盘早剥时，胎盘剥离面超过胎盘面积的 1/2，贫血程度与外出血量不符，临床表现较Ⅱ度加重。患者可出现恶心、呕吐、面色苍白、四肢湿冷、脉搏细数、血压下降等休克症状，伴或不伴弥散性血管内凝血。腹部检查见：子宫硬如板状，宫缩间歇期不能放松，胎位触不清，胎心消失。①Ⅲa：患者无凝血功能障碍；②Ⅲb：患者有凝血功能障碍。所以选项 A 错误。

6. C 妊娠晚期腹部外伤或直接被撞击可诱发胎盘早剥。典型临床表现是阴道流血、腹痛，可伴有子宫张力增高和子宫压痛，尤以胎盘剥离处最明显。早期最初表现为胎心率异常，宫缩间歇期子宫呈高张状态，胎位触诊不清。严重时子宫呈板状，压痛明显，胎心率改变或消失。

7. E 胎盘早剥的治疗：（1）纠正休克，大量补液：建立静脉通道，迅速补充血容量，改善血液循环。（2）及时终止妊娠：根据胎盘早剥的严重程度、是否临产、胎儿宫内状况决定分娩的方式：①剖宫产：适用于：a. Ⅱ度胎盘早剥，不能在短时间内结束分娩者；b. Ⅰ度胎盘早剥，出现胎儿窘迫征象者；c. Ⅲ度胎盘早剥，产妇病情恶化，胎儿已死，不能立即分娩者；d. 破膜后产程无进展者；e. 产妇病情急剧加重危及生命时，不论胎儿是否存活均应立即行剖宫产。②阴道分娩：产妇一般情况好，宫颈口已开大，估计短时间内可结束分娩，尤其对于胎儿死于宫内者，可行人工破膜、缩宫素静脉滴注让其从

阴道分娩。但必须严密观察母胎的情况。（3）早期预防及识别凝血功能异常及脏器功能损害。所以，胎盘早剥时，产妇病情恶化，为抢救产妇生命，不论胎儿是否存活均应及时行剖宫产。所以，选项 E 正确。

8. D 胎盘的正常附着处在子宫体部的后壁、前壁或侧壁。妊娠 28 周后，如果胎盘部分或全部附着于子宫下段或覆盖在子宫颈内口处，位置低于胎儿的先露部，称为前置胎盘。

9. C 前置胎盘的高危因素包括多次流产史、宫腔操作史、产褥感染史、高龄、剖宫产史、多孕产次、孕妇不良生活习惯（吸烟或吸毒妇女）、双胎妊娠、辅助生殖技术受孕、子宫形态异常、妊娠 28 周前超声检查提示胎盘前置状态等。此次患子痫前期与发生前置胎盘关系最小。

10. D 前置胎盘典型症状为妊娠晚期或临产时，突发无诱因、无痛性反复阴道流血。所以选项 A、B 均错误。阴道流血量与贫血程度成正比。所以选项 C 错误。妊娠 28 周出现阴道流血多为完全性前置胎盘，妊娠足月出现阴道流血多为边缘性前置胎盘。所以选项 D 正确，选项 E 错误。因此本题的正确答案为 D。

11. A 参见上一题解析。

12. A 前置胎盘孕妇一般情况与出血量有关，大量出血呈现面色苍白、脉搏增快微弱、血压下降等休克表现。腹部检查：子宫软，无压痛，轮廓清楚，大小与妊娠周数相符；胎位清楚，胎先露高浮，常并发胎位异常。反复出血或一次出血量过多可使胎儿宫内缺氧，胎心有异常甚至消失，严重者胎死宫内。当前置胎盘附着于子宫前壁时，可在耻骨联合上方闻及胎盘血流杂音。所以选项 A 正确。

13. C 阴道超声检查能更准确地确定胎盘边缘和宫颈内口的关系，准确性明显高于腹部超声检查，故对怀疑胎盘位置异常的患者均推荐阴道超声检查。妊娠 34 周 B 超下可见胎盘近子宫颈内口或覆盖内口。

14. E 前置胎盘的并发症：（1）产后出血：剖宫产时，当子宫切口无法避开附着于前壁的胎盘，导致出血明显增多，胎儿娩出后，子宫下段肌组织菲薄，收缩能力差，附着于此处的胎盘不宜完全剥离，一旦剥离，开放的血窦不易关闭，常发生产后出血，量多且不易控制；（2）植入性胎盘：子宫下段蜕膜发育不良，胎盘绒毛穿透底蜕膜，侵入子宫肌层，使胎盘剥离不全，而发生产后出血；（3）产褥感染：细菌经阴道侵入靠近宫颈外口的胎盘剥离面，同时多数产妇因反复出血而致贫血，免疫力低下，容易发生产褥感染；（4）围产儿预后不良：出血量多可以导致胎儿窘迫，甚至缺氧死亡，治疗性早产率增加，低出生体重的发生率和新生儿的死亡率增高。所以，凝血功能障碍不属于前置胎盘的并发症。

15. A 在前置胎盘患者中，腹部触诊和听诊的表现取决于前置胎盘的程度和孕周。如果出现子宫强制性收缩、宫底升高、血压下降和胎心消失等症状，说明宫颈口可能已经被完全覆盖，产道被堵塞，需进行紧急剖腹产手术。

16. E 前置胎盘病例中，阴道分娩适用于边缘性前置胎盘、低置胎盘、枕先露、阴道流血不多、无头盆不称和胎位异常，估计在短时间内能结束分娩者。可在备血、输液条件下人工破膜，破膜后，胎头下降压迫胎盘前置部位而止血，并可促进子宫收缩加快产程。若破膜后胎先露部下降不理想，仍有出血或分娩进展不顺利，立即改行剖宫产术。所以选项 E 正确。

17. A 胎膜早破（PROM）是指临产前的胎膜自然破裂，是妊娠晚期常见的并发症，它使早产率、围生儿死亡率、宫内感染率、产褥感染率均升高。妊娠达到及超过 37 周发生者称足月胎膜早破（TPROM）；未达到 37 周发生者称未足月胎膜早破（PPROM）。所以选项 A 最恰当。

18. D 胎膜早破表现为，破膜后，孕妇突感阴道有液体流出，开始大量，继而间断少量排出，无腹痛等其他产兆，增加腹压时阴道流液量增多。需要根据临床表现（孕妇主诉阴道流液或外阴湿润等）和辅助检查进行诊断。所以选项 A 错误。涂片加热法：用吸管吸出宫颈管中液体涂于玻片上，酒精灯加热 10 分钟变成白色为羊水，变成褐色为宫颈黏液。所以选项 B 错误。阴道后穹隆积液涂片见到羊齿植物状结晶可有助于判断胎膜破裂。所以选项 C 错误。胎膜早破可以通过测定阴道液 pH、阴道液涂片等方法辅助诊断，但血液、宫颈黏液以及尿液混杂时，可能使 pH 检查结果出现假阳性。所以选项 D 正确。羊水的 pH 值为 7.0～7.5，正常阴道液 pH 值为 4.5～5.5，阴道液 pH≥6.5 时支持胎膜早破的诊断。所以选项 E 错误。因此本题的正确答案为 D。

19. A 发生高位破水时，产妇需要卧床休息并抬高床尾。严密观察患者血压脉搏，腹部压沙袋防止腹压骤降。保持胎位为纵产式，使羊水缓慢流出。如果症状严重应即刻入院待产，以防脐带脱垂危及胎儿。通常破水后 24 小时内会自然临产，若无明确剖宫产指征，宜在破膜后 2～12 小时内积极引产。所以卧床休息等待自然分娩的处理方式是不正确的。

20. A 羊水 pH7.0～7.5，无机盐含量高，且羊水中含有脱落的胎儿的上皮细胞以及胎毛、胎粪。以上均可以用来与阴道分泌物进行鉴别。

21. D 足月妊娠的羊水量约 1000～1500ml，妊娠任何时期，羊水量超过 2000ml 者，称为羊水过多。羊水在数周内增多缓慢者称为慢性羊水过多；羊水在数日内迅速增加者称为急性羊水过多。

22. D 神经管缺陷因胎儿脑脊膜裸露于羊膜腔内，脉络膜组织增殖，渗出液增加导致羊水过多。所以选项 A 正确。抗利尿激素缺乏，导致尿量增多，引起羊水过多。所以选项 B 正确。母体高血糖致胎儿血糖增高，产生高渗性利尿，并使胎盘胎膜渗出增加，导致羊水过多。所以选项 C 正确。中枢吞咽功能异常，胎儿无吞咽反射，导致羊水产生增加和吸收减少。所以选项 E 正确。胎儿肾小管发育不全可引起少尿或无尿，导致羊水过少。所以选项 D 错误。因此本题应选 D。

23. C 明显的羊水过多常伴有胎儿结构异常，以神经系统和消化道异常最常见。神经系统异常主要是无脑儿、脊柱裂等神经管缺陷。消化道结构异常主要是食管及十二指肠闭锁。羊水过多孕妇娩出的新生儿，容易罹患先天性食管闭锁。

24. C 羊水过多常由胎儿尿液分泌过多或胎儿吞咽功能障碍等因素引起，可增加孕妇合并子痫前期的风险，因为它可能导致子宫内压力升高，从而影响血流灌注，进而引发子痫前期。故选项 C 正确。羊水过多与心脏病无直接关系（选项 A 错误）；超声检查可用于评估羊水过多的程度和可能的原因（选项 B 错误）；胎动和羊水过多无必然联系（选项 D 错误）；畸形胎儿男女比例没有统一规律（选项 E 错误）。

25. E 急性羊水过多多发生于妊娠 20～24 周。羊水突然增多，数日内子宫明显增大，产生一系列压迫症状。①患者感到腹部胀痛、消化不良；②膈肌上升、心脏移位，影响心肺功能，出现呼吸急促、心悸、脉速，不能平卧；③因腹腔压力高、静脉回流受阻，出现外阴及下肢水肿、静脉曲张。④腹部检查：腹壁紧张，皮肤发亮，腹部膨大显著大于妊娠月份，宫底高度及腹围大于正常妊娠。触诊有液体震动感，胎位异常，多扪不清，胎心遥远或听不清，胎头浮沉感明显。由于子宫的张力过高，容易发现早产。所以选项 E 正确。

26. D 引起羊水过多的妊娠合并症有妊娠期糖尿病、母儿 Rh 血型不合、胎儿免疫性水肿、胎盘绒毛水肿。双胎输血综合征属于多胎妊娠病因。因此本题应选 D。

27. C 开放性神经管缺陷时，羊水中甲胎蛋白值（AFP）明显增高，超过同期正常妊娠平均值加 3 个标准差以上。

28. E 羊水过多合并严重胎儿畸形一经确诊后应及时终止妊娠。具体处理措施为：（1）做阴道拭子细菌培养，然后住院引产。（2）孕妇无明显心肺压迫症状，一般情况尚好，可经腹羊膜腔穿刺放出适量羊水后，注入依沙吖啶 50～100mg 引产。（3）人工破膜引产：用高位破膜器自宫口沿胎膜向上送入 15～16cm，刺破胎膜，使羊水以 500ml/小时的速度缓慢流出，并于羊水流出后腹部放置沙袋，注意严格无菌操作和生命体征监测，预防腹压骤降引起胎盘早剥、回心血量骤减等。破膜后 12 小时无宫缩,可促宫颈成熟或用缩宫素等引产。可预防性应用抗生素。所以选项 E 错误。

29. A 羊水过多是否终止妊娠取决于胎儿有无畸形和孕妇的症状。一旦诊断胎儿畸形,立即终止妊娠。前列腺素抑制药可促使经胎膜的羊水转运,但可引起胎儿动脉导管过早关闭,只可间断应用。羊膜腔穿刺放羊水,一次量应 <1500ml,高位破膜后应加用缩宫素引产。所以选项 A 叙述正确。

30. A 羊水过少主要与羊水产生减少或羊水外漏增加有关。羊水过少的病因包括:(1)胎儿结构异常:以胎儿泌尿系统畸形为主,如胎儿肾缺如、肾小管发育不全等引起少尿或无尿,导致羊水过少。所以选项 C 正确。(2)胎盘功能减退:过期妊娠、胎儿生长受限和胎盘退行性变均可导致胎盘功能减退。胎儿慢性缺氧引起胎儿血液重新分配,为保障胎儿脑和心脏血供,肾血流量降低,胎儿尿生成减少,导致羊水过少。所以选项 B 正确。(3)羊膜病变:某些原因不明的羊水过少与羊膜通透性改变,以及炎症、宫内感染有关。胎膜破裂,羊水外漏速度超过羊水生成速度,可导致羊水过少。(4)母体因素:妊娠期高血压疾病,孕妇脱水、血容量不足,孕妇服用前列腺素合成酶抑制剂等药物,系统性红斑狼疮等免疫性疾病均可导致羊水过少。所以选项 A 错误,选项 D、E 正确。因此本题应选 A。

31. D 胎儿肾小管对抗利尿激素的敏感性增高,尿量少,导致羊水过少。所以选项 A 错误。对羊水过少妊娠未足月,胎肺不成熟者,可针对病因对症治疗,尽量延长孕周。羊水过少合并胎儿严重致死性结构异常应尽早终止妊娠。所以选项 B 错误。羊水过少是指妊娠晚期羊水量少于300ml者。所以选项 C 错误。电镜观察发现羊膜上皮层在羊水过少时变薄,上皮细胞萎缩,微绒毛短粗,尖端肿胀,数目少,有鳞状上皮化生现象,细胞中粗面内织网及高尔基复合体也减少,上皮细胞和基底膜之间桥粒和半桥粒减少。所以选项 D 正确。羊水过少时,围产儿病死率明显增高。所以选项 E 错误。因此本题的正确答案为 D。

32. E 胎膜未破时脐带位于胎先露前方或一侧,称为脐带先露,也称隐性脐带脱垂。

33. E 脐带正常长度为 30 ~ 100cm,平均长度为55cm。脐带短于 30cm 者,称为脐带过短;脐带超过100cm 者,称为脐带过长。

34. E 胎儿活动可使脐带顺其纵轴扭转呈螺旋状,生理性扭转可达 6 ~11 周。

35. A 胎先露部已衔接、胎膜已破者,因宫缩时脐带在先露与盆壁之间受挤压,致脐带血液循环受阻,引起胎儿缺氧,发生严重的宫内窘迫;如血流完全阻断,

胎儿可迅速窒息死亡。以头先露最严重,肩先露最轻。

36. B 若脐带血循环阻断超过 7 ~8 分钟,则可导致胎死宫内。胎膜破裂时脐带脱出于宫颈口外,降至阴道内甚至露于外阴部,称为脐带脱垂。脐带脱垂可导致脐带受压,胎儿血供障碍,发生胎儿窘迫甚至危及胎儿生命。脐带脱垂时,脐带受压于胎先露部与骨盆之间,引起胎儿急性缺氧,胎心率发生改变,甚至完全消失。所以选项 B 为正确答案。选项 A、C、D、E 等脐带异常一般不会导致胎儿死亡。

37. C 脐带围绕胎儿颈部、四肢或躯干者,称为脐带缠绕。90% 为脐带绕颈,以绕颈 1 周者居多。

38. B 患者妊娠诊断明确,有外伤史,胎头高浮,超声提示胎盘增厚,可以诊断为胎盘早剥。胎盘早剥是指妊娠 20 周后正常位置的胎盘在胎儿娩出前,部分或全部从子宫壁剥离。典型临床表现是阴道流血、腹痛,可伴有子宫张力增高和子宫压痛。超声检查可示胎盘与子宫壁之间出现边缘不清楚的液性低回声区即为胎盘后血肿,胎盘异常增厚或胎盘边缘"圆形"裂开。所以选项 B 正确。帆状胎盘(选项 A)是指胎盘边缘覆盖了子宫颈口,可导致阴道出血,但一般不会出现胎盘早期剥离的体征。边缘性前置胎盘(选项 C)是指胎盘边缘靠近子宫颈口,但未完全覆盖,一般不会引起阴道出血。部分性前置胎盘(选项 D)是指胎盘部分覆盖了子宫颈口,可以引起不同程度的阴道出血,但与胎盘早期剥离不同。胎盘边缘血窦破裂(选项 E)可导致阴道出血,但一般不会出现胎盘早期剥离的体征。

39. B 胎盘早剥Ⅲ度:胎盘剥离超过胎盘面积 1/2,临床表现较Ⅱ度加重。患者可出现恶心、呕吐、面色苍白、四肢湿冷、脉搏细数、血压下降等休克症状。腹部检查见:子宫硬如板状,宫缩间歇期不能放松,胎位触不清,胎心消失。依据题干信息,该患者符合Ⅲ度胎盘早剥的表现。

40. A 重型胎盘早剥多见于子痫前期、子痫,主要症状为突发的持续性腹痛,腰酸及腰背痛。疼痛程度与胎盘后积血多少呈正相关,严重时可出现恶心、呕吐、出汗、面色苍白、脉搏细弱、血压下降等休克征象。检查:子宫硬如板状,压痛。子宫往往大于妊娠月份,宫底随胎盘后血肿的增大而增高,子宫多处于高张状态,胎位触不清楚。题中患者症状与体征符合重型胎盘早剥的表现。

41. A 患者应诊断为胎盘早剥。胎盘早剥的典型临床表现是阴道流血、腹痛,可伴有子宫张力增高和子宫压痛。体征早期最初表现为胎心率异常,宫缩间歇期子宫呈高张状态,胎位触诊不清。严重时子宫呈板状,压痛明显,胎心率改变或消失。

42. A 患者妊娠 35 周,有高血压病史,2 小时前突

然腹痛伴阴道流血，首先考虑胎盘早剥，且患者血压80/35mmHg，脉搏118次/分，板状腹，宫颈管未消失，胎位不清，胎心音消失，提示患者已经发生失血性休克，此时最恰当的处理是抢救休克，尽快剖宫产，终止妊娠。

43. D　患者妊娠诊断明确，有外伤史，突发腹痛，阴道少量出血，提示胎盘早剥，患者现生命体征不平稳，血红蛋白75g/L，疑有严重腹腔内出血，应立即剖宫产，且做好因子宫卒中、休克、DIC等需要切除子宫的准备。

44. A　胎盘早剥行剖宫产术取出胎儿与胎盘后，立即注射宫缩剂，人工剥离胎盘的同时应促进子宫收缩。若发生难以控制的大量出血，应快速输血、凝血因子，并行子宫切除术。

45. A　患者突然出现阴道大量流血，有血压下降等休克表现，腹部检查：子宫软，无压痛，胎头在宫底部，宫口开大2cm，先露部胎臀，可触及胎膜，符合前置胎盘的表现和体征。前置胎盘典型症状为妊娠晚期或临产时，突发无诱因、无痛性反复阴道流血。所以本题应选A。

46. C　妊娠晚期突然发生无痛性反复阴道出血，应首先考虑前置胎盘。完全性前置胎盘往往初次出血时间早，约在妊娠28周即可发生，量多，间隔短，亦可一次大量失血而进入休克状态。边缘性前置胎盘初次出血发生较晚，多在妊娠37～40周或临产后，量也较少；破膜后，胎先露如能迅速下降，直接压迫胎盘，流血可以停止。部分性前置胎盘出血量及发生时间介于两者之间。所以本题应选C。

47. D　患者现妊娠37周，阴道出血发生在妊娠晚期，出血量较少。在耻骨联合上方听到与母体脉搏一致的吹风样杂音，可考虑胎盘位于子宫下段的前面（如位于后面则听不到胎盘血流杂音），这都是边缘性前置胎盘的症状体征。边缘性前置胎盘初次出血发生较晚，多在妊娠37～40周或临产后，量也较少。

48. A　对于前置胎盘的孕妇，禁止进行肛查，以免刺激子宫颈，引发大出血。所以选项A正确。阴道检查一般只作阴道窥诊或穹窿部扪诊，不应行颈管内指诊，以免使附着该处的胎盘剥离引起大出血，阴道检查须在有输液、输血及手术的条件下方可进行，若诊断已明确或流血过多不应再作阴道检查。而超声检查、腹部检查和产后检查胎盘都是安全的检查方法，不会对孕妇和胎儿造成风险。

49. A　妊娠晚期或临产时，发生无诱因、无痛性反复阴道流血是前置胎盘的典型症状。患者阴道出血不多、胎儿存活，孕妇情况良好可行期待疗法，严密观察母体及胎心的变化。

50. E　根据无痛性阴道出血可诊断为前置胎盘。完全性前置胎盘须终止妊娠，一旦发生严重出血不论胎龄均应立即剖宫产。此例产妇孕39周，前置胎盘诊断基本

明确，出血已经5小时且明显增多，应立即剖宫产终止妊娠。

51. B　中央型的前置胎盘只能剖宫产，边缘型的前置胎盘可以试行阴道分娩。

52. A　患者妊娠36周，为无痛性反复阴道流血，流血量大，胎头高浮，考虑前置胎盘。妊娠36周，出血量多且合并休克表现，应尽快剖宫产终止妊娠。

53. E　34周以上胎膜早破不需要保胎治疗。所以选项E不正确。

54. B　患者妊娠足月，胎膜早破，各项检查指标无明显异常，可暂时待产观察12小时，如未临产进行引产。

55. C　患者破膜后突发剧烈疼痛，生命体征不平稳，休克，宫口开2cm，无助产条件，应立即剖宫产术。

56. B　肩左前位是指胎儿的肩膀位于母体的骨盆前方，这种情况下胎儿难以通过骨盆的产道。由于已经是孕38周，而宫口已经开大9cm，如果继续进行阴道分娩，可能会导致胎儿在产道中受压，出现胎儿窘迫的风险。因此，立即行剖宫产术是最适合的处理方式，以确保母婴的安全。所以选项B正确。乙醚深麻醉下行内转胎位术（选项A）需要较长的操作时间，不适合在这种情况下进行。全麻下行断头术（选项C）也不适用于这种情况，因为胎儿的胎心正常，没有必要进行断头术。静脉滴注缩宫素（选项D）和静脉注射地西泮（选项E）也不是处理肩前位的合适方法。因此，本题的正确答案为B。

57. D　胎膜破裂后，胎先露部未衔接者应绝对卧床休息，住院待产，侧卧位，抬高臀部，以防脐带脱垂。

58. C　羊水过少是指妊娠晚期羊水量少于300ml者。羊水指数（AFI）≤5cm可诊断为羊水过少，B型超声检查是最重要的辅助检查方法，还能及时发现胎儿生长受限，以及胎儿肾缺如、肾发育不全、输尿管或尿道梗阻等畸形。

59. D　妊娠晚期羊水量少于300ml者，羊水最大暗区垂直深度小于等于2cm，羊水指数小于等于5cm诊断为羊水过少（选项D错误）。患者近1周自觉头痛、眼花，测血压160/108mmHg，尿蛋白2g/24h，下肢水肿，考虑为重度子痫前期（选项A正确）。患者现孕37周，B型超声检查测胎头双顶径8.0cm，可疑FGR（选项B正确），胎心偏快，可疑胎儿窘迫（选项C正确）。尿E/C比值<10，可疑胎盘功能减退（选项E正确）。因此本题应选D。

60. C　羊水过多合并正常胎儿的处理方法：（1）应寻找病因，治疗原发病。前列腺素合成酶抑制剂（如吲哚美辛）可抑制胎儿排尿能使羊水量减少。用药期间每周1次超声监测羊水量。吲哚美辛可使胎儿动脉导管闭合，不宜长时间应用，妊娠＞32周者也不宜使用。所以

选项 A、B 错误。（2）自觉症状轻者，注意休息，取侧卧位以改善子宫胎盘循环，需要时给予镇静剂。每周复查超声以便了解羊水指数及胎儿生长情况。所以选项 C 正确。（3）自觉症状严重者，可经腹羊膜腔穿刺放出适量羊水，缓解压迫症状，必要时利用放出的羊水了解胎肺成熟度。放羊水时应密切观察孕妇血压、心率、呼吸变化，监测胎心，酌情给予镇静剂和抑制子宫收缩药物，预防早产。有必要时 3~4 周后可再次放羊水，以降低宫腔内压力。所以选项 D 错误。（4）羊水量反复增长，自觉症状严重者，妊娠≥34 周，胎肺已成熟，可终止妊娠；如胎肺未成熟，可给予地塞米松促胎肺成熟治疗后再考虑终止妊娠。所以，选项 E 错误。因此本题的正确答案为 C。

61. D　在进行缩宫素引产后 13 小时，宫颈未开且宫缩很快消失，且 B 超显示羊水指数为 5，说明引产进展缓慢且羊水量较低。此时，继续缩宫素引产可能无法达到预期效果，而且可能增加母婴的风险。急症剖宫产是一种有效的处理方式，可以快速解决引产进展缓慢和羊水不足的问题，减少母婴的风险。在进行急症剖宫产之前，应进行严密的胎心监护，确保胎儿的安全。所以选项 D 正确。题中提到"引产 13 小时后，宫颈未开"，说明引产可能无法达到预期效果，不是最恰当的处理方式，可排除选项 A、B、C。择期剖宫产适用于没有紧急指征的情况，但题中出现引产进展缓慢和羊水不足等紧急情况，需要采取急症剖宫产以快速解决问题，所以择期剖宫产不是最恰当的处理方式。所以选项 E 不可选。

62. C　此患者胎膜破裂或突然羊水涌出，应考虑为胎膜早破。胎儿出现胎心下降，阴道检查有条索状物脱出宫颈 2cm，最可能原因为脐带脱垂。胎膜破裂时脐带脱出于宫颈口外，降至阴道内甚至露于外阴部，称为脐带脱垂。凡胎儿先露部与骨盆入口平面不能严密衔接，在两者之间留有空隙者，均可发生脐带脱垂。

63. E　球拍状胎盘即脐带附着于胎盘边缘者，分娩过程中一般对母儿无大影响，不会导致胎儿窒迫，多在产后检查胎盘时发现，所以本题应选 E。胎盘过大或过小，胎盘形状异常如膜状胎盘、轮廓胎盘均易导致胎儿窒迫。

64. C　患者因"停经 39 周，规律下腹痛 3 小时"入院，阴道检查宫口已开，宫颈管已消失，且伴随规律宫缩，可诊断为临产。超声提示胎儿颈后脐带压迹，呈"W"形，故可诊断为脐带绕颈。

65. E　单脐动脉应视为高危妊娠进行严密的产科评价和随访观察，因为这些胎儿的先天性心脏病、早产、体重低、缺氧、肾病的危险性增加。单脐动脉在单胎活产婴儿中发生率为 0.46%，多胎妊娠中为 0.8%，染色体畸形的新生儿中为 6.1%~11.3%。13 三体和 18 三体最常受累，而 21 三体和性染色体异常很少出现单脐动脉。在伴有单脐动脉的多数非整倍体胎儿中，超声可发现其他结构异常，此时应进行染色体核型分析。单脐动脉与"羊水异常"无关。故本题应选 E。

二、多选题

66. ABCD　胎盘早剥指妊娠 20 周后正常位置的胎盘在胎儿娩出前，部分或全部从子宫壁剥离，属于妊娠晚期严重并发症。所以选项 A 正确。胎盘早剥多发生于重度子痫前期、慢性高血压及慢性肾脏疾病孕妇。所以选项 B 正确。脐带过短、绕颈、绕肢体，胎儿下降时牵拉而致胎盘早剥。所以选项 C 正确。胎盘早剥可引起胎儿急性缺氧，新生儿窒息率、早产率、胎儿宫内死亡率明显升高。所以选项 D 正确。胎盘早剥危及母儿的生命安全，母儿的预后与处理是否及时有密切关系。胎儿未娩出前，胎盘可能继续剥离，难以控制出血，持续时间越长，病情越严重，并发凝血功能障碍等合并症的可能性也越大。因此，一旦确诊，必须及时终止妊娠。所以，选项 E 错误。因此本题的正确答案为 ABCD。

67. ACDE　胎盘早剥的病因包括：（1）血管病变：胎盘早剥多发生于重度子痫前期、慢性高血压及慢性肾脏疾病孕妇。当这类疾病引起全身血管痉挛或硬化时，子宫底蜕膜也可发生螺旋小动脉痉挛或硬化，引起远端毛细血管缺血坏死而破裂出血，血液流至底蜕膜层与胎盘之间，并形成血肿，导致胎盘从子宫壁剥离。（2）宫腔压力骤降：羊水过多破膜后大量羊水突然流出，或双胎妊娠第一胎儿娩出过快，均可因宫腔压力骤降、宫腔体积突然缩小而引起胎盘早剥。（3）机械因素：腹部直接接受撞击，或粗暴的外倒转术纠正胎位时，亦可造成胎盘早剥。（4）脐带因素：脐带过短、绕颈、绕肢体，胎儿下降时牵拉而致胎盘早剥。（5）其他：高龄多产、有胎盘早剥史的孕妇再发胎盘早剥的风险明显增高。其他因素还包括吸烟、吸毒、绒毛膜羊膜炎、接受辅助生殖技术助孕、有血栓形成倾向等。所以选项 ACDE 正确。

68. ACDE　胎盘早剥的并发症主要包括弥散性血管内凝血（DIC）、失血性休克、羊水栓塞、急性肾衰竭以及胎儿宫内死亡。胎盘早剥与肝功能异常无大关系。所以本题应选 ACDE。

69. ACDE　预防胎盘早剥的措施：健全孕产妇三级保健制度，对妊娠期高血压疾病、慢性高血压、肾脏疾病孕妇，应加强妊娠期管理并积极治疗；指导产妇养成良好的生活习惯；预防宫内感染；避免腹部外伤；对高危患者不主张行外倒转术；行外倒转术纠正胎位时，动作应轻柔；羊膜腔穿刺应在超声引导下进行，以免误穿胎盘等。妊娠晚期或分娩期，应鼓励孕妇作适量的活动，避免长时间仰卧；应在宫缩间歇期进行人工破膜，减缓羊水流出的速度。所以选项 ACDE 正确。

70. BCDE 造成前置胎盘的病因尚不清楚，可能与下述因素有关：①胎盘异常：形态和胎盘大小异常。胎盘位置正常而副胎盘位于子宫下段接近宫颈内口；胎盘面积过大和膜状胎盘大而薄延伸至子宫下段；双胎较单胎妊娠前置胎盘的发生率高1倍。②子宫内膜病变或损伤：剖宫产、子宫手术史、多次流产刮宫史、产褥感染、盆腔炎等可引起子宫内膜炎或萎缩性病变。受精卵植入受损的子宫内膜，子宫蜕膜血管形成不良造成胎盘血供不足，为了摄取足够营养胎盘延伸到子宫下段以增大面积。前次剖宫产手术瘢痕妨碍胎盘于妊娠晚期随着子宫峡部的伸展而上移。③受精卵滋养层发育迟缓：滋养层尚未发育到可以着床的阶段时，受精卵已达子宫腔，继续下移，着床于子宫下段进而发育成前置胎盘。④辅助生殖技术：使用的促排卵药物，改变了体内性激素水平，由于受精卵的体外培养和人工植入，造成子宫内膜与胚胎发育不同步，人工植入时可诱发宫缩，导致其着床于子宫下段。所以选项BCDE正确。

71. ABE 前置胎盘的典型症状为妊娠晚期或临产时，发生无诱因、无痛性反复阴道流血。由于子宫下段有胎盘占据，影响胎先露部入盆，故胎先露下降受阻。腹部检查：子宫软，无压痛，轮廓清楚，大小与妊娠周数相符；胎位清楚，胎先露高浮，常并发胎位异常。当前置胎盘附着于子宫前壁时，可在耻骨联合上方闻及胎盘杂音。所以选项ABE正确。

72. BCDE 完全性前置胎盘又称中央性前置胎盘，即宫颈内口全部为胎盘组织所覆盖。发生完全性前置胎盘时，初次出血时间早，多在妊娠28周，反复、且次数频繁，量较多，有时一次大出血即可使孕妇陷入休克状态。完全性前置胎盘须终止妊娠，一旦发生严重出血不论胎龄均应立即剖宫产。

73. ABD 前置胎盘对母亲的影响有：①产后出血：行剖宫产时，子宫切口无法避开附着于前壁的胎盘，导致出血明显增多。胎儿娩出后，子宫下段肌组织菲薄，收缩力差，附着于此处的胎盘不易完全剥离，一旦剥离，因开放的血窦不易关闭，常发生产后出血，量多且不易控制。②植入性胎盘：子宫下段蜕膜发育不良，胎盘绒毛穿透底蜕膜，侵入子宫肌层，使胎盘剥离不全而发生产后出血。③产褥感染：细菌经阴道上行侵入靠近宫颈外口的胎盘剥离面，同时多数产妇因反复失血而致贫血，免疫力下降，容易发生产褥期感染。所以选项ABD正确。

74. ABCD 阴道流血发生时间、出血量多少以及反复发生次数与前置胎盘类型有关。完全前置胎盘通常在孕晚期或分娩过程中出血，而不完全前置胎盘可能在任何时候出血。所以选项A正确。产后检查胎盘是判断前置胎盘的重要方法之一。如果胎盘边缘有血凝块并且胎膜破口距离胎盘小于7厘米，可以提示前置胎盘的存在。

所以选项B正确。腹部检查可以发现前置胎盘的一些体征。当胎盘位于子宫下段时，胎头可能会较高浮，而且胎位也可能异常。所以选项C正确。超声检查是诊断前置胎盘最可靠的方法。它可以直接观察和测量胎盘的位置，帮助确认前置胎盘的存在。所以选项D正确。前置胎盘的典型症状为妊娠晚期或临产时，突发无诱因、无痛性反复阴道流血，不伴有腹痛。所以选项E错误。因此本题应选ABCD。

75. ABCD 前置胎盘期待疗法的目的是在保障母儿安全的前提下，尽量延长妊娠时间，提高胎儿存活性。适用于妊娠<36周、胎儿存活、一般情况良好、阴道流血量少、无需紧急分娩的孕妇。所以选项ABCD正确。

76. ABCD 前置胎盘的治疗原则是抑制宫缩、纠正贫血、预防感染和适时终止妊娠。处理方式根据阴道流血量、孕周、产次、胎位、有无休克、是否临产、胎儿是否存活及前置胎盘类型等综合做出判断。纠正贫血的目标使血红蛋白≥110g/L及以上，血细胞比容>0.30，以增加母体储备。中央性前置胎盘禁止破膜。依胎次胎位及胎儿是否存活综合分析是用来判断决定分娩方式，不是前置胎盘的处理方式。所以选项ABCD正确。

77. AB 对前置胎盘大出血患者的急救原则首选就是要止血、输血。要积极的纠正患者出现的休克，可在消毒下进行阴道填塞纱条止血；输液、输血补充血容量；在必要的时候还可以给孕妇进行宫缩抑制剂。这些急救处理方法不但可以抢救患者，而且也在一定程度上改善胎儿在宫内的缺氧状态。

78. ABCD 胎膜早破（PROM）是指临产前胎膜自然破裂，是妊娠晚期常见的并发症，它使早产率、围生儿死亡率、宫内感染率、产褥感染率均升高。所以选项A、B正确。维生素C、锌及铜等缺乏，可使胎膜抗张能力下降而引起胎膜早破。所以选项C正确。胎膜早破发生在早产者为足月产的2.5~3倍。所以选项D正确。胎膜早破未必一定导致早产。临床上，及时诊断并有效处理该并发症非常必要。妊娠28~35周、胎膜早破不伴感染、羊水池深度≥3cm者，适用期待疗法。所以选项E错误。因此本题应选ABCD。

79. ABDE 胎膜早破的病因包括：①生殖道感染：病原微生物上行性感染，可引起胎膜炎，细菌可以产生蛋白酶、胶质酶和弹性蛋白酶，这些酶可以直接降解胎膜的基质和胶质，使胎膜局部抗张能力下降而破裂。②羊膜腔压力增高：双胎妊娠、羊水过多、巨大儿等，宫内压力增加，覆盖于宫颈内口处的胎膜自然成为薄弱环节而容易发生破裂。③胎膜受力不均：头盆不称、胎位异常使胎先露部不能衔接，前羊膜囊所受压力不均，导致胎膜破裂。④营养因素缺乏：维生素C、锌及铜缺乏，可使胎膜抗张能力下降，易引起胎膜早破。⑤其他：

细胞因子 IL－6、IL－8、TNF－α升高，可激活溶酶体酶，破坏羊膜组织导致胎膜早破；羊膜穿刺不当、人工剥膜、妊娠晚期性生活频繁等均有可能导致胎膜早破。所以选项 ABDE 正确。

80. ABCDE　可用来判断胎膜早破的方法有阴道液酸碱度检查、阴道液涂片检查、羊膜镜检查、胎儿纤维连接蛋白、阴道窥器检查、B 型超声检查。所以五个选项均正确。

81. ACDE　妊娠 28～33^{+6} 周出现胎膜早破无继续妊娠禁忌，应行期待治疗。①一般处理：保持外阴清洁，避免不必要的肛查和阴道检查，动态监测体温、宫缩、母胎心率、阴道流液量和性状，定期复查血常规、羊水量、胎心监护和超声检查等，确定有无绒毛膜羊膜炎、胎儿窘迫和胎盘早剥等并发症。②促胎肺成熟：给予地塞米松或倍他米松肌内注射。③预防感染：破膜超过 12 小时，应给予抗生素预防感染。若破膜后长时间不临产，且无明显临床感染征象，则停用抗生素，进入产程时继续用药。④抑制宫缩：对无继续妊娠禁忌证的患者，可考虑应用宫缩抑制剂预防早产。⑤胎儿神经系统的保护：妊娠＜32 周前早产风险者，给予硫酸镁静脉滴注，预防早产儿脑瘫。所以选项 ACDE 正确。

82. ABC　足月胎膜早破的治疗措施：应评估母胎状况，包括有无胎儿窘迫、绒毛膜羊膜炎、胎盘早剥和脐带脱垂等。随着破膜时间延长，宫内感染风险增加，破膜超过 12 小时应预防性应用抗生素，同时尽量避免频繁阴道检查。若无明确剖宫产指征，宜在破膜后 2～12 小时内积极引产。对宫颈成熟的孕妇，首选缩宫素引产。宫颈不成熟且无阴道分娩禁忌证者，可应用前列腺素制剂促宫颈成熟，试产过程中应严密监测母胎情况。有明确剖宫产指征时宜行剖宫产终止妊娠。所以选项 ABC 正确。

83. ABDE　胎膜早破的预防措施包括：①尽早治疗下生殖道感染：妊娠期应及时治疗滴虫性阴道炎、细菌性阴道病、宫颈沙眼衣原体感染、淋病奈瑟菌感染等。②加强围产期卫生宣教与指导：妊娠晚期禁止性生活，避免突然腹压增加。③注意营养平衡：补充足量的维生素、钙、锌及铜等营养素。④治疗宫颈内口松弛：宫颈内口松弛者，妊娠 12～14 周行宫颈环扎术并卧床休息。所以选项 ABDE 正确。

84. ABCD　明显的羊水过多常伴有胎儿结构异常，以神经系统和消化道异常最常见。神经系统异常主要是无脑儿、脊柱裂等神经管缺陷。消化道结构异常主要是食管及十二指肠闭锁，使胎儿不能吞咽羊水，导致羊水积聚而发生羊水过多。双胎输血综合征两个胎儿间的血液循环相互沟通，受血胎儿的循环血量多，尿量增加，导致羊水过多。妊娠期糖尿病，羊水过多的发病率约 13%～36%。所以选项 ABCD 正确。先天性肾缺如可引起少尿或无尿，导致羊水过少。

85. BCDE　慢性羊水过多多发生于妊娠晚期。羊水在数周内缓慢增多，出现较轻微的压迫症状或无症状，仅腹部增大较快，无明显不适或仅出现轻微压迫症状，如胸闷、气急，但能忍受。检查可见宫高及腹围增加过快，测量子宫底高度及腹围大于同期孕周，腹壁皮肤发亮、变薄；触诊时感觉子宫张力大，有液体震颤感，胎位不清，胎心遥远。所以选项 BCDE 正确。

86. ABCD　羊水过多时子宫张力增高，影响孕妇休息而使得血压升高，加之过高的宫腔、腹腔压力增加，可出现类似腹腔间室综合征的表现，严重可引起孕妇心力衰竭。子宫张力过高，除了容易发生胎膜早破、早产外，可发生胎盘早剥。子宫肌纤维伸展过度可致产后子宫收缩乏力，产后出血发生率明显增多。胎位异常是羊水过多对胎儿的主要危害。所以选项 ABCD 正确。

87. BCDE　羊水过多导致分娩期出现并发症及处理：①原发性宫缩乏力：因羊水过多引起子宫过度膨胀，容易出现原发性宫缩乏力，故当宫颈容受，如为头先露且已入盆，排除脐带先露或隐性脐带脱垂后，可高位人工破膜，缓慢放水，降低子宫张力。所以选项 B 正确。②脐带脱垂：若先露异常或胎头未入盆，一旦破水，在很高宫腔压力下，可能发生脐带脱垂，故最好临产后高位人工破膜，破膜时可让孕妇取头低足高位，且放水一定要慢，注意胎心变化。所以选项 C、D 均正确。③胎盘早剥：羊水过多突然破水可造成宫腔压力骤降，引起胎盘早剥，故高位人工破膜，缓慢放水可降低胎盘早剥风险。所以选项 A 错误。④产后出血：胎儿娩出后应立即给予宫缩剂，促进膨胀子宫的收缩，减少胎盘剥离面出血，预防产后出血。所以选项 E 正确。因此，本题应选 BCDE。

88. ABCE　羊水过多合并正常胎儿时，治疗可使用前列腺素合成酶抑制剂，常用药物为吲哚美辛，2.2～2.4mg/（kg·d），分 3 次口服。用药期间，动态监测羊水量变化（每周 1 次超声检测）及胎儿超声心动图变化（用药后 24 小时 1 次，以后每周 1 次），发现羊水量明显减少或动脉导管狭窄及时停药。吲哚美辛可使胎儿动脉导管闭合，不宜长时间应用。所以选项 ABCE 正确。

89. ABCE　B 超是羊水过少最重要的辅助检查方法。B 超下发现羊水量明显减少、羊水和胎儿界面不清、胎儿肢体明显聚集重叠即可以做出羊水过少的定性诊断。所以选项 A 正确。羊水过少分娩过程中常出现原发性宫缩乏力或不协调性宫缩，宫口扩张缓慢，易发生第一产程延长。所以选项 B 正确。羊水过少胎儿肺脏发育不良，在正常妊娠中，适当羊水量的吸入对胎儿肺的膨胀与发育很重要。所以选项 C 正确。羊水指数（AFI）≤5cm 诊断为羊水过少，≤8cm 为羊水偏少。所以选项 D 错误。羊水过少阴道检查时，可发现前羊膜囊不明显，胎膜紧贴胎儿先露部，人工破膜时羊水流出极少。所以选项 E 正确。因此本题应选 ABCE。

90. ABCE　羊水过少会影响胎儿的正常发育和生长，导致并发症：羊水过少可能刺激子宫收缩，从而导致早产（选项 A）；胎儿受到压迫和限制，易出现胎儿姿势异常与骨骼畸形（选项 B）等；影响胎儿肺泡的正常发育及肺组织的灌注，导致肺发育不全（选项 C）；限制胎儿的生长空间，影响其营养和氧气供应，易导致胎儿宫内生长迟缓（选项 E）。所以选项 ABCE 正确。法洛四联症（选项 D）是与心脏发育异常相关的疾病，大多数情况下与羊水过少无关。

91. ABDE　羊水过少终止妊娠：①妊娠已足月、胎儿可宫外存活者，及时终止妊娠。②合并胎盘功能不良、胎儿窘迫，或破膜时羊水少且胎粪严重粪染，估计短时间不能结束分娩者，应采用剖宫产术终止妊娠。③对胎儿储备功能尚好，无明显宫内缺氧，可以阴道试产，密切观察产程进展，连续监测胎心变化。④因胎膜早破导致的羊水过少，按照胎膜早破处理。所以选项 A、B、D 均正确。羊水过少合并正常胎儿可采用增加羊水量的期待治疗：对妊娠未足月，胎肺不成熟者，可行增加羊水量延长妊娠期。可选用羊膜腔输液补充羊水，尽量延长孕周。所以选项 E 正确。对羊水过少妊娠未足月，胎肺不成熟者，可针对病因对症治疗，尽量延长孕周。羊水过少合并胎儿严重致死性结构异常应尽早终止妊娠。所以选项 C 错误。因此本题应选 ABDE。

92. ABDE　对妊娠未足月，胎肺不成熟的羊水过少患者，可行增加羊水量延长妊娠期。可选用羊膜腔输液补充羊水，尽量延长孕周。方法：①经腹羊膜腔输液：常在中期妊娠羊水过少时采用。主要有帮助诊断和预防胎肺发育不良两个目的。具体方法：常规消毒腹部皮肤，在 B 型超声引导下避开胎盘行羊膜穿刺，以 10ml/分钟的速度输入 37℃ 的 0.9% 氯化钠液 200ml 左右，若未发现明显胎儿畸形，应用宫缩抑制剂预防流产或早产。②经宫颈羊膜腔输液：常在产程中或胎膜早破时使用。适合于羊水过少伴频繁胎心变异减速或羊水Ⅲ度粪染者。主要目的是缓解脐带受压，提高阴道安全分娩的可能性，以及稀释粪染的羊水，减少胎粪吸入综合征的发生。具体方法：常规消毒外阴、阴道，经宫颈放置宫腔压力导管进羊膜腔，输入加温至 37℃ 的 0.9% 氯化钠液 300ml，输液速度为 10ml/分钟。如羊水指数达 8cm，并解除胎心变异减速，则停止输液，否则再输 250ml。若输液后 AFI 已 ≥8cm，但胎心减速不能改善也应停止输液，按胎儿窘迫处理。输液过程中 B 型超声监测 AFI、间断测量宫内压，可同时胎心内监护，注意无菌操作。所以选项 ABDE 正确。

93. ACDE　正常脐带有三条血管，一条脐静脉，两

条脐动脉。若脐带只有一条动脉时，为单脐动脉。大多数病例在产前用超声检查可以发现。如果超声检查只发现单脐动脉这一因素，而没有其他结构异常，新生儿预后良好；如果同时有其他超声结构异常，染色体非整倍体以及其他畸形的风险增高，如肾脏发育不全、无肛门、椎骨缺陷等。所以选项 B 错误。其他四个选项均正确。

94. ABCE　脐带绕颈的发生原因与脐带过长、胎儿小、羊水过多及胎动频繁有关。选项 D 中，羊水过少不是脐带绕颈的原因。脐带有补偿性伸展，缠绕松弛对胎儿影响不大，缠绕过紧及多圈可影响胎儿血供，有造成胎心改变、围产儿缺氧、窒息甚至死亡的风险。

三、共用题干单选题

95. C　B 型超声检查可协助了解胎盘附着部位及胎盘早剥的程度，并可明确胎儿大小及存活情况，超声声像图显示胎盘与子宫壁间有边缘不清楚的液性暗区即为胎盘后血肿，血块机化时，暗区内可见光点反射。如胎盘绒毛膜板凸入羊膜腔，表明血肿较大。

96. B　患者有阴道出血，伴有突然发作的腹痛症状，体征表现子宫硬如板状，胎位不清，胎心音消失，宫颈未消失。这些症状和体征符合胎盘早剥的临床表现。

97. D　患者胎盘早剥，已有脉搏细弱、血压下降等休克征象，为重型胎盘早剥。根据胎盘早剥的严重程度、是否临产、胎儿宫内状况决定该患者应及时剖宫产终止妊娠。

98. D　患者有突然发作的持续性腹痛和少量阴道出血症状，体征表现子宫轻压痛，子宫间歇期不放松，胎位不清，胎心不清。最可能的诊断是胎盘早剥。

99. E　初步诊断胎盘早剥，为进一步确诊，可做实验室检查，了解贫血程度及凝血功能。最能协助诊断的病史、体检是贫血貌与外出血不相符。

100. D　患者已出现血压下降等症状。腹部检查见：子宫较孕月大，宫缩间歇期不能放松，胎位触不清，胎心消失，为Ⅲ度胎盘早剥，此时，产妇病情恶化，不能立即分娩，应采用剖宫产术及时终止妊娠。

101. D　患者血压持续升高，收缩压 ≥160mmHg 和（或）舒张压 ≥110mmHg，伴头晕眼花 2 天，即可诊断为重度子痫前期。

102. D　子痫前期的治疗原则是镇静、解痉，有指征的降压、补充胶体、利尿，密切监测母胎情况，适时终止妊娠。所以，此时直接剖宫产处理并不恰当。

103. C　患者高血压，少许阴道出血，子宫敏感，胎心监护胎心基线平直，可疑胎盘早剥。电子胎心监护可协助判断胎盘早剥孕妇胎儿的宫内状况，电子胎心监护可出现胎心基线变异消失、变异减速、晚期减速、正弦波形及胎心率缓慢等。

104. B　B 超提示胎盘后暗区 4cm×4cm，提示胎盘早

剥。宫颈内口未开，应急诊剖宫产终止妊娠。

105. C 患者的典型症状为妊娠晚期发生无诱因、无痛性反复阴道流血。大量出血后呈现脉搏增快微弱、血压下降等休克表现。腹部检查：子宫软，无压痛，大小与妊娠周数相符。这些都是前置胎盘的征象。由于子宫下段有胎盘占据，影响胎先露部入盆，故胎先露高浮，常并发胎位异常。

106. A B 型超声检查是诊断前置胎盘最常用的手段，可确定胎盘的位置，并可清楚地判断胎盘与子宫颈内口的关系，故可诊断前置胎盘的类型，为临床提供可靠的依据。前置胎盘不可以做肛查，也不能做阴道检查，因为前置胎盘主要是胎盘附着的位置靠下，如果做肛查或者是阴道的内诊，就会不小心触碰到胎盘组织，容易发生大出血，是非常凶险的。

107. E 患者妊娠 33 周、胎儿存活、一般情况良好、阴道流血量少、无需紧急分娩，可采用期待疗法。具体的措施有：绝对卧床休息、抑制宫缩、纠正贫血、预防感染等。

108. C 患者处于孕晚期，发生无诱因、无痛性反复阴道流血，这是前置胎盘的典型症状。前置胎盘检查可见子宫软，无压痛，大小与妊娠周数相符。由于子宫下段有胎盘占据，影响胎先露部入盆，故胎先露高浮，常并发胎位异常。当前置胎盘附着于子宫前壁时，可在耻骨联合上方闻及胎盘杂音。

109. A 该孕妇一般情况好，孕龄 <34 周，阴道出血不多，胎儿存活，可以采用期待疗法。具体措施包括：①绝对卧床休息，左侧卧位。②抑制宫缩（是期待治疗成功与否的重要措施）。③纠正贫血。④预防感染：可用广谱抗生素预防感染。⑤促胎儿生长及肺成熟。所以选项 A 正确。

110. A 对该患者的护理措施，最恰当的是绝对卧床休息，左侧卧位。并定时吸氧（每日吸氧 3 次，每次 20～30 分钟），禁止性生活、阴道检查、肛门检查、灌肠及任何刺激，保持孕妇良好情绪。

111. E 患者最可能的诊断应是前置胎盘。患者处于孕晚期，发生无诱因、无痛性反复阴道流血，这是前置胎盘的典型症状。前置胎盘检查可见子宫软，无压痛，大小与妊娠周数相符。大量出血呈现面色苍白、脉搏细弱、四肢湿冷、血压下降等休克表现。

112. E 出血量大甚至休克，剖宫产术终止妊娠是处理前置胎盘的主要手段。

113. E 预防前置胎盘发生最有意义的项目是避免多次刮宫、多产、产褥感染。

114. E 结合患者病史，查体及辅助检查，诊断应为臀位（先露为臀，高浮），前置胎盘（妊娠晚期或临产时，突发无诱因、无痛性反复阴道流血），妊娠晚期出血

（35 周阴道出血），失血性休克（面色苍白，血压 80/50mmHg），胎儿宫内窘迫（胎心率异常、胎动异常）。

115. A 选项 A"耻骨联合上方未闻及胎盘杂音"不是诊断依据。当前置胎盘附着于子宫前壁时，可在耻骨联合上方闻及胎盘血流杂音。

116. E 耻骨联合上方未闻及胎盘杂音，说明胎盘没有附着于子宫前壁下段，可能是胎盘早剥，或是其它位置着床胎盘。

117. C 患者诊断明确，且出现休克征象，应积极抗休克，输血，输液，并尽快剖宫产终止妊娠。

118. B 胎膜早破的临床表现：大多数患者突然感到较多液体从阴道流出，并有阵发性或持续性阴道流液，时多时少，无腹痛等其他产兆（选项 A 正确，选项 B 错误）。肛门检查时触不到胎囊（选项 E 正确），如上推胎儿先露部时，见液体从阴道流出，有时可见到流出液中有胎脂或被胎粪污染，呈黄绿色。如并发明显羊膜腔感染，则阴道流出液体有臭味，并伴发热、母儿心率增快、子宫压痛、白细胞计数增高、C 反应蛋白阳性等急性感染表现。隐匿性羊膜腔感染时，虽无明显发热，但常出现母儿心率增快。患者在流液后，常很快出现宫缩及宫口扩张。取后穹隆液体进行阴道液涂片检查，如为羊水则可见羊齿状或金鱼草样透明结晶及少量小"十"字形透明结晶体（选项 C 正确）。阴道液酸碱度检查用 pH 试纸测试，pH≥7.0（偏碱性）（选项 D 正确），则为阳性，可诊断胎膜早破。所以本题应选 B。

119. E 该患者已破膜 4 小时，且阴道流液、羊水涂片检查提示胎膜可能已破裂。在这种情况下，如果宫缩不规律、宫颈口未开，可考虑采取措施尽快结束分娩，以避免感染等并发症的发生。因此破膜 12～18 小时后未临产可采取措施尽快结束分娩是正确的。选项 A 错误，因为该患者虽已孕满 41 周，但宫缩不规律，宫颈口未开，尚未进入临产期，此时不适合给予地塞米松促胎肺成熟；选项 B 错误，因为胎儿的先露头位、枕右前位、估计体重为 3400g，而宫颈仅有 0.5cm，提示胎儿尚未入盆。增加肛查次数确实可以观察胎头是否入盆，但不能采取该方法作为处理方式措施；选项 C 错误，因为脐带脱垂提示胎儿危险，需立即进行剖宫产手术，不能等待和观察；选项 D 错误，破膜 48 小时后，胎儿感染风险增加，应给予抗生素预防感染。因此本题应选 E。

120. C 胎膜早破是一种常见的分娩期并发症，应指导患者采取左侧卧位。如果胎头位置高浮，为了预防脐带脱垂可以适当地垫高臀部，但是大部分情况下不需要这么处理。

121. A 应考虑诊断为急性羊水过多。急性羊水过多表现为羊水突然增多，数日内子宫明显增大，产生一系列压迫症状。患者感到腹部胀痛、腰酸、行动不便，因

横膈抬高可引起呼吸困难，甚至发绀，不能平卧。子宫压迫下腔静脉，引起血液回流受阻，下腹部、外阴、下肢严重水肿。检查可见子宫大于妊娠月份、张力大，胎位检查不清、胎心音遥远或听不清。

122. A 确诊的首选检查是 B 型超声检查，可以确定宫内妊娠，排除异位妊娠、滋养细胞疾病、盆腔肿块等。

123. E 羊水过多合并正常胎儿，但胎龄不足 37 周、胎肺不成熟时，应尽量延长孕周。对该患者腹部检查扪不到胎儿，听不见胎心，提示症状严重。处理方式可选择穿刺放羊水。超声定位穿刺点，或在超声引导下，用 15～18 号腰椎穿刺针经腹穿刺羊膜腔缓慢放羊水，速度约每小时 500ml，一次放羊水量不超过 1500ml。根据羊水消长的情况，3～4 周后可重复进行。

124. A B 型超声检查是羊水过少最重要的辅助检查方法。妊娠晚期羊水最大暗区垂直深度（AFV）≤2cm 为羊水过少，≤1cm 为严重羊水过少。羊水指数（AFI）≤5cm 诊断为羊水过少，≤8cm 为羊水偏少。B 型超声检查还能及时发现胎儿生长受限，以及胎儿肾缺如、肾发育不全、输尿管或尿道梗阻等畸形。

125. C 依据题干信息所述，最可能的诊断是羊水过少。羊水过少的临床症状多不典型。孕妇于胎动时感到腹痛，胎盘功能减退时常有胎动减少。检查见宫高腹围较同期孕周小，合并胎儿生长受限更明显，有子宫紧裹胎儿感。子宫敏感，轻微刺激易出现激惹性宫缩。羊水过少胎儿的胎盘储备功能减低，无应激试验（NST）可呈无反应型。分娩时主要威胁胎儿，子宫收缩致脐带受压加重，可出现胎心变异减速和晚期减速。

126. C 胎动减少可能是胎儿受到压力或缺氧的表现，而晚期减速是一种胎心监护图形异常，可能与胎儿宫内窘迫有关。在这种情况下，人工破膜观察羊水可以帮助评估羊水的情况，包括颜色、量和异常情况，如胎便污染。这有助于判断胎儿的宫内环境是否正常，是否需要进一步处理。对妊娠已足月、胎儿可宫外存活者，应及时终止妊娠。合并胎盘功能不良、胎儿窘迫，或破膜时羊水少且胎粪严重污染者，估计短时间不能结束分娩的，应采用剖宫产术终止妊娠，以降低围产儿病死率。对胎儿贮备功能尚好，无明显宫内缺氧，人工破膜羊水清亮者，可以阴道试产。所以选项 C 正确。

127. B 宫颈展平，宫口开 4cm，于阴道内可触及胎足及波动的脐带，可诊断为臀位足先露，脐带脱垂，从而引起胎儿窘迫。

128. D 初产妇、足先露或肩先露者，应行剖宫产术。发现脐带脱垂，胎心尚好，胎儿存活者，应争取尽快娩出胎儿。宫颈未开全时，产妇立即取头低臀高位，将胎先露部上推，应用抑制子宫收缩的药物，以缓解或减轻脐带受压；严密监测胎心，同时尽快行剖宫产术。

129～131. C、D、D 结合患者病史及查体，考虑胎膜未破，于胎动、宫缩后胎心率突然变慢，改变体位、上推胎先露部及抬高臀部后迅速恢复者，有脐带先露的可能，临产后应行胎心监护。脐带先露时，应尽快分娩，方式选择剖宫产术。

132. B 本例患者仅出现阴道流液，无腹痛，未扪及宫缩，不符合诊断先兆早产的条件。因患者胎膜已破，故不能诊断脐带先露。患者阴道可扪及一条索状物体，但其有波动感，故不能诊断为阴道横隔，且患者同时伴有胎心率的改变，故考虑脐带脱垂可能性大。题中无羊水异常的相关表现，故不考虑羊水异常。综上所述，选项 B 为正确答案。

133. A 腹部超声检查存在一定的局限性，若怀疑脐带脱垂，应行阴道超声探查是否存在脐带先露或脐带脱垂。故选项 A 为正确答案。此外行阴道检查可以直观地感受到脐带与宫颈口的关系，尽早发现并及时处理。胎心监测对于诊断脐带脱垂有一定的支持作用，但特异性差，需进一步完善检查，找出胎心变化的原因。

134. B 如果不能很快阴道分娩，建议选择剖宫产，以防胎儿发生缺氧性酸中毒。如果被确诊为脐带脱垂，且存在可疑性或病理性胎心率异常，应列为"Ⅰ类剖宫产"（直接威胁到产妇或胎儿生命时为Ⅰ类剖宫产），争取在 30 分钟内娩出胎儿。题中病例需尽快结束分娩，但其阴道试产短时间内无法结束分娩，为抢救新生儿，需尽快剖宫产终止妊娠。故本题的正确答案为 B。

四、案例分析题

135. BF 前置胎盘的典型症状为妊娠晚期或临产时，发生无诱因、无痛性反复阴道流血。腹部检查：子宫软，无压痛，大小与妊娠周数相符。由于子宫下段有胎盘占据，影响胎先露部入盆，故胎先露高浮，常并发胎位异常。

136. EF 孕妇一般情况好，阴道出血不多，量比月经稍少，子宫软，无压痛，左骶前位，先露高，胎心好，可以采用期待疗法，延长胎龄，减少早产儿，降低围生儿的死亡率和发病率。应住院绝对卧床休息，左侧卧位，定时吸氧，禁止性生活、阴道检查、肛门检查、灌肠及任何刺激，保持孕妇良好情绪。

137. ABCDE "术中见胎盘附着处子宫表面有紫色瘀斑"提示血液浸润深达子宫浆膜层，导致子宫表面出现紫色瘀斑，尤其在胎盘附着处特别显著，这是子宫胎盘卒中。子宫胎盘卒中是重型胎盘早期剥离，处理时应根据产程进展情况和产妇一般情况综合考虑，一般子宫胎盘卒中多不影响子宫收缩。发现有子宫胎盘卒中时，可边按摩子宫，边用热盐水纱垫湿热敷子宫。若产程进展不好，产妇情况恶化，应剖宫产结束分娩，手术中若胎儿胎盘娩出后给予子宫收缩剂，子宫收缩仍然不好，出血不止，不能控制，则应在输血输液的同时作子宫切除术。所以选项 ABCDE 正确。

138. ABCD 产妇观察时，突然阴道流水，检查 pH 试纸变蓝色，提示可能为胎膜早破，应抬高床尾。为预防感染，应使用抗生素。产检为臀位，子宫敏感，应进行 B 超检查。妊娠 < 34 周，1 周内有可能分娩的孕妇，应使用糖皮质激素促胎儿肺成熟。患者不具有剖宫产指征，无须立即行剖宫产。所以选项 ABCD 正确。

139. CD 患者妊娠 34 周，臀位，胎膜早破，现出现感染迹象，需要监测体温、脉搏，继续使用抗生素，若体温继续升至 38℃，宫内感染诊断明确，需要终止妊娠。

140. ACDE 妊娠 34 周，胎膜早破，有早产迹象，胎儿臀位，现体温升高，白细胞升高，提示宫内感染可能。无胎儿窘迫症状和巨大胎儿的诊断。

141. ABCD 胎儿娩出后给予清理呼吸道、吸氧等处理，早产儿娩出后注意保暖，肌注维生素 K 预防出血。

142. E 胎儿胎盘娩出后，要观察产妇一般情况，检查胎盘、胎膜是否完整，检查软产道，预防产后出血，仔细检查脐带是否正常，肌注缩宫素促进子宫收缩。所以，选项 E 错误。

143. ABD 患者孕 34 周，腹部较大 1 个月，考虑多胎可能性，需 B 超检查来确认，首先怀疑多胎妊娠（选项 A），另一个可能的原因是巨大胎儿（选项 B），需 B 超检查来确定胎儿大小。慢性羊水过多（选项 D）可导致腹部增大，该患者无其他不适且腹部较大 1 个月，应考虑慢性羊水过多的可能性。所以选项 ABD 正确。急性羊水过多（选项 C）通常伴随有腹部胀痛、呼吸困难等不适症状。子宫肿瘤（选项 E）也可引起腹部增大，但常在孕早期出现症状，并伴有异常阴道出血等症状。葡萄胎（选项 F）常在孕早期出现异常阴道出血和腹部疼痛等症状。但该患者未提及以上这些症状，故排除 CEF 可能性。

144. D 羊水过多是指妊娠期间羊水量超过 2000ml，分为慢性和急性两种。

145. ABCDEF 明显的羊水过多可能与胎儿结构异常、妊娠合并症和并发症等因素有关。羊水过多的病因有：①胎儿疾病：包括胎儿结构异常、胎儿肿瘤、神经肌肉发育不良、代谢性疾病、染色体或遗传基因异常等。②多胎妊娠：以单绒毛膜性双胎居多。③胎盘脐带病变：胎盘绒毛血管瘤直径 > 1cm、巨大胎盘、脐带帆状附着。④妊娠合并症：妊娠期糖尿病、母儿 Rh 血型不合、胎儿免疫性水肿、胎盘绒毛水肿。

146. BCDE 羊水过多合并正常胎儿的处理：（1）胎龄不足 37 周、胎肺不成熟，应尽量延长孕周：①自觉症

状较轻：注意休息，低盐饮食，左侧卧位。酌情使用镇静药和利尿剂，每周超声监测羊水量变化及胎儿发育情况。②自觉症状严重：可穿刺放羊水。超声定位穿刺点，或在超声引导下，用 15 ~ 18 号腰椎穿刺针经腹穿刺羊膜腔缓慢放羊水，速度约每小时 500ml，一次放羊水量不超过 1500ml。根据羊水消长的情况，3 ~ 4 周后可重复进行。③使用前列腺素合成酶抑制剂：吲哚美辛 2.2 ~ 2.4mg/（kg·d），分 3 次口服。用药期间，动态监测羊水量变化（每周 1 次超声检测）及胎儿超声心动图变化（用药后 24 小时 1 次，以后每周 1 次），发现羊水量明显减少或动脉导管狭窄及时停药。由于吲哚美辛可使胎儿动脉导管闭合，不宜长时间应用，妊娠 > 32 周者也不宜使用。（2）积极治疗原发疾病：若为妊娠期糖尿病或糖尿病合并妊娠，需控制孕妇过高的血糖；母儿血型不合溶血，胎儿尚未成熟，而 B 型超声检查发现胎儿水肿，或脐血显示 Hb < 60g/L，应考虑胎儿宫内输血。（3）破膜时应注意脐带脱垂、胎盘早剥：破膜后无宫缩可静脉滴注催产素。胎儿娩出后及时应用宫缩剂预防产后出血。所以选项 BCDE 正确。

147. ABCDE B 型超声检查（选项 A 正确）是重要的辅助检查方法，能测量羊水量并了解胎儿情况。羊膜囊造影（选项 B 正确）是一种辅助检查方法，通过向羊水囊注入造影剂，然后进行 X 射线或超声检查，可以评估羊水过多的程度和原因。腹部 CT 检查（选项 C 正确）通常不是用于诊断羊水过多的首选方法，但在某些特殊情况下，如怀疑羊水胎粪污染等并发症时，可能会考虑进行腹部 CT 检查。甲胎蛋白检测（选项 D 正确）是一种辅助检查方法，可以帮助评估胎儿的发育和可能存在的异常。三维和四维彩超（选项 E 正确）是一种更高级别的超声检查技术，可以提供更详细和立体的图像，有助于评估羊水的量和胎儿的情况。血常规检查（选项 F 错误）通常不直接用于诊断羊水过多，但可以评估母体的一般健康状况和可能存在的感染等情况。因此本题应选 ABCDE。

148. ABCDE 参见本组题第 146 题解析。

149. ACEF 用高位破膜器自宫口沿胎膜向上送入 15 ~ 16cm，刺破胎膜，使羊水以 500ml/小时的速度缓慢流出，放羊水时应从腹部固定胎儿为纵产式，并于羊水流出后腹部放置沙袋，注意严格无菌操作和生命体征监测，放羊水过程中需注意血压、脉搏及阴道流血情况，预防腹压骤降引起胎盘早剥、回心血量骤减等。破膜后 12 小时无宫缩，可促宫颈成熟或用缩宫素等引产。可预防性应用抗生素。所以选项 ACEF 正确。

第七章 胎儿发育异常与多胎妊娠

一、单选题

1. 关于巨大胎儿与双胎妊娠的共同点，以下叙述不正确的是
  A. 均易产程延长　　　　B. 均易宫缩乏力
  C. 均易产后出血　　　　D. 均为高危妊娠
  E. 均早产发生率高

2. 关于巨大胎儿对母体的影响，以下说法不正确的是
  A. 产程缩短　　　　　　B. 阴道损伤
  C. 子宫破裂　　　　　　D. 尿瘘或粪瘘
  E. 产后出血

3. 关于胎儿生长受限，以下说法恰当的是
  A. 低于同孕龄平均体重的 3 个标准差
  B. 围生儿患病率和死亡率增高
  C. 低于同孕龄体重的第 5 百分位数
  D. 妊娠 28 周后胎儿体重 <1500g
  E. 生后远期影响不大

4. 不属于胎儿宫内生长发育受限因素的是
  A. 胎儿自身发育缺陷　　B. 孕母妊娠合并症
  C. 孕妇营养不良　　　　D. 生活习惯
  E. 遗传因素

5. 对于既往有 FGR 和子痫前期病史的孕妇，建议给予低剂量阿司匹林治疗应开始于
  A. 妊娠 12～16 周　　　B. 妊娠 28～30 周
  C. 妊娠 29～31 周　　　D. 妊娠 27～29 周
  E. 妊娠 30～32 周

6. 阿司匹林预防胎儿生长受限（FGR）常用剂量为
  A. 50mg，每日 2 次　　B. 50mg，每日 3 次
  C. 50mg，每日 1 次　　D. 75mg，每日 1 次
  E. 100mg，每日 1 次

7. 死胎的定义是
  A. 妊娠 28 周后胎儿在子宫内死亡
  B. 妊娠 26 周后胎儿在子宫内死亡
  C. 妊娠 27 周后胎儿在子宫内死亡
  D. 妊娠 24 周后胎儿在子宫内死亡
  E. 妊娠 20 周后胎儿在子宫内死亡

8. 关于导致死胎的病因，下列说法不正确的是
  A. 胎儿宫内感染、脐带帆状附着、脐带绕颈、胎盘前置血管破裂、子宫破裂

  B. 胎盘早剥、GDM、脐带扭转、母亲心血管病、慢性肾炎、子宫收缩过强
  C. 前置胎盘、胎儿宫内生长受限、子宫张力过大、子宫畸形、子宫肌瘤
  D. 孕妇孕前腹部手术史，如卵巢囊肿切除术，阑尾切除术
  E. 各种原因引起的休克

9. 死胎的可靠证据是
  A. B 超示胎心和胎动消失
  B. 自觉胎动停止
  C. 子宫停止增长
  D. 检查未闻胎心
  E. 羊水浑浊

10. 导致胎儿窘迫最常见的原因是
  A. 妊娠期高血压疾病
  B. 胎盘功能不良
  C. 羊水过少
  D. 脐带先露
  E. 脐带脱垂

11. 胎儿窘迫的临床表现不包括
  A. 胎动减弱及次数减少
  B. 胎心率不规则且变弱
  C. 胎心监护出现早期减速
  D. 胎儿头皮血 pH 为 7.00
  E. 羊水混浊含胎粪

12. 慢性胎儿窘迫的叙述不恰当的是
  A. 多发生在分娩期
  B. 多因孕妇全身疾病所致
  C. 多因妊娠疾病所致
  D. 往往延续至临产并加重
  E. 多发生在妊娠晚期

13. 慢性胎儿窘迫的表现不包括
  A. 胎动减少或消失
  B. 胎儿多普勒超声血流异常
  C. 胎盘功能正常
  D. 产前电子胎心监护异常
  E. 胎儿生物物理评分低

14. 臀位胎儿窘迫的临床表现是

A. 胎儿脐血 pH7. 24

B. 胎动 4~6 次/分

C. 胎膜破裂后羊水黄绿

D. 宫缩时胎心率 120 次/分

E. 胎心率基线 <110 次/分

15. 诊断孕期胎儿宫内窘迫的检查方法错误的是

A. 测定尿 E_3 值   B. 胎儿电子监测

C. 羊水肌酐值   D. 胎动计数

E. 羊膜镜检查

16. 最简便而又较准确地测定胎儿安危的方法是

A. 胎动计数   B. 羊膜镜检查

C. 胎心监测   D. 缩宫素激惹试验

E. 测定孕妇尿雌三醇值

17. 于第二产程期间诊断胎儿窘迫，最有价值的方法是

A. 用听筒听取胎心率并计数

B. B 型超声检查羊水平段

C. 测孕妇尿液雌三醇值

D. 羊膜镜观察羊水性状

E. 测胎儿头皮血 pH

18. 诊断胎儿窘迫的胎儿头皮血 pH 应为

A. <7. 20   B. 7. 20~7. 24

C. 7. 25~7. 29   D. 7. 30~7. 34

E. 7. 35~7. 39

19. 臀位妊娠时，胎儿宫内窘迫的诊断依据是

A. 胎动频繁，40 次/24 小时

B. 胎心监护示：早期减速

C. 破水后可见羊水胎粪污染

D. 胎心听诊 120~150 次/分

E. 胎动时胎心率加速不明显，基线变异小于 5 次/分

20. 可引起新生儿先天性心脏病的常见病毒是

A. 风疹病毒   B. 麻疹病毒

C. 狂犬病毒   D. 脊髓灰质炎病毒

E. EB 病毒

21. 胎儿出生缺陷发生率的顺序由多到少的是

A. 21－三体综合征，腹裂，脑膨出，无脑儿，脑积水，腭裂

B. 先天性心脏病，脑积水，无脑儿，开放性脊柱裂，腭裂，脑脊膜膨出

C. 无脑儿，脑积水，开放性脊柱裂，脑脊膜膨出，腭裂，先天性心脏病

D. 脑积水，开放性脊柱裂，无脑儿，脑脊膜膨出，腭裂，先天性心脏病

E. 开放性脊柱裂，21－三体综合征，脑积水，无脑儿，腭裂，脑脊膜膨出

22. 严重的出生缺陷胎儿中最常见的是

A. 无脑儿   B. 脑积水

C. 开放性脊柱裂   D. 脑脊膜膨出

E. 腹壁裂

23. 容易引起子宫破裂的胎儿异常有

A. 无脑儿   B. 脑积水

C. 脊柱裂   D. 唇裂

E. 腭裂

24. 发现隐性脊柱裂的最佳时机是

A. 妊娠 7~8 周   B. 妊娠 9~10 周

C. 妊娠 12~15 周   D. 妊娠 18~20 周

E. 妊娠 21~23 周

25. 隐性脊柱裂的超声检查不可见

A. 两行强回声的间距变窄

B. 形成角度呈 V 或 W 形

C. 脊柱短小、不完整

D. 脊柱不规则弯曲

E. 伴有不规则的囊性膨出物

26. 最常见的致死性骨骼发育不良疾病是

A. 致死性侏儒   B. 软骨不发育

C. 成骨不全Ⅱ型   D. 先天性低磷酸酯酶症

E. 肢体屈曲症

27. 关于联体儿，以下说法不恰当的是

A. 极少见，是单卵双胎在孕早期发育过程中未能分离或分离不完全所致

B. 可分为相等联体儿和不等联体儿

C. 腹部检查时不易与双胎妊娠相鉴别

D. 联体儿一旦发现应尽早终止妊娠，以不损伤母体为原则，若为妊娠 40 周，应行剖宫产

E. 联体儿终止妊娠的处理方式以母亲免受伤害为原则，不管妊娠月份，都应尽量阴道分娩

28. 脑积水的诊断叙述不正确的是

A. 耻骨联合上方可触到胎头

B. 跨耻征阴性

C. 胎头大于胎体并高浮

D. 盆腔空虚，胎先露部过高

E. 颅缝宽，颅骨软而薄

29. 双胎妊娠中最常见的类型是

A. 单卵单胎

B. 双卵双胎

C. 单绒毛膜双羊膜囊双胎

D. 双绒毛膜双羊膜囊双胎

E. 单绒毛膜单羊膜囊双胎

30. 关于双卵双胎的特点，下列说法恰当的是
A. 两个胎儿遗传基因完全相同
B. 发生率低于单卵双胎
C. 两个胎儿外貌和指纹相同
D. 有发生双胎输血综合征的可能
E. 两胎囊间的中隔由两层羊膜和两层绒毛膜组成

31. 关于单卵双胎发生的原因，以下说法正确的是
A. 不受种族、遗传、年龄或胎次的影响，也与促排卵药物应用无关
B. 与种族、遗传、年龄、胎次、促排卵药物应用有关
C. 与母亲甲状腺功能亢进有关
D. 与母亲的营养过剩有关
E. 与母亲糖尿病史有关

32. 单卵双胎若分裂发生在桑葚期（早期囊胚），则
A. 将形成两个独立的受精卵，两个羊膜囊，两个绒毛可以独立着床，形成各自的胎盘
B. 胚胎各自发育成两个胎儿，共用一个胎盘，共存于一个羊膜腔内
C. 将各自形成独立的胚胎，形成双羊膜囊单绒毛共用一个胎盘
D. 可以发育成包人性寄生胎或胎内胎
E. 可以导致不同程度不同形式的联体儿

33. 关于双胎妊娠，下列说法不恰当的是
A. 容易并发妊娠期高血压疾病
B. 容易发生过期妊娠
C. 容易发生胎膜早破
D. 容易发生胎盘早剥
E. 容易发生产后出血

34. 双胎妊娠的胎位最常见的胎位是
A. 肩先露
B. 肩先露
C. 双头先露
D. 双臀先露
E. 双肩位先露

35. 初产妇，29 岁，现孕 34 周。血压 130/85mmHg，尿蛋白（－）宫高 27cm，下肢水肿（±）B 超双顶径 78mm，股骨长 56mm。腹围 256mm，羊水指数 10cm。最可能的诊断是
A. 羊水过少
B. 妊娠期高血压疾病
C. 妊娠期高血压疾病＋FGR
D. 胎儿生长受限（FGR）
E. 低危妊娠

36. 初产妇，25 岁，现孕 42 周。宫口开全 1 小时 30 分，胎心 114 次/分，胎膜已破，羊水 II°浑浊，胎头 S^{+4}，枕右前位。恰当处理方式应是
A. 静脉滴注缩宫素加速产程进展
B. 吸氧，等待自然分娩
C. 胎头吸引术助娩
D. 立即行剖宫产术
E. 产钳术助娩

37. 患者女，29 岁，缩宫素引产。出现规律宫缩后，频繁出现晚期减速，胎头仍未入盆，宫口未开，此种情况最佳的处理方式方法是
A. 氧气吸入，继续引产，待子宫颈口开大 2cm 以上，进行人工破膜，视羊水情况及胎头下降情况决定分
B. 停止缩宫素引产，吸氧 1 小时，复查胎心监护
C. 停止缩宫素引产，立即剖宫结束妊娠
D. 左侧卧位；氧气吸入，继续引产
E. 以上都不对

38. 初产妇，35 岁，G_1P_0，现孕 36 周。血压 180/120mmHg，尿蛋白（＋＋），OCT 为晚期减速，尿 E_3 4mg/24h，$L/S=2$，胎动消失，胎心 124 次/分。最宜采取的处理方式是
A. 扩容治疗
B. 人工破膜加缩宫素引产
C. 静点硫酸镁，注射利血平
D. 立即行剖宫产
E. 积极治疗 48 小时后不见好转行剖宫产

39. 产妇，足月临产，产程进展顺利，LOA 位，儿头平坐骨棘。胎心监护突然出现变异减速，最低胎心率 70 次/分，持续 50 秒，可能的原因是
A. 胎盘功能减退
B. 慢性胎儿窘迫
C. 脐带受压
D. 胎头受压
E. 胎盘早剥

40. 孕妇，30 岁，羊水过少，产程观察中发现有胎儿窘迫表现，宫口开大 2cm，先露 −2cm，除外胎儿畸形后，首选的治疗方案是
A. 立即剖宫产
B. 缩宫素静滴
C. 硫酸镁静滴
D. 人工破膜
E. 吸氧

41. 患者女，32 岁，现停经 24 周。B 超发现胎儿呈联体畸形。最适宜的处理方式是
A. 立即经阴道引产
B. 立即行剖宫取胎术
C. 继续妊娠等待足月剖宫产
D. 子宫腔内手术分离联体胎儿
E. 定期检查

42. 初产妇，28 岁，双胎妊娠。第一胎儿为单臀先露，娩出的新生儿 2600g。Apgar 评分 8 分。阴道检查发现第二胎儿为肩先露，破膜后上肢脱出，胎心 140 次/分，有力、规律，此种情况恰当的紧急处理方式应是
   A. 行外转胎术　　　　B. 行剖宫产术
   C. 行内转胎术　　　　D. 给予子宫收缩剂
   E. 脱出的上肢送回宫腔

43. 初产妇，32 岁，现双胎妊娠 35 周。现一胎儿死亡，另一胎儿存活。最适宜的处理方式是
   A. 观察
   B. 继续保胎
   C. 立即引产
   D. 手术取出死胎，保留活胎
   E. 检测母体凝血功能变化，尽量延长存活胎儿的胎龄

二、多选题

44. 发生巨大胎儿的高危因素有
   A. 初产妇　　　　　　B. 父母身材高大
   C. 过期妊娠　　　　　D. 营养过剩
   E. 母亲糖尿病

45. 外因性均称型胎儿生长受限的病因有
   A. 缺乏叶酸、氨基酸　B. 有害药物的影响
   C. 母儿双方的影响　　D. 基因或染色体异常
   E. 缺乏微量元素

46. 关于胎儿宫内发育迟缓的孕妇，补充营养物质包括
   A. 脂肪乳剂（英特利匹特）静脉注射
   B. 口服多种氨基酸片
   C. 20% 葡萄糖 500ml + 维生素 C 或能量合剂
   D. 叶酸、维生素 E、维生素 B_{12}
   E. 疏通微循环

47. 孕期治疗 FGR 的一般治疗原则包括
   A. 休息　　　　　　　B. 吸氧
   C. 左侧卧位　　　　　D. 均衡膳食
   E. 沙丁胺醇口服

48. 导致胎儿死亡的原因有
   A. 后置胎盘　　　　　B. 子宫肌瘤
   C. 脐带缠绕　　　　　D. 妊娠合并慢性肾炎
   E. 胎儿先天性心脏病

49. 引起死胎的因素有
   A. 慢性肾炎　　　　　B. 妊娠期高血压疾病
   C. 慢性高血压　　　　D. 宫颈内口松弛
   E. 糖尿病

50. 可引起胎儿急性缺氧的常见因素有
   A. 前置胎盘、胎盘早剥
   B. 脐带异常
   C. 母体血液含氧量不足
   D. 母体严重血循环障碍致胎盘灌注急剧减少
   E. 缩宫素使用不当造成过强及不协调宫缩

51. 急性胎儿窘迫时，应尽快终止妊娠的指征是
   A. 胎心率低于 110 次/分或高于 180 次/分，伴羊水 Ⅱ～Ⅲ度污染
   B. 羊水Ⅲ度污染，B 超显示羊水池 <2cm
   C. 胎心图基线变异消失，伴晚期减速
   D. 胎动 >10 次/12 小时
   E. E/C 值 >10

52. 慢性胎儿窘迫行剖宫产术终止妊娠的指征有
   A. 妊娠近足月或胎儿已成熟，胎动减少，胎盘功能进行性减退
   B. 电子胎心监护出现胎心基线率异常伴基线变异异常
   C. OCT 出现频繁晚期减速或重度变异减速
   D. NST 无反应型
   E. 胎儿生物物理评分 ≤4 分

53. 妊娠 16～24 周应诊断的致命畸形有
   A. 无脑儿
   B. 脑膨出
   C. 开放性脊柱裂
   D. 严重的胸腹壁缺损伴内脏外翻
   E. 致死性软骨发育不全

54. 导致羊水过多的胎儿畸形有
   A. 消化道畸形　　　　B. 泌尿道畸形
   C. 联体儿　　　　　　D. 脊柱裂
   E. 无脑儿

55. 临床及 B 超诊断胎儿脑积水的依据是
   A. 妊娠 16 周后，脑室率（中线至侧脑室侧壁距离/中线至颅骨内缘距离）>0.5
   B. 胎头宽大，骨质薄软，有弹性，囟门大，颅缝宽
   C. 胎头周径明显大于腹周径
   D. 颅内大部分被液性暗区占据
   E. 中线飘动

56. 双胎输血综合征，即一个胎儿接受另一个胎儿的大量血液，受血儿出现的情况有
   A. 心脏肥大　　　　　B. 血容量增多
   C. 肝肾增大　　　　　D. 羊水过少
   E. 体重增加

57. 目前国际上对双胎输血综合征的诊断主要依据不包括
   A. 单绒毛膜性双胎

B. 其中一胎出现羊水量改变

C. 双胎出现羊水量改变，一胎羊水池最大深度大于 4cm（20 周后大于 6cm），另一胎小于 2cm

D. 双胎出现羊水量改变，一胎羊水池最大深度大于 6cm（20 周后大于 8cm），另一胎小于 1cm

E. 双胎出现羊水量改变，一胎羊水池最大深度大于 8cm（20 周后大于 10cm），另一胎小于 2cm

三、共用题干单选题

（58～60 题共用题干）

初产妇，32 岁，现孕 24 周，平素月经周期正常。超声检查：LOA，双顶径 44mm，胸径 10mm，腹径 40mm，胎动正常，胎心率 124 次/分，羊水池最大直径 2cm，肾脏结构可见。膀胱未显示。

58. 孕妇可诊断为

A. 胎儿生长受限，羊水过少

B. 胎儿窘迫

C. 正常妊娠

D. 羊水过少

E. 胎儿畸形

59. 引起该病最可能的原因是

A. 胎肺发育不良

B. 21 - 三体综合征

C. 胎儿脑发育不全

D. 胎儿泌尿生殖系统畸形

E. 胎儿先天性心脏病

60. 下一步应该进行的检查为

A. 胎心监护

B. 胎儿生物物理评分

C. 脐动脉 S/D 和大脑中动脉血流

D. 系统超声和胎儿染色体核型分析

E. 羊水穿刺胎儿染色体检查

（61～62 题共用题干）

初孕妇，28 岁，现孕 30 周，宫高 24cm。B 超检查结果显示：双顶径 7.0cm，羊水指数 10cm。胎盘 I 级。脐动脉血流 S/D＝3.4，NST 可疑型。

61. 孕妇最可能诊断为

A. 正常晚期妊娠　　　B. 胎儿生长受限

C. 羊水过多　　　　　D. 巨大胎儿

E. 胎儿窘迫

62. 以下治疗不恰当的是

A. 补钙

B. 口服善存，每日 1 次，每次 1 片

C. 5% 葡萄糖液 500ml + 25% 硫酸镁 60ml，静脉滴注，每日 1 次，共 7 天

D. 10% 葡萄糖液 1 000ml + 维生素 C 1g，静脉滴注，每日 1 次，共 7 天

E. 低分子右旋糖酐 500ml + 复方丹参 4ml，静脉滴注，每日 1 次，共 7 天

（63～65 题共用题干）

初产妇，36 岁，现孕 33 周，经检查诊断为 FGR。

63. 胎心监护为有反应型，宫颈评分 7 分，以下治疗不恰当的是

A. 吸氧

B. 卧床休息

C. 口服复合氨基酸

D. 人工破膜引产

E. 右旋糖酐 + 复方丹参静脉滴注

64. 治疗 1 周后，以下指标不能确切评估病情的是

A. 双顶径　　　　　　B. 羊水指数

C. 脐动脉 S/D　　　　D. 孕妇体重变化

E. 胎动

65. 治疗 1 周复查 NST 无反应型，BPS 评分 5 分，以下措施恰当的是

A. 继续原治疗

B. 人工破膜引产

C. 立即行剖宫产术

D. 继续适量补充维生素 E

E. 先予地塞米松促胎肺成熟后再行剖宫产术

（66～67 题共用题干）

初产妇，33 岁，G₄P₀，有自然流产史 3 次，未找到明确原因。现孕 30 周，因"自觉胎动消失 1 天"就诊。检查未探及胎心，可疑胎死宫内。

66. 以下叙述不正确的是

A. 妊娠 20 周后胎儿在子宫内死亡称为死胎

B. 胎儿在分娩过程中死亡也属于死胎

C. 胎盘大量出血或脐带异常可引起死胎

D. 双胎输血综合征可引起死胎

E. 死胎与孕妇疾病无关

67. 对于该孕妇的分析及处理，以下叙述正确的是

A. 孕妇自觉胎动消失，即可诊为死胎

B. B 超检查未能探及胎心者可确诊为死胎

C. 一旦胎死宫内，即可诱发凝血功能障碍

D. 确诊后不宜立即施行宫腔内注入依沙吖啶引产

E. 凡诊断死胎者，均不应行剖宫产术

（68～71 题共用题干）

初产妇，35 岁，G₃P₀，现停经 29⁺ 周。既往有糖尿病病史 3 年，孕期未定期产检。因"感胎动减少到胎动消失 1 周"入院。查体：血压 140/100mmHg，心肺

（－），宫高 22cm，腹围 80cm。超声提示：胎方位 LSA，宫内死胎，羊水暗区 90mm，羊水指数 220mm。孕妇血型 RH（－），血糖浓度 11mmol/L。

68. 该患者发生死胎的可能原因不包括

A. 脐带因素　　　　B. 母儿血型不合

C. 妊娠合并糖尿病　D. 子痫前期

E. DIC

69. 关于该患者引产的方法，以下叙述不恰当的是

A. 急症剖宫产取胎

B. 缩宫素

C. 球囊引产

D. 米非司酮＋米索前列醇

E. 米索前列醇

70. 该患者的处理不正确的是

A. 完善辅助检查，特别是凝血功能的检测

B. 应用胰岛素控制血糖

C. 死胎 80% 在 2~3 周内自然娩出，应等待自然临产

D. 死胎一经确诊，应尽早引产

E. 死胎易引起产后出血，术前积极备血

71. 关于孕妇 RH（－）血型，以下说法不正确的是

A. 抗 D 滴度检测

B. Kleihauer 抗酸染色法（FMH Test）无需重复检测

C. 72 小时内完善抗 D 丙种免疫球蛋白注射

D. 若 FMH 高，则可调整抗 D 丙种免疫球蛋白注射剂量

E. Kleihauer 抗酸染色法（FMH Test）有利于检测 FMH

（72~74 题共用题干）

初产妇，24 岁，现孕 39 周。因"临产破水 8 小时"入院。查体：腹围 97cm，宫高 30cm，LOA，胎心 140 次/分。宫口开大 3cm，宫缩间歇时有血性羊水流出。6 小时后阴道出血较多，胎心音变慢不规律，经积极治疗，2 小时后分娩出一男婴，苍白窒息，经抢救无效死亡。

72. 此产妇最可能的诊断是

A. 轮廓状胎盘

B. 重型胎盘早剥

C. 部分性前置胎盘

D. 胎盘边缘血窦破裂

E. 脐带帆状附着的前置血管破裂

73. 此患者的临床诊断主要根据

A. 脐血流图

B. B 超检查

C. 彩色超声多普勒

D. 产前诊断通过阴道检查来确诊

E. 取阴道血涂片找到有核红细胞或幼红细胞

74. 此患者产后检查胎盘，可能的阳性发现为

A. 胎盘边缘有陈旧性凝血块附着

B. 胎盘呈马蹄状，并有副胎盘

C. 胎盘表面呈现紫色，有血块压迹

D. 脐带附着于胎盘边缘，胎膜破口处有一主干血管破裂

E. 胎盘表面为一黄白色环，胎盘边缘薄弱破裂

（75~77 题共用题干）

初产妇，足月临产，产程进展顺利，LOA 位，儿头平坐骨棘。胎心监护突然出现变异减速，最低胎心率 70 次/分，持续 50 秒。

75. 患者发生以上症状可能的原因是

A. 胎盘功能减退　　B. 慢性胎儿窘迫

C. 脐带受压　　　　D. 胎头受压

E. 胎盘早剥

76. 首选的处理方法是

A. 立即剖宫产

B. 立即会阴侧切

C. 静滴缩宫素

D. 吸氧、左侧卧位

E. 吸氧、左侧卧位，严密观察胎心音变化

77. 若胎心率无改善，则下一步处理是

A. 剖宫产术　　　　B. 产钳术

C. 胎头吸引术　　　D. 等待自然分娩

E. 静滴缩宫素

（78~79 题共用题干）

初产妇，32 岁，现孕 32 周。因"妊娠合并心脏病"行胎心监护，见胎心率为 120 次/分，基线变异振幅 3 次/分，20 分钟内有 2 次胎动，胎动时胎心率不加速。

78. 最可能的诊断是

A. 胎儿储备功能良好　B. 慢性胎儿窘迫

C. 急性胎儿窘迫　　　D. 胎儿处于睡眠状态

E. 无法做出诊断

79. 针对患者的处理，错误的是

A. 立即剖宫产

B. 左侧卧位，定期吸氧

C. 积极治疗心脏病

D. 促胎肺成熟，争取胎儿成熟后终止妊娠

E. 进行胎儿生物物理评分，加强胎儿监护，注意胎动变化

（80~82 题共用题干）

初产妇，25 岁，G_1P_0。根据末次月经推算为妊娠 12 周，首次进行产检。

80. 超声检查发现该孕妇为双胎妊娠，胎儿头臀长大小不一，则该孕妇孕周为

A. 根据较小胎儿推测孕周

B. 根据较大胎儿推测孕周

C. 根据末次月经推测孕周

D. 取两个胎儿头臀长平均值推测孕周

E. 取末次月经与较大胎儿推测孕周的中间值

81. 该孕妇明确此次妊娠双胎为单绒毛膜双羊膜囊双胎，8 周后该孕妇超声检查结果提示，双胎儿头臀长差异为 30%，头臀长较小胎儿羊水最大深度 1.8cm，较大者羊水最大深度 11cm，且较小胎儿膀胱不显影，最合适的诊断是

A. 胎儿宫内生长受限　　B. 胎儿生长不一致

C. 双胎输血综合征　　D. 胎儿泌尿道畸形

E. 胎儿宫内窘迫

82. 孕妇要求宫内治疗，以下操作中最可行的是

A. 无需宫内治疗，可期待疗法

B. 激光凝固胎盘血管交通支

C. 羊水减量

D. 选择性减胎术

E. 羊膜隔造口术

(83~84 题共用题干)

初产妇，28 岁，G₁P₀，现孕 24 周，双胎妊娠。超声提示双胎羊水深度 1.3cm/9.7cm，且羊水少的胎儿脐血流舒张期断流。

83. 该孕妇应考虑诊断为

A. 双胎输血综合征 I 期

B. 双胎输血综合征 II 期

C. 双胎输血综合征 III 期

D. 双胎输血综合征 IV 期

E. 双胎输血综合征 V 期

84. 最佳治疗措施为

A. 羊水穿刺减量术

B. 羊膜隔打孔引流羊水

C. 脐带结扎术

D. 激光消融脐带吻合支

E. 以上均不对

四、案例分析题

(85~89 题共用题干)

初孕妇，28 岁，现孕 14 周。门诊查体时发现宫高平脐，多普勒胎心仪听到两个频率不同的胎心音，怀疑为双胎妊娠。

85. 确诊的首选辅助检查手段为

A. CT　　　　　　　　B. B 超

C. 宫腔镜　　　　　　D. 腹腔镜

E. 腹部 X 线拍片

F. 血常规

86. 建议孕妇孕期应注意的事项有

A. 定期产前检查

B. 孕晚期避免过劳

C. 30 周后多卧床休息

D. 补充足够的蛋白质、维生素、铁剂、钙剂等

E. 多喝水

F. 出现宫缩或阴道流液，应住院治疗．

87. 如果妊娠 37 周时发现合并急性羊水过多，孕妇腹部过度膨胀，呼吸困难，严重不适。则正确的处理是

A. 观察　　　　　　　B. 终止妊娠

C. 给予保胎药物　　　D. 经腹穿刺放羊水

E. 给予吲哚美辛治疗

F. 卧床休息

88. 如果妊娠 39 周临产，骨盆测量正常大小，胎先露为头位，则需要注意的是

A. 注意子宫收缩情况

B. 严密观察产程进展

C. 做好抢救新生儿的准备

D. 严密观察胎心、胎位变化

E. 安抚产妇亲属的情绪

F. 以上情况均不必注意

89. 如果第一胎儿娩出后，下一步处理应是

A. 胎盘侧脐带必须立即夹紧

B. 无须在腹部将第二个胎儿固定

C. 行阴道检查，了解第二个胎儿先露部

D. 助手应在腹部将第二个胎儿固定成纵产式

E. 助手无须固定第二个胎儿

F. 若等待 15 分钟时无宫缩，可行人工破膜并静滴缩宫素

答案和精选解析

一、单选题

1. E 巨大胎儿与双胎妊娠均为高危妊娠，均易产程延长，均易宫缩乏力，均易产后出血。但两者早产发生率不同。双胎妊娠早产发生率较高，巨大儿早产发生率不高。

2. A 巨大胎儿对母体的影响：①头盆不称发生率上升，增加剖宫产率。②经阴道分娩主要危险是肩难产，其发生率与胎儿体重成正比。肩难产处理不当可发生严重的阴道损伤、会阴裂伤甚至子宫破裂。③子宫过度扩张，易发生子宫收缩乏力、产程延长，易导致产后出血。

④胎先露长时间压迫产道，易发生尿瘘或粪瘘。所以选项 A 错误。

3. B 胎儿生长受限（FGR）是指胎儿在各种不利因素影响下，未能达到其潜在的生长速率，表现为足月胎儿出生体重 <2500g，或胎儿体重低于同孕龄平均体重的两个标准差，或低于同孕龄正常体重的第 10 百分位数。围生儿患病率和死亡率增高，可能出现远期体格及智能发育异常。所以选项 A、C、D、E 均错误，选项 B 正确。因此本题应选 B。

4. D 影响胎儿生长的因素，包括母亲营养供应、胎盘转运和胎儿遗传潜能等，病因复杂，包括：①孕妇因素：如营养不良，妊娠并发症与合并症，以及孕妇年龄、地区、体重、身高、经济状况、子宫发育畸形、吸烟、吸毒、酗酒、宫内感染、母体接触放射线或有毒物质、孕期应用苯妥英钠、华法林等。②胎儿因素：生长激素、胰岛素样生长因子、瘦素等调节胎儿生长的物质在脐血中降低，会影响胎儿内分泌和代谢；胎儿基因或染色体异常、结构异常等。③胎盘因素：帆状胎盘、轮廓状胎盘、副叶胎盘、小胎盘等胎盘各种病变导致子宫胎盘血流量减少，胎儿血供不足。④脐带因素：单脐动脉、脐带过长、脐带过细（尤其近脐带根部过细）、脐带扭转、脐带打结等。生活习惯不属于胎儿宫内生长发育受限的因素。因此本题应选 D。

5. A 对于既往有 FGR 和子痫前期病史的孕妇，建议从孕 12~16 周开始应用低剂量阿司匹林至 36 周，可以降低再次发生 FGR 的风险。

6. C 阿司匹林可用于产科抗磷脂综合征引起的 FGR，常用剂量为 50mg，每日 1 次。

7. E 妊娠 20 周后胎儿在宫内死亡者称为死胎。胎儿在分娩过程中死亡称为死产，也是死胎的一种。

8. D 死胎的病因：（1）胎盘及脐带因素：胎盘早剥、前置胎盘、脐带血管前置、脐带帆状附着、急性绒毛膜羊膜炎、脐带过短、脐带扭转、脐带打结、脐带脱垂等，导致胎儿窘迫。（2）胎儿因素：胎儿生长受限、严重胎儿畸形、胎儿宫内感染、严重遗传性疾病、母儿血型不合等。（3）孕妇因素：①全身因素：如妊娠期高血压疾病、抗磷脂综合征、过期妊娠、糖尿病、慢性肾炎、心血管疾病、全身和腹腔感染、休克等；②子宫局部因素：如宫缩过强或张力过大、子宫破裂、子宫肌瘤、子宫畸形等。孕妇孕前腹部手术史不会导致死胎。因此本题应选 D。

9. A 死胎时，孕妇自觉胎动停止，子宫停止增长，检查时听不到胎心，子宫大小与停经周数不符，超声检查可确诊，B 超示胎心和胎动消失。

10. B 胎儿窘迫的病因包括母体血氧含量不足、胎盘病变、脐带血运受阻、胎儿疾病等。最常见原因为胎盘功能减退，脐带脱垂和脐带先露不常见，妊娠高血压和羊水过少均与胎盘功能减退有关。

11. C 胎心监护出现胎心减速是指在宫缩的情况下发生的一种心率减慢的情况，根据这种情况可判断胎儿在母亲体内是否存在缺氧的现象。早期减速一般发生在第一产程的后期，为宫缩时胎头受压引起，不受孕妇体位或吸氧而改变，胎心早期减速不是胎儿窘迫的临床表现。所以选项 C 符合题意。

12. A 慢性胎儿窘迫主要发生在妊娠晚期，常延续至临产并加重。多因妊娠期高血压疾病、慢性肾炎、糖尿病等所引起。急性胎儿窘迫多发生在分娩期，多因脐带异常、胎盘早剥、宫缩过强、产程延长及休克等引起。

13. C 慢性胎儿窘迫主要发生在妊娠晚期，临床表现有：①胎动减少或消失：胎动减少是胎儿缺氧的重要表现，临床常见胎动消失 24 小时后胎心消失。②产前电子胎心监护异常：无应激试验（NST）异常提示有胎儿缺氧可能。③胎儿生物物理评分低：常用 Manning 评分法，对 NST 及 B 超获得的胎动、胎儿呼吸运动、胎儿张力、羊水最大暗区垂直深度进行综合评分。④胎儿多普勒超声血流异常：胎儿生长受限的胎儿脐动脉多普勒血流可表现为 S/D 比值升高，提示有胎盘灌注不足；若出现脐动脉舒张末期血流缺失或倒置和静脉导管反向"a"波，提示随时有胎死宫内的危险。慢性胎儿窘迫的胎盘功能异常，所以选项 C 错误。

14. E 胎心率基线 <110 次/分表示胎儿缺氧严重，提示胎儿窘迫的发生，故选项 E 正确。胎儿脐血 pH7.24 虽然可提示胎儿缺氧，但并不能明确诊断为臀位胎儿窘迫；胎动 4~6 次/分不足以支持臀位胎儿窘迫的诊断；胎膜破裂后羊水黄绿色也可能是羊水污染的表现；宫缩时胎心率 120 次/分无明显异常表现。

15. C 测定尿 E_3 值、胎儿电子监测、胎动计数、羊膜镜检查均可用于诊断孕期胎儿宫内窘迫。羊水中的肌酐是肌组织肌酸的代谢产物，经胎儿的尿液而排至羊水中，故羊水中的肌酐值与胎儿肾的成熟程度有关。

16. A 胎动变化简便易行，能反映胎儿在子宫中的状态，通过胎动计数可以初步判断胎儿在宫内的安危。胎动计数 ≥10 次/2 小时为正常，<10 次/2 小时或减少 50% 者提示胎儿缺氧可能。所以选项 A 正确。缩宫素激惹试验、胎心监测、羊膜镜检查都可用于评价胎儿安危，但较胎动计数复杂；尿雌三醇测定是检查胎盘功能的方法。

17. E 于第二产程期间诊断胎儿窘迫最有价值的方法是测定胎儿头皮血。正常胎儿头皮血 pH 为 7.25~7.35、PO_2 15~30mmHg、PCO_2 35~55mmHg，当 pH <7.2、PO_2 <10mmHg、CO_2 >60mmHg 则提示胎儿发生酸中毒，即发生胎儿窘迫。

18. A 参见上一题解析。

19. E 缺氧早期，无宫缩时胎心率增快达 160 次/分以上。严重缺氧时胎心率减慢达 120 次/分以下。胎心率减慢至 100 次/分以下、基线变异低于 5 次/分，伴频繁晚期减速或重度变异减速，提示胎儿严重缺氧，随时可能胎死宫内。

20. A 先天性心脏病由多基因遗传及环境因素综合致病。妊娠期糖尿病孕妇胎儿患先天性心脏病的几率升高。环境因素中妊娠早期感染，特别是风疹病毒感染容易引起发病。

21. C 胎儿先天畸形是指由于内在的异常发育而引起的器官或身体某部位的形态学缺陷，又称为出生缺陷。胎儿出生缺陷发生率的顺序，由多到少的是无脑儿，脑积水，开放性脊柱裂，脑脊膜膨出，腭裂，先天性心脏病。

22. A 无脑儿是严重的出生缺陷胎儿中最常见的一种，系前神经孔闭合失败所致，是神经管缺陷中最严重的一种类型。女胎比男胎多 4 倍，由于缺少颅盖骨，眼球突出呈"蛙样"面容，颈项短，无大脑，仅见颅底或颅底部分脑组织，不可能存活。

23. B 脑积水常伴有脊柱裂、足内翻等畸形。严重的脑积水及水脑可致梗阻性难产、子宫破裂、生殖道瘘等，对母亲有严重危害。

24. D 隐性脊柱裂在产前超声检查中常难发现。较大的脊柱裂产前超声检查易发现，妊娠 18～20 周是发现的最佳时机，由于超声检查的诊断敏感性较高，单独筛查脊柱裂可获得满意的筛查效益。

25. A 隐性脊柱裂超声检查探及某段脊柱两行强回声的间距变宽，或形成角度呈 V 或 W 形，脊柱短小、不完整、不规则弯曲，或伴有不规则的囊性膨出物。

26. A 五个选项均为致死性骨骼发育不良疾病。致死性侏儒是最常见的致死性骨骼发育不良疾病，表现为长骨极短且弯曲、窄胸、头颅相对较大、腹膨隆，多伴有羊水过多。

27. E 联体儿极少见，系单卵双胎在孕早期发育过程中未能分离，或分离不完全所致，多数性别相同。可分为相等联体儿（头部、胸部、腹部等联体）和不等联体儿（常为寄生胎）。腹部检查不易与双胎妊娠相区别；超声诊断不困难。联体双胎所涉及的脏器越多越重要，预后就越差。故一旦发现为联体儿，可考虑终止妊娠。终止妊娠的处理方式以不损伤母体为原则，若足月妊娠应行剖宫产。所以选项 E 错误。

28. B 脑积水的诊断：在耻骨联合上方触到宽大、骨质薄软、有弹性的胎头，且大于胎体并高浮，跨耻征阳性。阴道检查盆腔空虚，胎先露部过高，颅缝宽，颅骨软而薄，囟门大且紧张，胎头有如乒乓球感觉。所以

选项 B 错误。

29. B 双胎妊娠的类型有双卵双胎和单卵双胎。双卵双胎最常见，两个卵子分别受精形成两个受精卵，各自的遗传基因不完全相同。性别和血型可以不同，外貌和指纹等表型不同。胎盘多为两个，也可融合成一个，但血液循环各自独立，胎儿分别位于自己的胎囊中。胎盘胎儿面有两个羊膜腔，中间隔有两层羊膜、两层绒毛膜。

30. E 参见上一题解析。

31. A 单卵双胎是指由一个受精卵分裂形成的双胎妊娠，约占双胎妊娠的 30%。发生原因不明，但是已知的家庭遗传因素占很大的比重，也就是家庭上代是双胞胎，那么下代生双胞胎的几率大于一般受孕者，不受种族、遗传、年龄、胎次的影响，也与促排卵药物应用无关。一个受精卵分裂形成两个胎儿，具有相同的遗传基因，故性别相同，容貌极其相似。所以选项 A 正确。

32. A 单卵双胎若分裂发生在桑椹期（早期胚泡），相当于受精后 3 日内，将形成两个独立的胚胎、两个羊膜囊。两个羊膜囊之间隔有两层绒毛膜、两层羊膜，胎盘为两个或一个。

33. B 双胎妊娠引起的孕产妇并发症有：妊娠期高血压疾病、妊娠期肝内胆汁淤积综合征、贫血、羊水过多、胎膜早破、胎盘早剥、宫缩乏力、产后出血、流产。双胎妊娠不是发生过期妊娠的原因。所以本题应选 B。

34. C 双胎妊娠时的胎位多为纵产式，以两个头位（即双头先露）或一头一臀常见。

35. D 最可能的诊断是胎儿生长受限（FGR）。FGR 是指胎儿在子宫内生长发育受限，导致其体重小于预期的水平。在给出的信息中，双顶径和股骨长都较小，宫高和腹围也较小，这都是 FGR 的表现。此外，羊水指数为 10cm，低于正常范围，也支持 FGR 的诊断。所以选项 D 正确。羊水指数 10cm，不符合羊水过少（选项 A）的诊断。妊娠期高血压疾病（选项 B）通常伴有蛋白尿，但尿蛋白为阴性。妊娠期高血压疾病＋FGR（选项 C）可能是一个可能的诊断，但是没有提供足够的证据来支持这个诊断。低危妊娠（选项 E）也不符合给出的信息。

36. E 该患者胎心 114 次/分，胎膜已破，羊水 Ⅱ 度浑浊，可诊断为胎儿窘迫，需要立即结束分娩。因宫口开全，胎头双顶径已达坐骨棘平面下 4cm，骨盆各径线正常，尽快经阴道用产钳助娩最恰当。胎头吸引术有滑脱的可能，助娩可靠性不如产钳术。

37. C 出现规律宫缩后，胎头未入盆，宫口未开，伴频繁晚期减速，提示胎儿严重缺氧，随时可能胎死宫内。此时应停止缩宫素引产，立即剖宫产结束妊娠。

38. D 患者妊娠 36 周，临床症状［血压 180/120mmHg，尿蛋白（＋＋）］结合检查，考虑为子痫前

期。现胎动消失，OCT 为晚期减速，考虑为胎儿窘迫。应立即行剖宫产终止妊娠。

39. C 题中出现的现象应首先考虑为胎儿窘迫，最有可能的原因是脐带受压。脐带受压是胎心监护中常见的一种变异减速原因。当脐带受压时，胎儿的氧供应减少，导致胎心率降低。脐带受压的原因可以是脐带扭转、脐带绕颈、脐带被压迫等。所以选项 C 正确。胎盘功能减退（选项 A）、慢性胎儿窘迫（选项 B）、胎头受压（选项 D）和胎盘早剥（选项 E）都可以导致胎心变异减速，但在这个情况下，脐带受压是最可能的原因。脐带受压可以通过改变胎儿的血液供应来直接影响胎心率。因此本题应选 C。

40. D 患者羊水过少，在产程观察中有胎儿窘迫表现，具备以下条件，在引产前可先破膜：①宫颈条件成熟；②先露紧贴宫颈；③先露固定。

41. A 联体胎儿所涉及的脏器越多越重要，预后就越差。一旦发现为联体儿，可考虑终止妊娠。足月妊娠应行剖宫产术。该患者停经 24 周，应立即经阴道引产。

42. C 双胎第二胎儿胎头高浮或为横位，或胎儿窘迫需迅速娩出者，是内转胎位术的适应证，可以有效帮助难产孕妇生产。

43. E 双胎妊娠 35 周，现一胎儿死亡，另一胎儿存活。此时既要防止死胎对活胎以及母体凝血功能的影响，又要兼顾活胎的成熟度，来选择合适的分娩时机。孕晚期出现一胎死亡时，存活胎儿面临较大风险，如神经异常、多脏器缺血、坏死。因为死亡胎儿可分解组织产物或形成的血栓通过吻合血管进入存活胎儿的体内，导致脑、肾、肝、脾、肠道等脏器的栓塞。如孕周大于 34 周，或者孕周在 28～34 周期间，凝血功能异常，都应该立即选择终止妊娠，大部分会采取剖宫产方式，防止宫缩时坏死胎儿组织物进入母体。分娩后的新生儿需进行颅脑、肝脏、肾脏超声检查，了解有没有脏器的坏死现象。

二、多选题

44. BCDE 巨大胎儿的高危因素有：①孕妇肥胖；②妊娠合并糖尿病，尤其是 2 型糖尿病；③过期妊娠；④经产妇；⑤父母身材高大；⑥高龄产妇；⑦有巨大胎儿分娩史；⑧种族、民族因素。所以选项 BCDE 正确。

45. ABCE 外因性均称型胎儿生长受限（FGR）的病因有母儿双方因素，多因缺乏重要生长因素，如叶酸、氨基酸、微量元素或有害药物影响所致，在整个妊娠期间均产生影响。所以选项 ABCE 正确。"基因或染色体异常"是内因性均称型 FGR 的病因。

46. ABDE 胎儿宫内发育迟缓的孕妇需要补充 10% 葡萄糖 500ml + 维生素 C 或能量合剂。所以选项 C 错误。其余选项均正确。

47. ABCD FGR 的妊娠期治疗：（1）卧床休息：左

侧卧位可使肾血流量和肾功能恢复正常，从而改善子宫胎盘的供血。（2）吸氧：可能改善胎儿的内环境。（3）补充营养物质：补充富有营养、高热量、高蛋白、高维生素饮食。（4）治疗原发疾病：防止疾病加重和并发症发生。（5）改善胎盘血流；（6）加强胎儿宫内监测，包括胎动计数以及动态胎心监护、胎儿成熟度评估、超声监测。

48. BCDE 子宫肌瘤、脐带缠绕、妊娠合并慢性肾炎、胎儿先天性心脏病均可导致胎儿死亡。后置胎盘是比较正常的现象，不是导致胎儿死亡的原因。

49. ABCE 死胎的病因：（1）胎盘及脐带因素：胎盘早剥、前置胎盘、脐带血管前置、脐带帆状附着、急性绒毛膜羊膜炎、脐带过短、脐带扭转、脐带打结、脐带脱垂等，导致胎儿窘迫。（2）胎儿因素：胎儿生长受限、严重胎儿畸形、胎儿宫内感染、严重遗传性疾病、母儿血型不合等。（3）孕妇因素：①全身因素：如妊娠期高血压疾病、抗磷脂综合征、过期妊娠、糖尿病、慢性肾炎、心血管疾病、全身和腹腔感染、休克等；②子宫局部因素：如宫缩过强或张力过大、子宫破裂、子宫肌瘤、子宫畸形等。

50. ABDE 胎儿急性缺氧系因母胎间血氧运输及交换障碍或脐带血循环障碍所致。常见因素有：①前置胎盘、胎盘早剥；②脐带异常，如脐带绕颈、脐带真结、脐带扭转、脐带脱垂、脐带血肿、脐带过长或过短、脐带附着于胎膜等；③母体严重血循环障碍致胎盘灌注急剧减少，如休克等；④缩宫素使用不当造成过强及不协调宫缩，宫内压长时间超过母血进入绒毛间隙的平均动脉压；⑤孕妇应用麻醉药及镇静剂过量，抑制呼吸。所以选项 ABDE 正确。"母体血液含氧量不足"引起胎儿慢性缺氧。

51. ABC 无法即刻阴道分娩，且有进行性胎儿缺氧和酸中毒的证据，一般于预后无法纠正的急性胎儿窘迫患者，均应尽快手术终止妊娠：（1）宫口未开全、出现以下任何一项临床表现均应立即剖宫产：①胎心率持续低于 110 次/分或高于 180 次/分，伴羊水Ⅱ～Ⅲ度污染。②羊水Ⅲ度污染，B 型超声显示羊水池 < 2cm。③持续胎心缓慢达 100 次/分以下；④胎心监护反复出现晚期减速或出现重度可变减速，胎心 60 次/分以下持续 60 秒以上；⑤胎心图基线变异消失伴晚期减速。（2）宫口开全、骨盆各径线正常、胎头双顶径已达坐骨棘平面以下 3cm，吸氧同时尽快助产经阴道娩出胎儿。所以选项 ABC 正确。

52. ABCE 慢性胎儿窘迫，妊娠近足月或胎儿已成熟，胎动减少，胎盘功能进行性减退，电子胎心监护出现胎心基线率异常伴基线变异异常，OCT 出现频繁晚期减速或重度变异减速、胎儿生物物理评分 ≤4 分者，均应行剖宫产术终止妊娠。所以选项 ABCE 正确。

53. ABCDE 妊娠 16～24 周应诊断的致命畸形包括无脑儿、脑膨出、开放性脊柱裂、严重的胸腹壁缺损伴内脏外翻、单腔心、致死性软骨发育不全等。

54. ADE 以下胎儿畸形可导致羊水过多：胎儿消化道畸形如食管闭锁、十二指肠闭锁等会导致胚胎口腔和胃肠道的分泌物滞留，进而引起羊水过多；胎儿神经管发育异常如脊柱裂，易引起脊髓周围神经的液体积聚，进而引起羊水过多；无脑儿因肝脏无法正常代谢胆红素，导致在羊水中大量聚集，进而引起羊水过多。而泌尿道畸形和联体儿在大多数情况下与羊水过多无关。所以选项 ADE 正确。

55. BCDE 在耻骨联合上方可触到宽大、骨质薄软、有弹性的胎头，且大于胎体并高浮，跨耻征阳性。阴道检查盆腔空虚，胎先露部过高，颅缝宽，颅骨软而薄，囟门大且紧张，胎头有如乒乓球感觉。严重的脑积水产前 B 型超声易发现：妊娠 20 周后，颅内大部分被液性暗区占据，中线漂动，脑组织受压变薄，胎头周径明显大于腹周径，应考虑为脑积水。所以选项 BCDE 正确。选项 A 中的脑室率的判断是对于成人脑积水的诊断指标，并不适用于胎儿。

56. ABCE 双胎输血综合征（TTTS）通过胎盘间的动－静脉吻合支，血液从动脉向静脉单向分流，使一个胎儿成为供血儿，另一个胎儿成为受血儿，造成供血儿贫血、血容量减少，致使生长受限、肾灌注不足、羊水过少，甚至因营养不良而死亡；受血儿血容量增多、动脉压增高、各器官体积增大、胎儿体重增加，可发生充血性心力衰竭、胎儿水肿、羊水过多。所以选项 ABCE 正确。

57. BCD 目前国际上对双胎输血综合征的诊断主要依据为：①单绒毛膜性双胎；②双胎出现羊水量改变，一胎羊水池最大深度大于 8cm（20 周后大于 10cm），另一胎小于 2cm。

三、共用题干单选题

58. A 24 周胎儿正常标准：身长约有 30cm，重约 630g。双顶径的平均值为 6.05±0.50cm，腹围的平均值为 18.74±2.23cm，股骨长为 4.36±0.51cm。孕期正常羊水深度在 30～70mm 之间。题中孕妇孕 24 周，胎儿双顶径 44mm，胎儿生长明显落后于孕周，为胎儿生长受限。患者羊水池最大直径为 2cm，为羊水过少。

59. D 遗传因素所致的 FGR（胎儿生长受限）的畸形范围广，包括中枢神经系统、心血管系统、胃肠道、泌尿生殖系统、肌肉骨骼系统和颅面畸形。所以选项 D 符合题意。

60. D 孕妇孕中期即出现胎儿生长受限，应该首先寻找病因，在胎儿方面，最重要的是排除胎儿结构异常和染色体异常。孕 24 周已错过羊水穿刺胎儿染色体检查

时机，可抽脐带血行胎儿染色体核型分析。

61. B 宫高 24cm 相当于怀孕 24 周；双顶径约 7.0cm 相当于怀孕 28 周。以上数据均小于实际孕周 30 周，故孕妇可诊断为胎儿生长受限。

62. C 胎儿生长受限的治疗中，应以 25% 硫酸镁 60ml 加入 5% 葡萄糖 1000ml 静滴，滴速以每小时 1g 为宜，最快不超过 2g。每日总用量 15～20g，24 小时内总剂量不能超过 30g。所以选项 C 错误。

63. D 孕 33 周发现 FGR，胎心监护为反应型，可以给予治疗后观察，不应给予人工破膜引产。所以选项 D 治疗不恰当。

64. D 孕妇体重变化干扰因素较多，对病情的评估有局限性。双顶径、羊水指数、S/D、胎儿腹围、胎动是评估胎儿生长和宫内情况的重要指标。

65. C 治疗 1 周复查 NST 无反应型，胎儿脐带血流 S/D ＞5，符合终止妊娠指征。但孕龄已达 34 周，应先立即行剖宫产术终止妊娠。

66. E 妊娠 20 周后胎儿在子宫内死亡，称为死胎。胎儿在分娩过程中死亡，称为死产，也是死胎的一种。引起死胎的病因有：①胎盘及脐带因素：如前置胎盘、胎盘早剥、血管前置、急性绒毛膜羊膜炎、脐带帆状附着、脐带打结、脐带脱垂、脐带绕颈缠体等，胎盘大量出血或脐带异常，导致胎儿缺氧。②胎儿因素：如胎儿严重畸形、胎儿生长受限、双胎输血综合征、胎儿感染、严重遗传性疾病、母儿血型不合等。③孕妇因素：严重的妊娠合并症、并发症，如妊娠期高血压疾病、抗磷脂综合征、糖尿病、心血管疾病、各种原因引起的休克等。子宫局部因素，如子宫张力过大或收缩力过强、子宫畸形、子宫破裂等致局部缺血而影响胎盘、胎儿。所以死胎与孕妇疾病有关。故选项 E 错误。

67. B 死胎表现为孕妇自觉胎动停止，子宫停止增长，检查时听不到胎心，子宫大小与停经周数不符。B 超检查未能探及胎心可确诊。所以选项 A 错误，选项 B 正确。死胎在宫腔内停留过久可能引起母体凝血功能障碍。所以选项 C 错误。死胎一经确诊，尽早引产。引产方法有多种，包括米索前列醇，经羊膜腔注入依沙吖啶及催产素引产等，应根据孕周及子宫有无瘢痕，结合孕妇意愿，知情同意下选择。所以选项 D 错误。引产原则是尽量经阴道分娩，剖宫产仅限于特殊情况下使用。所以选项 E 错误。故本题应选 B。

68. E 孕妇入院时血压为 140/90mmHg，达到妊娠期高血压疾病的诊断标准，故选项 D 正确；既往有糖尿病病史，且入院血糖 11mmol/L，为糖尿病合并妊娠，且血糖控制欠佳，这也是死胎的原因之一，故选项 C 正确；孕妇为 Rh（－）血型，且既往有人工流产病史，本次妊娠有可能发生母胎血型不合，从而导致胎死宫内，故选

项 B 正确；孕妇自觉胎动减少到消失有 1 周时间，可能发生了脐带扭转等脐带因素导致胎动异常，甚至死胎，故选项 A 正确。DIC 为出现死胎后可能发生的并发症，而不是死胎发生的可能原因。所以本题应选 E。

69. A 死胎引产原则是尽量经阴道分娩，剖宫产仅限于特殊情况使用，如胎盘早剥、中央型前置胎盘、重度子痫前期、先兆子宫破裂等。孕妇现一般情况稳定，且无生育史，故首先考虑阴道分娩。所以选项 A 错误。

70. C 死胎在宫腔内停留过久可能引起母体凝血功能障碍，故一经确诊，应尽早引产而不是等待自然娩出。所以选项 C 错误，选项 D 正确。同时引产前应完善凝血功能检查，所以选项 A 正确；患者有糖尿病病史，合并血压升高，同时为死胎引产，且为稀有血型，存在产后出血的诸多危险因素，故引产前应积极备血，所以选项 E 正确；入院时随机血糖已到达 11mmol/L，应使用胰岛素控制血糖，所以选项 B 正确。因此本题的正确答案为 C。

71. B 了解胎儿的血型是重要的，如果不能获取脐带血液样本，则需尽快取胎儿娩出后母血，获取胎儿游离 DNA 进行 RhD 分型。分娩或 20 周后的死胎，致敏事件发生后 72 小时内，需要做 Kleihauer 抗酸染色法（FMH test），根据检验结果指导用药剂量，因此 Kleihauer 抗酸染色法（FMH test）需要重复检测；如果无法行 Kleihauer 抗酸染色法，应至少肌内注射抗 D 抗体 500 ~ 1500IU/72 小时内。所以选项 B 错误。

72 ~ 74. E、E、D 正常情况下，脐带附着于胎盘胎儿面的近中央处。脐带附着于胎盘边缘者，称为球拍状胎盘，分娩过程中对母儿无大影响，多在产后检查胎盘时发现。脐带附着于胎膜上，脐带血管通过羊膜与绒毛膜间进入胎盘者，称为脐带帆状附着，若胎膜上的血管跨过宫颈内口位于胎先露部前方，称为前置血管。当胎膜破裂时，伴前置血管破裂出血达 200 ~ 300ml 时可导致胎儿死亡。若前置血管受胎先露部压迫，可导致脐血循环受阻，胎儿窘迫或死亡。临床表现为胎膜破裂时发生无痛性阴道流血，伴胎心率异常或消失，胎儿死亡。取流出血涂片检查，查到有核红细胞或幼红细胞并有胎儿血红蛋白，即可确诊。产前超声检查应注意脐带附着在胎盘的部位。所以，产后检查胎盘，可能的阳性发现是脐带附着于胎盘边缘，胎膜破口处有一主干血管破裂。

75. C 胎心监护突然出现变异减速，最低胎心率 70 次/分，首先考虑为胎儿窘迫。患者症状发生在分娩期，可诊断为急性胎儿窘迫，最有可能的原因是脐带受压。子宫收缩致脐带受压加重，可出现胎心变异减速。慢性胎儿窘迫主要发生在妊娠晚期，常延续至临产并加重。

76. E 患者首选的处理方法是吸氧、左侧卧位、严密观察胎心音变化。

77. A 若胎心率无改善，应行剖宫产术。施术前做好新生儿窒息的抢救准备。

78 ~ 79. B、A 胎心率提示微小变异，胎动时无胎心加速，不除外胎儿宫内窘迫，患者为妊娠合并心脏病，心功能及胎盘功能有可能较差，胎儿长期处于慢性缺氧状态，易出现慢性胎儿宫内窘迫。另外对于孕周小，估计胎儿娩出后存活可能性小，尽量保守治疗延长孕龄，同时促胎肺成熟，争取胎儿成熟后终止妊娠。

80. B 应用较小胎儿头臀长估算孕周的缺点在于操作者可误会双胎中较大者发育大于孕周，并因此错误地认为双胎中较小者发育正常。最普遍的做法是应用双胎中较大者的头臀长。

81. C 目前国际上对双胎输血综合征（TTTS）的诊断主要依据为：①单绒毛膜性双胎；②双胎出现羊水量改变，一胎羊水池最大深度大于 8cm（20 周后大于 10cm），另一胎小于 2cm 即可诊断。

82. B 供血儿膀胱无显影，说明分期已达 Quintero Ⅱ 期及以上，激光凝固胎盘血管交通支是 TTTS 中 Quintero Ⅱ 期及以上的首选治疗，当激光治疗不可行，孕 26 周后可选择连续的羊水减量术；期待疗法适用于 Quintero Ⅰ 期；因羊膜隔造口术治疗无优势且可能人为导致单羊膜囊双胎，故普遍不再使用羊膜隔造口术作为 TTTS 的治疗方式。

83. C 根据 Quintero 分期，双胎输血综合征（TTTS）可分为 5 期：Ⅰ 期：仅羊水量异常；Ⅱ 期：超声不能显示供血儿膀胱；Ⅲ 期：出现脐动脉、静脉导管、脐静脉多普勒血流的异常；Ⅳ 期：任何一胎水肿；Ⅴ 期：任何一胎死亡。

84. D 对于 Quintero 分期 Ⅱ ~ Ⅳ 期及部分 Ⅰ 期的孕 16 ~ 26 周的 TTTS，应首选胎儿镜激光术治疗，与最早的羊水减量术相比，胎儿镜激光凝固胎盘间吻合血管术能明显改善 TTTS 患儿预后。对于较晚发现的双胎输血综合征合并羊水过多，可采取快速羊水减量术。对于严重的 sIUGR 或者单绒毛膜性双胎一胎合并畸形或 TRAPS，可采用选择性减胎术（射频消融术或脐带凝固术），减去 IUGR 胎儿或畸形胎儿。所以选项 D 正确。

四、案例分析题

85. B 在临床应用方面，B 超可以清晰地显示各脏器及周围器官的各种断面像，由于图像富于实体感，接近于解剖的真实结构，所以应用超声可以早期明确诊断。

86. ABCDF 双胎妊娠时，应增加产前检查的次数，每次监测宫高、腹围和体重。注意多休息，尤其是妊娠最后 2 ~ 3 个月，要求卧床休息，减少活动量。卧床时最好取左侧卧位，增加子宫、胎盘的血供，减少早产的机会。还应加强营养，尤其是注意补充铁、钙、蛋白质、维生素等，以满足妊娠的需要。一旦出现宫缩或阴道流液，应住院治疗。所以选项 ABCDF 正确。

87. B 胎龄不足 37 周、胎肺不成熟，应尽量延长孕周。妊娠已有 37 周且合并急性羊水过多，孕妇腹部过度膨胀，呼吸困难，应立即终止妊娠。

88. ABCD 临产开始的标志为规律且逐渐增强的子宫收缩，持续约 30 秒，间歇 5~6 分钟，同时伴随进行性宫颈管消失、宫口扩张和胎先露部下降。用强镇静药物不能抑制宫缩。应连续观察宫缩，每次观察时间不能太短，至少要观察 3~5 次。严密观察产程进展，严密观察胎心、胎位变化，做好抢救新生儿的准备。

89. ACDF 胎儿娩出后，宫底降至脐平，产妇略感轻松，宫缩暂停数分钟后再次出现。胎盘侧脐带必须立即夹紧，行阴道检查，了解第二个胎儿先露部，助手应在腹部将第二个胎儿固定成纵产式。第一个胎儿娩出后立即钳夹脐带以预防胎儿失血或继续受血。第一胎儿娩出后若等待 15 分钟仍无宫缩，可行人工破膜并静滴缩宫素。

第八章　异常分娩

一、单选题

1. 首次剖宫产的最常见原因是

A. 前置胎盘　　　　　B. 胎盘早剥

C. 胎位异常　　　　　D. 胎膜早破

E. 难产

2. 关于在试产过程中需注意的问题，下列说法正确的是

A. 在试产中可使用镇静剂

B. 试产时间一般在 6～8 小时

C. 胎膜已破者应缩短试产时间

D. 宫口开大是试产能否成功的唯一标准

E. 各种类型的骨盆异常均应先给试产机会

3. 关于病理性缩复环的特征，下列说法正确的是

A. 子宫呈麻痹状态

B. 随宫缩逐渐上升

C. 属子宫肌肉组织功能异常

D. 继发于不协调的宫缩过强

E. 子宫底部及下段肌组织均被拉长变薄

4. 关于产程曲线的异常表现，下列说法正确的是

A. 活跃期宫颈口扩张速度 <1cm/h 为活跃期延长

B. 活跃期宫颈口扩张停滞达 1 小时以上为活跃期停滞

C. 初产妇潜伏期超过 18 小时为潜伏期延长

D. 初产妇 >3 小时，经产妇 >2 小时，产程无进展为第二产程延长

E. 第二产程胎头先露停留在原处不下降 >半小时为胎头下降停滞

5. 关于潜伏期延长，叙述不正确的是

A. 潜伏期是从临产规律宫缩开始至活跃期起点（4～6cm）

B. 初产妇 >20 小时为潜伏期延长

C. 经产妇 >14 小时称为潜伏期延长

D. 是剖宫产的指征

E. 潜伏期延长的诊断很困难

6. 关于造成子宫收缩乏力的主要原因，以下叙述不正确的是

A. 产妇对分娩有恐惧、紧张可导致原发性宫缩乏力

B. 待产时间久、过于疲劳、睡眠减少、体力过多消耗可导致原发性宫缩乏力

C. 子宫肌纤维过度伸展可导致子宫收缩乏力

D. 初产妇

E. 过多地使用镇痛、镇静剂

7. 关于协调性宫缩乏力，下列说法正确的是

A. 宫缩失去正常的节律性、对称性，尤其是极性

B. 宫缩的极性和对称性正常，仅收缩力弱

C. 严重时可出现水及电解质紊乱

D. 不宜静脉点滴缩宫素

E. 潜伏期不宜使用哌替啶

8. 关于不协调性宫缩乏力，下列说法正确的是

A. 子宫肌肉不协调性收缩，致使宫腔内压力处于低张状态

B. 子宫收缩极性倒置，但不影响宫口开大

C. 阻碍胎儿下降，属无效宫缩

D. 使用镇静药物效果不佳

E. 较少发生胎儿宫内窘迫

9. 有关原发性宫缩乏力，下列说法正确的是

A. 是指产程早期出现的宫缩乏力

B. 产程早期宫缩正常，进展到一定程度后宫缩强度减弱

C. 伴有胎位或骨盆异常

D. 协调性宫缩乏力多为原发性宫缩乏力

E. 导致第一、二产程延长或停滞

10. 关于急产，下列说法正确的是

A. 表现为产妇持续腹痛，烦躁不安，精神疲惫

B. 多见于有人工流产史的初产妇

C. 总产程超过 4 小时

D. 常发生胎盘剥离不全

E. 易发生软产道裂伤

11. 关于子宫痉挛性狭窄环，下列叙述正确的是

A. 子宫局部肌肉痉挛性不协调性收缩形成的环状狭窄

B. 与产妇的精神因素无关

C. 不阻碍胎儿先露下降

D. 此环可随子宫收缩上升

E. 此环可从腹部扪清

12. 下列与子宫收缩过强无关的疾病是

A. 胎盘滞留　　　　　B. 羊水栓塞

C. 胎儿窘迫　　　　　D. 急产

E. 产道裂伤

13. 单纯扁平骨盆时，行骨盆外测量，小于正常值的径线是
    A. 骶耻外径
    B. 髂棘间径
    C. 髂嵴间径
    D. 坐骨结节间径
    E. 对角结合径

14. 骨盆入口平面狭窄时主要会引起
    A. 胎儿宫内窘迫
    B. 原发性宫缩乏力
    C. 胎儿先露不能衔接
    D. 胎头长期受压而导致颅内出血
    E. 宫颈水肿

15. 关于骨盆出口平面狭窄，下列说法正确的是
    A. 骨盆出口平面狭窄给予阴道试产
    B. 中骨盆狭窄常导致臀位或横位的发生
    C. 骨盆出口狭窄是引起持续性枕横位的主要原因
    D. 胎头低于耻骨联合平面为跨耻征阳性，表示骨盆入口平面狭窄
    E. 骨盆狭窄是导致正常足月胎儿分娩异常的重要因素

16. 中骨盆狭窄主要引起
    A. 胎膜早破
    B. 胎位异常
    C. 浮动胎头
    D. 持续性枕后位或枕横位
    E. 胎头跨耻征阳性

17. 骨盆入口狭窄时不易发生
    A. 胎膜早破
    B. 脐带脱垂
    C. 胎先露内旋转受阻
    D. 脐带先露
    E. 继发性宫缩乏力

18. 关于男型骨盆，下列说法正确的是
    A. 坐骨棘突出
    B. 耻骨弓大
    C. 坐骨切迹宽
    D. 耻骨上 1/3 向前倾
    E. 骨盆前后壁不内聚

19. 漏斗型骨盆的特点是
    A. 耻骨弓角度 >90°
    B. 坐骨切迹宽度 <3 横指
    C. 中骨盆及骨盆出口平面均明显狭窄
    D. 坐骨结节间径加出口后矢状径 <12cm
    E. 入口平面呈纵椭圆形

20. 关于骨盆狭窄的概念，下列说法正确的是
    A. 骨盆入口平面狭窄者可给试产机会
    B. 骨盆入口横径小于 10cm 为扁平骨盆
    C. 胎头低于耻骨联合平面称跨耻征阳性
    D. 骨盆入口狭窄是导致持续性枕横位的主要原因
    E. 骨盆出口横径与出口后矢状径之和为 14cm 时可由阴道分娩

21. 有关均小骨盆，下列说法不正确的是
    A. 骨盆各径线均较正常值小 1cm
    B. 骨盆外形正常
    C. 多见于身材矮小、体型匀称的女性患者
    D. 胎儿较大者应及早剖宫产
    E. 估计胎儿不大，头盆相称者可给试产机会

22. 胎头浮动时，估计头盆关系的方法是
    A. 跨耻征阳性者一定是头盆不称
    B. 令孕妇排尿后，仰卧，两腿屈曲
    C. 胎头低于耻骨联合平面为胎头跨耻征阴性，提示胎头已衔接入盆
    D. 胎头与耻骨联合平面在同一平面为胎头跨耻征阳性，表示头盆不称
    E. 检查者一手置于耻骨联合上缘，另一手将胎头向宫底方向推压

23. 关于持续性枕后位的分娩，以下叙述最正确的是
    A. 必须剖宫产分娩
    B. 必须转至枕前位分娩
    C. 可以使用中位产钳助产
    D. 只能以胎头吸引器助产
    E. 可以转至正枕后位，以产钳助产

24. 胎先露下降受阻的原因不包括
    A. 骨盆狭窄
    B. 胎膜早破
    C. 胎位异常
    D. 子宫收缩乏力
    E. 胎头过大或胎儿畸形

25. 关于胎头前不均倾位入盆，下列说法不正确的是
    A. 胎头以前顶骨先入盆者称前不均倾
    B. 易发生在头盆不称、腹壁松弛时
    C. 胎头矢状缝前移靠近骶岬侧
    D. 胎头矢状缝与骨盆入口横径方向一致
    E. 盆腔后半部空虚

26. 臀先露的指示点是
    A. 额骨
    B. 肩胛
    C. 枕骨
    D. 髋骨
    E. 骶骨

27. 在臀先露分娩中，最常见的胎位是
    A. 完全臀先露
    B. 不完全臀先露
    C. 混合臀先露
    D. 单臀先露
    E. 膝先露

28. 在检查足月孕妇时，在脐上胎背侧听到胎心音最清楚，提示

A. 头位 　　　　　　　B. 横位

C. 双胎 　　　　　　　D. 枕后位

E. 臀先露

29. 臀先露阴道分娩，胎儿脐部娩出后应结束分娩的时间是

A. 8分钟以内 　　　　B. 9分钟以内

C. 10分钟以内 　　　　D. 12分钟以内

E. 15分钟以内

30. 关于臀先露，下列说法正确的是

A. 胎体纵轴与母体纵轴交叉成直角或垂直

B. 妊娠34周前不必纠正胎位

C. 胎心在母体脐下方听得最清楚

D. 胎儿脐部娩出后，胎头娩出最长不能超过8分钟

E. 完全臀先露是指胎儿双髋关节屈曲，双膝关节伸直

31. 胎儿预后最差的臀先露是

A. 单膝先露 　　　　　B. 双膝先露

C. 单足先露 　　　　　D. 腿直臀先露

E. 混合臀先露

32. 关于臀位四步触诊检查，下列说法正确的是

A. 子宫呈横椭圆形

B. 第三步触诊时可及浮球感

C. 胎体纵轴与母体纵轴不一致

D. 子宫底部可触到圆而硬的胎臀

E. 触诊不能确定诊断时，可进行肛诊协助诊断

33. 肩难产助产最常用的助产措施是

A. 旋肩法 　　　　　　B. 压前肩法

C. 牵后肩法 　　　　　D. 屈大腿法

E. 断锁骨法

34. 容易引起子宫破裂的胎位是

A. 横位 　　　　　　　B. 枕横位

C. 额前位 　　　　　　D. 全臀位

E. 高直前位

35. 初产妇，26岁，现孕40周，临产12小时。查体：ROA，胎心136次/分，宫口开大6cm，4小时后再次肛诊，宫口扩张无进展。此种情况可诊断为

A. 潜伏期延长 　　　　B. 活跃期停滞

C. 活跃期延缓 　　　　D. 活跃晚期停滞

E. 第二产程停滞

36. 初产妇，28岁，临产18小时，肛查宫口全3小时，先露头达坐骨棘下2cm，骨产道正常，枕后位，胎心122次/分。此种情况最恰当的分娩方式是

A. 即刻剖宫产术

B. 静脉点滴缩宫素

C. 行会阴侧切术，产钳助娩

D. 等待胎头自然旋转后阴道助产

E. 静脉高营养，等待阴道自娩

37. 初产妇，32岁，现孕39周。昨日20时出现腹部阵痛，精神疲乏，宫缩10~20秒，间隔10~35分钟，宫缩强度弱。肛先露头，未入盆，宫口开指尖，前羊膜囊不明显，骨盆测量无异常，此种情况最恰当的处理方式是

A. 肥皂水灌肠 　　　　B. 缩宫素静脉滴注

C. 人工破膜 　　　　　D. 补液支持疗法

E. 哌替啶100mg肌内注射

38. 初产妇，31岁，现孕39周。因"规律宫缩8小时，近1小时宫缩时腹痛剧烈"入院。间歇期子宫放松不佳。查体：胎心160次/分，宫口开大5cm，S^{-1}，大囟门位于7点处。产妇应诊断为

A. 不协调性子宫收缩乏力

B. 宫颈扩张活跃期停滞

C. 子宫痉挛性狭窄环

D. 持续性枕后位

E. 先兆子宫破裂

39. 初产妇，32岁，第一胎足月自娩。胎盘30分钟未娩出，检查子宫下段有一狭窄环，使胎盘嵌顿于宫腔内，此种情况应采用的适当方法是

A. 按摩子宫底压出胎盘

B. 行子宫切除术

C. 麻醉下手取胎盘

D. 大号刮匙刮取胎盘

E. 肌内注射镇痛剂，徒手取胎盘

40. 初孕妇，29岁。妊娠39周，宫缩10小时。查体：BP 140/90mmHg。宫缩时按压宫体出现凹陷。预测胎儿体重3100g，枕左前位，胎心率148次/分。肛查：宫口开大4cm，S=-2，胎膜未破。目前应立即采取的措施是

A. 哌替啶肌内注射 　　B. 人工破膜

C. 地西泮静脉注射 　　D. 缩宫素静脉滴注

E. 肥皂水灌肠

41. 初产妇，28岁，现孕40周，胎儿估计3100g。骨盆测量：坐骨结节间径7cm，后矢状径6.5cm，耻骨弓角度<90°。以下说法正确的是

A. 剖宫产术 　　　　　B. 产钳术

C. 会阴侧切术 　　　　D. 等待自然分娩

E. 缩宫素静脉点滴

42. 足月初产妇，28岁。对角径为10.5cm。以下说法不

正确的是

A. 属于相对性骨盆入口狭窄

B. 可在监护下行阴道试产

C. 可在宫口扩张≥3cm 时行人工破膜

D. 试产中不可使用缩宫素静脉滴注

E. 可行剖宫产术结束分娩

43. 初产妇，24 岁，现孕 40 周，胎儿估计 3700g。枕左前位，胎头高浮，胎心 140 次/分，骶耻外径 18cm，对角径 <11.5cm，最恰当的分娩方式是

A. 给予试产机会　　　　B. 缩宫素静脉点滴

C. 阴道自然分娩　　　　D. 产钳助产术

E. 剖宫产术

44. 初产妇，25 岁，G_1P_0，现孕 38 周，基层转诊。查体：腹部子宫横椭圆形，胎头位于右侧腹，胎心于右脐旁可闻及，136 次/分，子宫下段拉长，压痛明显，宫缩时脐下可见环形凹陷，肛诊宫口开大 8cm，先露 S^{-5}。此种情况应采取最适宜的方法是

A. 外倒转术　　　　　　B. 内倒转术

C. 断头术　　　　　　　D. 碎胎术

E. 剖宫产术

45. 经产妇，32 岁，现孕 36 周。右肩前位，忽略性横位，胎膜已破，胎心消失，肛诊宫口开全，无先兆子宫破裂征象。最恰当的处理方式是

A. 等待阴道自然分娩

B. 静脉点滴缩宫素待宫口开全阴道助产

C. 全麻下行内倒转术

D. 立即行剖宫产术

E. 全麻下行断头术或碎胎术

46. 初产妇，25 岁，现孕 40 周。因"规律宫缩 12 小时"入院。查体：阴道宫口开大 5cm，先露 S^0，大囟在 3点，小囟在 9 点，矢状缝向后靠近骶岬，盆腔后部空虚。产妇可诊断为

A. 左枕横位，后不均倾

B. 右枕横位，后不均倾

C. 右枕横位，前不均倾

D. 左枕横位，前不均倾

E. 右枕横位，均倾入盆

47. 初产妇，26 岁，G_1P_0，现孕 39 周临产。诊断为臀先露后急诊入院。以下检查所见正确的是

A. 胎体纵轴与母体纵轴垂直

B. 胎心在母体脐下方听得最清楚

C. 胎儿骶骨在母体骨盆之右前方为右骶后位

D. 完全臀位是指胎儿双髋关节屈曲，双膝关节伸直

E. 如宫口扩张，胎膜已破，扪到胎足应与胎手区别

二、多选题

48. 子宫收缩乏力常见的原因有

A. 内分泌失调

B. 胎儿巨大

C. 头盆不称或胎位异常

D. 子宫肌源性因素

E. 精神源性因素

49. 有关不协调性宫缩乏力，下列说法正确的是

A. 宫缩间歇期时子宫肌肉不能完全放松，使宫腔内压力处于高张状态

B. 子宫收缩极性倒置，底部强，下段弱

C. 产程停滞多数不能经阴道分娩

D. 产妇持续腹痛，拒按呼叫

E. 一般不出现胎儿宫内窘迫

50. 协调性子宫收缩过强对产妇的影响有

A. 急产、软产道裂伤　　B. 子宫破裂

C. 产程异常　　　　　　D. 胎盘嵌顿

E. 胎儿窘迫

51. 骨产道异常对母体的损害可包括

A. 痔疮　　　　　　　　B. 胎位异常

C. 生殖道瘘　　　　　　D. 胎膜早破

E. 子宫收缩乏力

52. 骨产道异常对胎儿及新生儿的影响有

A. 产伤　　　　　　　　B. 颅内出血

C. 脐带脱垂　　　　　　D. 胎儿窘迫

E. 新生儿黄疸

53. 持续性枕后位的特点是

A. 胎头常于临产后才衔接

B. 子宫颈扩张缓慢，活跃期延长

C. 产妇感肛门坠胀及排便感

D. 肛查感骨盆前部空虚，后部饱满

E. 阴道检查时触及矢状缝在骨盆斜径上，前囟在骨盆后端，后囟在骨盆前端

54. 关于前不均倾位，以下说法正确的是

A. 常见于骨盆倾斜度过大时

B. 胎头下降停滞，产程延长

C. 产妇晚期出现排尿困难、尿潴留

D. 早期可在耻骨联合上方扪及胎头顶部

E. 晚期胎头衔接入盆

55. 导致臀先露的相关因素有

A. 多胎妊娠　　　　　　B. 羊水过多

C. 胎儿活动受限　　　　D. 原发性宫缩乏力

E. 经产妇腹壁过于松弛

56. 关于臀先露的发生与并发症，以下叙述不正确的是

A. 容易发生胎膜早破

B. 单臀先露发生率最低

C. 早产发生率低于足月产

D. 新生儿死亡率与枕前位相同

E. 脐带脱垂发生率比头位低

57. 处理肩难产时的注意事项有

A. 会阴后一斜切开不宜过大

B. 做好新生儿复苏

C. 认真检查产道裂伤

D. 预防产后出血

E. 预防产褥感染

三、共用题干单选题

(58~61题共用题干)

初产妇，29岁，现孕40周。因"规律宫缩16小时"入院。肛查：宫口开大6cm，宫缩转弱，25~30秒/5~6分，4小时后，肛查见宫口仍开大6cm，S^{-2}。

58. 此种情况属于

A. 潜伏期延长   B. 活跃期延长

C. 活跃期停滞   D. 第二产程停滞

E. 胎头下降延缓

59. 此种产程异常，应考虑可能的情况是

A. 骨盆入口狭窄   B. 中骨盆平面狭窄

C. 宫颈水肿   D. 漏斗骨盆

E. 宫颈肌瘤

60. 首选处理方式措施是

A. 阴道检查   B. 鼓励产妇进食休息

C. 缩宫素静脉点滴   D. 哌替啶肌内注射

E. 立即剖宫产术

61. 如果胎儿电子监测CST示"变异减速"，羊水Ⅱ°污染，适宜的处理方式是

A. 静脉点滴缩宫素

B. 产钳术，尽快娩出胎儿

C. 会阴侧切，尽快娩出胎儿

D. 剖宫产术，尽快娩出胎儿

E. 吸氧，等待自然分娩

(62~65题共用题干)

初产妇，28岁，G_1P_0，现孕38周。骨盆外测量：骶耻外径18.5cm，髂前上棘间径23cm，坐骨结节间径7.5cm，坐骨结节间径+出口后矢状径之和为14cm。肛诊：骶骨板弯曲好，骨盆内聚，坐骨棘间径约9cm，骶坐切迹仅容1指，胎儿估计3000g，儿头浮，胎心140次/分。

62. 据以上骨盆所测各径线判断，属于

A. 骨盆入口平面狭窄

B. 骨盆出口平面狭窄

C. 中骨盆及出口平面狭窄

D. 中骨盆狭窄

E. 骨盆三个平面

63. 此孕妇现孕39周，因"在家规律宫缩6小时"急诊。查体：宫口开大4cm，产妇阵阵屏气向下用力。此种情况最可能的胎方位是

A. 前不均倾位   B. 儿头高直位

C. 枕横位   D. 枕前位

E. 枕后位

64. 后行内诊宫口开5cm，宫颈周边轻度水肿，人工破膜，羊水Ⅱ°粪染，胎心120次/分，此种情况最适宜的处理方式是

A. 即行胎儿电子监护及头皮血pH测定

B. 人工破膜+缩宫素静脉点滴加速产程

C. 肌内注射哌替啶100mg

D. 拟行第二产程助产

E. 即刻剖宫产术

65. 低张型宫缩乏力时首选

A. 缩宫素静脉点滴   B. 苯巴比妥钠

C. 小剂量麦角新碱   D. 哌替啶

E. 吗啡

(66~69题共用题干)

初产妇，28岁，现孕39周，规律宫缩4小时，枕右前位，胎心134次/分，骨盆外测量未见异常，B超测胎头双顶径9.6cm，羊水平段3.0cm。

66. 此种情况最恰当的处置应是

A. 行剖宫产术   B. 肌注维生素K_1

C. 静脉滴注缩宫素   D. 缓慢静注能量合剂

E. 严密观察产程进展

67. 经观察，第一产程潜伏期已达16小时，子宫收缩9~12分钟/次，持续35秒。产检胎心142次/分，胎头已入盆S^{+1}，孕妇自述排尿困难，检查肠胀气。此时恰当地处理方式应是

A. 导尿并留置导尿管   B. 静注地西泮10mg

C. 静脉滴注缩宫素   D. 人工破膜

E. 行剖宫产术

68. 经处置后宫缩正常，胎头下降，S^{+2}，宫口开大5cm。此种情况最恰当的处理方式应是

A. 静脉滴注缩宫素   B. 让产妇用腹压

C. 温肥皂水灌肠   D. 行剖宫产术

E. 人工破膜

69. 宫口开全2小时，宫缩减弱，肛查盆腔后部空虚。阴

道检查 S^{+4}，胎头前囟在骨盆左前方。此种情况的处理方式方法应是

  A. 行剖宫产术

  B. 吸氧，静注地西泮

  C. 会阴侧切，徒手转正胎头，产钳助娩

  D. 静脉滴注缩宫素加速产程进展，经阴道自娩

  E. 静注葡萄糖液内加维生素 C，同时肌注哌替啶

(70~72 题共用题干)

初产妇，29 岁，现孕 38 周。规律腹痛 9 小时，单臀，未破膜。骨盆正常，宫口开大 4cm，胎心 143 次/分，估计胎儿体重 2800g。

70. 此种情况最恰当的处理方式是

  A. 外倒转

  B. 密切观察下，阴道分娩

  C. 人工破膜，促进产程进展

  D. 静滴缩宫素，预防产程进展缓慢

  E. 脐带脱垂可能性大，立即剖宫产

71. 如果决定阴道分娩，第一产程的处理方式正确的是

  A. 一旦破水应立即听胎心

  B. 鼓励产妇离床活动，加速产程

  C. 宫口开 1~2cm 时给予肥皂水洗肠

  D. 宫缩时阴道口见胎足，提示已进入第二产程

  E. 为避免破水时脐带脱垂，宫口完全开全时应充分堵臀

72. 该产妇分娩时，处理方式不恰当的是

  A. 应做会阴切开

  B. 密切观察胎心的变化

  C. 接生前，应导尿排空膀胱

  D. 如无母儿合并症应行臀助产术

  E. 为避免母儿产伤发生，应首选臀牵引术

四、案例分析题

(73~77 题共用题干)

初产妇，28 岁，现孕 40 周。因"规律宫缩 21 小时"入院。查体：宫口开大 3cm 半小时，胎膜未破，先露头，S^{-0}，宫缩 20~30 秒/5~6 分，弱，规律。

73. 以下诊断恰当的是

  A. 滞产　　　　　　　B. 潜伏期延长

  C. 活跃期延长　　　　D. 活跃期停滞

  E. 第二产程延长　　　F. 第二产程停滞

74. 产妇此种情况子宫收缩情况是

  A. 高张性子宫收缩乏力

  B. 低张性子宫收缩乏力

  C. 子宫痉挛性狭窄环

  D. 子宫收缩过强

  E. 病理性缩复环

  F. 生理性缩复环

75. 产妇此种情况的处理措施应为

  A. 人工破膜，观察宫缩，必要时缩宫素静滴

  B. 缩宫素静滴加强宫缩

  C. 卧床休息，顺其自然

  D. 消除紧张，鼓励多进食

  E. 口服沙丁胺醇

  F. 剖宫产术

76. 若出现频繁晚期减速，最佳处理方式方法是

  A. 行人工破膜术，了解羊水性状

  B. 行剖宫产术终止妊娠

  C. 继续监测，明确原因

  D. 补充能量，加强产力

  E. 静滴硫酸镁

  F. 抑制子宫收缩

77. 不属于正常分娩临床表现的有

  A. 产妇屏气标志宫口开全

  B. 胎膜破裂多在第一产程末

  C. 生理缩复环自腹部不易见到

  D. 第三产程需 30 分钟~1 小时

  E. 胎头以枕下前囟径通过产道

  F. 潜伏期应每隔 1~2 小时听胎心 1 次

答案和精选解析

一、单选题

1. E 首次剖宫产的最常见原因是难产。臀位、胎儿窘迫、羊水过少、脐带绕颈等成为剖宫产的主要原因，臀位几乎成为剖宫产的绝对指征。

2. C 在试产中一般不建议使用镇静剂，因为镇静剂可能会影响母体的意识和反应能力，不利于监测和评估分娩进展。所以选项 A 错误。试产的时间没有固定的规定，会根据具体情况而定。一般来说，试产的时间可能会持续数小时到数天不等，具体取决于宫缩的频率和强度以及宫口的开大情况。所以选项 B 错误。对于胎膜已破的情况，需要加强监测，及时评估分娩进展，并尽量缩短试产时间，以减少感染的风险。所以选项 C 正确。试产是否成功与宫口开大有关，但宫口开大只是试产成功的一个指标，并不是唯一的标准。还需要考虑其他因素，如宫缩的频率和强度、胎儿的状况等。所以选项 D 错误。各种类型的骨盆异常不一定适合进行试产，需要根据具体情况来决定。有些骨盆异常可能会增加分娩的困难和风险，可能需要考虑其他的分娩方式，如剖宫产。所以选项 E 错误。因此本题的正确答案为 C。

3. B 子宫收缩持续增强，子宫上段肌肉过度收缩和缩复，越来越厚，下段肌肉被动扩张拉长，愈来愈薄，使上下段之间形成环状凹陷，并随子宫收缩上升高达脐部，称为病理性缩复环。

4. D 从活跃期起点（4~6cm）至宫颈口开全称为活跃期。活跃期宫颈口扩张速度 <0.5cm/h 称为活跃期延长。所以选项 A 错误。当破膜且宫颈口扩张 ≥6cm 后，若宫缩正常，宫颈口停止扩张 ≥4 小时；若宫缩欠佳，宫颈口停止扩张 ≥6 小时称为活跃期停滞。所以选项 B 错误。从临产规律宫缩开始至活跃期起点（4~6cm）称为潜伏期。初产妇 >20 小时、经产妇 >14 小时称为潜伏期延长。所以选项 C 错误。第二产程延长是指初产妇 >3 小时，经产妇 >2 小时（硬膜外麻醉镇痛分娩时，初产妇 >4 小时，经产妇 >3 小时），产程无进展（胎头下降和旋转）。所以选项 D 正确。第二产程胎头先露停留在原处不下降 >1 小时为胎头下降停滞。所以选项 E 错误。因此本题应选 D。

5. D 从临产规律宫缩开始至活跃期起点（4~6cm）称为潜伏期。所以选项 A 正确。初产妇 >20 小时、经产妇 >14 小时称为潜伏期延长。所以选项 B、C 均正确。潜伏期延长不是剖宫产的指征。所以选项 D 错误。由于难以确定准确的临产时间而使潜伏期延长的诊断很困难。所以选项 E 正确。因此本题的正确答案为 D。

6. D 产妇对分娩有恐惧、紧张等精神心理障碍使大脑皮质功能紊乱，待产时间久、过于疲劳、睡眠减少、体力过多消耗、膀胱过度充盈、水及电解质紊乱，均可导致原发性宫缩乏力。所以选项 A、B 均正确。任何影响子宫肌纤维正常收缩能力的因素，如子宫肌纤维过度伸展（如羊水过多、巨大胎儿、多胎妊娠等）、子宫畸形、子宫肌瘤、子宫腺肌症、经产妇、高龄产妇等均可导致子宫收缩乏力。所以选项 C 正确，选项 D 错误。在产程早期大剂量使用宫缩抑制剂及解痉、镇静、镇痛剂，可直接抑制子宫收缩。所以选项 E 正确。因此本题应选 D。

7. B 协调性子宫收缩乏力的特点为：宫缩的节律性、对称性和极性均正常，仅收缩力弱，宫缩 <2 次/10 分钟，持续时间短，间歇期较长。所以选项 B 正确。不协调性子宫收缩乏力的表现特点为宫缩失去正常的节律性、对称性，尤其是极性。所以选项 A 错误。不协调性子宫收缩乏力产妇可出现持续性腹痛、腹部拒按、烦躁不安，严重时可出现水及电解质紊乱、尿潴留、肠胀气、胎盘-胎儿循环障碍及静息宫内压升高，胎心异常。所以选项 C 错误。对于协调性宫缩乏力，如果需要增加宫缩力量，可以考虑使用静脉点滴缩宫素。所以选项 D 错误。对潜伏期出现的宫缩乏力可用强镇静剂如哌替啶 100mg 或吗啡 10mg 肌内注射。所以选项 E 错误。因此本题的正确答案为 B。

8. C 不协调性子宫收缩乏力又称高张性子宫收缩乏力。表现特点为宫缩失去正常的节律性、对称性，尤其是极性，宫缩的兴奋点来自子宫下段一处或多处，节律不协调、高频率的宫缩波自下而上扩散，不能产生向下的合力，致使宫缩时宫底部较子宫下段弱，宫缩间歇期子宫不能很好地松弛，使宫口扩张受限，胎先露不能如期下降，为无效宫缩。产妇可出现持续性腹痛、腹部拒按、烦躁不安，严重时可出现水及电解质紊乱、尿潴留、肠胀气、胎盘-胎儿循环障碍及静息宫内压升高，胎心异常。不协调性宫缩乏力易发生胎儿窘迫；产程延长会增加手术助产机会，易导致新生儿窒息、产伤、颅内出血及吸入性肺炎等。给予哌替啶 100mg 或吗啡 10mg 肌内注射，经充分休息多可恢复为协调性子宫收缩。所以选项 C 正确。

9. A 原发性宫缩乏力是产程早期出现的宫缩乏力；继发性宫缩乏力是指产程早期宫缩正常，在进展到第一产程活跃期后期或第二产程后宫缩强度减弱，使产程延长或停滞，多伴有胎位或骨盆异常。协调性宫缩乏力多为继发性宫缩乏力。原发性宫缩乏力引起潜伏期延长，继发性宫缩乏力可导致第一、二产程延长或停滞。所以选项 A 正确。

10. E 产妇持续腹痛，烦躁不安，精神疲惫是不协调性宫缩乏力的表现，不是急产的表现。所以选项 A 错误。有急产史、分娩时加强宫缩药物使用不当可引起急产，与人工流产史无关。所以选项 B 错误。初产妇总产程 <3 小时分娩者称为急产。所以选项 C 错误。急产常引起软产道裂伤、子宫破裂、羊水栓塞等并发症，不发生胎盘剥离不全。所以选项 D 错误，选项 E 正确。因此本题应选 E。

11. A 子宫痉挛性狭窄环的特点是子宫局部平滑肌呈痉挛性不协调性收缩，形成环状狭窄，持续不放松。多因精神紧张、过度疲劳和不适当使用缩宫剂或粗暴实施阴道内操作所致。狭窄环位于胎体狭窄部及子宫上下段交界处如胎儿颈部、腰部，不随宫缩上升。产妇可出现持续性腹痛，烦躁不安，胎心时快时慢，宫颈扩张缓慢，胎先露部下降停滞。经阴道内触诊，可扪及子宫腔内有一坚硬而无弹性环状狭窄。所以选项 A 正确。

12. A 子宫收缩过强可导致急产，以及产道不适应而引起产道裂伤，同时也可导致羊水栓塞及胎儿窘迫。A 项，胎盘滞留是子宫收缩乏力所致。

13. A 骶耻外径正常值为 18~20cm，此径线可以间接推测骨盆入口前后径的宽度。单纯扁平骨盆是指骨盆入口平面前后径短而横径长，行骨盆外测量时，骶耻外径小于正常值。

14. A 骨盆入口平面狭窄时，胎先露部受阻于骨盆入口，易衔接失败，引起胎儿宫内窘迫。

15. E 骨盆出口平面狭窄阴道试产应慎重。坐骨结节间径与出口后矢状径之和＞15cm，多数可经阴道分娩，有时需行产钳助产或胎头吸引术助产。若两者之和≤15cm，足月胎儿不易经阴道分娩，应行剖宫产术。所以选项A错误。胎头衔接后下降至中骨盆平面时，由于中骨盆横径狭窄致使胎头内旋转受阻，双顶径受阻于中骨盆狭窄部位，导致持续性枕后（横）位。所以选项B、C均错误。胎头高于耻骨联合平面为胎头跨耻征阳性，表示头盆不称（CPD）。所以选项D错误。骨盆狭窄是构成难产的主要原因之一，是导致正常足月胎儿分娩异常的重要因素。而骨盆狭窄与胎位异常、产力异常又是互相影响的。所以选项E正确。因此本题应选E。

16. D 中骨盆狭窄时，当胎头下降达中骨盆时，由于内旋转受阻，胎头双顶径被阻于中骨盆狭窄部位之上，常出现持续性枕横位或枕后位。

17. C 骨盆入口狭窄影响胎先露部衔接，容易发生胎位异常，导致继发性宫缩乏力（选项E），产程延长或停滞；骨盆入口狭窄使胎膜早破（选项A）、脐带先露（选项D）及脐带脱垂（选项B）机会增多。中骨盆平面狭窄影响胎头内旋转（选项C），容易发生持续性枕横位或枕后位。所以选项C符合题意。

18. A 男型骨盆入口面呈鸡心形或楔形，两侧壁内聚，耻骨弓小，坐骨棘突出，坐骨切迹窄，坐骨棘间径小于9cm，骶骨下1/3向前倾，使出口面前后径缩短，故骨盆前后壁也内聚，形成所谓漏斗型骨盆。

19. C 漏斗型骨盆状似漏斗。特点是中骨盆及骨盆出口平面均明显狭窄，坐骨切迹宽度（骶棘韧带宽度）＜2横指，耻骨弓角度＜90°，坐骨结节间径加出口后矢状径＜15cm，常见于男型骨盆。所以选项C正确。

20. A 骨盆入口平面狭窄分为绝对性骨盆入口狭窄和相对性骨盆入口狭窄。相对性骨盆入口狭窄可在严密监护下进行阴道试产。所以选项A正确。扁平骨盆的入口横径大于入口前后径，入口前后径小于10cm。所以选项B错误。孕妇排空膀胱，仰卧位两腿伸直，手压耻骨联合上方浮动的胎头，若胎头低于耻骨联合平面，表示胎头可以入盆，头盆相称，称为跨耻征阴性；若胎头高于耻骨联合平面，表示头盆明显不称，称为跨耻征阳性。所以选项C错误。中骨盆平面狭窄主要导致胎头俯屈及内旋转受阻，易发生持续性枕横位或枕后位。所以选项D错误。当出口横径稍短，而出口横径与后矢状径之和大于15cm时，一般正常大小胎儿可以通过后三角区经阴道娩出。所以选项E错误。因此本题应选A。

21. A 骨盆外形正常，骨盆三个平面径线均比正常值小2cm或更多，称为均小骨盆，多见于身材矮小、体形匀称的女性。此型骨盆虽各个径线稍小，若胎儿小，产力好，胎位及胎心正常，头盆相称，可阴道试产；若

胎儿较大，合并头盆不称或者出现胎儿窘迫征象者，应行剖宫产术。所以选项A错误。

22. C 检查头盆是否相称的具体方法：嘱孕妇排空膀胱后仰卧，两腿伸直，检查者一手放在耻骨联合上方，另一手将胎头向盆腔方向推压。①胎头跨耻征阴性：胎头低于耻骨联合平面，提示胎头已衔接入盆；②胎头跨耻征可疑阳性：胎头与耻骨联合平面在同一平面，提示可疑头盆不称；③胎头跨耻征阳性：胎头高于耻骨联合平面，表示头盆不称（CPD）。所以选项C正确。

23. E 持续性枕后位是指胎儿头位在分娩过程中一直保持在枕后位（后枕骨位于母体仰卧位的后方）。若持续性枕后位第二产程进展缓慢，初产妇已近2小时，经产妇已近1小时，应行阴道检查确定胎方位。若S≥+3（双顶径已达坐骨棘及以下）时，可先徒手将胎头枕部转向前方或用胎头吸引器（或产钳）辅助将胎头转至枕前位后阴道助产。若转成枕前位困难，亦可向后转至正枕后位产钳助产。所以选项E是最正确的。

24. B 胎先露下降受阻通常是由于骨盆狭窄、胎位异常、子宫收缩乏力或胎头过大或胎儿畸形所引起的。与胎膜早破无关。

25. C 枕横位入盆的胎头侧屈以其前顶骨先入盆，称为前不均倾位。所以选项A正确。前不均倾位易发生在头盆不称、骨盆倾斜度过大、腹壁松弛时。所以选项B正确。阴道检查可见：胎头矢状缝与骨盆入口横径方向一致，矢状缝向后移靠近骶岬侧。所以选项C错误，选项D正确。后顶骨的大部分尚在骶岬之上，致使盆腔后半部空虚。所以选项E正确。因此本题应选C。

26. E 臀先露是最常见且容易诊断的胎位异常，以骶骨为指示点，有骶左（右）前、骶左（右）横、骶左（右）后6种胎位。

27. D 臀先露是异常胎位中最常见的一种，以骶骨为指示点。临床上可分为单臀先露（腿直臀先露）、完全臀先露（混合臀先露）和不完全臀先露。单臀先露最多见，是指胎儿双髋关节屈曲，双膝关节伸直，先露部位为胎儿臀部。

28. E 臀先露若未衔接，在耻骨联合上方触到不规则、软而宽的胎臀，胎心在脐左（右）上方胎背侧听得最清楚。衔接后，胎臀位于耻骨联合之下，胎心听诊以脐下最明显。

29. A 臀先露阴道分娩，脐部娩出后一般应于8分钟内结束分娩。

30. D 臀先露是指胎儿的臀部朝下，胎头朝上，胎体纵轴与母体纵轴平行。所以选项A错误。妊娠34周前如果发现胎位异常，应及时采取纠正措施，以避免在分娩时出现并发症。所以选项B错误。臀先露胎心最清楚的位置应该在下腹部，而不是脐下。所以选项C错误。

完全臀先露是指胎儿双髋关节及膝关节均屈曲。所以选项 E 错误。当胎臀自然娩出至脐部后，胎肩及后出胎头由接产者协助娩出。脐部娩出后，一般应在 2~3 分钟娩出胎头，最长不能超过 8 分钟。所以选项 D 正确。因此本题应选 D。

31. C 臀先露对胎儿预后最差的是单足先露。足先露是较为危险的产式，在临床中发生概率较低，足先露时，脐带可能会顺着小脚脱落下来，子宫收缩过程中会挤压脐带导致新生儿窒息，如果不及时处理，会危及胎儿生命。

32. E 四步触诊法可以通过触诊判定胎产式、胎先露、胎方位、胎先露是否衔接、子宫大小是否与孕周相符，并估计胎儿的大小和羊水量的多少。触诊不能确定诊断时，可进行肛诊协助诊断。在肛诊中，医生可以通过触摸胎儿的臀部或股骨来进一步确定胎位。所以选项 E 正确。子宫通常呈纵椭圆形。所以选项 A 错误。第三步触诊时应该感觉到胎头的硬骨性部分，而不是浮球感。所以选项 B 错误。胎体纵轴与母体纵轴应该一致，胎儿的头朝向母体的头部。所以选项 C 错误。子宫底部触诊时应该感觉到圆而硬的胎头，而不是胎臀。所以选项 D 错误。因此，本题的正确答案为 E。

33. D 肩难产时，最常用的助产措施是屈大腿法。即产妇双手抱大腿或抱膝，尽力屈曲大腿，使双大腿紧贴腹壁，以减少腰骶段脊柱的弯曲度，缩小骨盆倾斜度，升高耻骨联合以增大出口平面，有助于嵌顿耻骨后的前肩自然松解。此法简单有效，无需加用其它特殊手法前肩即可娩出。

34. A 如果胎儿出现横位，没有及时处理，就会导致脐带脱垂，胎死宫内。严重的会导致子宫破裂，使产妇受到更大的生命威胁，出现大出血的现象。

35. B 从活跃期起点（4~6cm）至宫颈口开全称为活跃期。产妇宫口开大 6cm，进入活跃期。当破膜且宫颈口扩张 ≥6cm 后，若宫缩正常，宫颈口停止扩张 ≥4 小时；若宫缩欠佳，宫颈口停止扩张 ≥6 小时称为活跃期停滞。

36. C 根据题干所述情况，初产妇宫口开全 3 小时，先露头达坐骨棘下 2cm，枕后位，胎心 122 次/分。此时，选择行会阴侧切术，产钳助娩是安全有效的方式，也是最恰当的分娩方式。会阴侧切可以扩大产道，减少胎头通过会阴部位时的挤压力度，减少会阴撕裂的发生率。而使用产钳可以辅助胎儿顺利通过产道，促进分娩的顺利进行。所以选项 C 正确。产妇胎心正常，表明胎儿尚未处于严重缺氧或窘迫状态，不需要进行急诊剖宫产（选项 A 错误）。静脉点滴缩宫素（选项 B 错误）虽然可以加速宫口扩张，但对胎位异常无影响，也不能代替合适的分娩方式。等待胎头自然旋转后阴道助产（选项 D

错误）可能需要时间较长，产程过程中母体和胎儿都可能存在风险。静脉高营养（选项 E 错误）对分娩方式并没有帮助。

37. E 题中情况符合不协调性子宫收缩乏力，处理原则是调节子宫收缩，使其恢复正常节律性及极性。应给予适量镇静药物，如哌替啶 100mg 或吗啡 10mg 肌注（限于估计胎儿在 4 小时内不会娩出者），或安定 10mg 缓慢静推，使产妇熟睡一段时间，醒后多能恢复协调性子宫收缩，使产程得以顺利进展。需要注意的是，在未恢复协调性子宫收缩前，禁用缩宫素，以免加重病情。

38. A 产妇的宫缩已经持续了 8 个小时，近 1 小时宫缩时腹痛剧烈，但宫缩间歇期子宫放松不佳。这些表现提示产妇的子宫收缩不够协调，导致宫口开口进展缓慢。所以选项 A 正确。其他选项如宫颈扩张活跃期停滞、子宫痉挛性狭窄环、持续性枕后位和先兆子宫破裂在这种情况下均不太可能。

39. E 若胎儿已娩出 30 分钟，胎盘仍未排出，出血不多时，应注意排空膀胱，再轻轻按压子宫及静注子宫收缩剂后仍不能使胎盘排出时，再行手取胎盘术。切忌在胎盘尚未完全剥离时用手按揉、下压宫底或牵拉脐带。产妇出现子宫痉挛性狭窄环，会表现为持续性腹痛。故在徒手取胎盘前应肌内注射镇痛剂。

40. B 根据该孕妇宫缩 10 小时，宫缩时按压宫体出现凹陷，考虑是协调性宫缩乏力。由于宫口开大 4cm，胎膜未破，可先给予人工破膜促进胎头进入骨盆。

41. A 该产妇坐骨结节间径 <8cm、耻骨弓 <90°，可诊断为漏斗型骨盆，坐骨结节间径 7cm 加后矢状径 6.5cm = 13.5cm，Ⅱ级骨盆出口平面狭窄相对性狭窄，不应进行阴道试产，足月胎儿不易经阴道分娩，应行剖宫产术结束分娩。所以选项 A 正确。

42. D 题中患者对角径为 10.5cm，属于相对性骨盆入口狭窄（选项 A 正确），胎儿大小适宜，产力、胎位及胎心均正常者，可在监护下行阴道试产（选项 B 正确）。试产可等到宫口扩张至 4cm 以上。胎膜未破者可在宫口扩张 ≥3cm 时行人工破膜（选项 C 正确）。若破膜后宫缩较强，产程进展顺利，多数能经阴道分娩。试产中若出现宫缩乏力，可用缩宫素静脉滴注（选项 D 错误）。试产后胎头仍迟迟不能入盆，宫口扩张停滞或出现胎儿窘迫，应行剖宫产术（选项 E 正确）。故答案应选 D。

43. E 头高浮而无法衔接入盆，枕左前位时，一般可采用加强宫缩，使其自然转位，但必须是骨盆正常，头盆相称，但产妇"对角径 <11.5cm"系骨盆入口平面狭窄，阴道分娩的难度明显增加。所以，患者应行剖宫产。

44. E 结合病史，查体，考虑横位，子宫破裂，应立即行剖宫产术。

45. E 忽略性横位胎儿已死不宜做内倒转术，如宫颈口开全，在麻醉下行断头术。

46. C 小囟门在母体右侧称为枕右横位，枕横位入盆的胎头侧屈以其前顶骨先入盆，即为前不均倾位。矢状缝向后靠近骶岬，盆腔后部空虚，因后顶骨大部分尚在骶岬以上，这也是前不均倾位的检查表现。所以选项 C 正确。

47. E 臀先露的胎体纵轴与母体纵轴平行，称为纵产式。所以选项 A 错误。臀先露胎儿的臀部朝向宫口，腰部以上在子宫内，而腰部以下突出于骨盆口，因此胎心最清楚的位置应该在下腹部，而不是脐下，所以选项 B 错误。依据骶骨在母体所处的位置，可将臀位分为左、右和横 3 种类型，但题干中未提及具体的方向，因此无法确定是否为右骶后位。所以选项 C 可排除。完全臀位是指胎儿双髋关节及膝关节均屈曲，先露为胎儿臀部及双足。所以选项 D 错误。在宫口扩张、胎膜破裂的情况下，扪到胎足时可以通过区别胎手的方式来判断胎方向，可以帮助医生确定是否为臀位孕妇。所以选项 E 正确。故本题的正确答案为 E。

二、多选题

48. ABCDE 子宫收缩乏力常见的原因：（1）子宫肌源性因素：子宫畸形、子宫肌纤维过度伸展（如巨大胎儿、双胎妊娠、羊水过多等）、高龄产妇、经产妇、有宫内感染或子宫肌瘤等因素，影响子宫收缩的对称性及极性；（2）头盆不称或胎位异常；（3）内分泌失调；（4）精神源性因素；（5）药物因素。

49. ACD 不协调性宫缩乏力，使宫腔内压力处于高张状态，子宫收缩缺乏节律性、对称性和极性。子宫收缩的兴奋点发自子宫的某处、多处或子宫两角的起搏点不同步，宫缩的极性倒置，此起彼伏的收缩，导致宫缩间歇期子宫壁也不能完全放松，宫缩后腹痛也不能完全缓解。产妇往往自觉宫缩强，腹痛剧烈，拒按，精神紧张，体力衰竭。由于宫缩的极性异常，影响子宫平滑肌有效的收缩和缩复，不能使宫口扩张和胎先露下降，属于无效宫缩，故又称为高张性子宫收缩乏力。多发生于潜伏期。由于存在胎儿—胎盘循环障碍，一般都有胎儿宫内窘迫的发生。所以选项 ACD 正确。

50. ABCD 协调性子宫收缩过强可致产妇急产、软产道裂伤和子宫破裂。形成子宫痉挛性狭窄环或强直性子宫收缩时，可致产程异常、胎盘嵌顿、产后出血、产褥感染及手术产的概率增加。所以选项 ABCD 正确。胎儿窘迫属于协调性子宫收缩过强对胎儿的影响。

51. BCDE 骨产道异常对母体的损害：若为骨盆入口平面狭窄，容易发生胎位异常，引起继发性子宫收缩乏力，导致产程延长或停滞。若中骨盆平面狭窄，容易发生持续性枕横位或枕后位。胎头长时间嵌顿于产道内，压迫软组织引起局部缺血、水肿、坏死、脱落，于产后形成生殖道瘘；胎膜早破及手术助产增加感染机会。

52. ABCD 骨产道异常对胎儿及新生儿的损害：头盆不称容易发生胎膜早破、脐带脱垂，导致胎儿窘迫，甚至胎儿死亡；产程延长，胎头受压，缺血缺氧容易发生颅内出血；产道狭窄，手术助产机会增多，易发生新生儿产伤及感染。

53. ABC 持续性枕后位的胎头常于临产后才衔接，如头盆稍有不称，则可不衔接，使潜伏期延长。所以选项 A 正确。由于胎头不能衔接于子宫颈，常伴有宫缩乏力使子宫颈扩张缓慢，活跃期延长。所以选项 B 正确。枕后位胎儿枕骨压迫直肠，故子宫颈口未开全产妇就有肛门下坠及排便感，如产妇过早使用腹压，可引起宫颈前唇水肿和产妇疲劳，影响产程进展。所以选项 C 正确。肛查枕后位时盆腔后部空虚，前部饱满。所以选项 D 错误。阴道检查可发现胎头的矢状缝和母亲骨盆的斜径相一致，前囟在其前端，后囟在后端。所以选项 E 错误。因此题的正确答案为 ABC。

54. ABD 枕横位入盆的胎头侧屈以其前顶骨先入盆，称为前不均倾位。易发生在头盆不称、骨盆倾斜度过大、腹壁松弛时。所以选项 A 正确。临床表现为胎头下降停滞，产程延长。若膀胱颈受压于前顶骨与耻骨联合之间，产妇过早出现排尿困难、尿潴留等。所以选项 B 正确，选项 C 错误。临产早期可在耻骨联合上方扪及胎头顶部。所以选项 D 正确。随前顶骨入盆，后顶骨不能入盆，胎头折叠于胎肩后方，在耻骨联合上方不易触及胎头，造成胎头已经衔接入盆的假象。所以选项 E 错误。因此本题应选 ABD。

55. ABCE 胎儿活动空间过大或受限均可导致臀先露。双胎及多胎妊娠时，发生率远高于单胎妊娠。羊水过多及羊水过少时，胎儿发育异常，亦可因胎儿活动范围过大或受限而使臀先露发生率高。经产妇腹壁过于松弛或子宫畸形如单角子宫、纵隔子宫等，胎儿活动受限，脐带异常过短尤其合并胎盘附着宫底或一侧宫角以及前置胎盘等，多可合并臀先露。盆腔肿瘤（如子宫下段或宫颈肌瘤等）、骨盆狭窄阻碍产道时，也可导致臀先露。原发性宫缩乏力与臀先露无关。所以本题应选 ABCE。

56. BCDE 由于胎臀，尤其不完全臀先露，先露部分形状不规则，不能像胎头那样紧贴子宫下段和宫颈内口，常留有空隙，容易发生胎膜早破。临产后可发生宫缩乏力，使产程延长，产后易发生产后出血。所以选项 A 正确。单臀先露又称腿直臀先露，是最多见的臀先露类型。所以选项 B 错误。臀先露引起胎膜早破易致早产，脐带脱垂发生率高，脐带受压可致胎儿窘迫甚至死亡。早产发生率高于足月产。所以选项 C、E 错误。枕前位比臀位更利于完成分娩机转，易于分娩，死亡率也低于臀位。所以选项 D 错误。因此本题应选 BCDE。

57. BCDE　肩难产时，会阴后斜切开应足够大，并加用麻醉，同时做好新生儿复苏的准备。所以选项 A 错误。肩难产可能导致新生儿窒息或其他紧急情况，因此需要立即进行新生儿复苏，确保婴儿的生命安全。所以选项 B 正确。肩难产可能导致产道裂伤，包括会阴撕裂等，需要认真检查并及时处理，以避免感染和其他并发症。所以选项 C 正确。肩难产可能导致子宫出血的风险增加，需要采取预防措施，如及时催产素注射、子宫按摩等，以减少产后出血的发生。所以选项 D 正确。肩难产后，产妇的产褥期护理非常重要，需要保持产褥期卫生，避免感染的发生，如定期更换卫生巾、保持外阴清洁等。所以选项 E 正确。因此本题应选 BCDE。

三、共用题干单选题

58. C　该产妇"宫口开大 6cm，宫缩转弱，3 小时后，肛查见宫口仍开大 6cm"即宫颈口不再扩张达 4 小时以上，为活跃期停滞。

59. B　产妇潜伏期及活跃期早期进展顺利，宫口开大 6cm，宫缩转弱，4 小时后，肛查见宫口仍开大 6cm，S^{-2}。这是由于内旋转受阻，胎头双顶径被阻于中骨盆狭窄部位之上，出现持续性枕横位或枕后位。同时出现继发性宫缩乏力，活跃期停滞。这是中骨盆平面狭窄的临床表现。

60. A　中骨盆平面狭窄主要导致胎头俯屈及内旋转受阻，易发生持续性枕横位或枕后位。故首选处理方式措施是阴道检查，可经阴道徒手旋转胎头为枕前位，待其自然分娩，或行产钳或胎头吸引术助产。若胎头双顶径未达坐骨棘水平，或出现胎儿窘迫征象，应行剖宫产术结束分娩。

61. A　如果胎儿电子监测 CST 示"变异减速"，羊水 Ⅱ°污染，一般以缩宫素 2.5U 加入 5% 葡萄糖液 500ml，从 8 滴/分开始，根据宫缩强弱进行调整，对于不敏感者，可逐渐增加缩宫素剂量。

62. C　骨盆外测量：骶耻外径 18.5cm，髂前上棘间径 23cm，坐骨结节间径 7.5cm，属于漏斗型骨盆，即中骨盆平面狭窄。坐骨结节间径加出口后矢状径小于 15cm，为骨盆出口平面狭窄。因此，依据题干骨盆所测各径线判断，属于中骨盆及出口平面狭窄。

63. E　孕妇在家规律宫缩 6 小时，宫口已开 4cm，产妇屏气向下用力，根据这些病史特征可以判断此时胎儿头已经进入盆腔。根据胎方位的定义，胎儿在子宫内的位置可能分为长轴方向（胎首至臀部）、横轴方向（胎侧至胎侧）和斜轴方向（介于长轴和横轴之间）三种情况。由于此时孕妇正在进行分娩，并且需要用力顶推，因此此时胎方位应该为一种利于分娩的儿头朝下的位置，即长轴方向。除此之外，胎儿头部的位置还需要考虑其面

向母体前方或后方的情况。中骨盆及出口平面狭窄常出现持续性枕横位或枕后位。根据题干中给出的选项，只有选项 E 符合这些条件，即胎儿头部朝下、面向母体后方的位置。故本题答案为 E。

64. E　中骨盆及出口平面狭窄，出现继发性宫缩乏力，且"宫颈周边轻度水肿，人工破膜，羊水 Ⅱ°粪染"，正常足月胎头不能娩出，应行剖宫产。

65. A　在治疗低张型宫缩乏力时需要选择能够增强子宫收缩力的药物。苯巴比妥钠（选项 B）是一种镇静催眠剂，主要用于治疗癫痫、失眠等疾病，不适合增强子宫收缩力。麦角新碱（选项 C）是一种麻醉药物，可以收缩平滑肌，但由于其收缩明显也易出现心血管系统和其他系统的副作用，如引起高血压、心绞痛等不良反应，因此在临床上使用比较有限。哌替啶（选项 D）和吗啡（选项 E）可以缓解分娩疼痛，但对子宫收缩力的增强作用有限，因此这不适合作为治疗低张型宫缩乏力的首选药物。缩宫素（选项 A）是一种促进子宫收缩的激素，可以增强子宫肌肉的收缩力，并且能够提高产程进展的速度。在低张型宫缩乏力时，可以通过静脉点滴缩宫素来增强子宫收缩力，从而改善分娩进程。因此，本题答案为 A。

66. E　检查结果提示一切正常，为正常分娩过程，严密观察产程进展，无须干涉。

67. B　胎心 142 次/分，胎头已入盆 S^{+1}，孕妇自述排尿困难，检查肠胀气。此时应安慰及鼓励产妇，消除紧张情绪。可静注地西泮 10mg，使产妇镇静。

68. E　宫缩正常，胎头下降，S^{+2}，宫口开大 5cm。此时人工破膜可引起反射性子宫收缩，加速产程进展。

69. C　根据题中所述可考虑为前不均倾，胎头已较低，宫口开全 2 小时，产妇已出现体力不济征象，应以手术助产帮助尽快结束分娩。

70. B　臀先露阴道分娩的指征：①孕龄 ≥ 36 周；②单臀先露；③胎儿体重为 2500 ~ 3500g；④无胎头仰伸；⑤骨盆大小正常；⑥无其他剖宫产指征。该产妇符合此指征，最恰当的处理是密切观察下阴道分娩。

71. A　臀位阴道分娩时，第一产程产妇应侧卧休息，不宜站立走动，给予足够的水分和营养以保持较好的体力。少做肛查及阴道检查，不灌肠，尽量避免胎膜破裂。一旦破膜，应立即听胎心。所以选项 A 正确，选项 B、C 均错误。当宫缩时在阴道外口见胎足时，此时宫颈口往往仅扩张 4 ~ 5cm，不可误认为宫口已开全。所以选项 D 错误。当宫缩时用无菌巾以手掌堵住阴道口，阻止胎臀娩出，以利于宫颈和阴道充分扩张，待宫口开全、阴道充分扩张后，才能让胎臀娩出。在"堵"的过程中，应每隔 10 ~ 15 分钟听胎心一次，并注意宫颈口是否开全。不能等宫口完全开全再堵，容易引起胎儿窘迫甚至子宫

破裂。所以选项 E 错误。因此本题应选 A。

72. E 臀牵引术是胎儿全部由接产者牵拉娩出，此种手术对胎儿损伤大，一般情况下应禁止使用。

四、案例分析题

73. B 从临产规律宫缩开始至活跃期起点（4~6cm）称为潜伏期。初产妇 >20 小时、经产妇 >14 小时称为潜伏期延长。该产妇为初产妇，从临产规律宫缩开始至宫颈口扩张 3cm 时用时 21 小时，为潜伏期延长。

74. B 产妇有规律宫缩，但收缩力弱，持续时间短，间歇期长且不规律，此时为低张性子宫收缩乏力。

75. AD 协调性子宫收缩乏力的处理原则：排除了头盆不称或胎位异常，估计能经阴道分娩者，应考虑加强宫缩。①第一产程一般处理：消除产妇对分娩的顾虑和紧张情绪，指导其休息、饮食及大小便，注意补充营养

与水分，不能进食者静脉补充营养，排尿困难时应及时导尿。破膜 12 小时以上应给予抗生素预防感染。②加强子宫收缩：经上述一般处理，子宫收缩力仍弱，诊断为协调性宫缩乏力，产程无明显进展，可当宫口扩张 3cm 以上、无头盆不称、胎头已衔接而产程延缓时行人工破膜，也可用地西泮静脉注射，缩宫素静脉滴注，一般以缩宫素 2.5U 加入 5% 葡萄糖液 500ml，从 8 滴/分开始，根据宫缩强弱进行调整，对于不敏感者，可逐渐增加缩宫素剂量。

76. B 若出现频繁晚期减速，提示胎儿宫内窘迫，应行剖宫产术。

77. AD 产妇屏气标志宫口可能开全，也有可能是异常枕后位过早刺激所致。所以选项 A 错误。第三产程不超过 30 分钟。所以选项 D 错误。因此本题应选 AD。

第九章　分娩期并发症

一、单选题

1. 产后出血的定义是

  A. 产程中阴道出血量超过 500ml

  B. 在胎儿经阴道娩出后 7 天内阴道出血量超过 500ml

  C. 在胎儿经阴道娩出后 24 小时内阴道出血量超过 500ml

  D. 在胎儿经阴道娩出后 2 小时内阴道出血量超过 500ml

  E. 在胎儿经阴道娩出后 3 小时内阴道出血量超过 500ml

2. 分娩期最常见的严重并发症，且居我国产妇死亡原因之首的是

  A. 产后出血　　　　　　B. 羊水栓塞

  C. 子宫破裂　　　　　　D. 晚期产后出血

  E. 产褥中暑

3. 产后出血最常见的原因是

  A. 宫缩乏力　　　　　　B. 胎盘因素

  C. 软产道裂伤　　　　　D. 原发性血小板减少

  E. 再生障碍性贫血

4. 关于产后宫缩乏力性出血时的临床表现，正确的是

  A. 血色暗红无凝块

  B. 宫缩时出血量增多

  C. 子宫软，轮廓不清

  D. 胎儿娩出后即见血液不断流出

  E. 胎盘未剥离前即出血不止，多伴有第三产程延长

5. 导致产后出血的软产道裂伤多见于

  A. 产程延长　　　　　　B. 经产妇

  C. 胎儿前肩娩出时　　　D. 手术助产不当

  E. 会阴、阴道扩张缓慢

6. 新生女婴阴道出血常见的原因是

  A. 损伤　　　　　　　　B. 感染

  C. 赘生物　　　　　　　D. 雌激素撤退

  E. 新生儿出血疾病

7. 容易引起孕妇发生低纤维蛋白原血症的是

  A. 死胎稽留

  B. 不全流产伴休克

  C. 患再生障碍性贫血

  D. 患血小板减少性紫癜

  E. 前置胎盘大量阴道流血

8. 下列引起产后出血的病因中，易致难以控制的子宫大量出血的是

  A. 软产道裂伤　　　　　B. 双胎妊娠

  C. 胎盘剥离滞留　　　　D. 凝血功能障碍

  E. 子宫收缩乏力

9. 关于软产道裂伤，下列说法正确的是

  A. 会阴 I°裂伤仅为会阴皮肤及阴道黏膜损伤

  B. 会阴 II°裂伤包括肛门外括约肌损伤

  C. 宫颈裂伤多发生于宫颈 6 点及 12 点处

  D. 宫颈裂伤有时可上延至子宫上段、阴道穹隆

  E. 宫颈裂伤时应从裂伤的外端开始间断缝合

10. 关于新生儿头颅血肿的特点，以下说法正确的是

  A. 娩出时即存在

  B. 不越过骨缝

  C. 血液积留在先露部皮下组织

  D. 血肿处覆盖的头皮为紫蓝色

  E. 出生后 1～2 周血肿消失

11. 新生儿头颅血肿多发生的部位在

  A. 颧骨　　　　　　　　B. 顶骨

  C. 颞骨　　　　　　　　D. 枕骨

  E. 额骨

12. 子宫收缩乏力性出血最常见的止血方法是

  A. 结扎髂内动脉

  B. 髂内动脉栓塞术

  C. 子宫次全切除

  D. 按摩子宫，应用宫缩剂

  E. 结扎子宫动脉上行支

13. 产后出血应用无菌纱条止血，取出时应

  A. 先按摩子宫

  B. 给予静脉抗炎药物

  C. 结扎血管

  D. 给予止血药物

  E. 肌内注射子宫收缩药

14. 胎儿娩出 10 分钟时，产妇出现阴道流血约 200ml，用手在产妇耻骨联合上方轻压子宫下段时，外露脐带回缩。接产者的处理方式恰当的是

  A. 静注缩宫素 20U

B. 继续等待胎盘剥离

C. 按压宫底用手牵拉脐带

D. 按摩子宫刺激子宫收缩

E. 徒手剥离胎盘后取出

15. 关于胎盘滞留所致产后出血的处理方式，以下说法不正确的是

  A. 胎盘嵌顿应在全麻下取胎盘

  B. 植入性胎盘应行人工剥离术

  C. 胎盘粘连应行人工剥离术

  D. 轻牵脐带协助胎盘娩出

  E. 疑有胎盘滞留时，立即作宫腔检查

16. 难以控制并危及产妇生命的产后出血需行子宫全切术的指征为

  A. 合并中央性或部分性前置胎盘

  B. 严重的子宫收缩乏力

  C. 胎盘植入

  D. 胎盘粘连

  E. DIC

17. 羊水栓塞最早出现的症状是

  A. 急性左心衰竭   B. 急性肝功能衰竭

  C. 急性呼吸衰竭   D. 急性肾衰竭

  E. 急性 DIC

18. 羊水栓塞时羊水进入母体的途径是

  A. 下肢静脉   B. 阴道静脉

  C. 子宫静脉   D. 卵巢静脉

  E. 宫颈黏膜静脉

19. 羊水栓塞第一个阶段休克一般发生于

  A. 第一产程末、第二产程宫缩较强时

  B. 活跃期开始

  C. 潜伏期结束

  D. 临产开始

  E. 第一产程末

20. 可诊断为羊水栓塞的是

  A. 心电图示右心房、右心室扩大

  B. 下腔静脉血镜检到羊水成分

  C. 胸部 X 线片双肺有阴影

  D. 出现呼吸困难，发绀

  E. 凝血功能异常

21. 羊水栓塞患者的胸片表现为

  A. 双肺弥漫阴影，右心扩大

  B. 双肺弥漫阴影，左心扩大

  C. 双肺弥散性点片状浸润阴影，沿肺门周围分布，左心扩大

  D. 双肺弥散性点片状浸润阴影，沿肺门周围分布，

双心扩大

  E. 双肺弥散性点片状浸润阴影，沿肺门周围分布，右心扩大

22. 导致孕产妇发生右心衰竭的疾病是

  A. 妊娠合并二尖瓣狭窄 B. 羊水栓塞

  C. 产褥感染   D. 败血症

  E. 子痫

23. 病理性缩复环最常见于

  A. 枕横位   B. 枕后位

  C. 高张性宫缩乏力 D. 女性患者型骨盆

  E. 头盆不称

24. 与病理性缩复环关系最密切的是

  A. 先兆子宫破裂 B. 巨大胎儿

  C. 羊水过多   D. 胎盘早剥

  E. 双胎妊娠

25. 容易引起子宫破裂的软产道梗阻为

  A. 阴道纵隔   B. 外阴水肿

  C. 宫颈水肿   D. 宫颈坚韧

  E. 阴道壁囊肿及肿瘤

26. 关于子宫破裂，下列说法正确的是

  A. 均发生于分娩期

  B. 破裂的过程一般分为先兆子宫破裂和子宫破裂两个阶段

  C. 子宫破裂后，患者仍有阵发性腹痛，且逐渐加重

  D. 先兆子宫破裂见于宫缩乏力所致的产程延长病例

  E. 对于子宫破裂者，在纠正休克的同时，尽早行全子宫切除术

27. 子宫破裂多发生在

  A. 妊娠晚期   B. 妊娠中期

  C. 妊娠早期   D. 产褥期

  E. 分娩期

28. 先兆子宫破裂的主要表现为

  A. 子宫下段可见病理缩复环

  B. 过频的宫缩转为宫缩乏力

  C. 宫体部肌肉菲薄

  D. 不会出现血尿

  E. 胎心多无变化

29. 关于不完全性子宫破裂的临床表现，下列说法恰当的是

  A. 子宫肌层全部或部分破裂，浆膜层尚未穿破，宫腔与腹腔未相通

  B. 子宫肌层全部或部分破裂，浆膜层穿破

  C. 子宫肌层部分性破裂，宫腔与腹腔相通

D. 胎儿及附属物不在腹腔内

E. 胎心正常

30. 经产妇，32岁。胎儿分娩后，出现阴道持续出血，阴道流出约200ml鲜红色血，可自凝。产妇引起阴道流血的最可能原因为

  A. 凝血功能障碍   B. 子宫收缩乏力

  C. 胎盘部分剥离   D. 阴道静脉破裂

  E. 软产道裂伤

31. 初产妇，26岁，行胎头吸引器助产分娩一巨大儿，胎儿娩出后伴有阴道大量出血，有凝血块，出血原因可能为

  A. 软产道裂伤   B. 子宫收缩乏力

  C. 凝血功能障碍   D. 胎盘剥离不全

  E. 子宫破裂

32. 初产妇，26岁，因宫缩乏力致第二产程延长行产钳娩产，产后阴道流血量约800ml，诊为宫缩乏力所致。主要临床表现应为

  A. 胎盘娩出后出血无血块

  B. 胎盘剥离延缓而出血

  C. 胎盘未娩出时出血不止

  D. 胎儿娩出后立即出血不止

  E. 胎盘娩出后阵发性出血量多

33. 初产妇，25岁，G_1P_0，现孕29周。胎动胎心消失1周，人工破膜及缩宫素静点滴娩出一死婴，即开始不断阴道出血，经人工剥离胎盘及使用宫缩剂后仍无效果，出血不止，无凝血块。此例产后出血的原因可能为

  A. 产后宫缩乏力   B. 凝血功能障碍

  C. 子宫破裂   D. 子宫腔内感染

  E. 软产道损伤

34. 经产妇，33岁，G_3P_2，现孕40周。因臀位行臀牵引术，胎儿娩出后5分钟突发阴道多量出血约400ml。查体：血压100/60mmHg，脉率100次/分，宫底脐平，子宫轮廓清楚。应选择的处理方式是

  A. 静脉点滴缩宫素   B. 检查软产道有无损伤

  C. 纱布填塞宫腔   D. 按摩子宫

  E. 行人工剥离胎盘

35. 初产妇，25岁，行产钳助产，胎儿娩出后即出现较多的阴道流血，子宫收缩佳，质硬，最适宜的处理方式是

  A. 注射宫缩剂

  B. 注射麦角新碱

  C. 输液、输血

  D. 及时缝合会阴伤口

E. 输液、取胎盘、检查软产道，如有裂伤及时缝合

36. 新生儿，其母第二产程延长，胎头吸引器助产，产时脐带绕颈2周，Apgar评分3分，首要的措施是

  A. 面罩吸氧

  B. 口对口人工呼吸

  C. 脐静脉注射碳酸氢钠

  D. 注射呼吸中枢兴奋药

  E. 气管插管吸出黏液

37. 初产妇，29岁，现孕40周，自然临产。宫缩强，胎膜破裂后产妇突然出现咳嗽、烦躁不安，继而出现呼吸困难、昏迷。该患者最可能的诊断是

  A. 羊水栓塞   B. 胎盘早剥

  C. 子痫   D. 子痫前期

  E. 子宫破裂

38. 初产妇，22岁，现孕41周，规律宫缩8小时后宫口开大8cm，自然破裂，破膜后突然呼吸困难、发绀、血压下降。最可能的诊断是

  A. 子宫破裂   B. 胎膜早破

  C. 胎盘早剥   D. 羊水栓塞

  E. 前置胎盘

39. 初产妇，26岁，现孕37周。临产16小时，宫口1cm，以5%葡萄糖液500ml及缩宫素5单位，40～50滴/分静脉点滴，4小时后宫口开大9cm。产妇出现腹痛，呕吐，烦躁。下腹部明显压痛，子宫轮廓不清，胎心消失，阴道少量出血。最可能的诊断是

  A. 胎盘早剥   B. 前置胎盘

  C. 子宫破裂   D. 先兆子宫破裂

  E. 妊娠合并急性胰腺炎

40. 初产妇，32岁，现孕40周。临产15小时，伴排尿困难。宫底剑突下2横指，拒按，ROP位，胎心68次/分，宫口开大4cm，$S^{-1.5}$，产瘤5cm×5cm×1.5cm，儿头塑型明显，宫缩间歇时，患者呼痛不已，并于脐下2横指处可见一凹陷，其随宫缩逐渐上升，导尿发现为肉眼血尿，此种情况应诊断为

  A. 子宫痉挛性狭窄环   B. 先兆子宫破裂

  C. 低张性宫缩乏力   D. 高张宫缩乏力

  E. 子宫破裂

41. 初产妇，28岁，现孕40周。查体：头位，宫内开全2小时。胎先露最低点达S^{+2}，胎心正常，骨盆外测量正常，估计胎儿体重3800g。产妇诉下腹痛，平脐处有一环状凹陷，子宫下段有压痛，导尿有红细胞，处理方式应该是

  A. 立即产钳助产

  B. 立即胎吸助产

C. 静脉注射小剂量缩宫素

D. 继续观察 1 小时

E. 立即剖宫产

二、多选题

42. 产后出血的原因有

A. 消化道出血　　　　　B. 宫缩乏力

C. 胎盘因素　　　　　　D. 软产道损伤

E. 凝血功能障碍

43. 引起子宫收缩乏力的局部因素包括

A. 产妇肥胖或合并慢性全身性疾病

B. 子宫肌壁损伤

C. 子宫肌纤维变性

D. 产妇体力衰竭

E. 子宫过度膨胀

44. 与产后宫缩乏力性出血有关的子宫因素是

A. 胎膜早破　　　　　　B. 子宫畸形

C. 羊水过多　　　　　　D. 巨大胎儿

E. 多胎妊娠

45. 分娩过程中出现软产道裂伤的软产道通常包括

A. 阴道　　　　　　　　B. 宫颈

C. 会阴　　　　　　　　D. 子宫下段

E. 阴道穹隆

46. 导致软产道裂伤的原因有

A. 阴道手术助产　　　　B. 巨大胎儿分娩

C. 滞产　　　　　　　　D. 软产道静脉曲张

E. 软产道组织弹性差

47. 胎盘滞留的常见原因有

A. 膀胱充盈　　　　　　B. 胎盘嵌顿

C. 胎盘剥离不全　　　　D. 多次人工流产

E. 子宫畸形

48. 产后出血的治疗原则包括

A. 预防感染

B. 针对原因迅速止血

C. 补充血小板

D. 补充血容量，纠正休克

E. 立即行子宫切除术

49. 羊水栓塞的诱发因素有

A. 高龄产妇　　　　　　B. 子宫收缩过强

C. 初产妇　　　　　　　D. 经产妇

E. 子宫破裂

50. 羊水栓塞的 DIC 可以引起

A. 阴道出血　　　　　　B. 消化道出血

C. 泌尿道出血　　　　　D. 全身皮肤黏膜出血

E. 切口渗血

51. 维持羊水栓塞血流动力学稳定首选的药物有

A. 多巴酚丁胺

B. 磷酸二酯酶－5 抑制剂

C. 一氧化氮（NO）

D. 内皮素受体拮抗剂

E. 盐酸罂粟碱

52. 羊水栓塞纠正凝血功能障碍的处理原则是

A. 推荐肝素治疗

B. 积极处理产后出血

C. 及时补充凝血因子

D. 输注大量的新鲜血、血浆、冷沉淀、纤维蛋白原

E. 必要时可静脉输注氨甲环酸

53. 治疗羊水栓塞器官功能受损的对症支持治疗有

A. 神经系统保护

B. 稳定血流动力学

C. 血氧饱和度和血糖维持

D. 肝脏功能的支持

E. 血液透析的适时应用

54. 关于子宫破裂，下列说法不恰当的是

A. 出现先兆子宫破裂征象，提示宫口已开全，应行产钳术

B. 在平脐处见到缩复环，应想到子宫破裂

C. 剖宫产手术瘢痕破裂时，无先兆征象

D. 子宫破裂后继续可见子宫收缩过强

E. 因不发生胎盘早剥，胎儿极少死亡

55. 按发生子宫破裂的部位分类，可分为

A. 子宫下段破裂　　　　B. 子宫体部破裂

C. 子宫底部破裂　　　　D. 子宫颈破裂

E. 子宫峡部破裂

56. 按发生子宫破裂的原因分类，可分为

A. 原发性破裂　　　　　B. 继发性破裂

C. 外伤性破裂　　　　　D. 自发性破裂

E. 损伤性破裂

57. 与子宫破裂因素有关的是

A. 胎儿过大　　　　　　B. 头盆不称

C. 缩宫素剂量过大　　　D. 骨盆狭窄

E. 阴道助产术不当

58. 关于完全性子宫破裂的临床表现，以下叙述不正确的是

A. 产妇突然感到宫缩停止

B. 子宫出现强直性收缩

C. 出现凝血功能障碍

D. 病理性缩复环上升

E. 胎心无变化

59. 关于子宫破裂的处理方式，以下说法不正确的是

A. 子宫破裂后胎儿死亡未娩出者，如宫口已开大，应先经阴道娩出死胎

B. 破裂时间较久有感染可能者，如无子女仍可行裂伤修补术，并加用抗生素

C. 子宫破裂除可行修补术外，均应行子宫次全切除术

D. 子宫破裂发生后，立即使用缩宫素缩小破口

E. 先兆破裂应行剖宫产术

三、共用题干单选题

(60~61 题共用题干)

初产妇，24 岁，胎儿娩出后无阴道流血，胎盘娩出后阴道流血不断，时多时少。1 小时内阴道流血量超过 600ml，血压 70/50mmHg，脉搏 126 次/分。

60. 出血的原因最大可能是

A. 胎盘早剥　　　　　B. 副胎盘

C. 胎盘低置　　　　　D. 胎盘残留

E. 子宫收缩乏力

61. 紧急措施应是

A. 手入宫腔探查

B. 为宫颈裂伤，立即缝合

C. 为阴道血肿，立即处理方式

D. 检查凝血功能，并输纤维蛋白原

E. 静注麦角新碱加强宫缩

(62~64 题共用题干)

初产妇，31 岁。因"第二产程延长"，行胎头吸引助娩。胎儿体重 3800g，胎儿娩出后阴道持续出血，有凝血块。

62. 此种情况阴道出血原因最可能为

A. 子宫破裂　　　　　B. 软产道裂伤

C. 胎盘剥离不全　　　D. 凝血功能障碍

E. 产后宫缩乏力

63. 最适宜的处理方式是

A. 配血，输血

B. 注射缩宫素

C. 注射麦角新碱

D. 仔细检查宫颈、阴道，有裂伤立即缝合

E. 开放静脉通路，手取胎盘，检查软产道

64. 产后 1 小时，再次出血，血压 70/30mmHg，面色苍白，出冷汗，此种情况出血原因是

A. 胎盘剥离不全　　　B. 子宫收缩乏力

C. 凝血功能障碍　　　D. 软产道裂伤

E. 胎盘残留

(65~67 题共用题干)

初产妇，26 岁，现孕 40 周。平素健康，在家生产，胎儿娩出后随即流出大量新鲜血。新生儿体重 4000g，15 分钟后胎盘自然娩出，但一直阴道持续流血，有血块，转医院时，面色苍白，四肢凉，血压 60/40mmHg，心率 130 次/分，弱，经输血 1200ml 后，血压回升至 90/60mmHg，给予积极恰当治疗后，病情稳定，出血停止。次日查血常规，Hb 75g/L，又输同型血 800ml。

65. 此患者最可能的诊断是

A. 凝血功能障碍　　　B. 子宫收缩乏力

C. 软产道裂伤　　　　D. 胎盘滞留

E. 前置胎盘

66. 患者最可能的晚期并发症是

A. 闭经溢乳综合征　　B. 席汉综合征

C. 西蒙综合征　　　　B. 施-李综合征

E. 库欣综合征

67. 并发症最早可出现在

A. 产后 6 小时　　　　B. 产后 1 周

C. 产后 1 个月　　　　D. 产后半年

E. 产后 1 年

(68~70 题共用题干)

孕妇，31 岁，现孕 38 周，双胎。第一胎臀位脐带脱垂，臀牵引娩出。第二胎头位自娩，产后 20 分钟突然阴道出血 200ml，胎盘尚无剥离迹象。

68. 该产妇最及时的处理方式是

A. 检查软产道，除外损伤

B. 输液，静脉注射麦角新碱

C. 手取胎盘

D. 观察胎盘剥离迹象，协助胎盘娩出

E. 牵引脐带，挤压宫底，迫使胎盘娩出

69. 预防双胎产后出血最常用的方法是

A. 按摩宫底

B. 双手按摩子宫

C. 宫腔填塞纱布

D. 腹部放置沙袋

E. 第二胎前肩娩出时，静脉推注麦角新碱及肌内注射缩宫素

70. 该产妇产后 2 小时再次出血，休克，此种情况最有效的药物是

A. 麻黄素 +10% 葡萄糖液

B. 低分子右旋糖酐

C. 新鲜血

D. 706 代血浆

E. 林格液

(71～73 题共用题干)

初产妇，32 岁。宫口开全后 2 小时行会阴侧切位产钳术助产，娩出一体重 4000g 男婴，15 分钟后胎盘娩出，遂缝合侧切口。

71. 对该产妇正确的处理是

    A. 留置产房由家属陪护 24 小时

    B. 留置产房观察 1 小时

    C. 留置产房观察 2 小时

    D. 留置产房观察 3 小时

    E. 立刻送回病房由家属监护

72. 该产妇胎儿娩出 30 分钟后，阴道出现多量流血，1 小时后产妇出现心慌、气短、口渴，查体：脉搏 110 次/分，血压 90/50mmHg。面色苍白，子宫软，轮廓不清，阴道有多量血凝块。导致该产妇产后出血最可能的原因是

    A. 阴道裂伤　　　　　B. 胎盘残留

    C. 宫缩乏力　　　　　D. 凝血障碍

    E. 子宫破裂

73. 此时应立即采取的措施是

    A. 注射缩宫药物　　　B. 缝合撕裂阴道

    C. 手取残留胎盘　　　D. 缝合破裂子宫

    E. 静脉注射止血药物

(74～75 题共用题干)

初产妇，26 岁，现孕 40 周。临产后宫缩强，宫口开大 9cm 时自然破膜。破膜后不久突然发生呛咳、呼吸困难、发绀，血压测不到。

74. 最可能的诊断为

    A. 胎盘早剥　　　　　B. 羊水栓塞

    C. 子宫破裂　　　　　D. 前置胎盘

    E. 子痫

75. 此种情况应急措施首选为

    A. 立即结束分娩

    B. 静注阿托品 1mg

    C. 静注地塞米松 40mg

    D. 静脉缓注罂粟碱 90mg

    E. 加压给氧，准备气管切开

(76～79 题共用题干)

初产妇，26 岁，G_1P_0，现孕 39 周。因"阴道见红，偶感无规律宫缩，晨起后消失"入院。肛查：骨盆正常，宫颈部分消失，宫口未开，先露 $S^{-1.5}$。

76. 此种情况应采取的最适宜的处理方式是

    A. 静脉点滴缩宫素　　B. 肌内注射哌替啶

    C. 人工破膜引产术　　D. 等待自然分娩

    E. 剖宫产术

77. 该产妇因宫颈扩张活跃期延长，行缩宫素静脉点滴，点滴中突发腹痛。体脐耻间可见一凹陷，下腹拒按，胎心 110 次/分。阴道内诊：宫口开 8cm，先露 S^{+1}，LOA，骨盆正常，导尿呈血性，此例应诊断为

    A. 胎盘早剥　　　　　B. 子宫破裂

    C. 前置胎盘　　　　　D. 先兆子宫破裂

    E. 膀胱破裂

78. 此时正确的处理方式应为

    A. 给予哌替啶后继续观察产程进展

    B. 加速缩宫素静脉点滴速度

    C. 吸氧，静脉输入高张葡萄糖

    D. 施行产钳助产

    E. 施行剖宫产

79. 患者出现产后出血的最常见原因是

    A. 宫缩乏力　　　　　B. 胎盘胎膜残留

    C. 胎盘植入　　　　　D. 软产道损伤

    E. 凝血功能障碍

(80～82 题共用题干)

初产妇，32 岁，G_1P_0，现孕 40 周。临产 16 小时，因宫颈扩张活跃期停滞，宫口开大 8cm，5 小时经缩宫素静脉点滴产程无进展，基层转诊。初步诊断为"子宫破裂"。

80. 体检中最可靠的诊断依据是

    A. 胎心胎动消失

    B. 可见阴道多量鲜血流出

    C. 脐下病理缩复环随宫缩上升

    D. 子宫轮廓不清，胎体可清楚扪及

    E. 产妇疼痛难忍，呼叫，烦躁不安

81. 此种情况患者最适宜的处理方式为

    A. 迅速阴道助产娩出死胎

    B. 输血输液观察

    C. 即行阴道内诊，以明确破口部位及大小

    D. 即刻剖腹取胎，同时行子宫次全切除术

    E. 剖腹取胎后，对破口小，时间短，无感染者可行修补术

82. 为降低子宫破裂的发生率，正确的预防措施是

    A. 嵌顿性横位不应行内倒转术

    B. 头盆不称，胎位异常均可选用缩宫素

    C. 对子宫有瘢痕者，可给予阴道试产机会

    D. 子宫原先无瘢痕者，一般不会发生子宫破裂

    E. 先兆破裂一经诊断，宫口已开大者应立即行阴道助产

(83～85 题共用题干)

经产妇，32 岁，现孕 36 周。先兆子痫，单胎头位，

合并右卵巢囊肿，以前曾有外伤史，宫颈 Bishop 评分 3
分。给予米索前列醇阴道放置引产，间隔 6 小时，再次阴
道放入米索前列醇，下腹较痛，宫缩 1 ~ 2 分钟一次，持
续 50 ~ 60 秒，强度（＋），阴道出血较多，色鲜红，宫
口开大 1cm。半小时后，产妇突然自述下腹剧痛，随即面
色苍白，大汗淋漓，血压 50/30mmHg，心率 140 次/分，
弱，宫口全开，胎心无。

83. 诊断可能性最大的是

    A. 胎盘早剥　　　　　　B. 子宫破裂

    C. 卵巢囊肿扭转　　　　D. 卵巢囊肿破裂

    E. 肝破裂

84. 首选的辅助检查是

    A. 阴道检查　　　　　　B. 磁共振

    C. B 超　　　　　　　　D. X 线片

    E. CT

85. 首选的处理方式是

    A. 抢救休克，同时待死胎自然娩出

    B. 抢救休克，同时及时剖腹检查

    C. 抢救休克，同时吸引器分娩

    D. 抢救休克，同时阴道毁胎

    E. 抢救休克，同时产钳分娩

四、案例分析题

（86 ~ 89 题共用题干）

初产妇，26 岁，现孕 39 周。因"足月阴道后大量
出血 20 分钟，于 2 小时前出现阵发性下腹痛"入住一私
人医院待产。后产程进展快，于 20 分钟前顺利娩出一活
男婴，产后即出现阴道大量流血不止，达到 1000ml，于
是急诊转院。时血压 89/40mmHg，脉搏 110 次/分，神情
淡漠，口唇苍白，脉搏细弱，四肢厥冷，双肺听诊无明
显异常，心率 110 次/分，律齐，各听诊区未闻及杂音。
腹部稍膨隆，下腹部轻压痛，全腹无反跳痛及肌紧张，
肝脾肋下均未扪及。双下肢轻度水肿。

86. 该患者诊断应考虑

    A. 胎盘早剥　　　　　　B. 产后出血

    C. 失血性休克　　　　　D. 贫血

    E. 前置胎盘　　　　　　F. 羊水栓塞

    G. 子宫破裂

**87. 若追问病史，该患者系胎儿娩出后，胎盘娩出前即开
始出现阴道流出大量鲜红色的血液，并有大块血凝
块，则考虑为**

    A. 胎盘滞留　　　　　　B. 胎盘剥离不全

    C. 阴道壁严重撕伤　　　D. 凝血功能障碍

    E. 宫缩乏力　　　　　　F. 宫颈严重撕裂

    G. 子宫下段撕伤

**88. 后立即于外阴及阴道消毒下检查产道，见胎盘尚未娩
出，仍有较多鲜红色血液及血凝块自阴道内流出，右
侧阴道壁可见长约 3cm、深约 2cm 的裂伤，可见活动
性出血，部分见血凝块覆盖，子宫轮廓尚清楚，应立
即采取的处理方式方案是**

    A. 立即设法娩出胎盘

    B. 予止血剂

    C. 建立静脉通道

    D. 检查软产道

    E. 输血、补液等抗休克治疗

    F. 监测生命体征

    G. 修补软产道

**89. 若患者胎盘娩出、产道修补后仍有较多暗红色血自宫
腔内流出，此种情况检查胎盘见胎盘虽完整，但胎膜
边缘有一较粗的血管断端，且此种情况子宫轮廓不
清，此种情况应作的急处理方式是**

    A. 予止血剂　　　　　　B. 子宫缩剂

    C. 予抗生素　　　　　　D. 立即清宫

    E. 再次检查软产道　　　F. 按摩子宫

    G. 立即手术切除子宫

（90 ~ 93 题共用题干）

初产妇，25 岁，现孕 40 周。因"规律宫缩 9 小时"
入院。查体：髂棘间径 25cm，骶耻外径 20cm，坐骨结节
间径 7.5cm。枕右前位，胎心 136 次/分。肛查：宫口开
大 4cm，胎头为"0"。3 小时后产妇呼叫腹痛难忍，宫缩
1 ~ 2 分钟 1 次，持续 45 秒，胎心 106 次/分，子宫下段压
痛明显。肛查宫口开大 5cm。

90. 产程受阻的原因主要为

    A. 骨盆出口狭窄　　　　B. 骨盆入口狭窄

    C. 中骨盆狭窄　　　　　D. 扁平骨盆

    E. 漏斗骨盆　　　　　　F. 均小骨盆

91. 最可能的诊断是

    A. 不协调性子宫收缩过强

    B. 不协调性子宫收缩乏力

    C. 协调性子宫收缩过强

    D. 先兆子宫破裂

    E. 子宫破裂

    F. 重型胎盘早剥

92. 此时应立即采取的措施为

    A. 即刻做宫缩应激试验，若异常行剖宫产术

    B. 停止静滴缩宫素，继续观察产程

    C. 立即肌注哌替啶或地西泮

    D. 等待宫口开全行产钳术

    E. 立即行剖宫产术

F. 行外倒转术

93. 先兆子宫破裂的主要表现有

A. 子宫下段痉挛性狭窄环

B. 子宫病理性缩复环形成

C. 下腹部压痛

D. 胎心率改变

E. 血尿出现

F. 宫口开全

答案和精选解析

一、单选题

1. C 产后出血（PPH）是指胎儿经阴道娩出后 24 小时内出血量超过 500ml，或者剖宫产胎儿娩出后 24 小时内出血量超过 1000ml。

2. A 产后出血、羊水栓塞和子宫破裂均为分娩期并发症。晚期产后出血和产褥中暑为产褥期并发症。产后出血是分娩期最常见的严重并发症，居我国产妇死亡的原因之首。

3. A 宫缩乏力、胎盘因素、软产道裂伤、凝血功能障碍（如原发性血小板减少、再生障碍性贫血）均为产后出血的原因。其中，宫缩乏力是产后出血最常见的原因。宫缩乏力时，胎盘剥离面血窦持续开放，可在短期内大量失血。

4. C 宫缩乏力性产后出血表现为胎盘娩出后阴道流血较多，子宫软，轮廓不清。所以选项 C 正确。宫缩乏力性产后出血流出的血液能凝固，血色暗红。所以选项 A 错误。胎儿娩出后可见血液流出，但出血多为间歇性。所以选项 D 错误。宫缩差时出血多，宫缩好时出血少。所以选项 B 错误。胎盘粘连剥离后造成的产后出血多表现为第三产程延长或出血，未剥离前无出血不止。所以选项 E 错误。因此本题的正确答案为 C。

5. D 分娩过程中可能出现软产道裂伤而导致产后出血。导致软产道裂伤的原因有阴道手术助产、巨大胎儿分娩、急产、软产道静脉曲张、外阴水肿、软产道组织弹性差等。

6. D 新生女婴脱离母体环境，雌激素水平迅速下降，出现少量阴道流血。雌激素水平下降到正常，出血就停止了。

7. A 死胎时间过长稽留在宫腔内，退行性变的胎盘和羊水释放的凝血活酶进入母体循环，引起 DIC，消耗血中纤维蛋白原，容易引起低纤维蛋白原血症。

8. D 任何原发性或继发性凝血功能障碍，包括原发性血小板减少、再生障碍性贫血等内科合并症以及胎盘早剥、死胎、羊水栓塞、重度子痫前期等可引起弥散性血管内凝血（DIC），导致子宫大量出血。

9. A 会阴裂伤按程度可分为 4 度：①Ⅰ度：指会阴皮肤和阴道口黏膜撕裂，未伤及肌层，出血少；②Ⅱ度：指裂伤深达会阴体筋膜及肌层，累及阴道后壁黏膜，出血多；③Ⅲ度：指裂伤向会阴深部扩展，肛门外括约肌断裂，直肠黏膜尚完整；④Ⅳ度：指肛门、直肠、阴道完全贯通，组织损伤严重，出血量可能不多。所以选项 A 正确，选项 B 错误。宫颈裂伤常发生在宫颈 3 点与 9 点处，有时可上延至子宫下段、阴道穹隆。所以选项 C、D 错误。宫颈裂伤的处理：①裂伤 <1cm 且无活动性出血不需缝合；②裂伤 >1cm 且有活动性出血应缝合。缝合第一针应超过裂口顶端 0.5cm，常用间断缝合；③裂伤累及子宫下段，可经腹修补，缝合时应避免损伤膀胱和输尿管。所以选项 E 错误。因此本题的正确答案为 A。

10. B 头颅血肿又称骨膜下血肿，血肿位居顶骨或后顶骨，常位于一侧或两侧顶骨部，两侧同患头颅血肿者偶见之，额骨、枕骨及颞骨三处同时发生血肿者亦间或有之，由于骨膜下出血缓慢血肿，多在生后数小时或 2~3 天才明显，1 周内达最大范围，以后渐吸收缩小，血肿界限清楚不越过骨缝，有波动感，局部患处皮肤颜色无改变，个别患儿的血肿局部皮色发红。

11. B 头颅血肿属新生儿产时损伤性出血，多见于头颅顶部，血肿边缘清楚，周界不超过骨缝，局部头皮正常，波动感明显。

12. D 子宫收缩乏力性出血最常见的止血方法是按摩子宫，包括腹壁按摩宫底、腹部-阴道双手压迫子宫。按摩时配合使用宫缩剂。

13. E 产后出血应用无菌纱条止血，填塞后 24~48 小时取出，注意预防感染。取出时应肌内注射子宫收缩药。子宫收缩药是预防和治疗产后出血的一线药物。

14. E 胎盘剥离不全或胎盘粘连伴阴道流血，应徒手剥离胎盘，促进胎盘娩出，使子宫有效收缩止血。

15. B 胎盘因素引起的产后出血的处理：胎儿娩出后，疑有胎盘滞留时，可行钳刮术或刮宫术进行宫腔检查（选项 E 正确）。若胎盘已剥离则应轻牵脐带协助胎盘娩出胎盘（选项 D 正确）；若胎盘粘连，可试行徒手剥离胎盘后取出（选项 C 正确）。若剥离困难疑有胎盘植入，切忌强行剥离，根据患者出血情况及胎盘剥离面积行保守治疗或子宫切除术（选项 B 错误）。胎盘嵌顿在子宫狭窄环以上者，可在静脉全身麻醉下，待子宫狭窄环松解后再用手取出胎盘（选项 A 正确）。因此本题应选 B。

16. A 合并中央性或部分性前置胎盘是进行子宫全切术的指征之一。中央性或部分性前置胎盘是指胎盘在宫颈内口覆盖部分或全部，这会导致分娩过程中胎盘剥离不完全，产后易发生大量出血，难以控制。此时，为了止血和保护产妇的生命安全，可能需要进行子宫全切术。所以选项 A 正确。严重的子宫收缩乏力（选项 B）

是进行子宫切除术的指征，而不是子宫全切术的指征。严重的子宫收缩乏力可能导致产后出血难以控制，此时可能需要进行子宫切除术。胎盘植入（选项 C）和胎盘粘连（选项 D）也可能导致产后出血，但这些情况一般不是进行子宫全切术的直接指征。对于胎盘植入和胎盘粘连，可能需要采取其他治疗手段，如行刮宫术或保守治疗。DIC（弥散性血管内凝血）（选项 E）是一种严重的凝血功能障碍，可能导致产后出血。然而，DIC 本身不是进行子宫全切术的指征，治疗应以纠正凝血功能障碍为主。因此本题应选 A。

17. C 典型羊水栓塞以骤然出现的低氧血。30% ~ 40% 的患者会出现非特异性的前驱症状，如呼吸急促、胸痛、憋气、寒战、呛咳、头晕、乏力、心慌、恶心、呕吐、麻木、针刺样感觉、焦虑、烦躁和濒死感，胎心减速，胎心基线变异消失等。病情严重者，产妇仅惊叫一声或打一个哈欠或抽搐一下后呼吸心搏骤停，于数分钟内死亡。羊水栓塞最早出现的症状是急性呼吸衰竭。

18. E 羊水栓塞时羊水进入母体的途径：①宫颈内静脉：在产程中，宫颈扩张使宫颈内静脉有可能撕裂，或在手术扩张宫颈、剥离胎膜时、安置内监护器引起宫颈内静脉损伤，静脉壁的破裂、开放，是羊水进入母体的一个重要途径。②胎盘附着处或其附近：胎盘附着处有丰富的静脉窦，如胎盘附着处附近胎膜破裂，羊水则有可能通过此裂隙进入子宫静脉。③胎膜周围血管：如胎膜已破裂，胎膜下蜕膜血窦开放，强烈的宫缩亦有可能将羊水挤入血窦而进入母体循环。另外，剖宫产子宫切口也日益成为羊水进入母体的重要途径之一。

19. A 羊水栓塞第一产程末、第二产程宫缩较强时，发生休克。

20. B 抽取下腔静脉或右心房的血 5ml，离心沉淀后取上层物作涂片，用 Wright - Giemsa 染色，镜检发现鳞状上皮细胞、毳毛、黏液，或行苏丹Ⅲ染色寻找脂肪颗粒，可协助诊断羊水栓塞。

21. E 羊水栓塞患者 90% 可出现胸片异常。双肺出现弥散性点片状浸润影，并向肺门周围融合，伴有轻度肺不张和右心扩大。

22. B 羊水栓塞时，肺泡及毛细血管通透性增加，血浆部分渗出，导致肺间质、肺泡内水肿，肺出血，急性肺心病右侧心力衰竭，右心室扩大。

23. E 当头盆不称时，胎先露下降受阻，宫缩使子宫下段变薄而宫底更加增厚变短。两者间形成明显环状凹陷，随产程进展上升达脐平至脐上，即形成病理性缩复环。枕后位易形成宫缩乏力，一般不会形成病理性缩复环。

24. A 病理性缩复环形成是先兆子宫破裂的征象之一。先兆子宫破裂时，胎先露部下降受阻，子宫收缩过强，子宫体部肌肉增厚变短，子宫下段肌肉变薄拉长，在两者间形成病理性缩复环。随着产程进展，该环逐渐上升平脐或脐上，压痛明显。

25. E 阴道壁囊肿及肿瘤容易引起子宫破裂。阴道内肿瘤阻碍胎先露部下降而又不能经阴道切除者，应行剖宫产术。其它选项的软产道异常均可对症给予处置。

26. B 子宫破裂多发生于分娩期，部分发生于妊娠晚期。所以选项 A 错误。子宫破裂的过程一般分为先兆子宫破裂和子宫破裂两个阶段。所以选项 B 正确。完全性子宫破裂常发生于瞬间，产妇突感下腹一阵撕裂样剧痛，子宫收缩骤然停止。腹痛稍缓和后，因羊水、血液进入腹腔刺激腹膜，出现全腹持续性疼痛。所以选项 C 错误。先兆子宫破裂常见于产程长、有梗阻性难产因素的产妇。表现为子宫呈强直性或痉挛性过强收缩，产妇烦躁不安，呼吸、心率加快，下腹剧痛难忍。所以选项 D 错误。子宫破口整齐、距破裂时间短、无明显感染者，可行破口修补术。子宫破口大、不整齐、有明显感染者，应行次全子宫切除术。破口大、裂伤累及宫颈者，应行全子宫切除术。所以选项 E 错误。因此本题的正确答案为 B。

27. E 子宫破裂多发生于分娩期，部分发生于妊娠晚期。

28. A 临产后，当胎先露下降受阻时，强有力的阵缩使子宫下段被过度牵拉变薄，而子宫体部增厚变短，在两者之间形成明显的环状凹陷，称为病理性缩复环。所以选项 A 正确，选项 C 错误。先兆子宫破裂的子宫呈强直性或痉挛性过强收缩，不会转变为宫缩乏力。所以选项 B 错误。由于先露部压迫，膀胱壁充血，可出现排尿困难和血尿。所以选项 D 错误。因宫缩过强、过频，无法触清胎体，胎心率加快或减慢或听不清。所以选项 E 错误。因此本题应选 A。

29. A 不完全子宫破裂时，子宫肌层已全部或部分破裂，但浆膜层完整，宫腔与腹腔不相通，胎儿及其附属物仍在宫腔内。腹痛等症状和体征不明显，仅在不全破裂处有明显压痛。破裂口累及两侧子宫血管可致急性大出血。破裂发生在子宫侧壁阔韧带两叶之间形成阔韧带内血肿，多有胎心率异常。所以选项 A 正确。

30. E 软产道裂伤导致的出血发生在胎儿娩出后，持续不断，血色鲜红能自凝。出血量与裂伤程度以及是否累及血管相关。裂伤较深或波及血管时，出血较多。检查子宫收缩良好，仔细检查软产道可明确裂伤及出血部位。所以选项 E 正确。凝血功能障碍（选项 A）引起的阴道流血表现为胎儿娩出后阴道持续流血，且血液不凝。题中鲜血可自凝，不符合选项 A。子宫收缩乏力（选项 B）引起的阴道流血表现为胎盘娩出后阴道流血较多，子宫软，轮廓不清。题中阴道流血量 200ml，不符合选项

B。胎盘部分剥离（选项 C）引起的阴道流血多在胎儿娩出后数分钟出现，色暗红。题中血为鲜红色，不符合选项 C。阴道静脉破裂（选项 D）引起的出血一般较多，可能会有大量的血液流出。阴道流血量 200ml，不符合选项 D。

31. A 胎儿娩出后立即发生阴道流血，色鲜红，有凝血块，应考虑软产道裂伤。巨大胎儿分娩可导致软产道裂伤，如果未能及时发现，也可造成产后出血。

32. E 宫缩乏力性出血表现为胎盘娩出后阴道阵发性出血，流血较多，子宫软，轮廓不清。

33. B 患者娩出死婴后阴道持续流血，经人工剥离胎盘及使用宫缩剂后仍无效果，出血不止，无凝血块，应考虑为凝血功能障碍引起的阴道出血。凝血功能障碍引起的阴道出血表现为胎儿娩出后阴道持续流血，且血液不凝。

34. E "胎儿娩出后 5 分钟突发阴道多量出血约 400ml" 符合人工胎盘剥离术的适应证。现阴道出血量达 400ml，且子宫轮廓清楚，说明宫缩良好，若胎盘未完全剥离而出血多时，应行手取胎盘术。故此时最紧急的处理方式是行人工胎盘剥离术，取出滞留于宫腔内的胎盘。

35. E 患者胎儿娩出后即出现较多阴道流血，考虑产钳助产后软产道发生损伤几率较高，现宫缩佳，应对症积极处理：输液、取胎盘、检查软产道，如有裂伤及时缝合。

36. E Apgar 评分 0 ~ 3 分为重度窒息，表明缺氧严重需紧急抢救，首先需要进行的就是通畅呼吸道，吸尽呼吸道分泌物，保持呼吸道通畅。

37. A 羊水栓塞的患者多有下列诱因：高龄初产、经产妇、宫缩过强、急产、胎膜早破、前置胎盘、子宫破裂、剖宫产等。羊膜腔压力过高，血管开放，胎膜破裂，使羊水进入母血循环。羊水栓塞起病急，其主要症状有：呼吸困难、发绀、出血和昏迷。

38. D 羊水栓塞是分娩过程中，羊水及其内容物进入母血循环，形成肺栓塞、休克、凝血障碍以及多脏器功能衰竭的严重综合征。突发性呼吸困难、发绀、血压下降为肺栓塞的典型表现，因此患者考虑诊断为羊水栓塞。

39. C 完全性子宫破裂时，子宫肌层及浆膜层全部破裂，宫腔与腹腔相通。产妇常感撕裂状剧烈腹痛，子宫收缩消失，疼痛缓解，但随血液、羊水及胎儿进入腹腔，很快出现严重的腹膜刺激征及失血性休克征兆。伴子宫颈撕裂或延及下段者可出现少量阴道出血。阴道检查：可见鲜血流出，已扩张的宫颈口回缩，先露部上升。若破裂口位置较低，可自阴道扪及子宫下段裂口。腹部检查：全腹有压痛和反跳痛，在腹壁下可清楚扪及胎体，在胎儿侧方可扪及缩小的宫体，胎动和胎心消失。该产

妇符合子宫破裂的征象，故最可能的诊断是子宫破裂。

40. B 该患者有病理性缩复环形成、下腹部压痛、胎心率改变以及肉眼血尿的表现，这是先兆子宫破裂的 4 个征象。先兆子宫破裂常见于产程长、有梗阻性难产因素的产妇。

41. E 该产妇宫口开全 2 小时，先露仍高，已经有血尿和病理性缩复环，可能存在相对头盆不称，有子宫破裂的危险，应行剖宫产结束分娩。

二、多选题

42. BCDE 产后出血的原因：①宫缩乏力：是产后出血最常见原因。②软产道裂伤。③胎盘因素：胎盘滞留、胎盘植入、胎盘部分残留。④凝血功能障碍。以上 4 大因素可单独存在，也可两个或两个以上的因素合并存在。

43. BCE 子宫收缩乏力的常见因素有：（1）全身因素：产妇精神过度紧张，对分娩恐惧，体质虚弱，高龄，肥胖或合并慢性全身性疾病等。（2）产科因素：产程延长使体力消耗过多；前置胎盘、胎盘早剥、妊娠期高血压疾病、宫腔感染等。（3）子宫因素：①子宫过度膨胀（如多胎妊娠、羊水过多、巨大胎儿）；②子宫肌壁损伤（剖宫产史、肌瘤剔除术后、产次过多等）；③子宫病变（子宫肌瘤、子宫畸形、子宫肌纤维变性等）。（4）药物因素：临产后过多使用镇静剂、麻醉剂或子宫收缩抑制剂等。

44. BCDE 参见上一题解析。

45. ABC 分娩过程中可能出现软产道裂伤而导致产后出血，软产道裂伤包括会阴、阴道和宫颈，严重裂伤者可达阴道穹隆、子宫下段甚至盆壁，导致腹膜后或阔韧带内血肿，甚至子宫破裂。

46. ABDE 导致软产道裂伤的原因有阴道手术助产、巨大胎儿分娩、急产、软产道静脉曲张、外阴水肿、软产道组织弹性差等。

47. ABC 胎盘多在胎儿娩出后 15 分钟内娩出，若 30 分钟后仍不排出，称为胎盘滞留。胎盘滞留将导致出血。常见原因有：①膀胱充盈：使已剥离胎盘滞留宫腔；②胎盘嵌顿：宫颈内口肌纤维出现环形收缩，使已剥离的胎盘嵌顿于宫腔；③胎盘剥离不全。所以选项 ABC 正确。

48. ABD 产后出血处理原则是针对病因迅速止血，补充血容量，积极进行对失血性休克的处理，应用抗生素控制感染。

49. ABDE 高龄初产、经产妇、宫颈裂伤、子宫破裂、羊水过多、多胎妊娠、子宫收缩过强、急产、胎膜早破、前置胎盘、子宫破裂，剖宫产和刮宫术等可能是羊水栓塞的诱发因素。

50. ABCDE 羊水栓塞的 DIC 阶段主要表现为大量阴

道流血、血液不凝固，切口及针眼大量渗血，全身皮肤黏膜出血，有时可有消化道或泌尿道大量出血，出现呕血、便血及血尿等。

51. AB　羊水栓塞初始阶段表现为肺动脉高压和右心功能不全。多巴酚丁胺、磷酸二酯酶–5抑制剂兼具强心和扩张肺动脉的作用，是治疗的首选药物。所以选项 AB 正确。

52. BCDE　羊水栓塞纠正凝血功能障碍包括：①应积极处理产后出血；②及时补充凝血因子包括输注大量的新鲜血、血浆、冷沉淀、纤维蛋白原等，必要时可静脉输注氨甲环酸；③肝素治疗羊水栓塞 DIC 的争议很大，由于 DIC 早期高凝状态难以把握，使用肝素治疗弊大于利，因此不推荐肝素治疗。所以选项 BCDE 正确。

53. ABCDE　羊水栓塞器官功能受损的对症支持治疗包括神经系统保护、稳定血流动力学、血氧饱和度和血糖维持、肝脏功能的支持、血液透析的适时应用、积极防治感染、胃肠功能维护等。

54. ABDE　在子宫破裂发生时，通常会出现先兆子宫破裂征象，如突然剧烈的腹痛、腹部紧张和胎儿心率异常等，但此时宫口并不一定已经开全。应立即采取紧急措施，如剖宫产。所以选项 A 错误。在子宫破裂发生时，缩复环可能无法形成或不明显，因此不能仅凭缩复环的存在与否来判断子宫破裂。所以选项 B 错误。在剖宫产手术后，如果瘢痕部位发生裂开，通常没有先兆征象，如先兆子宫破裂征象。因此，对于剖宫产手术后的瘢痕破裂，需要高度警惕，进行仔细观察和及时处理。所以选项 C 正确。子宫破裂后，子宫通常无法正常收缩，因为破裂导致了子宫壁的完整性丧失。所以选项 D 错误。子宫破裂可能导致胎盘剥离，这会导致胎儿缺氧和死亡的风险增加。因此，子宫破裂对胎儿的生命和健康构成严重威胁。所以选项 E 错误。因此本题应选 ABDE。

55. AB　子宫破裂按发生时间分为妊娠期破裂和分娩期破裂，按原因分为自发性破裂和损伤性破裂，按发生部位分为子宫体部破裂和子宫下段破裂，按破裂程度分为完全性破裂和不完全性破裂。破裂的过程一般分为先兆破裂和破裂两个阶段。

56. DE　参见上一题解析。

57. BCDE　子宫破裂的病因：（1）胎儿先露部下降受阻：由于骨盆狭窄、头盆不称、胎位异常、胎儿畸形等造成梗阻性难产，使胎儿先露部下降受阻，子宫下段过度扩张变薄，导致子宫下段破裂。此外，阴道瘢痕造成狭窄、盆腔肿瘤嵌顿于先露部也可造成胎儿先露部下降受阻。（2）瘢痕子宫：较常见的原因。既往有子宫肌瘤剔除、剖宫产（特别是古典式剖宫产）等手术史的孕产妇，在妊娠晚期或临产后，由于子宫腔内压力增大或子宫收缩，可使原有切口瘢痕破裂，甚至自发性破裂。

（3）子宫收缩药应用不当：多见于临产过程中不恰当的应用缩宫素、麦角类药物、前列腺素栓剂而没有良好的监护。少数病例见于对以上药物极度敏感者。（4）分娩时手术损伤：在阴道助产时不适当或粗暴应用产钳术、内倒转术、穿颅术、断头术、臀位牵引术等，导致严重的宫颈阴道裂伤合并子宫下段破裂。（5）子宫肌壁病变：包括先天性子宫发育不良、双子宫妊娠、单角子宫妊娠等，多次人工流产、子宫穿孔、人工剥离胎盘和葡萄胎、绒毛膜癌等，由于部分子宫肌壁变薄或坏死，易导致子宫破裂。"胎儿过大"不会导致子宫破裂。因此本题应选 BCDE。

58. BCDE　完全性子宫破裂时，子宫肌层及浆膜层全部破裂，宫腔与腹腔相通。产妇常感撕裂状剧烈腹痛，子宫收缩消失，疼痛缓解，但随血液、羊水及胎儿进入腹腔，很快出现严重的腹膜刺激征及失血性休克征兆。伴子宫颈撕裂或延及下段者可出现少量阴道出血。阴道检查：可见鲜血流出，已扩张的宫颈口回缩，先露部上升。若破裂口位置较低，可自阴道扪及子宫下段裂口。腹部检查：全腹有压痛和反跳痛，在腹壁下可清楚扪及胎体，在胎儿侧方可扪及缩小的宫体，胎动和胎心消失。所以本题应选 BCDE。

59. ABCD　发现先兆子宫破裂时必须立即给予抑制子宫收缩的药物，如吸入或静脉麻醉，肌内注射或静脉注射镇静药物，如哌替啶100mg，停用宫缩药，尽快施行剖宫产术。子宫破裂伤口整齐、距破裂时间短、无明显感染者，可行破口修补术。子宫破口大、不整齐、有明显感染者，应行次全子宫切除术。破口大、裂伤累及宫颈者，应行全子宫切除术。手术前后足量足疗程使用广谱抗生素控制感染。所以选项 E 正确，选项 ABCD 错误。

三、共用题干单选题

60. E　根据描述，该初产妇胎盘娩出后阴道流血不断，时多时少，1小时内阴道流血量超过600ml。同时，患者的血压低（70/50mmHg），脉搏快（126次/分），这表明患者可能出现了严重的产后出血，应考虑为子宫收缩乏力因素引起。

61. E　若发现子宫收缩乏力，应按摩子宫并肌内注射子宫收缩剂（缩宫素、前列腺素或麦角新碱）。若阴道流血量虽不多，但子宫收缩不良、宫底上升者，提示宫腔内有积血，应挤压宫底排出积血，并给予子宫收缩剂。麦角新碱是一种产生强烈宫缩作用的药物，可以用于增强子宫收缩，控制产后出血。静注麦角新碱可以迅速提高子宫肌肉的收缩力，减少子宫出血，有助于控制出血量，并防止进一步的血压下降和休克。所以选项 E 正确。

62. B　软产道裂伤导致的出血发生在胎儿娩出后，持续不断，血色鲜红能自凝。

63. E　软产道裂伤导致产后出血，首选应开放静脉通路，手取胎盘，仔细检查软产道可明确裂伤及出血部位。

64. B 患者产后 1 小时再次出血，有低血压症状，已处于休克早期。此时，最可能的出血原因是宫缩乏力，胎盘剥离面血窦持续开放，在短期内引起大量失血。

65. C 新生儿体重 4000g，为巨大儿，巨大胎儿分娩一般可造成软产道裂伤，裂伤后如果未能及时发现，可导致产后出血。软产道裂伤的出血特点是出血发生在胎儿娩出后，血色较鲜红，持续不断，可自凝。

66. B 该患者由于产后大出血，尤其是伴有长时间的失血性休克，有可能使垂体前叶组织缺氧、变性坏死，继而纤维化，最终导致垂体前叶功能减退，晚期并发席汉综合征。

67. B 席汉综合征多发生在大出血之后，产后大出血得到治疗也可能得此病，最早可出现在产后 1 周时间内。

68. C 胎盘在胎儿娩出后未完全剥离而出血多时，应行手取胎盘术。

69. E 预防双胎产后出血最常用的方法：预防性应用缩宫素，第二胎前肩娩出时，缩宫素 10U 肌内注射或 5U 稀释后静脉滴注或 10U 加入 500ml 液体中静滴（滴速 100~150ml/小时）。胎儿娩出后（45~90 秒）及时钳夹并剪断脐带，有控制的牵拉脐带协助胎盘娩出，胎盘娩出后按摩子宫。

70. C 该产妇产后 2 小时再次出血，休克，出血可导致血容量不足及凝血因子的丧失，最有效的方法是输入足够的新鲜血液，可有效补充血容量及凝血因子。

71. C 产妇分娩后应在产房留置观察 2 小时，观察情况记入分娩记录。如无异常护送回母婴同室病房，并与病房护士进行床头交接。

72. C 子宫收缩乏力常为分娩过程中宫缩乏力的延续，是产后出血最常见的原因。由于宫缩乏力，患者常发生产程延长、胎盘剥离延缓、阴道流血过多等，出血多为间歇性阴道流血，血色暗红，有血凝块，宫缩差时出血量增多，宫缩改善时出血量减少。有时阴道流血量不多，但按压宫底有大量血液或血块自阴道涌出。若出血量多，出血速度快，产妇可迅速出现休克表现，如面色苍白、头晕、心慌、出冷汗、脉搏细弱、血压下降等。检查宫底较高，子宫松软如袋状，甚至子宫轮廓不清，摸不到宫底，按摩推压宫底将积血压出。

73. A 由于子宫收缩乏力而致的产后出血，应立即注射缩宫药物。缩宫素为预防和治疗产后出血的一线药物。给药速度应根据患者子宫收缩和出血情况调整。静脉滴注能立即起效，但半衰期短，故需持续静脉滴注。由于催产素受体过饱和后不发挥作用，因此 24 小时内总量应控制在 60U。

74. B 该患者破膜后不久突然发生呛咳、呼吸困难、发绀，血压测不到，为羊水栓塞的典型表现。

75. C 羊水栓塞出现过敏性休克应该应用大剂量皮质激素，常选用地塞米松，20mg 静脉注射后，再用 20mg 静脉滴注并根据病情重复使用。

76. B 该患者处于妊娠 39 周，出现阴道见红和无规律宫缩等症状，而肛查骨盆正常，宫口未开，先露 $S^{-1.5}$。针对这种情况，最适宜的处理方式为肌内注射哌替啶（选项 B），可促进宫缩并加速分娩。因为在上述情况下，静脉点滴缩宫素（选项 A）可能增加子宫收缩，导致胎儿窒息；人工破膜引产术（选项 C）也不适合使用，因为宫颈部分已经消失，但宫口未开，无法进行破膜操作；等待自然分娩（选项 D）时间过长，会增加母婴不良后果的风险。选项 E 在此题中不适用。故正确答案为 B。

77. D 根据病理性缩复环形成、下腹部压痛、胎心率改变以及肉眼血尿的表现，患者最可能的诊断是先兆子宫破裂。

78. E 患者在使用宫缩药时出现腹痛等症状，应停用宫缩药，尽快施行剖宫产术。

79. A 宫缩乏力是引起产后出血的最常见原因。宫缩乏力时，胎盘剥离面血窦持续开放，可在短期内大量失血。

80. D 诊断完全性子宫破裂一般困难不大，根据病史、分娩经过、临床表现及体征可作出诊断。不完全性子宫破裂只有在严密观察下方能发现。个别晚期妊娠破裂者，只有出现子宫破裂的症状和体征时方能确诊。体检中发现子宫轮廓不清，胎体可清楚扪及是最可靠的诊断依据。

81. E 对已诊断为子宫破裂者，在进行大量输血、输液抗休克的同时，立即施行剖宫产术，同时应用大剂量抗生素防治感染。手术方式应根据患者的年龄、胎次、一般情况、子宫破裂程度与部位、手术距离破裂发生时间长短以及有无严重感染而决定。患者无子女，子宫破裂时间在 12 小时以内，子宫破口整齐、距破裂时间短、无明显感染者，可行破口修补术。

82. A 正确的预防子宫破裂的措施是避免潜在的风险因素和及时干预处理。对于嵌顿性横位，内倒转术可能会增加子宫破裂的风险，因此不应该进行该操作。所以选项 A 正确。严格掌握宫缩剂的应用指征，合理使用缩宫素，遵循低浓度、慢速度、专人守护的原则，以免子宫收缩过强。凡有头盆不称，胎位异常或曾行子宫手术者均禁用。所以选项 B 错误。对于子宫有瘢痕的患者，阴道试产可能会增加子宫破裂的风险，因此一般不建议进行阴道试产。所以选项 C 错误。子宫原先没有瘢痕的情况下，子宫破裂的风险较低，但并不意味着绝对不会发生子宫破裂。因此，仍然需要密切监测和采取适当的预防措施。所以选项 D 错误。一旦诊断出先兆子宫破裂，应立即抑制子宫收缩，肌内注射哌替啶 100mg，或静脉全身麻醉，如果宫口已经开大，应尽快剖宫产手术。所以选项 E 错误。因此本题应选 A。

83. B　产妇常感撕裂状剧烈腹痛，很快出现严重的腹膜刺激征及失血性休克征兆，伴大量阴道出血，色鲜红，胎心消失。以上均为子宫破裂的临床表现。

84. C　阴道检查虽对子宫破裂诊断有一定帮助，但可加重病情，故除产后疑有子宫破裂需探查宫腔外，一般不宜做阴道检查。B 超可协助诊断，但临床大多不必行此项检查就可诊断。

85. B　该患者子宫破裂且胎儿未娩出，在抢救休克的同时，应迅速剖腹检查。不应经阴道娩出胎儿，这会使裂口扩大，增加出血，促使感染扩散。

四、案例分析题

86. BC　胎儿娩出后阴道流血及出现失血性休克、严重贫血等相应症状，是产后出血的主要临床表现。胎儿娩出后立即发生阴道流血，色鲜红，应考虑软产道裂伤；胎儿娩出后数分钟出现阴道流血，色暗红，应考虑胎盘因素；胎盘娩出后阴道流血较多，应考虑子宫收缩乏力或胎盘、胎膜残留；胎儿娩出后阴道持续流血，且血液不凝，应考虑凝血功能障碍；失血表现明显，伴阴道疼痛而阴道流血不多，应考虑隐匿性软产道损伤，如阴道血肿。依据题干信息，该患者最可能的诊断是产后出血、失血性休克。

87. CFG　依据题干信息所述，应考虑阴道壁严重撕伤、宫颈严重撕伤、子宫下段撕伤。胎盘娩出后，应仔细检查软产道（包括会阴、小阴唇内侧、尿道口周围、前庭、阴道和宫颈）有无裂伤。如有裂伤应立即按原来的解剖位置或层次逐层缝合。

88. ACDEFG　（1）产后出血胎盘因素的处理：正确处理胎盘娩出，能够减少产后出血的发生。接产者不应在胎盘尚未完全剥离时用力按揉、下压宫底或牵拉脐带，以免引起胎盘部分剥离而出血或拉断脐带，甚至造成子宫内翻。检查胎盘、胎膜。（2）产后出血软产道裂伤的处理：胎盘娩出后，应仔细检查软产道（包括会阴、小阴唇内侧、尿道口周围、前庭、阴道和宫颈）有无裂伤。如有裂伤应立即按原来的解剖位置或层次逐层缝合。（3）产后出血失血性休克的处理：建立有效静脉通道，及时快速补充晶体平衡液及血液、新鲜冷冻血浆等，纠正低血压；有条件的医院应作中心静脉压指导输血补液。

89. BDF　依据题干信息所述，患者出现子宫收缩乏力，产后出血宫缩乏力的应急处理方式是：（1）按摩子宫：包括经腹按摩子宫（单手按摩法）、腹部－阴道双手按摩子宫（双手按摩法）及剖宫产术中直接按摩子宫，配合使用宫缩剂。（2）应用宫缩药：①缩宫素（催产素）；②卡前列素氨丁三醇（商品名：欣母沛）；③米索前列醇。（3）立即清宫。

90. A　依据题干信息"髂棘间径 25cm，骶耻外径 20cm，坐骨结节间径 7.5cm"，该产妇骨盆出口临界性狭窄，这是造成产程受阻的原因。

91. D　产妇产程受阻延长，子宫下段压痛明显，有腹痛难忍症状，胎心 136 次/分改变为 106 次/分，这都是先兆子宫破裂的征象。

92. E　发现先兆子宫破裂时必须立即给予抑制子宫收缩的药物，如吸入或静脉麻醉，肌内注射或静脉注射镇静药物，如哌替啶 100mg，停用宫缩药，尽快施行剖宫产术。

93. BCDE　先兆子宫破裂的主要表现有：病理性缩复环形成、下腹部压痛、胎心率改变及血尿。

第十章 产褥期并发症

一、单选题

1. 产褥感染的概念叙述正确的是

A. 产后 30 天内由于病原菌侵入生殖道，造成局部和全身炎性改变的生殖系统疾病

B. 产后 1 周内由于病原菌侵入生殖道，造成局部和全身炎性改变的生殖系统疾病

C. 产后 6 周内由于病原菌侵入生殖道，造成局部和全身炎性改变的生殖系统疾病，必须伴有发热

D. 产后 6 周内由于病原菌侵入生殖道，造成局部和全身炎性改变的生殖系统疾病

E. 产褥期内所有感染性疾病

2. 关于产褥病率，描述恰当的是

A. 产后 24 小时至 10 天，用口表测体温，每天至少 4 次，间隔时间 4 小时，凡体温有 2 次达到或超过 38℃ 的发生率

B. 产后 1 周内，用口表测体温，每天至少 4 次，间隔时间 3 小时，凡体温有 2 次达到或超过 38℃ 的发生率

C. 产后 1 个月，用口表测体温，每天至少 4 次，间隔时间 2 小时，凡体温有 2 次达到或超过 38℃ 的发生率

D. 产褥期内，用口表测体温，每天至少 4 次，间隔时间 1 小时，凡体温有 2 次达到或超过 38℃ 的发生率

E. 产后 2~7 天，用口表测体温，每天至少 4 次，间隔时间 5 小时，凡体温有 2 次达到或超过 38℃ 的发生率

3. 导致产褥病率的主要原因是

A. 急性乳腺炎　　　　B. 产褥感染

C. 上呼吸道感染　　　D. 泌尿系统感染

E. 血栓静脉炎

4. 产褥感染的病原体主要来源于

A. 生殖道正常寄生的病原体

B. 手术器械带来的致病菌

C. 手术区细菌污染

D. 空气中细菌

E. 无菌操作不严

5. 以下产褥期疾病属于产褥感染的是

A. 急性子宫内膜炎　　B. 上呼吸道感染

C. 急性乳腺炎　　　　D. 急性膀胱炎

E. 腹泻

6. 产褥感染的来源不正确的是

A. 妊娠末期性交

B. 注射缩宫素

C. 医务人员呼吸道

D. 产科手术器械

E. 产妇阴道或肠道的细菌

7. 产褥感染最常见的病理变化是

A. 急性子宫内膜炎、子宫肌炎

B. 急性盆腔腹膜炎

C. 急性输卵管炎

D. 弥漫性腹膜炎

E. 血栓静脉炎

8. 严重的产褥感染可形成"冰冻骨盆"的是

A. 急性盆腔结缔组织炎

B. 急性盆腔腹膜炎

C. 急性子宫内膜炎

D. 急性子宫肌炎

E. 急性输卵管炎

9. 关于产褥感染的处理原则，下列说法不正确的是

A. 半卧位以利引流

B. 选用有效的抗生素

C. 增强全身抵抗力

D. 胎盘残留者，应控制感染同时清宫

E. 禁用肾上腺皮质激素，避免感染扩散

10. 关于产后 10 天内发热的患者，医生首先要做的是

A. 对常见的需氧菌和厌氧菌联合用药

B. 应用广谱抗生素控制感染

C. 除外非感染性发热

D. 确定感染部位

E. 确定病原菌

11. 晚期产后出血的概念最恰当的是

A. 分娩 24 小时以后，在产褥期内发生的子宫大量出血

B. 分娩 2 小时以后，在产褥期内发生的阴道大量出血

C. 分娩后的 2 小时至 24 小时之间发生的大出血

D. 产后 24 小时至产后 1 周之内的大出血

E. 分娩后的 2 小时内发生的大出血

12. 胎盘、胎膜残留是晚期产后出血常见原因之一，下列说法恰当的是

A. 多发生在产后 7 天左右

B. 多发生在产后 3 天左右

C. 多发生在产后 10 天左右

D. 多发生在产后 30 天左右

E. 多发生在产后 24 小时左右

13. 为了明确非剖宫产产妇晚期产后出血的原因，最好的诊断方法是

A. 阴道检查　　　B. 诊断性刮宫

C. 腹腔镜　　　　D. CT 检查

E. B 超检查

14. 关于剖宫产术后晚期产后出血的治疗，叙述正确的是

A. 可予输血、抗感染治疗

B. 可行清宫术，找到出血的原因及病灶

C. 如为切口愈合不良，可等待其自然愈合

D. 如为切口感染，均应行子宫切除术，去除感染灶

E. 根据患者出血量、感染程度、有无生育要求综合制定治疗方案

15. 产褥期抑郁症的诊断依据中必不可少的项目是

A. 失眠

B. 情绪抑郁

C. 精神运动性阻滞

D. 遇事皆感毫无意义或自罪感

E. 疲劳或乏力

16. 关于产褥期抑郁症患者治疗期间的哺乳问题，描述正确的是

A. 产褥期抑郁症患者采用药物治疗期间，如果用药得当可以进行哺乳

B. 产褥期抑郁症患者采用药物治疗期间均可以进行哺乳

C. 产褥期抑郁症患者药物治疗期间禁忌哺乳

D. 产褥期抑郁症患者均能哺乳

E. 产褥期抑郁症患者禁忌哺乳

17. 关于产褥中暑，描述不恰当的是

A. 产褥中暑是一种中枢性体温调节障碍性疾病

B. 产褥病发生率中可以有产褥期中暑的患者

C. 产褥中暑是一种感染性疾病

D. 产褥中暑是一种非感染性疾病

E. 产褥感染患者能出现产褥中暑

18. 产褥中暑的发病机制为

A. 体温调节中枢功能障碍

B. 体内热积蓄过度

C. 外环境高温、高湿所致

D. 散热障碍

E. 产热过多

19. 产褥中暑分为中暑先兆、轻度中暑和重度中暑，关于重度中暑的描述不正确的是

A. 弛张型高热

B. 稽留型高热

C. 体温可以高达 41℃～42℃

D. 幸存者常遗留不可逆的中枢神经系统后遗症

E. 病情危重，不及时抢救，数小时内可以因为呼吸、循环衰竭死亡

20. 产褥中暑的首选治疗是

A. 远离高温和不通气环境，迅速降温

B. 维持水、电解质平衡

C. 冰水、乙醇等擦浴

D. 按摩四肢

E. 输液

21. 初产妇，27 岁。产后第 4 天出现寒战后高热，检查发现下腹部有压痛，恶露臭味明显，子宫复旧不良。初步判断该产妇的病原菌为

A. 金黄色葡萄球菌为主

B. β-溶血性链球菌为主

C. 产气荚膜杆菌为主

D. 厌氧链球菌为主

E. 肺炎球菌为主

22. 初产妇，26 岁，G_1P_0，现孕 40 周。因"胎膜早破"自然分娩一男婴。分娩后第 3 天，体温 38.8℃，下腹痛，恶露血性混浊有臭味，宫底平脐，压痛，白细胞 $158×10^9/L$，中性粒细胞 80%。最可能的诊断是

A. 败血症

B. 急性子宫颈炎

C. 急性输卵管炎

D. 急性盆腔腹膜炎

E. 急性子宫内膜炎及子宫肌炎

23. 初产妇，24 岁，G_1P_0，现孕 39 周。因胎膜早破临产 16 小时。相对性头盆不称，行剖宫产术，术中出血 400ml，术后 4 天连续体温 38℃～39℃，诊断为产褥感染，出现下列哪种体征支持此诊断

A. 伤口红肿有压痛

B. 咳嗽，双肺可闻干性啰音

C. 乳腺肿胀，可及硬结，有压痛

D. 尿频尿痛，一侧肾区叩击痛

E. 宫底平脐有压痛，恶露血性混浊

24. 患者女，25 岁。4 日前在家分娩，手取胎盘完整娩

出，阴道流血约400ml。术后口服复方新诺明。昨日早起寒战后高热达 **39.4℃**，呈弛张热型，下腹有压痛，盆腔有边缘不整形肿块。诊断为

A. 急性子宫内膜炎

B. 急性子宫肌炎

C. 急性输卵管炎

D. 急性盆腔结缔组织炎

E. 急性盆腔腹膜炎

25. 患者女，29岁。9日前经阴道分娩一活婴，产后出血为650ml，未输血。现低热，恶露多有臭味。子宫约妊娠10个月大，有明显压痛，双合诊触及子宫左侧6cm×7cm×8cm大小的包块，有明显压痛、软包块，境界不清。以下处置不恰当的是

A. B超检查盆腔

B. 静滴广谱抗生素

C. 取宫腔分泌物行细菌培养

D. 肌内注射缩宫素促进宫缩

E. 立即刮宫清除残留胎盘

26. 患者女，28岁，剖宫产手术后3周，突然阴道大量出血，最可能的是

A. 子宫复旧不良

B. 胎盘残留

C. 凝血机制障碍

D. 子宫切口感染、出血

E. 胎盘覆着部位，子宫内膜修复不良

27. 初产妇，30岁，某日其抱着不到百天的孩子，从17层高楼坠落身亡。据调查，该女子产后一直情绪低落，睡眠极差，思维能力减退，反复出现死亡的想法。该患者最可能的疾病是

A. 器质性精神障碍　　　B. 药物依赖性抑郁症

C. 产褥期抑郁症　　　　D. 一时冲动

E. 双相情感障碍

二、多选题

28. 产褥感染的诱发因素有

A. 产妇营养不良　　　　B. 孕期卫生不良

C. 胎膜早破　　　　　　D. 妊娠期糖尿病

E. 早产

29. 产褥期可能引起产妇发热的情况有

A. 急性盆腔腹膜炎　　　B. 急性子宫内膜炎

C. 急性乳腺炎　　　　　D. 急性输卵管炎

E. 产褥期糖尿病酮症

30. 厌氧菌在产褥感染中占据重要地位，下列叙述正确的是

A. 主要有革兰阳性球菌、厌氧性杆菌和芽胞梭菌，属于阴道的正常菌群

B. 与大肠埃希菌混合感染，脓液无臭味

C. 容易引起血栓性静脉炎

D. 能产生外毒素，溶解蛋白质产气及溶血

E. 与需氧菌和厌氧性球菌混合感染，形成局部脓肿

31. 产褥感染确定病原体的检测方法有

A. 分泌物涂片

B. 分泌物培养

C. B超

D. 妇产科检查

E. 病原体抗原和特异抗体检测

32. 不属于晚期产后出血原因的是

A. 继发性子宫收缩乏力

B. 子宫胎盘附着面复旧不全

C. 剖宫产术后子宫切口愈合不良

D. 凝血功能障碍

E. 胎盘、胎膜残留

33. 子宫胎盘附着面复旧不全引起的产后出血的特点是

A. 剧痛性　　　　　　　B. 突然发生

C. 大量出血　　　　　　D. 子宫大而软

E. 阴道及宫口有血凝块

34. 剖宫产术后子宫切口愈合不良造成出血的原因有

A. 横切口过低或过高

B. 缝合不当

C. 切口感染

D. 子宫下段横切口两端切断子宫动脉向下斜行分支，造成局部供血不足

E. 子宫右旋明显，做切口前子宫未复位

35. 蜕膜残留可引起晚期产后出血，宫腔刮出的蜕膜组织有

A. 坏死蜕膜　　　　　　B. 纤维素

C. 玻璃样变的蜕膜细胞　D. 玻璃样变的红细胞

E. 绒毛

36. 产妇，29岁。阴道分娩后17天，因"间断阴道出血伴血块4天"入院。查体：血压120/80mmHg，心率100次/分，血红蛋白8g/L。以下处理方式在短时间内必需的是

A. 建立有效的静脉通道，大量输血

B. 抗生素防治感染

C. 应用缩宫素

D. 清宫术

E. B超

37. 可能导致产褥期抑郁症的心理因素有

A. 婚姻不合　　　　　　B. 精神病家族史

C. 社会经济地位低下　　D. 担心新生儿健康

E. 体内激素水平的急剧变化

38. 美国精神病学会 1994 年在《精神疾病的诊断与统计》一书中制定了产褥期抑郁症的诊断标准，必须具备的两条是

A. 失眠或睡眠过度

B. 情绪抑郁

C. 体征显著下降或增加

D. 精神运动性兴奋或阻滞

E. 对全部或多数活动明显缺乏兴趣或愉悦

39. 产褥期抑郁症的治疗方法正确的是

A. 产褥期抑郁症不需要药物治疗

B. 产褥期抑郁症可以采用药物治疗

C. 产褥期抑郁症必需应用药物治疗

D. 产褥期抑郁症可以通过心理治疗

E. 产褥期抑郁症可以通过心理治疗和药物治疗

40. 有关产褥中暑，下列说法不正确的是

A. 没有先兆症状

B. 中暑先兆时体温高热

C. 体温一般在 38℃ 左右

D. 单独物理降温就可治疗

E. 通常发病急骤，处理不当可遗留后遗症

41. 关于产褥中暑叙述正确的是

A. 中枢性体温调节功能障碍

B. 是一种急性热病

C. 容易在高温、低湿度的环境下发生

D. 表现为水、电解质紊乱

C. 可以发生循环衰竭

42. 下列症状属于中暑先兆的是

A. 口渴　　　　　　　B. 恶心

C. 多尿　　　　　　　D. 心悸

E. 多汗

43. 迅速降温对于产褥中暑患者很重要，以下处理方式正确的是

A. 全身用酒精擦浴、散风

B. 将患者置于阴凉、通风处

C. 肛温降到 37.5℃，停止降温处理方式

D. 4℃ 葡萄糖盐水 1000 ~ 1500ml 静脉滴注

E. 氯丙嗪 25mg 加入葡萄糖盐水 500ml 中，1 ~ 2 小时滴完，4 ~ 6 小时重复 1 次

44. 关于产褥中暑患者，恰当的处理方式是

A. 迅速降温，大量饮冰水

B. 及时纠正休克

C. 及时纠正酸中毒

D. 及时纠正水、电解质紊乱

E. 立即改变高温和不通风的环境

三、共用题干单选题

(45 ~ 47 题共用题干)

初产妇，29 岁，总产程 22 小时，会阴切开，低位产钳助产，产后 4 天发热 38.8℃，伴寒战，检查发现下腹部压痛，子宫耻上 4 指，恶露少，但不臭。

45. 最有助于诊断的项目是

A. 血常规　　　　　　B. 血培养

C. 中段尿培养　　　　D. 盆腔 B 超

E. 宫腔分泌物培养

46. 如诊断为产褥感染，最可能的病原菌是

A. 脆弱类杆菌　　　　B. 消化链球菌

C. 大肠埃希菌　　　　D. 溶血性链球菌

E. 金黄色葡萄球菌

47. 诊断明确后，最适宜的治疗是

A. 中西医结合治疗

B. 静脉滴注抗生素

C. 中药清热解毒

D. 抗生素 + 肾上腺皮质激素

E. 抗生素 + 小量输血

(48 ~ 49 题共用题干)

患者，27 岁，因"顺产后 12 天，阴道流血增多 3 小时"入院。

48. 入院后，查体患者无发热，腹部无压痛及反跳痛，阴道流血少于月经量，无血块，无异味，考虑患者最有可能的诊断是

A. 子宫收缩乏力　　　B. 胎膜、胎盘残留

C. 生殖道感染　　　　D. 宫颈裂伤

E. 凝血功能障碍

49. 此时最合适的处理是

A. 清宫　　　　　　　B. 止血药

C. 缩宫素静脉滴注　　D. 抗生素预防感染

E. 宫颈裂伤处缝合

(50 ~ 52 题共用题干)

初产妇，35 岁，G₃P₀，妊娠合并类风湿关节炎（伴关节畸形），孕期口服泼尼松治疗，于孕 40 周行剖宫产术。术后第 5 天失眠，情绪低落，无食欲，反应迟钝。

50. 该患者应考虑的疾病为

A. 剖宫产术后正常表现

B. 器质性精神障碍

C. 产褥期抑郁症

D. 药物性抑郁症

E. 双相情感障碍

51. 该患者的最恰当处理是

A. 观察病情变化，产科住院期间不需处理

B. 耐心进行心理治疗，必要时给予药物治疗

C. 不予处理，继续观察

D. 心理治疗

E. 必须药物治疗

52. 该患者如病情无法改善，持续加重，考虑需药物治疗，首选的治疗为

A. 改善饮食，不需用药

B. 单胺氧化酶

C. 5 - 羟色胺再吸收抑制剂

D. 地西泮

E. 卡马西平

(53～54 题共用题干)

产妇，37 岁，G₄P₃，既往顺产 3 次均是女儿，此次因妊娠 38⁺⁵ 周，下腹痛 2 小时入院，入院后经阴道自然分娩 1 足月活女婴，产妇一直无法接受又是女儿的现实，产后一直情绪低落，拒绝母乳喂养，反应迟钝。

53. 与患者有关的疾病诊断为

A. 药物性抑郁症   B. 产褥期感染

C. 产褥期抑郁症   D. 精神分裂症

E. 双向情感障碍

54. 对于产妇疾病的特点，以下描述不正确的是

A. 产褥期精神综合征的最常见类型

B. 分娩后出现的抑郁症状

C. 通常在产后 2 周内出现症状

D. 必须药物治疗，无法自愈

E. 通常预后良好，多数患者 1 年内治愈，再次妊娠，少数复发

四、案例分析题

(55～58 题共用题干)

初产妇，31 岁，双胎妊娠。第一胎，胎膜早破，规律宫缩 5 小时，子宫颈口开大 4cm，行剖宫产，手术进行顺利，术后静脉应用克林霉素和替硝唑预防感染 3 天，后改为口服头孢 I 代，术后 7 天出院。出院后第 4 天因发冷、发热和腹痛再次就诊，体温 39.5℃。

55. 可能的诊断为

A. 急性乳腺炎

B. 乳腺乳汁淤积

C. 急性膀胱炎

D. 上呼吸道感染

E. 子宫内膜炎、子宫肌炎

F. 盆腔结缔组织炎和盆腔腹膜炎

56. 后经过详细的询问病史，体格检查和有关试验室和影

像学检查，最后诊断为急性盆腔结缔组织炎和盆腔腹膜炎。结合剖宫产时病历，最可能造成感染的原因是

A. 年龄过大   B. 双胎妊娠

C. 胎膜早破   D. 抗生素使用不当

E. 临产后剖宫产   F. 早产

57. 克林霉素和替硝唑所覆盖的菌谱中缺少

A. 革兰阳性杆菌   B. 革兰阴性菌

C. 革兰阳性球菌   D. 厌氧菌

E. 滴虫   F. 真菌

58. 下列处理方式不正确的是

A. 开腹探查

B. 产妇采用头高足低位

C. 产妇采用半卧位

D. 物理和药物降温

E. 宫腔分泌物进行细菌培养和药物敏感试验

F. 选用对需氧菌和厌氧菌有效的抗生素联合用药

(59～62 题共用题干)

女性患者，剖宫产术后 30 天，突然阴道大出血 3 小时，时血压 70/60mmHg，心率 130 次/分，血红蛋白 6g/L。

59. 给予患者的第一项处理方式是

A. 建立有效的静脉通道，大量补液、输血

B. 髂内动脉或子宫动脉栓塞

C. 抗生素防治感染

D. 应用缩宫素

E. 清宫术

F. B 超

60. 患者出血的原因首先考虑为

A. 凝血功能障碍

B. 胎盘胎膜残留

C. 继发性子宫收缩乏力

D. 胎盘附着面复旧不全

E. 胎盘附着面血栓脱落

F. 剖宫产后子宫切口裂开出血

61. 如患者有继续生育的要求，可以选择的治疗方案是

A. 清宫术

B. 宫腔镜检查并止血

C. 麦角新碱肌内注射

D. 开腹探查，行子宫切除术

E. 数字显影，并行子宫动脉栓塞

F. 开腹探查，行双侧髂内动脉或子宫动脉结扎

62. 该病出血的特点是

A. 无痛性

B. 突然发生

C. 大量出血

D. 可以反复发生

E. 与产褥互为因果关系

F. 患者多合并贫血和休克

答案和精选解析

一、单选题

1. D 产褥期内生殖道受病原体侵袭而引起局部或全身的感染称为产褥感染，是产后6周内由于病原菌侵入生殖道，造成局部和全身炎性改变的生殖系统疾病。

2. A 分娩24小时以后的10天内，每日测量4次体温，间隔时间4小时，凡体温有2次达到或超过38℃称为产褥病率。

3. B 产褥病率常由产褥感染引起，也可由急性乳腺炎、上呼吸道感染、泌尿系统感染、血栓静脉炎等原因所致。

4. A 正常女性阴道内寄生大量微生物，包括需氧菌、厌氧菌、真菌、衣原体和支原体，可分为致病微生物和非致病微生物。有些非致病微生物在一定条件下可以致病称为条件病原体。正常孕妇生殖道或其他部位寄生的病原体，当出现感染诱因时使机体抵抗力低下而导致产褥感染。

5. A 产褥感染依感染发生部位分为：①急性外阴、阴道、宫颈炎。②剖宫产腹部切口、子宫切口感染。③急性子宫内膜炎、子宫肌炎。④急性盆腔结缔组织炎、急性输卵管炎。⑤急性盆腔腹膜炎、弥漫性腹膜炎。⑥血栓性静脉炎。⑦脓毒血症及败血症。所以选项A正确。

6. B 产褥感染的感染途径：（1）外源性感染：指外界病原体进入产道所致的感染。可通过医务人员消毒不严或被污染衣物、用具、各种手术器械及产妇临产前性生活等途径侵入机体。（2）内源性感染：寄生于正常孕妇生殖道或其他部位的微生物，当抵抗力降低和（或）病原体数量、毒力增加等感染诱因出现时，由非致病微生物转化为致病微生物而引起感染。"注射缩宫素"不会引起产褥感染。

7. A 产后子宫感染包括急性子宫内膜炎、子宫肌炎。产褥期感染时子宫内膜是最常受累的部位。细菌经胎盘剥离面侵入，先扩散到蜕膜层引起急性子宫内膜炎，之后可继续侵犯浅肌层、深肌层乃至浆膜层，导致子宫肌炎。由于子宫内膜充血、坏死，阴道内有大量脓性分泌物且有臭味。若为子宫肌炎，则子宫复旧不良。体检腹部尤其宫底部有压痛，还可伴有高热、头痛、白细胞增多等感染征象。

8. A 急性盆腔结缔组织炎的体征为下腹明显压痛、反跳痛、肌紧张；宫旁一侧或两侧结缔组织增厚、压痛和（或）触及炎性包块，严重者整个盆腔形成"冰冻骨盆"。

9. E 产褥感染患者应取半卧位，以利恶露排出并使炎症局限于盆腔部分。所以选项A正确。产褥感染患者应加强营养并补充足够维生素，增强全身抵抗力，纠正水、电解质失衡。所以选项C正确。胎盘胎膜残留者，在有效抗感染同时清除宫腔内残留物。所以选项D正确。产褥感染应用抗生素治疗时，对未能确定病原体时，应根据临床表现及临床经验，选用广谱高效抗生素。然后依据细菌培养和药敏试验结果，调整抗生素种类和剂量，保持有效血药浓度。当中毒症状严重者，短期加用肾上腺皮质激素，提高机体应激能力。所以，选项B正确，选项E错误。因此本题应选E。

10. C 产后10天内，因乳房血管、淋巴管充盈也可能发热，因此，产后10天内发热应首先除外非感染性发热。

11. A 晚期产后出血是指分娩24小时后，在产褥期内发生的子宫大量出血，可为持续或间断的阴道流血，亦可为急骤大量出血，多见于产后1~2周，也可迟至产后2个月左右发病。

12. C 胎盘、胎膜残留为晚期产后出血最常见的原因，多发生于产后10日左右，黏附在宫腔内的残留胎盘组织发生变性、坏死、机化，形成胎盘息肉，当坏死组织脱落时，暴露基底部血管，引起大量出血。

13. B 子宫异常出血时，诊刮不仅能起到诊断作用，而且还能可起到治疗作用，因为刮宫后往往达到止血目的。故为了明确非剖宫产产妇晚期产后出血的原因，最好的诊断方法是诊断性刮宫。

14. E 治疗剖宫产术后晚期产后出血应根据患者出血量、感染程度、有无生育要求综合制定治疗方案。一般先行缩宫素、抗生素、输血等治疗。结合B超检查作相应处理，疑宫腔内有残留物或积血块时，在B超监护下行清宫术。对于B超检查提示假性动脉瘤或可疑者，应尽早行血管介入栓塞治疗，它是治疗重度或难治性产后出血的一种有效方法，避免了子宫切除对产妇造成的痛苦。

15. B 产褥期抑郁症的诊断标准：（1）在产后2周内出现下列5条或5条以上的症状，必须具备①②两条：①情绪抑郁；②对全部或多数活动明显缺乏兴趣或愉悦；③体征显著下降或增加；④失眠或睡眠过度；⑤精神运动性兴奋或阻滞；⑥疲劳或乏力；⑦遇事均感毫无意义或有自罪感；⑧思维能力减退或注意力不集中；⑨反复出现想死亡的想法。（2）在产后4周内发病。

16. A 美国食品药品监督管理局（FDA）和我国国家食品药品监督管理总局（CFDA）均未正式批准任何一种精神药物可以用于哺乳期。产褥期抑郁症（PPD）患者原则上尽量避免在哺乳期用药，若必须在哺乳期用药，应采取最小有效剂量，以使婴儿接触的药量最小，而且加量的速度要慢。

17. C 产褥感染是指分娩时及产褥期生殖道受病原体感染，引起局部和全身的炎性应化。产褥中暑是指产妇在高温闷热环境下因体内积热不能散发引起中枢性体温调节功能障碍的急性热病，产褥中暑属于非感染性疾病。产褥中暑属于产褥病的一种。夏季患有产褥感染的产妇，如有旧风俗旧习惯常易并发产褥期中暑，患严重产褥期中暑的患者也容易并发产褥感染。所以选项 C 错误。

18. A 产后，产妇处于超过散热机制能力的极度热负荷时，因体内热积蓄过度而引起高热，发生产褥中暑。产褥中暑的发病机制是体温调节中枢功能障碍，发病原因是体内热积蓄过度。

19. A 重度中暑的产妇体温会继续升高达 41℃ ~ 42℃，呈稽留热型，可出现面色苍白、呼吸急促、语妄、抽搐、昏迷。若处理不及时可在数小时内因呼吸、循环衰竭而死亡。幸存者也常遗留中枢神经系统不可逆的后遗症。所以选项 A 错误。

20. A 产褥中暑时，首选的治疗原则是立即改变高温和不通风环境，迅速降温（抢救成功的关键）。然后及时纠正水、电解质紊乱及酸中毒。

21. D 厌氧类链球菌存在于正常阴道内，在一定诱因下大量繁殖，与大肠杆菌混合感染，引起异常恶臭味。

22. E 产后第 3 天患者开始出现低热、下腹疼痛、恶露血性混浊且有臭味，宫底平脐，压痛，这是急性子宫内膜炎及子宫肌炎的临床表现。如早期不能控制，病情加重出现寒战、高热、头痛、心率加快、白细胞及中性粒细胞增高，有时因下腹部压痛不明显及恶露不一定多而容易误诊。

23. E 发热、疼痛、异常恶露为产褥感染三大主要症状。故宫底平脐有压痛，恶露血性混浊支持产褥感染的诊断。

24. D 炎症初期，患者高热达 39.4℃，呈弛张热型，下腹有压痛，典型特征是盆腔有边缘不整形肿块。初步诊断为急性盆腔结缔组织炎。急性盆腔结缔组织炎临床表现为下腹痛伴肛门坠胀，可伴寒战、高热、脉速、头痛等全身症状。体征为下腹明显压痛、反跳痛、肌紧张；宫旁一侧或两侧结缔组织增厚、压痛和（或）触及炎性包块，严重者整个盆腔形成"冰冻骨盆"。

25. E 患者产后出血、低热、恶露异味，考虑产褥感染可能；子宫增大、附件区炎性包块，考虑存在子宫复旧不良及子宫肌炎，附件炎可能。B 超可查盆腔情况，附件包块性质，产褥感染应用广谱抗生素静点，肌注缩宫素促进子宫复旧及排脓，行宫腔分泌物检查明确致病菌。立即刮宫清除残留胎盘的做法是不恰当的。

26. D 剖宫产手术后 3 周，手术子宫切口肠线溶解吸收，如伴有切口部位感染，则会引起大出血。而子宫复旧不良、胎盘残留、胎盘覆着部位、子宫内膜修复不良均会在术后或术后短期内有大量出血；凝血机制障碍则在术中就会有出血不止现象。

27. C 该病例中，患者未诉基础病史，未描述长期用药史，且无器质性病变伴随症状，因此选项 A 和选项 B 不作为首选考虑诊断。患者情况出现在产后，且在产褥期，伴随情绪低落、睡眠差等症候群，符合产褥期抑郁症的临床表现。

二、多选题

28. ABCD 机体免疫力与病原体毒力及数量之间平衡失调会导致感染的发生。产妇体质虚弱、营养不良、孕期贫血、孕期卫生不良、胎膜早破、羊膜腔感染、慢性疾病（如肝功能不全、妊娠合并心脏病、糖尿病等）、产科手术、产程延长、产前产后出血过多、多次宫颈检查等均为产褥感染的诱因。所以选项 ABCD 正确。

29. ABCD 产褥期如由于病理状态引起的发热，需积极进行检查及治疗。一般多见于以下几种情况：①产褥感染，即分娩及产褥期生殖道受病原体侵袭，引起局部或全身的感染。包括有急性外阴、阴道、宫颈炎；急性子宫内膜炎、子宫肌炎；急性盆腔结缔组织炎和急性输卵管炎；急性盆腔腹膜炎及弥漫性腹膜炎；血栓性静脉炎；脓毒血症以及败血症等；②急性乳腺炎；③上呼吸道感染；④泌尿系统的感染。所以选项 ABCD 正确。"产褥期糖尿病酮症"不合并酸中毒等离子紊乱，一般不会出现发热。

30. ACDE 厌氧菌：①革兰阳性球菌：消化链球菌和消化球菌存在于正常阴道中。当产道损伤、胎盘残留、局部组织坏死缺氧时，细菌迅速繁殖，若与大肠埃希菌混合感染，会有异常恶臭气味（选项 B 错误）。②杆菌属：常见的厌氧性杆菌为脆弱类杆菌。这类杆菌多与需氧菌和厌氧性球菌混合感染，形成局部脓肿，产生大量脓液，有恶臭味。感染还可引起化脓性血栓性静脉炎，形成感染血栓，脱落后随血液循环到这全身各器官形成脓肿。③芽胞梭菌：主要是产气荚膜梭菌，产生外毒素，毒素可溶解蛋白质而能产气及溶血。产气荚膜梭菌引起感染，轻者为子宫内膜炎、腹膜炎、脓毒血症，重者引起溶血、黄疸、血红蛋白尿、急性肾衰竭、循环衰竭、气性坏疽，甚至死亡。所以选项 ACDE 正确。

31. ABE 产褥感染确定病原体的检测方法：通过宫腔分泌物、脓肿穿刺物、后穹隆穿刺物作细菌培养和药物敏感试验，必要时需作血培养和厌氧菌培养。病原体抗原和特异抗体检测可以作为快速确定病原体的方法。所以选项 ABE 正确。

32. AD 晚期产后出血的病因包括：①胎盘、胎膜残留（最常见原因）。②蜕膜残留。③子宫胎盘附着面复旧不全。④感染。⑤剖宫产术后子宫切口愈合不良。⑥其他：产后子宫滋养细胞肿瘤、子宫黏膜下肌瘤、宫腔异物等。所以选项 AD 不属于晚期产后出血的原因。

33. BCDE 胎盘娩出后其附着面迅速缩小，附着部位血管即有血栓形成，继而血栓机化，出现玻璃样变，血管上皮增厚，管腔变窄、堵塞。胎盘附着部边缘有内膜向内生长，底蜕膜深层残留腺体和内膜重新生长，子宫内膜修复，此过程需 6～8 周。若胎盘附着面复旧不全可引起血栓脱落，血窦重新开放，导致子宫出血。多发生在产后 2 周左右，表现为突然大量阴道流血，检查发现子宫大而软，宫口松弛，阴道及宫口有血凝块。所以选项 BCDE 正确。

34. ABCD 引起剖宫产术后子宫切口愈合不良造成出血的原因主要有：①子宫下段横切口两端切断子宫动脉向下斜行分支，造成局部供血不足。②横切口选择过低或过高。③缝合不当。④切口感染。上述因素均可导致子宫切口愈合不良，缝线溶解脱落后血窦重新开放，出现大量阴道流血，甚至休克。所以选项 ABCD 正确。

35. ABCD 蜕膜残留宫腔刮出物病理检查可见坏死蜕膜，混以纤维素、玻璃样变的蜕膜细胞和红细胞，但不见绒毛。

36. BCDE 虽然患者的血红蛋白水平较低，但在短时间内大量输血不是必需的处理方式，应该先评估出血原因并采取相应的治疗措施。所以选项 A 错误。产后出血伴血块可能是由于子宫内膜感染导致。因此，抗生素的使用是必需的，以预防或治疗感染。所以选项 B 正确。阴道分娩后的出血通常是由于子宫未能及时收缩而导致的。应用缩宫素可以帮助子宫收缩，减少出血量。所以选项 C 正确。如果阴道出血持续且较严重，清宫术可能是必需的。清宫术可以通过手术的方式，清除子宫内残留物，帮助止血。所以选项 D 正确。通过 B 超检查可以评估子宫内是否存在异常，如子宫内膜增厚或残留物，以指导后续的治疗。所以选项 E 正确。因此本题应选 BCDE。

37. ABCD 婚姻不合、社会经济地位低下、缺乏家庭和社会的支持与帮助，尤其是缺乏来自丈夫和长辈的帮助，是产后抑郁症发生的危险因素。另外，个人的成长经历和心理防御方式、人格特征、精神病史（个体焦虑、抑郁史等）或精神病家族史，特别是有家族抑郁症病史的产妇也是产后抑郁症的易患因素。产褥期抑郁症的发生与妇女的教育水平、婴儿性别、是否母乳喂养及是否计划受孕相关。所以选项 ABCD 正确。"体内激素水平的急剧变化"属于生物学因素。

38. BE 产褥期抑郁症的诊断标准：（1）在产后 2 周内出现下列 5 条或 5 条以上的症状，必须具备①②两条：①情绪抑郁；②对全部或多数活动明显缺乏兴趣或愉悦；③体征显著下降或增加；④失眠或睡眠过度；⑤精神运动性兴奋或阻滞；⑥疲劳或乏力；⑦遇事均感毫无意义或有自罪感；⑧思维能力减退或注意力不集中；⑨反复出现想死亡的想法。（2）在产后 4 周内发病。所以选项 BE 正确。

39. BDE 心理治疗是产褥期抑郁症重要的治疗手段，包括心理支持、咨询与社会干预等。药物治疗适用于中重度抑郁症及心理治疗无效患者。所以选项 BDE 正确。

40. ABCD 产褥中暑起病急骤，发展迅速，处理不当可遗留严重的后遗症，甚至死亡。所以选项 E 正确。产褥中暑发病前多有短暂的先兆症状。表现为口渴、多汗、心悸、恶心、胸闷、四肢无力。此时体温正常或低热。所以选项 A、B 错误。产褥轻度中暑体温逐渐升高可达 38.5℃ 以上，重度中暑体温可继续升高达 41～42℃。所以选项 C 错误。产褥中暑治疗原则是立即改变高温和不通风环境，迅速降温（抢救成功的关键），及时纠正水、电解质紊乱及酸中毒。所以单独物理降温并不能达到治疗的目的。因此选项 D 错误。故本题应选 ABCD。

41. ABDE 产褥中暑是指产妇在高温闷热环境下因体内积热不能散发引起中枢性体温调节功能障碍的急性热病，表现为高热，水、电解质紊乱，循环衰竭和神经系统功能损害等。所以选项 ABDE 正确。

42. ABDE 中暑先兆表现为发病前多有短暂的先兆症状。表现为口渴、多汗、心悸、恶心、胸闷、四肢无力。此时体温正常或低热。所以选项 ABDE 正确。

43. ABDE 产褥中暑患者若有头昏、头痛、口渴、多汗、疲乏、或面色潮红、脉率快、出汗多、体温升高至 38℃ 的症状，首先应迅速降温，将患者置于阴凉、通风处，或将患者于室温 25℃ 或以下的房间中，同时采用物理降温，在额部、二侧颈、腋窝、腹股沟、腘窝部有浅表大血管经过处置冰袋，全身可用酒精擦浴、散风，同时注意水和电解质的平衡，适时补液及给予镇静剂。可以 4℃ 葡萄糖盐水 1000～1500ml 静脉滴注；氯丙嗪 25mg 加入葡萄糖盐水 500ml 中，1～2 小时滴完，4～6 小时重复 1 次。降温过程中应加强护理，注意体温、血压、心脏情况，一旦肛温降至 38℃ 左右时，应即停止降温。所以选项 ABDE 正确。

44. BCDE 有中暑先兆，立即将产妇移至凉爽通风处，解开衣服，多喝凉开水或盐开水，使其安静休息。所以，选项 A 错误。产褥中暑患者治疗原则是立即改变高温和不通风环境，迅速降温（抢救成功的关键），及时纠正休克，水、电解质紊乱及酸中毒。所以选项 BCDE 正确。

三、共用题干单选题

45. E 患者会阴切开，低位产钳助产 4 天后发热伴寒战，下腹部压痛，子宫耻上 4 指，恶露少，而不臭。最可能诊断为产褥感染。为进一步确诊，应做宫腔分泌物培养，可在消毒阴道与宫颈后，用棉拭子通过宫颈管取宫腔分泌物，另外还可经阴道后穹隆穿刺取直肠子宫陷凹分泌物或脓液。

46. D 如确诊为产褥感染，最可能的病原菌是溶血性链球菌。一般情况下溶血性链球菌容易产生外毒素和溶组织酶，导致毒力、致病力以及播散能力特别的强，和产褥感染的关系特别密切，且容易诱发严重的感染发生。

47. B 明确溶血性链球菌导致产褥感染的诊断后，应静脉滴注抗生素，首选广谱高效抗生素，如青霉素、氨苄青霉素、头孢类或喹诺酮类抗生素等。

48. B 该患者出血时间是在分娩 24 小时之后，属于晚期产后出血的范畴。该患者顺产，并且无发热，阴道分泌物无异味，感染可能性不大，所以出血原因考虑为胎盘、胎膜残留。

49. A 疑有胎盘、胎膜残留者，应及时行刮宫术尽快清除残留物，去除引起感染的潜在病灶，有利于子宫修复。下周中患者阴道流血少于月经量，无血块，无异味，故无需使用止血药，也无需抗生素预防感染，更无需宫颈裂伤处缝合，缩宫素静脉滴注。因此选项 A 正确。

50. C 该病例患者症状出现在产后产褥期，情绪低落、失眠、反应迟钝，并非剖宫产术后正常表现（选项A）。患者无器质性病变伴随症状，故可排除选项 B。患者孕期口服泼尼松，但此药物不具有成瘾性，因此不考虑药物性抑郁症（选项 D）。患者出现情绪改变、反应迟钝等症状，符合产褥期抑郁症的临床表现。双相情感障碍又称双相障碍，是指患者既有躁狂或轻躁狂发作，又有抑郁发作的一类情感障碍。题中患者无躁狂发作，故可排除选项 E。因此本题首选选项为 C。

51. B 产褥期抑郁症的治疗方式包括心理治疗和药物治疗。心理治疗是重要的治疗手段，包括心理支持、咨询和社会干预等。该患者现产后第 5 天，症状初期，应给予有效的心理治疗，如症状继续加重发展至中重度抑郁症可考虑药物治疗，但不可视其为正常改变，不予处理是不恰当的。本题的正确答案为 B。

52. C 如症状继续加重，也就是说对于心理治疗无效者或者中重度抑郁症者，应在专科医师指导下用药为宜，可根据以往疗效及患者特点个性化选择药物。首选 5 -羟色胺再吸收抑制剂，尽量选用不进入乳汁的抗抑郁药。

53. C 产妇受心理因素影响较大，一直接受不了自己生女儿的事实，这是她发病的诱因。产妇于产后出现情绪低落、反应迟钝等症状，符合产褥期抑郁症的诊断。

所以选项 C 正确。患者无药物依赖病史，排除选项 A；患者未出现产后发热、疼痛、异常恶露症状，排除选项 B；精神分裂症多在青壮年起病，病程迁延，反复发作，因此，排除选项 D；双向情感障碍，是一种躁狂和抑郁交替发作的严重精神疾病，该患者未出现躁狂的临床表现，因此，排除选项 E。综上，本题选 C。

54. D 产褥期抑郁症是产褥期精神障碍的一种常见类型，通常在产后 2 周内出现症状，治疗包括心理治疗和药物治疗，心理治疗为重要的治疗手段，药物治疗适用于中重度抑郁症及心理治疗无效患者。本病预后良好，约 70% 患者于 1 年内治愈，再次妊娠复发率约 20%。因此选项 D 错误。

四、案例分析题

55. EF 发热、疼痛、异常恶露为产褥感染三大主要症状。产褥早期发热的最常见原因是脱水，但在术后 11 日突然出现高热，应考虑感染可能。由于感染部位、程度、扩散范围不同，其临床表现也不同。依感染发生部位，分为会阴、阴道、宫颈、腹部伤口、子宫切口局部感染，急性子宫内膜炎，急性盆腔结缔组织炎、腹膜炎，血栓静脉炎，脓毒血症及败血症等。本题中，选项 EF 最可能。

56. CDE 结合剖宫产时病历，除胎膜早破和抗生素使用不当外，最可能造成感染的原因是临产后剖宫产。胎膜早破是一种潜在的感染风险因素，因为它会导致胎儿和母体之间的防护屏障破裂，从而容易引起感染。抗生素使用不当可能会导致感染的发展和耐药性的产生，因此在剖宫产后使用抗生素需要根据具体情况和感染风险进行合理的选择和应用。临产后剖宫产是一种外科手术，与自然分娩相比，剖宫产创口更大，更容易感染。综上所述，本题应选 CDE。

57. BF 克林霉素主要对一些革兰阳性菌具有活性，如金黄色葡萄球菌和链球菌属。替硝唑主要对厌氧菌具有活性，如肠道厌氧菌和阴道厌氧菌。然而，克林霉素和替硝唑对革兰阴性菌的覆盖范围有限，因此在治疗感染时可能无法有效抑制革兰阴性菌的生长。故克林霉素和替硝唑所覆盖的菌谱中缺少革兰阴性菌。克林霉素和替硝唑所覆盖的菌谱中缺少真菌。

58. AB 术后产褥感染可以使用物理和药物对症降温，采用半卧位使腹腔炎症渗出液局限，同时行宫腔分泌物进行细菌培养和药物敏感试验，选用对需氧菌和厌氧菌有效的抗生素联合用药。不需要进行开腹探查。所以选项 AB 错误。

59. A 患者大出血 4 小时，血压 70/60mmHg，心率 130 次/分，血红蛋白 60g/L，已处于失血性休克状态，应建立有效的静脉通道，积极补充血容量，快速输血，抢救休克，给予抗生素治疗的同时，立即剖腹探查。

60. F 患者出血的原因首先考虑剖宫产切口裂开，多见于子宫下段横切口剖宫产，常发生于：①子宫切口感染。②切口选择不合理，切口过高、过低或偏向一侧累及子宫动脉。③缝合不合理，如组织对位不良、手术操作粗暴、活动性出血血管缝扎不紧、切口两侧角部回缩血管未缝扎、缝线过松或牵拉过紧、缝扎组织过多过密以及肠线过粗等。④忽视切口延长裂伤。

61. EF 剖宫产患者术后大出血首先考虑的原因是切口出血，清宫术（选项 A 错误）或宫腔镜检查并止血（选项 B 错误）不彻底。剖宫产术后的大出血往往是由于切口、子宫或其他组织的血管破裂或出血不止所致，而不仅仅是子宫平滑肌收缩不足。因此，仅仅使用麦角新碱肌内注射（选项 C 错误）无法解决出血的根本问题。患者可开腹探查，行双侧髂内动脉或子宫动脉结扎（选项 F 正确），因有再生育要求，不能行子宫切除术（选项 D 错误），或可行数字显影介入治疗诊断出血部位，并行子宫动脉栓塞（选项 E 正确）。因此本题应选 EF。

62. ABCDF 子宫切口愈合不良，缝线溶解脱落后血窦重新开放，突然出现大量阴道流血，无痛性，可以反复发生，患者多合并贫血和休克。

第十一章　妊娠合并疾病

一、单选题

1. 下列临床表现不能用妊娠时心脏血管功能改变来解释的是
   - A. 气短、气喘
   - B. 心浊音界轻微扩大
   - C. 心率加速而有心悸感
   - D. 心尖部及肺动脉瓣区柔和收缩期杂音
   - E. 下肢水肿，卧床休息后不减退

2. 促使心脏病孕妇死亡的主要原因是
   - A. 未经产前检查
   - B. 心脏病病程长
   - C. 心力衰竭与感染
   - D. 孕妇年龄大
   - E. 孕周大

3. 分娩期心力衰竭的诱因不包括
   - A. 心脏向左向上移位
   - B. 体循环血量增加
   - C. 肺循环压力增加
   - D. 腹腔内压骤减
   - E. 回心血量骤减

4. 妊娠合并心脏病常见的严重并发症，也是妊娠合并心脏病孕产妇死亡的主要原因的是
   - A. 心力衰竭
   - B. 感染性心内膜炎
   - C. 缺氧和发绀
   - D. 静脉栓塞和肺栓塞
   - E. 恶性心律失常

5. 妊娠期间可以诊断为器质性心脏病的体征主要是
   - A. 心尖部有Ⅱ级收缩期吹风样杂音
   - B. 心尖部有舒张期雷鸣样杂音
   - C. 心律失常，有期前收缩
   - D. 心率达 120 次/分
   - E. 心界稍向左扩大

6. 心脏病患者妊娠后应及时终止妊娠的指征是
   - A. 单纯性心瓣膜关闭不全
   - B. 扩张型心脏病
   - C. 风湿性心脏病
   - D. 房间隔缺损
   - E. 心力衰竭

7. 心脏病患者现妊娠 8 周，出现急性心力衰竭，最好的处理方式办法是
   - A. 即刻终止妊娠
   - B. 控制心力衰竭后继续妊娠
   - C. 边控制心力衰竭，边终止妊娠
   - D. 控制心力衰竭后，吸宫终止妊娠
   - E. 控制心力衰竭后，剖宫取胎终止妊娠

8. 心脏病产妇在胎儿娩出后应立即
   - A. 腹部放置沙袋
   - B. 静脉推注麦角新碱
   - C. 鼓励下床活动
   - D. 抗感染
   - E. 行绝育术

9. 妊娠合并心脏病的治疗应是
   - A. 妊娠 2 个月内发生心衰，应立即行人工流产
   - B. 产后乏力性出血，应立即肌内注射麦角新碱
   - C. 第二产程中避免用力屏气加腹压
   - D. 产后 24 小时应行输卵管结扎术
   - E. 产后Ⅲ级以上可以哺乳

10. 妊娠合并心脏病孕妇在产褥期的处理方式不正确的是
    - A. 产后 3 日内仍容易发生心力衰竭
    - B. 产后重点预防产后出血、感染和血栓栓塞
    - C. 心脏病妊娠风险低且心功能Ⅰ级建议哺乳
    - D. 产后长期服用华法林者建议人工喂养
    - E. 凡属不宜再妊娠者，应在产后第三天施行输卵管结扎术

11. 妊娠合并心脏病心功能Ⅱ级的诊断依据是
    - A. 能从事强体力劳动
    - B. 一般体力活动不受限制
    - C. 一般体力活动显著受限
    - D. 一般体力活动轻度受限制
    - E. 休息时即有心功能不全症状

12. 为了预防风心病产妇发生心力衰竭，以下措施不恰当的是
    - A. 保证充分休息
    - B. 控制饮食
    - C. 适当限制食盐量
    - D. 预防上呼吸道感染
    - E. 动态观察心脏功能

13. 妊娠期为了防治心力衰竭，孕妇预防性应用铁剂的时间应为
    - A. 妊娠 4 周以后
    - B. 妊娠 6 周以后
    - C. 妊娠 10 周以后
    - D. 妊娠 12 周以后
    - E. 妊娠 20 周以后

14. 妊娠晚期胰岛素需要量增加的主要原因是
    - A. 体力活动减少
    - B. 摄入热量增加
    - C. 胎盘催乳素的分泌
    - D. 游离皮质醇浓度降低

E. 血容量增加

15. 关于妊娠对糖尿病的影响，下列叙述不恰当的是

　A. 产后全身内分泌激素很快恢复至非妊娠水平，不再会发生低血糖

　B. 胎盘分泌的激素在周围组织中有抗胰岛素作用

　C. 妊娠可使既往无糖尿病的孕妇发生 GDM

　D. 妊娠早期空腹血糖较低，容易发生低血糖

　E. 产程中能量消耗及产妇进食少，容易发生低血糖

16. 对妊娠期糖尿病（GDM）有确诊意义的是

　A. 空腹血糖≥5.8mmol/L

　B. 口服糖耐量试验结果有两点超过正常值

　C. 服 50g 糖 1 小时抽静脉血测血糖值≥7.8mmol/L

　D. 妊娠期有"三多"症状，且本次妊娠伴有巨大儿，尿糖阳性

　E. 有糖尿病家族史特别是不明原因的死胎、死产、巨大几儿分娩史

17. 妊娠合并糖尿病患者的分类中，"T"表示患者有

　A. 糖尿病性肾病

　B. 肾移植史

　C. 发病年龄 10～19 岁，或病程达 10～19 年

　D. 眼底有增生性视网膜病变或玻璃体积血

　E. 冠状动脉粥样硬化性心脏病

18. 妊娠糖尿病患者终止妊娠的最佳时间是

　A. 妊娠 34～35 周

　B. 妊娠 36～37 周

　C. 妊娠 38 周

　D. 根据病情随时终止妊娠

　E. 控制血糖的同时，尽量推迟终止妊娠的时机

19. 关于妊娠期阑尾位置的变化，下列说法正确的是

　A. 妊娠早期，阑尾在右髂前上棘与脐连线中外 1/3 处

　B. 随着妊娠进展阑尾逐渐向下、向内移位

　C. 产后 7 天阑尾位置恢复正常

　D. 妊娠 20 周位于髂嵴下 2 横指

　E. 妊娠 32 周可达胆囊区

20. 产后阑尾恢复到非妊娠时位置的时间是

　A. 5 天　　　　　　　　B. 3 天

　C. 7 天　　　　　　　　D. 14 天

　E. 30 天

21. 关于妊娠与急性胆囊炎和胆石症的相互影响，下列叙述正确的是

　A. 在雌激素的影响下，胆囊及胆道平滑肌松弛，使胆囊排空延缓

　B. 孕激素降低胆囊黏膜对钠的调节，影响胆囊浓缩功能

　C. 妊娠期胆汁盐及磷脂分泌增多，有利于形成胆结石

　D. 妊娠期胆汁中胆固醇成分增多，有利于形成胆结石

　E. 胆囊炎和胆石症多见于妊娠早期

22. 妊娠期阑尾炎的特点不正确的是

　A. 阑尾炎症不易扩散

　B. 妊娠期多无转移性右下腹疼痛

　C. 体征不典型

　D. 炎症波及子宫可诱发宫缩

　E. 并发局限性腹膜炎时腹膜刺激征不明显

23. 妊娠中晚期阑尾炎患者的临床表现与非妊娠患者的不同点主要在于

　A. 腹膜炎体征　　　　　B. 转移性右下腹痛

　C. 恶心和呕吐　　　　　D. 血常规中白细胞高

　E. 发热

24. 妊娠合并急性阑尾炎的治疗原则是

　A. 以保守疗法为主

　B. 终止妊娠后手术治疗

　C. 终止妊娠后行保守治疗

　D. 一经确诊立即行阑尾切除术

　E. 手术治疗的同时要行剖宫产术

25. 关于妊娠 35 周合并不完全性肠梗阻者，最合适的治疗为

　A. 无需促胎肺成熟，保守治疗 12～24 小时无缓解可先行肠梗阻手术再行剖宫产术

　B. 无需促胎肺成熟，保守治疗 12～24 小时无缓解可先行剖宫产术再行肠梗阻手术

　C. 尽量先行保守治疗，同时促胎肺成熟后行剖宫产术

　D. 尽量先行保守治疗，同时促胎肺成熟

　E. 无需促肺成熟，保守治疗 12～24 小时缓解后可继续妊娠

26. 妊娠合并肠梗阻的产科处理方式恰当的是

　A. 妊娠晚期尤其是 34 周以后，估计胎儿已成熟者，可行肠梗阻术后再行剖宫产

　B. 妊娠早期肠梗阻需手术治疗者，应行梗阻手术同时行人工流产

　C. 中期妊娠肠梗阻患者如无产科指征可术后继续妊娠并保胎治疗

　D. 中期妊娠肠梗阻患者如无产科指征亦宜在术后行中期妊娠引产术

　E. 肠梗阻经非手术治疗缓解后应及时终止妊娠

27. 目前世界上发病率最高的性传播疾病是

A. 淋病　　　　　　　　B. 梅毒

C. 尖锐湿疣　　　　　　D. 生殖器疱疹

E. 获得性免疫缺陷综合征

28. 性传播疾病的英文缩写字符为

A. PSTT　　　　　　　　B. CIN

C. HPV　　　　　　　　D. STD

E. TBS

29. 淋病奈瑟菌的特征正确的是

A. 为杆菌

B. 为革兰染色阳性菌

C. 对复层鳞状上皮有亲和力

D. 常隐匿于泌尿生殖道引起感染

E. 孕妇感染淋菌并不多见

30. 诊断淋病的"金标准"是

A. 分泌物 PCR 检查　　B. 分泌物培养

C. 血清学检查　　　　　D. 血培养

E. 尿培养

31. 诊断女性生殖道淋病取材的最佳部位是

A. 阴道口　　　　　　　B. 宫颈管

C. 宫颈阴道部　　　　　D. 阴道穹窿

E. 阴道

32. 梅毒的主要传播途径为

A. 接吻　　　　　　　　B. 输血

C. 饮食　　　　　　　　D. 性交

E. 哺乳

33. 一期梅毒临床表现为

A. 侵犯机体多种组织器官

B. 病灶呈鸡冠或菜花状生长

C. 有全身症状和弥散性皮疹

D. 尿频、尿痛等急性尿道炎表现

E. 无痛性红色硬结，表面呈表浅溃疡，边缘整齐隆起

34. 晚期梅毒孕妇分娩的新生儿易出现

A. 皮肤大疱　　　　　　B. 淋巴结肿大

C. 水疱疹　　　　　　　D. 鞍鼻

E. 肝脾肿大

35. 孕妇在妊娠期间感染梅毒，对胎儿的影响是

A. 患一期梅毒孕妇感染胎儿机会不大

B. 患二期梅毒孕妇感染胎儿机会较大

C. 患三期梅毒孕妇感染胎儿机会最大

D. 早期潜伏期梅毒孕妇感染胎儿机会大

E. 晚期潜伏期梅毒孕妇无传染性，不感染胎儿

36. 初产妇，30 岁，现孕 40 周。患有风湿性心脏病，心

功能 I 级，骨盆及胎位正常。现临产 3 小时，心率 87 次／分，宫口开大 2cm。此时应采取的措施为

A. 立即行剖宫产

B. 立即行人工破膜，缩短产程

C. 缩宫素静脉滴注，加强产力

D. 快速给予毛花苷丙（西地兰）预防心衰

E. 产程中尽量使产妇安静，适当给予镇静药

37. 初产妇，36 岁，现孕 60 天。因"轻微劳动后胸闷、气急、心悸，夜间胸闷需起床"入院。查体：心率 118 次／分，呼吸 22 次／分，心界向左侧扩大，心尖区有Ⅲ级收缩期杂音，粗糙，肺底可闻及湿啰音，下肢水肿（+）。处理方式应是

A. 限制食盐摄入

B. 加强产前监护

C. 立即终止妊娠

D. 积极控制心衰，继续妊娠

E. 控制心衰后行人工流产术

38. 初产妇，26 岁，G_1P_0，现宫内妊娠 2 个月。因"妊娠合并风湿性心脏病"就诊，确诊为"二尖瓣狭窄"，心功能 Ⅱ 级。既往无心衰史。孕妇正确的处理及预后是

A. 在产科和内科医生监护下可继续妊娠

B. 应劝其长期避孕，今后亦不宜妊娠

C. 孕期心力衰竭发生率明显增高

D. 应尽早终止妊娠

E. 分娩过程中易发生肺水肿

39. 初产妇，35 岁，现孕 31 周。有风心病史，无心衰史。因"感冒后出现胸闷、气急、夜间不能平卧"入院。查体：心率 120 次／分，双下肢水肿（+）。处理方式应为

A. 立即行剖宫产术

B. 控制心衰后行剖宫产术终止妊娠

C. 控制心衰后静脉滴注缩宫素引产

D. 静脉滴注缩宫素引产

E. 积极控制心衰后，继续妊娠

40. 初产妇，25 岁，G_1P_0，现孕 38 周。患风湿性心脏病，已临产，宫口已开全，心功能 Ⅰ ~ Ⅱ 级，胎儿体重估计 2700g，分娩期处理方式正确的是

A. 剖宫产术

B. 忌用哌替啶

C. 等待自然分娩

D. 应助产，以缩短第二产程

E. 肌内注射麦角新碱预防产后出血

41. 初产妇，28 岁，现孕 30 周。查体：体重 90kg，血压

正常，宫高 30cm，胎心 138 次/分。该产妇首选的检查应为

A. 尿常规　　　　　　B. 糖筛查试验

C. 心电图　　　　　　D. 肾功能检查

E. B 超

42. 患者女，32 岁，患有糖尿病。足月分娩一新生儿，生后 1 小时呼吸困难，三凹征（＋），两肺呼吸音减低，可闻湿啰音，白细胞计数 $11 \times 10^9/L$。X 线所见：两肺透亮度减低，可见均匀细小颗粒和网状阴影。新生儿应诊断为

A. 湿肺　　　　　　　B. 肺不张

C. 吸入性肺炎　　　　D. 呼吸窘迫综合征

E. 新生儿颅内出血

43. 初产妇，31 岁，现孕 36 周，患糖尿病 2 年，正规使用胰岛素，血糖控制良好。胎动正常。超声检查：胎儿双顶径 92cm，胎盘羊水正常，胎心率 136 次/分，进一步应采取的处理措施为

A. 剖宫产

B. 严密监护下继续妊娠

C. 前列腺素引产

D. 人工破膜

E. 静脉滴注催产素引产

44. 初产妇，27 岁，现孕 34 周。有不洁性交史，出现尿频、尿急、尿痛伴阴道口分泌物增多 5 天。查体：尿道口及宫颈口均见脓性分泌物。该患者应首选的治疗药物是

A. 四环素　　　　　　B. 青霉素

C. 氧氟沙星　　　　　D. 头孢曲松钠

E. 红霉素

45. 患者女，31 岁。因"尿频、尿痛 1 天"就诊。阴道检查发现大量脓性分泌物，白带涂片发现白细胞内有大量成对的、肾形的革兰阴性双球菌。最适宜的诊断是

A. 急性淋病　　　　　B. 急性尿道炎

C. 急性盆腔炎　　　　D. 急性宫颈糜烂

E. 急性子宫内膜炎

二、多选题

46. 妊娠合并心脏病的种类有

A. 先天性心脏病

B. 风湿性心脏病

C. 贫血性心脏病

D. 围产期心肌病

E. 妊娠期高血压疾病性心脏病

47. 妊娠合并心脏病易发生心力衰竭的时间多在

A. 妊娠 28～34 周　　　B. 妊娠 32～34 周

C. 妊娠 30～34 周　　　D. 分娩期

E. 产后 3 日内

48. 妊娠合并心脏病患者能否安全渡过妊娠期、分娩期及产褥期，取决的因素有

A. 心脏病的种类　　　　B. 心脏病的病变程度

C. 患者的耐受力　　　　D. 心功能级别

E. 具体医疗条件

49. 关于妊娠合并心脏病，下列说法不正确的是

A. 心功能Ⅲ级可继续妊娠

B. 心脏孕妇的主要死亡原因是产后出血

C. 严重心脏病孕妇的胎儿预后比正常孕妇的胎儿差

D. 听诊闻舒张期杂音，不应立即确诊为心脏病

E. 对阵发性室上性心动过速的孕妇，可确诊为器质性心脏病

50. 风湿性心脏病孕妇分娩期的处理方式不正确的是

A. 无感染征象不需使用抗生素

B. 宫口开全时要防止产妇用力屏气

C. 肌内注射麦角新碱，预防产后出血

D. 除有产科指征外，不需行剖宫产

E. 忌用地西泮、哌替啶

51. 心脏病孕妇的主要死亡原因有

A. 心律失常　　　　　B. 心力衰竭

C. 重度贫血　　　　　D. 严重感染

E. 肺水肿

52. 妊娠合并心脏病早期心力衰竭的表现是

A. 休息状态下心率超过 110 次/分，呼吸超过 20 次/分

B. 肺底部有少量持续性湿啰音，咳嗽后不消失

C. 轻微活动后即感胸闷、气促

D. 夜间有端坐呼吸

E. 剧烈活动后胸闷、气促

53. 妊娠合并心脏病的并发症包括

A. 心力衰竭　　　　　B. 感染性心内膜炎

C. 缺氧和发绀　　　　D. 静脉栓塞和肺栓塞

E. 恶性心律失常

54. 心脏病不宜妊娠的指征有

A. 心脏病变较轻，亦无其他并发症

B. 心脏病变复杂或较重

C. 心功能Ⅰ～Ⅱ级既往无心力衰竭史

D. 心功能Ⅲ～Ⅳ级

E. 有极高孕产妇死亡和严重母儿并发症风险者

55. 糖尿病分娩期并发症包括

A. 手术产率增高　　　B. 孕妇高血糖状态

C. 酮症酸中毒　　　　　D. 产程延长

E. 产后出血

56. 糖尿病对孕妇的影响包括

A. 糖尿病孕妇羊水过多的发生率增高

B. 高血糖可使胚胎发育异常甚至死亡，流产发生率增高

C. 未能很好控制血糖的孕妇可引起诱发酮症酸中毒

D. GDM 孕妇再次妊娠时，复发率增高

E. 糖尿病孕妇的胎儿均为巨大胎儿

57. 糖尿病对新生儿的影响正确的是

A. 新生儿低血糖

B. 新生儿呼吸窘迫综合征

C. 巨大胎儿

D. 胎儿生长受限（FGR）

E. 胎儿畸形

58. 妊娠合并急性阑尾炎的临床表现和诊断描述恰当的是

A. 妊娠各期的阑尾炎的症状和体征均与非妊娠期阑尾炎相似

B. 妊娠早期的阑尾炎的症状和体征与非妊娠期阑尾炎相似

C. 妊娠早期的阑尾炎的症状和体征与非妊娠期阑尾炎明显不同

D. 妊娠中晚期的阑尾炎的症状和体征与非妊娠期阑尾炎明显相似

E. 妊娠中晚期的阑尾炎的症状和体征与非妊娠期阑尾炎明显不同

59. 关于妊娠期急性阑尾炎的临床表现，以下叙述正确的是

A. 妊娠早期症状与非孕期不同

B. 妊娠早期常有转移性右下腹疼痛

C. 妊娠早期体格检查右下腹麦氏点压痛

D. 妊娠中、晚期常无明显转移性右下腹疼痛

E. 妊娠中、晚期腹痛和压痛位置逐渐上升，可达右肋下肝区

60. 决定妊娠合并急性阑尾炎预后的主要因素是

A. 患者的年龄

B. 患者的既往生育史

C. 阑尾炎的病情严重程度

D. 患者体重

E. 妊娠时期

61. 关于妊娠合并肠梗阻，下列叙述正确的是

A. 治疗原则是纠正梗阻引起的水电解质紊乱及酸碱失衡，解除肠梗阻

B. 单纯粘连性肠梗阻严密观察保守治疗 48 小时无缓

解时应手术治疗

C. 麻痹性肠梗阻经保守治疗 12～24 小时无缓解应积极手术

D. 绞窄性肠梗阻一经确诊立即手术

E. 多发生于妊娠晚期

62. 妊娠合并肠梗阻易发生的时间为

A. 分娩时，尤其在第二产程

B. 妊娠中期子宫升入腹腔时

C. 妊娠近足月胎头入盆时

D. 产后子宫迅速缩小时

E. 早孕时

63. 关于淋病，以下说法正确的有

A. 妊娠期任何阶段的淋病奈瑟菌感染对妊娠预后均有影响

B. 发病率居我国性传播性疾病首位

C. 淋病奈瑟菌为革兰染色阴性球菌

D. 子宫颈管易受淋病奈瑟菌感染

E. 主要通过血液传播

64. 胎儿通过未经治疗产妇软产道时感染淋菌，可引起

A. 新生儿淋菌性结膜炎　　B. 角膜溃疡

C. 新生儿肺炎　　　　　　D. 新生儿败血症

E. 肾囊肿

65. 以下属于晚期梅毒的有

A. 皮肤梅毒　　　　　　　B. 心血管梅毒

C. 神经梅毒　　　　　　　D. 内脏梅毒

E. 二期梅毒

66. 以下属于非梅毒螺旋体试验的有

A. 性病研究实验室试验

B. 快速血浆反应素试验

C. 荧光螺旋体抗体吸附试验

D. 梅毒螺旋体被动颗粒凝集试验

E. 以上全部

67. 诊断或高度怀疑先天梅毒的依据有

A. 先天梅毒的临床表现

B. 病变部位、胎盘、羊水或脐血找到梅毒螺旋体

C. 体液中抗梅毒螺旋体 IgM 抗体（＋）

D. 脐血或新生儿血非梅毒螺旋体试验抗体滴度较母血增高 2 倍以上

E. 脐血或新生儿血非梅毒螺旋体试验抗体滴度较母血增高 4 倍以上

三、共用题干单选题

（68～71 题共用题干）

孕妇，32 岁，现孕 17 周。经诊断为房间隔缺损，缺损 1.8cm²。

68. 以下产科处理原则中正确的是

　　A. 无须特殊处理

　　B. 立即行钳刮术终止妊娠

　　C. 立即行负压吸引术终止妊娠

　　D. 立即行剖宫取胎术

　　E. 加强孕期监护继续妊娠

69. 以下妊娠期的处理不正确的是

　　A. 保证充足睡眠，避免劳累及情绪激动

　　B. 孕 20 周前每 2 周一次产前检查，孕 20 周后每 1～2 周一次产前检查

　　C. 高蛋白、多维生素、低盐、低脂肪饮食

　　D. 及早纠正可诱发心衰的因素

　　E. 预防性应用洋地黄

70. 对妊娠期的抗凝治疗，以下叙述正确的是

　　A. 香豆素类抗凝剂可通过胎盘进入胎儿体内，除致畸外，还可损伤胎儿组织细胞致流产、死胎等，故孕期禁用

　　B. 妊娠早期及计划分娩前 2 周应停用华法林，改用阿司匹林口服抗凝

　　C. 肝素不通过胎盘，对胎儿无影响，所以整个孕期可替代华法林抗凝

　　D. 妊娠期应定期检测凝血酶原时间，为调节抗凝药物用量提供依据，积极预防栓塞及出血

　　E. 妊娠期抗凝药物治疗，用药剂量以控制凝血酶原时间在正常范围为宜

71. 患者产后抗凝药物治疗不正确的是

　　A. 如无异常情况，产后 12～48 小时开始抗凝治疗

　　B. 华法林抗凝，不宜母乳喂养

　　C. 产后出血者，可以加用维生素 K_1

　　D. 监测凝血酶原时间，调整抗凝药物剂量

　　E. 华法林恢复使用初期需要与肝素叠加使用

（72～74 题共用题干）

　　初产妇，32 岁，G_2P_0，现孕 28 周。体重 90kg，其母患有糖尿病。

72. 患者应进行的检查为

　　A. 做 50g 口服糖耐量试验

　　B. 行 75g 口服葡萄糖耐量实验

　　C. 测定空腹血糖

　　D. 常规产前检查

　　E. 血常规

73. 经检查确诊为妊娠期糖尿病，应给予的合理治疗为

　　A. 及早人工终止妊娠

　　B. 根据孕妇体重设计每日所需热量，制定合理饮食，监测血糖

　　C. 加用胰岛素可不必控制饮食

　　D. 严格控制饮食，加强产前监测

　　E. 控制饮食，主要是控制糖类的摄入量

74. 饮食控制 2 周后检查孕妇体重为 **94.5kg**，宫高、腹围增加。以下情况不可能的是

　　A. 测量误差

　　B. 出现羊水过多

　　C. 饮食限制不够合理

　　D. 出现妊娠期高血压疾病

　　E. 孕妇营养好，胎儿宫内生长良好

（75～78 题共用题干）

　　初产妇，28 岁，G_2P_0，现孕 31 周。因"恶心、呕吐伴不规律下腹坠痛 12 小时"就诊。一般情况尚可，体温 37.3℃，血压 120/80mmHg，脉搏 90 次/分，呼吸频率 20 次/分；心肺未见异常，妊娠腹型，肝脾未及，剑突下右侧轻压痛，无反跳痛，麦氏点无压痛。有不规律宫缩，宫体部无压痛，宫缩间歇期子宫完全松弛。宫高 29cm，腹围 88cm，LOA，胎心率 146 次/分，骨盆外测量无异常。宫颈未消，先露头浮。后进行必要的实验室检查如血尿常规检测，请外科会诊，最后诊断为妊娠合并急性阑尾炎。

75. 对于该患者首选的治疗方案是

　　A. 立即行剖宫产，然后行阑尾切除术

　　B. 立即行阑尾切除术，然后行剖宫产

　　C. 立即手术治疗切除阑尾，术后抗炎、保胎治疗，尽可能延长孕周

　　D. 首先广谱抗生素保守治疗，数天后切除阑尾，术后尽可能延长孕周

　　E. 首选广谱抗生素保守治疗，同时加用抑制宫缩的药物，尽可能不手术治疗

76. 如计划切除阑尾，术中最佳的麻醉方案是

　　A. 连续硬膜外麻醉

　　B. 局麻和静脉复合麻醉

　　C. 全静脉麻醉

　　D. 腰麻

　　E. 局麻

77. 术中切口选择

　　A. 阑尾切口

　　B. 胆囊切口

　　C. 上腹正中切口

　　D. 下腹正中切口

　　E. 高于麦氏点的右侧腹直肌旁切口

78. 关于术中是否置引流的说法，正确的是

　　A. 最好短时置盆腔引流

B. 尽可能不放置引流

C. 最好短时置腹腔引流

D. 最好置盆腔引流

E. 最好置腹腔引流

(79～81 题共用题干)

初产妇，26 岁，现孕 36 周。因"尿频、尿急、尿痛 3 天，伴阴道分泌物增多"入院。尿道口及宫颈口均可见脓性分泌物。

79. 为确诊首选的检查是

  A. 血清学检查   B. 分泌物培养

  C. 羊水培养   D. 尿培养

  E. 血培养

80. 最可能的诊断是

  A. 妊娠合并外阴化脓性感染

  B. 妊娠合并巨细胞病毒感染

  C. 妊娠合并滴虫阴道炎

  D. 妊娠合并梅毒

  E. 妊娠合并淋病

81. 关于妊娠期间的治疗，下列说法恰当的是

  A. 多合并支原体感染应给予抗支原体药物

  B. 首选药物以阿奇霉素为主

  C. 肌内注射青霉素疗效佳

  D. 临床症状消失为治愈

  E. 用药必须足量、及时

答案和精选解析

一、单选题

1. E 妊娠期间，由于子宫扩大压迫横膈膜，导致呼吸肌肉受限，引起气短、气喘的症状。所以选项 A 正确。妊娠期间，心脏增大是正常的生理反应，使得心浊音界轻微扩大。所以选项 B 正确。妊娠期间，由于激素和交感神经系统的影响，心率会加快，导致心悸感。所以选项 C 正确。妊娠期间，循环量增加和血管扩张会导致血流速度增加，可能在心尖部和肺动脉瓣区出现柔和的收缩期杂音。所以选项 D 正确。下肢水肿卧床休息后不减退的临床表现不能仅仅归因于妊娠时心脏血管功能改变。这种情况可能是下肢静脉血液回流受限，或者是其他疾病的表现，如深静脉血栓形成等。因此，选项 E 不能用妊娠时心脏血管功能改变来解释。故本题应选 E。

2. C 妊娠合并心脏病（包括妊娠前已有心脏病及妊娠后发现或发生心脏病）是孕产妇死亡的重要原因，在我国占孕产妇死亡原因第二位。目前妊娠合并心脏病最常见的死亡原因就是心力衰竭和感染。由于妊娠子宫增大，血容量增多，加重了心脏负担，分娩时子宫及全身骨骼肌收缩使大量血液涌向心脏，产后循环血量的增加，均易使有病变的心脏发生心力衰竭。

3. A （1）妊娠期：妊娠后血容量增加，心排血量增加，心率增快，再加上子宫增大，使膈肌上升，心脏向上向左移位，大血管扭曲。这些变化都增加了心脏的负担，容易使心脏病孕妇发生心力衰竭。（2）分娩期：①第一产程子宫收缩使回心血量增加，心排血量增加，并增加了周围循环阻力。②第二产程除宫缩外，腹肌、膈肌及全身骨骼肌也参加活动，更增加了周围循环阻力，加之产妇屏气用力，肺循环压力增高，同时腹压增加，使内脏血液涌向心脏，是心脏负担最重的时期。③第三产程当胎儿娩出后，腹腔内压力骤减，大量血液流向内脏，回心血量减少；继之胎盘循环停止，子宫收缩使子宫血窦内血液进入体循环，使得回心血量骤增，极易诱发心力衰竭。（3）产褥期：产后 3 天内，由于子宫缩复，使大量血液进入体循环，另外，组织内潴留的液体也开始回到血循环，使循环血量再度增加，故心脏的负担仍然甚重，也易导致心力衰竭。选项 A 属于妊娠期心力衰竭的诱因。故本题应选 A。

4. A 五个选项均为妊娠合并心脏病的常见并发症，其中心力衰竭是妊娠合并心脏病常见的严重并发症，也是妊娠合并心脏病孕产妇死亡的主要原因。

5. B 以下体征提示有心脏病：①发绀、杵状指、持续性颈静脉怒张。②心脏听诊有舒张期杂音或Ⅲ级或Ⅲ级以上全收缩期杂音，性质粗糙。③有心包摩擦音、舒张期奔马律、交替脉。

6. B 在妊娠期间，心脏病患者的心血管系统会面临额外的负担，包括增加的心输出量、血容量增加以及心脏末梢阻力降低等因素。这些生理变化可能会对患有心脏病的孕妇造成进一步的风险。扩张型心脏病是一种常见的心脏疾病，其特点是心脏扩大并减弱，无法有效泵血。这种情况下，妊娠期间心血管系统的额外负担可能导致严重的心衰和其他并发症的发生，对孕妇和胎儿都构成极大的威胁。因此，对于心脏病患者，尤其是存在扩张型心脏病的孕妇，医生可能会建议及时终止妊娠以避免不可逆转的损害。所以选项 B 正确。其他心脏病如风湿性心脏病、房间隔缺损以及心力衰竭等也可能是终止妊娠的指征。但单纯性心瓣膜关闭不全通常并不需要终止妊娠，而是需要密切监测和管理。

7. D 凡不宜妊娠的心脏病孕妇，妊娠早期建议行治疗性人工流产。故心脏病患者现妊娠 8 周，出现急性心力衰竭，最好的处理方式办法是先通过控制心力衰竭的方法，如药物治疗、液体管理等，尽量稳定患者的病情。然后可以考虑通过吸宫终止妊娠来减轻对患者心脏负担的压力，降低进一步发生并发症的风险。

8. A 胎儿娩出后，妊娠合并心脏病产妇在腹部放置沙袋，以防腹压骤降而诱发心力衰竭。为防止产后出血过多而加重心肌缺血和心力衰竭，可静脉注射或肌内注射缩宫素 10～20U，禁用麦角新碱。分娩后 3 日内，尤其产后 24 小时仍是发生心力衰竭的危险时期，产妇须充分休息并密切监护。产后出血、感染和血栓栓塞是严重的并发症，极易诱发心力衰竭，应重点预防。不宜再妊娠的阴道分娩者，可在产后 1 周行绝育术。所以选项 A 符合题意。

9. C　妊娠 3 个月以内有指征才考虑人工流产终止妊娠。所以选项 A 错误。产后乏力性出血，禁用麦角新碱，以防静脉压增高。所以选项 B 错误。第二产程要避免用力屏气加腹压，应行会阴切开术、胎头吸引术或产钳助产术，尽可能缩短第二产程。所以选项 C 正确。术中胎儿娩出后腹部沙袋加压，缩宫素预防产后出血。不宜再妊娠者，可同时行输卵管结扎术。所以选项 D 错误。心功能Ⅲ级以上者不宜哺乳。所以选项 E 错误。因此本题的正确答案为 C。

10. E　分娩后 3 日内，尤其产后 24 小时仍是发生心力衰竭的危险时期，产妇须充分休息并密切监护。所以选项 A 正确。产后出血、感染和血栓栓塞是严重的并发症，极易诱发心力衰竭，应重点预防。所以选项 B 正确。心脏病妊娠风险低且心功能Ⅰ级者建议哺乳。对于疾病严重的心脏病产妇，即使心功能Ⅰ级，也建议人工喂养。所以选项 C 正确。华法林可以分泌至乳汁中，长期服用者建议人工喂养。所以选项 D 正确。不宜再妊娠的阴道分娩者，可在产后 1 周行绝育术。没必要一定在产后第 3 天施行输卵管结扎术。所以选项 E 错误。因此本题应选 E。

11. D　纽约心脏病协会（NYHA）依据患者生活能力状况，将心脏病患者心功能分为 4 级：①Ⅰ级：一般体力活动不受限制。②Ⅱ级：一般体力活动轻度受限制，活动后心悸、轻度气短，休息时无症状。③Ⅲ级：一般体力活动明显受限制，休息时无不适，轻微日常工作即感不适、心悸、呼吸困难，或既往有心力衰竭史者。④Ⅳ级：一般体力活动严重受限制，不能进行任何体力活动，休息时有心悸、呼吸困难等心力衰竭表现。所以选项 D 正确。

12. B　预防风心病产妇发生心力衰竭的措施：①休息：保证充分休息，避免过劳及情绪激动（选项 A 正确）。②饮食：要限制过度加强营养而导致体重过度增长（选项 B 错误），以整个妊娠期不超过 12kg 为宜。适当限制食盐量（选项 C 正确），一般每日食盐量不超过 4～5g。③预防和积极治疗引起心力衰竭的诱因：预防上呼吸道感染（选项 D 正确），纠正贫血，治疗心律失常。防治妊娠期高血压疾病和其他合并症与并发症。④动态观察心脏功能（选项 E 正确）：定期进行超声心动图检查，测定

心脏射血分数、每分心排出量、心脏排血指数及室壁运动状态，判断随妊娠进展的心功能变化。所以本题应选 B。

13. E　妊娠期为了防治心力衰竭，孕妇应合理补充蛋白、维生素和铁剂，妊娠 20 周以后预防性应用铁剂。

14. C　到妊娠中晚期，孕妇体内拮抗胰岛素样物质增加，如肿瘤坏死因子、瘦素、胎盘生乳素、雌激素、孕酮、皮质醇和胎盘胰岛素酶等使孕妇对胰岛素的敏感性随孕周增加而下降，为维持正常糖代谢水平，胰岛素需求量必须相应增加。

15. A　产后随着胎盘的排出及全身内分泌激素的逐渐下降至非妊娠期水平，胰岛素的需要量随之相应减少，如不及时减少用量，极易发生低血糖症。所以选项 A 错误。胎盘分泌的激素在周围组织中有抗胰岛素作用。所以选项 B 正确。妊娠可使既往无糖尿病的孕妇发生 GDM，也使原有糖尿病前期患者的病情加重。所以选项 C 正确。妊娠早期空腹血糖较低，应用胰岛素治疗的孕妇如果未及时调整胰岛素用量，部分患者可能会出现低血糖。所以选项 D 正确。分娩过程中体力消耗较大，进食量少，若不及时减少胰岛素用量，容易发生低血糖。所以选项 E 正确。因此题的正确答案为 A。

16. B　口服葡萄糖耐量实验（OGTT）：妊娠早期空腹血糖 5.1～7.0mmol/L，在 24～28 周或以后（就诊晚者）直接进行 75g OGTT，不再推荐妊娠期 50g 葡萄糖负荷实验（GCT）。75g OGTT 诊断标准：口服葡萄糖 75g，测空腹血糖及服糖后 1 小时、2 小时血糖值，分别为 5.1mmol/L、10.0mmol/L、8.5mmol/L，其中任何一点血糖达到或超过上述标准即诊断为妊娠期糖尿病（GDM）。FPG≥5.1mmol/L，可以直接诊断为 GDM，不必行 75g OGTT。所以本题应选 B。

17. B　妊娠合并糖尿病依据患者发生糖尿病的年龄、病程以及是否存在血管并发症等进行分期（White 分类法），有利于估计病情程度、判断预后。分期如下：①A 级：妊娠期糖尿病。A1 级：经控制饮食，FPG＜5.3mmol/L，餐后 2 小时血糖＜6.7mmol/L；A2 级：经控制饮食，FPG≥5.3mmol/L，餐后 2 小时血糖≥6.7mmol/L。②B 级：20 岁以后发病，病程＜10 年。③C 级：发病年龄 10～19 岁，或病程长达 10～19 年。④D 级：10 岁以前发病，或病程≥20 年，或眼底单纯性视网膜病变。⑤F 级：糖尿病性肾病。⑥R 级：眼底有增生性视网膜病变或玻璃体积血。⑦H 级：并发冠状动脉粥样硬化性心脏病。⑧T 级：有肾移植史。

18. E　妊娠糖尿病患者分娩时机：①无需胰岛素治疗而血糖控制达标的 GDM 孕妇，若无母儿并发症，在严密监测下可等待至预产期，到预产期仍未临产者，可引产。②PGDM 及需胰岛素治疗的 GDM 孕妇，若血糖控制

良好且无母儿并发症，严密监测下，妊娠 39 周后可终止妊娠；血糖控制不满意或出现母儿并发症，收入院观察，根据病情决定终止妊娠时机。③糖尿病伴微血管病变或既往有不良产史者，需严密监护，终止妊娠时机应个体化。所以选项 E 正确。

19. A 妊娠初期阑尾在右髂前上棘至脐连线中外 1/3 处（麦氏点）。随妊娠子宫的不断增大，阑尾逐渐向后上、向外移位。在妊娠 3 个月末阑尾位于髂嵴下 2 横指，妊娠 5 个月末在髂嵴水平，妊娠 8 个月末在髂嵴上 2 横指，妊娠足月可达胆囊区。产后 14 日恢复到非妊娠时的位置。

20. D 参见上一题解析。

21. D 妊娠期在孕激素的作用下，胆囊及胆道平滑肌松弛致使胆囊排空缓慢及胆汁淤积（选项 A 错误）；雌激素降低胆囊黏膜对钠的调节，使胆囊黏膜吸收水分能力下降而影响胆囊浓缩功能（选项 B 错误）；加之胆汁中胆固醇成分增多，胆汁酸盐及磷脂分泌减少，有利于形成胆结石（选项 C 错误，选项 D 正确）。妊娠是胆囊结石的重要诱因。妊娠的任何阶段都可以发生胆囊炎和胆石症，但多见于妊娠晚期和产褥期（选项 E 错误）。所以本题应选 D。

22. A 妊娠期阑尾炎有两个特点：早期诊断比较困难、炎症容易扩散。所以，选项 A 错误。妊娠期阑尾炎患者多数无转移性右下腹疼痛的阑尾炎典型症状，由于增大的子宫导致阑尾尾部移位，甚至疼痛不在右下腹部位。所以选项 B 正确。妊娠期阑尾炎的体征不典型，如压痛、反跳痛和腹肌紧张常不明显，肛门指诊直肠前壁右侧触痛不明显等。所以选项 C 正确。炎症波及子宫可诱发子宫收缩，宫缩又促使炎症扩散，易导致弥漫性腹膜炎，并发局限性腹膜炎时腹膜刺激征不明显。所以选项 D、E 均正确。因此本题应选 A。

23. A 妊娠中晚期阑尾炎患者的临床表现与非妊娠期患者不同点主要表现在：增大的子宫将壁腹膜向前顶起，故压痛、反跳痛和腹肌紧张常不明显，腹膜炎体征（选项 A）不明显。妊娠早期症状及体征与非妊娠期基本相同，常有转移性右下腹痛（选项 B）、伴恶心和呕吐（选项 C）、发热（选项 E）及右下腹压痛、反跳痛和腹肌紧张等，血常规白细胞增高（选项 D）。所以本题应选 A。

24. D 妊娠期急性阑尾炎一般不主张保守治疗。一旦诊断确立，无论妊娠时期，均应在积极抗感染治疗的同时立即行阑尾切除术。妊娠中、晚期高度怀疑急性阑尾炎而难以确诊时，积极考虑剖腹探查。

25. B 大多数妊娠合并肠梗阻者需要手术治疗。妊娠合并单纯粘连性肠梗阻或不完全性和麻痹性肠梗阻时，严密观察保守治疗 12~24 小时，症状未缓解，应尽

快手术，可先行剖宫产术再行肠梗阻手术。

26. C 治疗妊娠合并肠梗阻时，必须密切监测子宫收缩和胎儿状况，给予保胎治疗，产科处理具体措施有：①经保守治疗缓解者，可继续妊娠；②发生于早期妊娠而需要手术者，先行人工流产，有部分患者在流产后梗阻可自行解除；③发生于妊娠中期者，可行手术治疗，术中尽量避免刺激子宫，术后保胎治疗，可继续妊娠；④妊娠 28~34 周时，若行外科手术能影响妊娠子宫，且术野暴露困难，建议在促胎肺成熟的基础上，同时行剖宫产术；⑤妊娠 34 周后，胎儿存活几率较高，可先行剖宫产术，充分暴露视野，再行外科手术。所以选项 C 叙述正确。

27. A 淋病是由淋病奈瑟菌（简称淋菌）引起的以泌尿生殖系统化脓性感染为主要表现的妊娠期性传播疾病（STD），近年发病率居我国 STD 首位。

28. D 疾病名称及其缩写分别是：胎盘部位滋养细胞肿瘤（PSTT）、宫颈上皮内瘤样病变（CIN）、人乳头瘤病毒（HPV）、慢性全身性性传播疾病（STD）、阴道细胞学的分类及报告细则（TBS）。

29. D 淋病的病原体为淋病奈瑟菌，其为革兰阴性双球菌，对柱状上皮及移行上皮黏膜有亲和力，常隐匿于泌尿生殖道引起感染。

30. B 淋菌培养是诊断淋病的"金标准"。对涂片可疑有淋球菌，临床可疑淋病而涂片阴性者，经治疗后涂片已找不到淋病菌但仍遗有炎症者或为查找是否有耐药菌株，应取阴道或宫颈分泌物做细菌培养，可见圆形、凸起的潮湿、光滑、半透明菌落，边缘呈花瓣状。取菌落做涂片，见典型双球菌可确诊。

31. B 妊娠合并淋病采用涂片法进行诊断时，应取尿道口、宫颈管等处的分泌物涂片行革兰染色，急性期在多形核白细胞内外均可找到典型肾形的革兰阴性双球菌，即可确诊。

32. D 梅毒是由苍白密螺旋体感染引起的慢性全身性性传播疾病（STD），性接触传播为最主要的传播途径。少数患者还可通过输血或医源性途径、接吻、哺乳等直接接触患者的皮肤黏膜而感染，偶有可能经过接触被患者分泌物污染的物品发生间接感染。

33. E 一期梅毒标志性临床特征是硬下疳。单发、无痛无痒、圆形或椭圆形、边界清晰的溃疡，高出皮面，疮面较清洁，有继发感染者分泌物多。二期梅毒疹为特征，有全身症状，全身皮肤黏膜出现多样皮疹，以环状丘疹最为多见。一期、二期梅毒未经治疗或治疗不充分，经过 3~4 年（最早 2 年，最晚 20 年）约有 40% 的患者发生三期梅毒。三期梅毒破坏性大，侵犯机体多种组织器官。除皮肤黏膜外，还可发生骨骼梅毒、心血管梅毒、神经梅毒。

34. D　先天梅毒儿病情较重，早期表现为皮肤大疱、皮疹、鼻炎及鼻塞、肝脾肿大、淋巴结肿大；晚期多出现在2岁以后，表现为楔状齿、鞍鼻、间质性角膜炎、骨膜炎、神经性耳聋等，病死率及致残率均增高。

35. D　妊娠对梅毒的病程无影响，梅毒对妊娠的危害却很严重。孕妇感染梅毒的年数越短越容易传给胎儿，感染梅毒的年数越长，传给胎儿的机会越少，感染5年后就有可能生出健康的新生儿，说明母体对梅毒的免疫力逐渐增强，而梅毒的毒力日趋减弱，传给胎儿的危险性也逐渐减小。所以早期潜伏期梅毒孕妇感染胎儿机会大。故本题应选D。

36. E　患者有风湿性心脏病，心功能Ⅰ级，宫口开大2cm，应安慰及鼓励产妇，消除紧张情绪。适当应用地西泮、哌替啶等镇静剂。密切注意血压、脉搏、呼吸、心率。一旦发现心衰征象，应取半卧位，高浓度面罩吸氧，并给予毛花苷丙0.4mg加25%葡萄糖液20ml缓慢静脉注射，必要时4~6小时重复给药0.2mg。产程开始后即应给予抗生素预防感染。

37. E　依据患者的症状及体征即可明确诊断为心脏病早期心衰。患者有心脏病，以致体力活动明显受限。休息时无症状，但小于一般体力活动即可引起过度疲劳、心悸、气喘或心绞痛，为心功能Ⅲ级。妊娠小于12周属于早期妊娠的范畴。妊娠3个月以内，心功能Ⅲ级患者应在控制心力衰竭后考虑人工流产终止妊娠。

38. A　心脏病变较轻，心功能Ⅰ~Ⅱ级，既往无心力衰竭史，亦无其他并发症者，妊娠后经密切监护，适当治疗多能耐受妊娠和分娩，可在医生监护下继续妊娠。

39. B　心脏病变较轻，心功能Ⅰ~Ⅱ级且既往无心衰病史，可以妊娠。心脏病变复杂或较重，心功能Ⅲ~Ⅳ级，有极高孕产妇死亡和严重母儿并发症风险，不宜妊娠。该患者有风心病史，"感冒后出现胸闷、气急、夜间不能平卧"有心脏病心衰表现，应在控制心力衰竭后考虑剖宫产终止妊娠。

40. D　该患者妊娠38周，风湿性心脏病且心功能Ⅰ~Ⅱ级，胎儿不大，且已临产，宫口已开全，可经阴道分娩。所以选项A错误。对于分娩期心脏病产妇来说心脏负担最重，极易发生心衰，应尽快结束分娩是降低心衰发生率的有效措施之一，故应尽量缩短产程、尤其是第二产程，是该产科并发症的处理原则之一。所以选项C错误。第一产程中，应安慰及鼓励产妇；无分娩镇痛者适当应用地西泮、哌替啶等镇静剂。所以选项B错误。第二产程要避免用力屏气加腹压，应行会阴切开术、胎头吸引术或产钳助产术，尽可能缩短第二产程。所以选项D正确。第三产程为防止产后出血过多，可用缩宫素，禁用麦角新碱，以防静脉压增高。所以选项E错误。因此本题的正确答案为D。

41. B　妊娠期发现孕妇体重≥90kg，胎儿过大、羊水过多者应警惕糖尿病。首选的检查应为糖筛查试验。

42. D　足月分娩新生儿，出生后1小时呼吸困难，两肺呼吸音减低，可闻湿啰音，X线所见：两肺透亮度减低，可见均匀细小颗粒和网状阴影，这都是新生儿呼吸窘迫综合征的临床表现。具体体征表现有鼻翼搧动，胸廓开始时隆起，以后肺不张加重，胸廓随之下陷，以腋下较明显。吸气时胸廓软组织凹陷，以肋缘下、胸骨下端最明显。肺呼吸音减低，吸气时可听到细湿啰音。因此，最可能的诊断是呼吸窘迫综合征。

43. B　该患者在妊娠周期内一切正常（胎动正常、胎盘羊水正常、胎心率正常），严密监护下继续妊娠即可。A项，患者无明显剖宫产指征，无需剖宫产。CDE三项，患者目前妊娠正常，未进入分娩状态，无需前列腺素引产、人工破膜、静脉滴注催产素引产。

44. D　根据患者的不洁性交史，临床表现（尿频、尿痛伴阴道分泌物增多5天）及体检结果（尿道口及宫颈口均见脓性分泌物），考虑诊断为淋病。妊娠期的淋病首选头孢曲松钠治疗。

45. A　患者有排尿困难症状，取尿道口、宫颈管等处的分泌物涂片行革兰染色，急性期在多形核白细胞内外均可找到典型肾形的革兰阴性双球菌，即可确诊为妊娠合并急性淋病。妊娠合并急性淋病临床表现为阴道脓性分泌物增多，外阴瘙痒或灼热，偶有下腹痛，还有尿道炎、前庭大腺炎、输卵管炎和子宫内膜炎等表现。

二、多选题

46. ABDE　妊娠合并心脏病主要分为结构异常性心脏病、功能异常性心脏病和妊娠期特有心脏病三类。以结构异常性心脏病为主，其中先天性心脏病占35%~50%。随着生活及医疗条件的改善，以往发病率较高的风湿性瓣膜性心脏病发病率逐年下降。妊娠期特有心脏病如妊娠期高血压疾病性心脏病、围产期心肌病等也占有一定的比例。所以选项ABDE正确。

47. BDE　从妊娠、分娩及产褥期对心脏的影响看，妊娠32~34周、分娩期（第一产程末、第二产程）、产后3日内心脏负担最重，是心脏病孕妇的危险时期，极易发生心力衰竭。

48. ABDE　妊娠合并心脏病患者能否安全渡过妊娠期、分娩期及产褥期，取决于心脏病的种类、病变程度、是否需手术矫治、心功能级别及具体医疗条件等因素。

49. ABDE　心功能Ⅲ级应终止妊娠；心脏孕妇的主要死亡原因是心功能衰竭；听诊闻舒张期杂音，立即确诊为心脏病；对阵发性室上性心动过速的孕妇，可确诊为功能性心脏病。心脏病孕妇的胎儿预后比正常孕妇的胎儿差。所以选项ABDE错误。

50. ACDE　风湿性心脏病孕妇，分娩期第一产程无分娩镇痛者适当应用地西泮、哌替啶等镇静剂。程程开始后即应给予抗生素预防感染。所以选项 A、E 均错误。第二产程要避免用力屏气增加腹压，应行会阴切开术、胎头吸引术或产钳助产术，尽可能缩短第二产程。所以选项 B 正确。第三产程时，为防止产后出血过多而加重心肌缺血和心力衰竭，可静脉注射或肌内注射缩宫素 10～20U，禁用麦角新碱，以防静脉压增高。所以选项 C 错误。对有产科指征及心功能 Ⅲ～Ⅳ 级者，均应择期剖宫产。所以选项 D 错误。因此本题应选 ACDE。

51. BD 心脏病孕妇的主要死亡原因是心力衰竭和严重感染。心力衰竭最容易发生在妊娠 32～34 周、分娩期及产褥早期。妊娠期、分娩期及产褥期易发生菌血症，如泌尿生殖道感染，已有缺损或病变的心脏易发生感染性心内膜炎。若不及时控制，可诱发心力衰竭。

52. ABCD 妊娠合并心脏病早期心力衰竭的临床表现：①轻微活动后即出现胸闷、心悸、气短；②休息时心率每分钟超过 110 次，呼吸每分钟超过 20 次；③夜间常因胸闷而坐起呼吸，或到窗口呼吸新鲜空气；④肺底部出现少量持续性湿啰音，咳嗽后不消失。所以选项 ABCD 正确。

53. ABCDE 妊娠合并心脏病的并发症包括心力衰竭（常见的严重并发症，也是妊娠合并心脏病孕产妇死亡的主要原因）、感染性心内膜炎、缺氧和发绀、静脉栓塞和肺栓塞、恶性心律失常（孕妇猝死和心源性休克的主要原因）。

54. BDE 心脏病不宜妊娠的指征：心脏病变复杂或较重、心功能 Ⅲ～Ⅳ 级、有极高孕产妇死亡和严重母儿并发症风险者；年龄在 35 岁以上，心脏病病程较长者。所以选项 BCE 正确。可以妊娠的指征：心脏病变较轻，心功能 Ⅰ～Ⅱ 级且既往无心力衰竭史，亦无其他并发症，妊娠风险低级别者。

55. ACDE 分娩期子宫收缩消耗大量糖原、临产后孕妇进食减少，容易发生酮症酸中毒。糖尿病患儿因巨大儿发生率明显增高，难产，产道损伤，手术产概率升高，产程延长易发生产后出血。所以选项 ACDE 正确。

56. ABCD 糖尿病对孕妇的影响：①高血糖可使胚胎发育异常甚至死亡，流产发生率增高。②发生妊娠期高血压疾病的可能性、羊水过多发生率均较非糖尿病孕妇高；当糖尿病伴有微血管病变尤其合并肾脏病变时，妊娠期高血压及子痫前期发病率增高。③未能很好控制血糖的孕妇易发生感染，感染可加重糖尿病代谢紊乱，甚至诱发酮症酸中毒等急性并发症。④巨大胎儿发生率增高，使难产、产道损伤、手术产概率增高，产程延长易致产后出血。⑤1 型糖尿病患者易发生糖尿病酮症酸中毒，是死亡的主要原因。⑥GDM 孕妇再次妊娠时，复发率增高。远期患糖尿病的概率也增加，部分将发展为 2 型

糖尿病。同时，远期心血管系统疾病的发生率也增高。所以选项 ABCD 正确。

57. AB 糖尿病对新生儿的影响：①新生儿呼吸窘迫综合征：发生率增高。高血糖刺激胎儿胰岛素分泌增加，形成高胰岛素血症，后者具有拮抗糖皮质激素促进肺泡 Ⅱ 型细胞表面活性物质合成及释放的作用，使胎儿肺表面活性物质产生及分泌减少，胎儿肺成熟延迟。②新生儿低血糖：新生儿脱离母体高血糖环境后，高胰岛素血症仍存在，若不及时补充糖，易发生低血糖，严重时危及新生儿生命。所以选项 AB 正确。选项 CDE 均为糖尿病对胎儿的影响。

58. BE 早期妊娠合并阑尾炎时，病史、症状及体征与非妊娠期阑尾炎相似。超声检测对阑尾炎、阑尾周围脓肿有一定的诊断价值。妊娠中晚期妊娠合并阑尾炎，临床表现常不典型，阑尾炎的症状和体征与非妊娠期阑尾炎明显不同。

59. BCDE 早期妊娠合并阑尾炎时，病史、症状及体征与非妊娠期阑尾炎相似。所以选项 A 错误。妊娠早期腹部疼痛是最常见症状，约 80% 的患者有转移性右下腹痛，及右下腹麦氏点压痛、反跳痛和腹肌紧张。所以选项 B、C 均正确。妊娠中、晚期因增大的子宫使阑尾解剖位置发生上升而改变，可达右肋下肝区，常无明显转移性右下腹疼痛。所以选项 D、E 正确。因此本题应选 BCDE。

60. CE 决定妊娠合并急性阑尾炎预后的主要因素与妊娠时期和手术时阑尾病变严重程度相关。如处于妊娠早期，阑尾炎症诊断较易，预后良好。越近妊娠晚期，诊断越困难，误诊几率越大，可能延误治疗导致阑尾穿孔，甚至发生弥漫性腹膜炎，致使孕妇死亡率增高。

61. ACDE 妊娠合并肠梗阻的治疗原则是纠正梗阻引起的水电解质紊乱及酸碱失衡，解除肠梗阻。所以选项 A 正确。大多数妊娠合并肠梗阻患者需要手术治疗。妊娠合并单纯粘连性肠梗阻或不完全性和麻痹性肠梗阻时，严密观察保守治疗 12～24 小时，症状未缓解，应尽快手术。所以选项 B 错误，选项 C 正确。高度怀疑完全性肠梗阻、绞窄性肠梗阻、肠套叠或肿瘤时，应尽早手术探查。所以选项 D 正确。肠梗阻的发生与妊娠月份有关，发生于早、中、晚孕期的比例分别为 6%、27%、44%，发生于产褥期的占 21%。所以妊娠合并肠梗阻多发生于妊娠晚期。因此选项 E 正确。故本题的正确答案为 ACDE。

62. BCD 肠梗阻的发生与妊娠月份有关，发生于早、中、晚孕期的比例分别为 6%、27%、44%，发生于产褥期的占 21%。具体好发时间为：①妊娠中期，尤其是 16～20 周子宫增大，升入盆腔；②妊娠晚期 32～36 周时，胎头入盆，胎儿下降；③产后子宫很快复旧，使肠

裀急剧易位。所以选项 BCD 正确。

63. ABCD 妊娠各期感染淋菌对妊娠结局均有不良影响。妊娠早期淋菌性子宫颈管炎可致感染性流产和人工流产后感染。妊娠晚期子宫颈管炎使胎膜脆性增加，易发生绒毛膜羊膜炎、宫内感染、胎儿窘迫、胎儿生长受限、死胎、胎膜早破和早产等。所以，选项 A、D 均正确。淋病发病率居我国性传播性疾病首位，主要通过性接触传播，间接传播比例很小。所以，选项 E 错误，选项 B 均正确。淋病奈瑟菌为革兰阴性双球菌，对柱状上皮及移行上皮黏膜有亲和力，常隐匿于泌尿生殖道引起感染。所以选项 C 正确。因此本题应选 ABCD。

64. ABCD 胎儿通过未经治疗产妇软产道时感染淋菌，引起新生儿淋菌性结膜炎、肺炎、败血症，使围产儿死亡率增加。若未及时治疗，结膜炎可累及角膜形成角膜溃疡、穿孔或虹膜睫状体炎、全眼球炎而致失明。

65. ABCD 晚期梅毒是指病程在两年以上的梅毒，包括：①皮肤、黏膜、骨、眼等梅毒；②心血管梅毒；③神经梅毒；④内脏梅毒；⑤晚期潜伏梅毒。

66. AB 梅毒血清学检查：①非梅毒螺旋体试验：包括性病研究实验室试验（VDRL）和快速血浆反应素试验（RPR）等，可定性和定量检测。但敏感性高、特异性低，确诊需梅毒螺旋体试验。②梅毒螺旋体试验：包括荧光螺旋体抗体吸附试验（FTA-ABS）和梅毒螺旋体被动颗粒凝集试验（TP-PA）等。

67. ABCE 诊断或高度怀疑先天梅毒的依据：①先天梅毒的临床表现；②病变部位、胎盘、羊水或脐血找到梅毒螺旋体；③体液中抗梅毒螺旋体 IgM 抗体（+）；④脐血或新生儿血非梅毒螺旋体试验抗体滴度较母血增高 4 倍以上。

三、共用题干单选题

68. E 房间隔缺损是常见的先心病。缺损 <1cm²，多无明显症状，可以耐受妊娠期血流动力学改变，顺利度过孕产期。缺损 >2cm²，未行手术矫治，心功能Ⅲ级以上，不宜妊娠。患者缺损介于两者之间，处理主要决定于心脏功能状态，加强孕期监护继续妊娠。

69. E 妊娠合并心脏病孕妇对洋地黄类药物耐受性较差，需注意其毒性反应。不主张预防性应用洋地黄，不主张用饱和量。所以选项 E 错误。

70. D 香豆素类抗凝剂可通过胎盘进入胎儿体内，除致畸外，还可损伤胎儿组织细胞致流产、死胎等。例如华法林可致"华法林儿"，妊娠 12 周前应以肝素或潘生丁、阿司匹林替代。13~38 周仍用华法林。将凝血酶原时间控制在正常对照的 1~1.5 倍。38 周或计划分娩前 2 周改用肝素抗凝。产前 12~24 小时停用抗凝药物。肝素长期应用可导致母体骨质疏松及出血，全身抗栓塞效果不如华法林。所以选项 ABCE 均错误，只有选项 D 是

正确的。

71. B 华法林不经母乳分泌，可以母乳喂养。所以选项 B 错误。

72. B 该孕妇"妊娠 28 周，体重 90kg，其母患有糖尿病"具有妊娠期糖尿病高危因素，应进行 75g 口服葡萄糖耐量实验。

73. B 该患者经检查确诊为妊娠期糖尿病，患者体重 90kg，应根据孕期体重设计每日所需热量，饮食控制，低糖低盐，每日能量约 125kJ/kg（30kcal/kg），补充维生素、钙和铁剂，以控制在上述水平且孕妇无饥饿感为宜，辅以适量运动。如血糖仍控制不佳，则需药物治疗。推荐每日监测血糖，孕妇每日监测血糖 4 次（空腹及餐后 2 小时）。

74. E 根据题目描述，孕妇在进行饮食控制 2 周后体重增加到 94.5kg，宫高和腹围也增加了。我们需要找出一个不可能的情况。测量误差（选项 A）是一个可能的因素，测量误差可能引起体重、宫高和腹围的测量错误。羊水过多（选项 B）可能导致宫高和腹围的增加，但它不能解释体重的增加。如果饮食限制不够合理（选项 C），孕妇可能会摄入过多的能量，导致体重增加，宫高和腹围也相应增加。妊娠期高血压疾病（选项 D）可能导致宫高和腹围的增加，但它通常不会直接导致体重的增加。根据题目描述，孕妇体重增加，宫高和腹围也增加，这表明孕妇摄入的能量过多，而不能说明孕妇营养好，胎儿宫内生长良好。相反还会使胎儿长期处于高血糖状态，畸形儿的发生率也相应增高。另外，糖尿病患者常由于严重的血管病变及产科并发症，子宫胎盘血液循环障碍，死胎、死产发生率增高。所以，选项 E 是不可能的情况。

75. C 妊娠期急性阑尾炎的治疗原则是早期诊断和及时手术治疗。早期手术既简单又安全，还可降低近期或远期并发症的发生。故一旦高度怀疑急性阑尾炎，无论妊娠时期，均应及时手术。术后继续应用广谱抗生素。因阑尾炎中 75%~90% 为厌氧菌感染，需继续妊娠者，应选择对胎儿影响较小的青霉素类或头孢类抗生素，并联合应用甲硝唑。同时，术后 3~4 日内应给予保胎治疗，尽可能延长孕周。

76. A 妊娠合并急性阑尾炎开腹手术麻醉方式宜选择连续硬膜外麻醉或硬膜外联合阻滞麻醉。若患者病情危重合并休克时，宜选用全身麻醉。

77. E 手术切口：早期妊娠时可采取麦氏切口，若诊断不能肯定时行下腹正中纵切口，有利手术中操作和探查；妊娠中、晚期应选择高于麦氏点的右侧腹直肌旁切口为宜（相当于宫体上 1/3 部位），妊娠晚期需同时剖宫产时，应选择有利于剖宫产手术的下腹正中纵切口。同时应将右侧臀部垫高 30°~45° 或将手术床向左倾斜

30°，使子宫左移，便于暴露阑尾。患者现处于妊娠中、晚期，故应采取高于麦氏点的右侧腹直肌旁切口。因此本题应选 E。

78. B 基本术式是切除阑尾。手术操作要轻柔，保护好切口，尽量避免刺激子宫。阑尾切除后应尽量吸净腹腔内脓液，不放置引流，以免诱发宫缩导致流产和早产。但阑尾坏死形成脓肿时，局部清除阑尾病灶后应放置腹腔引流。

79. B 本例女性尿频、尿急、尿痛，阴道分泌物增多，尿道口及宫颈口可见大量脓性分泌物，最可能的诊断应为淋病。分泌物涂片检查诊断快速、准确，对涂片可疑或临床可疑而涂片阴性者再做分泌物培养。

80. E 妊娠期任何阶段的淋菌感染，对妊娠预后均有影响。淋病的潜伏期为 1～14 天，60%～80% 的妇女感染淋病后无症状，有症状者主要表现为排尿困难和白带过多。该患者符合妊娠合并淋病的临床表现。

81. E 妊娠合并淋病的治疗应尽早彻底治疗，以及时、足量、规范化用药为原则。由于耐青霉素菌株增多，目前首选药物以第三代头孢菌素为主，如头孢曲松或头孢克肟。对不能耐受头孢菌素类药物者，可选用阿奇霉素，合并衣原体感染的孕妇应同时使用阿奇霉素。性伴侣应同时进行治疗。疗程治疗结束后，需复查淋菌是否存在，连续进行 3 次宫颈分泌物涂片及淋菌培养均为阴性始属治愈。所以选项 E 正确。

第三篇 妇 科

第一章 外阴及阴道炎症

一、单选题

1. 关于阴道炎，下列说法恰当的是

  A. 悬滴法检查白带，发现的滴虫与白细胞大小相似

  B. 可应用广谱抗生素治疗复发性外阴阴道念珠菌病

  C. 白假丝酵母菌耐热力强，煮沸 1 小时才可死亡

  D. 为预防恶性肿瘤的发生，老年女性患者不能使用雌激素

  E. 阴道毛滴虫生活能力较强，在 3℃ ~5℃ 下可生存 21 天

2. 关于外阴阴道炎，下列说法错误的是

  A. 非孕女性患者约 10% 阴道中有念珠菌寄生

  B. 阴道 pH 升高不利于病菌入侵

  C. 绝经后雌激素水平降低，上皮糖原含量减少，易引起炎症

  D. 对老年性阴道炎的治疗为补充雌激素以增加阴道抵抗力

  E. 老年性阴道炎可有溃疡，严重时可造成阴道闭锁

3. 前庭大腺脓肿切开引流术更换引流条的时机是

  A. 术后 2 小时   B. 术后 6 ~8 小时

  C. 术后 24 小时   D. 术后 2 天

  E. 术后 3 天

4. 前庭大腺脓肿造口术的随访时间是

  A. 每 2 天 1 次   B. 每半月 1 次

  C. 每 3 天 1 次   D. 每 4 天 1 次

  E. 每周 1 次

5. 关于滴虫的特征，下列说法错误的是

  A. 适合滴虫生存的阴道 pH 为 5.2 ~6.6

  B. 隐藏在腺体与阴道皱襞中的滴虫能在月经前后繁殖

  C. 阴道滴虫消耗糖原且吞噬乳酸杆菌

  D. 滴虫可侵入尿道、尿道旁腺及男方尿道、前列腺

  E. 阴道正常菌群内可有滴虫存在

6. 滴虫阴道炎白带特点是

  A. 水样白带

  B. 白色稠厚呈凝乳或豆渣样

  C. 血性白带

  D. 均质、黏稠、有恶臭味

  E. 稀薄脓性泡沫状白带

7. 滴虫阴道炎的传播方式不正确的是

  A. 宫内传播

  B. 性交传播

  C. 不洁器械和敷料传播

  D. 公共浴池传播

  E. 游泳池传播

8. 宫颈与阴道黏膜可见散在的红色斑点，应考虑的诊断是

  A. 念珠菌性阴道炎   B. 盆腔炎

  C. 滴虫阴道炎   D. 链球菌性阴道炎

  E. 血小板减少性紫癜

9. 滴虫阴道炎的治愈标准是

  A. 临床症状消失

  B. 白带悬滴法检查滴虫转阴性

  C. 连续 3 次月经期前检查滴虫均阴性

  D. 连续 3 次月经期后检查滴虫均阴性

  E. 全身及局部用药 3 个疗程后

10. 关于滴虫阴道炎的治疗，正确的是

  A. 哺乳期全身用药时暂停哺乳或以局部用药为宜

  B. 妊娠期不可应用甲硝唑

  C. 局部用药的疗效优于口服用药，且副反应小

  D. 治疗期间无需禁止性生活

  E. 性伴侣无症状时无需同时治疗

11. 关于外阴阴道假丝酵母菌病，下列说法正确的是

  A. 典型的白带为黄色泡沫状

  B. 致病的白假丝酵母菌主要来源于手足癣，因交叉感染而致病

  C. 顽固病例要注意并发糖尿病

  D. 患念珠菌性阴道炎的孕妇可暂不治疗

  E. 用 1∶5000 的高锰酸钾冲洗阴道可提高疗效

12. 外阴阴道假丝酵母菌病典型的白带性状是

A. 灰白稀薄状   B. 白色豆渣样

C. 脓性泡沫状   D. 血性水样

E. 脓性稠厚状

13. 外阴阴道念珠菌病患者的外阴阴道可见

  A. 散在红色斑点

  B. 黏膜附有白色块状物

  C. 小阴唇及阴道粘连

  D. 阴道分泌物黄色水样

  E. 边缘有不规则凸起的溃疡

14. 关于白色念珠菌感染的治疗，不恰当的是

  A. 常与糖尿病并发，应同时治疗糖尿病

  B. 内裤、盆及毛巾用开水烫洗

  C. 用 0.5％醋酸液阴道灌洗

  D. 抗真菌药全身或局部用药

  E. 合并妊娠时应行局部治疗

15. 外阴阴道假丝酵母菌病的临床表现和治疗，叙述不正确的是

  A. 白带呈白色稠厚豆渣样

  B. 外阴痒、灼痛，可致坐卧不安

  C. 小阴唇内侧黏膜附有白色块状物

  D. 外阴红斑、水肿，伴有抓痕

  E. 首选药物为青霉素及甲硝唑

16. 关于细菌性阴道病，下列说法恰当的是

  A. 阴道 pH 接近中性

  B. 阴道黏膜充血明显

  C. 病理特征无炎症改变

  D. 阴道分泌物为黏稠白带

  E. 加 10% KOH 于阴道分泌物中无臭味

17. 诊断细菌性阴道病的临床诊断标准中的必备条件为

  A. 匀质、稀薄、灰白色阴道分泌物，常黏附于阴道壁

  B. 阴道分泌物 pH > 4.5

  C. 胺试验阳性

  D. 线索细胞阳性

  E. 挖空细胞阳性

18. 细菌性阴道病首选的治疗药物是

  A. 抗厌氧菌药物   B. 抗病毒药物

  C. 抗革兰阴性菌药物   D. 抗革兰阳性菌药物

  E. 抗真菌药物

19. 治疗细菌性阴道病的全身用药首选

  A. 甲硝唑 400mg，口服，每日 2 次，共 7 日

  B. 替硝唑 2g，口服，每日 1 次，连服 3 日

  C. 替硝唑 1g，口服，每日 1 次，连服 5 日

  D. 克林霉素 300mg，口服，每日 2 次，连服 7 日

  E. 甲硝唑 2g 顿服

20. 绝经期女性患者已除外恶性肿瘤，出现血性白带最可能是因为

  A. 宫颈息肉

  B. 宫颈糜烂

  C. 宫腔积液

  D. 绝经过渡期月经紊乱

  E. 萎缩性阴道炎

21. 关于萎缩性阴道炎的临床表现，以下说法不正确的是

  A. 阴道分泌物增多

  B. 可出现血样脓性白带

  C. 外阴瘙痒

  D. 阴道黏膜菲薄充血

  E. 阴道黏膜上可见白色膜状物

22. 关于婴幼儿外阴阴道炎，下列说法不恰当的是

  A. 多与不良卫生习惯有关

  B. 发生外阴阴道炎时，应考虑有否阴道异物和蛲虫感染

  C. 常见病原体有葡萄球菌、链球菌、大肠埃希菌

  D. 发病时常哭闹不安，用手抓外阴

  E. 治疗方法为全身应用抗生素和适量雌激素

23. 患者女，35 岁。白带增多伴外阴瘙痒 1 月余，妇科检查：宫颈散在红色斑点，后穹隆有多量稀薄脓性泡沫状分泌物。其最可能感染的病原菌是

  A. 厌氧菌   B. 白色念珠菌

  C. 淋菌   D. 加德纳菌

  E. 阴道毛滴虫

24. 患者女，28 岁。因"近 3 天来白带呈稀薄的泡沫状且增多，并有外阴瘙痒、灼痛，并伴尿频、尿痛"就诊。妇科检查：阴道黏膜充血；后穹隆多量白带，呈黄白色泡沫状；阴道分泌物悬滴法有阳性发现。患者应诊断为

  A. 淋病   B. 滴虫阴道炎

  C. 念珠菌性阴道炎   D. 生殖器疱疹

  E. 细菌性阴道病

25. 患者女，35 岁。外阴痒伴灼烧感 2 天。妇科检查：外阴局部充血。阴道黏膜表面有白色片状薄膜覆盖。阴道分泌物镜检：清洁度Ⅱ度，未见滴虫，10％氢氧化钾溶液镜下可见假菌丝。应选择的药物是

  A. 博来霉素   B. 克林霉素

  C. 甲硝唑   D. 制菌霉素

  E. 放线菌素

26. 患者女，28 岁。因肺炎行抗生素治疗。近 1 周外阴痒，查体：阴道黏膜覆以白色膜状物，擦除后露出红

肿黏膜面。恰当治疗措施应是

A. 局部用克林霉素软膏

B. 局部放置尼尔雌醇片

C. 局部放置甲硝唑片

D. 局部用咪康唑栓剂

E. 局部用 0.5% 醋酸冲洗

27. 患者女，32 岁，因“外阴瘙痒、灼痛 2 天，坐卧不宁”来诊，痛苦貌。妇科检查：白带较多，呈白色稠厚豆渣样，小阴唇内侧附着白色膜状物，擦除后露出红肿黏膜面。患者最可能的诊断为

A. 淋病

B. 滴虫阴道炎

C. 细菌性阴道病

D. 外阴阴道假丝酵母菌病

E. 生殖器疱疹

28. 患者女，48 岁，因“外阴瘙痒伴白带增多、有异味 3 天”来诊。妇科检查：外阴略肿，阴道分泌物稀薄，见少许豆腐渣样分泌物，有鱼腥味。肝肾功能正常。可选择的治疗不包括

A. 外用甲硝唑泡腾片

B. 口服甲硝唑片

C. 外用硝酸咪康唑阴道栓

D. 外用中药洗剂

E. 外用雌三醇软膏

29. 患者女，31 岁。因“白带增多伴腥臭味 1 个月”就诊。妇科检查见阴道分泌物呈稀薄灰白色，镜检发现线索细胞。患者可考虑诊断为

A. 外阴阴道假丝酵母菌病

B. 细菌性阴道病

C. 衣原体阴道炎

D. 滴虫阴道炎

E. 支原体阴道炎

30. 患者女，32 岁。阴道分泌物增多 1 个月。查体：阴道内稀薄白带。阴道 pH 为 5，阴道分泌物线索细胞阳性，患者首选的治疗药物是

A. 链霉素　　　　B. 甲硝唑

C. 红霉素　　　　D. 氧氟沙星

E. 青霉素

31. 患者女，60 岁。绝经 4 年，近期阴道白带增多，偶尔白带带血，诊断为老年性阴道炎，治疗中除局部抗感染治疗外，可加用少量

A. 雌激素　　　　B. 雄激素

C. 孕激素　　　　D. 维生素

E. 糖皮质激素

二、多选题

32. 引起非特异性外阴炎的原因有

A. 外阴受经血、阴道分泌物刺激

B. 粪瘘患者受到粪便污染刺激

C. 尿瘘患者受到尿液长期浸渍

D. 长期穿紧身化纤内裤或经期长时间使用卫生用品

E. 频繁性交、反复阴道灌洗

33. 关于前庭大腺炎及前庭大腺囊肿的叙述正确的是

A. 前庭大腺位于两侧大阴唇后 1/3 深部，腺管开口于处女膜与小阴唇之间

B. 主要病原体为葡萄球菌、大肠埃希菌等

C. 若不及时治疗，重时可致败血症

D. 易复发

E. 前庭大腺囊肿可行囊肿造口术

34. 患者女，26 岁。因“阴道分泌物增多 1 周”就诊。取阴道分泌物用悬滴法查滴虫及念珠菌，以下表述恰当的有

A. 分泌物取出后应及时送检

B. 分泌物取出后应注意保暖

C. 用 KOH 悬滴法查念珠菌可提高念珠菌的检出率

D. 取分泌物前 12 小时避免性交、阴道灌洗及局部用药

E. 取分泌物时窥阴器应涂少许润滑油

35. 关于滴虫阴道炎的治疗，以下说法正确的是

A. 初次治疗首选甲硝唑 2g，单次口服，或甲硝唑 400mg，每日 2 次，连服 7 日

B. 若在哺乳期用甲硝唑，服药后 12～24 小时内避免哺乳

C. 阴道局部可用 2% 醋酸液冲洗，可减少阴道恶臭分泌物并减轻瘙痒症状

D. 局部用药与全身用药效果无差别

E. 性伴侣无需同时治疗

36. 外阴阴道假丝酵母菌病的临床表现正确的是

A. 外阴瘙痒，阴道分泌物增多

B. 主要为内源性传染途径

C. 妇科检查可见草莓样宫颈

D. 显微镜下可见芽孢、假菌丝及少量白细胞

E. 急性期可见到糜烂及浅表溃疡

37. 关于外阴阴道假丝酵母菌病，下列说法恰当的有

A. 适宜在碱性环境中生长

B. 白假丝酵母菌为条件致病菌，为双相菌

C. 白假丝酵母菌对热、日光、紫外线及化学制剂抵抗力强

D. 大约 75% 的女性患者一生中至少患过 1 次外阴阴

道假丝酵母菌病

　　E. 常见发病诱因有妊娠、糖尿病、应用免疫抑制剂及广谱抗生素

38. 细菌性阴道病的诊断依据包括

　　A. 阴道 pH > 4.5

　　B. 线索细胞阳性

　　C. 胺臭味试验阳性

　　D. 阴道黏膜可见充血的炎症表现

　　E. 阴道分泌物白色、匀质、稀薄

39. 妊娠期细菌性阴道病可导致的并发症有

　　A. 绒毛膜羊膜炎　　　　B. 胎膜早破

　　C. 早产　　　　　　　　D. 子宫内膜炎

　　E. 盆腔炎

40. 萎缩性阴道炎的产生原因有

　　A. 卵巢功能衰退或缺失

　　B. 雌激素水平降低

　　C. 阴道黏膜萎缩

　　D. 上皮细胞内糖原减少

　　E. 以厌氧菌为主的其他致病菌过度繁殖

41. 萎缩性阴道炎的治疗原则为

　　A. 降低雌激素

　　B. 补充雌激素

　　C. 补充雄激素

　　D. 增加阴道抵抗力

　　E. 使用抗生素抑制细菌生长

三、共用题干单选题

(42～43 题共用题干)

　　患者女，32 岁，已婚，因"外阴肿物，伴外阴坠感 3 天"求诊。妇科检查：右侧处女膜缘阴道口 7 点处可触及一直径 4cm 的包块，有波动感，轻度压痛，略红肿。

42. 最可能的诊断是

　　A. 前庭大腺脓肿　　　　B. 前庭大腺囊肿

　　C. 大阴唇脓肿　　　　　D. 小阴唇脓肿

　　E. 梅毒硬下疳

43. 最佳处理方案是

　　A. 应用抗生素

　　B. 1：5000 高锰酸钾坐浴

　　C. 观察，休息

　　D. 局麻下肿物切除术

　　E. 应用抗生素，行切开引流并放置引流条

(44～46 题共用题干)

　　患者女，30 岁。因"外阴瘙痒伴多量阴道分泌物 4～5 天"就诊。妇科检查：阴道黏膜散在红色斑点，阴

道内多量脓性泡沫状分泌物，有臭味。

44. 对此患者进行检查时，以下操作不正确的是

　　A. 取分泌物行悬滴法检查

　　B. 取分泌物前不能做双合诊

　　C. 检查标本应注意保暖

　　D. 可疑患者多次悬滴法阴性时应做培养

　　E. 取分泌物前应先行碱性液体冲洗阴道

45. 此患者确切的诊断是

　　A. 滴虫阴道炎　　　　　B. 霉菌性阴道炎

　　C. 细菌性阴道炎　　　　D. 淋球菌性阴道炎

　　E. 外阴瘙痒症

46. 此患者应首选的治疗原则为

　　A. 局部用药即可治愈

　　B. 男方不易感染，无需用药治疗

　　C. 全身及局部同时用药效果最佳

　　D. 使用碱性液体冲洗阴道可提高疗效

　　E. 症状消失者复查分泌物转阴应即停止用药

(47～50 题共用题干)

　　患者女，30 岁。因"阴道分泌物增多伴外阴瘙痒 1 周"就诊。近 1 年曾先后 3 次出现上述症状，被诊断为外阴阴道假丝酵母菌病，给予咪康唑（达克宁栓）局部治疗后好转。妇科检查见阴道黏膜充血，阴道内大量块状分泌物，取分泌物查滴虫阴性，白假丝酵母菌阳性。

47. 取分泌物湿片法查白假丝酵母菌，最好使用

　　A. 生理盐水　　　　　　B. 过氧化氢

　　C. 蒸馏水　　　　　　　D. 小苏打

　　E. 10% 氢氧化钾

48. 此患者应诊断为

　　A. 滴虫阴道炎

　　B. 细菌性阴道病

　　C. 非特异性阴道炎

　　D. 外阴阴道假丝酵母菌病

　　E. 复发性外阴阴道假丝酵母菌病

49. 该病的发病与下列无关的是

　　A. 长期应用抗生素

　　B. 糖尿病患者治疗

　　C. 阴道乳杆菌数量的减少

　　D. 长期使用避孕套避孕

　　E. 口腔、肠道、阴道念珠菌可交叉感染

50. 关于此病的治疗，下列说法不恰当的是

　　A. 治疗以局部用药为主

　　B. 应选用广谱抗生素

　　C. 该伴侣无需同时治疗

　　D. 应查出诱发因素以消除诱因

E. 治疗后应于月经前复查阴道分泌物

(51~53题共用题干)

患者女，35岁。因"阴道分泌物增多伴轻度外阴瘙痒1周"就诊。妇科检查见分泌物呈灰白色，均匀一致，并黏附于阴道壁，阴道黏膜无充血。

51. 对此患者进行检查时，以下操作不恰当的是

A. 进行胺试验

B. 一般不做分泌物细菌定性培养

C. 取分泌物前不必做双合诊

D. 取分泌物在高倍显微镜下寻找线索细胞

E. 取分泌物前应先用新洁尔灭消毒外阴

52. 患者应诊断为

A. 滴虫阴道炎　　　　B. 念珠菌性阴道炎

C. 细菌性阴道病　　　　D. 非特异性阴道炎

E. 外阴瘙痒症

53. 治疗应为

A. 选用广谱抗生素

B. 性伴侣需常规治疗

C. 局部用药较全身用药好

D. 可选用小苏打冲洗阴道

E. 选用抗厌氧菌药物，如甲硝唑、克林霉素

(54~55题共用题干)

患者女，26岁，哺乳2年。因"外阴灼热感、瘙痒3天"求诊。妇科检查：阴道黏膜充血，分泌物较少，呈水样，无异味，阴道分泌物检查可见大量白细胞而未见细菌。

54. 患者最可能的诊断是

A. 宫颈上皮内瘤变　　　B. 萎缩性阴道炎

C. 念珠菌阴道炎　　　　D. 滴虫阴道炎

E. 细菌性阴道病

55. 恰当的治疗方案是

A. 外用克霉唑阴道栓

B. 外用己烯雌酚软膏

C. 甲硝唑 0.2g po qd

D. 建议停止哺乳，外用乳酸或醋酸冲洗阴道

E. 甲羟孕酮 2mg po qd

(56~57题共用题干)

患儿女，5岁。因"外阴痒伴白带增多1周"就诊。查体：处女膜完整，阴道口大量脓性分泌物，小阴唇粘连。临床考虑为婴幼儿外阴阴道炎。

56. 本疾病可能的病因不包括

A. 外阴尚未完全发育好

B. 雌激素水平低下

C. 阴道内误放异物

D. 婴幼儿卫生习惯不良

E. 饮食习惯不良

57. 追问病史，得知患儿1周前阴道内塞入纽扣一枚。下一步处理措施不正确的是

A. 保持外阴清洁、干燥，减少摩擦

B. 口服抗生素

C. 阴道冲洗

D. 行宫腔镜检查，取出异物

E. 小阴唇粘连者外涂雌激素软膏

四、案例分析题

(58~60题共用题干)

患者女，40岁。因"白带增多伴外阴瘙痒5天"就诊。妇科检查：外阴黏膜充血，阴道壁充血，分泌物黄色、稀薄、泡沫状，草莓样宫颈。

58. 最可能诊断的疾病为

A. 滴虫阴道炎

B. 细菌性阴道病

C. 萎缩性阴道炎

D. 阿米巴性阴道炎

E. 外阴阴道假丝酵母菌病

F. 前庭大腺炎

59. 为了确诊，患者应进行的辅助检查是

A. 血常规

B. 尿常规

C. 阴道分泌物细菌培养

D. 药敏试验

E. 湿片法阴道分泌物查滴虫

F. 阴道脱落细胞学检查

60. 本病的治疗正确的是

A. 甲硝唑 2g，单次口服

B. 替硝唑 2g，单次口服

C. 阴道局部应用小苏打冲洗

D. 性伴侣同时治疗，治疗期间禁止性交

E. 治疗后应于每次月经后复查白带，3次均阴性方为治愈

F. 治疗后应于每次月经前复查白带，3次均阴性方为治愈

答案和精选解析

一、单选题

1. E 悬滴法检查白带，发现的滴虫比白细胞大，约为多核白细胞的2~3倍，可呈波状运动，将白细胞推移。因此选项A错误。广谱抗生素，抑制乳杆菌生长，有利于假丝酵母菌繁殖，为念珠菌性阴道炎的诱因。所以不

可使用广谱抗生素进行复发性外阴阴道念珠菌病的治疗。因此选项 B 错误。白假丝酵母菌为外阴阴道假丝酵母菌病的病原体。假丝酵母菌对热的抵抗力不强，加热至60℃，1 小时即死亡。因此选项 C 错误。老年妇女应补充雌激素增加阴道抵抗力，预防萎缩性阴道炎。因此选项 D 错误。阴道毛滴虫是寄生在人体阴道和泌尿道的鞭毛虫，主要引起滴虫性阴道炎和尿道炎。毛滴虫对不同的环境适应力很强，能在 25℃ ~ 42℃ 条件下生长繁殖，3℃ ~ 5℃ 的低温可生存 21 天，在 46℃ 时仍能生存 20 ~ 60 分钟，脱离人体后在半干燥的条件下也可生存数小时。所以选项 E 正确。因此本题应选 E。

2. B 正常的阴道偏酸性，呈现以非致病性产酸菌为优势的自净状态。当阴道 pH 值升高，高于 4.4 时，在酸性环境下被抑制的多种微生物开始大量繁殖，阴道菌群过度生长，以产酸菌为优势菌的正常微生态平衡被打破，阴道微生态失衡，各种致病菌或条件致病菌极易引发或加重阴道炎症或宫颈炎、严重的引发女性盆腔感染，尿路感染。所以选项 B 错误。其余四个选项均正确。

3. C 前庭大腺脓肿切开引流术更换引流条的时机是术后 24 小时，一般只要引流条里面没有脓性分泌物，就可以考虑取出引流条了。

4. E 前庭大腺脓肿造口术后保持外阴清洁，1/5000 高锰酸钾液坐浴，定期换药，每周随访 1 次，4 ~ 6 次左右可预防造口再狭窄，一般 4 周就能完全恢复。

5. E 滴虫适合在阴道 pH 值为 5.2 ~ 6.6，温度 25 ~ 40℃ 的潮湿环境中生存。隐藏在腺体及阴道皱襞中的滴虫在月经前后，常得以繁殖，引起炎症的发作。阴道滴虫消耗糖原且吞噬乳酸杆菌，破坏阴道自净作用，使阴道 PH 上升，利于滴虫繁殖细菌感染。滴虫不仅寄生于阴道。还常侵入尿道或尿道旁腺，甚至膀胱、肾盂以及男性的包皮褶、尿道或前列腺中。阴道内以阴道杆菌占优势，还有少量厌氧菌、支原体及念珠菌。阴道毛滴虫属于寄生虫，正常的体内不会存在这种寄生虫。所以，选项 E 错误。

6. E 滴虫阴道炎是由阴道毛滴虫引起的常见阴道炎症，分泌物典型特点为稀薄脓性、泡沫状、有异味。

7. A 滴虫阴道炎的传播方式：①直接传播：由性交传播是主要传播方式，滴虫常寄生于男性的包皮皱褶、尿道或前列腺中，男性感染滴虫后常无症状，易成为感染源。②间接传播：经公共浴池、浴盆、浴巾、游泳池、坐式便器、衣物、污染的器械及敷料等传播。滴虫阴道炎不能经"宫内传播"。所以本题应选 A。

8. C 滴虫阴道炎检查可见阴道黏膜充血，严重者有散在出血点，甚至宫颈有出血斑点，形成"草莓样"宫颈；后穹隆有多量泡沫状灰黄色、黄白色稀薄液体或黄绿色脓性分泌物。

9. D 滴虫阴道炎常于月经后复发，故治疗后检查滴虫阴性时，仍应每次月经后复查白带，若经 3 次检查均阴性，方可称为治愈。

10. A 滴虫阴道炎首选口服硝基咪唑类药物，包括甲硝唑和替硝唑，对阴道毛滴虫病患者的性伴侣应常规进行治疗，并告知患者及其性伴侣治愈前避免无保护性性接触。妊娠期应用硝基咪唑类药物需权衡利弊，知情选择，尽量避免在妊娠早期应用硝基咪唑类药物，在妊娠中晚期应用甲硝唑通常是安全的。由于哺乳期应用甲硝唑治疗时，在乳汁中可检出少量甲硝唑，故选择甲硝唑 2g 单次口服者，服药后 12 ~ 24 小时内避免哺乳。

11. C 外阴阴道假丝酵母菌病的阴道分泌物白色稠厚，呈凝乳状或豆腐渣样。所以选项 A 错误。外阴阴道假丝酵母菌病的致病菌是白假丝酵母菌，主要为内源性传染，少部分患者通过接触感染的衣物间接传染。所以选项 B 错误。部分糖尿病患者以外阴瘙痒为首发症状，但往往容易被忽视而长治不愈。在外阴阴道假丝酵母菌病久治不愈或反复出现时，尤其是一年内有症状并经真菌培养证实有发作 4 次或以上时，应查血糖以明确是否根源在于糖尿病。所以选项 C 正确。孕妇患有念珠菌性阴道炎时，应及时治疗，以免影响胎儿的健康。所以选项 D 错误。高锰酸钾并不是治疗外阴阴道假丝酵母菌病的标准方法，且使用高浓度的高锰酸钾可能会引起刺激和灼伤，不推荐使用。所以选项 E 错误。因此本题应选 C。

12. B 各种阴道炎与其对应的白带性状如下：①外阴阴道假丝酵母菌病：豆腐渣样白带；②滴虫性阴道炎：黄绿色稀薄泡沫状白带；③细菌性阴道炎：均匀一致白带。

13. B 外阴阴道念珠菌病患者的阴道黏膜红肿，小阴唇内侧及阴道黏膜附有白色块状物，擦除后露出红肿黏膜面，急性期还可见到糜烂及浅表溃疡。所以选项 B 正确。滴虫性阴道炎患者的阴道黏膜充血，重者可出现出血点（选项 A 错误）；外阴阴道炎会有小阴唇及阴道粘连（选项 C 错误）；细菌性阴道炎会有黄色水样分泌物（选项 D 错误）；老年性阴道炎一般会有不规则溃疡（选项 E 错误）。因此本题应选 B。

14. C 白假丝酵母菌又称为白色念珠菌，为条件致病菌，当阴道糖原增加、酸度增高、局部细胞免疫力下降时发病。白色念珠菌感染的治疗通常包括抗真菌药的全身或局部应用，如抗真菌药物的局部应用，例如阴道栓或阴道片剂。同时，内裤、盆及毛巾用开水烫洗有助于预防再感染。对于合并糖尿病的患者，应同时治疗糖尿病，因为白色念珠菌感染常与糖尿病并发。对于合并妊娠的患者，通常会采用局部治疗方法，以减少对胎儿的潜在影响。然而，用 0.5% 醋酸液阴道灌洗是不恰当的。这可能会破坏阴道的自然平衡，并且没有足够的科学证据支持其治疗效果。因此，不建议使用醋酸液阴道灌洗来治疗白色念珠菌感染。所以选项 C 符合题意。

15. E 外阴阴道假丝酵母菌病（VVC）主要表现为外阴阴道瘙痒、阴道分泌物增多。外阴阴道瘙痒症状明显，持续时间长，严重者坐立不安，以夜晚更加明显。部分患者可伴有尿频、尿急、外阴部灼热痛、性交痛以及排尿痛。阴道分泌物白色稠厚，呈凝乳状或豆腐渣样。妇科检查见外阴红斑、水肿，伴有抓痕，严重者可见皮肤皲裂、表皮脱落。阴道黏膜红肿，小阴唇内侧及阴道黏膜附有白色块状物，擦除后露出红肿黏膜面，急性期还可见到糜烂及浅表溃疡。所以选项 ABCD 均正确。治疗外阴阴道假丝酵母菌病应消除诱因，应治疗糖尿病，及时停用广谱抗生素、雌激素等药物。临床上常选择的药物治疗以咪唑类和氟康唑为主，可选择阴道用药或口服。青霉素是抗生素，能引起外阴阴道假丝酵母菌病。所以选项 E 错误。

16. C 细菌性阴道病（BV）为阴道内正常菌群失调所致的一种混合感染，临床及病理特征阴道黏膜无炎症改变，并非阴道炎。所以选项 C 正确。细菌性阴道病的特征之一是阴道 pH 升高，通常大于 4.5，而不是接近中性。所以选项 A 错误。细菌性阴道病检查阴道黏膜无明显充血等炎症表现。所以选项 B 错误。细菌性阴道病的阴道分泌物呈灰白色、均匀一致、稀薄状，带有鱼腥味，而不是黏稠白带。所以选项 D 错误。取阴道分泌物少许放在玻片上，加入 10% 氢氧化钾溶液 1~2 滴，产生烂鱼肉样腥臭气味，系因胺遇碱释放氨所致。所以选项 E 错误。因此本题的正确答案为 C。

17. D 细菌性阴道病主要采用 Amsel 临床诊断标准，诊断标准包括：①分泌物检查：均质、稀薄、灰白色阴道分泌物。②阴道分泌物 pH 值：阴道分泌物 pH > 4.5；③线索细胞阳性；④胺试验阳性。以上 4 项中至少具备 3 项，即可诊断为细菌性阴道病，其中线索细胞阳性为必备条件。

18. A 细菌性阴道病治疗首选抗厌氧菌药物，主要有硝基咪唑类药物（甲硝唑和替硝唑）、克林霉素。

19. A 治疗细菌性阴道病的全身用药：首选为甲硝唑 400mg，口服，每日 2 次，共 7 日；其次为替硝唑 2g，口服，每日 1 次，连服 3 日；或替硝唑 1g，口服，每日 1 次，连服 5 日；或克林霉素 300mg，口服，每日 2 次，连服 7 日。不推荐使用甲硝唑 2g 顿服。

20. E 绝经期女性患者出现血性白带，但已除外恶性肿瘤，应首先考虑萎缩性阴道炎。萎缩性阴道炎常见于自然绝经或人工绝经后的妇女，主要症状为外阴灼热不适、瘙痒，阴道分泌物稀薄，呈淡黄色；感染严重者阴道分泌物呈脓血性。

21. E 萎缩性阴道炎的主要症状为外阴灼热不适、瘙痒（选项 C）及阴道分泌物增多（选项 A）；阴道分泌物稀薄，呈淡黄色；感染严重者阴道分泌物呈脓血性（选项 B）。由于阴道黏膜萎缩，可伴有性交痛。检查时见阴道皱襞消失、萎缩、菲薄（选项 D）。阴道黏膜充血，有散在小出血点或点状出血斑，有时见浅表溃疡。"阴道黏膜上可见白色膜状物"是外阴阴道假丝酵母菌病的临床表现。因此本题应选项 E。

22. E 婴幼儿卫生习惯不良，外阴不洁、尿液及粪便污染、外阴损伤或蛲虫感染，均可引起炎症；阴道内误放异物，也可造成继发感染。所以选项 A、B 正确。婴幼儿外阴阴道炎的常见病原体有大肠埃希菌及葡萄球菌、链球菌等。所以选项 C 正确。本病发病时，大量分泌物刺激引起外阴瘙痒，患儿哭闹、烦躁不安或用于搔抓外阴。所以选项 D 正确。婴幼儿外阴阴道炎的治疗通常是局部护理和局部用药，例如局部清洁、保持干燥、外用抗菌药膏或药水等。所以选项 E 错误。因此本题的答案为 E。

23. E 滴虫阴道炎的临床特征是外阴瘙痒，妇检可见宫颈散在红色斑点（"草莓样"宫颈），白带特点为稀薄的泡沫状白带。

24. B 患者应诊断为滴虫阴道炎。滴虫阴道炎的主要症状是阴道分泌物增多及外阴瘙痒，间或有灼热、疼痛、性交痛等。分泌物典型特点为稀薄脓性、黄绿色、泡沫状、有臭味。分泌物呈脓性是因分泌物中含有白细胞，若合并其他感染则呈黄绿色；呈泡沫状、有臭味是因滴虫无氧酵解碳水化合物，产生腐臭气体。若合并尿道感染，可有尿频、尿痛，有时可见血尿。悬滴法镜下可见波状运动的滴虫和增多的白细胞。

25. D 患者有外阴瘙痒、阴道黏膜表面有白色片状薄膜覆盖，可见假菌丝，考虑为外阴阴道假丝酵母菌病，治疗用抗真菌药，如氟康唑、制霉素。

26. D 长期应用抗生素可引起外阴阴道假丝酵母菌病。患者主要表现为外阴阴道瘙痒、阴道分泌物增多。阴道检查可见阴道黏膜红肿，小阴唇内侧及阴道黏膜附有白色块状物，擦除后露出红肿黏膜面。首选的治疗措施应为局部用咪康唑栓剂。咪康唑栓 200mg 阴道塞入，每晚 1 次，7 天为一疗程；或 400mg，3 天为一疗程。

27. D 患者最可能的诊断为外阴阴道假丝酵母菌病。外阴阴道假丝酵母菌病是由假丝酵母菌引起的外阴阴道炎症，主要表现为外阴阴道奇痒，阴道分泌物增多，典型阴道分泌物白色稠厚，呈凝乳状或豆腐渣样。阴道黏膜红肿、小阴唇内侧及阴道黏膜附有白色块状物，擦除后露出红肿黏膜面。

28. E 该患者可诊断为外阴阴道假丝酵母菌病合并细菌性阴道病。治疗包括口服或外用抗厌氧菌药物（甲硝唑、替硝唑、克林霉素）、外用中药洗剂、口服或外用抗真菌药物以及调节阴道菌群药物等。雌激素可诱发假丝酵母菌病发生，故不宜外用雌激素软膏。所以本题应选 E。

29. B 细菌性阴道病分泌物特点：匀质、稀薄、白色分泌物，有鱼腥臭味。检查可见线索细胞。所以选项 B 符合题意。外阴阴道假丝酵母菌病分泌物特点：白色稠厚呈凝乳或豆腐渣样，检查可见霉菌孢子或菌丝。所以选项 A 可排除。衣原体阴道炎感染后多无症状或症状轻微。所以选项 C 可排除。滴虫阴道炎分泌物典型特点：稀薄脓性、黄绿色、泡沫状，有臭味，检查可见滴虫。所以选项 D 可排除。支原体阴道炎常不表现出感染症状，仅在某些条件下引起机会性感染。所以选项 E 可排除。因此本题的正确答案为 B。

30. B 细菌性阴道病的诊断标准（下列 4 条中有 3 条阳性即可做临床诊断）：①均质、稀薄、白色的阴道分泌物；②阴道 pH≥4.5；③胺臭味试验阳性；④线索细胞阳性。该患者诊断为细菌性阴道病，治疗首选甲硝唑。

31. A 老年性阴道炎常见于自然绝经或人工绝经后的妇女，表现为阴道分泌物稀薄，呈淡黄色，感染严重者呈血性脓性白带。老年性阴道炎是由于雌激素缺乏致局部抵抗力降低，致病菌入侵繁殖而引起的。故题中患者在治疗中除局部抗感染治疗外，可针对病因给予少量雌激素制剂，以增加阴道抵抗力，可局部用药，也可全身给药。所以选项 A 正确。

二、多选题

32. ABCD 外阴易受经血、阴道分泌物刺激，若患者不注意清洁，或粪瘘患者受到粪便污染刺激、尿瘘患者受到尿液长期浸渍等，均可引起非特异性炎症反应。长期穿紧身化纤内裤或经期长时间使用卫生用品所导致的物理化学刺激，如皮肤黏膜摩擦、局部潮湿、透气性差等，亦可引起非特异性外阴炎。所以选项 ABCD 正确。

33. ABDE 病原体侵入前庭大腺引起炎症，称为前庭大腺炎，分为前庭大腺炎、前庭大腺脓肿和前庭大腺囊肿。前庭大腺位于两侧大阴唇后 1/3 深部，腺管开口于处女膜与小阴唇之间（选项 A 正确），在性交、分娩等情况污染外阴部时易发生炎症。病原体多为混合性细胞感染，主要病原体为葡萄球菌、大肠埃希菌、链球菌、肠球菌（选项 B 正确）。前庭大腺炎及前庭大腺囊肿如果不及时治疗可能会导致感染的扩散，但并不会引起败血症（选项 C 错误）。前庭大腺炎及前庭大腺囊肿有较高的复发率，可能需要长期的护理和治疗（选项 D 正确）。前庭大腺炎脓肿形成需尽早切开引流，以缓解疼痛。前庭大腺囊肿较大或反复发作者行前庭大腺囊肿造口术取代以前的囊肿剥除术（选项 E 正确）。因此本题的答案为 ABDE。

34. ABC 滴虫阴道炎根据病史、临床表现及分泌物观察可作出临床诊断。取阴道分泌物检查可确诊。取分泌物前 24~48 小时避免性交、阴道灌洗或局部用药；窥阴器不涂抹润滑剂；分泌物取出后应及时送检，冬天需注意保暖，以避免滴虫活动性下降后影响检查结果。悬滴法取温生理盐水一滴于玻璃片上，在阴道后穹隆处取分泌物少许混于生理盐水玻片上，立即在低倍显微镜下观察寻找滴虫。镜下可见波状运动的滴虫和增多的白细胞。用 KOH 悬滴法查念珠菌可提高念珠菌的检出率。所以选项 ABC 正确。

35. AB 滴虫阴道炎的治疗：（1）初次治疗可选择甲硝唑或替硝唑 2g，单次口服；或甲硝唑 400mg，每日 2 次，连服 7 日。所以选项 A 正确。（2）服用甲硝唑者，服药后 12~24 小时内避免哺乳；服用替硝唑者，服药后 3 日内避免哺乳。所以选项 B 正确。（3）滴虫阴道炎主要由性行为传播，性伴侣应同时进行治疗。所以选项 E 错误。（4）0.5% 醋酸或 1% 乳酸冲洗或中药熏洗，改善阴道内环境，将提高疗效。所以选项 C 错误。（5）阴道局部用药可以较快缓解症状，但不容易彻底消灭滴虫，停药后容易复发。全身用药更能彻底消灭滴虫。所以选项 D 错误。因此选项 AB 符合题意。

36. ABDE 外阴阴道假丝酵母菌病主要表现为外阴阴道瘙痒、阴道分泌物增多。所以选项 A 正确。内源性传染为主要的传播途径。假丝酵母菌存在于阴道、口腔、肠道内，这 3 个部位的假丝酵母菌可互相传染。所以选项 B 正确。妇科检查见外阴红斑、水肿，伴有抓痕，严重者可见皮肤皲裂、表皮脱落。阴道黏膜红肿，小阴唇内侧及阴道黏膜附有白色块状物，擦除后露出红肿黏膜面，急性期还可见到糜烂及浅表溃疡，选项 E 正确。"草莓样"宫颈是滴虫阴道炎的妇科检查所见。所以选项 C 错误。显微镜下可见芽孢、假菌丝及少量白细胞。所以选项 D 正确。因此本题应选 ABDE。

37. BDE 外阴阴道假丝酵母菌病的病原体大多为白假丝酵母菌，适宜在酸性环境中生长。所以选项 A 错误。白假丝酵母菌为条件致病菌，为双相菌，有酵母相和菌丝相。所以选项 B 正确。假丝酵母菌对热的抵抗力不强，加热至 60℃，1 小时即死亡；但对干燥、日光、紫外线及化学制剂等因素的抵抗力较强。所以选项 C 错误。约 75% 妇女一生中至少患过 1 次外阴阴道假丝酵母菌病，45% 妇女经历过 2 次或 2 次以上的发病。所以选项 D 正确。发病诱因有长期应用广谱抗生素、妊娠、糖尿病、大量应用免疫抑制剂、接受大量雌激素治疗等。所以选项 E 正确。因此本题的正确答案为 BDE。

38. ABCE 细菌性阴道病主要采用 Amsel 临床诊断标准，诊断标准包括：①分泌物检查：均质、稀薄、灰白色阴道分泌物。②阴道分泌物 pH 值：阴道分泌物 pH > 4.5；③线索细胞阳性；④胺试验阳性。以上 4 项中至少具备 3 项，即可诊断为细菌性阴道病，线索细胞阳性为必备条件。

39. ABC　妊娠期细菌性阴道病可导致绒毛膜羊膜炎、胎膜早破、早产、流产、新生儿感染、产褥感染等不良妊娠结局；非妊娠妇女可引起子宫内膜炎、盆腔炎性疾病、子宫切除术后阴道断端感染及不孕症。

40. ABCD　妇女绝经后、手术切除卵巢或盆腔放疗后，卵巢功能衰退，体内雌激素缺乏，阴道黏膜萎缩、变薄，上皮细胞糖原含量降低，阴道 pH 上升，局部抵抗力减弱，以需氧菌为主的其他致病菌过度繁殖而发生萎缩性阴道炎。所以选项 ABCD 正确。

41. BDE　萎缩性阴道炎的治疗原则为针对病因给予雌激素制剂，以增加阴道抵抗力；使用抗生素抑制细菌生长。所以选项 BDE 正确。

三、共用题干单选题

42. A　最可能的诊断是前庭大腺脓肿。前庭大腺脓肿的临床表现为阴唇肿胀疼痛，阴道前庭下外侧出现疼痛，有波动感肿块，局部有发热，红斑。

43. E　前庭大腺炎症急性发作，脓肿尚未形成时需卧床休息，减少摩擦。可取前庭大腺开口处的分泌物做细菌培养，根据病原体及药物敏感情况，选用合适的抗生素静脉滴注或口服。若已形成脓肿，需尽早切开引流，以缓解疼痛。切口应选择在波动感明显处做纵切口，长度近脓肿全长，原则上在内侧黏膜面切开，并放置引流条，脓液可送细菌培养。

44～46. E、A、C　滴虫阴道炎的主要症状是白带增多及外阴瘙痒，分泌物典型特点为稀薄脓性、黄绿色、泡沫状、有臭味。检查时可见阴道黏膜充血，后穹隆有多量白带，呈灰黄色、黄白色稀薄液体或为黄绿色脓性分泌物，常呈泡沫状。结合题干信息所述考虑患者为滴虫阴道炎。滴虫阴道炎时，在阴道分泌物中找到滴虫可确诊。最常用的方法是 0.9% 氯化钠溶液湿片法：取 0.9% 氯化钠温溶液一滴放于玻片上，在阴道侧壁取分泌物相混于氯化钠溶中，立即在光镜下寻找滴虫。对可疑患者多次悬滴法阴性时做培养，准确性达 98% 左右。取分泌物前 24～48 小时避免性交、阴道灌洗或局部用药，取分泌物时阴道窥器不涂润滑剂，分泌物取出后应及时送检并注意保暖。治疗上应全身用药，主要治疗药物为甲硝唑及替硝唑。滴虫性阴道炎主要通过性交传播，故性伴侣应同时治疗。治疗后仍应每次月经后复查白带，若经 3 次检查均阴性，方可称为治愈。

47. E　湿片法有生理盐水湿片法及 10% 氢氧化钾湿片法。前者用于检测滴虫及线索细胞，后者用于检测假丝酵母菌的芽孢及假菌丝。外阴阴道假丝酵母菌病湿片法多采用 10% 氢氧化钾溶液，可溶解其他细胞成分，提

高假丝酵母菌检出率。

48. E　此患者应诊断为复发性外阴阴道假丝酵母菌病。外阴阴道假丝酵母菌病主要表现为外阴瘙痒灼痛，严重时坐卧不安异常痛苦常伴有尿频、尿急及性交痛。经治疗后，症状体征、真菌均消除后，又再现，且 1 年内发作≥4 次，为复发性外阴阴道假丝酵母菌病。患者有典型的临床表现且在显微镜下见到芽孢和假菌丝即可做出诊断。

49. D　复发原因包括：（1）治疗不彻底阴道内有真菌，抗生素应用性伴侣，环境因素等。（2）口服甲硝唑治疗细菌性阴道病或细菌过多综合征也可诱发假丝酵母菌外阴阴道炎。（3）与肠道宿主和性传播密切相关。有复发的妇女其性伴侣有约 20% 的阴茎有假丝酵母菌寄生。（4）糖尿病未控制、穿化纤紧身衣裤等有关因素也都是复发性外阴阴道假丝酵母菌病的易感和诱发因素。选项 D "长期使用避孕套避孕"与本病的发生无关。因此本题应选 D。

50. B　本病的治疗重点在于积极寻找并去除诱因，预防复发（选项 D 正确）。根据患者情况选择局部或全身抗真菌药物，以局部用药为主（选项 A 正确）。消除诱因应及时停用广谱抗生素（选项 B 错误）、雌激素等药物，积极治疗糖尿病。无需对性伴侣进行常规治疗（选项 C 正确）。治疗后应于月经前复查阴道分泌物（选项 E 正确）。所以本题应选 B。

51. E　细菌性阴道病的诊断主要是基于临床表现和相关检查结果。一般情况下，不需要进行分泌物的细菌定性培养。所以选项 B 正确。细菌性阴道病的检查：①分泌物检查：均质、稀薄、白色阴道分泌物，常黏附于阴道壁。②线索细胞阳性：取少许阴道分泌物放在玻片上，加 1 滴 0.9% 氯化钠溶液混合，高倍显微镜下寻找线索细胞。细菌性阴道病时线索细胞需大于 20%。所以选项 D 正确。③胺试验阳性：取阴道分泌物少许放在玻片上，加入 10% 氢氧化钾溶液 1～2 滴，产生烂鱼肉样腥臭气味。所以选项 A 正确。在取分泌物前进行双合诊（即宫颈和外阴检查）是为了排除其他疾病，但不是必需的步骤。所以选项 C 正确。取分泌物前不可先用新洁尔灭消毒外阴，以免污染分泌物。所以选项 E 错误。因此本题应选 E。

52. C　患者阴道分泌物增多伴轻度外阴瘙痒 1 周，妇科检查见分泌物呈灰白色，均匀一致，并黏附于阴道壁，阴道黏膜无充血。根据以上临床表现患者可诊断为细菌性阴道病。

53. E　细菌性阴道病治疗应选用抗厌氧菌药物，主要有甲硝唑、替硝唑、克林霉素。甲硝唑可抑制厌氧菌生长而不影响乳杆菌生长，是较理想的治疗药物。

54. B 根据患者的病史和辅助检查，萎缩性阴道炎最为可能。长期哺乳、无排卵造成的低雌激素状态是导致此种阴道炎的原因。萎缩性阴道炎主要症状为外阴灼热不适、瘙痒，阴道分泌物稀薄，呈淡黄色。阴道分泌物镜检可见大量白细胞而未见滴虫、假丝酵母菌等致病菌。

55. D 萎缩性阴道炎的治疗原则为补充雌激素，增加阴道抵抗力；使用抗生素抑制细菌生长。停止哺乳恢复月经可以去除病因；或用1%乳酸或0.5%醋酸液冲洗阴道，每日1次，增加阴道酸度，抑制细菌生长繁殖。己烯雌酚、甲硝唑、甲羟孕酮不适用于哺乳期。

56. E 婴幼儿外阴阴道炎是因婴幼儿外阴皮肤黏膜薄、雌激素水平低及阴道内异物等所致的外阴阴道继发感染。常见于5岁以下婴幼儿，多与外阴炎并存。由于婴幼儿的解剖、生理特点，其外阴阴道容易发生炎症。婴幼儿外阴阴道炎的病因：①婴幼儿外阴尚未完全发育好（选项A），不能遮盖尿道口及阴道前庭，细菌容易侵入；②婴幼儿阴道环境与成人不同，新生儿出生后2~3周，母体来源的雌激素水平下降，自身雌激素水平低（选项B），阴道上皮薄，糖原少，pH升至6.0~8.0，乳杆菌没有成为优势菌，阴道抵抗力差，易受其他细菌感染；③婴幼儿卫生习惯不良（选项D），外阴不洁、尿液及粪便污染、外阴损伤或蛲虫感染，均可引起炎症；④阴道内误放异物（选项C），造成继发感染。⑤病原体常通过患病成人的手、衣物、毛巾、浴盆等间接传播。饮食习惯与婴幼儿外阴阴道炎无明显关系，故本题应选E。

57. C 婴幼儿外阴阴道炎的治疗原则：①保持外阴清洁、干燥、减少摩擦（选项A正确）。②针对病原体选择相应口服抗生素治疗（选项B正确），或用吸管将抗生素溶液滴入阴道（选项C错误）。③对症处理：若阴道内有异物，应及时取出（选项D正确）。小阴唇粘连者外涂雌激素软膏（选项E正确）后，多可松解，严重者应分离粘连，并涂以抗生素软膏。因此本题应选C。

四、案例分析题

58. A 患者可确诊为滴虫阴道炎。滴虫阴道炎分泌物典型特点：稀薄脓性、黄绿色、泡沫状，有臭味，检查可见滴虫。检查可见阴道黏膜充血，严重者有散在出血点，甚至宫颈有出血斑点，形成"草莓样"宫颈。所以选项A符合题意。外阴阴道假丝酵母菌病（选项E）分泌物特点：白色稠厚呈凝乳或豆腐渣样，检查可见霉菌孢子或菌丝。萎缩性阴道炎（选项C）主要症状为外阴灼热不适、瘙痒、阴道分泌物增多、阴道分泌物稀薄，呈淡黄色，感染严重者呈脓血性白带。阿米巴性阴道炎（选项D）多继发于肠道感染，阴道分泌物呈浆液性或黏液性，从中可找到大滋养体，当阴道黏膜形成溃疡、出血时，则分泌物可转成脓性或血性，根据腹泻或痢疾病史及有关检验，可以做出诊断。而本例分泌物的特点是黄绿色，有臭味，中等量，呈泡沫状，因此可排除。细菌性阴道病（选项B）分泌物特点：匀质、稀薄、白色分泌物，有鱼腥臭味，检查可见线索细胞。题中无前庭大腺炎（选项F）的相关症状描述，故可排除。

59. E 根据典型临床表现容易诊断，湿片法阴道分泌物中找到滴虫即可确诊。所以选项E正确。血常规、阴道脱落细胞学检查、尿常规与此病无直接关系，因此可排除选项A、B、F。本例不属于细菌性阴道病，因此排除阴道分泌物细菌培养及药敏试验（选项C、D）。

60. ABDE 滴虫阴道炎患者可同时存在尿道、尿道旁腺、前庭大腺多部位滴虫感染，治愈此病需全身用药，并避免阴道冲洗。所以选项C错误。（1）全身用药：初次治疗可选择甲硝唑2g，单次口服；或替硝唑2g，单次口服；或甲硝唑400mg，每日2次，连服7日。（2）性伴侣的治疗：滴虫阴道炎主要由性行为传播，性伴侣应同时进行治疗，并告知患者及性伴侣治愈前应避免无保护性行为。治疗后仍应每次月经后复查白带，若经3次检查均阴性，方可称为治愈。所以选项A、B、D、E均正确，选项F错误。因此本题应选ABDE。

第二章 外阴肿瘤

一、单选题

1. 以下不属于常见外阴良性肿瘤的是
   A. 外阴乳头瘤
   B. 汗腺腺瘤
   C. 纤维瘤
   D. 脂肪瘤
   E. 淋巴管瘤

2. 关于外阴平滑肌瘤，下到说法不恰当的是
   A. 主要发生在大阴唇、阴蒂及小阴唇
   B. 来源于外阴平滑肌、毛囊立毛肌或血管平滑肌
   C. 肿物生长缓慢，质软
   D. 常伴有退行性变
   E. 肌瘤有蒂可行局部切除

3. 外阴恶性肿瘤中最常见的病理类型是
   A. 基底细胞癌
   B. 鳞状细胞癌
   C. 前庭大腺癌
   D. 恶性黑色素瘤
   E. 汗腺癌

4. 外阴癌肿物局限于右侧大阴唇，肿物直径为 2cm。未发现淋巴结转移，临床分期应属于
   A. Ⅰ期
   B. 0 期
   C. ⅡA 期
   D. ⅡB 期
   E. Ⅲ期

5. 病理报告为 VINⅢ级提示
   A. 外阴轻度不典型增生
   B. 外阴中度不典型增生
   C. 外阴重度不典型增生
   D. 原位癌
   E. 重度不典型增生

6. 外阴鳞状细胞癌中最多见的癌灶是
   A. 大阴唇
   B. 小阴唇
   C. 阴蒂
   D. 会阴
   E. 尿道口

7. 外阴恶性肿瘤中恶性程度最高的病理类型是
   A. 基底细胞癌
   B. 鳞状细胞癌
   C. 汗腺癌
   D. 疣状癌
   F. 恶性黑色素瘤

8. 关于外阴恶性黑色素瘤，以下叙述不正确的是
   A. 居外阴原发性恶性肿瘤的第 1 位
   B. 肿瘤恶性程度高，预后差
   C. 多见于 65~75 岁妇女

   D. 病灶常位于小阴唇
   E. 诊断需活组织病理检查

9. 关于外阴恶性黑色素瘤的叙述，下列说法错误的是
   A. 手术范围应在病变处 3~4cm 处
   B. 由结合痣或复合痣发展而来
   C. 仅发生于老年女性患者
   D. 常无明显自觉症状
   E. 宜行外阴根治术

10. 外阴基底细胞癌的病灶主要位于
    A. 大阴唇
    B. 小阴唇
    C. 阴蒂
    D. 阴唇系带
    E. 处女膜

11. 关于外阴癌的转移途径，下列说法恰当的是
    A. 外阴淋巴管丰富，两侧互相交通组成淋巴网，故癌灶多向同侧淋巴结转移
    B. 一般情况下，若腹股沟浅淋巴结无侵犯，盆腔淋巴结也可以显示阳性
    C. 阴蒂癌灶不可向两侧侵犯并可绕过腹股沟浅淋巴结直接至股深淋巴结
    D. 早期即可出现血运转移
    E. 早期即可经直接浸润累及肛门和直肠

12. 患者女，34 岁，发现外阴肿物 7 年，无不适。左侧大阴唇外直径 3cm 肿物，质硬，边界清楚，有一定活动度，表面见沟纹，色泽如正常皮肤。合理的诊断是
    A. 外阴平滑肌瘤
    B. 外阴乳头状瘤
    C. 外阴纤维瘤
    D. 外阴脂肪瘤
    E. 外阴颗粒成肌细胞瘤

13. 患者女，58 岁，因"绝经 5 年后出血"来院检查，HPV（-），TCT 提示低级别鳞状上皮内病变（LSIL），进一步的处理方案是
    A. 暂不予治疗，定期随访
    B. 选择局部用药
    C. 宫颈锥形切除术
    D. 全子宫切除术
    E. 激光治疗

14. 患者女，43 岁，近 2 个月来发现外阴皮肤色素减退，在以下外阴活检结果中属于外阴癌前病变的是
    A. 外阴鳞状上皮内病变

B. 外阴硬化型苔藓

C. 外阴白癜风

D. 外阴硬化型苔藓合并鳞状细胞增生

E. 外阴色素减退疾病伴上皮中度不典型增生

二、多选题

15. 属于外阴良性肿瘤的有

A. 纤维瘤
B. 脂肪瘤
C. 乳头状瘤
D. 外阴帕杰病
E. 外阴尖锐湿疣

16. 以下外阴良性肿瘤中，来源于上皮附件的有

A. 汗腺瘤
B. 皮脂腺腺瘤
C. 纤维瘤
D. 脂肪瘤
E. 平滑肌瘤

17. 外阴病变的叙述错误的是

A. 需病理诊断，肉眼无法确认

B. 外阴癌生在外阴皮肤表面，易发现，均能获早期诊断

C. 对外阴病变未活检确诊前，不能给药以免延误病情

D. 外阴鳞状细胞癌以小阴唇最多见

E. 均有外阴瘙痒

三、共用题干单选题

（18～19题共用题干）

患者女，42岁，自觉左侧小阴唇结节状物2个月，肿物生长快，伴少量出血，查体：阴蒂肿大，直径3cm，质硬，右侧腹股沟触及3个黄豆大小淋巴结，不活动，活检报告为"鳞癌"。

18. 以下因素中，与此类疾病无关的是

A. HPV 感染

B. 吸烟

C. 外阴巴氏腺囊肿

D. 分化型外阴鳞状上皮内瘤变

E. 硬化性苔藓

19. 以下因素中，与此类疾病的预后无关的是

A. 癌灶大小
B. 癌灶部位
C. 有无淋巴结转移
D. 外阴癌分期
E. 肿瘤有无破溃

（20～24题共用题干）

患者女，63岁，外阴瘙痒1年，经反复局部药物和物理治疗无效，发现外阴肿物2个月余。查体：外阴右侧大阴唇有一约4cm×5cm菜花样肿物，颜色与周围皮肤相近，表面破溃，可见结痂，触血（+），表面渗液，质脆，活动差；右侧腹股沟区可扪及一约2cm×2cm淋巴

结，质地较硬，活动差，表面光滑。阴道及盆腔检查未见异常。

20. 根据临床表现及体征，最有可能的临床诊断是

A. 外阴乳头瘤
B. 外阴恶性黑色素瘤
C. 外阴鳞状细胞癌
D. 外阴硬化性苔藓
E. 外阴纤维瘤

21. 为明确诊断，首选的能明确诊断的检查是

A. 阴道镜检查
B. TCT 检查
C. 右腹股沟结节活检
D. 外阴肿物活组织检查
E. HPV 检测

22. 如果外阴及腹股沟区肿物检查提示为恶性肿瘤，按国际妇产科联盟（FIGO）2009年手术病理分期标准，该患者分期至少为

A. ⅠB 期
B. Ⅱ 期
C. ⅢA 期
D. ⅢC 期
E. Ⅳ 期

23. 治疗方法应考虑

A. 个体化的手术或与放化疗结合的综合治疗

B. 单纯化疗

C. 左侧外阴扩大切除 + 术后放疗

D. 外阴广泛切除 + 双侧腹股沟淋巴结清扫术

E. 外阴广泛切除 + 双侧腹股沟淋巴结清扫术 + 术后放疗

24. 手术后行放疗可能出现的并发症不包括

A. 放射性外阴皮肤损害

B. 放射性尿道炎

C. 放射性肠炎

D. 膀胱阴道瘘

E. 腹股沟区肿物

四、案例分析题

（25～28题共用题干）

患者女，56岁。因"右侧大阴唇黄豆大小结节1年，无明显增长"就诊。全身检查未发现异常，浅表淋巴结未触及。局部取活检报镜下见组织自表皮基底层长出，可见有黏液变性。

25. 诊断是

A. 外阴恶性黑色素瘤

B. 外阴基底细胞癌

C. 乳头瘤

D. Paget 病

E. 脂肪瘤

F. 外阴鳞状细胞癌

26. 本疾病常伴有其他部位原发性恶性肿瘤，包括

A. 乳腺癌
B. 阴道癌

C. 直肠癌　　　　　　D. 宫颈癌

E. 胃癌　　　　　　　F. 肺癌

27. 最需与以下哪种疾病进行鉴别

A. 阴道癌　　　　　　B. 尿道癌

C. 前庭大腺癌　　　　D. 前列腺癌

E. 外阴良性肿瘤　　　F. 湿疹样癌

28. 恰当的治疗方法是

A. 结节剥除术

B. 外阴根治术

C. 单纯外阴切除术

D. 较广泛切除局部病灶

E. 外阴全部切除

F. 腹股沟淋巴结清扫术

答案和精选解析

一、单选题

1. E 外阴良性肿瘤较少见。根据良性肿瘤的性状可划分为囊性或实质性两大类。根据肿瘤的来源划分为2大类：①上皮来源的肿瘤：如外阴乳头瘤、汗腺腺瘤；②中胚叶来源的肿瘤：如纤维瘤、脂肪瘤、平滑肌瘤和神经纤维瘤。而淋巴管瘤、血管瘤等罕见。因此本题应选E。

2. C 外阴平滑肌瘤好发于阴蒂、大阴唇、小阴唇，一般为单发，外形呈圆形或椭圆形，表面光滑，质地偏硬，有包膜，活动好。外阴平滑肌瘤多来源于外阴的平滑肌、毛囊的竖毛肌或血管的平滑肌。治疗原则为有蒂肌瘤局部切除或深部肌瘤摘除。

3. B 鳞状细胞癌是外阴恶性肿瘤中最常见的病理类型，其次为恶性黑色素瘤、基底细胞癌、前庭大腺癌、疣状癌、肉瘤等。

4. A 外阴鳞状细胞癌的临床分期按照2009年国际妇产科联盟（FIGO）分期。（1）Ⅰ期：肿瘤局限于外阴和（或）会阴，淋巴结无转移。①ⅠA期：肿瘤最大径线≤2cm，且间质浸润≤1.0mm；②ⅠB期：肿瘤最大径线>2cm或间质浸润>1.0mm。（2）Ⅱ期：任何大小的肿瘤侵犯至会阴邻近结构（下1/3尿道、下1/3阴道、肛门），无淋巴结转移。（3）Ⅲ期：任何大小的肿瘤，有或无侵犯至会阴邻近结构（下1/3尿道、下1/3阴道、肛门），有腹股沟-股淋巴结转移。①ⅢA期：1个淋巴结转移（≥5mm）；或1~2个淋巴结转移（<5mm）；②ⅢB期：≥2个淋巴结转移（≥5mm）；或≥3个淋巴结转移（<5mm）；③ⅢC期：阳性淋巴结伴囊外扩散。（4）Ⅳ期：肿瘤侵犯其他区域（上2/3尿道，上2/3阴道），或远处转移。①ⅣA期：肿瘤侵犯至上尿道和（或）阴道黏膜、膀胱黏膜直肠黏膜，或固定于骨盆壁；或腹股沟

-股淋巴结出现固定或溃疡形成。②ⅣB期：任何远处转移包括盆腔淋巴结转移。所以题中分期属于Ⅰ期。

5. E 外阴上皮内瘤变Ⅲ级（VINⅢ）：即重度不典型增生及外阴原位癌。重度不典型增生异形细胞占据上皮层2/3以上，几乎达表面。

6. A 外阴鳞状细胞癌的癌灶以大阴唇最多见，其次为小阴唇、阴蒂、会阴、尿道口、肛门周围等。若已转移至腹股沟淋巴结，可扪及增大、质硬、固定淋巴结。

7. E 外阴恶性肿瘤中恶性程度而言，以恶性黑色素瘤和肉瘤较高，腺癌和鳞癌次之，基底细胞癌恶性程度最低。

8. A 外阴恶性黑色素瘤较少见，居外阴原发恶性肿瘤的第2位，肿瘤恶性程度高，预后差。多见于65~75岁妇女，常诉外阴瘙痒、出血、色素沉着范围增大。病灶常位于小阴唇，其次是阴蒂周围，呈痣样、结节状生长、有色素沉着（肿瘤多为棕褐色或蓝黑色），可伴溃疡。诊断需活组织病理检查。所以选项A错误。

9. C 外阴恶性黑色素瘤占外阴恶性肿瘤的2%~4%，常来自结合痣或复合痣。任何年龄妇女均可发生。可无症状偶然体检时发现，但其最常见的主诉是外阴肿块。手术是控制甚至治愈女性生殖道恶性黑色素瘤的主要治疗方式，目前比较公认的是行外阴根治术及腹股沟淋巴结清扫术。所以选项C错误。

10. A 外阴基底细胞癌的病灶多位于大阴唇，也可在小阴唇、阴蒂和阴唇系带出现，可有局部瘙痒或无症状，病灶呈湿疹或瘤样改变伴有色素沉着，亦可呈结节状肿物。

11. A 外阴癌的转移途径有直接浸润、淋巴转移、血运转移，前两种途径较常见，后者多发生在晚期。选项D错误；（1）直接浸润：癌灶逐渐增大，沿皮肤、黏膜向内侵及阴道和尿道及肛门，晚期可累及直肠和膀胱等。选项E错误；（2）淋巴转移：外阴淋巴管丰富，两侧互相交通组成淋巴网。癌灶多向同侧淋巴结转移。选项A正确；最初转移至腹沟淋巴结，再至股深淋巴结，并经此进入盆腔淋巴结，如髂总、髂内、髂外、闭孔淋巴结等，最后转移至腹主动脉旁淋巴结。一般浅淋巴结被癌灶侵犯后，才转移至深淋巴结。若腹股沟浅、深淋巴结无癌转移，一般不会侵犯盆腔淋巴结。选项B错误；阴蒂癌灶常向两侧侵犯并可绕过腹股沟浅淋巴结直接至股深淋巴结。选项C错误；外阴后部及阴道下段癌可直接转移至盆腔内淋巴结。因此本题应选A。

12. C 外阴纤维瘤由成纤维细胞增生而成。常单发，多位于大阴唇，初起为皮下硬结，继而可增大，形成光滑、质硬的带蒂肿块，大小不一，色如正常皮肤或呈深红色，可推动或有蒂呈悬挂状，表面可有溃疡和坏死。

13. B LSIL的处理：若无明显症状可暂不予治疗，

定期随访。有症状者，可选择局部用药，如咪喹莫特软膏、5-氟尿嘧啶软膏、1%西多福韦。激光治疗适用于病灶广泛的年轻患者。题中患者为中老年且有症状，故应选择局部用药治疗。因此本题应选B。

14. E 外阴癌患者常并发外阴上皮内非瘤变，其中仅5%~10%伴不典型增生患者有可能发展为外阴癌。

二、多选题

15. ABC 外阴良性肿瘤较少见。根据良性肿瘤的性状可划分为囊性或实质性两大类。根据肿瘤的来源划分为2大类：①上皮来源的肿瘤：如外阴乳头瘤、汗腺腺瘤；②中胚叶来源的肿瘤：如纤维瘤、脂肪瘤、平滑肌瘤和神经纤维瘤。而淋巴管瘤、血管瘤等罕见。

16. AB 外阴良性肿瘤中，上皮附件来源的肿瘤如汗腺瘤、皮脂腺腺瘤。所以选项AB正确。有纤维瘤、脂肪瘤、平滑肌瘤均来源于中胚叶。

17. BD 外阴癌不是只生在外阴皮肤表面，也可能生长在阴道内。外阴鳞状细胞癌以大阴唇最多见。所以选项B、D错误。其余选项均正确。

三、共用题干单选题

18. C 外阴恶性肿瘤的发病相关因素包括：①人乳头瘤病毒（HPV）（HPV16，HPV18，HPV31等）感染（选项A），吸烟（选项B）。②非HPV感染相关病变如外阴硬化性苔藓（选项E），分化型外阴鳞状上皮内癌变（选项D）等，多见于老年女性。外阴巴氏腺囊肿（选项C）多为单侧，也可为双侧，生育期女性多见，急性起病时局部肿胀、疼痛，质软，少数患者可能出现发热等全身症状，腹股沟淋巴结可呈不同程度增大，其与外阴鳞癌无明确相关性。故本题应选C。

19. E 外阴癌的预后与癌灶大小（选项A）、癌灶部位（选项B）、外阴癌分期（选项D）、肿瘤分化、有无淋巴结转移（选项C）及治疗措施等有关。病灶大小及癌灶部位决定了手术切除范围及是否直接影响器官功能，与预后相关。其中以淋巴结有无转移最为重要，有淋巴结转移的患者5年生存率约50%，而无淋巴结转移者5年生存率为90%。肿瘤是否有破溃（E项）对外阴肿瘤预后无关。故本题应选E。

20. C 外阴鳞状细胞癌临床表现可以无症状，癌灶为浅表溃疡或硬结节，可伴坏死、感染、出血，周围皮肤可增厚及色素改变，最常见的症状是外阴瘙痒、局部肿块或溃疡，合并感染或较晚期癌可出现疼痛、渗液和出血。癌灶以大阴唇最多见，若已转移至腹股沟淋巴结，可扪及增大、质硬、固定的淋巴结。所以选项C正确。外阴乳头瘤（A项）症状有外阴肿物和瘙痒，肿物多发生于大阴唇，呈多个或单个乳头状突出表面，可有破溃、出血，但其为良性外阴病变，无淋巴结转移可能。外阴黑色素瘤（B项）的主要临床表现为外阴瘙痒、出血、

色素沉着范围增大。检查可见病灶稍隆起，有色素沉着（肿瘤多为棕褐色或蓝黑色），呈平坦状或结节状，可伴溃疡，病例患者外阴肿物位于大阴唇，且该肿物无色素沉着。外阴硬化性苔藓（D项）主要症状为局部灼烧感，表皮萎缩，表层过度角化，由于表皮过度角化及黑色素减少使皮肤外观呈白色。外阴纤维瘤（E项）主要表现为大阴唇上单发的光滑质硬赘生物，由成纤维细胞增生而成表面可有溃疡和坏死，无淋巴转移可能。

21. D 若病变可疑局限于上皮内，首次评估需对病灶进行多点活检（选项D）以排除浸润癌。3mm或4mm深度的Keyes活检器是理想的工具。多发病灶需从各病灶多处取材。若病变可疑浸润癌，通常在门诊局麻下进行楔形切除或Keyes活检，取材应有足够的深度，建议包含临近的正常皮肤及皮下组织，可在阴道镜（选项A）指引下在可疑病灶部位活捡。在未明确外阴肿物性质前，可暂不对腹股沟淋巴结进行活检（选项C）。HPV检测（选项E）可行，但不能作为明确诊断的唯一检查。TCT检查（选项B）为排除宫颈病变的检查，与题干不符。

22. C 外阴癌分期现采用国际妇产科联盟（FIGO）2009年制定的分期，病历中提示病理证实腹股沟区1个淋巴结转移，因此至少为ⅢA期。所以选项C正确。

23. A 外阴癌以往主要采用手术疗法，而在过去30年内，放射治疗和化疗已逐渐融入其治疗体系。因此，外阴癌的治疗是多学科参与的个体化治疗。Ⅱ~Ⅲ期的局部晚期肿瘤则应行腹股沟淋巴结和外阴病灶分步处理，先行影像学评估及淋巴结病理活捡，再根据结果采取个体化的手术或放化疗结合的综合治疗。故选项A正确。

24. E 虽然鳞癌对放射治疗较敏感，但外阴正常组织对放射性耐受性极差，易出现外阴放射性外阴皮肤损害（选项A），如肿胀、糜烂、剧痛等，难以达到放射根治剂量。除此之外还可能出现放射性尿道炎（选项B）、放射性肠炎（选项C）、膀胱阴道瘘（选项D）等，但对转移淋巴结区域的照射效果良好。

四、案例分析题

25. B 外阴基底细胞癌的常见部位为大阴唇，症状为局部瘙痒或烧灼感，也可无症状。镜下可见肿瘤发生于毛囊或表皮的多功能幼稚细胞，常呈浸润性生长，分化好者呈囊性、腺性或角化等形态。

26. ACDEF 外阴基底细胞癌常伴其他原发性恶性肿瘤，如乳房、胃、直肠、肺、宫颈、子宫内膜及卵巢癌等。

27. C 外阴基底细胞癌须与前庭大腺癌相鉴别。

28. D 外阴基底细胞癌的治疗原则是较广的局部病灶切除，不需作外阴根治术及腹股沟淋巴结清扫术。单纯局部切除后约20%局部复发需再次手术。但是对于那些病变范围较广、浸润较深的患者，应行外阴广泛切除。

第三章 外阴上皮内非瘤样病变

一、单选题

1. 关于外阴上皮内非瘤样病变，以下叙述不正确的是
A. 其发病因素与遗传及自身免疫有关
B. 可有外阴慢性单纯性苔藓、硬化性苔藓及其他皮肤病三种
C. 其增生型有发展为外阴癌的危险
D. 见到溃疡、出血及白色变可确诊为外阴癌
E. 睾酮对硬化性苔藓局部治疗常有效

2. 下列各项属于外阴上皮非瘤样病变的是
A. 原位癌
B. 外阴慢性单纯性苔藓
C. 外阴鳞状上皮中度不典型增生
D. 外阴鳞状上皮重度不典型增生
E. 外阴鳞状上皮轻度不典型增生

3. 关于外阴慢性单纯性苔藓的叙述错误的是
A. 属于 ISSVD 分类中的棘层细胞增生型
B. 是最常见的外阴上皮非瘤样病变
C. 可能与外阴潮湿和阴道排出物的刺激有关
D. 根据症状及体征不可以作出初步诊断
E. 组织学检查可确诊

4. 外阴慢性单纯性苔藓的主要临床表现为
A. 外阴肿物
B. 不规则出血
C. 外阴瘙痒
D. 分泌物增多
E. 外阴疼痛

5. 关于外阴慢性单纯性苔藓的诊断，以下叙述不正确的是
A. 活检做病理诊断是最可靠的诊断依据
B. 应在病变区做多点活检
C. 活检应选在皮肤有皲裂、溃疡、隆起、硬结和粗糙等不同部位取材，方能做出病理分类
D. 用碘涂抹病变区，皮肤出现不着色区，做多点活检准确率高
E. 由于病变不恒定，活检不仅要多点取材，还要定期随访，才能提高准确率

6. 下列有关外阴硬化性苔藓的叙述，错误的是
A. 恶变几率较高，一般均需手术治疗
B. 成人主要症状是病损区皮肤发痒
C. 以外阴皮肤萎缩为特征

D. 确诊需进行活组织检查
E. 40 岁左右妇女多见

7. 外阴硬化性苔藓多发生在
A. 幼女
B. 青春期女性
C. 40 岁左右妇女
D. 50 岁左右妇女
E. 60 岁左右妇女

8. 外阴硬化性苔藓合并鳞状上皮细胞增生时，治疗应选用
A. 局部抗生素治疗
B. 乙醇注射疗法
C. 雌激素局部应用
D. 氟轻松软膏局部涂擦 6 周，继用丙酸睾酮软膏
E. 丙酸睾酮软膏局部涂擦 6 周，继用氟轻松软膏

9. 关于外阴白癜风，下列叙述错误的是
A. 青春期发病多
B. 身体其他部位可伴发
C. 多数会转化成癌
D. 发白区皮肤周围过度色素沉着
E. 病变区皮肤光滑润泽

10. 外阴白癜风的临床治疗正确的是
A. 通常不需治疗
B. 激光
C. 2% 丙酸睾酮软膏
D. 2.5% 氢化可的松软膏
E. 5% 氢化可的松软膏

11. 与外阴白化病有关的因素是
A. 种族
B. 营养
C. 遗传
D. 紫外线
E. 病毒感染

12. 外阴白化病是由于（　）所致。
A. 黑素细胞减少
B. 真皮乳头层水肿
C. 表层细胞过度角化
D. 表皮中含有不成熟黑色素细胞
E. 皮层角化和毛囊角质栓塞

13. 患者女，43 岁。因"外阴奇痒，抓破后疼痛"就诊。查体：大阴唇、阴唇间沟处出现皮肤增厚、色素增加，肤纹理突出。并伴散在性皲裂、溃疡。局部应用

皮质激素软膏，瘙痒症状缓解。患者可能的诊断为

A. 外阴硬化性苔藓

B. 外阴慢性单纯性苔藓

C. 外阴阴道假丝酵母菌病

D. 硬化性苔藓合并鳞状上皮增生

E. 阴道假丝酵母菌病

14. 患者女，35 岁，外阴奇痒，分泌物不多。两侧大阴唇增厚，外阴黏膜不红，阴道畅，皱襞正常，无异常分泌物，宫颈柱状，光滑，肥大，子宫前位、正常大小，双附件（-）。为确诊应选用

A. 外阴活检

B. 宫颈涂片（CCT）

C. 阴道分泌物涂片

D. 阴道镜

E. 盆腔 B 超

15. 患者女，51 岁。因外阴瘙痒，组织病理诊断为外阴慢性单纯性苔藓。以下治疗中正确的是

A. 不可使用镇静、安眠药物

B. 使用药物擦洗外阴

C. 因有恶变趋向，应及早手术治疗

D. 活检有不典型增生时手术治疗

E. 长期局部使用类固醇药物

16. 患者女，31 岁，新婚 1 周。因"性生活困难"就诊。妇科检查：外阴黏膜变薄、干燥，可见破裂口，皮肤无弹性，阴蒂萎缩，小阴唇平坦消失，阴道口挛缩狭窄，仅容指尖。患者治疗应选用

A. 手术治疗

B. 全身＋药物保守治疗

C. 雌激素制剂局部上药以缓解症状

D. 活检出现不典型增生时手术治疗

E. 以上都不是

17. 患者女，25 岁。查体见大阴唇外侧及阴蒂包皮处见一 6cm×3cm 大小的白色病损区域，表面光滑润泽，边界清晰，弹性正常，无压痛，无瘙痒不适。患者应首选的处理方式是

A. 局部丙酸睾酮外用

B. 局部病损区切除

C. 外阴切除

D. 激光治疗

E. 定期随访

二、多选题

18. 外阴硬化性苔藓属于 2006 年 ISSVD 分类中的

A. 棘层细胞增生型

B. 苔藓样型

C. 均质化型

D. 硬化型

E. 综合型

19. 下列符合外阴慢性单纯性苔藓病理改变的是

A. 棘层细胞增生

B. 鳞状上皮表层细胞角化过度和角化不全

C. 上皮细胞大小和核形态异常

D. 上皮细胞层次排列紊乱，极性消失

E. 真皮浅层纤维化并伴有不等量炎症细胞浸润

20. 外阴硬化性苔藓的病损区位于

A. 大阴唇

B. 小阴唇

C. 阴蒂包皮

D. 阴道黏膜

E. 阴唇后联合及肛周

21. 外阴慢性单纯性苔藓的手术治疗适应证为

A. 已有恶变者

B. 有恶变可能者

C. 局部病损组织出现不典型增生者

D. 精神紧张而失眠者

E. 长期药物治疗无效者

22. 外阴慢性单纯性苔藓的局部物理治疗方法有

A. 聚焦超声

B. CO_2 激光

C. 氦氖激光

D. 波姆光

E. 液氮冷冻

23. 关于外阴硬化性苔藓的叙述不正确的是

A. 属于硬化型或苔藓样型亚型

B. 合并有不典型增生

C. 只发生在 40 岁以上女性患者

D. 外阴皮肤因过度角化颜色发黑

E. 临床表现不能做出初步诊断

24. 外阴硬化性苔藓的病因有

A. 自身免疫

B. 遗传

C. 性激素缺乏

D. 病原体感染

E. 外阴局部潮湿

25. 老年性生理萎缩与外阴硬化性苔藓的不同在于

A. 瘙痒症状明显

B. 仅见于老年女性患者

C. 与身体其他部位皮肤萎缩情况相同

D. 外阴各层组织及皮下脂肪层均萎缩

E. 大阴唇变平，小阴唇退化

26. 关于贝赫切特综合征（白塞综合征）的各种主要体征，下列说法恰当的是

A. 骨质疏松症

B. 血钙值升高

C. 虹膜睫状体炎

D. 皮肤溃疡

E. 口腔黏膜及外阴溃疡

27. 贝赫切特病的主要特征有

A. 反复发作口腔黏膜溃疡

B. 反复发作外阴溃疡

C. 反复发作眼炎

D. 反复发作皮肤损害

E. 不伴有心血管、关节甚至中枢神经系统损害

三、共用题干单选题

（28～30 题共用题干）

患者女，48 岁。因外阴奇痒 5 年，长期应用"皮炎平"治疗。起初效果较好，后疗效减弱，现时常烦躁，难以入睡。妇科检查：阴蒂处皮肤色素略减退并萎缩，可见多角性略高扁平丘疹，大小阴唇形态尚正常，阴道通畅，分泌物外观正常，宫颈光滑，子宫后位，正常大，双附件无明显异常。

28. 最可能的诊断是

  A. 难治性念珠菌阴道炎

  B. 神经性皮炎

  C. 外阴慢性单纯性苔藓

  D. 外阴硬化性苔藓

  E. 外阴硬化性苔藓合并鳞状上皮细胞增生

29. 下一步选择的治疗方案，错误的是

  A. 一般治疗包括禁用刺激性药物擦洗，不食辛辣食物

  B. 可用地西泮、氯雷他定等药物治疗

  C. 可行外阴活检

  D. 可局部应用丙酸睾酮软膏治疗

  E. 可尝试换氟轻松软膏，仍欠佳可考虑局部病灶切除术或激光治疗

30. 患者外阴活检提示 VINⅢ级，下一步的治疗是

  A. 观察等待其自然消退

  B. 冷冻或激光治疗

  C. 行扩大的局部病灶切除术（距病灶边缘 1cm）

  D. 单纯外阴切除术

  E. 术中送快速病理，如为浸润癌则行外阴皮肤切除术 + 双侧腹股沟淋巴结清扫

（31～32 题共用题干）

患儿女，3 岁。诉外阴略瘙痒 1 周余就诊。查体：会阴皮肤略发红肿胀，于外阴及肛周可见白色病损坏。

31. 本例患者最可能的诊断是

  A. 外阴慢性单纯性苔藓　　B. 外阴硬化性苔藓

  C. 外阴白癜风　　　　　　D. 外阴癌

  E. 白化病

32. 对于本例患者，以下治疗错误的是

  A. 观察

  B. 止痒

  C. 丙酸睾酮软膏外用

  D. 氢化可的松软膏外用

  E. 黄体酮油膏外用

四、案例分析题

（33～36 题共用题干）

患者女，41 岁。因"外阴瘙痒，外阴烧灼感"就诊。妇科检查：外阴皮肤变白、变薄、失去弹性，外阴萎缩，阴道畅，无异常分泌物，宫颈柱状，光滑，子宫前位，正常大小，双附件（－）。外阴活检病理检查：表皮层过度角化，表皮萎缩变薄，伴基底细胞液化变性，黑素细胞减少，上皮脚变钝。白带常规：清洁度Ⅱ°，未见滴虫、霉菌。

33. 此种情况诊断应考虑为

  A. 外阴硬化性苔藓

  B. 外阴慢性单纯性苔藓

  C. 外阴不典型增生

  D. 混合型外阴色素减退疾病

  E. 外阴阴道假丝菌酵母病

  F. 滴虫阴道炎

34. 关于此病的发生，以下说法正确的是

  A. 与 HLA－B40 关系密切

  B. 与自身免疫有关

  C. 与二氢睾酮水平有关

  D. 有家族遗传性

  E. 与雌激素缺乏有关

  F. 与雄烯二酮水平有关

35. 此病可合并的疾病包括

  A. 外阴白癜风

  B. 糖尿病

  C. 甲状腺功能低下

  D. 甲状腺功能亢进

  E. 外阴慢性单纯性苔藓

  F. 恶性贫血

36. 局部药物治疗方案正确的是

  A. 2% 丙酸睾酮油膏或霜局部涂抹

  B. 0.5% 黄体酮油膏局部涂抹

  C. 局部炎症细胞因子抑制剂局部治疗

  D. 每日坐浴 2 次

  E. 0.05% 氯倍他索软膏局部涂抹

  F. 5mg 曲安奈德混悬液用 2ml 生理盐水稀释后皮下注射

答案和精选解析

一、单选题

1. D　见到外阴皱裂、破溃、隆起、硬结等病变，应活检行病理检查，明确诊断后行相应治疗。所以选项 D

错误。

2. B 外阴慢性单纯性苔藓是对多种皮肤由慢性炎症导致的局部皮肤增厚（苔藓化）的总称，是最常见的外阴上皮非瘤样病变。所以选项 B 正确。其他四项均属于外阴上皮内瘤样病变。

3. D 外阴慢性单纯性苔藓属于 2006 年国际外阴阴道疾病研究学会（ISSVD）分类中的棘层细胞增生型，其不是一种独特的疾病，而是对多种皮肤由慢性炎症导致的局部皮肤增厚（苔藓化）的总称，其是最常见的外阴上皮非瘤样病变，可能与外阴潮湿和阴道排出物的刺激有关。根据症状及体征可以作出初步诊断，组织学检查可确诊。

4. C 外阴瘙痒是外阴慢性单纯性苔藓的最主要症状，患者多难耐受而搔抓，搔抓进一步加重皮损，形成所谓的"痒－抓"恶性循环。

5. D 根据症状及体征外阴慢性单纯性苔藓可以作出初步诊断，确诊靠组织学检查。活检应在色素减退区、皲裂、溃疡、硬结、隆起或粗糙处进行，选择不同部位多点取材。活检前先用 1% 甲苯胺蓝涂抹病变皮肤，干燥后用 1% 醋酸液擦洗脱色，在不脱色区活检。所以选项 D 错误。

6. A 外阴硬化性苔藓属于外阴上皮内非瘤样病变，可发生于任何年龄，但以 40 岁左右妇女多见（选项 E 正确），其次为幼女。成人主要症状为病损区瘙痒、性交痛及外阴烧灼感，晚期可出现性交困难（选项 B 正确）。病变发展，可出现外阴萎缩，表现为大阴唇变薄，小阴唇变小、甚至消失，阴蒂萎缩而其包皮过长（选项 C 正确）。根据临床表现可作出初步诊断，活组织检查可确诊（选项 D 正确）。本病恶变机会极少，且手术治疗影响外观及局部功能，有远期复发可能，故一般不采用手术治疗（选项 A 错误）。手术治疗仅适用于：反复药物、物理治疗无效；②出现不典型增生或有恶变可能者。因此本题应选 A。

7. C 外阴硬化性苔藓可发生于任何年龄，多发生在 40 岁左右妇女，其次为幼女。

8. D 外阴硬化性苔藓合并鳞状上皮细胞增生时，治疗应选用氟轻松软膏与丙酸睾酮油膏交替使用。先用氟轻松软膏局部涂抹，每日 3～4 次，用 6 周；继用 2% 丙酸睾酮油膏或 0.3% 黄体酮油膏，每周 3 次，6～8 周后改为每周 2 次。根据病情可长期使用，亦可选择其他治疗。

9. C 外阴白癜风是黑素细胞被破坏所引起的疾病，青春期发病多见（选项 A 正确）。外阴白癜风原因不明，可能与自身免疫有关，表现为外阴大小不等、形态不一、单发或多发的白色斑片区，外阴白色区周围皮肤往往有过度色素沉着（选项 D 正确），故界限分明。病变区皮肤光滑润泽，弹性正常，除外阴外，身体其它部位也可伴发白癜风（选项 B、E 正确）。外阴白癜风只会影响美观，极少转化为癌（选项 C 错误），患者一般无不适。所以本题应选 C。

10. A 外阴白癜风患者一般无不适，除伴发皮炎应按炎症处理外，通常不需治疗。

11. C 外阴白化病属常染色体隐性遗传病，可表现为全身性，也可能仅在外阴局部出现白色病变。外阴白化病无自觉症状，也不发生癌变，无需治疗。

12. D 外阴白化病为先天性色素缺乏、毛囊黑素合成障碍的遗传性疾病。是由于表皮基底层中仅含有大而灰白的不成熟黑色素细胞，因而不能制造黑色素所致。

13. B 患者可能的诊断为外阴慢性单纯性苔藓。外阴瘙痒为外阴慢性单纯性苔藓的主要症状，患者多难耐受而搔抓，搔抓进一步加重皮损。病损主要累及大阴唇、阴唇间沟、阴蒂包皮及阴唇后联合等处。病损早期表现为皮肤暗红或粉红色，角化过度部位呈白色。病变后期表现为皮肤增厚、色素沉着，皮肤纹理明显突出，皮嵴隆起呈苔藓样改变，并可见搔抓痕迹。严重者可因搔抓引起表皮抓破、皲裂、溃疡。局部应用皮质激素药物可控制瘙痒。

14. A 该患者最主要症状是外阴奇痒，分泌物不多，两侧大阴唇增厚，初步怀疑为外阴慢性单纯性苔藓。该病主要依靠病理活组织检查方能确诊。活检应在色素减退区、皲裂、溃疡、隆起、硬结或粗糙处进行，应选择不同部位多点取材。

15. D 该女性患者因外阴瘙痒而就医，组织病理为外阴慢性单纯性苔藓。外阴慢性单纯性苔藓的恶变率很低，手术治疗影响外观及局部功能，且有远期复发可能，故一般不采用手术治疗，仅适用于：①反复药物、物理治疗无效；②出现不典型增生或有恶变可能者。所以选项 C 错误，选项 D 正确。外阴慢性单纯性苔藓患者应保持局部皮肤清洁干燥，不食辛辣、过敏食物。不用刺激性药物或肥皂清洗外阴，忌穿不透气的化纤内裤。对瘙痒症状明显以致紧张、失眠者，可加用镇静、安眠和抗过敏药物。所以选项 A、B 错误。局部应用皮质激素药物控制瘙痒，长期使用类固醇药物可使局部皮肤萎缩，故当瘙痒症状缓解后，停用高效类固醇药物，改用作用轻微的药物。所以选项 E 错误。因此本题应选 D。

16. D 依据题干信息所述，该患者"性交困难，阴蒂萎缩，小阴唇平坦消失，阴道口挛缩狭窄，仅容指尖"符合外阴硬化性苔藓的临床表现，应在有皲裂、溃疡、隆起、硬结或粗糙处多处取材活检，如发现不典型增生时，应选择手术治疗。

17. E 患者大阴唇外侧及阴蒂包皮处见一 6cm×3cm 大小的白色病损区域，病变区皮肤光滑润泽，边界清晰，弹性正常，无压痛，无瘙痒不适，可诊断为外阴白癜风。

白癜风除伴发皮炎应按炎症处理外，通常不需治疗，定期随访即可。

二、多选题

18. BD　2006 年国际外阴阴道疾病研究学会（ISS-VD）分类有棘层细胞增生型、苔藓样型、均质化或硬化型等，外阴硬化性苔藓以外阴、肛周皮肤变薄、色素减退呈白色病变为主要特征，属于 2006 年 ISSVD 分类中的苔藓样型或硬化型亚型。

19. ABE　外阴慢性单纯性苔藓巨检可见皮损为红色或白色斑块，或苔藓样。组织学形态缺乏特异性，主要表现为鳞状上皮表层细胞的角化过度和角化不全，棘层细胞增生，真皮浅层纤维化并伴有不等量炎症细胞浸润。上皮细胞层次排列整齐，极性保持，细胞的大小和核形态、染色均正常。所以选项 ABE 正确。

20. ABCE　外阴硬化性苔藓的病损区常位于大阴唇、小阴唇、阴蒂包皮、阴唇后联合及肛周，多呈对称性。一般不累及阴道黏膜。所以选项 ABCE 正确。

21. ABCE　外阴慢性单纯性苔藓的手术治疗仅适用于反复药物或物理治疗无效者，或局部病损组织出现不典型增生、有恶变可能者。所以选项 ABCE 正确。

22. ABCDE　局部物理治疗是通过去除局部异常上皮组织和破坏真皮层神经末梢，从而阻断瘙痒和搔抓所引起的恶性循环，适用于对症状严重或药物治疗无效者。常用方法：①聚焦超声；②CO_2 激光或氦氖激光；③其他：波姆光、液氮冷冻等。

23. BCDE　外阴硬化性苔藓属于 2006 年 ISSVD 分类中的硬化型或苔藓样型亚型，主要病理特征为表皮萎缩、过度角化及黑色素细胞减少，造成外阴苍白伴皮肤皱缩。外阴硬化性苔藓可发生于任何年龄，但以 40 岁左右妇女多见，其次为幼女，通常不会伴随不典型增生。根据临床表现可作出初步诊断，确诊靠组织学检查。所以选项 BCDE 不正确。

24. ABCD　外阴硬化性苔藓病因不明，可能与自身免疫、遗传及性激素缺乏有关（有患者血清二氢睾酮及雄烯二酮低于正常，临床睾酮药物治疗有效）。此外，外阴硬化性苔藓可能还与某些病原体感染、氧化损伤、胶原合成异常等有关。所以选项 ABCD 正确。

25. BCDE　外阴硬化性苔藓应与老年生理性萎缩相区别，后者仅见于老年妇女，其外阴部皮肤的萎缩情况与身体其他部位皮肤相同，表现为外阴组织包括皮肤各层及皮下脂肪层均萎缩，因而大阴唇变平，小阴唇退化，但患者无任何自觉症状。所以选项 BCDE 正确。

26. CDE　贝赫切特病又称眼－口－生殖器综合征，它的主要临床、病理特征为反复发作的口腔黏膜、外阴溃疡及眼炎或其他皮肤溃疡，外阴溃疡为单个或多个，边界清楚，愈合后形成瘢痕。眼部最初为结膜炎、视网膜炎，继之出现眼周痛和畏光，晚期可发生反复发作的前房积脓性虹膜睫状体炎和（或）脉络膜视网膜炎并波及双眼。

27. ABCD　贝赫切特病又称眼－口－生殖器综合征，以反复发作的口腔黏膜溃疡、外阴溃疡、眼炎或其他皮肤损害为主要特征，可伴有心血管、关节甚至中枢神经系统损害。

三、共用题干单选题

28. C　外阴慢性单纯性苔藓的主要症状为外阴瘙痒，其瘙痒程度远较外阴硬化性苔藓严重，患者多难忍受而搔抓。由于搔抓局部时刺激较大的神经纤维，可抑制神经纤维反射，患者瘙痒可暂时得到缓解。但搔抓又可加重皮损，使瘙痒更剧，形成恶性循环。可有性情抑郁，或居住潮湿，或各种阴道炎症等病史。结合患者情绪，考虑为外阴慢性单纯性苔藓。外阴慢性单纯性苔藓后期表现为皮肤增厚、色素沉着，皮肤纹理明显，呈苔藓样改变。

29. D　本病的治疗首先是患者应保持外阴清洁、干燥，禁用肥皂及其他刺激物清洗外阴，内裤应选用透气较好的棉质品以免加重病情，避免用手或器械搔抓患处，并忌食辛辣刺激及易致敏食物；在控制局部瘙痒时，主张采用皮质激素局部治疗；同时加以外用药物来辅助治疗。局部应用皮质激素药物控制瘙痒，可选用 0.025% 氟轻松软膏、0.01% 曲安奈德软膏。长期使用类固醇药物（如丙酸睾酮软膏）可使局部皮肤萎缩，故当瘙痒症状缓解后，停用高效类固醇药物，改用作用轻微的 1%～2% 氢化可的松软膏。仍欠佳可考虑局部病灶切除术或激光治疗。所以选项 D 错误。

30. C　HSIL 病灶局限的病变可采用病灶浅表切除术，切缘超过病灶外至少 0.5cm。较大融合性病灶或病变较广泛或为多灶性，尤其疑为浸润癌时，可考虑行扩大的局部病灶切除术（距病灶边缘 1cm），如外阴皮肤切除术。

31. B　本例患者最可能的诊断是外阴硬化性苔藓。外阴硬化性苔藓可发生于任何年龄，但以绝经后女性最多见，其次为幼女。主要表现为外阴病损区瘙痒及外阴烧灼感，瘙痒程度外阴慢性单纯性苔藓（选项 B）者轻，也有个别患者无瘙痒不适。外阴硬化性苔藓病损区常位于大阴唇、小阴唇、阴蒂包皮、阴唇后联合及肛周，多呈对称性。早期病变较轻时呈皮肤发红肿胀，出现粉红、象牙白色或有光泽的多角形小丘疹，丘疹融合成片后呈紫癜状，但在其边缘仍可见散在丘疹；进一步发展则出现外阴萎缩，小阴唇变小甚至消失，大阴唇变薄，皮肤颜色变白、发亮、皱缩，弹性差，常伴有皲裂及脱皮；晚期病变则出现皮肤进一步萎缩菲薄呈雪茄纸或羊皮样改变，阴道口挛缩狭窄。幼女病变的过度角化通常不及成年女性严重，检查时在外阴及肛周区可见锁孔珠黄色花斑样或白色病损坏，至青春期多数病变可能自行消失。外阴白癜风（选项 C）及白化病（选项 E）往往皮肤光滑润泽，弹性正常。外阴癌（选项 D）最常见的临床症状是外阴瘙痒、局部肿块或溃疡，合并感染或较晚期癌可出现疼痛、渗液和出血，可通过外阴病灶组织活检病理检查明确。

32. C 幼女硬化性苔藓治疗一般不宜采用丙酸睾酮油膏或软膏局部治疗，以免出现男性化。现多用 1% 氢化可的松软膏或用 0.5% 黄体酮油膏涂擦局部，症状多获得缓解，但应定时长期随访。

四、案例分析题

33. A 本病应诊断考虑为外阴硬化性苔癣。外阴硬化性苔藓以外阴、肛周皮肤变薄、色素减退呈白色病变为主要特征，主要症状表现为病损区瘙痒、性交痛及外阴烧灼感，程度较慢性单纯性苔藓患者轻。病程进一步发展会出现外阴萎缩，小阴唇变小甚至消失，大阴唇变薄，皮肤颜色变白、发亮、皱缩，弹性差，常伴有皲裂及脱皮；晚期病变皮肤菲薄、皱缩似卷烟纸或羊皮纸，阴道口挛缩狭窄。

34. ABCDF 外阴硬化性苔藓的病因：（1）遗传因素：有遗传倾向，与 HLA-B40 抗原关系密切。家族中母女、姐妹同时发病，但尚未发现特异基因。（2）免疫因素：约 21% 患者合并自身免疫性疾病如糖尿病、甲状腺功能亢进或减退症、白癜风、恶性贫血、斑秃等，且外阴表皮有淋巴细胞浸润，提示局部组织有免疫反应，推测本病可能与自身抗胶原纤维抗体引起上皮下损伤有关。（3）内分泌因素：因青春期前患者在月经初潮后病变可

以缓解，曾认为可能与雌激素缺乏有关，但临床应用雌激素治疗无效；患者血清中二氢睾酮及雄烯二酮减少，而游离睾酮升高，局部应用睾酮治疗有效，治疗后血中睾酮及二氢睾酮升高，推测可能与 5α-还原酶活性减低，导致睾酮向二氢睾酮转化受阻有关，然而在 5α-还原酶缺乏患者，其硬化性苔藓的危险性并未增加；此外，多数患者缺乏雄激素受体，推测可能为雄激素不能完全治愈本病的原因。所以选项 ABCDF 正确。

35. ABCDF 约 21% 患者合并自身免疫性疾病如糖尿病、甲状腺功能亢进或减退症、白癜风、恶性贫血、斑秃等，且外阴表皮有淋巴细胞浸润，提示局部组织有免疫反应，推测本病可能与自身抗胶原纤维抗体引起上皮下损伤有关。外阴硬化性苔藓不合并"外阴慢性单纯性苔藓"。所以选项 ABCDF 正确。

36. ABCEF 局部药物治疗外阴硬化性苔藓，常用药物有：①丙酸睾酮：2% 丙酸睾酮油膏或霜初起每日 2~4 次，连用 3~4 周后改为每日 1~2 次，连用 3 周，然后应用维持量，每日 1 次或每 2 日 1 次。瘙痒症状较重者，也可与 1% 或 2.5% 氢化可的松软膏混合涂抹，症状缓解后可逐渐减量至停用氢化可的松软膏。②黄体酮：0.5% 黄体酮油膏，每日 3 次。③糖皮质激素类：可先用 0.05% 氯倍他索软膏，最初 1 个月内每日 2 次，继而每日 1 次，连用 2 个月，最后每周 2 次，连用 3 个月，共计 6 个月。凡瘙痒顽固、表面用药无效者可用 5mg 曲安奈德混悬液用 2ml 生理盐水稀释后皮下注射。④免疫抑制剂：可通过刺激皮肤局部的免疫因子产生而发挥作用，如局部炎症细胞因子抑制剂、T 细胞选择性抑制剂他克莫司等。所以选项 D 错误。所以选项 ABCEF 正确。

第四章 子宫颈炎症

一、单选题

1. 以下属于子宫颈炎愈合过程的是

A. 非典型增生轻度

B. 非典型增生中度

C. 非典型增生重度

D. 非典型鳞状上皮化生

E. 鳞状上皮化生

2. 急性子宫颈炎的主要临床表现为

A. 阴道分泌物增多　　B. 外阴瘙痒

C. 经间期出血　　D. 外阴灼热感

E. 尿急、尿频、尿痛

3. 治疗单纯急性淋病奈瑟菌性子宫颈炎的常用药物不包括

A. 头孢曲松钠　　B. 头孢克肟

C. 大观霉素　　D. 头孢西丁

E. 阿奇霉素

4. 关于慢性子宫颈炎，下列说法不正确的是

A. 子宫颈肥大是由于鳞状上皮化生引起

B. 子宫颈肥大系由慢性炎症长期刺激所致

C. 子宫颈息肉摘除后常可复发

D. 治疗宫颈糜烂样改变前，应先行宫颈刮片，除外早期宫颈癌

E. 糜烂面的柱状上皮被鳞状上皮取代，即为宫颈糜烂愈合

5. 慢性子宫颈炎患者的典型临床症状为

A. 白带增多　　B. 外阴瘙痒

C. 外阴疼痛　　D. 外阴灼热感

E. 外阴湿疹

6. 关于子宫颈息肉，下列说法恰当的是

A. 子宫颈息肉需与子宫恶性肿瘤鉴别

B. 系宫颈管黏膜及其下组织充血、水肿所致

C. 子宫颈息肉易恶变，故应送病理检查

D. 息肉摘除后不易复发

E. 息肉色红，质韧，蒂细长

7. 患者女，27 岁。因"脓性白带 1 周"就诊。查体：外阴（−），阴道（−），子宫颈充血，接触性出血（＋），宫颈口有脓性分泌物，宫腔（−）。患者最可能的诊断是

A. 滴虫阴道炎　　B. 真菌性阴道炎

C. 细菌性阴道炎　　D. 子宫颈厌氧菌感染

E. 子宫颈沙眼衣原体感染

8. 患者女，32 岁。因"白带多，外阴瘙痒"就诊。阴道检查：宫颈、阴道充血。分泌物呈脓性，宫颈颗粒型糜烂，重度。以下治疗方案最佳的是

A. 物理疗法

B. 局部活检＋局部药物腐蚀＋全身消炎

C. 局部药物消炎

D. 宫颈锥形切除术

E. 局部消炎后，局部活检，若为阴性，则物理疗法

9. 经产妇，34 岁，腰痛白带多，经多次治疗效果不佳，宫颈重度糜烂，宫颈活检病理切片报告为"鳞状上皮化生"，应诊断为

A. 子宫颈非典型性增生　　B. 宫颈腺体囊肿

C. 子宫颈息肉　　D. 子宫颈原位癌

E. 慢性子宫颈炎

10. 患者女，36 岁，因患慢性子宫颈炎行宫颈活检，病理诊断为子宫颈息肉。病理变化正确的是

A. 宫颈腺管口被鳞状上皮细胞覆盖

B. 宫颈鳞状上皮脱落，柱状上皮覆盖

C. 组织充血，宫颈水肿，腺体和间质增生

D. 宫颈管局部黏膜增生，向宫颈外口突出

E. 宫颈管内的黏膜及其下的组织充血，水肿，结缔组织增生

二、多选题

11. 关于子宫颈，下列说法恰当的是

A. 储备细胞位于鳞状上皮之下

B. 非典型增生极少与原位癌共存

C. 鳞状上皮越到表层，核浆比例越增大

D. 高龄者的宫颈上皮内癌多位于子宫颈管内

E. 宫颈腺体囊肿是在宫颈糜烂治愈过程中形成

12. 急性子宫颈炎最常见的性传播疾病病原体有

A. 链球菌　　B. 肠球菌

C. 葡萄球菌　　D. 沙眼衣原体

E. 淋病奈瑟菌

13. 淋病奈瑟菌侵袭的部位有

A. 子宫颈管柱状上皮　　B. 尿道移行上皮

C. 尿道旁腺   D. 前庭大腺

E. 膀胱

14. 检测淋病奈瑟菌常用的方法有

A. 分泌物涂片革兰染色

B. 淋病奈瑟菌培养

C. 核酸杂交

D. 核酸扩增

E. 酶联免疫吸附试验

15. 检测沙眼衣原体常用的方法有

A. 分泌物涂片革兰染色

B. 衣原体培养

C. 核酸杂交

D. 核酸扩增

E. 酶联免疫吸附试验

16. 治疗沙眼衣原体感染所致子宫颈炎的药物包括

A. 四环素类   B. 大环内酯类

C. 氟喹诺酮类   D. 头孢菌素类

E. 头霉素类

17. 慢性子宫颈管黏膜炎进行物理治疗的注意事项正确的有

A. 治疗前，应常规行子宫颈癌筛查

B. 有急性生殖道炎症也可以进行

C. 治疗时间应选在月经干净后 3~7 日内进行

D. 物理治疗后可有大量水样排液

E. 治疗后 4 周内可以盆浴

三、共用题干单选题

(18~19 题共用题干)

患者女，35 岁，G₃P₁。妇科普查发现患者子宫颈超过 1/3 面积，但小于 2/3 面积，子宫颈发红，表面呈颗粒状，患者无不适主诉。

18. 该患者首先的处理方案是

A. 激光治疗   B. 冷冻治疗

C. 宫颈刮片检查   D. 宫颈组织活检

E. 手术治疗

19. 物理治疗应选择在

A. 患者确诊后   B. 月经来潮前 3~4 天

C. 月经干净后 3~7 天   D. 排卵期

E. 任何时候

四、案例分析题

(20~23 题共用题干)

患者女，35 岁，G₂P₁。因"白带增多 1 年，性交后出血 3 天"就诊。月经正常。妇科检查：宫颈中度糜烂，有接触性出血，子宫正常大小，无压痛，双附件未见

异常。

20. 该患者可能的诊断有

A. 宫颈癌   B. 宫颈炎

C. 宫颈上皮内瘤变   D. 宫颈尖锐湿疣

E. 宫颈淋巴瘤   F. 宫颈结核

21. 首选做的检查是

A. 阴道镜加宫颈细胞学检查

B. 宫颈锥形切除送病理检查

C. 疱疹病毒检查

D. 宫颈管诊刮术

E. HPV 检查

F. 阴道镜

22. 宫颈细胞学检查提示有不典型鳞状上皮，下一步的检查是

A. 重复阴道镜＋宫颈细胞学检查

B. 宫颈锥形切除送病理检查

C. 阴道镜下宫颈多点活检

D. 宫颈管诊刮术

E. 疱疹病毒检查

F. HPV 检查

23. 宫颈多点活检提示慢性炎症，HPV 阴性，下一步的处理方式是

A. 宫颈激光治疗

B. 宫颈局部用抗菌素治疗

C. 宫颈 LEEP 环切术

D. 宫颈锥形切除

E. 子宫切除术

F. 随访观察

答案和精选解析

一、单选题

1. E 子宫颈炎症包括子宫颈阴道部炎症及子宫颈管黏膜炎症。由于子宫颈管黏膜上皮为单层柱状上皮，抗感染能力较差，易发生感染。临床多见的子宫颈炎是急性子宫颈管黏膜炎，若急性子宫颈炎未经及时诊治或病原体持续存在，可导致慢性子宫颈炎症。子宫颈炎的主要感染部位是柱状上皮，在治疗后炎症消退，宫颈炎愈合过程中感染部位出现鳞状上皮化生。

2. A 急性子宫颈炎大部分患者无症状。有症状者主要表现为阴道分泌物增多，呈黏液脓性，阴道分泌物刺激可引起外阴瘙痒及灼热感。此外，可出现经间期出血、性交后出血等症状。若合并尿路感染，可出现尿急、尿频、尿痛等膀胱刺激症状。

3. E 单纯急性淋病奈瑟菌性子宫颈炎主张大剂量、

单次给药，常用头孢菌素（头孢曲松钠、头孢克肟）及头霉素类药物（头孢西丁），还可选择氨基糖苷类抗生素中的大观霉素。选项 E "阿奇霉素" 是大环内酯类药物，用于治疗沙眼衣原体感染所致子宫颈炎。因此本题应选 E。

4. A 子宫颈肥大是慢性子宫颈炎的一种，病原体感染宫颈黏膜引起的炎性改变，病理表现为炎症长期刺激导致腺体及间质增生。此外，子宫颈深部的腺囊肿均可使子宫颈呈不同程度肥大，硬度增加。子宫颈息肉摘除后常可复发。理论上讲，宫颈糜烂是一种病理改变，即宫颈的鳞状上皮被柱状上皮取代所致，而非真正的糜烂。宫颈糜烂愈合即糜烂面的柱状上皮被鳞状上皮取代。治疗宫颈糜烂样改变前，应先行宫颈刮片，除外早期宫颈癌。所以选项 A 错误。

5. A 慢性子宫颈炎多无症状，少数患者可有持续或反复发作的阴道分泌物增多，淡黄色或脓性，性交后出血，月经间期出血，偶有分泌物刺激引起外阴瘙痒或不适。白带增多是慢性子宫颈炎的典型临床症状。

6. A 子宫颈息肉是慢性子宫颈炎表现的一种，由于慢性炎症长期刺激，使宫颈管局部黏膜增生，因子宫有排除异物倾向，可使增生的黏膜逐渐自基底部向宫颈外口突出而形成息肉。起源于宫颈黏膜的息肉，大多有细长的蒂，表面鲜红色，质软，极易出血。子宫颈息肉一般均为良性，但摘除后常复发。偶有恶变可能，摘除后应常规送病理检查，以免延误诊断。本病需要与宫颈癌、黏膜下肌瘤、颈管黏膜微纤体增生、宫颈下段子宫内膜息肉、突出宫颈外口的子宫内膜腺癌相区别。所以选项 A 正确。

7. E 该患者外阴（－），阴道（－），子宫颈充血、触血（＋），宫颈口有脓性分泌物，宫腔（－），应诊断为子宫颈炎。子宫颈炎常见病原体为淋病奈瑟菌及沙眼衣原体，而淋病奈瑟菌感染还常引起尿道旁腺、前庭大腺感染，症状较重，故患者最可能的诊断应为子宫沙眼衣原体感染。

8. E 患者白带多，外阴瘙痒，分泌物呈脓性。需要检查白带常规，若有炎症先予以治疗。患者宫颈重度柱状上皮外移，在行物理治疗前，需先行宫颈癌筛查或活检排除宫颈恶性病变。若为阴性，则物理疗法。

9. E 慢性子宫颈炎常表现为白带增多，而分泌物增多可刺激外阴不适或瘙痒。若继发感染时白带可为黏稠的或脓性的，有时可带有血丝或少量血液，有时会出现接触性出血，也可出现下腹或腰背部下坠痛。宫颈活检病理切片结果为 "鳞状上皮化生"。

10. D 子宫颈息肉是慢性子宫颈炎表现的一种，是子宫颈管腺体和间质的局限性增生，并向子宫颈外口突出形成息肉。所以选项 D 正确。

二、多选题

11. DE 储备细胞位于粘液柱状上皮下方与基底膜之间，可在一些因素的刺激下向鳞状细胞方向分化。所以选项 A 错误。一般正常细胞到肿瘤的过程分为增生、非典型增生、原位癌和癌。非典型增生是介于正常细胞和癌的中间站，是从量变到质变的过程，所以说它是癌前病变，可以与原位癌共存。所以选项 B 错误。复层鳞状上皮从底层到表层细胞形态的变化规律为：①细胞体积由小到大；②胞核由小到大，最后消失；③核染色质由细致、疏松、均匀到粗糙、紧密、固缩；④核胞质比由大到小；⑤胞质量由少到多，胞质染色由暗红色到浅红色。所以选项 C 错误。年轻患者的癌灶以外生型多见，大者可达 8～9cm，而老年人的癌多位于子宫颈管内。所以选项 D 正确。宫颈糜烂愈合过程中，新生的鳞状上皮覆盖宫颈腺管口或伸入腺管，将腺管口阻塞；腺管周围的结缔组织增生或瘢痕形成压迫腺管，使腺管变窄甚至阻塞，腺体分泌物引流受阻，滞留形成的囊肿叫宫颈纳氏囊肿。所以选项 E 正确。因此，本题的答案为 DE。

12. DE 急性子宫颈炎的性传播疾病病原体为淋病奈瑟菌及沙眼衣原体，主要见于性传播疾病的高危人群。葡萄球菌、链球菌及肠球菌也为急性子宫颈炎的病原体，但不是性传播疾病病原体。故本题应选 DE。

13. ABCD 淋病奈瑟菌感染子宫颈管柱状上皮，沿黏膜面扩散引起浅层感染，病变以子宫颈管明显。除子宫颈管柱状上皮外，淋病奈瑟菌还常侵袭尿道移行上皮、尿道旁腺及前庭大腺。

14. ABCD 检测淋病奈瑟菌常用的方法有：①分泌物涂片革兰染色：查找中性粒细胞中有无革兰阴性双球菌，由于子宫颈分泌物涂片的敏感性、特异性差，不推荐用于女性淋病的诊断方法；②淋病奈瑟菌培养：为诊断淋病的 "金标准" 方法；③核酸检测：包括核酸杂交及核酸扩增，尤其核酸扩增方法诊断淋病奈瑟菌感染的敏感性、特异性高。所以选项 ABCD 正确。所以选项 ABCD 正确。选项 E "酶联免疫吸附试验" 是检测沙眼衣原体常用的方法。

15. BCDE 检测沙眼衣原体常用的方法有：①衣原体培养：因其方法复杂，临床少用；②酶联免疫吸附试验检测沙眼衣原体抗原：为临床常用的方法；③核酸检测：包括核酸杂交及核酸扩增，尤以后者为检测沙眼衣原体感染敏感、特异的方法。所以选项 BCDE 正确。选项 A "分泌物涂片革兰染色" 是检测淋病奈瑟菌常用的方法。

16. ABC 沙眼衣原体感染所致子宫颈炎的治疗药物主要有四环素类（多西环素、米诺环素）、大环内酯类（阿奇霉素、克拉霉素、红霉素）、氟喹诺酮类（氧氟沙星、左氧氟沙星、莫西沙星）。所以选项 ABC 正确。选项 D "头孢菌素" 及选项 E "头霉素类" 药物用于治疗单纯急性淋病奈瑟菌性子宫颈炎。

17. ACD 物理治疗注意事项：①治疗前，应常规行子宫颈癌筛查；②有急性生殖道炎症列为禁忌；③治疗时间应选在月经干净后3~7日内进行；④物理治疗后有阴道分泌物增多，甚至有大量水样排液，术后1~2周脱痂时可有少许出血；⑤在创面尚未愈合期间（4~8周）禁盆浴、性交和阴道冲洗；⑥物理治疗有引起术后出血，子宫颈狭窄，不孕，感染的可能，治疗后应定期复查，观察创面愈合情况直到痊愈，同时注意有无子宫颈管狭窄。所以选项ACD正确。

三、共用题干单选题

18. C 宫颈疾病在进行物理治疗前，需明确有无恶性病变。对可疑宫颈病变的患者可先进行宫颈细胞学及人乳头瘤病毒（HPV）筛查；若筛查发现有异常，建议行阴道镜检查；而对于阴道镜检查结果仍有异常者，可进行宫颈锥形切除进行诊断及治疗。本例患者有中度宫颈柱状上皮外移，需先行宫颈刮片进行宫颈细胞学检查排除宫颈恶性病变。

19. C 宫颈物理治疗最好选在月经干净后3~7天内进行。

四、案例分析题

20. ABCE 接触性出血常见于宫颈癌、宫颈淋巴瘤、宫颈上皮内瘤变及重度宫颈炎。

21. A 首选做的检查是阴道镜加宫颈细胞学检查。遵循"三阶梯式"诊断程序：①宫颈细胞学检查＋病因学（TCT＋HPV）；②阴道镜活检；③锥切。

22. CF 根据上一题解析，宫颈细胞学检查提示有不典型鳞状上皮者，下一步应行HPV检测及阴道镜下宫颈多点活检。

23. A 宫颈多点活检提示慢性炎症，慢性子宫颈炎引起宫颈中度糜烂、接触性出血者，可行宫颈激光治疗。若不满意可行宫颈锥形切除。

第五章　盆腔炎性疾病

一、单选题

1. 关于盆腔炎性疾病的感染途径，以下叙述不正确的是

 A. 链球菌感染多经淋巴系统蔓延

 B. 大肠埃希菌感染多经淋巴系统蔓延

 C. 厌氧菌感染多沿生殖器黏膜上行蔓延

 D. 葡萄球菌感染多沿生殖器黏膜上行蔓延

 E. 结核菌感染多经血液循环传播

2. 关于盆腔厌氧菌感染的特点，下列叙述错误的是

 A. 容易形成盆腔脓肿

 B. 容易形成感染性血栓静脉炎

 C. 多沿生殖道黏膜上行播散

 D. 脓液可有粪臭味

 E. 脓液可有气泡

3. 盆腔炎性疾病的临床表现正确的是

 A. 患者均出现腹痛

 B. 月经通常没有改变

 C. 可出现消化系统症状，如呕吐、腹泻

 D. 均出现阴道分泌物增加

 E. 均有发热

4. 最常见的盆腔炎性疾病是

 A. 子宫内膜炎

 B. 子宫肌炎

 C. 输卵管炎及输卵管卵巢炎

 D. 盆腔结缔组织炎

 E. 盆腔腹膜炎

5. 盆腔炎性疾病多发生在

 A. 围绝经期妇女 B. 绝经后妇女

 C. 性活跃期妇女 D. 初潮前少女

 E. 无性生活妇女

6. 2015 年美国疾病预防和控制中心（CDC）推荐的盆腔炎性疾病的诊断标准中，属于最低诊断标准的是

 A. 血 C－反应蛋白升高

 B. 红细胞沉降率升高

 C. 体温超过 38.3℃

 D. 子宫颈举痛

 E. 子宫颈异常带液脓性分泌物或脆性增加

7. 2015 年美国疾病预防和控制中心（CDC）推荐的盆腔炎性疾病的诊断标准中，属于附加诊断标准的是

 A. B 超检查发现附件包块

 B. 红细胞沉降率正常

 C. 附件区压痛

 D. 子宫颈举痛

 E. 阴道分泌物湿片出现大量白细胞

8. 化脓菌引起的急性输卵管炎症病变，不受累或受累最轻的部位是

 A. 肌层   B. 浆膜层

 C. 黏膜层   D. 输卵管间质

 E. 输卵管周围

9. 急性盆腔结缔组织炎最常见的病变部位是

 A. 子宫直肠陷凹外 B. 子宫旁结缔组织

 C. 膀胱旁结缔组织 D. 直肠旁结缔组织

 E. 盆腔腹膜

10. 盆腔炎性疾病治疗中，占有重要地位的是

 A. 给予充分营养 B. 卧床休息

 C. 手术治疗   D. 中药治疗

 E. 抗生素治疗

11. 盆腔炎性疾病的住院治疗方式，以下叙述不正确的是

 A. 半卧位休息

 B. 补充营养及液体，纠正水电解质紊乱

 C. 静脉滴注广谱抗生素

 D. 治疗前进行淋病奈瑟菌检测

 E. 抗生素控制不满意的输卵管卵巢脓肿或盆腔脓肿不需采用手术治疗

12. 盆腔炎性疾病中，可考虑应用氟喹诺酮类药物的因素不包括

 A. 淋病奈瑟菌地区流行

 B. 个人危险因素低

 C. 有良好的随访条件

 D. 对头孢菌素类药物过敏

 E. 患者申请使用

13. 盆腔炎性疾病应考虑手术治疗的情况是

 A. 呕吐、腹泻

 B. 体温超过 38.3℃

 C. 抗生素治疗 72 小时无效，病情加重

 D. 病情严重出现电解质紊乱

 E. B 超检查提示输卵管卵巢脓肿

14. 盆腔炎性疾病的最低诊断标准是

A. 血 C 反应蛋白升高

B. 体温超过 38.3℃

C. 红细胞沉降率升高

D. 宫颈脓性分泌物

E. 宫颈举痛或子宫压痛或附件区压痛

15. 盆腔炎性疾病后遗症少见的是

A. 输卵管增生、增粗　　B. 输卵管积水

C. 输卵管卵巢肿块　　　D. 粘连性子宫后屈

E. 卵巢非赘生性囊肿

16. 患者女，26 岁。因"产后第 4 日寒战后高温 39.4℃"就诊。查体：下腹压痛明显，恶露量多且臭味明显，子宫复旧不良。初步判断其病原体是

A. 以沙眼衣原体为主

B. 以大肠埃希菌为主

C. 以金黄色葡萄球菌为主

D. 以 G‐溶血性链球菌为主

E. 以厌氧链球菌及大肠埃希菌为主

17. 患者女，产后 2 个月，月经未复潮，因"发热伴下腹痛及血性白带 2 天"求诊。查体：腹软，下腹有轻压痛，无反跳痛。妇科检查：宫颈举痛，子宫稍大，压痛，双侧附件增厚，明显压痛，阴道分泌物为脓血性。体温 38.5℃，血红蛋白 110g/L，白细胞计数 $15.0 \times 10^9/L$，中性粒细胞百分比 84%，患者最可能的诊断为

A. 输卵管妊娠　　　　　B. 卵巢囊肿蒂扭转

C. 盆腔炎性疾病　　　　D. 输卵管积水

E. 急性盆腔腹膜炎

18. 患者女，38 岁，平时月经规律。因"人工流产后下腹部痛 10 个月"就诊。查体发现盆腔包块近 5 个月。妇科检查：子宫中位，正常大小，活动度差，边界欠清，子宫右上方扪及 6cm × 6cm × 5cm 肿块，与子宫粘连，边界欠清。B 型超声检查提示：子宫 4.8cm × 4.4cm × 3.8cm。右侧低回声区 6.2cm × 6.0cm × 5.9cm，形态不规则，周围有积液。此病例的诊断可能是

A. 盆腔血肿　　　　　　B. 附件炎性肿块

C. 阑尾包块　　　　　　D. 卵巢良性肿瘤

E. 卵巢恶性肿瘤

19. 患者女，26 岁，3 个月前正常足月分娩，产后哺乳未来月经。2 天前开始有下腹痛及血性分泌物。妇科子宫前屈，稍大，轻压痛，右侧附件明显增厚伴压痛，左侧附件也有压痛。体温 38℃尿妊娠试验阴性，血红

蛋白 120g/L，白细胞 $12 \times 10^9/L$，应诊断为

A. 输卵管积水　　　　　B. 输卵管妊娠

C. 输卵管囊肿扭转　　　D. 急性输卵管炎

E. 子宫内膜异位症

20. 患者女，26 岁。患慢性盆腔炎 2 年，反复发作。此次因"高热 3 天伴有下腹痛"就诊。查体：妇科子宫大小正常，左侧可及 5cm × 6cm × 7cm 大小的包块，不活动，压痛明显。最适宜的处理方式应为

A. 中药治疗

B. 中药及抗生素治疗

C. 抗生素及物理治疗

D. 后穹窿切开引流术

E. 给予足量抗生素下行开腹术

二、多选题

21. 盆腔炎性疾病外源性病原体包括

A. 沙眼衣原体　　　　　B. 淋病奈瑟菌

C. 人型支原体　　　　　D. 大肠杆菌

E. 葡萄球菌

22. 可能与盆腔炎性疾病的发病有关的高危因素有

A. 肥胖

B. 性活动

C. 存在下生殖道感染

D. 子宫腔内手术操作后感染

E. 邻近器官炎症直接蔓延

23. 关于化脓菌性急性输卵管炎，以下叙述不正确的是

A. 病原菌通过子宫颈的淋巴播散

B. 多继发于宫旁结缔组织炎

C. 病原菌首先侵及肌层

D. 病变以输卵管黏膜炎症为主

E. 病变以输卵管间质炎为主

24. 盆腔炎性疾病的致病菌中，沿生殖道黏膜上行蔓延的有

A. 淋病奈瑟菌　　　　　B. 沙眼衣原体

C. 葡萄球菌　　　　　　D. 厌氧菌

E. 大肠埃希菌

25. 需要与盆腔炎性疾病进行鉴别诊断的妇科急腹症有

A. 异位妊娠　　　　　　B. 输尿管结石

C. 卵巢黄体破裂　　　　D. 卵巢囊肿蒂扭转

E. 子宫肌瘤红色样变

26. 腹腔镜诊断盆腔炎性疾病的特异标准包括

A. 输卵管表面明显充血

B. 输卵管壁水肿

C. 子宫颈异常带液脓性分泌物或脆性增加

D. 输卵管伞端或浆膜面有脓性渗出物

E. 阴道分泌物湿片出现大量白细胞

27. 关于盆腔炎性疾病后遗症，以下叙述正确的是

A. 是盆腔炎性疾病未得到及时正确的诊断或治疗形成的

B. 主要原因为组织的结构破坏、广泛粘连、增生及疤痕形成

C. 引起不孕、异位妊娠及慢性盆腔疼痛

D. 急性期定期行盆腔检查以了解病情

E. 盆腔炎性疾病后异位妊娠发生率较正常妇女高

28. 盆腔炎性疾病后遗症输卵管妇科检查时的表现包括

A. 子宫一侧或两侧可触到索条状物

B. 子宫一侧或两侧有轻度压痛

C. 盆腔一侧或两侧可触及囊性肿物

D. 子宫一侧或两侧有片状增厚、压痛

E. 宫骶韧带常增粗、变硬，有触痛

三、共用题干单选题

（29～32 题共用题干）

患者女，32 岁。有 3 年"慢性盆腔炎"病史，反复发作。此次因"阴道分泌物增多 1 个月，高热伴下腹痛 3 天"就诊。查体：体温 39℃，心率 100 次/分，心肺无异常，腹肌紧张，压痛，反跳痛。妇科检查：阴道少量脓性分泌物，宫颈充血，可见少量脓性分泌物自宫颈口流出，举痛明显，子宫后位，正常大小，左侧可及 5cm×6cm×6cm 大小的囊性包块，边界不清，活动受限，压痛明显。尿 hCG 阴性，血常规：白细胞 $15×10^9$/L，血红蛋白 130g/L，中性粒细胞 90%，淋巴细胞 10%。

29. 该患者最可能的诊断是

A. 慢性盆腔炎急性发作　　B. 子宫内膜异位症

C. 卵巢癌　　　　　　　　D. 卵巢囊肿

E. 异位妊娠

30. 为进一步明确诊断，最有助于确定诊断的检查是

A. 诊断性刮宫　　　　　　B. 阴道分泌物培养

C. 血培养　　　　　　　　D. 阴道超声

E. 血 hCG

31. 恰当的治疗方案是

A. 物理治疗　　　　　　　B. 中药治疗

C. 抗生素治疗　　　　　　D. 立即后穹窿切开引流

E. 立即剖腹探查

32. 患者经上述处理方式 3 天后包块增大伴腹痛加重，处理方式是

A. 继续选用敏感抗生素并加大剂量

B. 后穹窿切开引流

C. 加用中药治疗

D. 加用物理治疗

E. 剖腹探查

（33～35 题共用题干）

患者女，24 岁，1 周前有不洁性生活史，高热 2 天，伴右下腹疼痛。查体：右下腹压痛。妇科检查：宫颈口可见脓性分泌物流出，子宫压痛，右附件区压痛，未触及包块。

33. 诊断可能性最大的是

A. 盆腔炎性疾病　　　　　B. 梅毒

C. 宫颈炎症　　　　　　　D. 阑尾炎

E. 异位妊娠

34. 能明确诊断的辅助检查是

A. 尿常规

B. 血常规

C. 血培养

D. 腹部 X 线

E. 阴道分泌物 0.9% 氯化钠湿片查找白细胞

35. 治疗应选用的抗生素是

A. 阿奇霉素　　　　　　　B. 喹诺酮类

C. 甲硝唑　　　　　　　　D. 头孢曲松钠

E. 克林霉素

（36～38 题共用题干）

患者女，32 岁。发热伴下腹坠痛 2 天，3 天前因不孕症行宫腔镜检查，术后出现腹部坠痛，阴道分泌物增多，伴发热。查体：T 39.2℃，下腹部压痛阳性，反跳痛阳性，双合诊可触及右侧附件区包块直径约 5cm，触痛明显。血常规：WBC $18×10^9$/L，N 0.87。

36. 该患者最可能的诊断是

A. 盆腔结核　　　　　　　B. 宫外孕

C. 盆腔脓肿　　　　　　　D. 阑尾炎

E. 子宫穿孔

37. 最可能的病原体是

A. 葡糖球菌　　　　　　　B. 白色念珠菌

C. 结核分枝杆菌　　　　　D. 大肠埃希菌

E. 支原体

38. 经常规治疗 10 天后，盆腔包块无缩小趋势，正确的处理是

A. 手术治疗　　　　　　　B. 更改治疗药物

C. 加用物理治疗　　　　　D. 加用中药治疗

E. 加大药物剂量

四、案例分析题

(39~42题共用题干)

患者女，35岁。人工流产术后反复下腹痛2年，加重3天。在劳累后或经期病情反复，使用抗生素治疗有效。既往月经规则，现月经干净后第3天。已绝育。妇科检查：阴道通畅，分泌物量多，宫颈举痛，子宫后位，大小正常，压痛。右侧附件区可及肿块，约6cm，压痛，活动度差。左侧附件区未及异常。

39. 该患者需要进一步做的检查不包括

　　A. 血培养　　　　　　　B. 血常规

　　C. C反应蛋白　　　　　D. 子宫附件超声

　　E. 阴道分泌物常规　　　F. 阑尾超声

40. 主要考虑的诊断是

　　A. 急性阑尾炎　　　　　B. 卵巢黄体破裂

　　C. 异位妊娠　　　　　　D. 盆腔炎性疾病

　　E. 卵巢囊肿蒂扭转　　　F. 慢性阑尾炎

41. 该患者的感染途径主要为

　　A. 上行蔓延　　　　　　B. 血循环传播

　　C. 直接蔓延　　　　　　D. 经淋巴系统蔓延

　　E. 以上都不是　　　　　F. 以上都是

42. 若治疗不及时，可出现的盆腔炎性疾病后遗症有

　　A. 不孕　　　　　　　　B. 异位妊娠

　　C. 泌尿系感染　　　　　D. 输卵管阻塞

　　E. 输卵管积水　　　　　F. 慢性盆腔疼痛

　　G. 输卵管卵巢囊肿

答案和精选解析

一、单选题

1. C 盆腔炎性疾病的感染途径：①沿生殖道黏膜上行蔓延：淋病奈瑟菌、沙眼衣原体及葡萄球菌等，常沿此途径扩散（选项D正确）。②经淋巴系统蔓延：链球菌、大肠埃希菌、厌氧菌多沿此途径蔓延（选项A、B正确，选项C错误）。③经血循环传播：为结核菌感染的主要途径（选项E正确）。病原体先侵入人体的其他系统，再经血循环感染生殖器。④直接蔓延：腹腔其他脏器感染后，直接蔓延到内生殖器，如阑尾炎可引起右侧输卵管炎。所以选项C错误。

2. C 盆腔厌氧菌感染多沿淋巴系统感染。厌氧菌感染的特点是容易形成盆腔脓肿、感染性血栓静脉炎，脓液有粪臭并有气泡。70%~80%盆腔脓肿可培养出厌氧菌。所以选项C错误。

3. C 盆腔炎性疾病患者可因炎症轻重及范围大小而有不同的临床表现。病情轻者无症状或症状轻微。常见症状为下腹痛、阴道分泌物增多。腹痛为持续性，活动

或性交后加重。若病情严重可出现发热甚至高热、寒战、头痛、食欲缺乏。月经期发病可出现经量增多、经期延长。若有腹膜炎，出现消化系统症状如恶心、呕吐、腹胀、腹泻等。所以选项C正确。

4. C 盆腔炎性疾病（PID）指女性上生殖道的一组感染性疾病，主要包括子宫内膜炎、输卵管炎、输卵管卵巢脓肿（TOA）、盆腔腹膜炎。炎症可局限于一个部位，也可同时累及几个部位，以输卵管炎、输卵管卵巢炎最常见。

5. C 盆腔炎性疾病多发生在性活跃期妇女尤其是初次性交年龄小、有多个性伴侣、性交过频以及性伴侣有性传播疾病者。

6. D 盆腔炎性疾病的最低诊断标准为子宫颈举痛或子宫压痛或附件区压痛。所以选项D正确。其余四个选项均为附加诊断标准。

7. E 盆腔炎性疾病的附加诊断标准：①体温超过38.3℃（口表）；②子宫颈异常带液脓性分泌物或脆性增加；③阴道分泌物湿片出现大量白细胞；④红细胞沉降率升高；⑤血C-反应蛋白升高；⑥实验室证实的子宫颈淋病奈瑟菌或衣原体阳性。所以选项E正确。

8. C 化脓菌引起的急性输卵管炎症病变，病原菌通过子宫颈的淋巴播散。病原菌通过宫旁结缔组织，首先侵及浆膜层，发生输卵管周围炎，然后累及肌层，输卵管黏膜层可不受累或受累极轻。

9. B 急性盆腔结缔组织炎是指病原体经淋巴管进入盆腔结缔组织而引起结缔组织充血、水肿及中性粒细胞浸润。盆腔结缔组织初发的炎症，不是继发于输卵管、卵巢的炎症，是初发于子宫旁的结缔组织，然后再扩展至其他部位。

10. E 盆腔炎性疾病的治疗以抗生素治疗为主，必要时需手术治疗。抗生素可以清除病原体，改善症状及体征，减少后遗症。对初治病例，抗生素选择按照经验性、广谱与个体化原则，待阴道/宫颈分泌物细菌培养与药敏结果出来后，应按照药敏结果选择合适的抗生素。

11. E 患者一般情况差，病情严重，伴有发热、恶心、呕吐；或有盆腔腹膜炎；或输卵管卵巢脓肿；或门诊治疗无效；或不能耐受口服抗生素；或诊断不清，均应住院给予抗生素药物治疗为主的综合治疗。（1）支持疗法：①半卧位卧床休息（选项A正确）。②给予高热量、高蛋白、高维生素流食或半流食，补充液体（选项B正确）。③注意纠正电解质素乱及酸碱失衡（选项B正确）。④高热时采用物理降温。⑤尽量避免不必要的妇科检查以免炎症扩散。⑥有腹胀者应行胃肠减压。（2）抗生素治疗：给药途径以静脉滴注收效快（选项C正确）。开始治疗前必须进行淋病奈瑟菌的检测（选项D正确）。抗生素控制不满意的输卵管卵巢脓肿或盆腔脓肿适用于

手术治疗（选项 E 错误）。手术治疗指征有：①药物治疗无效。②脓肿持续存在。③脓肿破裂。所以本题应选 E。

12. E　目前由于耐氟喹诺酮类药物淋病奈瑟菌株的出现，氟喹诺酮类药物不作为盆腔炎性疾病的首选药物。若存在以下因素：淋病奈瑟菌地区流行和个人危险因素低、有良好的随访条件、头孢菌素不能应用（对头孢菌素类药物过敏）等，可考虑应用氟喹诺酮类药物，但在开始治疗前，必须进行淋病奈瑟菌的检测。所以选项 E 错误。

13. C　手术治疗主要用于抗生素控制不满意的输卵管卵巢脓肿或盆腔脓肿。输卵管卵巢脓肿或盆腔脓肿经药物治疗 48 ~ 72 小时，体温持续不降，患者中毒症状加重或包块增大者，应及时手术，以免发生脓肿破裂。所以选项 C 正确。

14. E　盆腔炎性疾病的最低诊断标准：性活跃的年轻女性或者具有性传播疾病的高危人群，若出现下腹痛、宫颈举痛、或子宫压痛、或附件区压痛，并可排除其他引起下腹痛的原因。

15. E　若盆腔炎性疾病未得到及时正确的诊断或治疗，可能会发生盆腔炎性疾病后遗症。主要病理改变为组织破坏、广泛粘连、增生及瘢痕形成，导致：①输卵管增生、增粗，输卵管阻塞；②输卵管卵巢粘连形成输卵管卵巢包块；③若输卵管伞端闭锁、浆液性渗出物聚集形成输卵管积水或输卵管积脓或输卵管卵巢脓肿的脓液吸收，被浆液性渗出物代替形成输卵管积水或输卵管卵巢囊肿；④盆腔结缔组织表现为主、骶韧带增生、变厚，若病变广泛，可使子宫固定。临床表现为不孕症、异位妊娠、慢性盆腔痛及盆腔炎性疾病的反复发作。选项 E"卵巢非赘生性囊肿"与盆腔炎性疾病无关，不属于其后遗症。所以本题应选 E。

16. E　该患者产后第 4 日寒战后出现高热 39.4℃。检查下腹压痛明显，恶露量多且臭味明显，应考虑为盆腔炎性疾病。病原体有外源性及内源性两个来源，主要以厌氧性链球菌及大肠埃希菌（外源性感染的主要菌种）为主。

17. C　产后女性急性下腹痛伴发热、脓血性白带，首先应考虑为盆腔炎性疾病。妇科检查符合盆腔炎性疾病最低诊断标准：子宫压痛，附件压痛、增厚及宫颈举痛。同时，伴发热、血常规白细胞及中性粒细胞增高，均支持该诊断。所以选项 C 正确。盆腔炎性疾病需和其他引起下腹痛的疾病相鉴别。患者产后 2 个月，月经未复潮，再次妊娠可能性小，故可排除输卵管妊娠（选项 A）。既往产检未发现有卵巢囊肿，双附件区均有压痛，无同房、剧烈活动等诱因，可排除卵巢囊肿蒂扭转（选项 B）。输卵管积水（选项 D）可出现腹痛，但不会导致发热、感染指标增高。急性盆腔腹膜炎（选项 E）为严重盆腔炎性疾病的并发症，患者可有高热、寒战，体格检查腹部压痛明显、拒按，血常规白细胞可明显升高，与目前病史不符。因此，本题的正确答案为 C。

18. B　附件炎是致病微生物侵入生殖器官后引起输卵管、卵巢感染的常见疾病，人工流产可致微生物侵入生殖器官。附件炎性肿块在育龄女性当中十分常见，主要是由于慢性附件炎症迁延不愈所致。应及早治疗，以免肿物继续增长或恶变，影响生养。本例患者流产是造成附件炎的主要原因。人工流产术后易出现子宫内膜炎，致病菌可由子宫内膜蔓延至双侧输卵管，引起附件炎性包块。

19. D　急性输卵管炎表现为下腹痛、发热较重，形成脓肿时有寒战、高热，有时伴恶心、呕吐、腹胀、腹泻、排便困难，也可伴尿频、尿痛及排尿困难。严重者可有败血症及感染性休克表现。体征表现：轻者腹胀，下腹部一侧或两侧有显著压痛；重者腹肌紧张，下腹部压痛，反跳痛明显。妇科检查：白带为脓性或血性，宫颈有举痛，子宫一侧或两侧有触痛，有时可能触到肿大的输卵管。

20. E　慢性盆腔炎的治疗以抗生素药物治疗为主，以达到清除病原体、改善症状和体征的目的。手术治疗主要用于治疗抗生素控制不满意、治疗长时间不愈、炎症反复发作的患者。题中患者患慢性盆腔炎 2 年，脓肿持续存在，应采取手术治疗行开腹术以切除脓肿。

二、多选题

21. ABC　盆腔炎性疾病的病原体有外源性及内源性两个来源。外源性病原体主要为性传播疾病的病原体，如沙眼衣原体、淋病奈瑟菌。其他有支原体，包括人型支原体、生殖支原体（主要）以及解脲支原体。内源性病原体来自原寄居于阴道内的微生物群，包括需氧菌及厌氧菌。需氧菌及兼性厌氧菌包括大肠杆菌、棒杆菌、链球菌、肠球菌、葡萄球菌等；厌氧菌包括消化球菌、消化链球菌、脆弱类杆菌等。所以本题应选 ABC。

22. BCDE　以下高危因素可能与盆腔炎性疾病的发病相关，如年龄（高发年龄为 15 ~ 25 岁，年轻妇女易发病）、性活动（性活跃期妇女）、存在下生殖道感染、子宫腔内手术操作后感染、性卫生不良、邻近器官炎症直接蔓延、盆腔炎性疾病再次急性发作。"肥胖"与盆腔炎性疾病的发病无关。因此本题应选 BCDE。

23. CD　化脓菌引起的急性输卵管炎症病变，病原菌通过子宫颈的淋巴播散。化脓菌性急性输卵管多继发于宫旁结缔组织炎，病原菌通过宫旁结缔组织，首先侵及浆膜层，发生输卵管周围炎，然后累及肌层，输卵管黏膜层可不受累或受累极轻。病变以输卵管间质炎为主。所以选项 CD 错误。

24. ABC　沿生殖道黏膜上行蔓延是指病原体侵入外

阴、阴道后，或阴道内的病原体沿子宫颈黏膜、子宫内膜、输卵管黏膜，蔓延至卵巢及腹腔。淋病奈瑟菌、沙眼衣原体及葡萄球菌等，常沿此途径扩散。所以选项ABC正确。厌氧菌和大肠埃希菌经淋巴系统蔓延。

25. ACDE 需要与盆腔炎性疾病进行鉴别诊断的妇科急腹症有异位妊娠、卵巢黄体破裂、卵巢囊肿蒂扭转、先兆流产、子宫肌瘤红色样变。"输尿管结石"不属于妇科急腹症。因此本题应选ACDE。

26. ABD 腹腔镜诊断盆腔炎性疾病标准包括：①输卵管表面明显充血；②输卵管壁水肿；③输卵管伞端或浆膜面有脓性渗出物。所以选项ABD正确。

27. ABCE 盆腔炎性疾病后遗症是盆腔炎性疾病未得到及时正确的诊断或治疗形成的。主要因为组织的结构破坏、广泛粘连、增生及疤痕形成，导致输卵管阻塞、积水、输卵管卵巢囊肿，盆腔结缔组织增生导致主韧带、宫骶韧带增生、变厚，子宫固定，从而引起不孕、异位妊娠及慢性盆腔疼痛及PID的反复发作。盆腔炎性疾病后异位妊娠发生率较正常妇女高。所以选项ABCE均正确。在盆腔炎性疾病后遗症的治疗中，并不需要定期进行盆腔检查以了解病情。盆腔检查通常是在初步诊断时或症状不典型时进行，以确定炎症范围和可能的病因，多次盆腔检查可能会加重炎症。所以选项D错误。故本题应选ABCE。

28. ABC 盆腔炎性疾病后遗症妇科检查：①输卵管病变：在子宫一侧或两侧触到呈索条状增粗的输卵管，有轻度压痛。②输卵管积水或输卵管卵巢囊肿：在盆腔一侧或两侧可触及囊性肿物，活动多受限。③盆腔结缔组织病变：子宫常呈后倾后屈，活动受限或粘连固定，子宫一侧或两侧有片状增厚、压痛，宫骶韧带常增粗、变硬，有触痛。所以选项ABC正确。选项DE叙述的是盆腔结缔组织病变妇科检查时的表现。

三、共用题干单选题

29. A 患者曾有慢性盆腔炎病史，此次高热、腹痛伴分泌物增多。查体：脓性分泌物，宫颈举痛，附件炎性包块，可考虑为慢性盆腔炎急性发作。

30. D 盆腔炎性疾病的特异性诊断标准：阴道超声检查显示输卵管增粗、输卵管积液，伴或不伴有盆腔积液、输卵管卵巢肿块。阴道超声可协助明确左侧囊性包块性质及盆腔积液情况。

31. C 慢性盆腔炎急性发作，一般需要应用抗生素静脉输液进行抗感染治疗，严重者需要进行手术治疗。

32. E 手术治疗用于抗生素控制不满意的输卵管卵巢脓肿或盆腔脓肿。输卵管卵巢脓肿或盆腔脓肿经药物治疗48~72小时，体温持续不降，患者中毒症状加重或包块增大者，应及时手术，以免发生脓肿破裂。所以患者应采取剖腹探查的手术措施。

33. A 患者为性传播疾病的高危人群，子宫压痛，右附件区压痛，提示符合盆腔炎性疾病的最低诊断标准，高热以及宫颈口有脓性分泌物提示诊断的特异性增加，虽然可能同时存在宫颈炎症，但主要的病变还是为盆腔炎性疾病。所以选项A正确，选项C错误。患者无消化道症状，不首先考虑阑尾炎（选项D）。虽然梅毒（选项B）也为性传播疾病，但极少出现发热及腹痛。患者无异位妊娠的症状表现，故应排除选项E。因此本题应选A。

34. E 阴道分泌物0.9%氯化钠湿片中白细胞升高，可提高诊断盆腔炎性疾病的特异性，若白细胞很少，基本可排除盆腔炎性疾病。

35. D 患者的病原体可能为性传播疾病的病原体，淋病奈瑟菌及沙眼衣原体是主要的病原体，淋病奈瑟菌感染的盆腔炎性疾病可有高热，但沙眼衣原体感染很少高热，因此推测该患者的病原体可能为淋病奈瑟菌。故抗生素主要选择三代头孢菌素头孢曲松钠。

36. C 患者宫腔镜检查术后出现发热伴下腹坠痛，阴道分泌物增多，查血白细胞升高，以中性粒细胞为主，双合诊右侧附件区5cm包块、触痛明显，考虑为盆腔脓肿。又下腹部压痛及反跳痛，可能为脓肿破入腹腔引起的。盆腔脓肿是严重的盆腔炎性疾病，常见病因为下生殖道感染、子宫腔内手术操作后感染、性卫生不良以及邻近器官炎症蔓延。

37. D 盆腔脓肿主要来自厌氧菌的感染，70%~80%盆腔脓肿可培养出厌氧菌，脓液有粪臭并有气泡。大肠埃希菌为兼性厌氧菌。

38. A 若药物治疗无效、脓肿持续存在及脓肿破裂时可采取手术治疗，在波动明显处穿刺排脓或置管排脓。

四、案例分析题

39. A 实验室检查对诊断盆腔炎性疾病有一定的价值，可选择的检查有：①血常规检查。表现为白细胞计数上升，中性粒细胞占比升高，但也有少部分患者的血常规在正常范围。②C反应蛋白。炎症早期即可升高，并可早于白细胞的变化。③阴道分泌物常规检查，有较多的白细胞甚至脓细胞。④经阴道超声。明确子宫及附件情况是诊断盆腔炎性疾病非常重要的辅助检查手段。⑤该患者右侧附件区包块、压痛，需与阑尾炎鉴别，可进行阑尾超声检查。因此选项B、C、D、E、F检查均需要进行。根据病史，患者为盆腔炎性疾病反复发作，一般为盆腔局部感染，较少有细菌入血，患者无寒战、发热，血培养目前意义不大。因此，本题应选择A。

40. D 患者有宫腔操作后反复下腹痛病史，抗生素治疗有效，此次再发腹痛，查体发现阴道分泌物增多、子宫压痛、右附件区触及包块、压痛，符合盆腔炎性疾病反复发作。所以选项D正确。急性阑尾炎（选项A）典型症状为转移性右下腹痛，伴恶心、呕吐、腹泻等消化道症状，查体麦氏点压痛明显；该患者没有这些症状及体征，不支持"阑尾炎"诊断。卵巢黄体破裂（选项B）一般发生在黄体期，患者月经干净后3天腹痛，还处于卵泡期，因此排除"卵巢黄体破裂"诊断。患者已绝育，异位妊娠（选项C）可能性小。卵巢囊肿蒂扭转（选项E）有卵巢囊肿病史，在同房、剧烈活动、体位改变后出现剧烈腹痛，该患者症状不支持。慢性阑尾炎（选项F）的症状不如急性阑尾炎明显。特点为持续或间歇性的腹痛，可能位于右下腹部，但疼痛较轻或不明显。可能伴有轻度恶心、食欲减退等非特异性症状。题中无相应症状表现，故可排除选项F。因此，本题应选D。

41. D 该患者经淋巴系统蔓延，是产褥感染、流产后感染及放置宫内节育器后感染的主要感染途径。

42. ABDEFG 如果盆腔炎性疾病未得到及时正确的诊断或治疗，可形成盆腔炎性疾病后遗症。由于组织的结构破坏、广泛粘连、增生及疤痕形成，导致输卵管阻塞、积水、输卵管卵巢囊肿；盆腔结缔组织增生导致主韧带、宫骶韧带增生、变厚，子宫固定，从而引起不孕、异位妊娠及慢性盆腔疼痛及PID的反复发作。

第六章　子宫颈肿瘤

一、单选题

1. 与子宫颈鳞状上皮内病变（SIL）发病关系最密切的是

A. HIV
B. HSV
C. HCV
D. HBV
E. HPV

2. 子宫颈糜烂样病变活检呈鳞状上皮化生提示

A. 非典型增生
B. 癌变
C. 宫颈息肉
D. 原位癌
E. 糜烂愈合过程

3. 子宫颈阴道部鳞状上皮由深至浅可分为

A. 基底带、中间带、浅表带
B. 基底带、浅表带、中间带
C. 浅表带、中间带、基底带
D. 浅表带、基底带、中间带
E. 中间带、浅表带、基底带

4. 关于宫颈癌的随访，治疗后 2 年内应

A. 每 3~6 个月复查 1 次
B. 每 1~2 月 1 次
C. 每 2 月 1 次
D. 每月 1 次
E. 每 4 月 1 次

5. 我国女性生殖器官恶性肿瘤发生率最高的是

A. 子宫内膜癌
B. 子宫颈癌
C. 子宫肉瘤
D. 卵巢癌
E. 绒毛膜上皮癌

6. 诱发子宫颈癌发病的可能因素是

A. 淋病奈瑟菌感染
B. 梅毒感染
C. 艾滋病病毒感染
D. 人乳头瘤病毒感染
E. 沙眼衣原体感染

7. 子宫颈癌的主要组织学类型是

A. 浸润性鳞状细胞癌
B. 腺癌
C. 腺鳞癌
D. 腺样基底细胞癌
E. 绒毛状管状腺癌

8. 绝经期女性患者子宫颈癌的早期典型临床症状是

A. 绝经后阴道出血
B. 下肢水肿
C. 腹痛
D. 大量血性腥臭白带
E. 接触性出血

9. 确定宫颈癌临床分期必要的检查为

A. 妇科三合诊检查
B. 子宫颈刮片细胞学检查
C. 阴道镜检查
D. 宫颈多点活检和宫颈管刮术病检
E. 碘试验

10. 普查子宫颈癌时，最有实用价值的检查方法是

A. 宫颈碘试验
B. 阴道镜检查
C. 后穹隆涂片检查
D. 子宫颈活体组织检查
E. 子宫颈刮片细胞学检查

11. 关于子宫颈腺癌的叙述不恰当的是

A. 来自子宫颈管内，浸润管壁
B. 自子宫颈管内向子宫颈外口突出生长
C. 不侵犯宫旁组织
D. 病灶向子宫颈管内生长时，子宫颈外观可正常
E. 因子宫颈管膨大，形如桶状

12. 子宫颈癌淋巴转移首先侵犯的是

A. 闭孔淋巴结
B. 子宫旁淋巴结
C. 腹股沟深淋巴结
D. 髂内、髂外淋巴结
E. 腹主动脉旁淋巴结

13. 子宫颈癌最重要的转移途径是

A. 直接蔓延
B. 淋巴转移
C. 血行转移
D. 直接蔓延和血行转移
E. 播散种植

14. 子宫颈癌直接蔓延最常见的方式有

A. 向上到子宫内膜
B. 向下至阴道黏膜
C. 向前侵犯膀胱
D. 向后侵犯直肠
E. 向两侧到主韧带

15. 子宫颈癌时，癌浸润已达阴道下 1/3，宫旁浸润已达盆壁，此时分期应为

A. ⅡA 期
B. ⅡB 期
C. ⅢA 期
D. ⅢB 期
E. ⅣA 期

16. 子宫颈癌已扩散到直肠、膀胱，此时分期应为

A. Ⅱa 期
B. Ⅱb 期
C. Ⅲa 期
D. Ⅲb 期
E. Ⅳ 期

17. 肿瘤超越子宫，侵犯累及阴道上 2/3，无宫旁浸润，按 FIGO（2018 年）的临床分期，应属于

    A. Ⅰ B 期　　　　　B. Ⅱ A 期

    C. Ⅱ B 期　　　　　D. Ⅲ A 期

    E. Ⅲ B 期

18. 对无生育要求的 Ⅰ A1 期子宫颈癌，正确的治疗是

    A. 首选放射疗法

    B. 全子宫切除术

    C. 子宫颈锥形切除术

    D. 广泛性子宫切除术

    E. 广泛性子宫切除术和盆腔淋巴结清除术

19. 若子宫颈癌被证实，临床分期为 Ⅱ A1，患者一般情况好，其最合适的治疗方法是

    A. 放射治疗

    B. 抗癌化学治疗

    C. 宫颈锥形切除术

    D. 宫颈癌根治术

    E. 继续观察，定期随诊

20. 不属于子宫颈癌术后并发症的是

    A. 尿潴留　　　　　B. 淋巴囊肿

    C. 尿路感染　　　　D. 输尿管瘘

    E. 心力衰竭

21. 子宫颈癌复发时最为少见的是

    A. 腹水　　　　　　B. 下肢水肿

    C. 坐骨神经痛　　　D. 下腹部疼痛

    E. 不规则阴道流血

22. 患者女，48 岁，阴道不规则出血 3 个月，查体宫颈柱状上皮异位，出血明显，宫颈活检提示高级别鳞状上皮内病变（HSIL）（CIN Ⅱ），此类疾病的发病相关因素不包括

    A. 糖尿病　　　　　B. 吸烟

    C. 经济状况　　　　D. 性生活过早

    E. 持续高危型 HPV 感染

23. 患者女，58 岁，绝经 5 年，反复阴道流血 2 年余，阴道镜活检提示为子宫颈癌。若患者出现淋巴转移，一级组不包括

    A. 腹股沟浅淋巴结　　B. 髂外淋巴结

    C. 髂内淋巴结　　　　D. 子宫旁淋巴结

    E. 闭孔淋巴结

24. 患者女，38 岁。阴道排液及接触性出血 2 个月。妇科检查：宫颈轻度糜烂，宫体前位，大小、质地正常，活动好，双附件（−）。宫颈涂片 Ⅱ b，阴道镜下宫颈活检为子宫颈鳞癌细胞呈泪滴状向间质浸润，深度 < 3mm，无病灶融合及脉管侵犯。其诊断正确的是

    A. 0 期　　　　　　B. Ⅰ A1 期

    C. Ⅰ B 期　　　　　D. Ⅱ A 期

    E. Ⅲ A 期

25. 患者女，46 岁，同房后出血 3 个月。查体：轻度宫颈柱状上皮异位改变，宫颈管增粗，直径 4cm。阴道镜宫颈活检 + 宫颈管内膜刮取术病理提示宫颈腺癌。关于此类疾病的描述不恰当的是

    A. 病灶可向宫颈管内生长，宫颈外观可正常，但宫颈管膨大如桶状

    B. 鳞癌随病情发展可形成外生型、内生型、溃疡型和颈管型

    C. 微偏腺癌，属高分化胃型黏液性腺癌，预后最差

    D. 宫颈腺癌早期可侵犯宫旁组织

    E. 宫颈腺癌的总体预后好于鳞癌

二、多选题

26. 对于子宫颈鳞状上皮内病变（SIL），以下描述不正确的是

    A. 现在称之为 CIN

    B. LSIL 包括 CIN1 和 CIN2，都可以自然消退

    C. SIL 反映了子宫颈癌发生发展中的连续过程

    D. SIL 即宫颈的癌前病变，都应该积极处理

    E. SIL 不包括原位癌

27. 下面关于子宫颈癌的描述正确的是

    A. 转移途径主要为血行转移

    B. 腺癌占 20% ~ 25%

    C. 恶性程度仅次于乳腺癌

    D. 鳞状细胞癌为最常见的组织学类型

    E. 年龄分布在 50 ~ 55 岁者居多

28. 患者女，53 岁，连续两次 TCT 提示 ASC – US（无明确意义的鳞状细胞上皮病变），行阴道镜宫颈活检提示宫颈原位癌。以下关于此类疾病的描述不正确的是

    A. 子宫颈外观可光滑正常

    B. 上皮基底膜下可出现泪滴样浸润

    C. 紊乱排列的增生细胞 < 2/3 全层

    D. 阴道镜检查能与微小浸润癌相鉴别

    E. 宫颈原位癌不属于 HSIL 范畴

29. 子宫颈癌显微镜检可见到的类型有

    A. 鳞癌镜下早期浸润癌

    B. 透明细胞癌

    C. 鳞癌浸润癌

    D. 黏液腺癌

    E. 腺鳞癌

30. 子宫颈微小浸润性鳞状细胞癌的生长类型有

    A. 颈管型　　　　　B. 外生型

C. 内生型　　　　　　　D. 溃疡型

E. 蛇型

31. 子宫颈癌淋巴结转移二级组包括

A. 闭孔淋巴结　　　　　B. 髂总淋巴结

C. 腹股沟深淋巴结　　　D. 腹主动脉旁淋巴结

E. 腹股沟浅淋巴结

三、共用题干单选题

(32~35 题共用题干)

患者女，55岁，绝经1年。因"阴道分泌物增多伴腰痛2个月，偶有少量阴道出血"就诊。妇科检查：宫颈结节状增大，直径5cm，质硬，触血（+），左侧主韧带条索状增粗超过1/2，右侧主骶韧带增粗1/2，均弹性下降。

32. 确诊的方法首选

A. B超检查　　　　　　B. 盆腔CT检查

C. 阴道镜下碘试验　　　D. 宫颈活组织检查

E. 宫颈刮片细胞学检查

33. 临床分期为

A. ⅠB期　　　　　　　B. ⅡB期

C. ⅡA期　　　　　　　D. ⅢA期

E. ⅢB期

34. 后行B超检查发现左侧肾盂积水，其临床分期为

A. ⅡA期　　　　　　　B. ⅡB期

C. ⅢA期　　　　　　　D. ⅢB期

E. ⅣA期

35. 最合适的治疗方法为

A. 单纯外放疗　　　　　B. 外放疗加腔内放疗

C. 单纯腔内放疗　　　　D. 外放疗加化疗

E. 化疗

(36~38 题共用题干)

患者女，39岁，同房后阴道出血1个月。妇科检查：外阴正常，宫颈肥大，表面呈重度糜烂样改变，直径4.5cm，质地脆，病灶累及后穹隆。子宫萎缩，双侧附件未及异常。双侧宫旁柔软，无增厚，未及浸润结节。肛诊无异常。阴道镜宫颈活检提示：宫颈鳞状细胞癌。

36. 该患者目前临床分期为

A. ⅠA1期　　　　　　　B. ⅠA2期

C. ⅠB1期　　　　　　　D. ⅡA1期

E. ⅡA2期

37. 此类分期的宫颈癌患者推荐的治疗方案中，首选

A. 盆腔外照射　　　　　B. 同期放化疗

C. 阴道近距离放疗　　　D. 手术

E. 内分泌治疗

38. 如患者选择手术，应实行的手术方案是

A. 全子宫切除术

B. 双附件切除术

C. 广泛性宫颈切除术

D. 不需保留生育功能手术

E. 广泛性子宫切除术＋盆腔淋巴结切除术

(39~41 题共用题干)

患者女，40岁。因"白带增多半年多，接触性出血3个月"就诊。妇科检查：宫颈中度糜烂，子宫后位，无明显异常，附件无异常。宫颈细胞学涂片高度可疑，活检报告为癌细胞突破基底膜5mm以内，有淋巴管侵犯及病灶融合。

39. 该患者的诊断是

A. 宫颈原位癌　　　　　B. 宫颈癌ⅠA2期

C. ⅡA期　　　　　　　D. ⅡB期

E. 子宫颈癌ⅠB期

40. 其合适的处理方式是

A. 子宫全切

B. 激光治疗

C. 宫颈锥形切除

D. 扩大子宫全切术

E. 广泛性子宫切除术加盆腔淋巴结清扫术

41. 若要清扫淋巴结，下列不是清扫范围的是

A. 髂内　　　　　　　　B. 髂外

C. 闭孔　　　　　　　　D. 腹股沟深

E. 输尿管旁

(42~45 题共用题干)

患者女，45岁，性交后出血，检查宫颈中度糜烂，子宫正常大小，活动，宫旁（－），宫颈刮片巴氏Ⅲ级。

42. 最合适的辅助检查是

A. 宫颈活检

B. 碘试验

C. 定期随访

D. 宫颈管内膜活检

E. 氮激光肿瘤固有荧光诊断法

43. 最常见的组织学类型是

A. 子宫颈鳞癌　　　　　B. 子宫颈腺鳞癌

C. 子宫颈腺角化癌　　　D. 子宫颈未分化癌

E. 子宫颈腺癌

44. 若证实为镜下早期浸润癌，浸润深度4mm，首选的手术是

A. 宫颈锥切术

B. 全子宫切除术

C. 扩大全子宫切除术

D. 广泛性全子宫切除术

E. 广泛性全子宫切除及盆腔淋巴结清扫术

45. 若术后证实有淋巴结转移，应采取的处理方式是

A. 化疗　　　　　　　　B. 内照射

C. 淋巴化疗　　　　　　D. 激素治疗

E. 外照射

四、案例分析题

（46～50题共用题干）

患者女，43岁，子宫次全切除术后7年。半年前开始出现阴道分泌物增多，黏液水样，且伴有腰部胀痛，尿量可。妇科宫颈结节状，阴道前壁上1/3质硬，双侧主韧带团块状增粗达盆壁，触痛（+），既往无慢性病史。

46. 此患者最可能的诊断为

A. 子宫颈癌　　　　　　B. 阴道癌

C. 宫颈肌瘤　　　　　　D. 膀胱癌转移

E. 卵巢癌转移　　　　　F. 子宫内膜癌

47. 为确诊及分期，需进行的检查为

A. 诊刮

B. 妇科检查

C. 腹腔镜检查

D. 阴道镜检查

E. 病变部位活组织检查

F. 宫颈刮片细胞学检查

48. 若确诊为宫颈腺癌，其临床分期为

A. Ⅰ期　　　　　　　　B. Ⅱa期

C. Ⅱb期　　　　　　　D. Ⅲa期

E. Ⅲb期　　　　　　　F. Ⅳa期

49. 患者腰部胀痛可能是因为

A. 膀胱转移　　　　　　B. 急性肾炎

C. 腰椎间盘脱出　　　　D. 肿瘤压迫骶骨

E. 肿瘤压迫脊椎神经　　F. 输尿管、肾盂积水

G. 肿瘤压迫坐骨神经

50. 宫颈腺癌的显微镜检有（　）类型

A. 普通型腺癌　　　　　B. 浸润瘤

C. 黏液型腺癌　　　　　D. 胃型腺癌

E. 溃疡型癌　　　　　　F. 微小浸润癌

答案和精选解析

一、单选题

1. E　目前已知HPV共有160多个型别，40余种与生殖道感染有关，其中13～15种与子宫颈鳞状上皮内病变（SIL）和子宫颈癌发病密切相关。

2. E　鳞状上皮化生是指暴露于子宫颈阴道部的柱状上皮受阴道酸性影响，柱状上皮下未分化储备细胞开始增殖，并逐渐转化为鳞状上皮，继之柱状上皮脱落，被复层鳞状细胞所替代。鳞状上皮化生是糜烂修复或愈合的过程，是一种良性病变，应注意随访，防止恶性病变的发生。

3. A　子宫颈阴道部鳞状上皮由深至浅可分为基底带、中间带与浅表带3个带。基底带由基底细胞和旁基底细胞组成。中间带与浅表带为完全不增生的分化细胞，细胞渐趋死亡、脱落。

4. A　宫颈癌的随访，治疗后2年内应每3～6个月复查1次；3～5年内每6个月复查1次；第6年开始每年复查1次。通过普及、规范子宫颈癌筛查（二级预防），早期发现CIN，并及时治疗高级别病变，阻断子宫颈浸润癌的发生。

5. B　子宫颈癌是最常见的妇科恶性肿瘤。高发年龄50～55岁，近年来其发病有年轻化的趋势。

6. D　子宫颈癌与人乳头瘤病毒（HPV）感染、多个性伴侣、吸烟、性生活过早（<16岁）、性传播疾病、经济状况低下、口服避孕药和免疫抑制等因素相关。所以选项D正确。

7. A　子宫颈癌的组织学类型有浸润性鳞状细胞癌、腺癌、腺鳞癌及其他少见类型如腺样基底细胞癌、绒毛状管状腺癌、内膜样癌等上皮性癌，神经内分泌肿瘤，间叶性肿瘤等。这些组织学类型中，浸润性鳞状细胞癌占子宫颈癌的75%～80%。近年来子宫颈腺癌的发生率有上升趋势，占子宫颈癌的20%～25%。

8. E　绝经期女性患者宫颈癌的早期典型临床症状是接触性出血，即性生活或妇科检查后阴道流血。也可表现为绝经后不规则阴道流血。

9. A　妇科三合诊检查能更清楚地了解宫颈旁、宫骶韧带及直肠受累情况，判定宫颈癌临床分期。

10. E　子宫颈癌早期病例的诊断应采用子宫颈细胞学检查和（或）HPV检测、阴道镜检查、子宫颈活组织检查的"三阶梯"程序，确诊依据为组织学诊断。子宫颈刮片细胞学检查最有实用价值，可发现早期病变，故为宫颈癌普查筛选首要方法。

11. C　子宫颈腺癌来自子宫颈管内，浸润管壁；或自子宫颈管内向子宫颈外口突出生长；常可侵犯宫旁组织；病灶向子宫颈管内生长时，子宫颈外观可正常，但因子宫颈管膨大，形如桶状。所以选项C错误。

12. B　子宫颈癌的淋巴结转移一级组包括子宫旁、闭孔、髂内、髂外、髂总、骶前淋巴结。二级组包括腹股沟深浅淋巴结、腹主动脉旁淋巴结。所以子宫颈癌淋巴转移首先侵犯的是子宫旁淋巴结。

13. B　子宫颈癌的转移途径主要为直接蔓延、淋巴转移和血行转移。其中，直接蔓延最常见。淋巴转移是

宫颈癌最重要的转移途径。血行转移比较少见。

14. B 子宫颈癌直接蔓延最常见，癌组织局部浸润，向邻近器官及组织扩散。常向下累及阴道壁，极少向上由子宫颈管累及宫腔；癌灶向两侧扩散可累及主韧带及子宫颈旁、阴道旁组织直至骨盆壁；晚期可向前、后蔓延侵及膀胱或直肠。

15. D 子宫颈癌Ⅲ期：肿瘤已扩展到骨盆壁，在进行直肠指诊时，在肿瘤和盆壁之间无间隙，肿瘤累及阴道下1/3，由肿瘤引起的肾盂积水或肾无功能的所有病例，除非已知道由其他原因所引起。①ⅢA：肿瘤累及阴道下1/3，没有扩展到骨盆壁。②ⅢB：肿瘤扩展到骨盆壁，或引起肾盂积水或肾无功能。③ⅢC：不论肿瘤的大小和扩散程度，累及盆腔和/或主动脉旁淋巴结。所以选项D符合题意。

16. E 子宫颈癌Ⅳ期：肿瘤超出了真骨盆范围，或侵犯膀胱和（或）直肠黏膜。①ⅣA：肿瘤侵犯邻近的盆腔器官转移。②ⅣB：远处器官转移。所以选项E正确。

17. B 子宫颈癌Ⅱ期：肿瘤超越子宫，但未达阴道下1/3或未达骨盆壁。（1）ⅡA：侵犯累及阴道上2/3，无宫旁浸润。包括：①ⅡA1：癌灶最大径线＜4cm。②ⅡA2：癌灶最大径线≥4cm。（2）ⅡB：有宫旁浸润，但未扩展至骨盆壁。所以本题应选B。

18. B 子宫颈癌ⅠA1期，对无生育要求者，无淋巴脉管浸润者行筋膜外全子宫切除术。

19. D 子宫颈癌（ⅠB2和ⅡA1期）选用广泛子宫切除术及盆腔淋巴结切除术或考虑前哨淋巴结绘图活检，必要时行腹主动脉旁淋巴结取样术。

20. E 子宫颈癌术后的并发症包括：①淋巴囊肿，是宫颈癌术后最常见的并发症之一。②尿潴留和尿路感染。③静脉栓塞。宫颈癌术后下肢静脉血栓的发生率可达13%～33%。④肠粘连及肠梗阻。⑤输尿管阴道瘘及阴道膀胱瘘。一般多发生在手术1～2周内，表现为阴道持续性流液，伴尿量减少。

21. A 子宫颈癌复发时的复发症状因复发部位不同而异。宫颈局部或阴道复发，常常有不规则的阴道流血或恶臭白带；盆壁或宫旁复发，可出现患侧下肢疼痛、浮肿、腰骶部或下腹部疼痛，盆腔检查可触及宫旁肿块或骶窝部固定的包块；直肠或膀胱转移者，常有便血或血尿；骨转移常出现局部疼痛，引起坐骨神经痛；肺转移可有咳嗽、胸痛等。宫颈癌复发以盆壁、宫旁和宫颈局部复发为最常见。

22. A 子宫颈鳞状上皮内病变（SIL）与人乳头瘤病毒（HPV）（大多与HPV16和18型相关）高危型感染（选项E）、性生活紊乱、性生活过早（＜16岁）（选项D）、多个性伴侣、吸烟（选项B）、性传播疾病、经济状况低下（选项C）、口服避孕药和免疫抑制密切相关。糖

尿病（选项A）为子宫内膜癌的高危因素。因此本题应选A。

23. A 子宫颈癌的癌灶侵入淋巴管，形成癌栓，随淋巴液引流进入局部淋巴结。淋巴转移分为两级：一级组包括子宫旁、闭孔、髂内、髂外、髂总、骶前淋巴结；二级组包括腹股沟深浅淋巴结、腹主动脉旁淋巴结。所以本题应选A。

24. B 镜下浸润，间质浸润深度＜5mm的子宫颈癌为ⅠA期。ⅠA1期，间质浸润深度＜3mm；ⅠA2期，间质浸润深度≥3mm，＜5mm。

25. E 宫颈腺癌来自宫颈管，并浸润宫颈管壁。病灶向宫颈管内生长，宫颈外观完全正常，但宫颈管膨大如桶状（选项A正确）。当癌灶长至一定程度即突向宫颈外口，常侵犯宫旁组织（选项D正确），因此宫颈腺癌易出现早期转移，对于放疗及化疗不如鳞癌敏感，宫颈腺癌的治疗预后远不如鳞癌（选项E错误）。常见腺癌的组织学类型包括普通型宫颈腺癌和黏液性腺癌，后者又进一步分为胃型、肠型等，其中高分化的胃型腺癌又称微偏腺癌（MDC），肿瘤细胞貌似良性，腺上皮细胞无异型性，但癌性腺体多，形态多变，伸入宫颈间质深层，因此在腺癌中预后最差（选项C正确）。外生型、内生型、溃疡型和颈管型是宫颈鳞癌的巨检分型（选项B正确）。因此本题的正确答案为E。

二、多选题

26. ABDE 子宫颈鳞状上皮内病变（SIL）是与宫颈浸润癌密切相关的一组癌前病变，它反映了子宫颈癌发生发展中的连续过程（选项C正确）。SIL既往称为子宫颈上皮内瘤样病变（CIN）（选项A错误）。WHO女性生殖器肿瘤分类（2014）建议采用与细胞学分类相同的二级分类法（即LSIL和HSIL），低级别鳞状上皮内病变（LSIL）相当于CIN1（轻度不典型增生），约60%会自然消退（选项B错误），30%病变保持不变，仅不到10%的病变会进展，所以对于CIN1治疗上趋于保守（选项D错误）；高级别鳞状上皮内病变（HSIL）包括CIN3（重度不典型增生及原位癌）（选项E错误）和大部分CIN2（中度不典型增生），具有癌变潜能，可能发展为浸润癌，被视为癌前病变，除特殊人群外，均应给予处理，不可进行随访观察。因此本题应选ABDE。

27. BCDE 子宫颈癌是妇女中仅次于乳腺癌的最常见的恶性肿瘤（选项C），高发年龄为50～55岁（选项E），主要组织学类型是鳞癌（75%～80%）（选项D），其次是腺癌（20%～25%）（选项B）。主要为直接蔓延及淋巴转移，血行转移极少见（选项A）。所以选项A描述不恰当。

28. BCDE 子宫颈上皮内瘤样病变（CIN）和宫颈原位癌的宫颈外观可以呈正常光滑或糜烂样改变；患者绝

经后雌激素水平下降，子宫颈萎缩，宫颈鳞－柱交界退回宫颈管内，宫颈内外观可呈光滑外观（选项 A 正确）。HSIL 相当于 CINⅡ和 CINⅢ，后者包括宫颈原位癌和宫颈上皮重度异型（选项 E 错误）。宫颈原位癌又称上皮内癌。上皮全层极性消失，细胞显著异型，核大、深染、染色质分布不均，有核分裂象；但病变限于上皮层内，基底膜未穿透，间质无浸润（选项 C 错误）。异型细胞可沿宫颈腔腔开口进入移行带区的宫颈腺体，致使腺体原有的柱状细胞为多层异型鳞状细胞替代，但腺体基底膜保持完整，称宫颈原位癌累厚腺体。原位癌基础上，在显微镜下可发现微小浸润癌，癌细胞小团似泪滴状、锯齿状穿破基底膜，或进而出现膨胀性间质浸润（选项 B 错误）。因此阴道镜下无法区别原位癌及微小浸润癌，必须通过病理诊断（选项 D 错误）。因此本题的正确答案为 BCDE。

29. ACDE 子宫颈癌显微镜检可见到的类型有黏液腺癌、腺鳞癌、鳞癌镜下早期浸润癌、宫颈恶性腺瘤、鳞癌浸润癌。

30. ABCD 微小浸润性鳞状细胞癌肉眼观察无明显异常，或类似子宫颈柱状上皮异位。随病变发展，可形成 4 种类型，如外生型（最常见）、内生型、溃疡型、颈管型。不包括蛇型。因此本题应选 ABCD。

31. CDE 子宫颈癌的淋巴结转移一级组包括子宫旁、闭孔、髂内、髂外、髂总、骶前淋巴结。二级组包括腹股沟深浅淋巴结、腹主动脉旁淋巴结。

三、共用题干单选题

32～35. D、B、D、B 根据患者的临床表现及妇科检查高度怀疑宫颈病变，为确诊是普通炎症还是恶性病变，首选的方法为宫颈活检。根据妇科检查有明显的宫旁浸润，应该属于ⅡB期。B行B超检查发现左侧肾盂积水，其临床分期应为ⅢB期。对于晚期患者，最合适的治疗方法应以体外照射为主，腔内照射为辅。

36. E 患者宫颈可见病灶＞4cm，肿瘤侵犯阴道1/3（后穹窿受累），宫旁无明显浸润，因此诊断为ⅡA2期。

37. B ⅠB3和ⅡA2期可选择：①盆腔外照射＋顺铂同期化疗＋阴道近距离放疗，A点剂量≥85Gy（1级证据）。②广泛性子宫切除术＋盆腔淋巴结切除±主动脉旁淋巴结取样（2B级证据）。③盆腔外照射＋顺铂同期化疗＋近距离放疗，A点剂量75～80Gy，放疗后行辅助性子宫切除术（3级证据）。以上3种推荐中，首选同期放化疗。

38. E 局部晚期子宫颈癌（主要指宫颈局部肿瘤≥4cm早期子宫颈癌），由于局部肿瘤病灶大，可能存在脉管浸润，局部肿瘤不易控制，更容易发生淋巴结转移或远处转移，容易复发，是具有不良预后因素的一类宫颈癌，如需手术应尽量行根治性手术（至少为广泛性子宫切除＋盆腔淋巴结切除术±主动脉旁淋巴结取样），不宜行保留生育功能手术。因子宫颈鳞状细胞癌转移卵巢概率低，45岁以下的鳞癌患者可保留卵巢。因此，本题选择E。

39. B 依据题干信息，患者"活检报告为癌细胞突破基底膜5mm以内，有淋巴管侵犯及病灶融合"，患者为子宫颈癌ⅠA2期。

40. E 子宫颈癌ⅠA2期，应行改良子宫广泛切除加盆腔淋巴结清扫术，或前哨淋巴结绘图活检。

41. E 盆腔淋巴结切除的手术范围包括：双侧髂总淋巴结，髂外、髂内淋巴结，髂外血管下段、腹股沟韧带深部淋巴结，闭孔深、浅组淋巴结。如果髂总淋巴结阳性或ⅠB2期及以上病例，需行腹主动脉旁淋巴结取样。

42. A 接触性出血，宫颈中度糜烂，宫颈刮片巴氏Ⅲ级，应考虑有子宫颈癌的可能，最合适的辅助检查是宫颈活检。

43. A 子宫颈癌是最常见的妇科恶性肿瘤，主要组织学类型是鳞状细胞癌，其次是腺癌。

44. E 若证实为镜下早期浸润癌，浸润深度4mm，应为ⅠA2期，应选用广泛子宫切除术及盆腔淋巴结清扫术，年轻患者卵巢正常者可予保留。术中冷冻切片检查髂总淋巴结阳性应做腹主动脉旁淋巴清扫或取样，进一步明确病变累及范围，选择术后治疗方案。

45. E 早期病例以局部腔内照射为主，体外照射为辅；晚期则体外照射为主，腔内为辅。患者术后证实有淋巴结转移，应选择外照射。

四、案例分析题

46～50. A、BE、E、F、ACD 患者阴道排液增多，黏液水样，伴有腰部胀痛，宫颈结节状。可初步怀疑为子宫颈癌。为进一步确诊及分期，应进行妇科检查及病变部位活组织检查。妇科检查主要观察宫颈外形和病灶的位置、形态、大小及有无溃疡等。宫颈部位的活检，是确诊宫颈癌及宫颈癌前病变的可靠依据。若确诊为宫颈腺癌，根据阴道前壁上1/3质硬，双侧主韧带团块状增粗达盆壁，触痛（＋），其临床分期为Ⅲb期，即肿瘤扩展到骨盆壁，或引起肾盂积水或肾无功能。癌肿压迫或累及输尿管时，可引起输尿管梗阻、肾盂积水及尿毒症。宫颈腺癌的显微镜检有普通型腺癌、黏液型腺癌（非特殊型，肠型，印戒细胞型，浸润性复层产黏液的癌）、胃型、中肾管型、子宫内膜样型、透明细胞型。

第七章　子宫肿瘤

一、单选题

1. 女性生殖器良性肿瘤中最常见的是

  A. 卵巢冠肿瘤　　　　　B. 卵巢皮样囊肿

  C. 卵巢浆液性囊腺瘤　　D. 卵巢黏液性囊腺瘤

  E. 子宫肌瘤

2. 关于子宫肌瘤的病因，下列说法不恰当的是

  A. 子宫肌瘤组织中雌激素受体和雌二醇含量较正常肌组织高，但 17 - 羟类固醇脱氢酶含量较低，故雌二醇转化为雌酮的量多

  B. 合并妊娠时胎盘泌乳素可促进雌二醇对肌瘤的作用

  C. 绝经后肌瘤停止生长，甚至萎缩、消失，提示子宫肌瘤的发生与女性激素有关

  D. 子宫肌组织内雌激素受体含量随月经周期不同雌激素水平而变化

  E. 神经中枢活动对肌瘤发病也可能起重要作用

3. 关于子宫肌瘤的病理学表现，下列说法中恰当的是

  A. 肌瘤为表面光滑的实性球形结节，外被包膜，不易于剥出

  B. 镜检肌瘤由皱纹状排列的平滑肌纤维交织组成，漩涡状排列，间有不等量的纤维结缔组织

  C. 黏膜下肌瘤使宫腔增大，使子宫外形不规则，易形成蒂，常引起子宫收缩

  D. 浆膜下肌瘤突起于子宫表面，由肌瘤包膜及子宫浆膜层覆盖。蒂部可扭转或断裂，形成游离性肌瘤

  E. 多发性子宫肌瘤是指单一类型的多个肌瘤发生在同一子宫

4. 子宫肌瘤细胞中含量显著增高的是

  A. 睾酮　　　　　　　　B. 孕酮

  C. 泌乳素　　　　　　　D. 雌二醇

  E. 雌酮

5. 最常见的子宫肌瘤为

  A. 黏膜下子宫肌瘤　　　B. 浆膜下子宫肌瘤

  C. 肌壁间子宫肌瘤　　　D. 阔韧带肌瘤

  E. 子宫颈肌瘤

6. 子宫肌瘤引起不规则阴道出血的原因不包括

  A. 宫缩不良

  B. 内膜血液循环障碍

  C. 宫腔及内膜面积缩小

  D. 肌瘤表面溃疡、坏死、感染

  E. 可伴有子宫内膜增生过长

7. 较早出现不规则阴道出血的子宫肌瘤是

  A. 浆膜下子宫肌瘤　　　B. 肌壁间子宫肌瘤

  C. 阔韧带内肌瘤　　　　D. 黏膜下子宫肌瘤

  E. 宫颈肌瘤

8. 肌壁间肌瘤的临床特点为

  A. 大的肌壁间肌瘤易致月经周期缩短，经量增多，经期延长

  B. 小的肌壁间肌瘤最主要症状为月经过多，随肌瘤增大，可出现经期延长

  C. 肌壁间肌瘤常伴血性阴道排液

  D. 腹痛为常见症状

  E. 是最少见的肌瘤

9. 较大子宫壁间肌瘤的主要症状为

  A. 月经间隔时间长，持续时间短

  B. 不规则阴道出血

  C. 绝经后出血

  D. 月经过多

  E. 接触性出血

10. 浆膜下子宫肌瘤最常见的症状是

  A. 月经过多　　　　　　B. 下腹部包块

  C. 继发性贫血　　　　　D. 痛经

  E. 月经不调

11. 与子宫肌瘤的临床表现无明显相关性的是

  A. 尿急、尿痛　　　　　B. 反复早期流产

  C. 排便困难　　　　　　D. 不孕

  E. 贫血

12. 子宫肌瘤合并妊娠时发生红色变，首选的措施是

  A. 立即行肌瘤切除术　　B. 立即切除子宫

  C. 立即终止妊娠　　　　D. 止血治疗

  E. 保守治疗

13. 多见于妊娠期的肌瘤变性是

  A. 钙化　　　　　　　　B. 肉瘤变

  C. 玻璃样变　　　　　　D. 红色样变

  E. 囊性变

14. 子宫肌瘤最常见的症状是

  A. 经量增多　　　　　　B. 白带增多

C. 下腹包块　　　　D. 尿频尿急

E. 腹胀腰酸

15. 下列情况不需手术治疗的是

A. 子宫肌瘤子宫近妊娠 3 个月大小

B. 增大子宫近妊娠 2 个月大小，伴尿频

C. 浆膜下肌瘤直径 4cm

D. 绝经后肌瘤增大

E. 经量多，肌瘤不大者

16. 已婚未生育年轻女性患者患单个较大宫体肌壁间肌瘤，经量明显增多，最恰当处理方式应是

A. 雄激素小剂量治疗

B. 经腹肌瘤切除术

C. 子宫大部切除术

D. 子宫全切除术

E. 随访观察

17. 下列子宫肌瘤病例需行子宫切除的是

A. 妊娠子宫肌瘤红色变性

B. 肌瘤不大，月经量稍多

C. 多发性肌瘤较大，症状明显

D. 浆膜下或肌壁间较小的肌瘤

E. 绝经后女性患者，子宫如妊娠 6 周大小

18. 子宫肌瘤临床症状出现的迟早及严重程度主要取决于

A. 肌瘤是否有囊性变性

B. 肌瘤是否有红色变性

C. 肌瘤是否有玻璃样变性

D. 肌瘤的数目

E. 肌瘤的部位

19. 关于妊娠合并子宫肌瘤，下列说法中不恰当的是

A. 妊娠合并浆膜下肌瘤可发生慢性或急性蒂扭转，导致肿瘤坏死、感染、化脓

B. 较大肌瘤于妊娠期可使胎位异常，并发生胎儿宫内发育迟缓、胎盘低置或前置等

C. 分娩可发生产道阻塞、产程延长、产后出血

D. 妊娠期一旦确诊子宫肌瘤红色变性，则须手术治疗

E. 妊娠期间子宫肌瘤迅速增大，分娩后逐渐缩小

20. 不具有明确手术指征的子宫肌瘤是

A. 后壁肌瘤，伴腹坠，便秘

B. 黏膜下肌瘤，月经量增多

C. 多发性肌瘤，无症状

D. 前壁肌瘤，伴尿频、尿急

E. 肌瘤短期内增长较快

21. 与子宫内膜癌的癌前病变关系最密切的是

A. 子宫内膜复杂性增生过长

B. 子宫内膜单纯性增生过长

C. 分泌期子宫内膜

D. 萎缩型子宫内膜

E. 增生期子宫内膜

22. 子宫内膜癌来源于

A. 子宫内膜上皮组织

B. 子宫内膜各种组织

C. 子宫内膜血管内皮细胞

D. 子宫内膜血管壁结缔组织

E. 子宫内膜纤维结缔组织

23. 子宫内膜癌显微镜下诊断最常见的类型是

A. 内膜样腺癌　　　　B. 浆液性癌

C. 黏液性癌　　　　　D. 癌肉瘤

E. 透明细胞癌

24. 当子宫内膜癌肿瘤累及子宫深肌层、宫颈间质或为高级别时，易发生的主要转移途径是

A. 直接蔓延　　　　　B. 淋巴转移

C. 血行转移　　　　　D. 直接蔓延和种植

E. 直接蔓延和淋巴转移

25. 有关子宫内膜癌的病因，错误的是

A. 子宫内膜在雌激素的长期持续刺激、无孕激素拮抗的情况下可发生癌变

B. 常见于无排卵性功能失调性子宫出血、多囊卵巢综合征和颗粒细胞瘤患者

C. 易发生在肥胖、高血压、糖尿病、不育及绝经延迟的患者

D. 约 5% 的患者有家族史

E. 非雌激素依赖型内膜癌常见于年轻女性，雌激素依赖型多发生于老年女性

26. 子宫内膜癌筛选检查方法为

A. 宫腔吸取分泌物细胞学检查

B. 宫颈口刮取分泌物细胞学检查

C. 宫腔镜检查

D. B 超检查

E. 分段诊刮

27. 满足下述哪种条件的患者可考虑不行淋巴结切除术

A. 肌层浸润深度近肌壁全层

B. 肿瘤直径 >2cm

C. 透明细胞癌

D. 肌层浸润深度 <1/2

E. 子宫内膜样腺癌 G3

28. 子宫内膜癌患者术后随访，以下说法正确的是

A. 术后 2~3 年内每 6 个月随访一次

B. 每次复查应行 CT 或 MRI 检查

C. 3 年后每 6 个月随访一次

D. 1 年后每年随访一次

E. 术后 5 年内每 6 个月一次

29. 在子宫内膜癌恶性中程度最高的是

A. 腺鳞癌 　　　　　　B. 腺棘癌

C. 内膜样腺癌 　　　　D. 透明细胞癌

E. 浆液性乳头样腺癌

30. 子宫内膜癌的化疗指征不恰当的是

A. 癌症复发患者

B. 癌症晚期不能手术者

C. 老年不能耐受手术

D. 淋巴血管间隙受侵

E. 病理检查结果为浆液性乳头状腺癌

31. 关于子宫内膜癌的孕激素治疗，以下叙述不正确的是

A. 主要用于保留生育功能的早期子宫内膜癌患者

B. 适用于晚期或复发子宫内膜癌患者

C. 选用高效孕激素，时间不短于 5 年

D. 以高效、大剂量、长期应用为宜

E. 有血栓性疾病史者慎用

32. 下列不属于子宫内膜癌辅助诊断检查的是

A. 经阴道 B 超检查

B. 宫腔镜检查

C. CT 检查或 MRI 检查

D. 宫腔细胞学检查

E. 阴道镜检查

33. 下列药物不能用于治疗子宫内膜癌的是

A. 补佳乐 　　　　　　B. 甲羟孕酮

C. 己酸孕酮 　　　　　D. 甲地孕酮

E. 他莫昔芬

34. 与子宫内膜癌预后关系最为密切的临床因素是

A. 年龄

B. 病理分期

C. 肌层浸润子宫颈受累

D. 盆腔淋巴结转移

E. 患者全身状况

35. 子宫内膜癌的治疗，错误的是

A. Ⅰ期有浅肌层浸润者，术后常规应辅助放疗

B. Ⅱ期应行广泛子宫切除术及双侧盆腔淋巴结及腹主动脉旁淋巴结清扫术

C. Ⅰ期患者淋巴脉管癌栓的手术加放疗

D. Ⅰ期患者深肌层浸润的手术加放疗

E. 严重并发症不能耐受手术的放疗

36. 对于晚期或复发子宫内膜癌患者，为控制病情，常采用的措施是

A. 放疗

B. 手术

C. 大剂量雌激素治疗

D. 大剂量雄激素治疗

E. 大剂量孕激素治疗

37. 以下关于子宫肉瘤的说法错误的是

A. 子宫肉瘤比较少见，恶性程度高

B. 子宫肉瘤来源于子宫肌层、肌层内结缔组织和内膜间质

C. 子宫肉瘤最常见的症状为阴道不规则流血

D. 子宫肉瘤可继发于子宫平滑肌瘤

E. 继发性子宫平滑肌肉瘤预后相对较差

38. 子宫肉瘤最常见的症状为

A. 下腹痛 　　　　　　B. 异常白带

C. 下腹包块 　　　　　D. 阴道流血

E. 外阴瘙痒

39. 患者女，35 岁。5 年前出现痛经并逐渐加重，经量较多。妇科检查：子宫如 90 天妊娠大小，质韧，触痛明显，活动好，盆底无触痛结节。考虑诊断为

A. 子宫肌瘤 　　　　　B. 子宫肉瘤

C. 子宫内膜癌 　　　　D. 子宫腺肌病

E. 子宫内膜异位症

40. 患者女，30 岁，现产后 5 天。因"急性腹痛伴发热 1 天"就诊。查体：腹部包块大至脐部。曾因不孕行妇科检查，诊断为子宫肌瘤。以下诊断最恰当的是

A. 产褥感染 　　　　　B. 卵巢肿瘤蒂扭转

C. 子宫肌瘤红色样变 　D. 子宫肌瘤囊性样变

E. 子宫肌瘤玻璃样变

41. 患者女，35 岁，因子宫肌瘤拟择期行手术治疗，术前需禁食时间为

A. 4～8 小时 　　　　　B. 6～8 小时

C. 8～10 小时 　　　　D. 10～12 小时

E. 12 小时以上

42. 患者女，31 岁，因不孕就诊，CT 检查提示子宫增大呈分叶状，表面光滑，子宫肌壁内实性略低密度影，有钙化，宫腔受压移位，考虑为

A. 子宫肌腺瘤 　　　　B. 葡萄胎

C. 子宫肌瘤 　　　　　D. 子宫内膜癌

E. 妊娠

43. 患者女，45 岁，月经增多 5 年伴经期延长 3 年。既往患糖尿病。妇科检查：外阴、阴道正常，宫颈光滑，子宫如孕 3 个月大小，双附件无异常。B 超检查提示多发性子宫肌瘤。以下处理正确的是

A. 口服米非司酮 150mg/日，治疗 3 个月

B. 行全子宫切除术

C. 观察 3~6 个月

D. 甲睾酮 10mg/日含化，治疗 3 个月

E. 先行诊刮术，排除内膜癌后再行全子宫切除术

44. 患者女，48 岁。因月经量多就诊。经妇科检查及影像学检查确诊为子宫肌瘤，经药物治疗无效，需行子宫全切术。术中钳夹切断子宫动脉，在该操作时最容易受到损伤的是

A. 髂内动脉　　　　　B. 膀胱

C. 输尿管　　　　　　D. 直肠

E. 闭孔神经

45. 患者女，51 岁，G₃P₂，8 年前行绝育术。月经不规则 1 年，阴道不规则流血 15 天。查体：心率 126 次/分，血压 100/65mmHg，结膜苍白，子宫略大，稍软，无压痛，宫旁未触及异常。为确定诊断，应首选的检查是

A. 尿 hCG 测定　　　B. 阴道镜检查

C. 盆腔 CT 检查　　　D. 分段诊刮

E. 女性激素水平检查

46. 患者女，31 岁，月经紊乱 2 年。妇科检查：外阴、阴道正常，宫颈光滑，子宫稍大，双附件无异常。内膜诊刮病理结果为中度不典型增生，最恰当的处理是

A. 行全子宫 + 双侧附件切除术

B. 甲睾酮 10g/日含化，3 个月后诊刮

C. 甲羟孕酮 10mg/日，月经第 15 天口服 10 天，3 个月后复查

D. 甲羟孕酮 300mg/日，3~6 个月后再行诊刮

E. 行宫腔内放疗

47. 患者女，48 岁，高血压糖尿病多年，G₄P₃，流产 1 次。近 5 个月出现经期延长至 15 天，月经量为原来的 2 倍，偶有月经中期阴道不规则出血。妇科检查：宫颈光滑，子宫增大如孕 8 周，质软，双附件未发现异常。为确诊进行的检查是

A. 宫腔镜检查并分段诊断性刮宫

B. 阴道镜检查

C. 后穹隆取材行细胞学检查

D. 宫颈刮片细胞学检查

E. 尿妊娠试验

48. 患者女，65 岁，入院后病理提示为"子宫内膜样腺癌Ⅲ级"，病灶直径 2.5cm，浸润深度 ≥1/2 肌层，宫颈未见癌累及；子宫肌瘤；双侧卵巢及输卵管未见肿瘤；盆腔淋巴结及腹主动脉旁淋巴结未见肿瘤。该患者的术后诊断为

A. 子宫内膜样腺癌ⅠA 期，G1

B. 子宫内膜样腺癌ⅠB 期，G1

C. 子宫内膜样腺癌ⅠA 期，G3

D. 子宫内膜样腺癌ⅠB 期，G3

E. 子宫内膜样腺癌Ⅱ期，G1

49. 患者女，65 岁，因"绝经 10 余年，血性白带 1 个月"来院。患者既往有子宫肌瘤病史。查体：生命体征平稳，妇检：阴道通畅，宫颈表面光滑，宫口内可见血性白带，子宫稍大，双侧附件区未及异常，双侧主骶韧带无明显增厚，直肠黏膜光滑，检查时指套无血染。患者入院后查 TCT，未见上皮内瘤变细胞和恶性细胞。妇科超声示子宫体积增大，子宫内膜厚度 18mm，内膜回声不均，血流信号丰富，子宫右后壁向外突出低回声区直径 31mm。双侧卵巢萎缩。行活组织检查提示（宫腔内）子宫内膜样腺癌。目前需进行的手术治疗方案不包括

A. 全子宫切除术

B. 双附件切除术

C. 盆腔淋巴结切除术

D. 广泛性子宫切除术

E. 腹主动脉旁淋巴结切除术

50. 患者女，61 岁，5 年前因子宫内膜癌行手术治疗，近 3 个月阴道有血性分泌物。妇科检查：外阴正常，阴道上段质硬，有直径约 2cm 的菜花样赘生物，盆腔空虚。盆腹腔 CT 检查未见异常。阴道上端肿物病理检查为低分化内膜样腺癌。目前最恰当的治疗是

A. 再次手术切除阴道　　B. 放疗 + 化疗

C. 化疗　　　　　　　　D. 放疗

E. 大剂量孕激素治疗

51. 患者女，71 岁，子宫内膜癌根治性放射术后 4 年，咯血 4 个月。患者既往患有严重高血压及心律失常。肺部 CT 检查提示左肺中叶有 2~3cm 高密度影，双侧胸腔少量积液，纤维支气管镜检查活检结果为子宫内膜样腺癌。目前恰当的处理是

A. 系统治疗 + 姑息性外照射放疗

B. 化疗 + 大剂量孕激素治疗

C. 切除左中肺叶

D. 免疫治疗

E. 放弃治疗

52. 患者女，55 岁，绝经 6 年，阴道不规则流血 5 个月。妇科检查：外阴、阴道正常，宫颈表面光滑，子宫正常大小，双附件无异常。诊刮病理学检查结果提示宫颈管及宫腔均发现有腺癌组织。最恰当的处理是

A. 改良广泛性全子宫 + 双侧附件切除术 + 盆腔、腹

主动脉旁淋巴结清扫术

  B. 化疗后行全子宫＋双侧附件切除术＋盆腔、腹主动脉旁淋巴结清扫术

  C. 大剂量孕激素治疗后行全子宫＋双侧附件切除术＋盆腔、腹主动脉旁淋巴结清扫术

  D. 放疗

  E. 行次全子宫＋双侧附件切除术＋盆腔、腹主动脉旁淋巴结清扫术，术后用孕激素治疗

53. 患者女，78 岁，子宫内膜癌术后、放疗后 2 年，阴道断端复发；既往有高血压病史 10 余年，2 型糖尿病，查血 BUN 10.0mmol/L，肿瘤组织 ER（＋）、PR（＋）。以下治疗方案恰当的是

  A. 内分泌治疗   B. 全身化疗

  C. 随访   D. 免疫治疗

  E. 再次手术

54. 患者女，56 岁，G_4P_2，流产 2 次，因"绝经后阴道不规则流血 3 个多月"就诊。既往有高血压、2 型糖尿病；母亲因"癌症"去世。查体：身高 155cm，体重 70kg。妇科检查：宫颈萎缩、光滑，宫颈口可见少许血液流出，子宫增大如孕 5 周，无明显压痛，双附件区未扪及明显占位。为了协助诊断首先选择的辅助检查为

  A. 凝血功能   B. 经阴道 B 型超声

  C. 盆腔 MRI   D. 血清 CA125

  E. 性激素检查

二、多选题

55. 子宫肌瘤易被误诊为

  A. 妊娠子宫   B. 卵巢肿瘤

  C. 子宫腺肌病   D. 子宫内膜异位症

  E. 卵巢子宫内膜异位囊肿

56. 子宫肌瘤的手术指征包括

  A. 月经过多继发贫血

  B. 因肌瘤造成不孕或反复流产

  C. 有蒂肌瘤扭转引起的急性腹痛

  D. 子宫增大如孕 8 周大小

  E. 疑有肉瘤变

57. 预防和早期诊断子宫内膜癌的措施包括

  A. 重视绝经后妇女阴道流血和绝经过渡期妇女月经紊乱的诊治

  B. 正确掌握雌激素应用指征及方法

  C. 对肥胖、不育、绝经延迟、长期应用雌激素及他莫昔芬等，应密切随访或监测

  D. 绝经过渡期女性月经紊乱者应用雌、孕激素调节

  E. 加强对林奇综合征妇女的监测

58. 患者女性，65 岁，因"绝经 10 余年，发现血性白带 1 个月"来院。患者既往有子宫肌瘤病史。查体：生命体征平稳，妇检：阴道通畅，宫颈表面光滑，宫口内可见血性白带，子宫稍大，双侧附件区未及异常，双侧主骶韧带无明显增厚，直肠黏膜光滑，检查时指套无血染。进一步确诊的检查方法是

  A. B 型超声   B. TCT

  C. 阴道镜检查   D. 分段诊断性刮宫

  E. 宫颈活检

59. 子宫内膜癌手术分期及评估原则中，需行大网膜切除活检的情况有

  A. 累及深肌层   B. 浆液性腺癌

  C. 高级别癌   D. 有盆腔淋巴结转移

  E. 透明细胞腺癌

60. 子宫内膜癌 I 期患者，手术时应行腹主动脉旁淋巴结取样和（或）清扫术的有

  A. 病理类型是透明细胞癌、黏液性癌

  B. 病理类型是鳞状细胞癌或 G3 的内膜样癌

  C. 病理类型为癌肉瘤、未分化癌

  D. 癌灶累及宫腔面积超过 50%

  E. 侵犯肌层 ＞1/2

61. 关于子宫肉瘤的说法正确的是

  A. 多见于 50 岁左右围绝经期女性患者

  B. 最多见的是子宫平滑肌肉瘤

  C. 占子宫恶性肿瘤的 4% ～6%

  D. 是高度恶性的女性生殖道肿瘤

  E. 早期症状不明显

62. 关于子宫肉瘤的叙述正确的是

  A. 分段诊刮对恶性中胚叶混合瘤可协助诊断

  B. 好发于绝经期的女性患者

  C. 子宫内膜间质肉瘤最多见

  D. 手术治疗为主

  E. 5 年存活率仅为 20% ～30%

63. 子宫内膜间质肉瘤的分类为

  A. 未分化子宫内膜间质肉瘤

  B. 子宫平滑肌肉瘤

  C. 高级别子宫内膜间质肉瘤

  D. 恶性苗勒管混合瘤

  E. 低级别子宫内膜间质肉瘤

64. 子宫肉瘤的治疗正确的是

  A. 以手术治疗为主

  B. 对放疗敏感性高

  C. 对化疗敏感性不高

  D. 对复发或转移的晚期患者，可行姑息性放疗

E. 低度恶性子宫内膜间质肉瘤术后可辅助孕激素治疗

三、共用题干单选题

(65~67题共用题干)

患者女，30岁，G₁P₁。因"月经量增多1年"就诊。患者有性生活史，月经周期正常。末次月经为7天前，持续5天。查体：体温36.9℃，脉搏82次/分，呼吸12次/分，血压124/62mmHg。妇科检查：子宫增大如孕7周大小，余无异常。盆腔超声示子宫前壁一30mm×25mm低回声包块，内膜线向后偏移。实验室检查：红细胞计数$3.0×10^{12}/L$，白细胞计数$6.0×10^9/L$，血红蛋白105g/L，血小板计数$200×10^9/L$。

65. 患者此时最合适的检查是
    A. 诊断性刮宫   B. 宫腔镜检查
    C. 盆腔MRI   D. 子宫输卵管造影
    E. 腹腔镜检查

66. 检查见宫腔内约3cm大小赘生物，呈球形，质硬，表面光滑，无异形血管，赘生物边缘与子宫壁成角约70度。患者目前临床诊断首先考虑的诊断是
    A. 子宫内膜息肉   B. 子宫腺肌瘤
    C. 子宫肌瘤   D. 子宫内膜样腺癌
    E. 子宫内膜间质肉瘤

67. 此患者下一步的处理为
    A. 观察随访
    B. 腹腔镜下全子宫切除术
    C. 宫腔镜下肌瘤电切术
    D. 子宫动脉栓塞术
    E. GnRH-a药物治疗

(68~70题共用题干)

患者女，30岁，G₁P₀。平素月经规律。月经增多、经期延长1年余。妇科检查：外阴阴道无异常，宫颈散在腺囊肿，子宫近11周妊娠大小，表面有多个质硬突起，最大直径约6cm，附件未触及异常。辅助检查：血红蛋白为90g/L。

68. 首先考虑的诊断是
    A. 子宫内膜癌   B. 子宫颈癌
    C. 子宫畸形   D. 子宫肌瘤
    E. 子宫腺肌病

69. 根据患者情况，术前拟定的最恰当手术方案为
    A. 筋膜内子宫切除术
    B. 筋膜外子宫切除术
    C. 子宫肌瘤剔除术
    D. 经阴道子宫切除术
    E. 次广泛子宫切除术

70. 术后合理的处理为
    A. GnRH-a治疗半年   B. 米非司酮治疗半年
    C. 达那唑治疗半年   D. 孕激素治疗半年
    E. 随访观察

(71~74题共用题干)

患者女，40岁，经量增多3年，妇科检查见子宫增大如妊娠2个月，彩超提示子宫肌瘤。

71. 子宫肌瘤患者经量增多与以下哪项最相关
    A. 肌瘤部位和大小   B. 肌瘤钙化
    C. 肌瘤数目   D. 肌瘤玻璃样变
    E. 肌瘤伴感染

72. 较早出现月经不规律的类型是
    A. 浆膜下肌瘤   B. 肌壁间肌瘤
    C. 黏膜下肌瘤   D. 阔韧带肌瘤
    E. 多发性肌瘤

73. 最少见的子宫肌瘤变性类型是
    A. 囊性变   B. 玻璃样变
    C. 肉瘤样变   D. 红色变
    E. 钙化

74. 最多见的子宫肌瘤变性类型是
    A. 玻璃样变   B. 囊性变
    C. 肉瘤变   D. 红色变
    E. 钙化

(75~76题共用题干)

患者女，46岁，G₂P₁，流产1次，月经持续时间延长1年余，月经时间持续10余天；20余天前患者月经来潮，经量较前明显增多，后淋漓不尽，自行口服止血药后阴道流血停止来院就诊。患者既往有多囊卵巢病史。查体：身高152cm，体重75kg，妇科检查示宫颈肥大，宫颈呈柱状上皮异位样改变，子宫后位，增大如孕2个月，活动、无压痛，双附件区未扪及明显占位。B型超声检查提示子宫增大，内膜厚8mm（单层），回声不均匀，子宫后壁肌间可见一直径约1cm的弱回声团块，边界清楚，双附件区未见明显异常。

75. 下一步处理应选择
    A. 诊断性刮宫
    B. 孕激素周期治疗
    C. 宫内放置左炔诺孕酮缓释装置
    D. 子宫肌瘤挖除术
    E. 子宫全切术

76. 患者经检测结果回报示宫内膜样腺癌，下一步治疗方案应选择
    A. 放疗   B. 化疗
    C. 手术治疗   D. 内分泌治疗

E. 随访观察

(77~80 题共用题干)

患者女，31 岁，G_1P_0，流产 1 次，因"月经量增多，月经淋漓不尽半年多"就诊。既往月经不规律，母亲因"子宫内膜癌"去世。查体：身高 160cm，体重 65kg，妇科检查示宫颈呈轻度柱状上皮异位样改变，子宫稍大，活动佳，无压痛，双附件区未扪及明显占位。患者阴道超声结果示：子宫前位，宫体大小 3.5cm × 4.9cm × 4.2cm，内膜居中，厚 0.25cm（单层），宫腔内查见 1.6cm×0.5cm×1.3cm 稍强回声，子宫后壁肌壁间突向浆膜下见 3.2cm×2.8cm×3.0cm 大小的弱回声团块，边界清楚，周边可见血流信号，余子宫肌壁均匀，未探及明显异常血流信号；双附件区未见确切占位。TCT 未见上皮内病变和恶性细胞。

77. 后续处理应选择

A. 子宫肌瘤挖除术

B. 观察随访

C. 雌、孕激素序贯疗法

D. 口服短效避孕药

E. 诊断性刮宫

78. 患者诊断性刮宫结果示高分化宫内膜样腺癌，患者及家属有生育要求，后续处理应选择

A. 子宫全切 + 双附件切除

B. MRI 检查

C. 宫腔镜下内膜切除术

D. 密切随访观察

E. 放疗

79. 患者及家属经考虑后选择保留生育功能的治疗方案，应给予患者

A. 炔雌醇片

B. 孕酮胶囊

C. 去氧孕烯炔雌醇片

D. 戊酸雌二醇片

E. 醋酸甲地孕酮片

80. 患者接受激素治疗后何时复查评估效果

A. 1 个月

B. 2 个月

C. 3 个月

D. 6 个月

E. 12 个月

(81~84 题共用题干)

患者女，60 岁。因"绝经 10 年，阴道流血 1 个月"就诊。妇科检查：子宫孕 6 周大小，质中，门诊分段诊刮，颈管刮出少许组织，宫腔深 8cm，宫内刮出少许糟脆组织，病理诊断为子宫内膜中分化腺癌累及宫颈。

81. 该患者的临床病理分期至少为

A. Ⅰ A 期

B. Ⅰ B 期

C. Ⅱ 期

D. Ⅲ 期

E. Ⅳ 期

82. 该患者首选的治疗方案是

A. 手术治疗

B. 放疗

C. 化疗

D. 内分泌治疗

E. 免疫治疗

83. 若选择手术治疗，应选择的手术方式为

A. 子宫全切术

B. 子宫全切术 + 双附件切除术

C. 子宫全切术 + 双附件切除术 + 盆腔淋巴结清扫术

D. 改良广泛子宫全切术 + 双附件切除术 + 盆腔和腹主动脉旁淋巴结清扫术

E. 广泛子宫全切术 + 双附件切除术

84. 患者既往患风湿性心脏病，入院后心脏彩超提示二尖瓣狭窄（重度）、二尖瓣反流（重度）、主动脉瓣狭窄（轻度）、主动脉瓣反流（中度）、三尖瓣反流（轻度）、肺动脉高压。经心内科、麻醉科评估，手术风险高，患者及家属经考虑后放弃手术治疗。应予患者何种治疗

A. 体外照射

B. 腔内照射

C. 腔内腔外联合照射

D. 化疗

E. 激素治疗

(85~87 题共用题干)

患者女，55 岁，绝经 4 年。因"近 2 个月再现少量阴道流血"就诊。查体：子宫稍大稍软。

85. 对诊断有价值的病史应是

A. 消瘦

B. 未育

C. 低血压

D. 慢性肾炎

E. 曾患肝脏疾病

86. 为进一步确诊，最有诊断价值的辅助检查方法应是

A. B 超声检查

B. 胸部 X 线片

C. 腹腔镜检查

D. 分段刮宫活检组织检查

E. 刮取子宫内膜病理检查

87. 若病理提示子宫内膜样癌，此种情况最恰当的处理方式方案应是

A. 放射治疗

B. 他莫昔芬治疗

C. 大剂量孕激素治疗

D. 氟尿嘧啶、环磷酰胺治疗

E. 行手术治疗

(88~91 题共用题干)

患者女，58 岁，绝经 7 年。因"腹胀，消瘦 1 个月"就诊。查体：全腹部膨隆，下腹压痛（±），未触及明显包块，肝区叩诊肝界无扩大。妇科检查：外阴阴道萎缩，宫颈光滑，后穹隆触及砂粒样结节，子宫附件触诊不满意。B 超见大量腹水，右附件区 12cm×10cm×8cm，实性，不规则，包膜不完整。全消化道造影未见异常。

88. 为进一步确诊需行

   A. 立即开腹探查

   B. 试验性放疗

   C. 试验性化疗

   D. 查血、尿常规、肝功能、甲胎蛋白

   E. 放腹水，找癌细胞，并于放腹水后再次内诊

89. 最可能的诊断是

   A. 肾病综合征　　　　B. 原发性腹膜炎

   C. 卵巢恶性肿瘤　　　D. 卵巢肿瘤破裂

   E. 肝硬化

90. 最恰当的处理方式方法为

   A. 行全子宫、双附件、大网膜切除术

   B. 全子宫加双附件切除术

   C. 行肿瘤细胞减灭术

   D. 行门脉分流术

   E. 肾移植术

91. 术后主要的辅助治疗方法为

   A. 免疫抑制治疗　　　B. 放疗或化疗

   C. 增加营养　　　　　D. 随访观察

   E. 输血

四、案例分析题

(92~95 题共用题干)

患者女，41 岁。因"白带多、间有阴道少量出血 3 个月"入院。既往月经规则，末次月经在 1 周前。妇科宫颈重度糜烂样外观，子宫体正常大小，双侧附件未扪及异常。

92. 为明确诊断，患者应首先做的检查是

   A. 腹部 CT　　　　　B. 血常规

   C. 白带培养　　　　　D. 宫颈活检

   E. 尿妊娠试验　　　　F. 宫颈刮片细胞学检查

93. 患者做了妇科 B 超检查，发现子宫正常大小，子宫内膜厚 2cm，左侧附件区可见一个 3cm×2cm 混合回声块影，右附件区未见异常。为了明确诊断，患者进一步最有临床意义的检查是

   A. 宫颈活检

   B. 腹部 CT

   C. 诊断性刮宫

   D. 宫腔镜检查

   E. 血清 CA125 测定

   F. 在 B 超引导下细针穿刺活检

94. 患者宫颈刮片细胞学检查提示，腺上皮高度可疑病变。首选的检查是

   A. 诊断性刮宫

   B. 宫腔镜检查

   C. 腹部 CT

   D. 宫颈活检

   E. 在 B 超引导下细针穿刺活检

   F. 血清性激素测定

95. 患者做了宫腔镜子宫颈管光滑，宫腔深 7cm，子宫内膜厚，宫底近左侧壁可见多个直径约 0.3~0.5cm 大小菜花样新生物。病理检查提示：腺癌。下列有关该患者的叙述正确的是

   A. 该患者首选放射治疗

   B. 诊断子宫内膜腺癌 I a 期

   C. 诊断子宫内膜腺癌 I b 期

   D. 应先行宫颈活检再决定是否手术

   E. 应行广泛子宫切除＋盆腔淋巴结清扫术

   F. 应行筋膜外子宫切除＋盆腔淋巴结清扫术

(96~99 题共用题干)

患者女，57 岁，肌瘤病史 12 年，绝经 6 年。因"半年前出现阴道不规则流血水样物，伴下腹疼痛和便秘"就诊。查体：阴道通畅，黏膜润泽。宫颈增粗，质硬，表面光滑。宫口扩张，可见暗红色息肉样赘生物，质脆，触血。子宫增大如妊娠 4 个月大小，质稍软，后壁明显突向直肠，活动度尚可。双侧附件区无异常发现，双侧主韧带、骶韧带无明显增厚。直肠黏膜光滑，检查时指套无血染。X 线胸片未见异常。

96. 可能的诊断是

   A. 子宫肌瘤肉瘤变　　B. 卵巢恶性肿瘤

   C. 输卵管恶性肿瘤　　D. 子宫内膜癌

   E. 子宫肌瘤　　　　　F. 直肠癌

   G. 绒癌

97. 如果已确诊为恶性肿瘤，则其临床分期可能是

   A. 0 期　　　　　　　B. I 期

   C. II 期　　　　　　　D. III 期

   E. IV 期　　　　　　　F. V 期

98. 治疗方案恰当的是

   A. 放疗

   B. 化疗

   C. 免疫治疗

   D. 化疗＋放疗

   E. 全子宫及双侧附件切除术

   F. 子宫根治术及双侧盆腔淋巴结清扫术，术后酌情加用放疗或化疗

99. 关于该病的临床表现，以下描述恰当的是

A. 合并感染坏死时可有大量脓性分泌物排出，伴有恶臭

B. 不规则阴道出血是常见症状

C. 晚期可有压迫症状

D. 早期症状即很明显

E. 腹水少见

F. 腹部包块

答案和精选解析

一、单选题

1. E 子宫肌瘤由平滑肌和结缔组织组成，是女性生殖器最常见的良性肿瘤。

2. A 子宫肌瘤确切病因尚不明了，根据好发于生育年龄妇女，绝经后肌瘤停止生长，甚至萎缩、消失等，提示子宫肌瘤的发生可能与女性激素有关。雌激素能使子宫肌细胞增生肥大，肌层变厚，子宫增大。女性激素通过相应激素受体起作用。子宫肌组织内雌激素受体含量随月经周期不同雌激素水平而变化。子宫肌瘤组织中雌激素受体和雌二醇含量较正常子宫肌组织高，但 $17-\beta$ 羟类固醇脱氢酶含量较低，故雌二醇转变为雌酮的量少。合并妊娠时胎盘生乳素有促进雌二醇对肌瘤的作用，故子宫肌瘤生长加快。同时卵巢功能、激素代谢均受高级神经中枢的调控，故神经中枢活动对肌瘤发病也可能起重要作用。

3. B 子宫肌瘤的病理：①巨检：子宫肌瘤为实质性球形结节，表面光滑，与周围肌组织有明显界限。虽无包膜，但肌瘤周围的子宫肌层受压形成假包膜，其与肌瘤间有一层疏松网隙区域，切开包膜后肿瘤会跃出，手术时容易剥出。所以选项 A 错误。②镜检：主要由梭形平滑肌细胞和不等量纤维结缔组织构成。肌细胞大小均匀，排列成漩涡状或栅状，核为杆状。所以选项 B 正确。黏膜下肌瘤的肌瘤向宫腔方向生长，突出于宫腔，表面仅为黏膜层覆盖。黏膜下肌瘤易形成蒂，在宫腔内生长犹如异物，常引起子宫收缩，肌瘤可被挤出宫颈外口而突入阴道。所以选项 C 错误。浆膜下肌瘤的肌瘤向子宫浆膜面生长，并突出于子宫表面，肌瘤表面仅由子宫浆膜覆盖。若蒂扭转断裂，肌瘤脱落形成游离性肌瘤。所以选项 D 错误。子宫肌瘤常为多个，各种类型的肌瘤可发生在同一子宫，称为多发性子宫肌瘤。所以选项 E 错误。因此本题的正确答案为 B。

4. D 子宫肌瘤好发于生育期，青春期前少见，绝经后萎缩或消退，提示其发生可能与女性激素相关。生物化学检测证实肌瘤中雌二醇的雌酮转化明显低于正常肌组织，肌瘤中雌激素受体浓度明显高于周边肌组织，故认为肌瘤组织局部对雌激素的高敏感性是肌瘤发生的重要因素。肌瘤中雌激素浓度比子宫肌的高，肌瘤中 E_2R（雌二醇受体）及孕酮受体（PR）含量均比子宫肌高。

5. C 子宫肌瘤按肌瘤与子宫肌壁的关系分：①肌壁间肌瘤：最常见。肌瘤位于子宫肌壁间，周围均被肌层包围。②浆膜下肌瘤：约占20%，肌瘤向子宫浆膜面生长，并突出于子宫表面，肌瘤表面仅由子宫浆膜覆盖。③黏膜下肌瘤：占 $10\% \sim 15\%$。

6. C 宫腔及内膜面积增大，可导致子宫肌瘤引起不规则阴道出血。所以选项 C 错误，其余选项均是子宫肌瘤引起不规则阴道出血的原因。

7. D 子宫肌瘤根据与子宫肌壁间的关系，可以分为子宫浆膜下肌瘤、子宫肌壁间肌瘤，还有子宫黏膜下肌瘤。其中，子宫黏膜下肌瘤最常出现月经增多、经期延长、月经周期缩短等月经异常的表现。

8. A 肌壁间肌瘤占子宫肌瘤的 $60\% \sim 70\%$，肌瘤位于子宫肌壁间，周围均被肌层包围。大的肌壁间肌瘤易致月经周期缩短，经量增多，经期延长。

9. B 较大子宫壁间肌瘤的主要症状为不规则阴道出血。多数患者有经量增多，经期延长，不规则阴道出血或血样脓性排液等症状。长期经量增多可继发贫血，出现乏力、心悸等症状。

10. B 浆膜下子宫肌瘤最常见的症状是下腹部包块。出现浆膜下子宫肌瘤时，如果肌瘤比较小，患者可能没有比较明显的症状，一般不容易被发现，可能被发现是因为来医院体检，发现腹部包块，进而发现了浆膜下的子宫肌瘤。浆膜下子宫肌瘤体积比较大时，有可能会出现急腹症。

11. A 肌瘤压迫膀胱出现尿频、排尿障碍、尿潴留等，但不会出现尿急、尿痛等临床表现。肌瘤压迫输卵管使之扭曲，或使宫腔变形，妨碍受精卵着床可引起不孕；肌瘤合并妊娠时由于机械性阻碍或宫腔畸形也易流产；压迫直肠可致排便困难；长期月经过多导致继发性贫血，严重时有全身乏力、面色苍白、气短、心悸等症状。

12. E 红色变是子宫肌瘤在妊娠期间或产褥期发生的一种常见并发症，通常发生在妊娠后期。它是由于子宫肌瘤的血供不足，导致局部坏死和出血。在子宫肌瘤合并妊娠时，发生红色变并不意味着需要立即进行手术切除肌瘤、切除子宫或终止妊娠。保守治疗是首选的措施。

13. D 子宫肌瘤红色样变多见于妊娠期或产褥期，为肌瘤的一种特殊类型坏死。

14. A 子宫肌瘤症状与肌瘤部位、大小、有无变性相关，大多数子宫肌瘤无明显症状，仅在体检时偶然发现。经量增多及经期延长（选项 A）是子宫肌瘤最常见的症状，多见于大的肌壁间肌瘤及黏膜下肌瘤，肌瘤使宫腔增大，子宫内膜面积增加并影响子宫收缩，此外肌

瘤可能使肿瘤附近的静脉受压，导致子宫内膜静脉丛充血与扩张，从而引起经量增多、经期延长。长时间月经量增多可继发贫血。肌壁间肌瘤使宫腔增大，内膜腺体分泌增加，并伴有盆腔充血，致白带增多（选项 B）。肌瘤较小时，在腹部摸不到包块，当肌瘤逐渐增大，比如子宫超过妊娠 3 个月大小时，患者可在下腹部触及包块（选项 C）。肌瘤长大可压迫周围器官导致尿频、排尿困难、便秘等压迫症状（选项 D），或者引起下腹坠胀腰酸（选项 E）等其他不适。因此本题应选 A。

15. C　子宫增大在 3 个月妊娠以上需手术治疗。所以选项 A 不符合题意。肌瘤体积大压迫膀胱、直肠等引起相应症状需手术治疗。所以选项 B 不符合题意。子宫肌瘤体积大的，或者单个肌瘤直径 >6cm，需及时手术。所以选项 C 符合题意。女性绝经后肌瘤多会缩小，对于不缩小反而增大的肌瘤应考虑手术切除。所以选项 D 不符合题意。子宫肌瘤体积不大，但是有症状的，如患者有月经量多，或是贫血，尿频，便秘等等的不适症状的，需要及时采取手术治疗。所以选项 E 不符合题意。因此本题应选 C。

16. B　经腹或经腹腔镜子宫肌瘤剔除术适用于年轻患者或需保留生育功能的患者，对子宫切除术有顾虑的患者可行子宫肌瘤剔除术，然后行子宫整形术。

17. C　子宫肌瘤的手术适应证：①因肌瘤导致月经过多，致继发贫血；②严重腹痛、性交痛或慢性腹痛、有蒂肌瘤扭转引起的急性腹痛；③肌瘤体积大压迫膀胱、直肠等引起相应症状；④因肌瘤造成不孕或反复流产；⑤疑有肉瘤变。子宫增大超过妊娠 10 周大小，有意愿手术者可进行手术。对于症状轻，肌瘤小于 2 个月妊娠子宫大小的可考虑保守治疗（观察或药物治疗）。所以选项 C 正确。

18. E　子宫肌瘤临床症状出现的迟早及严重程度主要取决于肌瘤的部位。按肌瘤生长部位分：宫体肌瘤和宫颈肌瘤，前者占大多数。

19. D　子宫肌瘤合并妊娠的处理原则：（1）妊娠合并肌瘤者多能自然分娩，不应急于干预，但应预防产后出血。（2）肌瘤过大阻碍胎儿下降者或发生胎位异常、产力异常者应行剖宫产结束分娩。（3）妊娠期及产褥期肌瘤发生红色变性时，多采用保守治疗不做手术。（4）浆膜下肌瘤发生蒂扭转经确诊后应手术治疗。（5）剖宫产手术时是否同时切除子宫肌瘤及子宫，应根据肌瘤的大小、数目、部位和患者的情况决定。

20. C　子宫肌瘤手术适应证为：①因肌瘤导致月经过多，致继发贫血；②严重腹痛、性交痛或慢性腹痛、有蒂肌瘤扭转引起的急性腹痛；③肌瘤体积大压迫膀胱、直肠等引起相应症状；④因肌瘤造成不孕或反复流产；⑤疑有肉瘤变。简言之子宫肌瘤的手术适应证为有症状的切除，无症状的保守治疗。ABD 三项，皆有症状；E

项，生长迅速，有恶变的趋势。

21. A　子宫内膜复杂性增生过长主要是雌激素的作用引起，有癌变的几率，与子宫内膜癌的癌前病变关系最密切。不典型增生已属癌前病变，一经诊断，应尽快行子宫切除术。

22. A　子宫内膜癌是发生于子宫内膜的一组上皮性恶性肿瘤，以来源于子宫内膜腺体的腺癌最常见。

23. A　内膜样腺癌占子宫内膜癌的 80% ~ 90%，最常见。

24. B　子宫内膜癌的主要转移途径为直接蔓延、淋巴转移和血行转移。当肿瘤累及子宫深肌层、宫颈间质或为高级别时，易发生淋巴转移。

25. E　子宫内膜癌可能有两种发病机制。Ⅰ型为雌激素依赖型，其发生可能是在无孕激素拮抗的雌激素长期作用下（选项 A），如无排卵性功血、多囊卵巢综合征和颗粒细胞瘤患者（选项 B），发生子宫内膜增生症（单纯或复杂型，伴或不伴非典型增生），继而癌变；患者较年轻，常伴有肥胖、高血压、糖尿病、不孕或不育及绝经延迟（选项 C）；大约 5% 的内膜癌患者有家族史（选项 D）。Ⅱ型子宫内膜癌是非雌激素依赖型，发病与雌激素无明确关系。这类子宫内膜癌的病理形态属少见类型，如子宫内膜浆液性癌、透明细胞癌、癌肉瘤等。多见于老年妇女。所以，选项 E 错误。故本题应选 E。

26. A　子宫内膜癌筛选检查方法为宫腔吸取分泌物细胞学检查，此方法简单、无损伤，可作为筛选，确诊还需要内膜的病理检查。

27. D　盆腔淋巴结切除术是内膜癌手术分期的一个重要步骤，但满足低危淋巴结转移因素的患者，可以考虑不行淋巴结切除术：肌层浸润深度 <1/2（选项 D）、肿瘤直径 <2cm、G1 或 G2。而肌层浸润深度近肌壁全层（选项 A）、肿瘤直径 >2cm（选项 B）则需要行盆腔淋巴结切除。此外，有深肌层浸润、子宫内膜样腺癌 C3（选项 E）、浆液性腺癌、透明细胞癌（选项 C）等高危因素的患者，还需行腹主动脉旁淋巴结切除术。

28. C　子宫内膜癌治疗后应定期随访，75% ~ 95% 复发在术后 2 ~ 3 年内。随访内容应包括详细询问病史、盆腔检查、阴道细胞学检查、胸部 X 线摄片、腹盆腔超声、血清 CA125 检测等，必要时可作 CT 及磁共振检查。一般术后 2 ~ 3 年内每 3 个月随访 1 次，3 年后每 6 个月 1 次，5 年后每年 1 次。所以选项 C 正确。

29. E　子宫内膜癌的病理类型：①腺癌占 80% ~ 90%。Ⅰ级（高分化）：非鳞状或桑葚状实性生长区域≤ 5%，常局限于子宫内膜；Ⅱ级（中分化）：分化稍差，腺体轮廓欠清晰，部分为实性癌，非鳞状或桑葚状实性生长区域占 6% ~ 50%；Ⅲ级（低分化或未分化癌）：分化差，腺体结构消失，实性癌块为主，非鳞状或桑葚状实性生长区域 >50%。②腺癌伴鳞状上皮化生，包括良性鳞状上皮（腺棘癌）及鳞癌（腺鳞癌）。③透明细胞癌呈管状结构，内衬透明的鞋钉状细胞，恶性度高。④浆液性乳头样腺癌1/3含有沙砾体，易广泛累及肌层和脉管，恶性度极高。

30. C 子宫内膜癌化疗主要用于：①癌症晚期不能手术者；②手术后有复发高危因素者，如低分化、深肌层浸润、淋巴血管间隙受侵、淋巴结癌转移、特殊组织类型如透明细胞癌、浆液性乳头状腺癌；③复发患者。放射治疗适用于老年或有严重并发症不能耐受手术者。所以选项 C 错误。

31. C 子宫内膜癌的孕激素治疗主要用于保留生育功能的早期子宫内膜癌患者，也可作为晚期或复发子宫内膜癌患者的综合治疗方法之一。以高效、大剂量、长期应用为宜，至少应用 12 周以上方可评定疗效。孕激素受体（PR）阳性者有效率可达 80%。长期使用可有水钠潴留或药物性肝炎等副作用，停药后可恢复。有血栓性疾病史者慎用。所以选项 C 错误。

32. E 阴道镜检查可用于外阴、阴道及宫颈病变的诊断，但不能用于内膜病变的诊断。

33. A 子宫内膜癌的激素治疗：（1）孕激素治疗：适用于晚期或复发癌、早期要求保留生育功能患者。常用药物有甲羟孕酮、甲地孕酮、己酸孕酮。（2）抗雌激素制剂治疗：常用药物为他莫昔芬（TAM）。而补佳乐是补充雌激素的药物。

34. D 有无淋巴结转移与子宫内膜癌预后密切相关。

35. A Ⅰ期有浅肌层浸润者应行子宫切除术加双侧附件区切除术，根据侵犯肌层深度行盆腔及腹主动脉旁淋巴结清扫术。所以，选项 A 错误。

36. E 对子宫内膜癌晚期或复发癌、早期要求保留生育功能患者可考虑孕激素治疗。抑制癌细胞生长，孕激素以高效、大剂量、长期应用为宜，至少应用 12 周以上方可评定疗效。孕激素受体阳性者有效率可达 80%。

37. E 子宫肉瘤少见，恶性程度高（选项A），大多数预后极差，占子宫恶性肿瘤的 2% ~ 4%，占女性生殖道恶性肿瘤 1%。子宫肉瘤来源于子宫肌层、肌层内结缔组织和内膜间质（选项B），也可继发于子宫平滑肌瘤（选项D）。子宫肉瘤症状通常无特异性，早期症状不明显，最常见的症状为阴道不规则流血伴腹痛（选项C）。继发性平滑肌肉瘤为原已存在的平滑肌瘤恶变，恶变自肌瘤中心部分开始，向周围扩展到整个肌瘤发展为肉瘤，往往侵及包膜。继发性子宫平滑肌肉瘤的预后比原发性好（选项E）。所以选项 E 错误。

38. D 子宫肉瘤的早期症状不明显，随着病情发展可出现阴道不规则流血（最常见）、腹痛、腹部包块、压迫症状及其他表现。

39. D 子宫腺肌病通常表现为进行性加重的痛经和经量增多，子宫均匀增大、质硬且有压痛。所以选项 D

正确。经量增多及经期延长是子宫肌瘤（选项 A）最常见的症状，但一般无痛经。子宫肉瘤（选项 B）是一种恶性肿瘤，通常表现为子宫增大和阴道不规则流血，触痛较少，在女性中相对较为罕见。子宫内膜癌（选项 C）通常表现为异常子宫出血，而不是痛经和经量增多。子宫内膜异位症（选项 E）通常表现为周期性腹痛和月经异常，不孕，盆底可扪及触痛结节。

40. C 子宫肌瘤红色样变多见于妊娠期或产褥期，患者可有剧烈腹痛伴恶心、呕吐、发热等症状。检查发现肌瘤迅速增大、压痛。所以选项 C 正确。产褥感染不会出现腹部包块增大至脐部的症状。

41. B ERAS围术期肠道准备与禁食禁饮：术前机械性肠道准备对于患者是一种应激刺激，且并未降低吻合口瘘或术后感染的发生率，因而不推荐对患者常规进行围术期肠道准备。术前 2 小时禁饮，之前可口服非乙醇类、清流质饮料；术前 6 小时禁食，之前可服用淀粉类固体食物。因此本题应选 B。

42. C 子宫肌瘤是导致不孕的常见原因，CT 检查符合子宫肌瘤（选项 C）表现。葡萄胎（选项 B）及子宫内膜癌（选项 D）病变常位于宫腔内，少见钙化。子宫腺肌瘤（选项 A）可位于子宫肌层，肌层密度不均匀，少有钙化。因此本题应选 C。

43. E 围绝经期妇女肌瘤可合并子宫内膜癌。故绝经过渡期妇女月经紊乱或不规则阴道出血者应先排除子宫内膜癌。诊刮或宫腔镜检查有助于鉴别。排除内膜癌后再行全子宫切除术。

44. C 子宫位于盆腔中央，前为膀胱，后为直肠，毗邻输尿管结肠等重要器官。子宫动脉为髂内动脉前干分支，在腹膜后沿盆侧壁向下向前行，经阔韧带基底部、宫旁组织到达子宫外侧，相当于宫颈内口水平约 2cm 处，横跨输尿管至子宫侧缘。输尿管起自肾盂，在腹膜后沿腰大肌前面偏中线侧下行（腰段）；在骶髂关节处跨髂外动脉起点的前方进入骨盆段（盆腔），并继续在腹膜后沿髂内动脉下行，到达阔韧带基底部向前内方行，在子宫颈外侧缘约 2cm 处，于子宫动脉下方穿过，位于子宫颈阴道上部的外侧 1.5 ~ 2.0cm 处。斜向前穿越输尿管隧道进入膀胱。因此子宫切除结扎子宫动脉时最容易损伤输尿管。因此本题应选 C。

45. D 子宫内膜癌是发生于子宫内膜的一组上皮性恶性肿瘤，好发于围绝经期和绝经后女性，不规则阴道出血是其主要症状。结合患者年龄和症状，考虑诊断为子宫内膜癌。分段诊刮是确诊子宫内膜癌最常用、最有价值的方法，不仅可以明确是否为癌，是否累及宫颈管，还可鉴别子宫内膜癌和子宫颈腺癌。

46. D 子宫内膜受雌激素长期持续的刺激，又无孕激素的拮抗，可发生子宫内膜增生症，也可癌变。题中患者考虑为无排卵性疾病引起的子宫内膜中度不典型增生，属癌前病变。因患者年轻，应给予孕激素治疗，甲羟孕酮300mg/日，3~6个月后再行诊刮使内膜周期性脱落后复查。这样的处理方案可以帮助控制子宫内膜增生，改善月经紊乱，并减少子宫内膜癌的风险。所以选项D正确。

47. A 围绝经期女性，出现不规则阴道流血，且有高血压糖尿病病史，这些均是子宫内膜癌高危因素，因此需重点排除子宫内膜癌，最佳检查为宫腔镜检查及子宫内膜活检。所以选项A正确。宫颈刮片细胞学检查（选项D）及阴道镜（选项B）是用以诊断宫颈病变，并不能检查宫腔及内膜情况。后穹隆取材行细胞学检查（选项C）也不能检查宫腔及内膜情况。尿妊娠试验（选项E）只是作为辅助检查排除妊娠诊断之用。

48. D 子宫内膜癌手术病理分期（FIGO，2009）指出：Ⅰ期，肿瘤局限于子宫体；ⅠA：肿瘤浸润深度<1/2肌层；ⅠB：肿瘤浸润深度≥1/2肌层。Ⅱ期，肿瘤侵犯宫颈间质，但无宫体外蔓延。Ⅲ期，肿瘤局部和（或）区域扩散；ⅢA：肿瘤累及子宫浆膜和（或）附件；ⅢB：肿瘤累及阴道和（或）宫旁组织；ⅢC：盆腔淋巴结和（或）腹主动脉旁淋巴结转移。Ⅳ期，肿瘤侵及膀胱和（或）直肠黏膜，和（或）远处转移；ⅣA：肿瘤侵及膀胱和（或）直肠黏膜；ⅣB：远处转移，包括腹腔内和（或）腹股沟淋巴结转移。分化程度：Ⅰ级，高分化，G1；Ⅱ级，中分化，G2；Ⅲ级，低分化，G3。因此，本题选择D。

49. D 子宫内膜癌的治疗以手术治疗为主，辅以放疗、化疗和激素等综合治疗。应结合患者的年龄、全身状况和有无内科合并症等，综合评估选择和制订治疗方案。患者无既往内外科病史，根据术前评估考虑子宫内膜癌Ⅰ期（子宫体外无转移证据），应以手术为主。手术一为切除病变，二为分期，因此需行全面分期手术（留取腹腔冲洗液+全子宫及双附件切除+盆腔淋巴结及腹主动脉旁淋巴结切除术），宫颈癌或子宫内膜癌转移到宫颈可行广泛性子宫切除术。该患者未发现子宫内膜病变转移到宫颈，因此无须行广泛性子宫切除术，故本题选择D。

50. B 该老年患者为手术后复发病例，并且分化差，不宜进行手术，最佳治疗方案即为放疗加化疗。单纯放射治疗仅用于有手术禁忌证或无法切除的晚期子宫内膜癌患者。对于复发病例应采取放、化疗结合的治疗方案。

51. A 该患者属子宫内膜癌远处转移复发患者，根据《2023NCCN子宫肿瘤临床实践指南（第1版）》，播散性病灶，行系统治疗±姑息性外照射放疗，再进展则支持治疗。故本题应选A。

52. A 该患者为子宫内膜癌Ⅱ期，应行改良广泛性全子宫+双侧附件切除术+盆腔、腹主动脉旁淋巴结清扫术。

53. A 该患者系内膜癌术后、放疗后，阴道断端局部复发，可考虑选择再次手术切除局部复发病灶，或内分泌治疗。但该患者78岁，高龄，合并高血压、2型糖尿病，再次手术（选项E）风险高，血尿素氮10.0mmol/L，肾功能不全，不适合化疗（选项B），且该患者肿瘤组织ER（+）、PR（+），采取选择内分泌（选项A）治疗更为安全，亦可达到较好的治疗效果。因此本题应选A。

54. B 患者系绝经后阴道流血，具有内膜癌发病的高危因素（肥胖、高血压、2型糖尿病），并有癌症家族史，查体明确出血来源为宫腔内，应首先考虑子宫肿瘤可能性大。经阴道超声检查（选项B）可了解子宫大小、宫腔形状、宫腔内有无赘生物、子宫内膜厚度、肌层有无浸润及深度等，对阴道流血的原因作出初步判断，因此作为首选检查项目。盆腔MRI（选项C）对肌层浸润深度和宫颈间质浸润有较准确的判断，因此多用于确诊为恶性肿瘤，为明确分期时使用。患者有子宫外转移者或者浆液性癌，血清CA125（选项D）可升高。若检查结果高度怀疑内膜癌，应行诊断性刮宫，获得子宫内膜的组织标本进行病理诊断。凝血功能检查（选项A）是常规的检查项目，不能协助诊断子宫内膜癌。性激素检查（选项E）可用于了解患者绝经后激素状态，以分析病因，但不作为疾病诊断的首选项。因此本题应选B。

二、多选题

55. ABCE 子宫肌瘤常易与子宫腺肌病、妊娠子宫、卵巢肿瘤、子宫恶性肿瘤（子宫肉瘤、子宫内膜癌、子宫颈癌）及卵巢子宫内膜异位囊肿、盆腔炎性包块、子宫畸形等混淆，应予以鉴别。

56. ABCE 子宫肌瘤的手术适应证：①因肌瘤导致月经过多，致继发贫血；②严重腹痛、性交痛或慢性腹痛、有蒂肌瘤扭转引起的急性腹痛；③肌瘤体积大压迫膀胱、直肠等引起相应症状；④因肌瘤造成不孕或反复流产；⑤疑有肉瘤变。子宫增大超过妊娠10周大小，有意愿手术者可进行手术。对于症状轻，肌瘤小于2个月妊娠子宫大小的可考虑保守治疗（观察或药物治疗）。所以选项ABCE符合题意。

57. ABCE 子宫内膜癌的预防措施：①重视绝经后妇女阴道流血和绝经过渡期妇女月经紊乱的诊治；②正确掌握雌激素应用指征及方法；③对有高危因素的人群，如肥胖、不育、绝经延迟、长期应用雌激素及他莫昔芬等，应密切随访或监测；④加强对林奇综合征妇女的监测，有建议可在30~35岁后开展每年一次的妇科检查、经阴道超声和内膜活检，甚至建议在完成生育后可预防性切除子宫和双侧附件。所以选项ABCE正确。

58. ABD 绝经后阴道出血有多种病因。其中包括良性病变和恶性病变。及早对其做出病因诊断，对于改善患者预后非常重要。而作为确诊手段的是活组织检查。该患者查体时阴道、宫颈未见异常，出血来源于宫口内，因此子宫体及宫颈管病变可能性较大，应行 B 型超声（A 项）、TCT（B 项）及分段诊刮（D 项）明确诊断，阴道镜检查及宫颈活检主要用于宫颈外观明确癌变及 TCT/HPV 检查异常时，明确宫颈疾病的检查。

59. BE 子宫内膜癌手术分期及评估原则中：深肌层浸润、高级别癌、浆液性腺癌、透明细胞腺癌和癌肉瘤需切除主动脉旁淋巴结；而浆液性腺癌、透明细胞腺癌和癌肉瘤需行大网膜切除活检。因此本题选择 BE。

60. ABCDE 子宫内膜癌 I 期患者，有下述情况之一者，行盆腔淋巴结切除及腹主动脉旁淋巴结取样：①可疑的盆腔和（或）腹主动脉旁淋巴结转移；②特殊病理类型，如浆液性腺癌、透明细胞癌、鳞状细胞癌、癌肉瘤、未分化癌等；③子宫内膜样腺癌 G3；④肌层浸润深度≥1/2；⑤癌灶累及宫腔面积超过 50%。

61. ABDE 子宫肉瘤是较为罕见的恶性肿瘤，占子宫恶性肿瘤的 2%～4%左右（选项 C 错误）。子宫肉瘤主要来源于子宫肌层、肌层内结缔组织和内膜间质，也可继发于子宫平滑肌瘤，最多见的是子宫平滑肌肉瘤。多见于 40～60 岁的妇女，肉瘤可见于子宫各个部位。早期症状多不明显。所以选项 ABDE 正确。

62. ABDE 子宫肉瘤是一组起源于子宫平滑肌组织、子宫间质、子宫内组织或子宫外组织的恶性肿瘤。组织学起源多是子宫肌层，也可是肌层内结缔组织或子宫内膜间质。多见于 40～60 岁的妇女，好发年龄为 50 岁左右，分段诊刮对子宫平滑肌肉瘤诊断率低，对子宫内膜间质肉瘤及子宫恶性中胚叶混合瘤有较高的诊断价值。子宫肉瘤以手术治疗为主，单纯子宫全切除＋双侧附件切除是其手术治疗的标准术式，子宫肉瘤 5 年存活率平均是 20%～30%。所以选项 ABDE 正确。

63. ACE 子宫内膜间质肉瘤按照核分裂象、血管侵袭及预后情况分为三种类型：低级别子宫内膜间质肉瘤；高级别子宫内膜间质肉瘤；未分化子宫肉瘤。

64. ACDE 手术治疗是子宫肉瘤的主要治疗方法，I 期和 II 期患者行筋膜外子宫及双附件切除术。子宫平滑肌肉瘤对放疗的敏感性较低，一般主张手术治疗，术后可辅助放疗，有助于预防盆腔复发，提高 5 年生存率，子宫内膜间质肉瘤对放疗的敏感性要高于子宫中胚叶混合瘤和子宫平滑肌肉瘤，一般认为手术后辅助放疗要比单纯放疗的疗效好，子宫肉瘤多采用盆腔外照射和阴道腔内放疗，对于复发或转移的晚期患者，可行姑息性放疗；子宫平滑肌肉瘤对化疗的敏感性不太高，一般认为子宫平滑肌肉瘤的化疗敏感性高于子宫内膜间质肉瘤和子宫中胚叶混合瘤，化疗对肺转移的效果好于盆腹腔及肝转移，但疗效不肯定，可作为综合治疗措施之一；低度恶性子宫内膜间质肉瘤术后可采用大剂量孕激素辅助治疗。所以选项 B 错误。因此本题的正确答案为 ACDE。

三、共用题干单选题

65. B 病历中患者生育年龄女性，月经周期正常，有月经量增多表现，查体子宫增大，超声提示子宫前壁低回声包块并向宫腔突出（内膜线后移），因此宫腔病变可能性大。宫腔镜检查是应用膨宫介质扩张宫腔，通过插入宫腔的光导玻璃纤维窥镜直视观察宫颈管、宫颈内口、宫腔及输卵管开口的生理与病理变化，以便于对病变组织直观准确取材并送病理检查；同时也可直接在宫腔镜下手术治疗。因此，本病例最合适的检查应为宫腔镜检查，便于观察肿物形态、大小、位置，必要时可同时取材活检。所以选项 B 正确。诊断性刮宫（选项 A）可用于内膜病变的诊断和治疗，但对于肌壁间瘤体的诊治作用不佳。盆腔 MRI（选项 C）在妇科疾病诊断中不是首选，次于超声检查。子宫输卵管造影（选项 D）是可了解宫腔形态及输卵管通畅性的检查方法，对病变具体情况无法了解。腹腔镜（选项 E）可用于子宫肌壁向腹腔突出病变的检查和治疗。

66. C 子宫肌瘤（选项 C）是女性生殖器最常见的良性肿瘤，由平滑肌及结缔组织构成，肌瘤大体上为实质性球形包块，表面光滑，质地较子宫肌层硬。子宫内膜息肉（选项 A）为炎性子宫内膜局部血管和结缔组织增生形成息肉状赘生物突入宫腔内所致，息肉大小数目不一，多位于宫体部，借助细长蒂附着于子宫腔内壁，质软。子宫内膜腺体及间质侵入子宫肌层，称子宫腺肌病（选项 B），异位内膜在子宫肌层多呈弥漫性生长，累及后壁居多，故子宫呈均匀增大，前后径增大明显，呈球形，少数腺肌病病灶呈局限性生长形成结节或团块，似肌壁间肌瘤，但与周围肌层无明显界限，称为子宫腺肌瘤。子宫腺肌瘤很少会有大部分突向宫腔的情况。子宫内膜癌（选项 D）分为局灶型和弥漫型，局灶型多见于宫腔底部或宫角部，呈息肉样或菜花状，质较脆；弥漫型表现为子宫内膜大部或全部被癌组织侵犯，并突向宫腔，常伴有出血、坏死。子宫内膜间质肉瘤（选项 E）临床少见，是子宫肉瘤的一种，来自子宫内膜间质细胞，子宫呈球形增大，肿瘤呈息肉状或结节状，突向宫腔，富有弹性。因此本题应选 C。

67. C 患者因月经量多 1 年就诊，实验室检查提示贫血，因此观察随诊（选项 A）不再合适。超声及宫腔镜检查均提示赘生物大部分位于宫腔内，考虑黏膜下肌瘤可能性大。患者为 30 岁年轻女性，还有生育要求，暂不适合行子宫切除手术（选项 B）。合适的手术治疗方案应为宫腔镜下肌瘤电切术（选项 C），术后根据最终病理结果决定下一步处理。子宫动脉栓塞（选项 D）或 GnRH - a 药物治疗（选项 E）用于短时间内控制出血，但对于病变无法根治，停药后会面临再发出血问题。故本题应选 C。

68. D 患者为年轻女性，经量多，经期长，这是子宫肌瘤最常见的症状。同时妇科检查可扪及子宫增大，表面不规则单个或多个结节状突起。辅助检查提示贫血。根据患者年龄、症状、体征、辅助检查，应首先考虑的诊断是子宫肌瘤。所以选项 D 正确。子宫内膜癌（选项A）多发于老年女性，常见症状为绝经后阴道流血；子宫颈癌（选项 B）的典型症状是接触性出血；子宫腺肌病（选项 E）的典型症状是进行性加重的痛经，子宫增大呈球状。该患者没有这些症状，均可排除；子宫畸形（选项 C）不会引起经量增多、经期延长，亦可排除。

69. C　子宫肌瘤的治疗一般根据患者的年龄、症状、生育要求以及肌瘤的类型、大小、增长速度、有无合并贫血全面考虑。希望保留生育功能的，应选择子宫肌瘤剔除术；不要求保留生育功能或疑有恶变者，可行子宫切除术。本例患者为年轻女性，未生育，无恶变表现，但有月经量多、经期延长表现，并已继发贫血，有手术指征，应选择子宫肌瘤剔除术。对于有生育要求的患者行子宫切除术是不合适的。子宫肌瘤较大的患者不能服用激素类药物。综上，本题选项 C 正确。

70. E　非特殊类型的子宫肌瘤术后无需辅助治疗，定期随访即可。促性腺激素释放激素抑制剂（GnRH - a）、米非司酮、达那唑、孕激素适合用于子宫内膜异位症的治疗。因此，本题选择 E。

71. A　经量增多是子宫肌瘤最常见的症状。多见于大的肌壁间肌瘤及黏膜下肌瘤。子宫肌瘤越大，越能使宫腔增大、子宫内膜面积增加并影响子宫收缩，从而引起经量增多。因此肌瘤的部位和肌瘤大小直接影响月经量情况。因此选项 A 正确。而肌瘤钙化（选项 B）及肌瘤玻璃样变（选项 D）都是常见的肌瘤退行性变性，不易引起月经改变。肌瘤数目多（选项 C）但肌瘤体积小或位于浆膜下，亦不会引起月经改变。肌瘤伴感染（选项 E）多表现为腹痛、发热。因此本题应选 A。

72. C　黏膜下肌瘤易形成蒂，在宫腔内生长犹如异物，常引起子宫收缩，较早出现月经不规律，肌瘤可被挤出子宫颈外口而突入阴道。

73. C　子宫肌瘤肉瘤样变少见，多见于绝经后伴疼痛和出血的患者。

74. A　子宫肌瘤变性是肌瘤失去原有的典型结构。常见的变性有玻璃样变、囊性变、红色样变、肉瘤样变和钙化。其中玻璃样变又称透明变性，最常见。

75. A　对于月经经量增多及经期延长，考虑的疾病包括子宫肌瘤、子宫腺肌病、排卵性异常子宫出血及子宫内膜癌。而围绝经期女性应排除内膜病后再按照良性疾病处理。该患者肥胖，体重指数为 32.46，既往有多囊卵巢病史，属子宫内膜癌高危人群。诊断性刮宫能获得子宫内膜的组织标本进行病理诊断，是常用而有价值的内膜癌诊断方法。所以选项 A 正确。

76. C　子宫内膜癌患者治疗原则是以手术为主，辅以放疗、化疗和激素治疗等综合治疗。应根据患者的年龄、全身情况、癌变累及范围及组织学类型选用和制订适宜的治疗方案。所以选项 C 正确。

77. E　患者月经不规律，伴有月经量增多，经期延长，超声结果提示子宫后壁肌壁间见 3.2cm × 2.8cm × 3.0cm 大小的弱回声团块，子宫肌瘤可能性大，但该肌瘤位置和大小引起患者月经改变的可能性不大；而宫内占位可能引起相关症状。患者既往月经不规律，有内膜癌家族史，体重指数 25.39，属内膜癌发病高危人群，尽管患者年轻未生育，仍需通过诊断性刮宫获得子宫内膜的组织标本进行病理检查明确诊断。

78. B　患者年轻，诊断性刮宫结果提示高分化宫内膜样腺癌，有生育要求，可考虑评估是否适合选择保留生育功能的治疗方案。对影像学评估病灶局限于子宫内膜的高分化的年轻子宫内膜样癌患者，可以考虑采用孕激素治疗为主的保留生育功能治疗。MRI 可协助判断病变范围，病变是否局限于子宫腔、有无肌层浸润及浸润深度。子宫内膜癌适合接受保留生育功能治疗的病例选择标准可用：年龄 <40 岁；渴望保留生育功能，愿意承担治疗风险；病灶局限在内膜，高分化；孕激素受体（+）；血清 CA125 <35IU/L。保留生育功能治疗风险高，治疗前应充分告知患者保留生育功能治疗的利弊。

79. E　内膜癌保留生育功能的治疗方案应选用高效、大剂量、可长期应用的孕激素药物。常用药物包括醋酸甲地孕酮、甲羟孕酮、左炔诺孕酮宫内缓释装置。

80. C　子宫内膜癌孕激素治疗后至少应用 12 周以上方可评定疗效。保留生育功能的子宫内膜癌患者应 3 个月进行一次诊断性刮宫，判断疗效以决定后续治疗。

81. C　根据国际妇产科联盟（FIGO）关于子宫内膜癌的手术病理分期，患者病变累及宫颈，暂无其他区域扩散转移的证据，因此诊断为 Ⅱ 期。所以选项 C 正确。

82. A　内膜癌患者治疗原则是以手术为主，辅以放疗、化疗和激素治疗等综合治疗。应根据患者的年龄、全身情况、癌变累及范围及组织学类型选用和制订适宜的治疗方案。

83. D　术前或术中很难区分原发性宫颈癌与子宫内膜癌 Ⅱ 期，因此对于可疑宫颈受累的内膜癌患者，应按照宫颈腺癌的手术要求，行改良广泛性子宫切除 + 双附件切除 + 盆腔淋巴结清扫 + 腹主动脉旁淋巴结清扫术，所以应选 D。

84. C　单纯放疗仅用于有手术禁忌证或无法手术切除的晚期内膜癌患者。对 Ⅰ 期 G1，不能接受手术治疗者可选用单纯腔内照射，其他各期均应采用腔内腔外联合照射。

85. B　患者主要表现为绝经后阴道流血，量不多，子宫稍大、软。首先怀疑子宫内膜癌。对诊断有价值的病史是未育。

86. D 分段刮宫活组织检查是确诊子宫内膜癌最常用最可靠的方法。先刮宫颈黏膜，再刮宫腔内膜。

87. E 子宫内膜癌最主要的治疗方法是手术。手术步骤一般包括腹腔冲洗液检查、筋膜外全子宫切除、双侧卵巢和输卵管切除、盆腔淋巴结清扫或腹主动脉旁淋巴结切除术。

88. E 为进一步确诊需放腹水，找到癌细胞可确诊卵巢肿瘤，放腹水后应再次内诊，触诊子宫附件。

89. C 58 岁老年女性卵巢恶性肿瘤的可能性大。

90. C 肿瘤细胞减灭术适用于术前或术中评估为中晚期的卵巢癌患者及部分复发患者。手术是为了尽可能切净所有病灶，降低肿瘤负荷，提高化疗疗效，改善预后。

91. B 化疗是卵巢癌重要的辅助治疗方式，在卵巢癌的初次治疗和复发治疗中占有重要的地位。化疗的主要目的是为了杀灭残余病灶、控制复发，以缓解症状、延长生存期。除少数类型的早期患者，大部分卵巢癌患者都应接受辅助化疗，应根据指南推荐，选择规范的化疗方案。放疗仅用于个别复发卵巢癌的姑息治疗，不良反应大。

四、案例分析题

92. BEF 患者 41 岁，根据症状见阴道少量出血 4 个月，白带量多，妇科检查宫颈重度糜烂样外观，应做宫颈刮片细胞学检查以筛查 CIN 及早期子宫颈癌，且出血日久应做血常规检查，同时应做尿妊娠实验以除外妊娠及妊娠相关疾病。此三项为首先应做的检查。要注意异常阴道出血一定要先除外妊娠及妊娠性出血疾病。

93. CDE B 超检查见左侧附件区可见混合回声块影，怀疑有宫颈转移或鉴别子宫内膜癌和子宫颈管腺癌，应行诊断性刮宫；怀疑有宫外转移者应查血清 CA125，宫腔镜检查可直接观察宫腔及宫颈管内有无癌灶存在，对局限性子宫内膜癌的诊断更为准确。

94. AB 患者宫颈刮片细胞学检查提示腺上皮高度可疑病变，应首先做子宫内膜癌和子宫颈管腺癌的鉴别检查，即诊断性刮宫，并行宫腔镜检查以观察宫腔及宫颈管内有无病灶存在。

95. BF 根据宫腔镜检查，子宫颈管光滑，宫腔深 7cm，子宫内膜厚，宫底近左侧壁可见多个直径 0.3～0.5cm 大小菜花样新生物，可见肿瘤局限于子宫体，浸润深度 <1/2 肌层，故诊断为子宫内膜腺症 Ⅰa 期，应行筋膜外子宫切除 + 盆腔淋巴结清扫术。

96. A 患者有肌瘤病史 12 年，绝经 6 年，短期内子宫增大如妊娠 4 个月大小，伴有不规则阴道流血，应考虑有肉瘤变的可能。绝经期女性肌瘤增大，应考虑恶变的可能。患者绝经后伴疼痛和出血，且"暗红色息肉样赘

生物，质脆，触血"，最可能的诊断是子宫肌瘤肉瘤样变。

97. C 子宫肉瘤是始于子宫平滑肌组织、子宫间质、子宫内组织或子宫外组织的肿瘤。子宫肉瘤手术病理分期（FIGO，2009 年）：（1）子宫平滑肌肉瘤 FIGO 分期。1）Ⅰ期：肿瘤局限于子宫体。①ⅠA：肿瘤 <5cm。②ⅠB：肿瘤 >5cm。2）Ⅱ期：肿瘤侵及盆腔。①ⅡA：附件受累。②ⅡB：子宫外盆腔内组织受累。3）Ⅲ期：肿瘤侵及腹腔组织（不包括子宫肿瘤突入腹腔）。①ⅢA：一个病灶。②ⅢB：一个以上病灶。③ⅢC：盆腔淋巴结和（或）腹主动脉旁淋巴结转移。4）Ⅳ期：膀胱和（或）直肠或有远处转移。①ⅣA：肿瘤侵及膀胱和（或）直肠。②ⅣB：远处转移。（2）子宫内膜间质肉瘤（ESS）和腺肉瘤 FIGO 分期。1）Ⅰ期：肿瘤局限于子宫体。①ⅠA：肿瘤局限于子宫内膜或宫颈内膜，无肌层浸润。②ⅠB：肌层浸润 ≤1/2。③ⅠC：肌层浸润 >1/2。2）Ⅱ期：肿瘤侵及盆腔。①ⅡA：附件受累。②ⅡB：子宫外盆腔内组织受累。3）Ⅲ期：肿瘤侵及腹腔组织（不包括子宫肿瘤突入腹腔）。①ⅢA：一个病灶。②ⅢB：一个以上病灶。③ⅢC：盆腔淋巴结和（或）腹主动脉旁淋巴结转移。4）Ⅳ期：膀胱和（或）直肠或有远处转移。①ⅣA：肿瘤侵及膀胱和（或）直肠。②ⅣB：远处转移。（3）癌肉瘤 FIGO 分期：癌肉瘤分期同子宫内膜癌分期。依据题干信息，该患者为Ⅱ期。

98. E 子宫肌瘤肉瘤样变Ⅰ、Ⅱ期应行全子宫及双侧附件切除术。

99. ABCF 临床上，子宫肉瘤早期一般没有明显不适，但随着病情发展，患者可有阴道异常出血、腹部包块、腹痛等不适症状表现。①绝经前后异常阴道出血。子宫肉瘤发展到一定程度时，患者可有阴道异常出血症状表现。阴道异常出血是子宫肉瘤的一个常见症状表现。②腹部包块。一般多见于子宫肌瘤肉瘤变的患者。子宫肉瘤发生后，在子宫内不断生长变化，导致子宫体积被撑大形成腹部包块。③阴道分泌物增多。因为子宫内感染，肉瘤不断恶化而导致。一般来说，子宫肉瘤引发的分泌物是浆液性、血性或者白色的。当出现合并感染的时候，可表现为脓状且伴有比较明显的恶臭味。④腹部疼痛。因子宫内的肉瘤不断生长，膨大，当体积占据子宫大部分的时候，患者就会出现明显的腹部发胀疼痛感或者隐隐作痛。⑤压迫症状及其他：晚期可压迫膀胱或直肠，出现尿频、尿急、尿潴留、大便困难等症状，晚期患者全身消瘦、贫血、低热或出现肺、脑转移相应症状。宫颈肉瘤或肿瘤自宫脱出至阴道内，常有大量恶臭分泌物。所以选项 ABCF 正确。

第八章　卵巢肿瘤

一、单选题

1. 全身各脏器肿瘤类型最多的器官是

A. 卵巢　　　　　　　B. 骨骼

C. 子宫　　　　　　　D. 肝脏

E. 胃

2. 关于 B 超检查卵巢肿瘤提供的信息，下列叙述错误的是

A. 肿瘤的部位　　　　B. 肿瘤的大小

C. 肿瘤的形态　　　　D. 肿瘤的囊实性

E. 肿瘤的性质

3. 卵巢肿瘤临床上在 B 超检查后还会再行 CT 或 MRI 检查，是因为

A. B 超检查不能确定肿瘤性质

B. CT 或 MRI 可以确定肿瘤的性质

C. CT 或 MRI 比 B 超检查更经济

D. CT 或 MRI 更清晰地显示肿瘤的比邻关系

E. CT 或 MRI 比 B 超检查更清晰

4. 最常见的多房性卵巢肿瘤是

A. 黏液性囊腺瘤　　　B. 浆液性囊腺病

C. 良性囊性畸胎瘤　　D. 卵泡膜细胞瘤

E. 颗粒细胞瘤

5. 卵巢恶性肿瘤的主要临床症状是

A. 腹胀、下腹部肿块、腹水

B. 腹痛、腹胀、腹水

C. 腹水、低热、消瘦

D. 下腹部肿块、低热、消瘦

E. 腹胀、腹水、消瘦

6. 符合卵巢恶性肿瘤的特点是

A. 肿瘤表面光滑　　　B. 肿瘤生长迅速

C. 血沉正常　　　　　D. 单侧居多

E. 多为囊性

7. 卵巢癌最常见的转移途径为

A. 血行转移到肝、肺

B. 沿圆韧带转移到髂外及腹股沟淋巴结

C. 沿卵巢淋巴管转移到髂内外淋巴结

D. 直接蔓延累及邻近器官及腹腔种植

E. 腹腔镜探查或腹壁穿刺抽腹水引起局部转移

8. 卵巢肿瘤进行腹腔镜检查的禁忌证为

A. 腹膜有种植　　　　B. 大量腹水

C. 恶病质　　　　　　D. 有淋巴结转移

E. 巨大肿块和粘连性肿块

9. 对巨大卵巢囊肿与腹水的鉴别，最有诊断价值的是

A. 腹部触诊　　　　　B. 腹部叩诊

C. 盆腹腔 B 超检查　　D. 腹部胃肠钡餐透视

E. 腹部 X 线片

10. 卵巢癌 II 期的病变范围为

A. 病变累及一侧或双侧卵巢，包膜完整，腹膜面有镜下种植

B. 病变累及一侧或双侧卵巢，包膜破裂

C. 病变累及一侧或双侧卵巢，伴盆腔转移

D. 病变累及一侧或双侧卵巢，伴腹水有癌细胞

E. 病变累及一侧或双侧卵巢，伴肝浅表转移

11. 根据世界卫生组织（WHO）制定的女性生殖器肿瘤组织学分类（2014 版），卵巢肿瘤最常见的组织学类型是

A. 上皮性肿瘤　　　　B. 生殖细胞肿瘤

C. 性索 – 间质肿瘤　　D. 转移性肿瘤

E. 妊娠滋养肿瘤

12. 临床最常见的卵巢恶性肿瘤是

A. 浆液性囊腺癌　　　B. 子宫内膜样癌

C. 无性细胞癌　　　　D. 内胚窦瘤

E. 颗粒细胞瘤

13. 良性卵巢畸胎瘤最常见的并发症为

A. 蒂扭转　　　　　　B. 破裂

C. 感染　　　　　　　D. 出血

E. 恶性变

14. 对卵巢肿瘤蒂扭转处理方式不恰当的是

A. 一经确诊即行手术切除肿瘤

B. 依肿瘤性质决定是否切除子宫及双侧附件

C. 术中避免将肿瘤弄破

D. 取下肿瘤后切开检查并送病理

E. 手术时将扭转部位以上的蒂部钳断

15. 卵巢上皮性癌的特异性肿瘤标志物为

A. CA125　　　　　　B. CA153

C. CA199　　　　　　D. AFP

E. 正在寻找

16. 卵巢浆液性囊腺瘤的胚胎细胞来源是
    A. 初级性索细胞　　　　B. 体腔上皮细胞
    C. 生殖嵴细胞　　　　　D. 卵黄囊内胚层细胞
    E. 间充质细胞

17. 最常见的卵巢瘤样病变是
    A. 黄素囊肿　　　　　　B. 卵巢冠囊肿
    C. 输卵管囊肿　　　　　D. 卵巢巧克力囊肿
    E. 滤泡囊肿和黄体囊肿

18. 不引起阴道不规则出血及异常排液的生殖器肿瘤是
    A. 子宫内膜癌　　　　　B. 子宫颈管癌
    C. 卵巢浆液性囊腺癌　　D. 原发性输卵管癌
    E. 子宫黏膜下肌瘤

19. 诊断浆液性囊腺癌比较有价值的肿瘤标志物是
    A. CA19-9　　　　　　B. CA125
    C. AFP　　　　　　　　D. CEA
    E. TPA

20. 关于卵巢黏液性囊腺癌，以下说法不恰当的是
    A. 切面半囊半实　　　　B. 囊液浑浊或血性
    C. 体积较大　　　　　　D. 切面多房
    E. 细胞无间质浸润

21. 下列最易与卵巢实性肿块混淆的是
    A. 残角子宫　　　　　　B. 阔韧带肌瘤
    C. 浆膜下子宫肌瘤　　　D. 双子宫畸形
    E. 肿大的闭孔淋巴结

22. 双侧卵巢肿瘤，无腹水，同时伴有便血、体重的改变，首选的辅助检查是
    A. 直肠镜　　　　　　　B. 乙状结肠镜
    C. 纤维结肠镜　　　　　D. 胃镜
    E. 全消化道钡餐

23. 卵巢良性肿瘤的年轻患者，手术治疗方案的一般原则是
    A. 肿瘤切除　　　　　　B. 患侧附件切除
    C. 患侧卵巢切除　　　　D. 患侧附件+全子宫切除
    E. 患侧切除送病理

24. 以下疾病的治疗方法不恰当的是
    A. 假孕疗法治疗子宫内膜异位症
    B. 孕酮治疗子宫内膜癌晚期
    C. 手术切除卵巢黄素囊肿
    D. 雌激素治疗子宫内膜萎缩型功血
    E. 雌、孕激素序贯疗法治疗青春期无排卵型功血

25. 早期卵巢恶性上皮性肿瘤（Ⅰ～Ⅱ期）的手术范围是
    A. 患侧附件切除
    B. 双侧附件切除

C. 双侧附件切除+全子宫
D. 双侧附件切除+全子宫+病灶切除
E. 全子宫+双侧附件切除+盆腔及腹主动脉旁淋巴结清扫+大网膜切除

26. 晚期卵巢恶性肿瘤行肿瘤细胞减灭术的要点是
    A. 切除原发灶和转移灶，使肿瘤残余灶直径<4cm
    B. 切除原发灶和转移灶，使肿瘤残余灶直径<3cm
    C. 切除原发灶和转移灶，使肿瘤残余灶直径<2cm
    D. 全子宫+双侧附件切除+大网膜切除+盆腔及腹主动脉旁淋巴结清扫
    E. 双侧附件切除+全子宫+大网膜+肉眼可见癌灶切除+盆腔及腹主动脉旁淋巴结清扫

27. 临床上对于晚期卵巢恶性肿瘤常采用的术式是
    A. 肿瘤活检术　　　　　B. 解除肠梗阻
    C. 肿瘤负荷缩减术　　　D. 肿瘤细胞减灭术
    E. 肿瘤大块切除活检术

28. 卵巢上皮性癌化疗常采取联合化疗，其方案中，最常用的药物是
    A. 顺铂类　　　　　　　B. 植物碱类
    C. 抗肿瘤抗生素类　　　D. 抗代谢药
    E. 激素类

29. 卵巢畸胎瘤的胚胎细胞来源是
    A. 生殖嵴细胞
    B. 卵黄囊内胚层细胞
    C. 间充质细胞
    D. 体腔上皮细胞
    E. 初级性索细胞

30. 关于无性细胞瘤的描述，不恰当的是
    A. 好发于青春期和生育期的女性患者
    B. 肿瘤多为囊实性
    C. 对放疗特别敏感
    D. 间质中常有淋巴细胞浸润
    E. 单侧多见

31. 好发于儿童的卵巢肿瘤是
    A. 无性细胞瘤　　　　　B. 勃勒纳瘤
    C. 颗粒细胞瘤　　　　　D. 内胚窦瘤
    E. 畸胎瘤

32. 特异性性索间质肿瘤不包括
    A. 睾丸母细胞瘤　　　　B. 颗粒细胞瘤
    C. 卵泡膜细胞瘤　　　　D. 无性细胞瘤
    E. 两性母细胞瘤

33. 能合成甲胎蛋白的卵巢肿瘤是
    A. 颗粒细胞瘤　　　　　B. 内胚窦瘤

C. 成熟畸胎瘤　　　　　　D. 库肯勃瘤

E. 纤维瘤

34. 卵巢恶性肿瘤出现盆、腹腔内转移时，妇科查体的典型体征是

A. 腹水

B. 盆腔肿块

C. 下腹部压痛

D. 子宫 - 直肠凹内硬结

E. 腹部柔韧感、移动性浊音（＋）

35. 在卵巢恶性肿瘤中，对放疗特别敏感的肿瘤是

A. 无性细胞瘤　　　　　　B. 内胚窦瘤

C. 颗粒细胞瘤　　　　　　D. 透明细胞瘤

E. 未成熟畸胎瘤

36. 关于卵巢肿瘤，下列说法错误的是

A. 来自体腔上皮的肿瘤最常见，占50%～70%

B. 睾丸母细胞瘤来自生殖细胞

C. 发生于生殖细胞的肿瘤次之

D. 透明细胞瘤来自体腔上皮

E. 纤维瘤来自性索间质

37. 临床具有典型的梅格斯综合征的卵巢肿瘤是

A. 黏液性囊腺癌　　　　　B. 浆液性囊腺癌

C. 卵黄囊瘤　　　　　　　D. 纤维瘤

E. 无性细胞瘤

38. 容易继发胸水、腹水的卵巢良性肿瘤是

A. 皮样囊肿　　　　　　　B. 纤维瘤

C. 黏液性囊腺瘤　　　　　D. 浆液性囊腺瘤

E. 卵泡膜细胞瘤

39. 不符合梅格斯综合征的是

A. 常伴胸腔积液、腹水

B. 是一种恶性肿瘤

C. 多见于老年女性患者

D. 肿瘤为实质性

E. 切除肿瘤后，胸腔积液、腹水自行消失

40. 能引起子宫内膜增生过长的卵巢肿瘤是

A. 卵泡膜细胞瘤　　　　　B. 浆液性囊腺瘤

C. 内胚窦瘤　　　　　　　D. 皮样囊肿

E. 纤维瘤

41. 具有男性化作用的卵巢肿瘤为

A. 无性细胞瘤　　　　　　B. 两性母细胞瘤

C. 胚胎癌　　　　　　　　D. 类癌

E. 睾丸母细胞瘤

42. 能促进子宫内膜增生的肿瘤是

A. 纤维瘤　　　　　　　　B. 卵巢内胚窦瘤

C. 卵巢无性细胞瘤　　　　D. 卵巢颗粒细胞瘤

E. 卵巢睾丸母细胞瘤

43. 镜下可见典型的印戒细胞的卵巢肿瘤是

A. 未成熟畸胎瘤　　　　　B. 颗粒细胞瘤

C. 卵黄囊瘤　　　　　　　D. 无性细胞瘤

E. 库肯勃瘤

44. 卵巢库肯勃瘤原发部位是

A. 胃肠道　　　　　　　　B. 宫颈

C. 输卵管　　　　　　　　D. 子宫

E. 乳腺

45. 患者女，27 岁，停经 50 日，出现下腹坠胀感 1 日。查子宫稍大、呈球形。本例不恰当的诊断是

A. 子宫肌瘤　　　　　　　B. 宫腔积血

C. 早期妊娠　　　　　　　D. 子宫腺肌病

E. 卵巢囊肿

46. 患者女，32 岁，患卵巢癌，术中探查发现左卵巢肿物包膜完整，表面光滑，无粘连，无腹水，其余各处未见明显癌灶。术后病理提示：腹腔冲洗液未见癌细胞，但左髂外淋巴结可见转移。该患者手术病理分期为

A. ⅠA 期　　　　　　　　B. ⅠC 期

C. ⅢA 期　　　　　　　　D. ⅢB 期

E. ⅢC 期

47. 患者女，28 岁，不孕症，月经规律，痛经 2 年，每次需服止痛药。盆腔检查：子宫后位、稍活动，双侧卵巢增大 6cm×5cm×4cm 大小，右骶骨韧带处有触痛硬结。可能的阳性检查是

A. AFP 增高

B. 丈夫精液异常

C. 输卵管呈串珠样改变

D. 月经第 21 天血孕酮 <31.8mmol/L

E. CA125 增高

48. 初产妇，25 岁，现孕 19 周。产检发现有一侧附件区囊实性肿物，大小约 12cm。治疗上应采用

A. 观察　　　　　　　　　B. 立即开腹手术

C. 超声引导下穿刺术　　　D. 产后开腹手术

E. 腹腔镜手术

49. 女，52 岁。腹胀 2 个月，发现腹水 1 周。患者绝经 2 年，无不规则阴道流血。胃镜、肠镜均未发现异常，妇科超声提示左附件肿物，实性为主，大小约 6cm×6cm×5cm，血清 CA125 1805U/ml，首先考虑诊断为

A. 卵巢子宫内膜异位囊肿

B. 盆腔结核

C. 输卵管卵巢囊肿

D. 卵巢恶性上皮肿瘤

E. 卵巢转移性肿瘤

50. 患者女，25 岁，停经 56 天，尿妊娠试验阳性，B 超检查提示宫内孕，但发现右侧卵巢囊性肿物，直径约 5cm，内见密集光点。妇科检查：肿物活动，有囊性感。血肿瘤标记物未见异常。进一步处理最恰当的是

A. 等待至孕中期后引产

B. 等待至妊娠 3 个月后进行手术

C. 立即手术

D. 等待至足月，剖宫产同时切除肿瘤

E. 密切观察，随访

51. 患者女，38 岁，因卵巢肿物行手术治疗，术中探查发现左卵巢肿物 25cm×20cm×15cm，肿物完整，肿瘤剖面可见多房，囊腔 1~5cm 不等，部分囊壁较厚，囊内壁可见细小乳头，质软。镜下见囊壁内衬高柱状上皮约为 3 层，细胞有异型性，核分裂象 <1 个/高倍镜，未见明显间质浸润，亦未其他部位转移。可能的诊断为

A. 浆液性囊腺瘤

B. 黏液性囊腺瘤

C. 交界性浆液性囊腺瘤ⅠA 期

D. 交界性黏液性囊腺瘤ⅠA 期

E. 黏液性囊腺癌ⅠA 期

52. 患者女，39 岁，因右卵巢肿瘤 6cm 行手术治疗，完整剥除肿瘤后，送快速冰冻，病理报告提示浆液性囊腺瘤。手术方式为

A. 肿瘤切除术

B. 患侧附件切除术

C. 子宫 + 患侧附件切除术

D. 子宫 + 双侧附件切除术

E. 患侧附件切除术 + 对侧卵巢剖视

53. 患者女，19 岁，自觉腹部包块半年，未见迅速增大，月经正常，下腹偏右可触及囊性包块，如儿头大小，活动佳，腹部 X 线平片见右下腹数块大小不等的钙化影，应诊断为

A. 结核性盆腔炎性包块

B. 卵巢巧克力囊肿

C. 子宫肌瘤

D. 卵巢癌

E. 卵巢皮样囊肿

54. 患者女，55 岁，孕产史"2－0－1－2"。绝经 5 年，阴道流血半个月。妇科检查：子宫正常大，右附件区扪及 8cm 大小实性肿块，阴道脱落细胞检查提示雌激素高度影响，子宫内膜活检提示子宫内膜单纯性增

生。该女性最可能的诊断是

A. 纤维瘤　　　　　　B. 浆液性囊腺瘤

C. 良性畸胎瘤　　　　D. 黏液性囊腺瘤

E. 卵泡膜细胞瘤

55. 患者女，15 岁，腹部叩诊移动性浊音（＋）。肛诊：左附件区触及新生儿头大实性肿瘤，血清甲胎蛋白值 >400μg/L。此种情况卵巢肿瘤最可能的诊断为

A. 黏液性囊腺瘤　　　B. 颗粒细胞瘤

C. 浆液性囊腺瘤　　　D. 内胚窦瘤

E. 纤维瘤伴腹水

56. 患者女，16 岁，否认性生活史。因"扪及下腹部偏左肿块 1 周"就诊。肛查：左附件区可触及直径约 13cm 大小实性肿块，腹部叩诊移动性浊音（＋）。血清甲胎蛋白值 >400μg/L。患者最可能的诊断为

A. 卵巢未成熟畸胎瘤

B. 卵巢内胚窦瘤

C. 卵巢浆液性囊腺瘤

D. 卵巢颗粒细胞瘤

E. 卵巢纤维瘤伴腹水

57. 患者女，17 岁，无性生活史。因"半月前发现盆腔包块"入院，剖腹探查见右侧卵巢直径约 9cm 的实性肿瘤，包膜完整，腹腔细胞学未找到癌细胞。子宫和左侧卵巢外观正常，冷冻切片病理结果报告为卵巢无性细胞瘤。针对患者的处理恰当的是

A. 肿瘤切除，术后化疗

B. 肿瘤切除，术后放疗

C. 患侧附件切除，术后化疗

D. 右侧附件切除

E. 全子宫及双附件切除，术后放疗

58. 患者女，22 岁，术后病理诊断为卵巢无性细胞瘤，对于此类疾病的描述正确的是

A. 无性细胞瘤对放疗高度敏感

B. 无性细胞瘤对放疗敏感性低

C. 无性细胞瘤可产生 AFP

D. 无性细胞瘤好发于绝经期女性

E. 无性细胞瘤有恶性程度逆转现象

59. 患者女，16 岁，剖腹探查见右侧卵巢有一拳头大小的实性肿瘤，包膜完整，腹腔液未找到癌细胞。右侧卵巢外观正常，冷冻切片病理报告提示卵巢颗粒细胞瘤。下一步处理恰当的是

A. 肿瘤切除，术后化疗

B. 肿瘤切除，术后放疗

C. 患侧附件切除，术后化疗

D. 全子宫 + 双侧附件切除，术后放疗

E. 全子宫＋双侧附件＋大网膜切除

60. 患者女，48 岁，下腹部可触及包块 2 个月，2 年前因胃癌行手术治疗。妇科检查：外阴、阴道无异常，宫颈光滑，宫体中位，正常大小，双侧附件区均可触及一直径 7cm 左右的实性肿物，活动良好。最可能的诊断是

A. 卵巢浆液性囊腺瘤　　　B. 卵巢黏液性囊腺瘤

C. 卵巢转移性肿瘤　　　　D. 卵巢颗粒细胞瘤

E. 卵巢畸胎瘤

二、多选题

61. 以下可以作为卵巢肿瘤标志物的是

A. 血清 CA125　　　　　　B. 血清 AFP

C. 雌激素　　　　　　　　D. 鳞状细胞癌抗原

E. 血清 hCG

62. 卵巢肿瘤的并发症不包括

A. 出血　　　　　　　　　B. 破裂

C. 感染　　　　　　　　　D. 恶病质

E. 蒂扭转

63. 卵巢肿瘤发生蒂扭转的条件为

A. 瘤蒂长　　　　　　　　B. 肿瘤体积小

C. 活动度好　　　　　　　D. 突然改变体位

E. 肿瘤重心偏于一侧

64. 卵巢上皮性肿瘤的高危因素包括

A. 遗传因素　　　　　　　B. HPV 感染

C. 持续排卵　　　　　　　D. 哺乳

E. 服用避孕药

65. 下列属于卵巢上皮性肿瘤的病理类型的有

A. 黏液性肿瘤　　　　　　B. 子宫内膜样肿瘤

C. 颗粒细胞瘤　　　　　　D. 畸胎瘤

E. 移行细胞肿瘤

66. 以下属于卵巢良性肿瘤的是

A. 皮样囊肿　　　　　　　B. 无性细胞瘤

C. 卵黄囊瘤　　　　　　　D. 成人型颗粒细胞瘤

E. 卵泡膜细胞瘤

67. 卵巢上皮性恶性肿瘤的一线化疗方案为

A. 紫杉醇　　　　　　　　B. 博来霉素

C. 环磷酰胺　　　　　　　D. 氟尿嘧啶

E. 铂类

68. 患者女，52 岁，发现左侧卵巢包块 6 年，近半年腹部坠胀，伴尿频。查体：腹部膨隆，子宫正常大小，子宫左侧可及 10cm×8cm×7cm 肿物，囊实性，边界清晰，活动差。B 型超声提示：左附件区肿物，多房，可见实性区，中等量腹水。CA125 200IU/ml。目前考

虑可能的诊断有

A. 卵巢浆液性囊腺瘤

B. 卵巢黏液性囊腺瘤

C. 卵巢黏液性囊腺瘤恶变

D. 结核性腹膜炎

E. 卵巢库肯勃瘤

69. 属于卵巢非上皮性肿瘤的是

A. 颗粒细胞瘤　　　　　　B. 无性细胞瘤

C. 浆液性囊腺瘤　　　　　D. 内胚窦瘤

E. 畸胎瘤

70. 卵巢性索间质肿瘤不包括

A. 内胚窦瘤　　　　　　　B. 皮样囊肿

C. 颗粒细胞瘤　　　　　　D. 睾丸母细胞瘤

E. 卵泡膜细胞瘤

71. 卵巢生殖细胞肿瘤包括

A. 无性细胞瘤　　　　　　B. 睾丸母细胞瘤

C. 未成熟畸胎瘤　　　　　D. 成熟畸胎瘤

E. 卵黄囊瘤

72. 卵巢转移性肿瘤的特征为

A. 肿瘤多为双侧、肾形

B. 胃肠道转移癌最常见

C. 镜下见典型的印戒细胞

D. 很少有腹水

E. 预后极差

三、共用题干单选题

(73～75 题共用题干)

　　患者女，43 岁，G_2P_1。3 年前查体发现右下腹一直径 5cm 实性肿物，未定期复查。2 天前小便后突然下腹痛，伴恶心，无发热。子宫正常大小，子宫右上方可及一直径 10cm 包块，张力较大，不活动，有压痛。B 超提示右卵巢肿物，内有不均质回声，后陷凹有少量积液。

73. 可能的诊断为

A. 卵巢肿物恶变　　　　　B. 卵巢肿物蒂扭转

C. 继发感染　　　　　　　D. 阑尾炎穿孔包裹

E. 卵巢肿物蒂破裂

74. 下一步治疗应为

A. 先化疗

B. 外科急诊处理方式

C. 立即急诊开腹手术

D. 消炎治疗，继续观察有无缓解

E. 准备常规检查，以免为恶性需扩大手术范围

75. 若此患者为恶性卵巢肿瘤，手术中不应

A. 仔细探查盆腹腔

B. 留取腹水找癌细胞

C. 患者年轻可仅行一侧附件切除术

D. 为彻底治疗应行肿瘤细胞减灭术

E. 术中肉眼观察肿瘤性状不好，应送冰冻病理检查

(76～78 题共用题干)

患者女，26 岁，未避孕未怀孕 2 年，孕产史 "0－0－0－0"。妇科检查：外阴、阴道未见异常，宫颈光滑，子宫后位，稍大，活动不好；双附件增厚。CA125 正常。B 型超声见子宫稍大，子宫肌层可见多发小结节，双附件囊肿，大小分别为左侧 5cm×4cm×6cm，右侧 4cm×4cm×5cm，内可见密集点状回声。

76. 如选择腹腔镜手术治疗，以下处理方法最佳的是

A. 双侧卵巢囊肿剥除＋双侧输卵管通液术

B. 电灼双侧卵巢囊肿

C. 剥除双侧卵巢囊肿，切除子宫

D. 子宫及一侧附件切除

E. 子宫及双附件切除

77. 卵巢肿瘤最常见的并发症是

A. 出血   B. 破裂

C. 感染   D. 恶变

E. 蒂扭转

78. 有关卵巢肿瘤的手术治疗方法，以下叙述不正确的是

A. 良性肿瘤以手术治疗为主

B. 卵巢肿瘤蒂扭转手术需切除附件时，先回复扭转，后钳夹，再切除肿瘤

C. 恶性肿瘤手术＋放疗/化疗综合治疗

D. 一旦疑有囊肿破裂，应立即手术

E. 合并感染时，在抗感染治疗后，手术切除肿瘤

(79～81 题共用题干)

患者女，60 岁，自然绝经 10 年，以 "小腹胀痛 3 个月余" 就诊。妇科检查：阴道畅，未见异常；宫颈光滑，宫体正常大小，质软，左附件可扪及肿块。

79. 为进一步确定肿块性质，以下检查最具有确诊作用的是

A. 妇科 B 型超声检查   B. 腹部 X 线平片

C. MRI/CT   D. 腹腔镜检查

E. 肿瘤标志物

80. 术中冰冻病理提示卵巢恶性肿瘤，该肿瘤的主要转移途径是

A. 直接侵犯和腹腔种植

B. 腹腔种植

C. 淋巴转移

D. 血行转移

E. 血行与淋巴转移为主

81. 腹部肿瘤腹腔镜分期的突出优点有

A. 诊断治疗一体化

B. 创伤小、痛苦轻

C. 可避免不必要的开腹

D. 可直观直接地获取诊断依据

E. 以上均正确

(82～84 题共用题干)

女，58 岁。腹胀，食欲不振 1 月余。G₂P₂。查体：T 36.8℃，P 78 次/分，R 18 次/分，BP 120/80mmHg。腹部膨隆，轻度压痛，无反跳痛，移动性浊音（＋）。妇科检查；阴道后穹隆可触及散在结节，无触痛，子宫后位，大小正常，子宫左后方可触及质硬包块，边界及大小欠清，三合诊检查子宫后方包块活动度差，直肠黏膜光滑，血 CA125 3865U/ml，CEA 正常。

82. 该患者首选的辅助检查是

A. 盆腔超声检查   B. 胃肠镜检查

C. 宫颈分泌物培养   D. 结核菌素试验

E. 宫腔镜检查

83. 最可能的诊断是

A. 盆腔结核   B. 盆腔炎性包块

C. 卵巢上皮性癌   D. 子宫内膜异位症

E. 卵巢转移性囊肿

84. 术后拟给予药物治疗，最适合的药物是

A. 维生素   B. 抗生素

C. 化疗药   D. 性激素

E. 抗结核药

(85～86 题共用题干)

患者女，55 岁，因 "盆腔包块" 经手术后诊断为卵巢浆液性腺癌 Ⅱ 期，给予紫杉醇＋卡铂方案化疗。

85. 在治疗过程中，患者突然出现全身荨麻疹、呼吸困难，血压 80/50mmHg。关于化疗药物的副反应，下列说法正确的是

A. 紫杉醇的心脏毒性反应

B. 卡铂的心脏毒性反应

C. 卡铂引起的骨髓抑制

D. 卡铂引起的过敏反应

E. 紫杉醇引起的过敏反应

86. 治疗方案中卡铂对生物大分子的作用是

A. 影响核酸（DNA，RNA）生物合成

B. 直接破坏 DNA 并阻止其复制

C. 干扰转录过程阻止 RNA 合成

D. 影响蛋白质合成的药物

E. 激素作用

（87～90题共用题干）

患者女，60岁，绝经9年，近5个月阴道出血3次，每次持续2天。妇科外阴，阴道无萎缩，宫颈光滑，子宫前位，正常大小，右侧附件区可触及手拳大肿物，质地中等，光滑，实性，活动良好，无腹水，全身淋巴结无转移。

87. 为确诊需行的检查是
A. 宫颈防癌刮片
B. 阴道镜检查
C. 宫颈活体组织检查
D. 分段诊断性刮宫
E. 宫腔分泌物涂片找癌细胞

88. 本患者最可能的诊断为
A. 卵巢颗粒细胞瘤　　B. 卵巢无性细胞瘤
C. 卵巢睾丸母细胞瘤　D. 卵巢畸胎瘤
E. 卵巢畸胎瘤

89. 最恰当的治疗为
A. 放疗为主
B. 化疗加放疗
C. 右侧附件切除术
D. 肿瘤细胞减灭术
E. 全子宫加双侧附件切除术

90. 辅助治疗应加用
A. 化疗　　　　　　B. 放疗
C. 雌激素治疗　　　D. 雄激素治疗
E. 孕激素治疗

答案和精选解析

一、单选题

1. A 卵巢肿瘤组织成分非常复杂，是全身各脏器原发肿瘤类型最多的器官，不同类型的组织学结构和生物学行为，均存在很大差异。

2. E B型超声检测肿块部位、大小、形态，可提示肿瘤性状，临床诊断符合率＞90%。确定肿瘤的性质需要术中或术后的病理学检查检出。所以本题应选E。

3. D CT或MRI检查比B超检查更能清晰地显示肿块性状，最主要的是可以更多地提供肿瘤的比邻关系，有利于手术方案的制订和术中操作的入径实施。CT检查还可显示有无肝、肺结节及腹膜后淋巴结转移。影像学的信息不能确定肿瘤的性质，最终需要病理学诊断。所以选项D正确。

4. A 黏液性囊腺瘤（选项A）占卵巢良性肿瘤的20%，切面常为多房，囊腔内充满胶冻样粘液，囊内很少有乳头生长。浆液性囊腺病（选项B）占卵巢良性肿

瘤25%，多为单侧囊性，直径＞1cm，表面光滑，壁薄，囊内充满淡黄色清亮液体。良性囊性成熟畸胎瘤（选项C）占卵巢肿瘤10%～20%。多为单房，腔内充满油脂和毛发，有时可见牙齿或骨质。卵泡膜细胞瘤（选项D）常与颗粒细胞瘤同时存在，良性多为单侧，圆形、卵圆形或分叶状，表面被覆薄的有光泽的纤维包膜。切面为实性、灰白色。成人型颗粒细胞瘤（选项E）占卵巢肿瘤的1%，为低度恶性肿瘤，多为单侧，圆形或椭圆形，呈分叶状，表面光滑，实性或部分囊性；切面组织脆而软，伴出血坏死灶。幼年型颗粒细胞瘤罕见，进展颗粒细胞瘤的5%。肿瘤局限于一侧卵巢，预后良好。综上所述，黏液性囊腺瘤是最常见的多房性卵巢肿瘤。

5. A 卵巢恶性肿瘤早期常无症状，不易被发现，可在妇科检查时偶然发现，约2/3的卵巢癌就诊时已属晚期。卵巢恶性肿瘤无特异症状，主要症状为腹胀、下腹部肿块、腹腔积液及其他消化道症状；部分患者可有消瘦、贫血等恶病质表现；功能性肿瘤可出现不规则阴道流血或绝经后出血。症状的轻重取决于：①肿瘤的大小、位置、侵犯邻近器官的程度；②肿瘤的组织类型、生长速度；③有无并发症如扭转、破裂、感染。

6. B 卵巢恶性肿瘤特点包括：病程短，肿瘤迅速增大；双侧多、实性或囊实性、不规则、固定；常有腹水，可能查到恶性细胞；超声检查液性暗区内有杂乱光团、光点、界限不清；CA125多显著升高。

7. D 卵巢癌最常见的转移途径为直接蔓延累及临近器官和腹腔种植。卵巢癌的常见播散方式是直接蔓延至邻近组织和器官，或腹腔脏器浆膜或腹膜壁层，如输卵管、子宫、膀胱、直肠浆膜面、肠系膜及其他脏器之腹面包膜部可受累。肿瘤细胞从瘤组织表面脱落种植在全盆、腹腔脏器或组织表面，造成种植性转移，这也是常见的转移方式。

8. E 腹腔镜检查的禁忌证：（1）绝对禁忌证：①严重的心脑血管疾病及肺功能不全。②严重的凝血功能障碍。③绞窄性肠梗阻。④大的腹壁疝或膈疝。⑤腹腔内大出血。（2）相对禁忌证：①盆腔肿块过大。②妊娠＞16周。③腹腔内广泛粘连。④晚期或广泛转移的妇科恶性肿瘤。所以选项E正确。

9. C 对巨大卵巢囊肿与腹水的鉴别，最有诊断价值的是盆腹腔B超检查。最有鉴别诊断价值的是腹水液性暗区内有肠管回声，囊肿液性暗区无肠管回声。

10. C 卵巢癌Ⅱ期的病变范围：卵巢癌累及一侧或双侧卵巢或输卵管，伴有盆腔蔓延（在骨盆缘以下），或腹膜癌。

11. A 根据世界卫生组织（WHO）制定的女性生殖器肿瘤组织学分类（2014版），卵巢肿瘤分为14大类，其中主要组织学类型为上皮性肿瘤、生殖细胞肿瘤、性

索 – 间质肿瘤及转移性肿瘤。上皮性肿瘤是最常见的组织学类型，约占 50% ~ 70%。生殖细胞肿瘤占 20% ~ 40%。性索 – 间质肿瘤占 5% ~ 8%。转移性肿瘤占卵巢肿瘤 5% ~ 10%。

12. A 将卵巢恶性肿瘤分为以下 4 类：上皮性肿瘤、性索间质肿瘤、生殖细胞肿瘤和转移性肿瘤。而卵巢恶性肿瘤里面最常见的是卵巢上皮性肿瘤，而卵巢上皮性肿瘤里面又以卵巢浆液性腺癌最为常见，约占 75%。其次是卵巢粘液性腺癌，约占 20%。

13. A 良性卵巢囊性畸胎瘤可以发生蒂扭转、破裂、感染、恶性变等并发症。卵巢畸胎瘤内容物可有油脂、毛发、牙齿或骨骼，由于其重心多偏于头节一侧，故蒂扭转发生更常见。因此本题应选 A。

14. E 蒂扭转是常见的妇科急腹症，约 10% 卵巢肿瘤并发蒂扭转。传统的治疗方法是蒂扭转一经确诊，应尽快剖腹或腹腔镜行患侧卵巢切除术。术时应在蒂根下方钳夹，将肿瘤和扭转的瘤蒂一并切除，钳夹前不可回复扭转，以防栓塞脱落。

15. E 肿瘤标志物是协助诊断肿瘤的敏感指标，但迄今为止，还没有卵巢上皮性癌的特异性肿瘤标志物。所以选项 E 正确。CA125（选项 A）与浆液性囊腺癌有明显的相关性，CA199（选项 C）与黏液性囊腺癌有相关性，且其水平的消长与肿瘤负荷具有相关性，但并非特异。CA125 升高也出现在其他的疾病中如子宫腺肌病、子宫内膜异位症、炎性疾病、子宫内膜癌等；CA199 升高也出现在胃肠道黏液性癌中。卵巢上皮性癌早期病变，肿瘤负荷较小时，常为阴性。血清 AFP（选项 D）对卵巢卵黄囊瘤有特异性诊断价值。

16. B 卵巢浆液性囊腺瘤是卵巢良性上皮性肿瘤之一，其卵巢表面上皮来自体腔上皮，胚胎时期参与米勒管的形成，由米勒管进一步分化为输卵管、宫内膜、宫颈管等各种不同类型的上皮。

17. E 卵巢瘤样病变中滤泡囊肿和黄体囊肿最常见。多为单侧，壁薄，直径 ≤8cm。观察或口服避孕药 2 ~ 3 个月，可自行消失；若肿块持续存在或增大，卵巢肿瘤的可能性较大。

18. C 卵巢癌浆液性囊腺癌初期无明显症状，大多患者是在身体检查或者手术过程中才被发现。卵巢癌浆液性囊腺癌患者病情加重之后会出现腹胀、下腹部包块。肿块增大之后压迫膀胱或者是直肠会引发尿急、尿频以及排便次数增多等症状表现。肿瘤破裂会有恶病质表现，主要表现为发热、贫血以及无力和消瘦等。卵巢浆液性囊腺癌不引起阴道不规则出血及异常排液。

19. B 癌抗原 125（CA125）是一种大分子多聚糖蛋白，分子量可达 220 ~ 1000kD 之间，99% 健康人血清值 <35U/ml。对浆液性癌的诊断有相对特异性，可用于浆液性卵巢癌、子宫内膜癌、乳腺癌等恶性肿瘤的辅助诊断和随访。

20. E 卵巢黏液性囊腺癌单侧多见，瘤体较大，切面多房，呈囊、实性，囊液混浊或为血性。镜下见腺体密集，细胞明显异形，并有间质浸润。预后较浆液性囊腺癌好。

21. C 浆膜下子宫肌瘤或肌瘤囊性变易与卵巢实体瘤或囊肿混淆。检查时肿瘤随宫体及宫颈移动，B 超检查可协助鉴别。所以选项 C 正确。

22. C 卵巢肿瘤需要与生殖道以外的原发肿瘤相鉴别，如腹膜后肿瘤、直肠癌、乙状结肠癌等鉴别，消化道癌和乳腺癌易于转移至卵巢，常为双侧。B 超检查、钡剂灌肠、纤维结肠镜、胃镜等检查有助于鉴别。若患者双侧卵巢肿瘤，无腹水，同时伴有大便性状、体重的改变，首先应排除大肠来源的转移癌，首选纤维结肠镜检查。故本题应选 C。

23. A 卵巢良性肿瘤的手术方案应根据患者年龄、生育要求及对侧卵巢情况决定手术范围。年轻患者行卵巢肿瘤剥除术，以保留部分正常卵巢组织；绝经前后妇女行全子宫 + 双侧附件切除术。术中不能明确诊断者应将切下的卵巢肿瘤送快速冰冻组织病理学检查以确定卵巢肿瘤性质，再决定手术范围。故本题应选 A。

24. C 卵巢黄素囊肿常在水泡状胎块清除后 2 ~ 4 个月自行消退，一般不需处理，若扭转可行 B 超引导下穿刺吸液复位术或患侧附件切除术。所以本题应选 C。

25. E 早期卵巢恶性上皮性肿瘤手术起关键作用，尤其是首次手术尤为重要，疑为恶性肿瘤应尽早行剖腹探查术。若为早期卵巢恶性上皮性肿瘤（Ⅰ ~ Ⅱ期），应全面探查盆、腹腔，包括横膈、肝、脾、消化道、腹膜后各组淋巴结及内生殖器，对可疑病灶及易发生转移部位应多处取材作组织病理学检查，行全子宫 + 双侧附件切除 + 盆腔及腹主动脉旁淋巴结清扫 + 大网膜和（或）阑尾切除。

26. C 晚期患者行肿瘤细胞减灭术（也称减瘤术）的手术目的是尽可能切除所有原发灶和转移灶，使残留肿瘤病灶达到最小（ <2cm），必要时可切除部分肠管、膀胱、脾脏等脏器。若最大残余灶直径小于1cm，称满意或理想的肿瘤细胞减灭术。

27. C 晚期卵巢恶性肿瘤已在盆、腹腔内广泛转移，很难实行或做到理论上的肿瘤细胞减灭术，在多数情况下采用的术式是肿瘤负荷缩减术。根据手术者的技能，尽量切除癌灶，术后行化疗，延长患者的生存期，使患者获得可接受的生存质量。强行完成肿瘤细胞减灭术，可能增加了术后并发症，反而降低了患者的生存质量。

28. A 卵巢上皮性癌对化疗较敏感，即使已有广泛转移也能取得一定疗效。常用化疗药物有顺铂、卡铂、紫杉醇、环磷酰胺、依托泊苷等。多采用顺铂类为基础的联合化疗，其中铂类联合紫杉醇为"金标准"一线化疗方案。

29. B 卵巢畸胎瘤是一种常见的卵巢生殖细胞肿瘤。生殖细胞肿瘤占卵巢肿瘤的 20% ~ 40%。生殖细胞来源于生殖腺以外的内胚叶组织，有发生多种组织的功能。未分化者为无性细胞瘤，胚胎多能者为胚胎癌，向胚胎结构分化为畸胎瘤，向胚外结构分化为内胚窦瘤、绒毛膜癌。

30. B 无性细胞瘤为卵巢生殖细胞肿瘤，占卵巢恶性肿瘤 1% ~ 2%。好发于青春期及生育期妇女。中度恶性，单侧居多，右侧多于左侧。肿瘤为圆形或椭圆形，中等大，实性，触之如橡皮样。表面光滑或呈分叶状，切面淡棕色。镜下见圆形或多角形大细胞，细胞核大，胞质丰富，瘤细胞呈片状或条索状排列，有少量纤维组织相隔，间质中常有淋巴细胞浸润。对放疗敏感。所以选项 B 错误。

31. D 内胚窦瘤为一罕见而恶性程度高的卵巢生殖细胞瘤，因其组织结构与大鼠胎盘的内胚窦十分相似而得名。由于此瘤来源于原始卵黄囊，又名卵黄囊瘤。卵巢恶性生殖细胞肿瘤中，国内报道内胚窦瘤的发病率居首位，占卵巢恶性生殖细胞肿瘤 31.9% ~ 60.2%，多见于儿童及年轻妇女。

32. D 特异性性索间质肿瘤来源于卵巢的特异性性索间质，包括颗粒细胞瘤、卵泡膜细胞瘤、纤维瘤、卵巢睾丸母细胞瘤、两性母细胞瘤等。特异性性索间质肿瘤不包括无性细胞瘤。

33. B 卵黄囊瘤又称为内胚窦瘤。多见于儿童及青少年。瘤细胞产生甲胎蛋白，因此患者血清 AFP 浓度较高，其浓度与肿瘤消长相关，是诊断及治疗监测时的重要标志物。

34. D 因子宫 - 直肠凹是盆、腹腔的最低位，最容易出现癌细胞的种植转移，双合诊在阴道后穹隆、三合诊在子宫—直肠凹处，触及不规则硬性结节或"月牙刀"样片状硬性结节，是卵巢癌最为典型的妇科查体体征。腹胀、下腹部肿块、腹水、子宫 - 直肠凹内硬性结节同时出现，应考虑晚期卵巢癌的诊断。

35. A 无性细胞瘤对放疗敏感，但放疗会破坏患者卵巢功能，故已极少应用，仅用于治疗复发的无性细胞瘤。

36. B 卵巢睾丸母细胞瘤来源于特异性索间质肿瘤，瘤组织主要由支持细胞构成，呈现纤维肉瘤图像，其中混杂少量间质细胞。

37. D 纤维瘤为较常见的良性卵巢肿瘤，多见于中年妇女，单侧居多，中等大小，表面光滑或结节状，切面灰白色，实性、坚硬。偶见患者伴有腹水或胸水称梅格斯综合征。

38. B 临床具有典型的 Meigs'syndrome 的卵巢肿瘤是纤维瘤。卵巢纤维瘤是卵巢性索间质肿瘤中常见的良性肿瘤。临床上可出现盆腔包块、伴胸腹腔积液、腹痛、月经障碍等症状，部分患者无症状，仅在体检或手术时偶然被发现。在治疗上以手术治疗为主。

39. B 纤维瘤伴有腹腔积液和（或）胸腔积液者，称为梅格斯综合征，多见于老年女性患者。纤维瘤为良性肿瘤，故梅格斯综合征也属于良性肿瘤。梅格斯综合征患者的临床表现，往往颇似晚期肝硬化、充血性心力衰竭或晚期恶性肿瘤，肿瘤为实质性，但手术切除肿瘤后，胸腔积液、腹腔积液自行消失。所以选项 B 错误。

40. A 卵泡膜细胞瘤为由内分泌功能的卵巢实性肿瘤，可分泌更多的雌激素，因此女性化症状比颗粒细胞瘤显著。常合并子宫内膜增生甚至子宫内膜癌。卵泡膜细胞瘤少见，预后好。

41. E 卵巢睾丸母细胞瘤可具有男性化作用，少数无内分泌功能者雌激素升高。

42. D 能引起雌激素过度分泌的卵巢肿瘤都可以刺激子宫内膜的生长，比如卵泡膜细胞瘤、颗粒细胞瘤等。

43. E 库肯勃瘤是一种特殊的卵巢转移性癌，镜下可见印戒状粘液细胞，间质伴有肉瘤样的浸润的卵巢转移。

44. A 库肯勃瘤的原发部位在胃肠道，肿瘤为双侧性，中等大，多保持卵巢原状或呈肾形，镜下可见印戒状粘液细胞，间质伴有肉瘤样的浸润的卵巢转移。

45. E 卵巢囊肿可出现月经紊乱、下腹痛。瘤体较大呈球形，可移动，肿块边界清楚。题中提到子宫稍大、呈球形，子宫肌瘤、宫腔积血、早期妊娠和子宫腺肌病均有可能。题中并未提到卵巢。故最不可能诊断为卵巢囊肿。

46. C 卵巢癌Ⅲ期：肿瘤累及一侧或双侧卵巢或输卵管，或腹膜，伴有细胞学或组织学确认的盆腔外腹膜播散，和/或转移至腹膜后淋巴结。ⅢA1：仅有腹膜后淋巴结转移（细胞学或组织学证实）ⅢA（ⅰ）：淋巴结转移最大直径 ≤10mm；ⅢA（ⅱ）：淋巴结转移最大直径 > 10mm。ⅢA2：显微镜下盆腔外腹膜受累，伴或不伴腹膜后淋巴结转移。ⅢB：肉眼盆腔外腹膜转移，病灶最大直径≤2cm，伴或不伴腹膜后淋巴结转移；ⅢC：肉眼盆腔外覆膜转移，病灶最大直径 >2cm，伴或不伴腹膜后淋巴结转移（包括肿瘤蔓延至肝包膜和脾，单位转移到脏器实质）。Ⅳ期：超出腹腔外的远处转移。

47. E 患者有不孕症，痛经史。盆腔子宫后位。稍活动，双侧卵巢增大，右骶骨韧带处有触痛硬结。初步怀疑为卵巢子宫内膜样肿瘤。进一步辅助检查，可能的阳性检查是 CA125 增高。CA125 对上皮性卵巢癌较敏感。

80%的卵巢肿瘤患者血清 CA125 水平升高，但近半数的早期病例并不升高，不单独用于早期诊断，更多的用于病情监测和疗效评估。2/3 的患者在症状出现前数周至数月出现升高。50% Ⅰ期卵巢癌患者和 90% 的 Ⅱ 期以上的卵巢癌患者血清 CA125 升高。

48. B 一侧附件区囊实性肿块，考虑为卵巢囊肿等问题，是否需要手术治疗，是需要根据具体的情况的。妊娠合并卵巢肿瘤较常见，但合并恶性肿瘤较少。合并良性卵巢肿瘤的处理原则是：发现于早期妊娠者可等待至妊娠 12 周后手术，以免引起流产；发现于妊娠晚期者，可等待至妊娠足月行剖宫产，同时切除肿瘤。诊断或考虑为卵巢恶性肿瘤，应尽早手术，处理原则同非妊娠期。此例中患者妊娠合并附件区囊实混合性肿物约 12cm，应采取立即开腹手术。

49. D 根据患者的临床表现和检查结果，可以考虑卵巢恶性上皮肿瘤作为首先考虑的诊断。卵巢恶性肿瘤早期常无症状，可在妇科检查发现，主要症状为腹胀、腹部肿块及腹水。患者 52 岁，卵巢恶性肿瘤的发病率在更年期后明显增加。患者有腹胀 2 个月和腹水 1 周的症状，这些症状与卵巢恶性肿瘤的表现相符。患者绝经 2 年，但无不规则阴道流血，可排除卵巢转移性肿瘤（选项 E）。患者妇产超声发现左附件肿物，且为实性，可排除卵巢子宫内膜异位囊肿（选项 A）、盆腔结核（选项 B）和输卵管卵巢囊肿（选项 C）。CA125 是一种肿瘤标记物，在卵巢恶性肿瘤中常常升高。所以本题应选 D。

50. B 因妇科检查肿物活动，有囊性感，血清肿瘤标记物未见异常，故可确诊为良性肿瘤，良性肿瘤继续增大可能会影响胎儿的发育，胎儿在妊娠 3 个月后比较稳定，故选择此时进行手术最为恰当。

51. C 根据病理结果考虑诊断为交界性浆液性囊腺瘤。交界性浆液性肿瘤囊内壁至少局部呈乳头状生长，少许病例可为卵巢表面乳头。镜下见逐级分支的乳头，浆液性上皮复层化，细胞核有异型，核分裂少见。预后良好。但若在镜下见到以细长无分支的乳头为特征的微乳头变异，则预后较差，与低级别浆液性癌相似；黏液性交界性肿瘤可有细小、质软乳头形成。镜下见胃肠型细胞复层排列，细胞有异型，可形成绒毛状或纤细丝状乳头；黏液性囊腺癌镜下见异型黏液性上皮排列成腺管状或乳头状，出现融合性或毁损性间质浸润。

52. A 浆液性囊腺瘤是良性肿瘤，故选择肿瘤切除术为宜。

53. E 患者应诊断为卵巢成熟畸胎瘤，又称卵巢皮样囊肿。卵巢皮样囊肿是一种错构瘤，囊肿内可包含不同的成份，如牙齿、指甲和软骨样或骨样结构。X 线平片可见钙化影。

54. E 根据阴道脱落细胞及子宫内膜活检提示该女

性体内受雌激素高度影响，而绝经后女性理论上雌激素水平低下，因此选择分泌雌激素的卵泡膜细胞瘤。因此本题应选 E。

55. D 患者最可能的诊断为内胚窦瘤。卵黄囊瘤又名内胚窦瘤，常见于儿童及年轻妇女，多为单侧，较大，圆形或卵圆形。切面部分囊性，组织质脆，多有出血坏死区，呈灰红或灰黄色，易破裂。镜下见输送网状和内皮窦样结构。瘤细胞扁平、立方、柱状多多角形，分泌甲胎蛋白（AFP），故患者血清 AFP 升高，是诊断及病情监测的肿瘤标志物。

56. B 内胚窦瘤多见于儿童及青少年盆。瘤细胞产生甲胎蛋白，故患者血清 AFP 浓度较高。

57. D 对于无生育要求的患者，建议行全面分期手术。年轻并希望保留生育功能的恶性生殖细胞肿瘤患者，无论期别早晚，只要对侧卵巢和子宫未被肿瘤浸润，均可行保留生育功能手术；除 Ⅰ 期无性细胞瘤和 Ⅰ 期 G1 的未成熟畸胎瘤外，其他患者均需化疗；因此本题应选 D。

58. A 无性细胞瘤对放疗高度敏感（选项 A 正确，选项 B 错误），颗粒细胞瘤次之，上皮癌敏感性较低，恶性畸胎瘤、内胚窦瘤等放疗敏感性最差。无性细胞瘤好发于青春期及生育期女性（选项 D 错误）。未成熟畸胎瘤有恶性程度逆转现象（选项 E 错误），内胚窦瘤可产生 AFP（甲胎蛋白）（选项 C 错误）。因此本题选择 A。

59. C 卵巢颗粒细胞瘤为恶性肿瘤，对于年轻、希望保留生育功能的早期患者需考虑其生育问题，指征为临床 Ⅰ 期、所有分级者。手术方式为全面手术分期的基础上行患侧附件切除术（适用于 Ⅰ A 期和 Ⅰ C 期患者）或双侧附件切除术（适用于 Ⅰ B 期患者）。术后予以化疗。

60. C 卵巢浆液性囊腺瘤和黏液性囊腺瘤多为单侧；畸胎瘤也多为单侧且年轻女性多见；卵巢颗粒细胞瘤为最常见的一种具有内分泌（以雌激素为主）功能的卵巢肿瘤，肿瘤发生于绝经后妇女时，绝经后出血是典型的临床症状，此外还会出现乳房胀、乳房增大、阴道涂片提示鳞状上皮成熟指数右移等表现；患者因有胃癌史，且双侧附件区有包块，首先考虑的临床诊断应为卵巢转移性肿瘤。

二、多选题

61. ABCE 卵巢肿瘤标志物有血清 CA125（A 项）、血清 AFP（B 项）、血清 hCG（E 项）、雌激素（C 项）和血清人附睾蛋白 4（HE4）。选项 D "鳞状细胞癌抗原"是从子宫颈鳞状上皮细胞癌分离制备得到的一种肿瘤糖蛋白相关抗原，其对绝大多数鳞状上皮细胞癌有较高特异性。所以本题应选 ABCE。

62. AD 卵巢肿瘤是常见的妇科肿瘤，可发生于任何年龄，其并发症主要有蒂扭转、破裂、感染、恶变 4 种。

63. ACDE 卵巢肿瘤蒂扭转是卵巢肿瘤最常见的并发症，以囊性畸胎瘤较易发生蒂扭转。卵巢肿瘤发生蒂扭转的原因是：瘤体生长到一定程度时，瘤体表面较光滑与周围组织没有粘连，瘤蒂（根部）比较长，当患者的体位发生改变（如睡觉翻身、起床、弯腰等）时，特别是在妊娠中期后，卵巢肿瘤随子宫上升到腹腔内，产后子宫缩小，瘤体的活动余地变大，当患者活动或体位改变时，瘤体在腹腔内旋转，则瘤蒂发生扭转，因神经牵扯、瘤体张力增加等引起突然性剧烈下腹部疼痛，常伴有恶心呕吐、大汗淋漓、四肢冰凉、面色苍白等症状。

64. AC HPV 感染是宫颈癌的高危因素；哺乳和服用避孕药是卵巢癌的保护因素；遗传因素、持续排卵、遗传性非息肉性结直肠癌综合征、遗传性卵巢癌综合征为卵巢癌的高危因素，因此，本题选 AC。

65. ABE 卵巢上皮性肿瘤的病理类型包括：①浆液性肿瘤；②黏液性肿瘤；③子宫内膜样肿瘤；④透明细胞肿瘤；⑤移行细胞肿瘤；⑥鳞状细胞肿瘤；⑦混合性上皮性肿瘤；⑧未分化和未分类肿瘤。畸胎瘤属于生殖细胞肿瘤，颗粒细胞、卵泡膜细胞瘤属于性索 – 间质肿瘤。因此，本题选 ABE。

66. AE 皮样囊肿即成熟畸胎瘤，为良性肿瘤，可发生于任何年龄，以 20 ~ 40 岁居多；无性细胞瘤为恶性肿瘤，占卵巢恶性肿瘤 1% ~ 2%。好发于青春期及生育期妇女。中度恶性，单侧居多，右侧多于左侧；卵黄囊瘤为恶性肿瘤，较罕见，占卵巢恶性肿瘤 1%。常见于儿童及年轻妇女；成人型颗粒细胞瘤占卵巢肿瘤的 1%，占颗粒细胞瘤的 95%，为低度恶性肿瘤，可发生于任何年龄，高峰为 45 ~ 55 岁；卵泡膜细胞瘤常与颗粒细胞瘤同时存在，但也可单一成分，多为良性。所以选项 AE 符合题意。

67. AE 卵巢上皮性恶性肿瘤常用药物有顺铂、卡铂、紫杉醇、环磷酰胺、依托泊苷等，其中铂类联合紫杉醇为"金标准"，为一线化疗方案。一线静脉化疗方案细分为：①紫杉醇 + 卡铂 3 周化疗；②紫杉醇周疗 + 卡铂 3 周化疗；③低剂量紫杉醇 + 卡铂单周化疗；④多西紫杉醇 + 卡铂 3 周化疗；⑤紫杉醇 + 卡铂 + 贝伐单抗。

68. ABC 围绝经期女性，盆腔单侧囊实性包块，短期内生长迅速，伴有腹水，CA125 升高，高度考虑卵巢恶性肿瘤，B 型超声提示多房肿瘤，因此黏液性囊腺瘤恶变为首要考虑。但同时不除外卵巢浆液性囊腺瘤及黏液性囊腺瘤等良性疾病，需要病理明确诊断。需与以下疾病进行鉴别：①结核性腹膜炎。常合并腹水，盆、腹腔内粘连性块物形成，多发生于年轻、不孕女性。多有肺结核史，全身症状有消瘦、乏力、低热、盗汗、食欲缺乏、月经稀少或闭经。妇科检查肿块位置较高，形状不规则，界限不清，固定不动。叩诊时鼓音和浊音分界不清。②卵巢库肯勃瘤。有消化道癌、乳腺病史，在附件区扪及双侧性、中等大、肾形、活动的实性肿块。根据患者病史、妇科检查及辅助检查，可排除"结核性腹膜炎""卵巢库肯勃瘤"。因此本题选 ABC。

69. ABDE 颗粒细胞瘤、无性细胞瘤、内胚窦瘤及畸胎瘤属于卵巢非上皮性肿瘤。浆液性囊腺瘤是卵巢的良性肿瘤，是卵巢上皮性肿瘤。

70. AB 卵巢性索间质肿瘤起源于原始性腺中的性索和间质组织，包括颗粒细胞 – 间质细胞瘤（颗粒细胞瘤、卵泡膜细胞瘤、纤维瘤）、支持细胞 – 间质细胞瘤（又称为睾丸母细胞瘤）。内胚窦瘤和皮样囊肿均属于卵巢生殖细胞肿瘤。所以本题应选 AB。

71. ACDE 卵巢生殖细胞肿瘤为来源于原始生殖细胞的一组肿瘤，包括畸胎瘤（成熟畸胎瘤、未成熟畸胎瘤）、无性细胞瘤和卵黄囊瘤。睾丸母细胞瘤属于卵巢性索间质肿瘤。所以选项 ACDE 正确。

72. ABCE 体内任何部位如乳腺、肠、胃、生殖道、泌尿道等的原发性恶性肿瘤，均可转移到卵巢。卵巢转移性恶性肿瘤最常见的原发部位为胃肠道。肿瘤为双侧性，中等大小，保持卵巢原状或呈肾形。无粘连，切面呈实性，胶质样，多伴腹水；镜下见典型的印戒细胞，含粘液，预后差。

三、共用题干单选题

73 ~ 75. B、C、C 患者有右下腹实性肿物史，排尿后突发一侧下腹剧痛，伴恶心，一侧附件区扪及肿物，张力高，有压痛。应疑为卵巢囊肿蒂扭转。卵巢肿瘤蒂扭转为常见的妇科急腹症，一经确诊，应尽快剖腹或腹腔镜行患侧卵巢切除术。年轻女性卵巢肿瘤蒂扭转回复扭转后行保守性手术治疗是安全有效的，腹腔镜可早期诊断卵巢囊肿蒂扭转并于镜下行保守治疗，且手术安全有效。对于恶性肿瘤，手术起关键作用，尤其是首次手术更重要。一经疑为恶性肿瘤，即应尽早剖腹探查；先吸取腹水或腹腔冲洗液作细胞学检查；全面探查盆腔及腹腔，对可疑病灶及容易发生转移的部位取材作细胞学检查；根据探察结果，决定肿瘤分期及手术范围。为彻底治疗应行肿瘤细胞减灭术。

76. A 患者为年轻女性，因不孕症就诊，检查发现：宫体增大，双附件囊肿，因子宫内膜异位症是常见的女性不孕因素，结合患者病史及辅助检查，考虑双侧卵巢子宫内膜异位症及子宫腺肌病可能性较大，有手术指征。手术目的为全面了解患者盆腹腔情况，以指导患者后续受孕方式选择；如术中发现病变，予以相应处理。有条件最好加做宫腔镜，以便了解患者宫腔形态、内膜情况及宫腔有无畸形等。患者有生育要求，非恶性肿瘤，故不考虑子宫及附件切除术，故可排除 C、D、E 三个选项，且术中应注意保护患者卵巢功能，避免电灼卵巢导致卵巢功能降低，排除 B。为排除是否有双侧输卵管因素引起的不孕症，应加行双侧输卵管通液术。因此选项 A 是本题的最佳处理方法。

77. E 卵巢囊肿常见的并发症为蒂扭转、破裂、感染及恶变。出血（选项 A）不属于卵巢肿瘤的并发症，可排除。约 10% 卵巢肿瘤可发生蒂扭转（选项 E），约 3% 卵巢肿瘤会发生破裂（选项 B），感染（选项 C）较少见，对于肿瘤迅速生长尤其双侧性，应考虑有恶变可能（选项 D）。综上，卵巢肿瘤最常见的并发症是蒂扭转，故选 E。

78. B 良性肿瘤以手术治疗为主，恶性肿瘤则选择综合治疗，包括手术、化疗、放疗。故选项 A、C 正确。卵巢囊肿蒂扭转的治疗原则是：一经确诊，尽快行手术治疗。术时应先在扭转蒂部靠子宫的一侧钳夹后，再切除肿瘤和扭转的蒂部，钳夹前不可先将扭转的蒂回复，以防血栓脱落造成重要的器官栓塞。故选项 B 是不正确的。卵巢囊肿破裂，可能会导致腹腔内出血、腹膜炎及休克，因此一旦怀疑，应立即手术，选项 D 正确。卵巢肿瘤感染多继发于蒂扭转或破裂，也可来自邻近器官感染灶的扩散，治疗原则是抗感染治疗后，手术切除肿瘤，选项 E 正确。综上，不正确的是 B。

79. D 妇科 B 型超声检查、MRI/CT 可了解肿块大小、部位、囊性或实性、囊内有无乳头、肿物的血流等情况，但无法确诊。腹部 X 线对盆腔肿物诊断价值不大。肿瘤标志物可帮助判断肿瘤的性质，但无法确诊。肿瘤的确诊需要病理学检查。腹腔镜检查不仅可以明确肿瘤来源，同时可以行病理学检查进行确诊。因此，本题选 D。

80. A 卵巢恶性肿瘤的主要转移途径为直接侵犯和腹腔种植转移，也可发生血行转移，但少见，因此本题选 A。

81. E 盆腹腔肿瘤腹腔镜分期的突出优点包括：诊断治疗一体化；创伤小、痛苦轻；可避免不必要的开腹；可直观直接地获取诊断依据。但能否使用腹腔镜来进行分期手术在术前要经过严格的评估。对于病变转移范围广、病灶大的病例不适合进行采用腹腔镜分期手术。因此本题选 E。

82. A 根据患者的病史（如腹胀和食欲不振）以及妇科检查的结果（如阴道后穹隆可触及散在结节和子宫后方可触及质硬包块），应考虑到可能存在盆腔肿块的可能性。盆腔超声检查是一种无创、无辐射的检查方法，可以用于评估盆腔内器官的结构、大小、形态和血流情

况。它可以帮助确定盆腔肿块的性质和位置，并评估其与周围器官的关系。在这种情况下，盆腔超声检查可以帮助确定子宫后方的质硬包块的性质和起源，进一步指导临床诊断和治疗计划。

83. C 根据患者的病史和体征（如腹胀、食欲不振、子宫后方可触及质硬包块），以及实验室检查的结果（如 CA125 升高），应高度怀疑卵巢上皮性癌的可能性。所以选项 C 正确。盆腔结核（选项 A）是一种慢性感染性疾病，与患者的病史和体征不符。盆腔炎性包块（选项 B）通常与盆腔感染相关，通常会伴随炎症表现，如发热和触痛。但患者的体温正常，无触痛。子宫内膜异位症（选项 D）通常表现为经期疼痛和盆腔疼痛，与患者的病史和体征不符。卵巢转移性囊肿（选项 E）通常是其他原发肿瘤在卵巢形成的囊性转移，但患者的妇科检查结果显示在子宫后方可触及质硬包块，与卵巢转移性囊肿症状不符。因此本题应选 C。

84. C 卵巢上皮性癌对化疗较敏感，常用的化疗药物有顺铂、卡铂、紫杉醇、环磷酰胺、依托泊苷等。多采用以铂类为基础的联合化疗。其中"铂类 + 紫杉醇"为金标准一线化疗方案。

85. E 该患者在使用化疗药物后出现过敏反应。化疗过程中可导致过敏反应的常见药物为紫杉醇，紫杉醇不良反应有过敏反应，用药数分钟后出现荨麻疹、呼吸窘迫、支气管痉挛、低血压。故化疗前多采用系统脱敏，化疗前给予地塞米松、西咪替丁、苯海拉明预防性用药。顺铂的副反应包括肾功损害，中度骨髓抑制，神经毒性；而卡铂（CBP）克服了顺铂（DDP）消化道不良反应和肾脏毒性反应，但骨髓抑制较重，多于化疗后 7 ~ 10 天达最低，临床可表现为疲乏、无力和发热等。实验室检查主要为血常规指标的下降。综上，本题选择 E。

86. B 直接破坏 DNA 并阻止其复制的药物：烷化剂（环磷酰胺，即 CTX）、丝裂霉素 C（MMC）、博来霉素（BLM）、铂类（顺铂、卡铂）等。本题选择 B。

87 ~ 90. E、A、E、A 宫腔分泌物涂片找到颗粒细胞可诊断为卵巢颗粒细胞瘤。卵巢颗粒细胞瘤可发生于任何年龄，多数发生在绝经期后，绝经后出血是典型的临床症状，常会有急剧的腹痛症状出现。发生于绝经期妇女的一侧或双侧卵巢瘤，除非患者全身情况不能承受，否则均以行双侧附件及全子宫切除术为宜。恶性卵巢肿瘤采取手术为主，尽可能彻底切除，如加大网膜切除术。术后采取化疗或放疗。

第九章　输卵管肿瘤

一、单选题

1. 原发性输卵管癌好发于

 A. 伞部　　　　　　　　B. 峡部

 C. 间质部　　　　　　　D. 壶腹部

 E. 峡部与壶腹交接部

2. 输卵管原发性恶性肿瘤少见，主要继发于

 A. 乳腺癌

 B. 直肠癌

 C. 子宫颈癌和外阴癌

 D. 胃癌和肝癌

 E. 子宫内膜癌和卵巢癌

3. 常见的原发性输卵管恶性肿瘤是

 A. 鳞癌　　　　　　　　B. 腺鳞癌

 C. 恶性畸胎瘤　　　　　D. 子宫内膜样癌

 E. 腺癌

4. 输卵管癌"三联征"指的是

 A. 阴道排液、腹痛、盆腔包块

 B. 阴道流血、阴道排液、腹痛

 C. 盆腔包块、阴道流血、腹痛

 D. 下腹坠胀、白带增多、盆腔包块

 E. 腹腔积液、阴道排液、下腹剧痛

5. 好发于绝经后的肿瘤是

 A. 畸胎瘤　　　　　　　B. 库肯勃瘤

 C. 无性细胞瘤　　　　　D. 卵巢上皮癌

 E. 输卵管癌

6. 关于原发性输卵管癌的转移途径，下列说法恰当的是

 A. 主要有血行转移

 B. 主要有直接蔓延、淋巴转移、腹膜种植和血行转移

 C. 主要有直接蔓延和血行转移

 D. 主要有血行转移和淋巴转移

 E. 主要有淋巴转移

7. 输卵管癌的主要治疗原则是

 A. 化疗为主

 B. 手术为主，免疫治疗为辅

 C. 放疗为主

 D. 免疫治疗为主

 E. 手术为主，辅以化疗、放疗的综合治疗

8. 患者女，58 岁，绝经 5 年，阴道流黄水样分泌物 1 年。

宫颈光，宫体后位，稍小，右侧穹窿扪及鸽蛋大小包块，质硬，与子宫关系密切，粘连。分段诊刮病理切片示萎缩性子宫内膜。最可能的诊断是

 A. 卵巢癌　　　　　　　B. 输卵管癌

 C. 子宫内膜癌　　　　　D. 内生型宫颈癌

 E. 浆膜下子宫肌瘤

9. 患者女，60 岁，绝经 5 年，阴道排液 7 天，黄色伴有血迹，伴轻度下腹隐痛。妇科检查：宫颈光滑，左附件区有条状占位，大小不清。此患者可能的诊断是

 A. 宫颈癌　　　　　　　B. 子宫内膜癌

 C. 输卵管癌　　　　　　D. 卵巢囊肿

 E. 老年性阴道炎

10. 患者女，50 岁，绝经 1 年，阴道流血水 1 个月，阴道细胞学检查见不典型腺上皮纤毛细胞。最可能的诊断为

 A. 子宫颈管癌　　　　　B. 子宫内膜癌

 C. 绒毛膜癌　　　　　　D. 输卵管癌

 E. 卵巢癌

二、多选题

11. 输卵管良性肿瘤中相对多见的有

 A. 腺瘤样瘤　　　　　　B. 乳头状瘤

 C. 畸胎瘤　　　　　　　D. 血管瘤

 E. 淋巴管瘤

12. 关于原发性输卵管癌的病理学特点，下列说法中不恰当的是

 A. 早期呈结节状增大，以后增粗似腊肠形，外观似输卵管积水

 B. 多双侧发生，好发于壶腹部

 C. 病灶起自输卵管浆膜层

 D. 镜下结构主要为腺癌

 E. 乳头型恶性度高

13. 关于原发性输卵管癌的临床表现，以下描述正确的是

 A. 原发性输卵管癌发病多为绝经后

 B. 患者多有阴道排液、腹痛和盆腔包块

 C. 子宫内膜病理学检查异常，多可除外输卵管肿瘤

 D. CA125 测定无特异性

 E. 腹腔镜检查可明确诊断

14. 原发性输卵管癌诊断应严格遵守一定的标准，下列说

法正确的是

A. 病灶大部分存在于输卵管的黏膜层

B. 原发性输卵管癌大多数都能看出乳头状结构

C. 早期癌变处可找到正常上皮到癌变的过渡形态

D. 卵巢和子宫内膜可以正常，也可以有肿瘤，但肿瘤体积必须大于输卵管肿瘤

E. 输卵管恶性肿瘤多为原发性

三、共用题干单选题

(15～16题共用题干)

患者女，46岁，G_0P_0，绝经1年，自觉左侧下腹部钝痛半年，近2个月来偶有阵发性阴道排液，呈血水样，无特殊气味，偶自扪及下腹部有包块。

15. 最可能的诊断是

A. 子宫肉瘤 　　　　　B. 子宫肌瘤

C. 卵巢恶性肿瘤 　　　D. 卵巢良性肿瘤

E. 输卵管癌

16. 首选的辅助检查方法是

A. B型超声检查 　　　B. 分段诊刮

C. 阴道细胞学检查 　　D. 腹腔镜检查

E. 宫腔镜检查

(17～19题共用题干)

患者女，52岁，绝经2年，间歇性阴道排血水，盆腔有直径约10cm肿块。

17. 诊断首先考虑

A. 阴道癌 　　　　　　B. 宫颈癌

C. 内膜癌 　　　　　　D. 输卵管癌

E. 卵巢癌

18. 与子宫内膜癌鉴别应选择的检查为

A. 阴道镜检查 　　　　B. 分段诊刮

C. 阴道细胞学检查 　　D. B型超声检查

E. 子宫输卵管造影

19. 不能排除输卵管癌时应做的处理为

A. 及早剖腹探查

B. 宫腔镜检查

C. 子宫输卵管造影

D. B型超声引导下穿刺活检

E. 腹腔镜检查

答案和精选解析

一、单选题

1. D 原发性输卵管癌好发于输卵管壶腹部。

2. E 输卵管原发性恶性肿瘤少见，一般以绝经后的女性比较多见。输卵管的转移性癌多来自于卵巢癌和子宫内膜癌，转移性和原发性肿瘤的治疗都以手术为主。

3. E 腺癌是原发性输卵管癌最常见的组织类型。

4. A 原发性输卵管癌早期无症状，体征多不典型，易被忽视或延误诊断。临床上常表现为阴道排液、腹痛和盆腔包块，即所谓的输卵管癌"三联征"。

5. E 原发性输卵管癌好发于输卵管壶腹部，腺癌是最常见的组织类型，约60%发生在绝经后妇女。

6. B 原发性输卵管癌转移途径有：①直接扩散：癌细胞可经过经伞端口扩散到腹膜、大网膜、肠表面、膀胱及直肠或通过输卵管的蠕动向宫腔、宫颈，甚至对侧输卵管蔓延；②淋巴转移：输卵管癌可循髂部、腰部淋巴结至腹主动脉旁淋巴结，少数可累及锁骨上及腹股沟淋巴结，也常可见转移至大网膜。③腹膜种植：输卵管完整时可有腹膜种植，可转移到包括腹主动脉旁淋巴结在内的区域淋巴结。④血行转移：少见，晚期可经血液循环转移至肺、脑、肝、肾及阴道等器官。

7. E 输卵管癌的主要治疗原则是手术为主，辅以化疗、放疗的综合治疗。彻底的手术切除是输卵管癌最根本的治疗方法。早期患者行全面的分期手术，包括全子宫、双侧附件、大网膜切除和腹膜后淋巴结清扫；晚期病例行肿瘤细胞减灭术，手术时应该尽可能切净原发病灶及其转移病灶。化疗多作为术后辅助治疗。放疗主要用于术后辅助治疗一般以体外放射为主。

8. B 患者典型症状为阴道排液，排液为浆液性黄水，右侧穹窿扪及鸽蛋大小包块，质硬，与子宫关系密切，粘连。分段诊刮病理切片示萎缩性子宫内膜，应高度疑为输卵管癌。

9. C 输卵管癌以阴道流血、下腹隐痛、间歇性阴道排液为主要症状，可有附件包块。根据患者的临床表现和妇科检查结果，最可能的诊断是输卵管癌。

10. D 阴道细胞学检查涂片见不典型腺上皮纤毛细胞，提示有输卵管癌可能。

二、多选题

11. ABC 根据细胞类型，输卵管良性肿瘤可有多种分类。其中，腺瘤样瘤、乳头状瘤、畸胎瘤相对多见。

12. BCE 原发性输卵管癌绝大多数是乳头状腺癌，占90%，其他的组织类型有透明细胞癌、鳞癌、腺棘癌、腺鳞癌、黏液癌及子宫内膜样等。早期肿瘤限于黏膜层时，仅在手术时见输卵管小结节状增粗，触诊可及柔软结节。若侵犯肌层则结节或肿块硬度增加，若未侵犯浆膜层则浆膜面光滑。当管腔内充满肿瘤组织时，输卵管可呈香肠或腊肠形。输卵管剖面见腔内有菜花样组织充塞，有时还可见坏死团块。乳头型往往为较早期病变，恶性程度较低。而乳头腺泡型及腺泡髓样型则往往为较晚期及恶性程度较高者。

13. ABCDE 原发性输卵管癌多发生于绝经后妇女。典型临床表现为阴道排液，腹痛和盆腔肿块。血清CA125

测定可作为预后的重要参考指标，但无特异性。腹腔镜检查可确诊。如果颈管、子宫内膜病理检查均为阴性，对阴道不规则出血、阴道排液患者，有助于输卵管癌的诊断。如果病理检查为癌，首先应考虑子宫内膜原发癌，多可排除输卵管肿瘤。故正确答案为 ABCDE。

14. ABCE 原发性输卵管癌的病灶大部分存在于输卵管的黏膜层（A 对）。原发性输卵管癌大多数都能看出乳头状结构，肌层癌灶多为散在病灶（B 对）。原发性输卵管癌的早期癌变处可找到正常上皮到癌变的过渡形态（C 对）。输卵管恶性肿瘤较少见，多为原发（E 对）。原发性输卵管癌的病理学标准为：①肿瘤来源于输卵管内膜；②组织学类型可以产生输卵管黏膜上皮；③可见由良性上皮向恶性上皮转变的移行区；④卵巢和子宫内膜可以正常，也可以有肿瘤，但肿瘤体积必须小于输卵管肿瘤（D 错）。

三、共用题干单选题

15. E 根据患者的临床表现，包括左侧下腹部钝痛、阵发性阴道排液（血水样），以及自我触及下腹部包块，最可能的诊断是输卵管癌（选项 E）。输卵管癌临床上常表现为阴道排液、腹痛和盆腔包块，即所谓的输卵管癌"三联征"。

16. A 首选的辅助检查方法是 B 型超声检查（选项 A）。可以确定肿块的部位、大小、性质及有无腹水等。其他选项中，分段诊刮（选项 B）主要用于子宫内膜异位症的诊断，阴道细胞学检查（选项 C）主要用于筛查宫颈癌，腹腔镜检查（选项 D）和宫腔镜检查（选项 E）可以作为手术治疗的辅助方法，但对于首选的辅助检查方法来说，B 型超声检查更适合用于评估可能的输卵管癌。

17. D 输卵管癌临床上常表现为阴道排液、腹痛和盆腔包块，即所谓的输卵管癌"三联征"。

18. B 子宫内膜癌多以不规则阴道流血为主诉，可因有阴道排液而与输卵管癌相混淆。通过分段诊刮病理以鉴别。

19. E 腹腔镜检查可见输卵管增粗，外观似输卵管积水，呈茄子形态，有时可见到赘生物。可用于明确输卵管癌诊断。

第十章　妊娠滋养细胞疾病

一、单选题

1. 关于完全性葡萄胎的定义，下列说法不正确的是

    A. 整个子宫腔内充满水泡状组织

    B. 无胎儿及其附属物

    C. 染色体核型常是三倍体

    D. 滋养细胞增生

    E. 绒毛水肿

2. 关于葡萄胎发病的病因学，下列说法不恰当的是

    A. 完全性葡萄胎的发生与年龄有关，部分性葡萄胎的发生与年龄无关

    B. 完全性葡萄胎的染色体基因组是母系来源，染色体核型是二倍体 46，XX 或 46，XY

    C. 完全性葡萄胎的染色体基因组是父系来源，染色体核型是二倍体 46，XX 或 46，XY

    D. 完全性葡萄胎的发生与营养状况、社会经济有关

    E. 部分性葡萄胎的发生与不规则月经和口服避孕药等相关

3. 良性葡萄胎的病理特点不包括

    A. 滋养细胞增生

    B. 绒毛间质水肿

    C. 血栓形成，细胞间变

    D. 滋养细胞的增生程度与预后有关

    E. 绒毛间质内胎源性血管消失

4. 完全性葡萄胎的临床表现不包括

    A. 子宫异常增大、变软

    B. 停经后不规则阴道流血

    C. 闭经

    D. 卵巢黄素化囊肿

    E. 妊娠呕吐或子痫前期征象

5. 诊断葡萄胎最有价值的是

    A. 尿中 hCG 呈高值

    B. 停经及不规则阴道流血

    C. 子宫异常增大，大于妊娠周数

    D. 妇科检查于附件区触到囊性肿物

    E. B 型超声见宫腔内充满弥漫分布光点和小囊样无回声区

6. 下列哪项诊断能排除完全性葡萄胎

    A. 妊娠试验阴性

    B. 停经后阴道出血

    C. 卵巢黄素化囊肿

    D. 多普勒超声闻及胎心搏动

    E. 子宫大于妊娠月份

7. 葡萄胎最易被误诊的疾病是

    A. 妊娠剧吐　　　　　B. 月经紊乱

    C. 流产　　　　　　　D. 多胎妊娠

    E. 羊水过多

8. 葡萄胎在清宫时的注意事项，不正确的是

    A. 停经大于 16 周的葡萄胎清宫术应在超声引导下进行

    B. 吸宫前充分扩张宫颈

    C. 缩宫素静脉滴注应在宫口充分扩大后再应用

    D. 尽可能取宫腔中央的组织进行病理检查

    E. 必须在输液、备血条件下进行

9. 葡萄胎排空后随访时最重要的检查项目是

    A. B 超检查　　　　　B. X 线胸片

    C. 盆腔内诊检查　　　D. 血 hCG 检查

    E. 阴道脱落细胞涂片检查

10. 关于葡萄胎的预后，下列说法中不恰当的是

    A. 部分性葡萄胎与完全性葡萄胎的最大区别是部分性葡萄胎发展为持续性葡萄胎的较少，不易恶变

    B. 持续性葡萄胎为葡萄胎清宫后 3 个月 hCG 仍高于正常范围者，多恶变

    C. 单从清宫后 hCG 降至正常水平后又迅速升高就可确诊为葡萄胎

    D. 黄素化囊肿可影响清宫后 hCG 的下降曲线，不一定进展为侵蚀性葡萄胎

    E. 葡萄胎清宫后 8 周 hCG 降至不可测出水平者，预后较好

11. 葡萄胎清除后常规随访的项目不包括

    A. 定期阴道细胞涂片检查

    B. 定期 hCG 测定

    C. 胸部 X 线检查

    D. 盆腔 B 超

    E. 妇科检查

12. 良性葡萄胎术后随访的目的是

    A. 及早发现恶变　　　B. 指导避孕

C. 及早发现妊娠　　　　D. 了解盆腔恢复情况

E. 指导进一步妊娠

13. 葡萄胎随访中，提示恶变可能性大的是

A. 月经周期紊乱

B. 子宫变大、变软

C. 咳嗽、咳痰

D. hCG 降至一定水平后又重新上升

E. 黄素化囊肿消退缓慢

14. 关于妊娠滋养细胞疾病，下列说法错误的是

A. 葡萄胎 hCG 水平越高病情越重

B. 葡萄胎确诊后应尽早行清宫术

C. 侵蚀性葡萄胎和绒癌最常见的转移部位是肺

D. 侵蚀性葡萄胎和绒癌的治疗原则是化疗为主，手术为辅

E. 葡萄胎 hCG 水平较相应月份正常妊娠 hCG 水平高

15. 侵蚀性葡萄胎可来源于

A. 葡萄胎　　　　B. 早期流产

C. 晚期流产　　　　D. 妊娠 40 周

E. 异位妊娠

16. 侵蚀性葡萄胎血行转移的部位主要是

A. 肺和脑

B. 肺和阴道

C. 胃肠道和肝

D. 肺和胃肠道

E. 子宫旁血管和阴道静脉丛

17. 侵蚀性葡萄胎和绒癌均可发生于

A. 输卵管妊娠后　　　　B. 人工流产以后

C. 足月分娩后　　　　D. 葡萄胎刮宫后

E. 先兆流产

18. 侵蚀性葡萄胎的诊断依据是

A. 是否存在绒毛

B. 病理分级

C. 葡萄样水泡状物的大小

D. 子宫囊肿的大小

E. hCG 定量测定

19. 侵蚀性葡萄胎的诊断标准正确的是

A. 侵入子宫肌层，滋养细胞高度增生

B. 肉眼可见多量细小水泡组织

C. 伴有肺内及阴道转移

D. 葡萄胎清宫 6 周以后，血 hCG 持续不降至正常水平

E. 子宫肌层及子宫以外转移的切片中可见到绒毛或绒毛的蜕变痕迹

20. 侵蚀性葡萄胎与绒毛膜癌最主要的区别是

A. 活组织检查镜下有无绒毛膜结构

B. 阴道流血时间的长短

C. 子宫大小的程度

D. 尿中 hCG 值的高低

E. 转移部位的不同

21. 侵蚀性葡萄胎和绒毛膜癌的鉴别正确的是

A. 子宫标本镜下未见绒毛结构，仅能见到成团的滋养细胞者为绒毛癌

B. 葡萄胎清宫后间隔半年以上发病者一定为绒毛膜癌

C. 侵蚀性葡萄胎都有肺内转移，而绒毛膜癌无肺内转移

D. 两者发病都可继发于足月产或流产后

E. 有黄素囊肿者一定为侵蚀性葡萄胎

22. 侵蚀性葡萄胎最好的治疗方法是

A. 手术 + 放疗

B. 单纯放疗

C. 单纯化疗

D. 全子宫切除

E. 化疗为主，手术和放疗为辅

23. 关于妊娠滋养细胞疾病的发生，以下说法正确的是

A. 侵蚀性葡萄胎有部分是继发于流产后

B. 侵蚀性葡萄胎的发生机会为 20% ~40%

C. 葡萄胎的发生仅与精子的异常有关

D. 绒毛膜癌可继发于足月分娩或流产

E. 绝经后女性患者不会再患绒毛膜癌

24. 绒毛膜癌最主要的转移途径是

A. 淋巴转移　　　　B. 血行转移

C. 直接侵蚀　　　　D. 腹腔种植

E. 经宫颈黏膜下行至阴道

25. 绒毛膜癌最可靠的确诊依据是

A. 阴道可见紫蓝色转移结节

B. X 线胸片可见转移阴影

C. 卵巢黄素囊肿持续不消失

D. 子宫病理学检查仅见滋养细胞而无绒毛结构

E. 刮宫术后血 hCG 持续阳性不转阴

26. 绒毛膜癌与侵蚀性葡萄胎患者多死于

A. 脑转移　　　　B. 阴道转移

C. 肺转移　　　　D. 肝转移

E. 感染

27. 绒毛膜癌脑转移时，首选的化疗药物是

A. 甲氨蝶呤　　　　B. 氟尿嘧啶

C. 环磷酰胺　　　　D. 放射菌素 D

E. 长春新碱

28. 女性生殖系统疾病的恶性肿瘤中，应用化学药物治疗能治愈的疾病是

A. 绒毛膜癌 　　B. 卵巢癌

C. 宫颈癌 　　D. 输卵管癌

E. 子宫内膜

29. 关于胎盘部位滋养细胞肿瘤的叙述正确的是

A. 首选手术治疗

B. 镜下可见绒毛结构

C. 全部继发于足月产、流产或可合并活胎妊娠

D. 多数发生转移，预后不佳

E. 来源于胎盘种植部位的一种良性滋养细胞肿瘤

30. 关于胎盘部位滋养细胞肿瘤的诊断依据，下列不恰当的是

A. 主要症状为不规则阴道流血

B. 体征表现为子宫增大

C. 血 hCG 值阴性或轻度升高

D. 血 hPL 值轻度升高或阴性

E. B 超检查提示宫腔内充满不均质或条索状回声

31. 胎盘部位滋养细胞肿瘤的辅助检查结果不正确的是

A. 主要症状为闭经后不规则阴道流血

B. 血清 hPL 明显低值

C. 子宫均匀性或不规则增大

D. 血清 hCG 水平与肿瘤负荷不成比例

E. 彩色多普勒超声检查可显示子宫血流丰富

32. 胎盘部位滋养细胞肿瘤首选的治疗方法是

A. 手术 　　B. 放疗

C. 化疗 　　D. 手术 + 化疗

E. 手术 + 放疗

33. 初产妇，29 岁。因"停经 3 个月余，阴道流血 10 日"就诊。查体：宫底在平脐，听不到胎心，扪不到胎体。此种情况有价值的辅助诊断方法是

A. X 线腹部片 　　B. 血 hCG 测定

C. 尿 hCG 测定 　　D. 盆腔内诊检查

E. B 超

34. 患者女，24 岁。因"停经 13 周后出现不规则阴道流血"就诊。流血量不多，时断时续。停经 10 周时恶心呕吐明显。子宫底平脐。B 超见子宫腔内呈典型落雪状图像。该患者最佳处理方式方案是

A. 给予宫缩抑制剂，以减少阴道流血

B. 行吸刮术，清除子宫内容物

C. 利凡诺羊膜腔内注射引产

D. 给予止吐剂，治疗频繁呕吐

E. 行药物性流产

35. 患者女，52 岁。葡萄胎吸宫术后，吸出物为细小针头样水泡组织，术后 7 天行全子宫切除术。行全子宫切除术的理由是

A. 无条件随访

B. 无生育要求

C. 预防再次发生葡萄胎

D. 40 岁以上恶性率明显增加

E. 估计宫腔内有残留水泡状组织物

36. 经产妇，42 岁。因葡萄胎行子宫全切除术。病理子宫肌深层镜下见肿大绒毛，滋养细胞高度增生并分化不良。此种情况恰当处理方式应是

A. 病灶已切除，随访观察 2 年

B. 广谱抗生素治疗

C. 化学药物治疗

D. 免疫疗法

E. 放射治疗

37. 患者女，28 岁，既往月经周期规律。因"停经 12 周时出现阴道流血及腹部紧张感"就诊。妇科检查：宫口未开，子宫如婴儿头大，软。两侧附件区均触及，手拳大、囊性、活动良好、无压痛肿物，分泌物陈旧血性，尿妊娠试验阳性。此种情况双侧附件区肿物最可能的诊断是

A. 双侧卵巢黄素化囊肿

B. 双侧输卵管积水

C. 双侧输卵管卵巢囊肿

D. 双侧卵巢浆液性囊腺瘤

E. 双侧卵巢子宫内膜异位囊肿

38. 患者女，39 岁。停经 3 个月。因"突然剧烈下腹疼 2 小时，腹腔内出血伴休克"入院。开腹探查：子宫左角破口有水泡状物，出血活跃；镜下见子宫肌壁深层及浆膜下有增生活跃的滋养层细胞，并见绒毛结构。诊断正确的是

A. 葡萄胎 　　B. 侵蚀性葡萄胎

C. 绒毛膜癌 　　D. 宫角妊娠

E. 合体细胞子宫内膜炎

39. 患者女，31 岁。因"疑侵蚀性葡萄胎"行子宫切除。见子宫肌壁间有水泡样物，镜下见滋养细胞增生活跃。恰当处理方式应是

A. 继续随访观察 　　B. 消炎治疗

C. 免疫疗法 　　D. 放射治疗

E. 化学药物治疗

40. 患者女，26 岁。因"3 个月前人工流产术后不规则阴道出血"就诊，经 2 次刮宫术均未见明显妊娠残留组织，亦未送病检。B 超检查：子宫增大如妊娠 2 个

月，宫底部 3cm×4cm 肌结节，内部回声杂乱，伴部分强回声。首先应考虑的诊断是

A. 人工流产后宫腔感染

D. 人工流产不全

C. 绒毛膜癌

B. 侵蚀性葡萄胎

E. 宫外孕

41. 患者女，46 岁。因"晨起剧烈头痛伴呕吐，昏倒 30 分钟后清醒"就诊。胸片检查：肺部有半透明小圆形阴影。追问病史，阴道少量不规则出血 2 个月，咳嗽、痰中带血 10 天。G_4P_1，顺产 1 次，人流 3 次，2 年前末次妊娠。患者最可能的诊断是

A. 脑卒中　　　　　　B. 脑栓塞

C. 绒毛膜癌脑转移　　D. 肺癌脑转移

E. 侵蚀性葡萄胎脑转移

42. 患者女，24 岁。4 个月前行人工流产术。因"术后阴道不规则流血 1 个月"就诊。查体：外阴正常，阴道侧前壁 1cm×2cm×2cm 紫色结节。子宫稍大，左角处稍软，hCG 阳性。最可能的诊断为

A. 人流后子宫复旧不全

B. 阴道壁囊肿伴出血

C. 子宫内膜异位症

D. 绒毛膜癌阴道转移

E. 前庭大腺囊肿感染

43. 患者女，38 岁。因"无诱因出现持续性阴道流血 2 个月"就诊，流血量时多时少。10 年前曾患葡萄胎。本次诊刮病理报告结果：见滋养细胞增生活跃，未见绒毛结构，最可能诊断为

A. 重复性葡萄胎　　　B. 侵蚀性葡萄胎

C. 滋养细胞内膜炎　　D. 绒毛膜癌

E. 不全流产

二、多选题

44. 关于葡萄胎的说法正确的是

A. 葡萄胎的恶变率随年龄而增加

B. 各国间葡萄胎的发病率可能有差异

C. >35 岁女性患者妊娠时易患葡萄胎

D. <20 步女性患者妊娠时易患葡萄胎

E. 部分性葡萄胎的发生与母亲年龄有关

45. 部分性葡萄胎与完全性葡萄胎的区别在于

A. 部分性葡萄胎除葡萄胎组织外，还有胎儿及其附属物成分

B. 完全性葡萄胎是二倍体核型，部分性葡萄胎常为三倍体核型

C. 完全性葡萄胎很少恶变，部分性葡萄胎多有恶变

D. 部分性葡萄胎多伴有黄素化囊肿

E. 部分性葡萄胎，子宫大于停经月份少见

46. 葡萄胎清宫后，可采取的避孕方法为

A. 避孕套　　　　　　B. 放置宫内节育器

C. 皮下埋植 Norplant　D. 口服避孕药

E. 避孕针

47. 葡萄胎的预防性化疗指征包括

A. $hCG > 10^5 U/L$

B. 子宫明显大于停经月份

C. 黄素化囊肿直径大于 6cm

D. 部分性葡萄胎

E. 随访困难的完全性葡萄胎

48. 对于葡萄胎的处理方式，下列叙述不正确的是

A. 清宫时应准备缩宫素

B. 随访期间应避孕 2 年最可靠

C. 第二次清宫组织可以不送病理检查

D. 葡萄胎术后应根据情况，给予常规化疗

E. 当 hCG 成对下降者阴性后 6 个月可以妊娠

49. 葡萄胎排出后，血 hCG 转阴后又变为阳性，应考虑

A. 检验误差　　　　　B. 绒毛膜癌

C. 再次妊娠　　　　　D. 侵蚀性葡萄胎

E. 葡萄胎残留

50. 关于滋养细胞疾病的发生，下列说法正确的是

A. 绒毛膜癌可继发于足月分娩或死胎

B. 绝经后女性患者不会再患绒毛膜癌

C. 侵蚀性葡萄胎部分继发于流产后

D. 侵蚀性葡萄胎镜下可见绒毛结构

E. 侵蚀性葡萄胎不发生转移

51. 关于侵蚀型葡萄胎的诊断，下列说法恰当的是

A. 阴道出血，葡萄胎清宫后半年内出现不规则阴道出血或月经恢复正常数月后又不规则出血

B. 咯血，葡萄胎后出现痰中带血丝，应高度疑为肺转移

C. 葡萄胎清宫后 12 周以上 hCG 仍持续高于正常，或 hCG 降至正常水平后又上升

D. 若有肺部转移，胸片中于肺野外带常有浅淡半透明的小圆形结节，有助于诊断

E. 刮宫标本中见到绒毛或绒毛蜕变痕迹

52. 侵蚀性葡萄胎无组织学检查者，其诊断标准正确的是

A. 应根据病史及临床表现结合辅助诊断方法进行判断

B. 血 hCG 已降至正常水平一段时间后又出现升高

C. 尿 hCG 定性试验阴性后又转为阳性

D. 继发于葡萄胎排空后 6 个月以内

E. 葡萄胎清宫 4 周以后，hCG 仍持续在正常水平以上

53. 关于绒毛膜癌，下列说法不正确的是
A. 绒癌最常见的转移部位是肺，其次是脑和肝
B. 是一种高度恶性肿瘤，早期就可经淋巴转移至全身
C. 绒癌不可能达到临床治愈
D. 绒癌均发生于子宫，不可能有只出现转移灶而未发现子宫内原发灶的情况
E. 妊娠绒癌 50% 继发于葡萄胎清宫后 1 年以上，其次发生于流产、足月分娩后，少数发生于异位妊娠后

54. 关于绒毛膜癌，下列说法不正确的是
A. 镜下未见绒毛结构
B. 多数发生在异位妊娠后
C. 可通过血行转移至全身
D. 前次为异位妊娠，不发生绒毛膜癌
E. 治疗原则是化疗为主，手术为辅

55. 绒毛膜癌可发生于
A. 人工流产后
B. 自然流产后
C. 输卵管妊娠后
D. 葡萄胎排空后
E. 长期月经不调

56. 关于 hCG 测定，以下叙述正确的是
A. 葡萄胎清除后 45 ~ 50 天 β – hCG 可降至正常
B. 自然流产后约需 9 天，hCG 可降至正常
C. 足月分娩后约需 12 天，hCG 值降至正常
D. 人工流产后约需 21 天，hCG 值降至正常
E. 异位妊娠术后约需 8 ~ 9 天，hCG 值降至正常

57. 患者女，53 岁。绒毛膜癌化疗 1 疗程后没有回访，2 个月后因子宫穿孔、大量腹腔内出血、休克急诊。以下处理方式恰当的是
A. 补充血容量和输新鲜血
B. 开腹探查，子宫不完全切除
C. 纠正一般情况，给予联合化疗
D. 必要时行双侧髂内动脉结扎止血
E. 建立有效的静脉通道，必要时静脉切开

58. 绒毛膜癌目前常用的一线化疗药物有
A. MTX
B. KSM
C. VP – 16
D. 阿霉素
E. 5 – FU

59. 影响绒毛膜癌预后的因素有
A. 年龄
B. 前次妊娠
C. 转移部位
D. 转移病灶数目
E. 血型

60. 关于绒癌的化疗治疗，下列说法正确的是
A. hCG 正常后，低危患者至少巩固化疗 1 疗程可后停药
B. hCG 正常后，高危患者继续化疗 3 个疗程，其中第一疗程必须为联合化疗后停药
C. 在每一疗程化疗结束后应每周一次测定血清 hCG
D. 在每一疗程化疗结束后应结合妇科检查和影像学检查
E. 在每疗程化疗结束至 18 日内，血 hCG 下降至少 2 个对数称为有效

61. 关于胎盘部位滋养细胞肿瘤，下列说法正确的是
A. 首选化疗
B. 肿瘤组织主要由中间型滋养细胞组成
C. 可继发于足月产、流产或葡萄胎后，也可与妊娠合并存在
D. 临床罕见，多数预后良好
E. 少数发生转移，转移预后不良

62. 关于胎盘部位滋养细胞肿瘤，下列说法不正确的是
A. 治疗一般同绒癌
B. 血 hCG 均升高
C. 胎盘部位滋养细胞肿瘤都是良性病变
D. 彩超提示肿瘤部位血流丰富，低阻力
E. 一般继发于足月产（或早产），流产或葡萄胎后，或与妊娠同时存在

63. 胎盘部位滋养细胞肿瘤常见的临床表现有
A. 发生于绝经期
B. 子宫均匀性或不规则增大
C. 血 hCG 多为阴性或轻度升高
D. 可继发于足月产、流产和葡萄胎
E. 多表现为闭经后不规则阴道流血或月经过多

64. 胎盘部位滋养细胞肿瘤常见的辅助检查有
A. hPL 测定
B. 超声检查
C. 组织学诊断
D. 血 hCG 测定
E. 宫腔镜检查

65. 关于胎盘部位滋养细胞肿瘤的治疗，以下叙述正确的是
A. hCG 无显著升高，应用 hCG 监测肿瘤复发效果差
B. 术后化疗的常用方案是 5 – FU 与 KSM 联合化疗
C. 单个转移瘤和局部复发者可以行放疗
D. 原则上手术为首选治疗方法
E. 此肿瘤对化疗敏感

66. 胎盘部位滋养细胞肿瘤高危型行辅助性化疗的高危因素包括
A. 年龄 >40 岁

B. 有子宫外转移病灶

C. 距先前妊娠时间大于 2 年

D. 肿瘤细胞有丝分裂指数 >5 个/10 倍高倍镜

E. 肿瘤细胞有丝分裂指数 >10 个/10 倍高倍镜

三、共用题干单选题

（67~69 题共用题干）

患者女，31 岁。因"停经 2 个半月，阴道不规则流血 7 日"就诊。妇科检查：子宫如妊娠 4 个月大，软，双侧附件区触及手拳大囊性肿物，活动良好。

67. 此种情况恰当诊断应是

A. 葡萄胎

B. 难免流产

C. 先兆流产

D. 早孕合并卵巢囊肿

E. 先兆流产合并卵巢囊肿

68. 为协助诊断，最有价值的检查方法是

A. 尿 hCG 测定

B. 盆腔 X 线片

C. 盆腔 B 超检查

D. 超声多普勒检测胎心

E. 盆腔 CT 检查

69. 住院治疗 40 天。经清宫后行各项必要化验，均在正常范围，出院。出院后下一步处理方式是

A. 定期复查血 hCG

B. 定期做胸部 X 线摄片

C. 出现异常情况再随诊

D. 定期做阴道细胞涂片检查

E. 出院后休息半年可再继续妊娠

（70~74 题共用题干）

患者女，27 岁，尚未生育。因"停经 70 天伴少量阴道出血 4 天"就诊。查体：子宫大小明显超出停经月份。

70. 为明确诊断，采用的辅助检查最适宜的是

A. 腹部 X 线平片

B. 多普勒超声检查

C. B 型超声检查

D. 血 β-hCG 测定

E. A 型超声检查

71. 如果检查为葡萄胎，处理方式不正确的是

A. 如有黄素囊肿应手术切除

B. 全面检查，除外侵蚀性葡萄胎

C. 估计有出血可能者，应备血、输液

D. 明确诊断后应，及时清除宫内容物

E. 吸宫后子宫明显缩小，可慎重刮宫，并送病理

72. 出院后应随诊，处理方式不正确的是

A. 应避孕半年

B. 随访期至少 2 年

C. 定期测定血 hCG

D. 随诊时注意有无转移症状

E. 必要时胸部 X 线摄片或超声显像检查

73. 吸宫 4 个月后，妊娠试验由阴转阳，首先考虑的是

A. 葡萄胎吸宫不全

B. 侵蚀性葡萄胎

C. 绒毛膜癌

D. 再次妊娠

E. 再次患葡萄胎

74. 对此患者下一步治疗应主要采用的治疗方式为

A. 放疗

B. 化疗

C. 子宫切除术

D. 广泛性子宫切除术

E. 全子宫及双附件切除术

（75~77 题共用题干）

患者女，27 岁，停经 8 周。因"阴道不规则流血 10 天"就诊。查体：阴道右侧壁上 1/3 段有一直径为 1.5cm 紫蓝色结节，子宫如妊娠 3 个月大，B 超检查见宫腔内充满弥漫分布的光点和小囊样无回声区图像。X 线胸片检查未发现异常。

75. 以下诊断正确的是

A. 子宫积血

B. 葡萄胎

C. 侵蚀性葡萄胎

D. 早孕合并子宫肌瘤

E. 绒毛膜癌

76. 处理方式方案应该是

A. 清宫术后化疗

B. 纠正一般情况，化疗

C. 纠正一般情况，放疗

D. 给抗生素及纠正贫血后再手术切除子宫，术后化疗

E. 切除子宫及阴道壁结节，以免大出血或远处转移

77. 此患者的 FIGO 分期为

A. 0 期

B. Ⅰ 期

C. Ⅱ 期

D. Ⅲ 期

E. Ⅳ 期

（78~80 题共用题干）

患者女，36 岁。行葡萄胎清宫术半年后，尿妊娠免疫实验（+），肺部出现转移灶。

78. 此种情况患者最大的可能是

A. 侵蚀性葡萄胎

B. 再次葡萄胎

C. 宫内妊娠

D. 绒癌

E. 宫外孕

79. 患者应首选的检查是

A. 血 hCG 测定

B. B 超 + 血 hCG 测定

C. X 线腹部摄片

D. 再次测定尿 hCG

E. CT 检查

80. 患者最佳的治疗方法是

- A. 单纯化疗
- B. 单纯放疗
- C. 手术 + 放疗
- D. 全子宫切除
- E. 化疗为主，手术为辅

(81 ~ 82 题共用题干)

经产妇，42 岁，G₂P₂。1 年前曾人工流产并行绝育术。因"近 3 个月阴道不规则流血，伴轻微咳嗽 2 个月"就诊。妇科检查：子宫正常大小，质较软，右附件可及拳头大小囊性肿物，活动无压疼。尿 hCG 阳性，胸片可见棉球状阴影。

81. 最可能的诊断是

- A. 肺结核及子宫内膜结核
- B. 右卵巢颗粒细胞瘤
- C. 侵蚀性葡萄胎
- D. 绒毛膜癌
- E. 不全流产

82. 首选处理应为

- A. 刮宫术
- B. 后穹隆穿刺术
- C. 子宫全切术
- D. 化学药物治疗
- E. 腹腔镜检查

(83 ~ 86 题共用题干)

患者女，21 岁，停经 60 天。因"阴道少量流血 2 天，停经 40 天"自测尿 hCG（+）。妇科检查：宫颈着色，子宫增大如孕 3 个月，质软，双侧附件区触及手拳头大小肿物，囊性，活动良好。进一步检查血 hCG 44929IU/L，B 型超声检查：宫内充满不均质蜂窝状回声，双侧附件区囊性包块。

83. 清宫病理诊断为：水泡状胎块。术后不定期随访 2 次。清宫术后 3 个月，外院查血 hCG 1500IU/L，其后 1 周 hCG 3860IU/L。妇科检查：阴道壁见 2cm × 1cm 紫蓝色结节，宫颈光滑，宫体如孕 2 个月大。B 型超声提示：子宫内膜厚 7mm，前壁见直径 2cm 无回声，血流丰富。X 线胸片和胸部 CT 阴性。目前考虑诊断为

- A. 妊娠
- B. 葡萄胎
- C. 滋养细胞肿瘤
- D. 子宫内膜癌
- E. 滋养细胞疾病

84. 该患者的 FIGO 分期及 FIGO/WHO 预后评分为

- A. Ⅰ期 1 分
- B. Ⅰ期 2 分
- C. Ⅱ期 1 分
- D. Ⅱ期 2 分
- E. Ⅲ期 2 分

85. 该患者的进一步治疗方案为

- A. 化疗
- B. 放疗
- C. 化疗联合放疗
- D. 子宫切除术

- E. 随诊

86. 本例不恰当的处理是

- A. 化疗
- B. 头颅 CT 检查
- C. 上腹部超声检查
- D. 阴道病灶活检
- E. 血 hCG 监测

四、案例分析题

(87 ~ 90 题共用题干)

患者女，42 岁，停经 14 周。因"阴道不规则出血 12 天"就诊。查体：宫底耻骨上三横指，未闻及胎心。尿妊娠试验阳性。B 超检查见宫腔内充满弥漫分布的光点和小囊样无回声区图像。胸片正常。

87. 最可能的初步诊断为

- A. 先兆流产
- B. 不全流产
- C. 稽留流产
- D. 良性葡萄胎
- E. 绒毛膜癌
- F. 侵蚀性葡萄胎

88. 需采取的治疗为

- A. 观察
- B. 放疗
- C. 化疗
- D. 清宫术
- E. 子宫切除术
- F. 子宫双侧附件切除术

89. 诊刮病检提示滋养细胞增生，可见绒毛结构。应诊断为

- A. 先兆流产
- B. 不全流产
- C. 稽留流产
- D. 绒毛膜癌
- E. 良性葡萄胎
- F. 侵蚀性葡萄胎

90. 葡萄胎刮宫后 5 个月，妊娠试验由阴转阳，肺部有散在棉絮状阴影。最大可能是

- A. 绒毛膜上皮癌
- B. 侵蚀性葡萄胎
- C. 子宫肌瘤合并肺结核
- D. 宫内妊娠
- E. 宫外孕
- F. 葡萄胎

(91 ~ 93 题共用题干)

患者女，29 岁。3 个月前行葡萄胎刮宫术，阴道流血 25 天，术后一直无月经来潮。3 天前突然下腹剧痛，出冷汗，昏倒。贫血貌，血压 80/50mmHg，心率 108 次/分，体温 37.0℃，腹部移动性浊音阳性，阴道左侧壁有 1.5cm 紫蓝色结节，子宫大小不清，双侧附件有 6cm 直径囊性包块，尚活动，下腹有压痛及反跳痛。

91. 患者可诊断为

- A. 异常子宫出血
- B. 输卵管妊娠破裂
- C. 黄素囊肿破裂
- D. 卵巢囊肿破裂

E. 卵巢囊肿扭转

F. 侵蚀性葡萄胎并发子宫穿孔

92. 对于3个月前的葡萄胎治疗方面。患者有哪项缺憾以至现在的严重后果

A. 未纠正贫血

B. 未行2次清宫

C. 未抗感染治疗

D. 未行预防性化疗

E. 未行全子宫切除

F. 葡萄胎清宫后未定期随访

93. 紧急处理方式不应包括

A. 诊刮

B. 立即给予化疗

C. 开腹探查剖宫产

D. 建立静脉通道，补充血容量及输血

E. B超或腹腔穿刺进一步明确诊断

F. 测定静脉血hCG水平，留给日后疗效比较

答案和精选解析

一、单选题

1. C 完全性葡萄胎巨检可见：水泡状物形如串串葡萄，大小直径自数毫米至数厘米不等，其间有纤细的纤维素相连，常混有血块和蜕膜组织。水泡状物占满整个宫腔，无胎儿及其附属物或胎儿痕迹。所以A、B正确。镜检可见：①可确认的胚胎或胎儿组织缺失；②绒毛水肿；③弥漫性滋养细胞增生；④种植部位滋养细胞呈弥漫和显著的异型性。所以D、E正确。完全性葡萄胎的染色体核型为二倍体，均来自父系，其中90%为46，XX；10%核型为46，XY。部分性葡萄胎的核型常是三倍体，所以选项C错误。因此本题应选C。

2. B 完全性葡萄胎的发生可能与种族等地域差异、年龄、营养状况、社会经济因素、既往葡萄胎史、流产和不孕史等有关。部分性葡萄胎的发生可能与不规则月经和口服避孕药等相关。部分性葡萄胎的发生与饮食因素及母亲年龄无关。完全性葡萄胎的染色体核型为二倍体，均来自父系，其中90%为46，XX；10%核型为46，XY。

3. C 良性葡萄胎病变局限于子宫内，不侵入肌层，也不发生远处转移。其病理特点为滋养细胞呈不同程度的增生与预后有关，间质水肿，间质内血管消失。

4. C 完全性葡萄胎的临床表现：①停经后阴道流血（最常见，常在停经8~12周开始有不规则阴道流血）。②子宫异常增大、变软。③妊娠呕吐。④子痫前期征象（多发生于子宫异常增大者）。⑤甲状腺功能亢进。⑥腹痛（常发生于阴道流血之前）。⑦卵巢黄素化囊肿（在葡

萄胎清宫后2~4个月自行消退）。"闭经"不是完全性葡萄胎的临床表现。因此本题应选C。

5. E 超声检查是葡萄胎重要的辅助诊断方法。B超检查可见弥漫分布的光点和小囊样无回声区。

6. D 停经后阴道流血是完全性葡萄胎最常见的症状表现。完全性葡萄胎：典型超声图像为子宫大于相应孕周，无妊娠囊或胎心搏动，宫腔内充满不均质密集状或短条状回声，呈"落雪状"，若水泡较大而形成大小不等的回声区，则呈"蜂窝状"。常可测到双侧或一侧卵巢囊肿。妊娠试验阴性。所以多普勒闻超声及胎心搏动可排除完全性葡萄胎。因此本题应选D。

7. C 葡萄胎病史与流产相似，容易相混淆。完全性葡萄胎与先兆流产的鉴别比较容易，B型超声检查可以确诊。但部分性葡萄胎与不全流产或过期流产不仅临床表现相似，在病理检查时也因绒毛水肿、滋养细胞增生不明显等造成鉴别困难，需要利用DNA倍体分析、母源表达印迹基因检测及短串联重复序列基因分析等技术进行鉴别。

8. D 葡萄胎一经诊断应及时清除子宫腔内容物，一般选用吸刮术。停经大于16周的葡萄胎清宫术应在超声引导下进行（选项A正确）。清宫应在手术室内进行，在输液、备血准备下（选项E正确），充分扩张宫颈管（选项B正确），选用大号吸管吸引。待葡萄胎组织大部分吸出、子宫明显缩小后，改用刮匙轻柔刮宫。为减少出血和预防子宫穿孔，推荐在充分扩张宫颈管和开始吸宫后静脉滴注缩宫素（选项C正确）。若有持续子宫出血或超声提示有妊娠物残留，需要第二次刮宫。组织学是葡萄胎的最终诊断依据，故葡萄胎每次刮宫的刮出物均应送组织学检查，取材应注意选择近宫壁种植部位的新鲜无坏死组织送检（选项D错误）。因此本题的正确答案为D。

9. D 葡萄胎排空后随访时应特别注意血hCG变化，同时还应行妇科检查了解子宫复旧情况，注意患者有无阴道异常流血、咯血及其他转移灶症状。并行盆腔B超、胸部X线片或CT检查。

10. C 葡萄胎清宫4周以后，hCG水平应该逐渐下降并维持在正常水平以下。持续升高的hCG水平可能提示残留病变或复发的可能性，而不支持侵蚀性葡萄胎的诊断。所以，选项C说法错误。

11. A 葡萄胎患者清宫后必须定期随访，以便尽早发现滋养细胞肿瘤并及时处理。随访应包括以下内容：①定期hCG测定，葡萄胎清宫后每周一次，直至连续3次阴性，以后每个月一次共6个月，然后再每2个月一次共6个月，自第一次阴性后共计一年；②询问病史，包括月经状况，有无阴道流血、咳嗽、咯血等症状；③妇科检查，必要时可选择超声、X线胸片或CT检查等。"定

期阴道细胞涂片检查"不属于常规随访的内容。因此本题应选 A。

12. A 参见上一题解析。

13. D hCG 再次升高与第一次清宫不全有关,可能宫腔内仍有残留等。一般 2 个月之内 hCG 回复到正常的范围内,下降后再次升高,一般发生恶性葡萄胎的可能性比较大。

14. A 葡萄胎时,滋养细胞高度增生产生大量 hCG,血清 hCG 滴度通常高于相应孕周的正常妊娠值,而且在停经 12 周以后,随着子宫增大继续持续上升,但也有少数葡萄胎,尤其是部分性葡萄胎因绒毛退行性变,hCG 升高不明显。所以,选项 A 错误。

15. A 侵蚀性葡萄胎是指葡萄胎组织侵入子宫肌层或有远处转移,继发于葡萄胎妊娠之后的恶性滋养细胞肿瘤。所以说侵蚀性葡萄胎可来源于葡萄胎。

16. B 侵蚀性葡萄胎主要转移途径是血行转移,最常见的转移部位依次为肺部转移、阴道转移、肝脏转移、脑转移。

17. D 葡萄胎清宫后 1 年以上发病者,临床可诊断为绒癌,半年至 1 年内发病则有侵蚀性葡萄胎和绒癌的可能,需经组织学检查鉴别。

18. A 侵蚀性葡萄胎是指葡萄胎组织侵入子宫肌层或有远处转移,继发于葡萄胎妊娠之后的恶性滋养细胞肿瘤。组织学诊断在子宫肌层或转移灶的切片中,有绒毛或绒毛褪变痕迹,可确诊为侵蚀性葡萄胎。

19. E 侵蚀性葡萄胎组织学诊断:侵入子宫肌层或于宫外转移灶的组织切片中见到绒毛结构或绒毛退变痕迹,可确诊。所以选项 E 正确。侵蚀性葡萄胎 hCG 连续测定可见:葡萄胎清宫后 12 周以上 hCG 仍持续高于正常,或 hCG 降至正常水平后又上升。

20. A 侵蚀性葡萄胎与绒毛膜癌最主要的区别是活组织检查镜下有无绒毛膜结构,侵蚀性葡萄胎有绒毛结构,而绒毛膜癌不形成绒毛或水泡状结构。

21. A 侵蚀性葡萄胎及绒毛膜癌均属妊娠滋养细胞恶性肿瘤。侵蚀性葡萄胎多继发于葡萄胎后半年,其恶性程度较低,呈现局部侵犯的特点,较少出现远处转移,预后较好。绒毛膜癌是一种高度恶性的肿瘤,多继发于妊娠后,如流产、宫外孕及正常生产(选项 D 错误),继发时间常大于 1 年,其恶性程度较高,早期即易发生转移。偶尔发生于未婚妇女的卵巢称为原发性绒毛膜癌。绒毛膜癌最常见的转移器官为肺(选项 C 错误),患者可能出现咯血等症状,早期死亡率高达 90%。在侵蚀性葡萄胎与绒毛膜癌鉴别诊断时,最根本的是两者的组织学不同,侵蚀性葡萄胎在活组织镜下见有绒毛结构,而绒毛膜癌在活组织镜下无绒毛结构(选项 A 正确)。葡萄胎清宫后半年至 1 年内发病者有侵蚀性葡萄胎和绒癌的可

能(选项 B 错误)。葡萄胎和侵蚀性葡萄胎都有黄素囊肿(选项 E 错误)。因此本题的正确答案为 A。

22. E 侵蚀性葡萄胎治疗原则以化疗为主,手术和放疗为辅的综合治疗。在制订治疗方案以前,应作出正确的临床分期及预后评分,并评估治疗耐受性,以达到分层和个体化治疗。

23. D 绒毛膜癌是一种恶性肿瘤,它通常起源于妊娠期间形成的绒毛膜。虽然绒毛膜癌最常见于妊娠期间和分娩后,但它也可以继发于足月分娩或流产。所以选项 D 正确。侵蚀性葡萄胎全部继发于葡萄胎妊娠,故选项 A 错误;侵蚀性葡萄胎的发生机会为 20% ~ 40% 的说法不准确,故选项 B 错误;葡萄胎的发生不仅与精子的异常有关,还与卵子和受精过程中的染色体异常有关,故选项 C 错误;绝经后女性患者仍然有可能患上绒毛膜癌,故选项 E 错误。

24. B 绒毛膜癌是一种恶性肿瘤,其特点是高度浸润性和侵袭性,具有丰富的血供。因此,当肿瘤细胞穿破绒毛膜层后,很容易进入血液循环,从而进行远处器官的血行转移。绒毛膜癌的常见转移部位包括肺、脑、肝等,这些部位通常通过血液循环进行转移。其他选项如淋巴转移(选项 A)、直接侵蚀(选项 C)、腹腔种植(选项 D)和经宫颈黏膜下行至阴道(选项 E)也有可能发生,但血行转移是最主要和最常见的转移途径。因此,本题的答案为 B。

25. D 手术标本或转移灶标本中若仅见大量滋养细胞及出血坏死,则可诊断为绒癌;若见到绒毛结构,可排除绒癌的诊断。

26. A 绒毛膜癌和侵蚀性葡萄胎是一种恶性妊娠相关疾病,其特点是高度侵袭性和易发生远处转移。脑转移是这些疾病最常见和严重的转移方式之一,可以导致颅内压增高和神经系统功能损害,最终导致患者死亡。所以选项 A 正确。阴道转移(选项 B)、肺转移(选项 C)和肝转移(选项 D)也是这些疾病的常见转移方式,但相对于脑转移来说,对患者的生存预后影响较小。感染(选项 E)可作为并发症而出现,但通常不是导致患者死亡的主要原因。因此,本题的正确答案是 A。

27. A 绒毛膜癌的治疗以化疗为主,氟尿嘧啶、放射菌素 D、甲氨蝶呤(最常用)。肺转移常用放射菌素 D,盆腔阴道转移常用氟尿嘧啶,脑转移常用甲氨蝶呤。

28. A 绒毛膜癌以化疗为主,根据肿瘤分期和预后评估结果等,制定个体化治疗方案。在女性生殖系统恶性肿瘤中,治愈率属比较高的,预后与临床分期、滋养细胞增生活跃程度、是否正规治疗有关。

29. A 胎盘部位滋养细胞肿瘤(PSTT)是起源于胎盘种植部位的一种特殊类型的滋养细胞肿瘤。临床罕见,多数不发生转移,预后良好;可继发于足月产、流产和

葡萄胎，但后者相对少见，偶尔合并活胎妊娠；血清 hCG 多数阴性或轻度升高；镜下未见绒毛结构；手术是首选的治疗，高危患者术后应予辅助性化疗。所以选项 A 正确。

30. E 胎盘部位滋养细胞肿瘤的主要症状为闭经后不规则的阴道流血或月经过多，体征表现为子宫均匀性或不规则增大。血清 hCG 测定多数阴性或轻度升高，血清 hPL 一般为轻度升高或阴性。所以选项 ABCD 均正确。B 超检查提示宫腔内充满不均质或条索状回声，此为葡萄胎的"落雪征"表现。所以选项 E 错误。因此本题应选 E。

31. B 胎盘部位滋养细胞肿瘤（PSTT）的主要症状为闭经后不规则的阴道流血或月经过多，除此以外，还有腹痛、溢乳等，少数患者还伴有转移部位症状。所以选项 A 正确。体征表现为子宫均匀性或不规则增大。所以选项 C 正确。血清 hPL 一般为轻度升高或阴性。所以选项 B 错误。血清 hCG 多数阴性或轻度升高，其水平与肿瘤负荷不成比例。所以选项 D 正确。彩色多普勒超声检查可显示子宫血流丰富。所以选项 E 正确。因此本题的正确答案为 B。

32. A 胎盘部位滋养细胞肿瘤对化疗不敏感，手术治疗是首选的治疗措施。治疗原则是切除一切病灶，手术范围为全子宫及双侧附件切除。

33. E 凡出现停经后不规则阴道流血，进行体格检测时子宫尚不能触及胎体，不能听见胎心、无胎动，则可以怀疑为葡萄胎。最好采用经阴道彩色多普勒超声检查。可见子宫动脉血流丰富，但是子宫肌层内无血流或仅稀疏"星点状"血流信号。

34. B 停经后阴道流血，不能触及胎体，结合 B 超见子宫腔内呈典型落雪状图像结果，最符合葡萄胎的特点。葡萄胎一经确诊，立即终止妊娠。一般采用吸刮术，清除子宫内容物。

35. B 年龄大于 40 岁，吸出组织物为细小针尖样水泡组织，葡萄胎恶变率明显增高。对于年龄接近绝经、无生育要求者可行全子宫切除术，两侧卵巢可以保留。

36. C 葡萄胎行子宫切除后，子宫肌深层见肿大绒毛，滋养细胞高度增生并分化不良，应考虑侵蚀性葡萄胎，需要化学治疗。一般选用 MTX、5 - FU、放线菌素 - D 或更生霉素等单一药物。采用多疗程治疗直到人绒毛膜促性腺激素（hCG）达到阴性。

37. A 双侧附件区肿物最可能的诊断是双侧卵巢黄素化囊肿。卵巢黄素化囊肿是由于大量 hCG 刺激卵巢卵泡内膜细胞发生黄素化而造成，常为双侧，大小不等。囊肿表面光滑，活动度好。黄素化囊肿一般无症状，有时表现为阴道流血及腹部紧张感。由于子宫异常增大，在葡萄胎排空前一般较难通过妇科检查发现，多由超声检查作出诊断。

38. B 子宫左角破口有水泡状物，镜下见子宫肌壁深层及浆膜下有增生活跃的滋养层细胞，并见绒毛结构，提示诊断为侵蚀性葡萄胎。

39. E 患者已发现子宫肌壁间有水泡样物，说明滋养细胞疾病已发生转移，即为滋养细胞肿瘤，其治疗原则是以化疗为主，手术为辅。

40. C 患者人工流产术后不规则阴道出血，2 次刮宫术均未见妊娠残留组织（可排除人工流产不全），B 超宫底部结节，内部回声杂乱，应高度怀疑绒毛膜癌，应进一步检测 hCG 及行病理检查。

41. C 绒毛膜癌脑转移在最早期，是脑动脉内瘤栓期，造成局部缺血，出现一过性症状。如突然跌倒、失语、失明、过几秒或几分钟后恢复。以后血管内瘤细胞继续生长发展，产生破坏性症状，造成蛛网膜下腔及附近脑组织出血，主要的症状为头痛、偏瘫、呕吐、平衡失调、视觉障碍、失语、高热、抽搐、以至昏迷，如引起脑疝，患者可突然死亡。

42. D 患者人工流产术后阴道不规则流血，并有 hCG 阳性，可诊断为绒毛膜癌。绒毛膜癌阴道转移的典型特征为紫蓝色的结节，突出于阴道黏膜面，为实质的肿块，如表面破裂，可引起大出血，也易感染。

43. D 该患者有葡萄胎病史，根据诊刮病理报告只见增生活跃的滋养细胞，而无绒毛结构，持续性阴道流血，可诊断为绒毛膜癌。

二、多选题

44. ABCD 完全性葡萄胎的发生可能与种族等地域差异、年龄（大于 35 岁或小于 20 岁发生率升高）、营养状况（饮食中缺乏维生素 A 及其前体胡萝卜素和动物脂肪）、社会经济因素、既往葡萄胎史、流产和不孕史等有关。部分性葡萄胎可能与不规则月经和口服避孕药等相关，但与饮食因素及母亲年龄无关。所以选项 E 错误。因此本题的正确答案为 ABCD。

45. ABE 部分性和完全性葡萄胎的区别主要包括：（1）流行病学：完全性葡萄胎发生率远较部分性葡萄胎高。（2）病因：完全性葡萄胎与年龄有关，染色体核型为二倍体，染色体基因组是父系来源；部分性葡萄胎与年龄无关，染色体核型常为三倍体。（3）病理：完全性葡萄胎胎盘绒毛完全受累呈弥漫性病变，无胎儿及附属物，可伴有卵巢黄素化囊肿，部分性葡萄胎仅部分胎盘绒毛受累，为局灶性改变，可见死亡胎儿，一般不伴有黄素化囊肿。（4）临床表现：完全性葡萄胎患者往往具有以下典型症状：①停经后阴道流血；②子宫异常增大、变软；③卵巢黄素化囊肿；④妊娠剧吐及妊娠高血压疾病现象；⑤甲亢现象；⑥具有局部侵犯或远处转移的潜在危险。部分性葡萄胎主要表现为：①停经后阴道出血；②子宫大多数是小于停经月份；③无黄素化囊肿；④一般不发生转移。完全性葡萄胎恶变倾向大。所以选项 ABE 正确。

46. AD 葡萄胎患者随访期间应避孕 1 年最可靠。避孕方法可以选用避孕套和口服避孕药两种。不选用宫内节育器，是为了避免混淆阴道出血原因或者是发生子宫穿孔。

47. ABCE 预防性化疗可降低高危葡萄胎发生妊娠滋养细胞肿瘤的概率，因此预防性化疗仅适用于有高危因素和随访困难的完全性葡萄胎（选项 E 正确）患者。部分性葡萄胎（选项 D 错误）不作预防性化疗。高危葡萄胎包括：①hCG > 10^5 U/L（选项 A 正确）；②子宫明显大于相应孕周（选项 B 正确）；③卵巢黄素化囊肿直径 > 6cm（选项 C 正确）。另外，也有认为年龄 >40 岁和重复葡萄胎是高危因素。所以选项 ABCE 正确。

48. BCD 葡萄胎一经确诊，立即终止妊娠。一般采用吸刮术。为减少出血和预防子宫穿孔，推荐在充分扩张宫颈管和开始吸宫后静脉滴注缩宫素（选项 A 正确）。若有持续子宫出血或超声提示有妊娠物残留，需要第二次刮宫，每次刮出物均需送病检（选项 C 错误）。遇有大出血与休克时，应在补液的同时清宫。葡萄胎术后应根据情况，给予预防性化疗（选项 D 错误）。葡萄胎患者随访期间应避孕 1 年最可靠（选项 B 错误），当 hCG 成对下降者阴性后 6 个月可以妊娠（选项 E 正确），但是 hCG 下降缓慢的话，应该延长避孕时间。所以本题应选 BCD。

49. CDE 葡萄胎排出后，血 hCG 降至正常以后，如果有再次的升高，排除葡萄胎未清干净以及再次怀孕的可能以后考虑侵蚀性葡萄胎，需要给予化疗。所以选项 CDE 正确。

50. AD 虽然绒毛膜癌可能在其他情况下发生，但足月分娩或死胎是其患病原因之一（选项 A 正确）；绒毛膜癌虽然多发生在妊娠期和分娩后，但也有极少数病例发生在绝经后（选项 B 错误）；侵蚀性葡萄胎全部继发于葡萄胎妊娠（选项 C 错误）；侵蚀性葡萄胎镜下可见绒毛结构，这是与绒毛膜癌的主要区别，绒毛膜癌没有绒毛结构（选项 D 正确）；侵蚀性葡萄胎转移的风险相对较低，但在极少数情况下，也可发生转移（选项 E 错误）。所以选项 AD 正确。

51. ABCD 根据病史以及葡萄胎清除后半年内出现典型的临床表现或转移灶症状，结合辅助检查，侵蚀型葡萄胎的临床诊断可确立。(1) 病史及临床表现：①阴道出血，葡萄胎清宫后半年内出现不规则阴道出血或月经恢复正常数月后又不规则出血。②咯血，葡萄胎后出现痰中带血丝，应高度疑为肺转移。③腹痛及腹腔内出血。④宫旁肿块。(2) hCG 连续测定：葡萄胎清宫后 12 周以上 hCG 仍持续高于正常，或 hCG 降至正常水平后又上升。(3) 超声检查：子宫肌层有蜂窝样组织侵入。(4)

X 线检查：若有肺部转移，胸片中于肺野外带常有浅淡半透明的小圆形结节，有助于诊断。(5) 组织学诊断：侵入子宫肌层或于宫外转移灶的组织切片中见到绒毛结构或绒毛蜕变痕迹，可确诊。所以选项 E 错误。本题应选 ABCD。

52. ABCD 侵蚀性葡萄胎是一种具有侵袭性生长的妊娠相关疾病，其特征是绒毛组织异常增生，并伴有升高的血清和尿 hCG 水平。应根据病史及临床表现结合辅助诊断方法进行判断。所以选项 A 正确。血 hCG 已降至正常水平一段时间后又出现升高，这是侵蚀性葡萄胎的典型表现，反映了绒毛组织的异常增生。所以选项 B 正确。尿 hCG 定性试验阴性后又转为阳性，也是侵蚀性葡萄胎的典型表现，反映了绒毛组织的异常增生。所以选项 C 正确。继发于葡萄胎排空后 6 个月以内的妊娠滋养细胞肿瘤的组织学诊断多数为侵蚀性葡萄胎。所以选项 D 正确。葡萄胎清宫 4 周以后，hCG 水平应该逐渐下降并维持在正常水平以下，而不是持续在正常水平以上。持续升高的 hCG 水平可能提示残留病变或复发的可能性，而不支持侵蚀性葡萄胎的诊断。所以选项 E 错误。因此本题应选 ABCD。

53. ABCD 妊娠性绒毛膜癌是一种高度恶性的肿瘤，早期即可通过血行转移至全身（选项 B 错误），最常见的转移部位依次为肺、阴道、脑及肝（选项 A 错误），可造成组织器官破坏，引起出血坏死。约 50% 继发于葡萄胎（葡萄胎清宫术后 1 年以上），其余由流产和正常妊娠而来，大约各占 25%，少数发生于异位妊娠后（选项 E 正确）。绝大多数绒癌原发于子宫，但也有极少数可原发于输卵管、卵巢、宫颈、阔韧带等部位（选项 D 错误）。近年来应用化学药物治疗，使绒癌的预后有了显著的改观（选项 C 错误）。因此本题的正确答案为 ABCD。

54. BD 绒毛膜癌继发于葡萄胎、流产或足月分娩后，少数可发生于异位妊娠后（选项 B 错误），故前次为异位妊娠，也可发生绒毛膜癌（选项 D 错误）；镜下未见绒毛结构（选项 A 正确），若见到绒毛，则可排除绒癌的诊断；绒毛膜癌早期可通过血行转移至全身，引起出血坏死（选项 C 正确）；治疗以化疗为主，手术主要作为辅助治疗（选项 E 正确）。因此本题的正确答案为 BD。

55. ABCD 参见上一题解析。

56. BCDE hCG 测定：一般葡萄胎清除后平均 9 周，一般不超过 14 周 β - hCG 可降至正常，人工流产和自然流产后分别约需 21 天和 9 天，个别可达 3 周。足月分娩后 12 天，异位妊娠后为 8 ~ 9 天，个别可长达 5 周。若超过上述时间，hCG 仍持续在高值并有上升，结合临床表现可诊断为绒癌。所以选项 BCDE 正确。

57. AB 绒毛膜癌的治疗原则以化疗为主，手术和放疗为辅的综合治疗。患者在化疗治疗 1 疗程后出现子宫穿孔、大量腹腔内出血、休克，应在化疗的基础上给予手术。手术治疗对控制大出血等各种并发症有一定作用。患者应首先补充血容量和输新鲜血，然后开腹探查，子宫不完全切除。

58. ABCE 绒毛膜癌目前常用的一线化疗药物有甲氨蝶呤（MTX）、氟尿嘧啶（5-FU）、放线菌素-D（Act-D）或国产更生霉素（KSM）、环磷酰胺（CTX）、长春新碱（VCR）、依托泊苷（VP-16）等。所以选项ABCE正确。

59. ABCD 绒毛膜癌的预后与多种因素有关，如年龄、前次妊娠、距前次妊娠时间、治疗前血hCG、最大肿瘤大小（包括子宫）、转移部位、转移病灶数目、先前失败化疗。所以选项ABCD正确。

60. ABCD 停药指征：hCG正常后，低危患者至少巩固化疗1疗程，通常为2~3疗程；高危患者继续化疗3个疗程，其中第一疗程必须为联合化疗。所以选项A、B正确。疗效评估：在每一疗程化疗结束后，应每周一次测定血清hCG，并结合妇科检查和影像学检查。所以选项C、D正确。在每疗程化疗结束至18日内，血hCG下降至少1个对数称为有效。所以选项E错误。因此本题应选ABCD。

61. BCDE 胎盘部位滋养细胞肿瘤（PSTT）是指起源于胎盘种植部位的一种特殊类型的滋养细胞肿瘤。肿瘤由形态单一的中间型滋养细胞组成，可以继发于各种类型妊娠，包括足月产、流产、异位妊娠和葡萄胎等。临床罕见，多数预后良好，但少数可发生转移，转移则预后不良。所以选项BCDE均正确。胎盘部位滋养细胞肿瘤对化疗不敏感，手术治疗是首选的治疗措施。所以选项A错误。因此本题应选BCDE。

62. ABC 胎盘部位滋养细胞肿瘤可以继发于各种类型妊娠，包括足月产、流产、异位妊娠和葡萄胎等。所以选项E正确。治疗应彻底切除局部病灶，术后辅以化疗。而绒毛膜癌的治疗以化疗为主，手术为辅。所以选项A错误。胎盘部位滋养细胞肿瘤的血清hCG多数阴性或轻度升高，其水平与肿瘤负荷不成比例，无评估预后的价值。所以选项B错误。胎盘部位滋养细胞肿瘤多数为良性，但也可能为恶性。所以选项C错误。彩色多普勒超声检查可显示肿瘤部位血流丰富，低阻力。所以选项D正确。因此本题应选ABC。

63. BCDE 胎盘部位滋养细胞肿瘤由形态单一的中间型滋养细胞组成，可以继发于各种类型妊娠，包括足月产、流产、异位妊娠和葡萄胎等。大多数发生于生育期年龄，绝经后罕见，平均发病年龄31~35岁。主要症状为闭经后不规则的阴道流血或月经过多，除此以外，还有腹痛、溢乳等，少数患者还伴有转移部位症状。体征表现为子宫均匀性或不规则增大。血清hCG多数阴性或轻度升高。所以选项BCDE正确，选项A错误。因此本题应选BCDE。

64. ABCD 胎盘部位滋养细胞肿瘤常见的辅助检查有：（1）血清hCG测定：多数阴性或轻度升高，其水平与肿瘤负荷不成比例，无评估预后的价值。但检测hCG游离β亚单位常升高。（2）血hPL测定：血清HPL一般为轻度升高或阴性，免疫组化通常阳性。（3）超声检查：二维超声提示子宫增大，腔内未见胚囊，子宫肌层内多个囊性结构或蜂窝状低回声区或类似子宫肌瘤的回声，或腔内见光点紊乱区。彩色多普勒提示肌壁间蜂窝状暗区内血流丰富，呈"火球征"，在整个肿瘤区内侧及高速低阻动脉频谱。（4）组织学诊断：为确诊检查。通过刮宫标本可对极少部分肿瘤突向宫腔者作出组织学诊断，但在多数情况下，需靠手术切除的子宫标本作出准确的组织学诊断。"宫腔镜检查"不是胎盘部位滋养细胞肿瘤的辅助检查方法。因此本题应选ABCD。

65. ACD 胎盘部位滋养细胞肿瘤（PSTT）对血hCG缺乏敏感性，不利于预测肿瘤复发（选项A正确），使转移率、死亡率增高，故手术是首选治疗方法（选项D正确）。与其他妊娠滋养细胞肿瘤相比，PSTT对化疗不敏感（选项E错误），一般作为手术后的辅助治疗，特别对术后有残余肿瘤、远处转移、术后复发或进展性病变者化疗有重要意义。放疗适用于单个转移瘤或局部复发病变（选项C正确）。有高危因素的患者术后应给予辅助化疗。应选择联合化疗，首选的化疗方案为EMA-CO。对于转移性PSTT可选择EMA/EP方案化疗（选项B错误）。因此本题的正确答案为ACD。

66. BCD 与胎盘部位滋养细胞肿瘤（PSTT）预后相关的高危因素有：①肿瘤细胞有丝分裂指数>5个/10HPF；②距先前妊娠时间>2年；③具有子宫外转移病灶。

三、共用题干单选题

67. A 患者停经后阴道不规则流血，子宫增大、变软，双侧附件区触及囊性肿物，最可能的是葡萄胎。

68. C 葡萄胎为进一步确诊，最有价值的检查方法是超声检查，典型超声图像为子宫大于相应孕周，无妊娠囊或胎心搏动，只能听到子宫血流杂音，宫腔内充满不均质密集状或短条状回声，若水泡较大而形成大小不等的回声区，则呈"蜂窝状"。

69. A 葡萄胎排出后，仍有恶变的可能，故应定期随访，至少2年。葡萄胎清除后，每周查血或尿hCG1次，阴性后每2周复查1次，然后每月1次持续半年，半年后改为3个月1次，第2年起改为每半年1次，共随访2年。

70. C 有停经后不规则阴道流血，体格检查时有子宫大于停经月份，应怀疑葡萄胎可能。怀疑葡萄胎后应做 B 超检查进一步确诊。

71. A 明确葡萄胎的诊断后，应立即采用吸刮术，及时清除宫内容物。清宫应在手术室内进行，在输液、备血准备下，充分扩张宫颈管，选用大号吸管吸引。1 周后第 2 次刮宫，每次刮出物均需送病检。遇有大出血与休克时，应在补液的同时清宫。吸宫后子宫明显缩小，可慎重刮宫，并送病理。全面检查，除外侵蚀性葡萄胎。卵巢黄素化囊肿在葡萄胎清宫后会自行消退，一般不需处理。所以选项 A 错误。

72. A 葡萄胎患者随访期间应避孕 1 年最可靠。随诊期至少为 2 年。定期监测 hCG，随诊时注意有无转移症状，必要时进行胸部 X 线摄片或超声显像检查。所以选项 A 错误。

73. B 葡萄胎吸宫 4 个月后，妊娠试验由阴转阳，首先考虑的是侵蚀性葡萄胎（多数在葡萄胎清除后 6 个月内发生）。

74. B 侵蚀性葡萄胎治疗原则以化疗为主，手术和放疗为辅的综合治疗。在制订治疗方案以前，应作出正确的临床分期及预后评分，并评估治疗耐受性，以达到分层和个体化治疗。

75～76. C、A B 超检查见宫腔内充满弥漫分布的光点和小囊样无回声区图像，加阴道右侧壁紫蓝色结节，可诊断为侵蚀性葡萄胎。治疗原则以化疗为主，手术为辅。

77. C 滋养细胞肿瘤 FIGO 分期：肿瘤局限于子宫为 I 期，肿瘤扩散，但仍局限于生殖器（卵巢、榆卵管、阴道、阔韧带）为 II 期，肺转移为 III 期，所有其他部位的远处转移为 IV 期。该患者肿瘤侵及右侧壁上 1/3 段，即肿瘤扩散，但仍局限于生殖器，FIGO 分期为 II 期。

78～80. A、B、E 葡萄胎清宫术后尿妊娠免疫实验（＋），出现肺部的转移病灶，首先应考虑侵袭性葡萄胎的可能。B 超检查可发现子宫肌层有蜂窝样组织侵入。葡萄胎清宫后 12 周以上 hCG 仍持续高于正常，或 hCG 降至正常水平后又上升。若有肺部转移，胸片中于肺野外带常有浅淡半透明的小圆形结节，有助于诊断。侵袭性葡萄胎的治疗应以化疗为主，手术为辅。

81. D 患者有阴道不规则出血、轻微咳嗽症状；右附件有囊性肿物，活动无压疼；尿 hCG 阳性等症状和体征符合绒毛膜癌的征象，胸片可见棉球状阴影提示肺转移。

82. D 绒毛膜癌治疗原则以化疗为主，手术和放疗为辅的综合治疗。

83. C 根据病例特点考虑诊断为葡萄胎。葡萄胎清宫术后血 hCG 持续升高，子宫前壁占位，阴道壁可见转移病灶，诊断为妊娠滋养细胞肿瘤。妊娠滋养细胞肿瘤包括侵蚀性葡萄胎、绒毛膜癌和胎盘部位滋养细胞肿瘤，其中侵蚀性葡萄胎全部继发于葡萄胎妊娠，而绒毛膜癌可以继发于葡萄胎，也可以继发于流产、足月妊娠或者异位妊娠。妊娠滋养细胞肿瘤是唯一不需要组织病理学依据就能诊断的恶性肿瘤。

84. D 滋养细胞肿瘤 FIGO 分期：肿瘤局限于子宫为 I 期，肿瘤扩散，但仍局限于生殖器（卵巢、输卵管、阴道、阔韧带）为 II 期，肺转移为 III 期，所有其他部位的远处转移为 IV 期。该患者阴道壁见 2cm×1cm 紫蓝色结节，病变扩散至阴道，X 线胸片和胸部 CT 阴性，因此，FIGO 分期为 II 期。根据 FIGO/WHO 预后评分：转移病灶 1 个，1 分；治疗前 hCG 为 $10^3 \sim 10^4$，1 分；共计 2 分。因此，本题选择 D。

85. A 滋养细胞肿瘤的主要治疗方案为化疗，化疗方案取决于分期及预后分级，低危妊娠滋养细胞肿瘤（预后评分＜7 分）首选单药化疗，包括甲氨蝶呤和放线菌素 D。

86. D 滋养细胞肿瘤病灶极易出血，应避免单纯为明确诊断而行活检（D 项）；并且大多数病灶化疗后可消失，无需特殊处理。

四、案例分析题

87. D 患者出现停经后不规则阴道流血，进行体格检测时子宫大于停经月份，变软，不能听见胎心，尿妊娠试验阳性，B 超检查见宫腔内充满弥漫分布的光点和小囊样无回声区图像，则可以怀疑为葡萄胎。

88. D 葡萄胎一经确诊，立即终止妊娠，一般采用吸宫术，1 周后第二次刮宫，每次刮出物均需送病检。遇有大出血与休克时，应在补液的同时清宫。

89. E 诊刮病检提示滋养细胞增生，可见绒毛结构。应诊断为良性葡萄胎。

90. B 侵蚀性葡萄胎来自良性葡萄胎，多数在葡萄胎清除后 6 个月内发生。若有肺部转移，胸片中于肺野外带常有浅淡半透明的小圆形结节，有助于诊断。侵入子宫肌层或于宫外转移灶的组织切片中见到绒毛结构或绒毛退变痕迹，可确诊。

91. F 患者葡萄胎刮宫术后 3 个月（有葡萄胎史），阴道流血 20 余日，阴道左侧壁有 1.5cm 紫蓝色结节，双侧附件有 6cm 直径囊性包块，可初步诊断为侵蚀性葡萄胎。患者突然下腹剧痛、出冷汗、昏倒，腹部移动性浊音（＋），子宫大小不清，下腹部压痛及反跳痛，应怀疑子宫穿孔。

92. F 造成侵蚀性葡萄胎并发子宫穿孔最有可能的原因是 3 个月前葡萄胎清宫后未定期随访。

93. B 化疗应是在抢救生命后进行的规范治疗，紧急处理措施中不需要立即给予化疗。

第十一章　生殖内分泌疾病

一、单选题

1. 排卵障碍患者最常见的异常子宫出血是

A. 黄体功能不全

B. 子宫内膜脱落不全

C. 排卵型月经过多

D. 无排卵型异常子宫出血

E. 排卵期出血

2. 诊断无排卵性异常子宫出血最常用的手段是

A. 基础体温测定

B. 超声检查

C. 尿妊娠试验或血 hCG 检测

D. 生殖内分泌测定

E. 全血细胞计数、凝血功能检查

3. 青春期无排卵异常子宫出血的病因是

A. 排卵前 FSH 峰无法形成

B. 卵泡分泌雌激素尚不足

C. 卵泡对垂体的反应尚不足

D. 对 LH 的负反馈机制尚未成熟

E. 对 LH 的正反馈尚未建立

4. 无排卵性异常子宫出血患者子宫出血量多的机制不包括

A. 子宫内膜不能同步脱落，致使一处修复，另一处破裂出血

B. 长时间大量雌激素作用使子宫腔增大，内膜出血面积增大

C. 子宫内膜螺旋小动脉收缩乏力，使出血时间长，不易自止

D. 血内纤维蛋白溶解酶活化，引起纤维蛋白裂解，加重出血

E. 雌激素长时间持续作用而缺乏孕激素拮抗，子宫内膜不受限制地增生

5. 年龄大于 35 岁，药物治疗无效或存在子宫内膜癌高危因素的异常子宫出血的患者，应首选的检查是

A. 液基细胞学检查　　　B. B 型超声检查

C. 诊断性刮宫　　　　　D. 阴道镜检查

E. 血清肿瘤标志物检查

6. 无排卵性异常子宫出血的临床表现不包括

A. 出血期下腹疼痛

B. 停经后较多出血

C. 大量阴道出血

D. 月经周期紊乱

E. 经期长短不一，出血量时多时少

7. 疑为无排卵性异常子宫出血，为确定有无排卵或黄体功能，刮宫的恰当时间是

A. 月经第 1 日

B. 月经第 5 日

C. 月经来潮 6 小时内

D. 月经周期中间

E. 月经干净后 3 日

8. 对于无排卵性异常子宫出血，诊刮病理结果不可以有

A. 分泌期与增生期内膜并存

B. 子宫内膜腺瘤型增生过长

C. 子宫内膜腺囊型增生过长

D. 增生期子宫内膜

E. 萎缩型子宫内膜

9. 青春期与围绝经期无排卵型异常子宫出血治疗原则的不同点是

A. 恢复卵巢功能　　　　B. 改善全身状况

C. 减少经量　　　　　　D. 调整周期

E. 止血

10. 青春期异常子宫出血治疗原则不包括

A. 调整周期

B. 大量雌激素止血

C. 诱发排卵

D. 纠正贫血，改善全身状况

E. 大量孕激素 + 睾酮止血

11. 关于无排卵性异常子宫出血大出血患者给予性激素药物止血的原则：6 小时内见效，24～48 小时内出血基本停止。若在下列何种时间范围内仍不止血，应考虑器质性病变存在

A. 60 小时　　　　　　B. 72 小时

C. 48 小时　　　　　　D. 96 小时

E. 120 小时

12. 异常子宫出血患者用性激素止血，理想的效果为

A. 在 6 小时内明显见效，24～48 小时内出血基本停止

B. 在 6 小时内明显见效，72 小时内出血基本停止

C. 在 12 小时内明显见效，24~48 小时内出血基本停止

D. 在 21 小时内明显见效，48~96 小时内出血基本停止

E. 在 12 小时内明显见效，72 小时内出血基本停止

13. 大剂量雌激素治疗无排卵性异常子宫出血的作用在于

A. 反馈抑制子宫内膜生长

B. 促使子宫内膜生长修复

C. 促排卵纠正出血

D. 药物性刮宫

E. 减少子宫血流

14. 性激素治疗异常子宫出血中，雄激素的止血作用机制不包括

A. 增强子宫平滑肌张力

B. 增强子宫血管张力

C. 减轻盆腔充血

D. 迅速改变子宫内膜

E. 拮抗雌激素作用

15. 导致青春期无排卵型异常子宫出血的原因是

A. 雌激素水平低落

B. 黄体功能不全

C. 内膜前列腺素含量过高

D. 雌、孕激素水平均低落

E. 不能形成正常月经周期中的 FSH 和 LH 峰状分泌

16. 氯米芬适用于

A. 垂体血管闭塞的排卵障碍患者

B. 有一定雌激素水平的排卵障碍

C. 内源性雌激素缺乏的排卵障碍

D. CnRH 分泌不足患者

E. 卵巢衰竭引起的排卵障碍

17. 关于排卵性月经失调，下列说法不正确的是

A. 临床上比无排卵性异常子宫出血少见

B. 患者有排卵功能，但黄体功能异常

C. 黄体功能不足是指黄体期孕激素分泌不足或黄体过早衰退

D. 子宫内膜不规则脱落是指黄体萎缩过程延长

E. 多发生于绝经过渡期女性患者

18. 黄体萎缩不全出血是因为

A. 子宫内膜持续受孕激素影响

B. 子宫内膜腺体分泌不足

C. 内膜缺乏雌孕激素的支持

D. 孕激素不足

E. 雌激素不足

19. 关于异常子宫出血的药物治疗，下列说法不恰当的是

A. 青春期少女应以止血为主，可不调整周期

B. 青春期少女应促使卵巢恢复功能及排卵

C. 对不同年龄对象采用不同方法

D. 绝经过渡期女性患者止血后再调经

E. 绝经过渡期女性患者调经以减少经量为原则，不必促排卵

20. 需与无排卵性异常子宫出血相鉴别的生殖器肿瘤不包括

A. 滋养细胞肿瘤

B. 卵巢黄素化囊肿

C. 子宫肌瘤

D. 子宫内膜癌

E. 子宫颈癌

21. 无排卵性异常子宫出血促排卵可使用的药物不包括

A. 氯米芬

B. 尿促性素

C. 绒毛膜促性腺激素

D. 雌、孕激素序贯用药

E. 促性腺素释放激素激动药

22. 关于黄体功能不全型异常子宫出血，下列说法正确的是

A. 青春期多见

B. 月经周期多数正常，经期延长

C. 阴道脱落细胞可无周期性变化

D. 基础体温呈双相型，高温相短于 11 天

E. 于月经第五天，刮宫子宫内膜可见分泌期反应

23. 排卵性异常子宫出血中，黄体功能不全的发病机制不包括

A. 卵泡期 FSH 缺乏

B. 孕激素分泌减少

C. 卵泡期雌激素分泌减少

D. LH 不足

E. 卵巢功能衰退

24. 黄体功能不全时子宫内膜的病理表现不会有

A. 子宫内膜呈现蜕膜样变

B. 腺体与间质发育不同步

C. 腺体分泌不足

D. 内膜各个部位分泌反应不均

E. 间质水肿不明显

25. 黄体功能不全的典型临床表现是

A. 月经中期少量出血

B. 不孕或妊娠中期流产

C. 不规则出血

D. 月经周期延长，月经稀疏

E. 月经周期缩短，月经频发

26. 治疗黄体功能不全一般不选用

A. 氯米芬　　　　　　　B. hCG

C. 米非司酮　　　　　　D. 黄体酮

E. 小剂量雌激素

27. 排卵性异常子宫出血中，子宫内膜不规则脱落的表现正确的是

A. 于月经期第五天，子宫内膜仍能见呈分泌反应的腺体

B. 月经周期缩短，经期正常

C. 基础体温呈双相型，但下降快速

D. 月经来潮前刮宫，示子宫内膜分泌反应不足

E. 经前宫颈黏液出现羊齿状结晶

28. 青春期异常子宫出血大出血使用大剂量雌激素止血后，雌激素减量的原则是

A. 止血后每 3 天减 1/3 量至维持量

B. 止血后每天减 1/2 量至维持量

C. 止血后每 2 天减 1/3 量至维持量

D. 止血后每 2 天减 1/2 量至维持量

E. 止血后每天减 1/3 量至维持量

29. 高水平雌激素突破性出血典型的表现是

A. 停经后出血，同月经

B. 停经后大量出血

C. 经前淋漓

D. 经前经后淋漓

E. 阴道淋漓出血

30. 异常子宫出血患者给予药物性刮宫不适用的情况为

A. 血红蛋白在 90g/L 以上者

B. 血红蛋白在 70g/L 以下者

C. 体内有一定雌激素水平者

D. 青春期异常子宫出血

E. 围绝经期异常子宫出血

31. 青春期无排卵性异常子宫出血患者，已知内膜呈萎缩型合并重症贫血，为止血目的应

A. 肌内注射苯甲酸雌二醇

B. 肌内注射丙酸睾酮

C. 肌内注射黄体酮

D. 口服小剂量己烯雌酚

E. 静脉滴注缩宫素

32. 不孕和痛经并存的患者，最常见于

A. 子宫肌瘤　　　　　　B. 子宫腺肌病

C. 生殖器结核　　　　　D. 多囊卵巢综合征

E. 无排卵性异常子宫出血

33. 与痛经无关的疾病是

A. 无排卵性异常子宫出血

B. 子宫内膜异位症

C. 子宫黏膜下肌瘤

D. 盆腔炎症性包块

E. 子宫腺肌病

34. 关于痛经，下列说法正确的是

A. 初潮即开始的痛经为原发性痛经

B. 痛经不受精神、神经因素的影响

C. 盆腔器质性病变引起的痛经多为继发性痛经

D. 月经期及其前后出现的下腹不适为痛经

E. 无排卵月经常常发生痛经

35. 原发性痛经始发时间多发生于

A. 生育期　　　　　　　B. 青春期

C. 40 岁以上女性　　　 D. 围绝经期

E. 与年龄无关

36. 原发性痛经和继发性痛经的主要鉴别点是

A. 发病年龄

B. 初潮年龄

C. 有无盆腔器质性疾病

D. 月经是否规律

E. 是否需要使用镇痛药

37. 下列说法正确的是

A. 闭经是卵巢内分泌功能失调导致的月经停止

B. 年满 16 岁仍无月经来潮为原发性闭经

C. 由于病理性原因月经停止为继发性

D. 以往月经正常，以后发生月经停止 4 个月以上为继发性闭经

E. 以往月经正常，以后发生月经不能按时来潮为继发性闭经

38. 以下属于原发性闭经的是

A. 下丘脑性闭经　　　　B. 垂体性闭经

C. 卵巢不敏感综合征　　D. 卵巢性闭经

E. 子宫性闭经

39. 最常见的继发性闭经是

A. 下丘脑性闭经　　　　B. 垂体性闭经

C. 卵巢性闭经　　　　　D. 子宫性闭经

E. 下生殖道发育异常闭经

40. 与闭经行卵巢功能检查无关的项目是

A. 测基础体温

B. 阴道脱落细胞学检查

C. 行子宫输卵管碘油造影

D. 宫颈黏液结晶检查

E. 测血中雌、孕激素值

41. 可以诊断子宫性闭经的检查项目是

A. 雌激素试验阳性

B. 孕激素试验阳性

C. 垂体兴奋试验阴性

D. 孕激素试验阴性

E. 雌、孕激素序贯试验阴性

B. 卵巢切除

C. 低促性腺激素性闭经

D. 卵巢功能性肿瘤

E. 多囊卵巢综合征

42. 对于孕激素试验阴性的闭经患者，下列说法正确的是

 A. 说明生殖道通畅

 B. 首先应除外妊娠

 C. 继之行垂体兴奋试验

 D. 体内有一定雌激素水平

 E. 继之做雌激素试验，阳性者表示子宫性闭经

43. 女性患者闭经，为了解卵巢功能，简便易行的检查是

 A. 阴道细胞涂片检查 B. 子宫内膜活检

 C. BBT 测定   D. 宫颈黏液检查

 E. 尿 FSH、LH 测定

44. 子宫性闭经的闭经原因不包括

 A. 子宫内膜结核感染

 B. 子宫腔内放射治疗后

 C. Asherman 综合征

 D. 剖宫产术后哺乳

 E. 宫颈管粘连、狭窄

45. 关于子宫性闭经，下列说法正确的是

 A. 雌激素试验阳性

 B. 孕激素试验阳性

 C. 基础体温呈单相型

 D. 月经调节功能正常

 E. 第二性征发育不正常

46. 继发性子宫性闭经的最常见原因是

 A. 流产后感染   B. 产褥感染

 C. Asherman 综合征 D. 子宫内膜结核感染

 E. 各种宫腔手术所致的感染

47. 闭经患者雌、孕激素序贯试验阳性，垂体兴奋试验阳性，说明病变部位在

 A. 子宫   B. 卵巢

 C. 下丘脑   D. 垂体

 E. 大脑皮质

48. 闭经时，孕激素试验阳性提示

 A. 有排卵障碍

 B. 下丘脑功能障碍

 C. 生殖道通畅

 D. 体内有一定雌激素水平

 E. 子宫内膜有功能

49. 卵巢性闭经的闭经原因不包括

 A. 卵巢早衰

50. 关于卵巢性闭经，下列说法不正确的是

 A. 闭经原因在卵巢

 B. 卵巢分泌的性激素水平低下

 C. 子宫内膜发生周期性变化

 D. 促性腺激素升高

 E. 属于高促性腺素性闭经

51. 卵巢性闭经时内分泌测定的结果应是

 A. FSH 升高   B. PRL 升高

 C. LH 降低   D. E_2 降低或正常

 E. E_2 升高

52. 下列情况出现的闭经原因不属于垂体性闭经的是

 A. 手术破坏   B. 垂体肿瘤

 C. 希恩综合征 D. 空蝶鞍综合征

 E. 多囊卵巢综合征

53. 鉴别下丘脑性闭经和垂体性闭经的方法是

 A. 经前诊刮

 B. BBT

 C. 卵巢兴奋试验

 D. 染色体检查

 E. 垂体兴奋试验（GnRH 刺激试验）

54. 希恩综合征最常见的原因是

 A. 胎盘早期剥离 B. 输卵管妊娠

 C. 前置胎盘   D. 产后失血性休克

 E. 不全流产大出血

55. 最常用的促排卵药物是

 A. 氯米芬

 B. 促性腺激素

 C. 促性腺激素释放激素（GnRH）

 D. 溴隐亭

 E. 螺内酯

56. 经前期综合征的患者抗精神症状的一线药物是

 A. 阿普唑仑   B. 氟西汀

 C. 螺内酯   D. 达那唑

 E. 氯丙咪嗪

57. 关于绝经综合征，下列说法正确的是

 A. 绝经是月经停止

 B. 绝经之前为绝经前期

 C. 任一卵巢切除可导致人工绝经

 D. 绝经以后女性患者就进入老年期

E. 在绝经前后出现的因性激素波动或减少所致的一系列躯体及精神心理症状称为绝经综合征

58. 绝经过渡期开始的第一个标志是

A. 血管舒缩症状   B. 月经开始不规律

C. 出现精神神经症状   D. 睡眠障碍

E. 骨质疏松

59. 关于绝经后促性腺激素的变化，下列说法正确的是

A. 无变化   B. 不确定

C. 减少   D. 增加

E. 微量

60. 围绝经期晚期女性患者内分泌的变化是

A. 雌激素减少，FSH 减少，雌/雄激素比例降低

B. 雌激素升高，FSH 升高，雌/雄激素比例不变

C. 雌激素不变，FSH 升高，雌/雄激素比例增加

D. 雌激素增加，FSH 减少，雌/雄激素比例增加

E. 雌激素减少，FSH 升高，雌/雄激素比例降低

61. 多囊卵巢综合征属于

A. 子宫性闭经   B. 原发性闭经

C. 下丘脑性闭经   D. 垂体性闭经

E. 卵巢性闭经

62. 多囊卵巢综合征最常见的表现是

A. 月经过多与闭经相间出现

B. 月经周期紊乱，经期长而淋漓不净

C. 继发性月经稀发或闭经

D. 原发性闭经

E. 进行性闭经

63. 疑为多囊卵巢综合征，行超声检查的最佳时间是

A. 月经期   B. 月经来潮 6 小时内

C. 月经前数日   D. 月经周期的 3～5 天

E. 排卵期

64. 多囊卵巢综合征患者进行诊断性刮宫辅助诊断，应选择何时进行

A. 月经干净 5～6 天

B. 月经干净 3～7 天

C. 月经周期中间

D. 月经前数日至月经来潮 6 小时内

E. 月经周期任何时间

65. 多囊卵巢综合征患者预防子宫内膜癌可以采用的药物不包括

A. 氯米芬   B. 黄体酮

C. 螺内酯   D. 炔雌醇环丙孕酮片

E. 去氧孕烯炔雌醇片

66. 多囊卵巢综合征患者应预防下列哪种肿瘤的发生

A. 卵巢癌   B. 子宫颈癌

C. 外阴癌   D. 阴道癌

E. 子宫内膜癌

67. 高催乳激素血症最常见的原因是

A. 颅咽管瘤   B. 神经胶质瘤

C. 下丘脑炎症   D. 空碟鞍综合征

E. 特发性高催乳激素血症

68. 溴隐亭的直接作用是

A. 刺激排卵   B. 促进黄体发育

C. 促进垂体功能   D. 抑制泌乳素合成

E. 刺激雌激素合成

69. 目前降低催乳激素最常用的药物是

A. 溴隐亭   B. 喹高利特

C. 阿普唑仑   D. 氟西汀

E. 螺内酯

70. 早发性卵巢功能不全的临床表现不包括

A. 月经改变   B. 雌激素水平低下

C. FSH 降低   D. 心血管系统发育缺陷

E. 不孕、不育

71. 患者女，16 岁，初潮后月经周期紊乱，经期长短不一已有 6 个月。肛门检查：子宫发育正常，双侧附件未见异常。首选的辅助检查是

A. 经阴道超声检查   B. 基础体温测定

C. 血雌激素水平测定   D. X 线检查

E. 血孕酮值

72. 患者女，17 岁，近 2 年月经周期紊乱，无明显痛经，出血量多。此次因"阴道不规则流血 20 余天，伴头晕，心悸"入院。查体：轻度贫血外观，子宫、附件正常。首先考虑的诊断是

A. 子宫肌瘤

B. 宫颈息肉

C. 无排卵性异常子宫出血

D. 排卵性异常子宫出血

E. 子宫腺肌症

73. 患者女，30 岁，婚后 4 年未孕，月经稀发，测基础体温呈单相型。在月经来潮前 5 天取宫颈黏液检查，应是

A. 无结晶形成

B. 典型羊齿状结晶

C. 典型椭圆体

D. 不典型椭圆体

E. 非典型羊齿状结晶与椭圆体共存

74. 患者女，46 岁，近 1 年月经周期不规则，经期延长，

经量增多。诊断性刮宫病理诊断为子宫内膜单纯性增生。血常规检查提示中度贫血。以下治疗方案最佳的是

A. 单用雌激素周期治疗

B. 单用孕激素周期治疗

C. 单用雄激素短期治疗

D. 雌、孕激素序贯用药

E. 雌、孕激素联合用药

75. 患者女，30 岁，月经规律，4～5 天/22～25 天，连续流产 4 次，基础体温呈不典型双相型曲线，上升缓慢，幅度偏低，升高时间仅维持 10 天即下降。应考虑诊断为

A. 正常　　　　　　B. 子宫内膜炎

C. 黄体功能不全　　D. 子宫内膜不规则脱落

E. 无排卵性异常子宫出血

76. 患者女，28 岁，产后 8 个月。经期延长，基础体温呈双相，但高温相下降迟缓。月经第 5 天刮宫，内膜活检可见部分分泌期子宫内膜。患者可诊断为

A. 妊娠　　　　　　B. 稽留流产

C. 黄体功能不全　　D. 无排卵型异常子宫出血

E. 子宫内膜不规则脱落

77. 患者女，21 岁，月经不规则，经期长，BBT 双相，下降缓慢。为明确诊断，刮宫最好安排在

A. 任何时候均可

B. 月经来潮的第 3 天

C. 月经来潮的 12 小时内

D. 排卵日的 10 天后

E. 月经来潮的第 5 天

78. 患者女，13 岁，月经已来潮 3 次，周期 5～6 天/半个月～2 个月，血流量适中，基础体温呈单相型，最佳处理方式是

A. 雌激素治疗　　　　B. 孕激素治疗

C. 子宫内膜活检　　　D. 雌、孕激素周期治疗

E. 不必处理方式

79. 患者女，15 岁，13 岁初潮，尚无规律月经，阴道持续流血 20 余天，增多 5 天。Hb 60g/L，心率 110 次/分，妇科检查无异常所见。首选的止血方法是

A. 孕激素止血　　　　B. 雄激素止血

C. 三合激素止血　　　D. 垂体后叶素止血

E. 雌激素止血

80. 患者女，43 岁，不规则阴道出血 1 年，表现为月经周期长短不一，出血量时多时少，血红蛋白 100g/L，妇科子宫正常大小，双附件（−）。以下处理方式正确的是

A. 雌激素治疗　　　　B. 口服避孕药

C. 全子宫切除术　　　D. 诊断性刮宫

E. 前列腺素合成酶抑制

81. 患者女，16 岁，15 岁初潮，行经第 1 天疼痛最剧，伴恶心、呕吐，持续 2～3 天缓解。肛门检查：子宫正常大小，双侧附件未见明显异常。考虑诊断为

A. 青春期功能失调性子宫出血

B. 绝经过渡期功能失调性子宫出血

C. 绝经过渡期综合征

D. 原发性痛经

E. 继发性痛经

82. 患者女，23 岁，月经期下腹剧痛 8 年。查体：子宫正常大小，双附件无异常。初步诊断为原发性痛经。该患者已婚，暂无生育计划。最佳治疗方法应为

A. 经期服用氟芬那酸

B. 经期服用布洛芬

C. 雌、孕激素序贯疗法

D. 口服避孕药

E. 单用孕激素

83. 患者女，30 岁。继发性痛经 7 年，婚后 2 年未孕，妇科检查：子宫后位，正常大小，固定，左侧附件区触及 5～6cm 囊性包块，边界欠清，固定，CA125 升高。该患者首选的治疗方法是

A. 人工助孕　　　　B. 手术治疗

C. 中药治疗　　　　D. 激素治疗

E. 止痛治疗

84. 患者女，26 岁。人流术后 1 年未见月经来潮，子宫及双附件均正常，孕激素试验（−），基础体温曲线呈双相型，人工周期治疗 3 个月仍不见月经来潮，其闭经原因可能是

A. 子宫内膜损伤　　B. 卵巢病变

C. 垂体病变　　　　D. 下丘脑病变

E. 高泌乳素血症

85. 患者女，32 岁。闭经 3 年，以往月经稀发，每 3～4 个月 1 次，阴道涂片雌激素水平高度低落，黄体酮试验（−），雌激素试验（＋），血清 FSH 值升高，B 超子宫前正常大小，应诊断为

A. 子宫性闭经

B. 丘脑下闭经

C. 垂体性闭经

D. 卵巢性闭经

E. 其他内分泌疾病所致的闭经

86. 患者女，27 岁，未婚，闭经 3 年，肛查子宫正常大，行黄体酮试验（−），下一步最佳检查方法是

A. 垂体兴奋试验　　　　B. 基础体温测定

C. 染色体检查　　　　　D. 雌激素试验

E. T_3、T_4 测定

C. 大剂量雌激素

D. 大剂量孕激素

E. 再行一次雌、孕激素序贯实验，若仍为阴性，则行宫腔镜检查

87. 患者女，25 岁，结婚 4 年未孕，8 个月前出现继发性闭经。检查子宫稍小，每日肌注黄体酮注射液 5 日，停药后不见阴道流血。行雌、孕激素序贯试验出现阴道流血。放射免疫法测定 FSH 值正常。此种情况应诊断为

A. 下丘脑性闭经　　　　B. 肾上腺性闭经

C. 垂体性闭经　　　　　D. 卵巢性闭经

E. 子宫性闭经

88. 患者女，26 岁。第一胎产后出血达 800ml，产后无乳汁分泌。现产后 11 个月尚未见月经来潮，自觉畏寒、周身无力，毛发脱落明显。此种情况属于

A. 子宫性闭经　　　　　B. 卵巢性闭经

C. 下丘脑性闭经　　　　D. 肾上腺性闭经

E. 垂体性闭经

89. 患者女，26 岁，不妊娠 3 年，继发闭经 4 个月。无卵巢增大及多毛症，肌内注射黄体酮 20mg 3 天，停药 7 天后有子宫出血，血 FSH、LH 低值，垂体兴奋试验，LHRH 注射后 60 分钟血中 LH 值升至注射前的 3 倍以上。提示病变部位在

A. 垂体　　　　　　　　B. 卵巢

C. 子宫　　　　　　　　D. 肾上腺

E. 丘脑下部

90. 患者女，20 岁。8 个月前继发闭经，雌激素试验（+），血 FSH、LH 均低，垂体兴奋试验注射后 45 分钟 LH 值增高 3 倍，闭经原因是

A. Turner 综合征　　　　B. 神经性厌食

C. 卵巢功能早衰　　　　D. 甲状腺功能低下

E. 结核性子宫内膜炎

91. 患者女，28 岁，原发性闭经，婚后 2 年性生活正常，未生育，孕激素试验阴性，用人工周期可来月经。身高 164cm，肘外翻明显，腭弓高尖，后发际低，阴、腋毛少，内生殖器发育不良。为查病因，下列检查中重要的是

A. 染色体核型　　　　　B. 诊断性刮宫

C. 基础体温测定　　　　D. 尿雌激素水平测定

E. 阴道涂片性激素水平检查

92. 患者女，37 岁，闭经半年。查体：子宫、附件无异常所见，曾做雌、孕激素序贯试验阴性。患者下一步诊疗应为

A. 磁共振检查

B. 促排卵

93. 患者女，43 岁，2 年前闭经，考虑为子宫性闭经。必需的辅助检查方法是

A. 静脉滴注 LHRH100μg

B. 测血中 FSH 及 LH 值

C. 行阴道脱落细胞检查

D. 肌内注射黄体酮 20mg 连用 3~5 日

E. 口服妊马雌酮 1.25mg20 日，后 10 日加服甲羟孕酮 6mg

94. 患者女，30 岁，月经规律，3~5 天/26~28 天。近 10 个月自月经来潮前 1 周，出现易怒、抑郁、疲劳、乳房胀痛，腹部胀满，肢体水肿，月经来潮后症状消失。最可能的诊断是

A. 围绝经期综合征　　　B. 经前期综合征

C. 多囊卵巢综合征　　　D. 抑郁症

E. 痛经

95. 患者女，30 岁，卵巢功能逐渐衰退，月经不规则，生殖器官已经开始萎缩，该患者处于人生的

A. 幼年期　　　　　　　B. 青春期

C. 性成熟期　　　　　　D. 生育期

E. 围绝经期

96. 患者女，50 岁。因"停经 9 个月伴腰背部疼痛"就诊。结合患者年龄，以下症状与停经原因无关的是

A. 潮热、出汗

B. 激动易怒

C. 下腹坠痛

D. 失眠

E. 外阴灼热感，分泌物减少

97. 患者女，36 岁，月经稀发 3 年，停经 7 个月。实验室检查示：血 LH/FSH 比值等于 4。超声提示：右卵巢直径 2~9mm 卵泡大于 12 个。最可能的诊断为

A. 子宫内膜不规则脱落

B. 卵巢早衰

C. 黄体功能不全

D. 多囊卵巢综合征

E. 子宫内膜异位症

98. 患者女，21 岁。因"月经稀发 5 年"就诊。查体：脸部痤疮，上唇及下腹部有性毛生长。以下说法正确的是

A. 查血清 LH 升高，LH/FSH（黄体生成素/促卵泡激素）≥2~3 才可诊断多囊卵巢综合征

B. 排除先天性肾上腺皮质增生、Cushing 综合征、分泌雄激素的肿瘤等致雄激素升高的疾病，即可诊断多囊卵巢综合征

C. B 型超声提示卵巢多囊样改变才可诊断多囊卵巢综合征

D. 查血清雄激素升高才可诊断多囊卵巢综合征

E. OGTT 提示胰岛素抵抗才可诊断多囊卵巢综合征

99. 患者女，25 岁。因"月经稀发 2 年"就诊。B 型超声示卵巢多囊性改变，多毛，诊断为多囊卵巢综合征，**BMI：26kg/m²**。关于患者的治疗方案错误的是

A. 减轻体重有助于缓解病情

B. 调整月经周期是为了保护子宫内膜，减少子宫内膜癌的发生

C. 环丙孕酮有抗雄激素的作用

D. 对于有生育要求的患者可直接予氯米芬促排卵治疗

E. 口服短效避孕药治疗多毛，服药至少 3 个月，一般需 3~6 个月

100. 患者女，28 岁。因"闭经、泌乳"就诊。X 线检查提示蝶鞍稍增大。在下列内分泌激素测定中，指标异常增高对诊断有意义的是

A. FSH   B. LH

C. hCG   D. 雄激素

E. PRL

101. 患者女，34 岁，月经量进行性减少。现闭经半年，泌乳 3 个月。首选的检查项目应是

A. 血 PRL 测定   B. 血 hCG 测定

C. 孕激素试验   D. 性激素测定

E. 诊断性刮宫

二、多选题

102. 无排卵性异常子宫出血好发于

A. 青春期   B. 生育期

C. 儿童期   D. 绝经期

E. 围绝经期

103. 无排卵性异常子宫出血的病理生理表现为

A. 雌激素的撤退出血

B. 雌激素的突破出血

C. 雌激素与孕酮的撤退出血

D. FSH、LH 的撤退出血

E. 雌激素与睾酮的撤退出血

104. 关于无排卵性异常子宫出血的病理，下列说法不正确的是

A. 主要发生于青春期和围绝经期女性患者

B. 雌激素突破性出血都发生在高水平雌激素引起的

闭经后

C. 发生于青春期是因为卵泡对 FSH 感应性低下

D. 发生于绝经过渡期主要是由于 LH 无高峰形成

E. 无排卵异常子宫出血都是雌激素撤退性出血

105. 无排卵性异常子宫出血使用的调整月经周期的方法有

A. 人工周期

B. 雄激素疗法

C. 使用孕激素

D. 口服避孕药

E. 左炔诺孕酮宫内缓释系统

106. 促排卵治疗可以采用

A. 氯米芬

B. hMG – hCG 方案

C. GnRH – α

D. 倍美力 + 黄体酮方案

E. 溴隐亭 + 性激素 + 促性腺激素

107. 对异常子宫出血的诊断有帮助的是

A. 宫颈涂片

B. BBT 测定

C. 子宫内膜活检

D. 血 FSH、LH 测定

E. 宫颈黏液及阴道脱落细胞学检查

108. 黄体功能刺激疗法是

A. 月经中期用 hCG10000U

B. 基础体温上升后每日肌内注射黄体酮

C. 月经第 5 天开始 hCG2000U 连续 5 天

D. 基础体温上升后用 hCG2000U，隔日，共 5 次

E. 基础体温上升后用 hCG2000U，隔日肌内注射，共 5 次，可使血浆孕酮明显上升

109. 原发性痛经的病因可能是

A. 受精神因素影响

B. 痛经患者常伴有宫颈长而狭窄

C. 经血中 PGF2α 升高，致使子宫收缩而引起痛经

D. 前列腺素可使子宫平滑肌收缩而引起痛经

E. 分泌型子宫内膜 PG 含量明显低于增生期内膜

110. 原发性痛经的主要特点正确的是

A. 始发时间多发生于青春期，常在初潮后 1~2 年内发病

B. 疼痛可从月经来潮后或来潮前 12 小时开始

C. 疼痛以经前 12 小时疼痛最剧烈

D. 疼痛常呈痉挛性

E. 妇科检查有异常发现

111. 原发性闭经的常见病因有

A. 性腺发育障碍

B. 米勒管发育不全

C. 下丘脑功能异常

D. 多囊卵巢综合征

E. 高催乳素血症及卵巢早衰

112. 闭经按生殖轴病变和功能失调的部位可分为

A. 子宫性闭经   B. 卵巢性闭经

C. 垂体性闭经   D. 中枢性闭经

E. 阴道性闭经

113. 患者女，18 岁，原发性闭经。身高 170cm，手足稍粗大，乳腺未发育，外阴少女型，幼稚子宫，双侧附件未触及肿物。患者可能的闭经原因有

A. 卵巢性闭经

B. 子宫性闭经

C. 垂体性闭经

D. 下丘脑性闭经

E. 大脑皮质受抑制所致闭经

114. 闭经患者未接受治疗前确定闭经的最初步骤是

A. 脑 CT 检查   B. 孕激素试验

C. PRL 检测   D. 甲状腺功能亢进

E. hCG 检测

115. 闭经的药物撤退试验有

A. 孕激素试验

B. 雌、孕激素序贯试验

C. 垂体兴奋试验

D. 血甾体激素测定

E. 催乳素及垂体促性腺激素测定

116. 经前期综合征的诊断标准有

A. 出现经前期综合征的症状

B. 黄体早期持续反复发生

C. 黄体晚期持续反复发生

D. 对日常工作、学习产生负面影响

E. 对日常工作、学习没有任何影响

117. 围绝经期泌尿生殖道改变包括

A. 外阴皮下脂肪变薄   B. 阴道皱襞变平

C. 子宫缩小   D. 尿道结石

E. 膀胱炎

118. 绝经综合征引起的近期症状表现有

A. 月经紊乱   B. 精神、神经症状

C. 骨质疏松   D. 自主神经失调症状

E. 血管舒缩症状

119. 绝经后雌激素缺乏引起的远期改变有

A. 易怒、焦虑、抑郁

B. 骨质疏松

C. 心血管病变

D. 血管舒缩功能障碍

E. 阿尔茨海默病

120. 绝经综合征的一般治疗包括

A. 镇静药   B. 心理治疗

C. 补钙   D. 降钙素

E. 调血压药物

121. 绝经综合征使用激素补充治疗的禁忌证包括

A. 低骨量及骨质疏松症

B. 原因不明的阴道出血

C. 严重肝肾功能障碍

D. 脑膜瘤

E. 已知或怀疑患有乳腺癌

122. 关于多囊卵巢综合征，说法错误的是

A. 睾酮值升高

B. 体内 FSH 低水平

C. 胰岛素减少与黑棘皮症有关

D. 雄激素过多，持续无排卵

E. 性激素结合球蛋白升高，导致雄激素增高

123. 多囊卵巢综合征的检查错误的是

A. 经前诊刮子宫内膜病检为增生期或增生过长

B. 腹腔镜下可见卵巢增大，有血体或黄体征象

C. 卵巢活检可确诊

D. BBT 呈单相型

E. B 超显示不排卵

124. 已婚女性，28 岁。继发不孕 3 年，月经周期 40～60 天，BMI 26kg/m² ，雄激素升高，B 超检查诊断为多囊卵巢综合征。对患者可不考虑的治疗有

A. 控制体重   B. 筛查代谢异常

C. 降低雄激素   D. 辅助生育技术

E. 预防子宫内膜癌

125. 关于高催乳素血症的叙述正确的是

A. 服用氯丙嗪、甾体类避孕药等可能引起闭经、溢乳

B. 可能存在垂体微腺瘤

C. 应用放疗有较好疗效

D. PRL 值升高

E. 可用溴隐亭治疗

126. 早发性卵巢功能不全的表现有

A. 月经正常   B. 月经异常

C. FSH 升高   D. FSH 降低

E. 雌激素波动性下降

127. 早发性卵巢功能不全（POI）的遗传因素包括

    A. X 染色体异常及相关基因异常

    B. 常染色体异常及相关基因异常

    C. 综合征型 POI 的相关基因异常

    D. 环境因素引起的甲状旁腺功能亢进

    E. 遗传性高胆固醇血症导致的卵巢功能不全

三、共用题干单选题

（128～130 题共用题干）

    患者女，19 岁。13 岁初潮，月经不规律，经期不定，量时多时少，末次月经 16 天前，阴道淋漓出血 10 余天，无腹痛。

128. 仔细询问病史，必须包括的内容是

    A. 性生活及避孕措施

    B. 有无慢性病史如肝、肾、血液病等

    C. 有无甲状腺、肾上腺或垂体疾病

    D. 有无精神紧张、情绪打击、生活环境变迁等情况

    E. 以上都是

129. 如患者面临考试，经常夜间读书且生活起居无规律，首先行

    A. 妇科检查，血红蛋白，红细胞计数

    B. 宫颈黏液结晶检查

    C. 阴道脱落细胞涂片

    D. 诊断性刮宫

    E. BBT

130. 如诊断为青春期异常子宫出血，无心慌乏力症状，可给予的治疗是

    A. 大剂量雌激素止血　　B. 大剂量孕激素止血

    C. 孕激素药物刮宫　　　D. 克罗米酚诱发排卵

    E. 雄激素止血

（131～133 题共用题干）

    患者女，46 岁，以往月经周期规律。近 1 年来经期延长 12～14 天，血流量大。30 天前曾行诊刮，未发现子宫内膜癌变。此次再次阴道出血 20 多天，血红蛋白 80g/L。妇科检查见子宫正常大小，软。基础体温呈单相。

131. 该患者诊断应考虑为

    A. 子宫内膜炎

    B. 子宫内膜下肌瘤

    C. 无排卵性异常子宫出血

    D. 排卵性异常子宫出血

    E. 血液疾病

132. 如于月经来潮 6 小时行诊断性刮宫，内膜厚 2～3mm，镜下见腺上皮细胞呈高柱状，核分裂象增多，腺体较长，形成弯曲状，小动脉略呈弯曲状，此种情况的内膜为

    A. 分泌晚期内膜

    B. 增生晚期内膜

    C. 月经期内膜

    D. 子宫内膜不典型增生过长

    E. 蜕膜

133. 对该患者的治疗原则是

    A. 止血、调经、促排卵

    B. 调整周期、减少出血

    C. 调整垂体和性腺功能

    D. 减少出血

    E. 加强营养

（134～136 题共用题干）

    患者女，45 岁，10 年前分娩后闭经。"1 周前因不洁饮食出现腹泻、食欲缺乏、精神萎靡、卧床不起，今日上午被家人发现神志不清"急诊。查体：血压 80/50mmHg，皮肤苍白、毛发稀疏、消瘦，脉搏 90 次/分。随机血糖 2.4mmol/L，胸部 X 线检查提示"左上肺陈旧性结核"。

134. 应了解患者的既往史，其中最重要的是

    A. 胃肠道疾病史　　　　B. 糖尿病史

    C. 分娩出血史　　　　　D. 结核病史

    E. 进食异常

135. 低血糖最可能的原因是

    A. 长期营养不良　　　　B. 肾上腺结核

    C. 慢性胃炎　　　　　　D. 早期糖尿病

    E. 腺垂体功能减退

136. 最有助于诊断的检查是

    A. 肝功能检查　　　　　B. 胰腺 MRI 检查

    C. 测定糖化血红蛋白　　D. 垂体激素检查

    E. 胸部 CT 检查

（137～139 题共用题干）

    患者女，34 岁，12 岁月经初潮，G_4P_2，流产 2 次，停经 1 年，伴有潮热，出汗，心烦，服用中药后，曾有 1 次月经来潮，量少，经期缩短，后继续服用无效。

137. 以下检查无必要的是

    A. B 型超声　　　　　　B. 性激素检查

    C. 腹腔镜检查　　　　　D. 宫腔镜检查

    E. 甲状腺激素检查

138. 若检查血 FSH 80U/L，闭经原因可能是

    A. 卵巢早衰　　　　　　B. 子宫内膜结核

    C. 垂体性闭经　　　　　D. 下丘脑性闭经

    E. 精神因素

139. 若患者无生育要求，以下治疗合适的是

    A. 雌激素补充治疗

B. 雌、孕激素人工周期疗法

C. 孕激素补充治疗

D. 促排卵药治疗

E. 卵巢打孔术

(140～142 题共用题干)

患者女，25 岁，G_2P_1，流产 1 次。因"行无痛人工流产后 4 个月无月经来潮"就诊。查体：子宫正常大小，双附件未扪及明显异常。大小便正常，无咳嗽咳痰，无疲倦乏力。

140. 以下检查中不恰当的是

  A. B 型超声　　　　　B. hCG 检查

  C. 性激素检查　　　　D. 头颅 MRI 检查

  E. 宫腔镜检查

141. B 型超声提示：子宫大小正常，子宫内膜厚 2mm，回声不均，连续性差，双附件区未见明显异常。下一步检查最恰当的是

  A. 盆腔 MRI　　　　　B. 子宫输卵管造影

  C. 宫腔镜检查　　　　D. 雌、孕激素序贯试验

  E. 促排卵

142. 患者可初步诊断为

  A. 早期妊娠　　　　　B. 人工流产不全

  C. Asherman 综合征　　D. 人工流产综合征

  E. 希恩综合征

(143～146 题共用题干)

患者女，24 岁，原发性闭经。第二性征乳房发育但乳头小。阴毛和腋毛均缺如。黄体酮注射后无撤药性出血，检查外阴正常，但阴道短浅呈盲端。双侧腹股沟扪及 12mm×14mm×12mm 大小的实质性质地中等的包块。

143. 下一步首先检查的项目是

  A. 腹腔镜检查　　　　B. 垂体 MRI 扫描

  C. 盆腔超声检查　　　D. 染色体核型分析

  E. 子宫输卵管碘油造影

144. 下一步的诊断方法应是

  A. 性激素测定　　　　B. 糖耐量试验

  C. 尿 LH 测定　　　　D. 垂体兴奋试验

  E. 地塞米松抑制试验

145. 如果性激素检查，最可能的结果是

  A. 雌激素如正常女性

  B. 雄激素如正常女性

  C. 雌激素如正常男性

  D. 雄激素如正常男性

  E. 雌激素和雄激素均如正常女性

146. 双侧腹股沟包块首先要考虑是

  A. 双侧卵巢　　　　　B. 双侧睾丸

  C. 双侧淋巴结　　　　D. 双侧肾上腺

  E. 双侧转移性肿瘤

(147～149 题共用题干)

患者女，50 岁。因"月经不规则 6 个月，伴阴道干涩，入睡困难，夜间潮热和出汗，四肢痛"就诊。妇科检查：阴道皱襞减少，弹性下降，宫颈光滑，子宫正常大小，双附件正常。

147. 考虑诊断为

  A. 绝经综合征　　　　B. 经前期综合征

  C. 抑郁症　　　　　　D. 甲亢

  E. 异常子宫出血

148. 此患者发生骨质疏松的主要原因是

  A. 雄激素分泌增加　　B. 雌激素分泌不足

  C. 雌激素分泌增加　　D. 孕激素分泌不足

  E. 孕激素分泌增加

149. 以下内分泌改变包括

  A. 雄烯二酮明显升高　B. FSH/LH 值 <1

  C. LH 明显升高　　　　D. FSH 明显降低

  E. 孕酮量减少

(150～152 题共用题干)

患者女，56 岁，绝经后有骨质疏松症并有骨折危险，已决定进行激素替代治疗。

150. 在用药之前应进行的检查及询问应包括

  A. 乳腺癌、子宫内膜癌家族史

  B. 盆腔 B 超了解宫内膜厚度

  C. 肝、肾功能

  D. 乳腺扫描

  E. 以上都是

151. 可使用的药物

  A. 妊马雌酮　　　　　B. 尼尔雌醇

  C. 己烯雌酚　　　　　D. 利维爱

  E. 以上全部

152. 如使用雌激素的同时，周期性给予孕激素，是为了

  A. 减少中风的危险

  B. 减少乳腺癌的危险

  C. 对脂蛋白产生有益的影响

  D. 减少子宫内膜癌的危险

  E. 减少心血管病的危险

(153～160 题共用题干)

患者女，35 岁，身高 158cm，体重 75kg。月经不规则 8 年，周期 40～90 天，原发不孕 2 年，基础体温曲线呈单相型，月经第 25 天 B 超检查提示子宫内膜厚 1.6cm，双侧卵巢被膜下多个小囊泡，HSG 提示子宫大小、形态正常，双侧输卵管通畅，男方精液检查正常。

153. 该患者可能的诊断是

　　A. 甲状腺功能减退

　　B. PCOS

　　C. 高泌乳素血症

　　D. 黄体功能不全

　　E. 子宫内膜癌

154. 下列有助于进一步的明确诊断的检查是

　　A. 宫腔镜检查　　　　B. 内分泌检查

　　C. 腹腔镜探查术　　　D. 诊断性刮宫术

　　E. 免疫抗体检查

155. 患者出现不规则阴道出血，量多，淋漓不断，进一步的处理是

　　A. 宫腔镜检查

　　B. 内分泌检查

　　C. 腹腔镜探查术

　　D. 诊断性刮宫术 + 病理检查

　　E. 免疫抗体检查

156. 若诊刮病理提示子宫内膜单纯性增生，进一步治疗是应用

　　A. 氯米芬（克罗米芬） + hCG 促排卵

　　B. 连续应用大剂量孕激素

　　C. GnRH – α

　　D. 达那唑

　　E. 米非司酮

157. 若诊刮病理检查为子宫内膜中、重度不典型增生，进一步的处理恰当的是

　　A. 行筋膜外全子宫切除术

　　B. 分期手术

　　C. 甲羟孕酮 250～500mg/日连续应用，用药 3 个月后，再诊刮 1 次

　　D. 氯米芬 + hCG 促排卵

　　E. 甲羟孕酮 8～10mg/日周期应用，用药 3 个月后，再诊刮 1 次

158. 若用药 3 个月后诊刮病理提示为轻度不典型增生，进一步的处理恰当的是

　　A. 行全子宫切除术

　　B. 分期手术

　　C. 达那唑

　　D. 氯米芬 + hCG 促排卵

　　E. 甲羟孕酮 250～500mg/日继续应用

159. 若患者经治疗 2 年仍未妊娠，诊刮病理示中－低分化子宫内膜样腺癌，进一步的处理恰当的是

　　A. 分期手术

　　B. 达那唑

　　C. 行全子宫切除术

　　D. 氯米芬 + hCG 促排卵

　　E. 甲羟孕酮 250～500mg/日连续应用，用药 3 个月诊刮 1 次

160. 若患者再经治疗 1 年仍未妊娠，诊刮病理示高分化子宫内膜样腺癌，有强烈生育要求，进一步的处理恰当的是

　　A. 行全子宫切除术

　　B. 分期手术

　　C. 达那唑

　　D. 氯米芬 + hCG 促排卵

　　E. 甲羟孕酮 250～500mg/日连续应用，用药 3 个月诊刮 1 次

（161～164 题共用题干）

　　患者女，29 岁，月经稀发、不孕、多毛、痤疮且进行性肥胖 2 年。妇科查体：外阴阴道正常，子宫前位，稍小于正常，附件区未触及异常。盆腔超声提示双卵巢增大，呈多囊性改变。妇科内分泌检查：FSH 9U/L，LH 20U/L。尿液检查：17 - 酮类固醇含量正常。

161. 最可能的诊断为

　　A. 肾上腺皮质增生　　　B. 多囊卵巢综合征

　　C. 卵巢男性化肿瘤　　　D. 间质泡膜增殖症

　　E. 垂体微腺瘤

162. 此患者所患疾病的远期并发症不包括

　　A. 心血管疾病　　　　　B. 2 型糖尿病

　　C. 子宫内膜癌　　　　　D. 代谢综合征

　　E. 卵巢功能不全

163. 为使患者妊娠行促排卵治疗，应防止

　　A. 体重下降过快

　　B. 卵巢过度刺激综合征

　　C. 卵巢早衰

　　D. 肾上腺皮质过度增生

　　E. 甲状腺功能异常

164. 患者在促排卵治疗前行子宫输卵管碘油造影术，显示双侧输卵管梗阻，为受孕最恰当的治疗是

　　A. 人工授精　　　　　　B. 单精子注射

　　C. 体外受精胚胎移植　　D. 供卵配子移植

　　E. 配子输卵管内移植

四、案例分析题

（165～169 题共用题干）

　　患者女，25 岁，因肥胖、多毛及闭经拟诊为多囊卵巢综合征。

165. 多囊卵巢综合征妇科检查时最明显的阳性体征是

　　A. 子宫与双侧卵巢均增大

B. 子宫明显增大

C. 单侧卵巢增大

D. 双侧卵巢增大

E. 阴毛稀疏

F. 无排卵

166. 最常见的临床表现是

A. 月经周期紊乱，经期长而淋漓不清

B. 相间出现月经过多与闭经

C. 继发性月经稀发或闭经

D. 进行性痛经

E. 肥胖

F. 不孕

167. 如果确诊为多囊卵巢综合征，其治疗方案中不恰当的是

A. 卵巢楔形切除术 B. 抗雄激素疗法

C. 抗雌激素疗法 D. 促排卵治疗

E. 卵巢打孔 F. 孕激素治疗

168. 腹腔镜下检查卵巢主要表现有

A. 有排卵迹象 B. 卵巢增大

C. 表面呈灰白色 D. 表面有新生血管

E. 卵巢包膜增厚 F. 多个不成熟卵泡

169. 内分泌测定表现为

A. 雄激素升高 B. E_1升高

C. LH/FSH 升高 D. 胰岛素水平升高

E. LH 降低 F. AMH 升高

答案和精选解析

一、单选题

1. D 排卵障碍导致的异常子宫出血可分为排卵性和无排卵性两类，80%～90% 的病例属于无排卵性异常子宫出血。

2. A 基础体温测定（BBT）是诊断无排卵性异常子宫出血最常用的手段，有助于判断有无排卵，无排卵性基础体温呈单相型。

3. E 青春期无排卵异常子宫出血是由于下丘脑－垂体－卵巢轴激素间的反馈调节尚未成熟。大脑中枢对雌激素的正反馈作用存在缺陷，下丘脑和垂体与卵巢间尚未建立稳定的周期性调节，FSH 呈持续低水平，促黄体生成激素（LH）未形成排卵前高峰而不排卵。

4. B 长时间大量雌激素作用使雌激素积累维持于较高水平，子宫内膜持续增厚，可出现一段时间闭经后的大量出血，雌激素不可使子宫腔增大。所以选项 B 错误。

5. C 年龄大于 35 岁，药物治疗无效或存在子宫内膜癌高危因素的异常子宫出血患者，应行诊断性刮宫明

确是否存在子宫内膜病变。所以选项 C 正确。B 型超声（选项 B）仅能作为诊断内膜病变的辅助检查；只有通过诊刮获得内膜病理标本才是诊断子宫内膜癌、子宫内膜不典型增生的金标准。液基细胞学检查（选项 A）是宫颈病变筛查的常用手段；阴道镜检查（选项 D）是将阴道和宫颈进行放大 10～40 倍检查，直接观察这些部位的血管形态和上皮结构，以发现与癌变有关的异型上皮、异型血管，并对可疑部位进行定位活检。所以本题应选 C。

6. A 多数无排卵性异常子宫出血女性表现为月经紊乱，即失去正常周期和出血自限性。出血量可多可少，可少至点滴淋漓不净，多至大出血；出血时间可长可短，可由 1～2 日至数月不等；出血间隔时间可由数日至数月。出血期间一般无腹痛或其他不适，常因出血量多或时间长致继发性贫血甚至休克。少数无排卵女性可有规律的月经周期。所以选项 A 符合题意。

7. C 疑为无排卵性异常子宫出血，为确定有无排卵或黄体功能，应在月经来潮月经前 1～2 日或月经来潮 6 小时内刮宫。

8. A 无排卵性功能失调性子宫出血患者的子宫内膜受雌激素持续作用而无孕激素拮抗，可有不同程度的增生性改变，少数可呈萎缩性改变。但不会出现分泌期。

9. A 无排卵型异常子宫出血应根据不同年龄应采取不同的治疗方法。青春期和生育期女性以止血、调整月经周期为主，对于有生育要求者采用促排卵治疗；而绝经过渡期女性通过周期调节减少经量及防止子宫内膜病变。所以青春期与围绝经期无排卵型异常子宫出血治疗原则的不同点是恢复卵巢功能。所以选项 A 正确。

10. E 青春期异常子宫出血的治疗原则以止血、调节月经周期、促排卵为主。青春期功血由于无排卵，多采用雌激素、孕激素序贯或雌、孕激素联合治疗。高效合成孕激素可使内膜萎缩，达到止血目的，此法不适用于青春期患者。血色素 > 80g/L 者，采用子宫内膜脱落法，如黄体酮、安宫黄体酮等；血色素 < 80g/L 者，采用子宫内膜修复法，如大剂量雌激素或雌、孕激素联合治疗。

11. D 对无排卵性异常子宫出血大量出血患者，应该在性激素治疗的 6 小时内见效，24～48 小时内出血基本停止。若 96 小时仍不止血，应考虑有器质性病变存在的可能。

12. A 参见上一题解析。

13. B 应用大剂量雌激素可迅速提高血雌激素水平，促使子宫内膜生长，短期内修复创面而止血。

14. D 雄激素有拮抗雌激素作用，能增强子宫平滑肌及子宫血管张力，减轻盆腔充血而减少出血量。适用于绝经过渡期功血。大出血时雄激素不能立即改变内膜

脱落过程，也不能使其立即修复，单独应用止血效果不佳。所以本题应选 D。

15. E 青春期异常子宫出血是由于下丘脑 - 垂体 - 卵巢轴发育不成熟或延迟，导致卵巢中虽有卵泡生长发育，但不能出现排卵所致。在青春期，下丘脑 - 垂体 - 卵巢轴激素间的反馈调节尚未成熟，大脑中枢对雌激素的正反馈作用存在缺陷。FSH 呈持续低水平，无促排卵性 LH 陡直高峰形成而不能排卵。

16. B 氯米芬适用于下丘脑 - 垂体 - 卵巢轴有一定功能，体内雌激素有中度影响的患者。

17. E 排卵性月经失调较无排卵性异常子宫出血少见，多发生于生育年龄妇女。患者虽有排卵功能，但黄体功能异常。常见有两种类型。（1）黄体功能不足：有排卵，黄体期孕激素分泌不足或黄体过早衰退，致使子宫内膜分泌反应不良。（2）子宫内膜不规则脱落：有排卵，黄体发育良好，但萎缩过程延长，导致子宫内膜不规则脱落。绝经过渡期女性多无排卵性月经失调。所以选项 E 错误。

18. A 由于下丘脑 - 垂体 - 卵巢轴调节功能紊乱，或溶黄体机制失常，引起黄体萎缩不全，内膜持续受孕激素影响，以致不能如期完整脱落。常表现为混合型子宫内膜，即残留的分泌期内膜与出血坏死组织及新增生的内膜混合共存。

19. A 青春期少女以止血、调整月经周期为主，生育期妇女以止血、调整月经周期和促排卵为主；绝经过滤期妇女以止血、调整月经、减少经量，防止子宫内膜癌变为主。异常子宫出血的药物治疗对不同年龄对象采用不同方法：青春期少女应促使卵巢恢复功能及排卵；绝经过渡期女性患者止血后再调经；绝经过渡期女性患者调经以减少经量为原则，不必促排卵。所以选项 A 错误。

20. B 需与无排卵性异常子宫出血相鉴别的生殖器肿瘤有子宫内膜癌、子宫颈癌、子宫肌瘤、卵巢肿瘤、滋养细胞肿瘤等。异常子宫出血主要表现为月经失调、出血。卵巢黄素化囊肿无此临床症状，不会引起阴道流血。

21. D 雌激素、孕激素序贯法常用于青春期异常子宫出血患者，一般使用 2~3 个周期后，患者即能自发排卵。雌、孕激素序贯服药是为了调整月经，而非促排卵。

22. D 黄体功能不全型异常子宫出血多发生于生育期女性。所以选项 A 错误。临床表现为月经紊乱。由于黄体生存期缩短，黄体期缩短，表现为月经周期缩短、月经频发。如果卵泡期延长，月经周期也可在正常范围。所以选项 B 错误。阴道脱落细胞有周期性变化。所以选项 C 错误。黄体功能不全时，基础体温双相型，但排卵后体温上升缓慢，上升幅度偏低，高温期短于 11 日。所

以选项 D 正确。内膜活检显示分泌反应落后 2 天。所以选项 E 错误。因此本题应选 D。

23. E 足够水平的 FSH 和 LH 及卵巢对 LH 良好的反应，是黄体健全发育的必要前提。黄体功能不足可有多种因素造成：卵泡期 FSH 缺乏，使卵泡发育缓慢，雌激素分泌减少，从而对垂体及下丘脑正反馈不足；LH 脉冲峰值不高及排卵峰后 LH 低脉冲缺陷，使排卵后黄体发育不全，孕激素分泌减少；卵巢本身发育不良，排卵后颗粒细胞黄素化不良，孕激素分泌减少。此外，生理性因素如初潮、分娩后、绝经过渡期等也可导致黄体功能不足。

24. A 黄体功能不全时，子宫内膜的形态有分泌期改变，表现为腺体分泌不足，间质水肿不明显，也可观察到腺体与间质发育的不同步现象，或在内膜各个部位显示分泌反应不均。病理表现不会有子宫内膜蜕膜样病变。所以选项 A 符合题意。

25. E 卵巢黄体功能不全的主要临床表现：由于黄体生存期缩短，黄体期缩短，表现为月经周期缩短、月经频发。如果卵泡期延长，月经周期也可在正常范围。

26. C 黄体功能不全时，针对发生原因，调整性腺轴功能，促使卵泡发育和排卵。卵泡期使用低剂量雌激素；月经第 3~5 日每日开始口服氯米芬 50mg。也可应用 hCG 以促进及支持黄体功能，或者选用天然黄体酮制剂，用以补充黄体分泌孕酮的不足。米非司酮具有强抗孕酮作用，用药后可使体内孕激素和雌激素水平下降。故黄体功能不全时一般不选用米非司酮。所以本题应选 C。

27. A 子宫内膜不规则脱落表现为月经周期正常，但经期延长，长达 9~10 日，且出血量多。基础体温呈双相型，但下降缓慢。正常月经第 3~4 时，分泌期子宫内膜已全部脱落。黄体萎缩不全时，月经期第 5~6 日仍能见到呈分泌反应的子宫内膜。常表现为混合型子宫内膜，即残留的分泌期内膜与出血坏死组织及新增生的内膜混合共存。月经前仍可见羊齿状结晶表示无排卵。所以选项 A 正确。

28. A 雌激素适用于无排卵型青春期异常子宫出血。结合雌激素 1.25~2.5mg，每 6 小时 1 次，有效于 2~3 天内止血，血止或明显减少后逐渐减量，每 3 天减量 1 次，每次减药量不超过原用量的 1/3，直至维持量。

29. B 雌激素突破性出血主要是由于雌激素的水平较低导致的间断性出血，典型的表现是停经后大量出血。

30. B 血红蛋白在 70g/L 以下者，贫血，不适用药物性刮宫，应诊刮。

31. A 青春期无排卵性异常子宫出血患者，内膜呈萎缩型合并重症贫血，为止血目的可改用针剂，如苯甲酸雌二醇 1~3mg，肌内注射，每天 2~3 次，以后逐渐减量或改服妊马雌酮 0.625~1.25mg 或 17β - 雌二醇 1~

2mg，维持至血止后 15~20 天。

32. B 不孕和痛经并存最常见于子宫腺肌病。子宫腺肌病的典型临床表现为继发性痛经且进行性加重、月经失调、子宫增大以及不孕，痛经是子宫腺肌病特异的临床症状。所以选项 B 正确。其他选项较少发生痛经。

33. A 痛经为最常见的妇科症状之一，指行经前后或月经期出现下腹部疼痛、坠胀，伴有腰酸或其他不适。痛经分为原发性和继发性两类。无排卵性异常子宫出血是由于生殖内分泌轴功能紊乱造成的异常子宫出血，其最常见的症状是子宫不规则出血，表现为月经紊乱，在出血期间一般无腹痛或其他不适，与痛经无关（选项 A 正确）。子宫黏膜下肌瘤、盆腔炎症性包块均有下腹坠胀、腰酸背痛，经期加重等继发性痛经症状（选项 C、D 错误）。子宫内膜异位症、子宫腺肌病的典型症状为继发性痛经、进行性加重（选项 B、E 错误）。

34. C 痛经分为原发性和继发性两种。前者是指生殖器官无器质性病变的痛经；后者是指由于盆腔器质性疾病所引起的痛经。原发性痛经的发生主要与月经时子宫内膜前列腺素（PG）含量增高有关。原发性痛经的发生还受精神、神经因素影响，紧张、恐惧、忧虑及生化代谢物质均可通过中枢神经系统刺激盆腔疼痛纤维诱发痛经。月经第 1、2 天出现的下腹部阵发性绞痛为痛经，有时也放射至肛门、腰部及阴道，疼痛程度也多变异。无排卵性月经一般不发生痛经。所以选项 C 正确。

35. B 原发性痛经始发时间多发生于青春期，常在初潮后 1~2 年内发病。

36. C 痛经分为原发性和继发性两类，前者是指生殖器无器质性病变的痛经，后者是指由盆腔器质性疾病引起的痛经，如子宫内膜异位症、盆腔炎或宫颈狭窄等所引起的。所以原发性痛经和继发性痛经的主要鉴别点是有无盆腔器质性疾病。

37. B 原发性闭经是指年龄超过 16 岁，第二性征已发育，无月经来潮；或年龄超过 14 岁，第二性征尚未发育，且无月经来潮。继发性闭经是指以往曾建立正常月经，但此后因某种病理性原因月经停止 6 个月，或按自身原来月经周期计算停经 3 个周期以上者。所以选项 B 正确。

38. C 原发性闭经根据第二性征发育的情况，分为第二性征存在和第二性征缺乏两类。第二类性征存在的原发性闭经包括 MRKH 综合征（又称米勒管发育不全综合征）、雄激素不敏感综合征（又称睾丸女性化完全型）、对抗性卵巢综合征（又称卵巢不敏感综合征）、生殖道闭锁和真两性畸形。第二性征缺乏的原发性闭经包括：低促性腺激素性腺功能减退，高促性腺激素性腺功能减退。卵巢不敏感综合征正是原发性闭经的一种。因此本题应选 C。其余四项均属于继发性闭经。

39. A 继发性闭经中，下丘脑性闭经最常见，其他依次为垂体、卵巢、子宫性及下生殖道发育异常闭经。

40. C 子宫输卵管碘油造影主要是了解子宫及输卵管道内情况。造影不但能提示输卵管是否通畅，阻塞的部位，还能观察子宫腔形态。所以，选项 C 与闭经行卵巢功能检查无关。

41. E 孕激素试验阴性说明体内雌激素水平低或者子宫病变导致闭经，雌激素试验阳性，说明子宫内膜对雌激素有反应，可以排除子宫性闭经。闭经患者雌、孕激素序贯试验阴性，提示子宫内膜有缺陷或被破坏，可诊断为子宫性闭经。

42. B 孕激素试验常用黄体酮、地屈孕酮或醋酸甲羟孕酮。停药后出现撤药性出血（阳性反应），提示子宫内膜已受一定水平雌激素影响。停药后无撤药性出血（阴性反应），首先要排除妊娠（根据病史、妇科检查、血尿 hCG 测定等），再进一步行雌、孕激素序贯试验。所以选项 B 正确。

43. C 患者闭经，基础体温（BBT）测定是最简便易行的检查方法，可以了解卵巢功能。

44. D 子宫性闭经的闭经原因在子宫。Asherman 综合征为子宫性闭经最常见原因。多因人工流产刮宫过度或产后、流产后出血刮宫损伤子宫内膜，导致宫腔粘连而闭经。流产后感染、产褥感染、子宫内膜结核感染及各种宫腔手术所致的感染，也可造成闭经。宫颈锥切手术所致的宫颈管粘连、狭窄也可致闭经。当仅有宫颈管粘连时有月经产生而不能流出，宫腔完全粘连时则无月经。手术切除子宫或放疗破坏子宫内膜也可闭经。"剖宫产术后哺乳"不会引起子宫性闭经。

45. D 子宫性闭经是指由于子宫内膜萎缩或缺乏子宫内膜造成的闭经症状。闭经原因在子宫。此时月经调节功能正常，第二性征发育也正常。所以选项 D 正确，选项 E 错误。雌激素试验阳性和孕激素试验阳性通常用于评估卵巢功能，与子宫性闭经无直接关系。所以选项 A、B 错误。基础体温呈单相型可能是卵巢功能异常或排卵障碍的表现，与子宫性闭经无直接关系。所以选项 C 错误。因此本题的正确选项是 D。

46. C 继发性子宫性闭经的病因包括感染、创伤导致宫腔粘连引起的闭经。①Asherman 综合征：为子宫性闭经最常见原因。多因人工流产刮宫过度或产后、流产后出血刮宫损伤子宫内膜，导致宫腔粘连而闭经。流产后感染、产褥感染、子宫内膜结核感染及各种宫腔手术所致的感染，也可造成闭经。宫颈锥切手术所致的宫颈管粘连、狭窄也可致闭经。当仅有宫颈管粘连时有月经产生而不能流出，宫腔完全粘连时则无月经。②手术切除子宫或放疗：破坏子宫内膜也可闭经。

47. C 下丘脑性闭经为最常见的一类闭经，是指中枢神经系统及下丘脑各种功能和器质性疾病引起的闭经，以功能性原因为主。下丘脑性闭经患者雌、孕激素序贯试验阳性，垂体兴奋试验阳性。

48. B 孕激素试验阳性说明子宫内膜受到一定雌激素的作用，病因可能是多囊卵巢综合征的排卵障碍，或者下丘脑、垂体功能障碍。

49. C 卵巢性闭经的原因在卵巢。闭经原因有卵巢早衰（POF）、卵巢功能性肿瘤和多囊卵巢综合征。另外，卵巢手术、化疗、放疗等均可能损害卵巢功能而闭经。"低促性腺激素性闭经"为下丘脑性闭经。

50. C 卵巢性闭经的闭经原因在卵巢。卵巢分泌的性激素水平低下，子宫内膜不发生周期性变化而导致闭经。这类闭经促性腺激素升高，属于高促性腺素性闭经。

51. A 卵巢性闭经内分泌特征为高促性腺激素水平，特别是 FSH（卵泡刺激素）升高。

52. E 垂体性闭经的主要病变在垂体。闭经的原因有垂体梗死（希恩综合征常见）、垂体肿瘤和空蝶鞍综合征（因先天性发育不全、肿瘤或手术破坏）。"多囊卵巢综合征"产生的闭经属于卵巢性闭经。所以本题应选 E。

53. E 垂体兴奋试验（GnRH 刺激试验）可用于鉴别下丘脑性闭经和垂体性闭经，LH < 5U/L 或者正常范围提示病变环节在下丘脑或者垂体。

54. D 希恩综合征又称席恩综合症，是垂体性闭经垂体梗死的常见类型。由于产后大出血休克，导致垂体尤其是腺垂体促性腺激素分泌细胞缺血坏死，引起腺垂体功能低下而出现的一系列症状，表现为消瘦，乏力，脱发，畏寒，闭经，乳房萎缩等，严重者可致死。

55. A 氯米芬、促性腺激素和促性腺激素释放激素（GnRH）均属于促排卵药物。氯米芬是最常用的促排卵药物。适用于有一定内源性雌激素水平的无排卵者。

56. B 氟西汀是 5 - 羟色胺受体的抑制剂，能选择性抑制中枢神经系统 5 - 羟色胺的再摄取。约 70% 的经前期综合征能得到精神症状的缓解，可作为一线药物应用，每天 20mg，全月经期服用。

57. E 绝经综合征（MPS）是指妇女在绝经前后出现的因性激素波动或减少所致的一系列躯体及精神心理症状。绝经是指卵巢功能衰退，月经停止。绝经分为自然绝经和人工绝经。自然绝经指卵巢内卵泡生理性耗竭所致的绝经；人工绝经指两侧卵巢经手术切除或放射线照射等所致的绝经。女性绝经期绝经之前已存在卵巢逐步衰退的阶段为绝经前期。

58. B 绝经过渡期开始的第一个标志是以往规律的月经周期出现紊乱，临床表现为月经周期、经期持续时间或经量改变，可伴或不伴有雌激素下降的表现，此期症状的出现取决于卵巢功能状态的波动性变化。实际上，在规律月经改变之前，卵巢功能已开始衰退，因此，宜

采用规律月经改变作为临床上进入绝经过渡期开始的标志（B 项），用绝经过渡期症状作为进入绝经过渡期的指标，某些女性没有症状就无从计算绝经过渡期的开始。骨质疏松是绝经综合征常见的远期症状，一般发生在绝经后的 5 ~ 10 年内。

59. D 绝经过渡期 FSH 水平升高，呈波动型，LH 在正常范围，FSH/LH < 1。绝经后下丘脑促性腺激素释放激素增加，促性腺激素的清除率较低，卵巢负反馈作用的消失和卵巢产生抑制素的功能减退，使 FSH 和 LH 水平升高，FSH/LH > 1。

60. E 围绝经期女性整体机能衰退，卵巢功能衰退突出，有明显的内分泌变化。围绝经期晚期主要是雌激素减少，促卵泡素（FSH）升高，孕激素相对不足或缺乏。

61. E 正常的月经周期是下丘脑垂体卵巢轴正常功能的具体表现，多囊卵巢综合症引起的闭经属于卵巢性闭经的一种。

62. C 多囊卵巢综合征（PCOS）的主要特点是不排卵，雄激素和雌激素过多，典型的症状为月经失调，可表现为月经稀发或闭经，也可表现为不规则出血或月经过多、肥胖、不孕和卵巢增大及多囊。

63. D 多囊卵巢综合征超声检查在月经周期或孕酮撤退后出血的 3 ~ 5 天进行，显示卵巢体积增大，双侧卵巢均有 ≥12 个直径 2 ~ 9mm 的小卵泡。

64. D 多囊卵巢综合征的诊断性刮宫应选在月经前数日或月经来潮 6 小时内进行，刮出的子宫内膜呈不同程度增生改变，无分泌期变化。

65. C 多囊卵巢综合征患者因长期无排卵，子宫内膜单纯受雌激素刺激，内膜癌发生率高。螺内酯是抑制卵巢和肾上腺合成雄激素，与睾酮竞争毛囊雄激素受体，可治疗多毛，但起不到预防子宫内膜癌的作用。所以本题应选 E。

66. E 多囊卵巢综合征以雄激素过高的临床或生化表现、持续无排卵、卵巢多囊改变为特征。因无排卵，子宫内膜长期受雌激素刺激，呈现不同程度增生性改变，甚至呈不典型增生。长期持续无排卵增加子宫内膜癌的发生概率。因此应给予口服避孕药、孕激素后半周期疗法等措施来抑制子宫内膜过度增生和调节月经周期，保护子宫内膜，预防子宫内膜癌的发生。

67. D 高催乳激素血症发病的原因有下丘脑疾病、垂体疾病和特发性高催乳激素血症，其中垂体性疾病垂体微腺瘤和空碟鞍综合征是最常见的原因。

68. D 溴隐亭对功能性或肿瘤引起的催乳素水平升高均能产生抑制作用。溴隐亭治疗后能缩小垂体肿瘤体积，还可以与垂体多巴胺受体结合，直接抑制垂体 PRL 分泌，恢复排卵使闭经，溢乳妇女月经和生育能力得以

恢复,其直接作用是抑制泌乳素合成。

69. A　降催乳激素治疗目前最常用的药物为溴隐亭,其对功能性或肿瘤引起的催乳素水平升高均能产生抑制作用。溴隐亭治疗后能缩小肿瘤体积,使患者月经和生育能力得以恢复。

70. C　早发性卵巢功能不全的临床表现:(1)月经改变:可先后出现月经频发或稀发、经量减少、闭经。(2)雌激素水平低下:原发性闭经患者表现为女性第二性征不发育或发育差。继发性闭经患者可有潮热出汗、生殖道干涩灼热感、性欲减退、骨质疏松、情绪和认知功能改变、心血管症状等。(3)不孕、不育:生育力显著下降;卵巢储备减退初期仍有自然妊娠可能,但自然流产和胎儿染色体异常的风险增加。(4)其他:Turner综合征患者可发生心血管系统发育缺陷、智力障碍等异常。早发性卵巢功能不全的FSH水平升高。所以本题应选C。

71. E　该患者考虑为无排卵性功血。无排卵性功血多发生于青春期和绝经过渡期,表现为子宫不规则出血,月经周期紊乱,经期长短不一且出血量多少不一,时多时少。出血期无下腹疼痛或其他不适,持续时间长或出血多者可导致贫血。辅助检查有诊断性刮宫、B型超声、宫腔镜检查、基础体温测定、激素测定、妊娠试验、宫颈细胞学检查、宫颈黏液结晶检查、阴道脱落细胞涂片检查、血红细胞计数及血细胞比容、血凝功能测定。选项D可排除。经阴道B型超声检查(选项A)不适用于16岁女性;基础体温测定(选项B)对诊断只有提示作用;激素测定测的是血孕酮值(选项E),而不是测血雌激素水平(选项C错误),若为卵泡期水平症状为无排卵。因此本题应选E。

72. C　患者为正处青春期的女性,月经紊乱,查体未见明显异常,不伴痛经,故首先考虑无排卵性异常子宫出血。所以本题应选C。子宫肌瘤常见于30~50岁女性,20岁以下少见,题目中已提示子宫附件正常,因此排除选项A。宫颈息肉极少发生持续性大量出血,可通过妇检排除,因此排除选项B。排卵性异常子宫出血多见于生育年龄女性,患者仍有可辨认的月经周期,因此排除选项D。子宫腺肌症多发生于30~50岁经产妇,约15%同时合并子宫内膜异位症,主要症状是经量过多、经期延长和逐渐加重的进行性痛经,疼痛位于下腹正中,常于经前1周开始,直至月经结束,超声或者妇检时常提示有子宫肿块及子宫增大,因此排除选项E。

73. B　基础体温呈单相型提示无排卵,月经前做宫颈黏液检查,因无孕激素作用,应呈典型羊齿植物叶状结晶。

74. B　该患者为绝经过渡期异常子宫出血,多为无排卵性,体内有一定水平的雌激素,单用孕激素治疗

即可。

75. C　黄体功能不全是指卵巢排卵后形成的黄体内分泌功能不足,以致孕激素分泌不足,使子宫内膜分泌转化不足,出现排卵性异常子宫出血,且不利于受精卵着床,可导致不孕或复发性流产。黄体功能不全的患者基础体温双相型,但排卵后体温上升缓慢,上升幅度偏低,高温期短于11日,有时卵泡期延长。

76. E　根据临床表现(月经周期正常,但经期延长,长达9~10天)、基础体温(呈双相型,下降缓慢)和诊断性刮宫及病理组织学检查可做出子宫内膜不规则脱落的诊断。诊断性刮宫在月经期第5~7日进行,内膜病理检查仍能见到呈分泌反应的内膜,且与出血期及增生期内膜并存。所以本题应选D。

77. E　患者月经不规则,经期长,BBT双相并下降缓慢。可怀疑为子宫内膜不规则脱落。为明确诊断,诊断性刮宫在月经期第5天进行,仍能见到呈分泌反应的子宫内膜可确诊。

78. E　月经初潮时都有一个调节过程,这是生理现象,不必处理。

79. E　患者处玩于青春期,月经周期紊乱,出血量多,导致贫血。应为青春期无排卵性异常子宫出血。应用大剂量雌激素可迅速提高血内雌激素浓度,促使子宫内膜增生,短期内修复创面而止血。

80. D　患者不规律阴道出血,表现为月经周期长短不一,出血量时多时少,是无排卵性功能失调性子宫出血的表现,血红蛋白100g/L提示患者已贫血。诊断性刮宫将刮出物送病理检查既有诊断意义,也兼有治疗目的。

81. D　患者可考虑诊断为原发性痛经。原发性痛经的疼痛可从月经来潮后或来潮前12小时开始,行经第1日最剧烈,疼痛程度不一,重者呈痉挛性,持续2~3日。常为下腹部阵发性绞痛和腰骶部痛。可伴有恶心、呕吐、腹泻、头晕、乏力等症状,严重时面色苍白、出冷汗、甚至昏厥。

82. D　避孕药适用于需用避孕措施的痛经患者,可抑制排卵,降低月经血中前列腺素的含量、血管加压素及催产素水平,抑制子宫活动。

83. B　根据患者继发性痛经、不孕,左侧附件区触及约5~6cm囊性包块,边界欠清,固定,CA125升高,可以初步诊断为子宫内膜异位症,故应行巧克力囊肿剥除术。高效孕激素周期疗法、假孕疗法及假绝经疗法均为性激素治疗,对较大的卵巢巧克力囊肿不适宜。

84. A　基础体温双相说明卵巢及以上部位内分泌正常,而孕激素试验(-),人工周期治疗3个月仍不见月经,考虑是子宫性闭经,患者有过人工流产史,故很可能是子宫内膜损伤,因此答案选A。

85. D　患者继发性闭经,孕激素试验(-),雌激素

试验阳性，排除子宫性闭经，血清 FSH 水平升高，提示病变环节在卵巢，最可能诊断为卵巢性闭经。

86. D 黄体酮试验的意义在于要检查引起闭经的原因是哪个部位。如果用了黄体酮以后患者有撤退性出血，说明子宫内膜是好的。如果用了黄体酮以后没有撤退性出血，需要吃雌激素和孕激素联合治疗，联合治疗后如果仍然没有撤退性出血，要怀疑子宫的原因，是子宫内膜破坏了以后导致的月经不来。如果用药以后有撤退性出血，仍然需要检查卵泡刺激素和黄体生成素，如果黄体生成素 <5U/L，考虑是下丘脑和垂体性的闭经。所以本题应选 D。

87. D 孕激素试验不见阴道流血，改雌、孕激素序贯试验出现阴道流血，放射免疫测定血 FSH 值正常，表明为卵巢性闭经。

88. E 由于产后大出血引起低血容量性休克，使垂体前叶缺血坏死，垂体前叶功能减退，促性腺激素分泌明显减少，出现闭经、生殖器官萎缩、第二性征衰退，还可出现畏寒、嗜睡、基础代谢低等症状。应诊断为产后大出血休克所致垂体缺血坏死，临床成为 Sheehan 综合征，属于垂体性闭经。

89. E 患者孕激素试验肌内注射黄体酮 20mg 3 天，3～7天有撤药性出血为阳性提示宫腔通畅，子宫内膜功能存在，并受卵巢分泌一定量雌激素的影响。垂体兴奋试验，在注射后 15～45 分钟黄体生成素较注射前增高 2～4 倍以上，提示垂体功能正常，病变可能在丘脑下部或以上。

90. B 患者 8 个月前继发闭经，雌激素试验（+），血 FSH、LH 均低，垂体兴奋试验注射后 45 分钟 LH 值增高 3 倍，提示闭经的原因在丘脑下部。应首先怀疑是神经性厌食引起的闭经。

91. A 疑有细胞染色体异常可做细胞染色体核型及分带分析。

92. E 雌、孕激素序贯试验适用于孕激素试验阴性的闭经患者。服用雌激素并在后半周期 10 天加用孕激素后，如发生撤退性出血者为阳性，如为阴性者，可重复一次试验，仍为阴性，提示子宫内膜有缺陷或被破坏，可诊断子宫性闭经。所以选项 E 正确。若怀疑下丘脑或垂体因素引起的闭经时，则需进行磁共振检查（选项 A）。促排卵（选项 B）则适用于怀疑无排卵引起的闭经；而对于无排卵引起的闭经采用雌、孕激素序贯疗法则会有月经复潮。大剂量雌激素（选项 C）可促进乳房、外生殖器发育，腋毛、阴毛生长，子宫内膜增生、脱落，这对生理及心理均有治疗意义，须长期使用。而题目中已经采用了雌、孕激素序贯疗法，其结果是阴性，再采用大剂量雌激素治疗不合适。孕激素和雌激素具有拮抗作用，采用大剂量孕激素治疗（选项 D）更加不会有月

经复潮。

93. E 子宫性闭经可采用雌激素试验的辅助检查方法：每天口服妊马雌酮 1.25mg，连续 20 天，在服药第 11 天起加用甲羟孕酮 6 mg，每天口服，共 10 天，停药后 2～7天出现撤药性流血为阳性，说明有子宫内膜，并子宫内膜对雌激素有反应，而且宫腔通畅，但体内雌激素水平低落、卵巢功能减退。无撤药性出血为阴性，提示闭经原因可能在子宫，即子宫性闭经。

94. B 经前期综合征是指反复在黄体期出现周期性以情感、行为和躯体障碍为特征的综合征，月经来潮后症状自然消失。主要症状归纳为：①躯体症状：头痛、背痛、乳房胀痛、腹部胀满、便秘、肢体水肿、体重增加、运动协调功能减退；②精神症状：易怒、焦虑、抑郁、情绪不稳定、疲乏以及饮食、睡眠、性欲改变，而易怒是其主要症状；③行为改变：注意力不集中、工作效率低、记忆力减退、神经质、易激动等。周期性反复出现为其临床表现特点。

95. E 围绝经期是女性自生育期的规律月经过渡到绝经的阶段，包括从出现与卵巢功能下降有关的内分泌、生物学和临床特征起，至末次月经后一年。绝经前后最明显变化是卵巢功能衰退，随后表现为下丘脑－垂体功能退化，月经紊乱是围绝经期的常见症状。

96. C 结合年龄及停经症状，该患者可能进入围绝经期。绝经综合征的主要表现：月经紊乱、血管舒缩症状（潮热、多汗）（选项 A），自主神经失调症状（睡眠障碍、疲倦等）（选项 D），精神神经症状（激动易怒、焦虑不安等）（选项 B），泌尿生殖道症状（阴道干涩、疼痛、排尿困难、性交痛、反复发作的阴道炎）（选项 E），心血管和骨质疏松（腰背、四肢疼痛）。利用排除法，本题应选择 C。

97. D 多囊卵巢综合征（PCOS）的诊断为排除性诊断。现在使用的是鹿特丹标准：①稀发排卵或无排卵。②高雄激素的临床表现和高雄激素血症。③卵巢多囊性改变，B 型超声检查见一侧或双侧卵巢直径 2～9mm 的卵泡≥12 个和/或卵巢体积≥10ml。④符合上述 3 项中的任何 2 项并排除其他引起高雄激素血症的疾病，即可诊断 PCOS。所以本题应选 D。子宫内膜不规则脱落（选项 A）及黄体功能不全（选项 C）均属于排卵性月经失调，此类患者仍有临床上仍有可辨认的月经周期。子宫内膜异位症中（选项 E）异位的子宫内膜随卵巢激素变化发生周期性出血，导致周围纤维组织增生和囊肿、粘连等，最终发展为大小不等的紫褐色实质性结节或包块，B 型超声可确定并位囊肿的存在。子宫内膜异位症主要症状为经期下腹痛，经期过后可自行缓解，比较少出现停经等情况。卵巢早衰（选项 B）表现为卵巢体积偏小，卵泡稀少甚至缺乏。卵巢早衰除可能出现停经，月经量少，

同时 FSH、LH 明显升高。

98. B 多囊卵巢综合征的诊断是排除性诊断，其临床表现多样，因此诊断标准也存在争议，目前采用较多的是鹿特丹标准：①稀发排卵或无排卵；②高雄激素的临床表现和（或）高雄激素血症；③卵巢多囊改变：超声提示一侧或双侧卵巢直径 2～9mm 的卵泡≥12 个和（或）卵巢体积≥10ml；④3 项中符合 2 项并排除其他高雄激素病因。本题中，患者月经稀发符合稀发排卵表现，痤疮、多毛是高雄激素的临床表现，符合鹿特丹标准中 2 条，选项 B 中排除了致雄激素升高的疾病，可诊断为多囊卵巢综合征。所以选项 B 正确。选项 A、C、D、E 均未排除其他导致雄激素升高的疾病，故不选。

99. D 多囊卵巢综合征治疗首先应该进行生活方式调整，主要为控制饮食、运动及戒烟、戒酒，减轻体重可改善胰岛素抵抗、降低睾酮水平，有利于排卵的恢复，所以选项 A 正确。多囊卵巢综合征患者因慢性无排卵，使雌激素依赖性肿瘤发生风险增加，周期性孕激素治疗或口服短效避孕药治疗可改善子宫内膜状态，拮抗雌激素作用，预防子宫内膜癌的发生。所以选项 B 正确。环丙孕酮具有很强的抗雄激素作用，能抑制垂体促性腺激素的分泌，使体内睾酮水平降低。所以选项 C 正确。对于有生育要求的患者，应在生活方式调整、抗雄激素和改善胰岛素抵抗等基础治疗后进行促排卵治疗；氯米芬是目前多囊卵巢综合征诱导排卵的首选药，但若雄激素过高，直接使用氯米芬促排卵的效果差，应先予抗雄激素或口服避孕药治疗 3 个月，再给氯米芬，疗效较好。所以选择 D 错误。由于体毛的生长有其固有的周期，口服短效避孕药治疗多毛时一般需 3～6 个月才见效。所以选项 E 正确。因此本题应选 D。

100. E PRL（催乳素）异常增高提示垂体肿瘤可能性。

101. A 闭经、溢乳综合征患者中约 2/3 存在高催乳素血症，其中有 1/3 为垂体微腺瘤。血清催乳素（PRL）>1.14nmol/L 可确诊为高催乳素血症。所以选项 A 正确。

二、多选题

102. AE 无排卵性异常子宫出血常见于青春期和围绝经期女性，生育期也可发生。排卵性异常子宫出血多发生于生育期女性。所以选项 AE 正确。

103. AB 无排卵性异常子宫出血是由于单一雌激素刺激而无孕酮对抗而引起的雌激素撤退出血或雌激素突破出血。

104. BE 无排卵性异常子宫出血多见于青春期与围绝经期女性。（1）青春期原因：下丘脑－垂体－卵巢轴激素间的反馈调节尚未成熟。大脑中枢对雌激素的正反馈作用存在缺陷，下丘脑和垂体与卵巢间尚未建立稳定的周期性调节，FSH 呈持续低水平，促黄体生成激素未

形成排卵前高峰而不排卵。（2）绝经过渡期原因：卵巢功能逐渐衰退，卵泡对 FSH 的反应性低下，故雌激素分泌锐减，以致促性腺激素水平升高，FSH 常比 LH 更高，不形成排卵期前 LH 高峰，故不排卵。（3）生育期原因：当机体的内外环境因劳累、应激、流产、手术或疾病等可引起短暂的无排卵，亦可因肥胖、多囊卵巢综合征等因素引起持续无排卵。各种原因引起的无排卵均可导致子宫内膜受单一雌激素作用而无孕酮对抗，从而引起雌激素撤退性出血或雌激素突破性出血，而不都是雌激素撤退性出血。所以选项 BE 不正确。

105. ACDE 对于排卵障碍，几乎所有患者都需要调整周期。常用调整月经周期的方法包括使用孕激素；口服避孕药；雌、孕激素序贯疗法（即人工周期，适用于青春期患者）；左炔诺孕酮宫内缓释系统（LNG－IVS）（适用于生育期或围绝经期、无生育需求的患者）。所以选项 ACDE 正确。

106. ABE 促排卵药物治疗：（1）氯米芬：自月经第 5 天起，每天口服 50～100mg，共 5 天，以 3 个周期为一疗程，不宜长期应用，以免引起卵巢过度刺激征。（2）人绒毛膜促性腺素（hCG）：当卵泡发育到近成熟时，可大剂量肌内注射绒促性素 5000～1000U，可望引起排卵。（3）尿促性素（hMG）：月经期第 5 日每日肌注 hMG1～2 支，直至卵泡成熟。（4）溴隐亭＋性激素＋促性腺激素。

107. BCDE 异常子宫出血要进行的检查包括：（1）诊断性刮宫。止血，并能探查宫腔，确定有无器质性疾病。（2）体温测定（BBT 测定）。排卵期体温升高，并出现双相型曲线。单向型的曲线就表示没有排卵。（3）阴道细胞学和宫颈黏液功能检查。评估身体排卵和黄体功能，有助于检测功能性子宫出血。（4）激素测定和超声检查。观察卵泡发育和黄体的情况，能够排除掉卵巢囊肿，因为卵巢囊肿也可能会导致子宫功能性出血，查准病因后对症治疗。所以选项 BCE 正确。

108. DE 黄体功能刺激疗法通常应用绒促性素（hCG）以促进及支持黄体功能。于基础体温上升后开始，隔天肌内注射 hCG2000～3000U，共 5 次，可明显提高血浆孕酮水平，随之正常月经周期恢复。然而，多数黄体功能不全者，单纯黄体期 hCG 治疗可能不够，与促进卵泡发育的药物联合应用治疗效果更好。所以选项 DE 正确。

109. AC 原发性痛经的发生主要与月经时子宫内膜前列腺素（PG）含量增高有关。研究表明，PGF2α 含量升高是造成痛经的主要原因。月经期因溶酶体酶溶解子宫内膜细胞而大量释放 PGF2α 及 PGE2。PGF2α 含量高可引起子宫平滑肌过强收缩，血管挛缩、造成子宫缺血、乏氧状态而出现痛经。增多的前列腺素进入血液循环，还可引起心血管和消化道等症状。血管加压素、内源性

缩宫素以及 β - 内啡肽等物质的增加也与原发性痛经有关。此外，原发性痛经还受精神、神经因素影响，疼痛的主观感受也与个体痛阈有关，无排卵的增生期子宫内膜因无孕酮刺激，所含前列腺素浓度很低，不发生痛经。所以选项 AC 正确。

110. ABD 原发性痛经的主要特点为：①原发性痛经始发时间多发生于青春期，常在初潮后 1~2 年内发病；②疼痛可从月经来潮后或来潮前 12 小时开始，以行经第 1 日疼痛最剧烈，持续 2~3 日后缓解，疼痛常呈痉挛性，通常位于下腹部耻骨上，可放射至腰椎部和大腿内侧；③可伴有恶心、呕吐、腹泻、头晕、乏力等症状，严重时面色发白、出冷汗；④妇科检查无异常发现。所以选项 ABD 正确。

111. ABC 原发性闭经的常见原因有性腺发育障碍、米勒管发育不全及下丘脑功能异常等，诊断时应重视染色体核型分析。所以选项 ABC 正确。多囊卵巢综合征（选项 D）和高催乳素血症及卵巢早衰（选项 E）是继发性闭经的常见原因。

112. ABC 闭经按生殖轴病变和功能失调的部位分为下丘脑性闭经、垂体性闭经、卵巢性闭经、子宫性闭经以及下生殖道发育异常性闭经。所以选项 ABC 正确。

113. ACD 第二性征缺失的原发性闭经，可分为：①低促性腺激素性腺功能减退：多因下丘脑分泌 GnRH 不足或垂体分泌促性腺激素不足而致；②高促性腺激素性腺功能减退：常与生殖道异常同时出现，如特纳综合征、卵巢不发育。所以选项 ACD 正确。

114. CE 闭经患者未接受治疗前确定闭经的最初步骤是 hCG 检测和 PRL 检测。血尿 hCG 测定首先排除妊娠；PRL 测定可诊断高催乳素血症及垂体催乳素瘤引起的闭经，继发性闭经者中 20% 有高催乳素血症。

115. ABC 药物撤退试验用于评估体内雌激素水平，以确定闭经程度。常用的药物撤退试验有孕激素试验、雌、孕激素序贯试验、垂体兴奋试验（又称 GnRH 刺激试验）。因此选项 ABC 正确。血甾体激素测定（选项 D）和催乳素及垂体促性腺激素测定（选项 E）属于激素测定。

116. ACD 根据经前期出现的周期性典型症状，经前期综合征的诊断多不困难。诊断时一般需考虑下述 3 个因素：①经前期综合征的症状；②黄体晚期持续反复发生；③对日常工作、学习产生负面影响。所以选项 ACD 正确。

117. ABC 女性绝经开始之后，生殖器官也会开始逐渐萎缩，阴道黏膜萎缩、变薄，阴道干涩，子宫缩小，很容易出现老年性阴道炎，在这段时间也很容易出现憋不住尿及泌尿系感染的症状。

118. ABDE 绝经综合征引起的近期症状表现有：①

月经紊乱：最早的表现是月经改变，绝经前约半数妇女出现月经紊乱，可表现为周期不规则、持续时间长及经量增加；也可以表现为周期缩短，经量减少，最后绝经，均为无排卵或排卵不规律引起；仅有少数女性月经突然停止。②血管舒缩症状：主要为潮热，是由于雌激素缺乏引起的特征性症状。表现为反复出现短暂的面部和颈部及胸部皮肤阵阵发红，伴有突然发热，继之出汗。一般持续 1~3 分钟。③自主神经失调症状：如心悸、眩晕、头痛、失眠、耳鸣等。④精神、神经症状：围绝经期表现为易怒、焦虑、抑郁、多疑、自信心降低等。雌激素缺乏还可影响睡眠、记忆力及认知能力。所以选项 ABDE 正确。选项 C "骨质疏松" 属于远期症状表现。

119. BCE 绝经综合征的远期症状表现：①泌尿生殖道症状：主要表现为泌尿生殖道萎缩症状，出现阴道干燥、性交困难及反复阴道感染，排尿困难、尿痛、尿急等反复发生的尿路感染。②骨质疏松：绝经后妇女雌激素缺乏使骨质吸收增加，导致骨量快速丢失而出现骨质疏松。③阿尔茨海默病：绝经后期妇女比老年男性患病风险高，可能与绝经后内源性雌激素水平降低有关。④心血管病变：绝经后妇女糖脂代谢异常增加，动脉硬化、冠心病的发病风险较绝经前明显增加，可能与雌激素低下有关。⑤皮肤和毛发改变：雌激素不足使皮肤胶原纤维丧失，皮肤变薄、干燥、皱纹增多加深、色素沉着。所以选项 BCE 正确。选项 A、D 属于近期改变。

120. ABCD 心理治疗是围绝经期一般治疗治疗的重要组成部分。注意心理疏导，使患者了解绝经过渡期的生理过程。必要时选用适量镇静药以助睡眠，谷维素有助于调节自主神经；鼓励建立健康生活方式，坚持身体锻炼，健康饮食。摄入富含蛋白质及钙质食物，并补充钙剂，使用降钙素，以预防骨质疏松。绝经综合征患者的一般治疗不需要服用调血压药物。所以选项 ABCD 正确。

121. BCDE 绝经综合征使用激素补充治疗的禁忌证：①已知或怀疑妊娠；②原因不明的阴道出血；③已知或怀疑患有乳腺癌；④已知或怀疑患有与性激素相关的恶性肿瘤；⑤患有活动性静脉或动脉血栓栓塞性疾病（最近 6 个月内）；⑥严重肝肾功能障碍；⑦血卟啉症、耳硬化症、系统性红斑狼疮；⑧脑膜瘤（禁用孕激素）。"低骨量及骨质疏松症" 属于激素补充治疗的适应证。所以本题应选 BCDE。

122. CE 关于多囊卵巢综合征，部分糖尿病患者可出现黑棘皮症，但是到目前为止，没有直接证据表明黑棘皮症的发生与胰岛素的缺乏有关。所以选项 C 错误；持续 LH 分泌引起卵巢分泌雄激素增加。所以选项 E 错误。

123. BC 多囊卵巢综合征（PCOS）经前诊刮子宫内

膜病检为增生期或增生过长。所以选项 A 正确。腹腔镜直接观察，可见卵巢增大，包膜增厚，表面光滑，呈灰白色，有新生血管。包膜下显露多个卵泡，但无排卵征象（排卵孔、血体或黄体）。所以选项 B 错误。多囊卵巢的诊断并没有卵巢活检的方法，且多囊卵巢稀发排卵，所以检查可以提示不排卵。所以选项 C 错误，选项 E 正确。BBT 表现为单相型基础体温曲线。所以选项 D 正确。因此本题应选 BC。

124. BD 多囊卵巢综合征（PCOS）是生育年龄妇女常见的一种复杂的内分泌及代谢异常所致的疾病，是最常见的女性内分泌疾病。可行保守治疗，暂不考虑辅助生殖技术。多囊卵巢综合征缺乏孕激素拮抗，容易发生子宫内膜癌，应使用孕激素保护内膜，以预防子宫内膜癌。筛查代谢异常也可不予以考虑。所以本题应选 BD。

125. ABDE 任何原因导致血清催乳素（PRL）水平升高，超过实验室标准上限数值者（一般 > 1.14nmol/L，或 25μg/L），称为高催乳素血症。所以选项 D 正确。服用氯丙嗪、甾体类避孕药等可能引起垂体催乳素（PRL）升高，从而引起闭经、溢乳。所以选项 A 正确。垂体疾病是临床上病理性高催乳素血症最常见的原因，以垂体催乳素瘤最常见。1/3 以上患者为垂体微腺瘤。所以选项 B 正确。高催乳素血症的放射治疗用于不能坚持或耐受药物治疗者，不愿手术者，不能耐受手术者。放射治疗显效慢，可能引起垂体功能低下、视神经损伤、诱发肿瘤等并发症，不主张单纯放疗。所以选项 C 错误。甲磺酸溴隐亭是选择性激动多巴胺受体，能够有效抑制催乳素的合成分泌，是治疗高催乳素血症最常用的药物。所以选项 E 正确。因此本题应选 ABDE。

126. BCE 早发性卵巢功能不全（POI）是指女性在 40 岁以前出现的卵巢功能减退，主要表现为月经异常、FSH 水平升高、雌激素波动性下降。所以选项 BCE 正确。

127. ABC 早发性卵巢功能不全的遗传因素包括 X 染色体异常及相关基因异常、常染色体异常及相关基因异常、综合征型 POI 的相关基因异常。所以选项 ABC 正确。

三、共用题干单选题

128. E 患者初潮后，月经不规律，经期不定，量时多时少，末次月经 16 天前，阴道淋漓出血不尽，这是无排卵型异常子宫出血的特点。为确诊首先咨询病史，了解一般情况及异常子宫出血的病情和治疗经过，有无引起异常子宫出血的全身性或生殖道本身器质性病变，并注意除外与妊娠有关的疾病，有无使用性激素或避孕药不当引起子宫出血的可能。还应注意患者有无精神紧张、情绪打击、生活环境变迁等情况。

129. A 如患者面临考试，经常夜间读书且生活起居无规律的情况下，首先做妇科检查，血常规、出凝血时间及血小板应常规检查，血或尿 β - HCG 检查。

130. C 青春期患者可采用药物性刮宫，给黄体酮 10 ~ 20mg 肌内注射，每天一次，用 5 天，停药 1 ~ 5 天后会发生撤退性出血，但不适用于较重贫血患者。

131. C 该患者诊断应考虑为绝经过渡期无排卵性异常子宫出血。无排卵性异常子宫出血可发生于绝经过渡期，特点是月经周期紊乱，经期长短不一，血量时多时少，甚至大量出血，反复发作。出血多者可致贫血。

132. B 绝经过渡期无排卵性异常子宫出血诊断性刮宫病理为增生期内膜。

133. B 无排卵性异常子宫出血的治疗原则是出血阶段应迅速有效地止血、纠正贫血、防治感染和改善全身状况。绝经过渡期女性通过周期调节减少经量及防止子宫内膜病变。

134. C 皮肤苍白、毛发稀疏、消瘦应考虑腺垂体功能减退症，该类患者往往先出现促性激素、生长激素、催乳素缺乏表现，其次是促甲状腺激素缺乏的表现。出现该症的原因很多，有分娩史的患者最可能由于子宫收缩无力引起大出血，使腺垂体大部分缺血坏死。故应询问患者分娩史。

135. E 腺垂体功能减退可致垂体危象。由于垂体前叶功能减退症对于各种应激因素的反应能力低下，故感染、腹泻、呕吐、脱水、饥饿、创伤、手术、麻醉、寒冷、安眠药及镇静剂等均可诱使原有症状加重而出现危象，以低血糖昏迷最为多见。

136. D 垂体激素检查有利于确定有无垂体功能减退。

137. C 对于闭经患者，B 型超声（选项 A）可以了解卵巢大小及卵泡数目情况，性激素检查（选项 B）可以了解性激素分类及水平，而甲状腺激素检查（选项 E）可以筛查是否存在甲亢导致的月经异常；宫腔镜检查（选项 D）则可以了解宫腔和内膜情况，并有机会获得内膜的病理标本。根据题目描述，患者出现卵巢功能下降的临床表现，闭经主要考虑为卵巢早衰引起，以上几项检查均有助于进一步诊断是否为卵巢功能下降引起的闭经；而腹腔镜（选项 C）则对闭经的诊断意义有限。所以本题应选 C。

138. A 卵巢早衰是指 40 岁前由于卵巢内卵泡耗竭或医源性损伤发生卵巢功能衰竭。主要原因是卵巢功能衰竭后卵巢产生的雌激素水平明显降低，可以通过性腺轴中的负反馈作用刺激下丘脑 - 垂体增加 FSH、LH 的分泌，其激素的特征为高促性腺激素水平，特别是 FSH 升高（FSH > 40U/L），伴有雌激素水平下降。

139. B 患者为有子宫的继发性闭经患者，适合使用雌、孕激素人工周期疗法（选项 B）。雌激素补充治疗（选项 A）适用于无子宫者；孕激素补充治疗（选项 C）

适用于体内有一定内源性雌激素水平的Ⅰ度闭经患者；促排卵药（选项D）适用于有生育要求的患者；卵巢打孔术（选项E）适用于多囊卵巢的患者，但只作为二线治疗方法。

140. D 对于闭经患者，需鉴别原发性闭经和继发性闭经。患者宫腔操作后出现无月经来潮，且子宫大小正常，考虑宫腔粘连的可能性较大。B型超声（选项A）可以了解子宫内膜情况，如出现内膜显示不清或连续性中断则更支持宫腔粘连的诊断。而性激素检查（选项C）有助于了解妇科内分泌因素导致的停经，宫腔镜检查（选项E）是诊断宫腔粘连的首选方法并有助于病程的评估，hCG检查（选项B）可以排除妊娠和滋养细胞疾病。中枢性闭经常见原因有垂体微腺瘤引起的高泌乳素血症等，但从病史分析，患者无相关症状，也没有中枢系统症状，并不首先考虑这类病因，所以选择头颅MRI检查（选项D）并不恰当。因此本题应选D。

141. C 根据患者病史与超声结果，提示子宫内膜损伤，宫腔粘连可能性大，最恰当的检查应该为宫腔镜检查。

142. C 阿谢曼（Asherman）综合征即子宫粘连综合征。因人工流产刮宫过度或产后、流产后出血刮宫损伤子宫内膜，导致宫腔粘连而闭经。

143. D 症状和体征需要对性别和遗传问题进行鉴别诊断，染色体检查可能发现核型异常。

144. A 性激素的检查，可能进一步分析性别翻转的原因。

145. D 推测患者可能是睾丸女性化综合征，因雄激素受体的异常导致。该患者的雄激素水平与正常男性相似。

146. B 双侧腹股沟的包块很可能是睾丸组织。

147. A 结合题目中患者年龄、月经紊乱、潮热出汗、阴道干涩、入睡困难等症状，考虑诊断为绝经综合征。所以选项A正确。经前期综合征（选项B）多见于25~45岁女性，症状出现于月经期1~2周，主要症状有躯体症状（头痛、背痛、乳房胀痛、便秘、肢体水肿等）、精神症状（易怒、焦虑、抑郁、疲乏、情绪不稳定等）、行为改变（注意力不集中、工作效率低、记忆力减退等）。抑郁症、甲亢和异常子宫出血均未在题中有所表述，故可排除选项CDE。因此本题应选A。

148. B 绝经后妇女雌激素缺乏使骨质吸收增加，导致骨量快速丢失，而出现骨质疏松。50岁以上女性半数以上会发生绝经后骨质疏松，一般发生在绝经后5~10年内，最常发生在椎体。所以选项B正确。

149. E 围绝经期雄烯二酮的产生量约为绝经前的一半。FSH明显升高，LH仍在正常范围内，FSH/LH>1，孕酮减少。

150. E 激素替代治疗应综合评估。根据病史、妇科检查及相关辅助检查，评估是否有适应证、禁忌证或慎用。

151. E 激素替代治疗可使用的药物有妊马雌酮、尼尔雌醇、己烯雌酚、利维爱等。

152. D 有子宫的妇女长期单独应用雌激素会使子宫内膜癌的危险增加，加服孕激素可减少子宫内膜癌的危险。

153. B 多囊卵巢综合征（PCOS）因月经稀发、无排卵，子宫内膜长期缺乏孕激素对抗易增生、癌变。基础体温测定表现为单相型基础体温曲线。

154. B 多囊卵巢综合征是一种常见的妇科内分泌疾病，内分泌检查结合临床表现可确诊。

155. D 患者出现不规则阴道出血，量多，淋漓不断，应进行诊断性刮宫术＋病理检查。对闭经或月经不规律者进行诊断性刮宫，可以了解子宫内膜增生情况。

156. A 子宫内膜单纯性增生是由于无孕激素拮抗的雌激素长期刺激所致的子宫内膜生理性反应，对有生育要求者，主要考虑的是恢复正常的排卵和周期，以维持正常的内膜生长和脱落。氯米芬（克罗米芬）是一种选择性雌激素受体调节剂，能够恢复正常的排卵功能。hCG促排卵则能够引发卵泡破裂和排卵，帮助建立正常的内膜。所以选项A正确。

157. C 有生育要求者，若诊刮病理检查为子宫内膜中、重度不典型增生，需要大剂量孕激素连续用药。甲羟孕酮250~500mg/日连续应用，用药3个月后，再诊刮1次。

158. E 若用药3个月后诊刮病理提示为轻度不典型增生则说明用药有效，应继续大剂量孕激素治疗。甲羟孕酮250~500mg/日继续应用。

159. A 中-低分化子宫内膜样腺癌应行分期手术治疗，不宜保留生育功能。

160. E 高分化子宫内膜样腺癌应用大剂量孕激素连续用药后可以逆转，完成生育后应行全子宫切除术。

161. B 月经稀发、不孕、多毛、痤疮且进行性肥胖，盆腔超声提示双卵巢增大，呈多囊性改变，均提示为多囊卵巢综合征。

162. E 此患者月经稀发、不孕、多毛、痤疮等表现，诊断为多囊卵巢综合征。多囊卵巢综合征患者可同时伴有肥胖、胰岛素抵抗、长期无排卵，长期发展后果不良，可出现如糖尿病、高血压、高血脂和心血管疾病等代谢综合征，长期无排卵使雌激素依赖性肿瘤发生风险增加。所以ABCD均属于远期并发症。因此本题应选E。

163. B 在促排卵治疗时，一定要严密监测卵泡，防止发生卵巢过度刺激综合征。

164. C 一般不孕症促排卵治疗前均应排除输卵管病变,该患者双侧输卵管梗阻,无自然受孕机会,因此不应再进行促排卵治疗,故体外受精胚胎移植为首选。

四、案例分析题

165. D 妇科检查可见双侧卵巢均匀性增大,包膜回声增强,轮廓较光滑,可见多个大小不等的无回声区围绕卵巢边缘,有时散在分布于卵巢内,表现为多囊卵巢,单侧或双侧卵巢内直径2~9mm的卵泡≥12个,和(或)卵巢体积≥10ml,子宫可能小于正常。

166. CEF 多囊卵巢综合征(PCOS)的主要临床表现为月经稀发、闭经(绝大多数为继发性闭经)或月经不调、多毛、肥胖、不孕、卵巢增大及多囊。

167. C 多囊卵巢综合征的治疗原则主要为调整月经周期、治疗高雄激素血症和胰岛素抵抗及有生育要求的诱导排卵治疗。腹腔镜下卵巢打孔术(LOD)对LH和游离睾酮升高者效果较好。也可采取卵巢楔形切除术。抗雌激素疗法(选项C)主要用于子宫内膜癌、黄体功能不足等,不作为PCOS的治疗。

168. BCDEF 多囊卵巢综合征腹腔镜直接观察,可见卵巢增大,包膜增厚,表面光滑,呈灰白色,有新生血管。包膜下显露多个卵泡,但无排卵征象(排卵孔、血体或黄体)。所以选项BCDEF正确。

169. ABCDF 多囊卵巢综合征的内分泌特点:①雄激素水平升高。②雌酮水平升高:PCOS时雌二醇(E_2)维持相当于早、中卵泡期水平,而雌酮(E_1)明显增高。③黄体生成激素/卵泡刺激素(LH/FSH)比值增大。④胰岛素水平升高。⑤抗米勒管激素水平增高(AMH)。

第十二章　子宫内膜异位症和子宫腺肌病

一、单选题

1. 子宫内膜异位症引起不孕的最主要原因是
  A. 自身免疫反应　　　　B. 黄体期功能不良
  C. 输卵管阻塞　　　　　D. 不排卵
  E. 性交疼痛

2. 以下关于"卵巢巧克力囊肿"的叙述不正确的是
  A. 单发或多发囊肿
  B. 半数以上累及双侧卵巢
  C. 囊肿直径多 >5cm
  D. 囊肿常与邻近结构粘连
  E. 病理为黄体囊肿

3. 子宫内膜异位症最主要的临床特点是
  A. 经期前 2 日出现腹痛
  B. 经期腹痛伴肛门坠胀感
  C. 继发性痛经，进行性加重
  D. 下腹两侧疼痛
  E. 经期腹痛伴发热

4. 关于子宫内膜异位症所引起的疼痛，以下叙述不正确的是
  A. 痛经表现为继发性痛经，进行性加重
  B. 疼痛部位多为下腹部及腰骶部
  C. 多于月经第 1 天开始，以后逐渐减轻
  D. 疼痛程度与病灶大小不一定成正比
  E. 痛经不是内异症诊断的必需症状

5. 卵巢癌和子宫内膜异位症的共同体征是
  A. 腹水
  B. 卵巢实性肿块
  C. CA125 水平升高
  D. 阴道后穹隆硬性结节
  E. 卵巢肿块的大小随月经改变

6. 诊断子宫内膜异位症的最佳方法是
  A. 腹腔镜检查　　　　　B. X 线检查
  C. 诊断性刮宫　　　　　D. B 型超声检查
  E. 测 CA125

7. 育龄期女性，初治大于等于 **4cm** 的卵巢子宫内膜异位囊肿首选的诊断和治疗方法是
  A. 假孕疗法　　　　　　B. 假绝经疗法
  C. 囊肿穿刺　　　　　　D. 腹腔镜手术

E. 开腹手术

8. 子宫内膜异位症发生的潜在原因不包括
  A. 阴道横隔　　　　　　B. 阴道完全性纵隔
  C. 宫颈外口狭窄　　　　D. 阴道下段闭锁
  E. 剖宫产手术史

9. 达那唑治疗子宫内膜异位症的主要机制是
  A. 假孕作用　　　　　　B. 雄激素作用
  C. 抗前列腺素作用　　　D. 假绝经作用
  E. 抗雌激素作用

10. 子宫内膜异位症的治疗正确的是
  A. 以期待为主，慎重采取手术
  B. 首选手术治疗，复发仅用药物治疗
  C. 首选药物治疗，失败后手术
  D. 药物治疗期间要避孕
  E. 手术和药物治疗结合

11. 子宫内膜异位症患者行根治性手术的切除范围为
  A. 双附件
  B. 子宫、双附件
  C. 子宫、双附件切除及盆腔淋巴结
  D. 子宫、双附件及盆腔内所有病灶
  E. 子宫、双附件及盆腔内所有内膜异位病灶

12. 以下关于子宫腺肌病的说法不正确的是
  A. 子宫内膜腺体和间质侵入子宫肌层中所致
  B. 半数以上的患者合并有盆腔子宫内膜异位症
  C. 伴随周围肌层细胞的代偿性肥大和增生
  D. 多发生于 30 ~ 50 岁经产妇
  E. 与子宫内膜异位症均受雌激素的调节

13. 子宫腺肌病的病理特点不正确的是
  A. 子宫均匀增大，呈球形
  B. 子宫增大一般不超过 12 周妊娠子宫大小
  C. 子宫肌层病灶以后壁居多
  D. 子宫腺肌瘤周围有包膜
  E. 子宫腺肌瘤难以将其自肌层剥出

14. 子宫腺肌病的典型症状是
  A. 阴道不规则流血
  B. 阴道分泌物增多
  C. 月经期延长伴经量增多
  D. 月经周期逐渐延长

E. 继发性痛经进行性加重

15. 关于子宫腺肌病的手术治疗，以下叙述不正确的是
    A. 年轻的子宫腺肌瘤患者可行病灶切除术
    B. 有生育要求的子宫腺肌瘤患者可行病灶切除术
    C. 年轻希望保留生育功能者，可使用子宫动脉阻断术
    D. 无生育要求表现为月经过多者，可进行子宫内膜去除术
    E. 对症状严重、无生育要求或药物治疗无效者，可采用全子宫双附件切除术

16. 患者女，34 岁，1-0-3-1，体健，近 2 年来腹痛并有日渐加重趋势。妇科检查：左侧附件区可触及一6cm×7cm 的囊性肿块，张力高，推之不动，有粘连感。追问病史，患者 1 年前肿块直径仅为 4cm。最恰当的诊断是
    A. 卵巢恶性肿瘤   B. 慢性盆腔炎
    C. 卵巢良性肿瘤   D. 结核性盆腔炎
    E. 卵巢子宫内膜异位囊肿

17. 患者女，25 岁，未婚。妇科检查发现右侧附件区直径为 4cm 囊性包块持续存在，活动好。血清 CA125 20U/ml。B 型超声为单房囊性肿物。此例最可能的诊断是
    A. 输卵管卵巢囊肿   B. 卵巢巧克力囊肿
    C. 卵巢滤泡囊肿   D. 卵巢皮样囊肿
    E. 卵巢黏液性囊腺瘤

18. 患者女，38 岁。子宫下段剖宫产术后 10 年，近 4 年痛经，且逐年加剧。妇科检查：子宫活动欠佳，后穹隆可触及多个小结节。诊断首先考虑为
    A. 卵巢癌   B. 慢性盆腔炎
    C. 子宫腺肌病   D. 子宫内膜异位瘤
    E. 多发性浆膜下肌瘤

19. 患者女，28 岁，未婚，进行性痛经 2 年，腹腔镜检查为子宫内膜异位症。按修正的子宫内膜异位症分期法（RAFS）评分为 14 分，该患者属于子宫内膜异位症的哪一期
    A. 0 期   B. Ⅰ期
    C. Ⅱ期   D. Ⅲ期
    E. Ⅳ期

20. 患者女，35 岁，G₃P₁，4 年前出现痛经，近 1 年进行性加重。妇科检查：子宫后倾后屈，妊娠 8 周大小，质硬，活动差，子宫后壁及直肠子宫陷凹处扪及 2 个质硬结节，触痛明显。最可能的诊断是
    A. 子宫肌瘤
    B. 子宫腺肌病

C. 子宫内膜异位症
D. 子宫腺肌病 + 子宫内膜异位症
E. 子宫内膜癌盆腔转移

21. 患者女，27 岁，近 2 年常于月经前 1 天开始出现下腹痛，直至每次月经结束，并痛经逐渐加重，伴经量增多，以下检查无意义的是
    A. 妇科检查   B. 盆腔 B 型超声
    C. CA125 测定   D. 腹腔镜检查
    E. 腹部 X 线平片

22. 患者女，30 岁，已婚，3 年未孕。因"近 1 年出现痛经，经量增多，经期延长，性交痛"就诊。B 超提示左附件区直径 5cm 无回声区，内有点状强回声。下列治疗不恰当的是
    A. 开腹手术治疗   B. 腹腔镜手术治疗
    C. 孕激素治疗   D. 达那唑治疗
    E. 雌激素治疗

23. 患者女，35 岁。因"右侧附件区囊性肿块 3 个月"，行腹腔镜手术剥除右侧卵巢子宫内膜异位囊肿。术后不宜使用的药物为
    A. 孕激素   B. GnRH-a
    C. 达那唑   D. 孕三烯酮
    E. 结合雌激素

24. 患者女，36 岁，进行性痛经。经量增多，经期延长，已 3 年，曾用药物保守治疗无效。现痛经加剧，经量更多。血红蛋白 78g/L，体质明显下降。妇科检查：子宫颈光滑，宫体前位、活动、增大，如孕 2 个月大小，有高低不平的结节感，质硬，有压痛；附件未及。考虑诊断为
    A. 子宫肌瘤   B. 子宫腺肌病
    C. 子宫内膜异位症   D. 异常子宫出血
    E. 子宫内膜炎

25. 经产妇，34 岁，继发性痛经 3 年余，进行性加重，口服止痛药物无效。妇科检查：子宫增大如孕 7 周大小，后壁局部突起直径 5cm，后穹隆触及触痛结节，双附件区未触及包块。最恰当的治疗为
    A. 定期随访
    B. 期待治疗
    C. 子宫腺肌病病灶切除术
    D. 次全子宫加双侧输卵管切除术
    E. 全子宫加双侧输卵管切除术

二、多选题

26. 关于子宫内膜异位症的说法正确的是
    A. 盆腔子宫内膜异位症最常见的部位是卵巢
    B. 腹腔镜检查是目前确诊子宫内膜异位症的标准

方法

C. 痛经是子宫内膜异位症的典型症状，表现为继发性痛经，进行性加重

D. 卵巢子宫内膜异位囊肿引起月经异常可能与病灶破坏卵巢组织，影响卵巢功能有关

E. 子宫内膜异位症形态学上是良性，无种植、侵袭及远处转移等特点

27. 子宫内膜异位症引起不孕的原因包括

A. 盆腔脏器粘连导致盆腔正常解剖结构破坏影响受精卵运输导致不孕

B. 盆腔微环境改变影响精卵结合及运送

C. 免疫功能异常导致子宫内膜正常代谢及生理功能破坏

D. 宫颈黏液性状改变

E. 卵巢功能异常导致排卵障碍和黄体形成不良

28. 子宫内膜异位症的基本病理变化为

A. 异位子宫内膜随卵巢激素变化而发生周期性出血

B. 异位子宫内膜发生周围纤维组织增生和囊肿、粘连形成

C. 异位子宫内膜在病变区出现紫褐色斑点或小泡

D. 异位子宫内膜发展为大小不等的紫褐色实质性结节或包块

E. 异位子宫内膜停止生长

29. 典型的子宫内膜异位症病灶镜下可以见到

A. 子宫内膜腺体　　　　B. 纤维素

C. 内膜间质　　　　　　D. 含铁血黄素巨噬细胞

E. 阿－斯小体

30. 子宫内膜异位症病变最常发生的部位是

A. 卵巢　　　　　　　　B. 宫骶韧带

C. 膀胱子宫陷凹　　　　D. 直肠子宫陷凹

E. 阴道直肠隔

31. 子宫内膜异位症患者首选腹腔镜检查的情况有

A. 疑为内异症的不孕症患者

B. 妇科检查无阳性发现的慢性腹痛

C. 妇科检查无阳性发现的痛经进行性加重者

D. 超声检查有阳性发现的慢性腹痛加重者

E. 有症状特别是血清 CA125 水平升高者

32. 子宫内膜异位症相关疼痛未合并不孕及无附件包块的患者，首选的一线治疗药物有

A. 非甾体类抗炎药

B. 口服避孕药

C. 高效孕激素

D. 促性腺激素释放激素激动剂（GnRH－a）

E. 左炔诺孕酮宫内缓释系统

33. 应警惕内异症恶变的情况有

A. 绝经后内异症患者，疼痛节律改变

B. 卵巢囊肿直径 >10cm

C. 影像学检查有恶性征象

D. 血清 CA125 水平 >100U/ml

E. 血清 CA125 水平 >200U/ml

34. 以下措施对预防子宫内膜异位症有帮助的是

A. 口服阿司匹林　　　　B. 及时切除卵巢囊肿

C. 及时治疗宫颈粘连　　D. 减少经前宫腔手术

E. 口服避孕药

35. 子宫腺肌病子宫剖视大体可见

A. 肌层增厚、变硬

B. 肌壁中见肌纤维带和微囊腔

C. 肌层中局限性生长结节

D. 结节剖面见漩涡状结构

E. 结节周围包膜完整

36. 子宫腺肌病的子宫标本，显微镜下可见

A. 子宫肌层内见子宫内膜腺体

B. 子宫肌层内见子宫内膜间质

C. 子宫肌层内异位内膜腺体处于增生期

D. 子宫肌层内异位内膜腺体无分泌期改变

E. 其他疾病切除的子宫标本，子宫肌层中未见子宫内膜组织

三、共用题干单选题

(37～39 题共用题干)

患者女，31 岁，有流产史，反复下腹疼痛 3 年多。月经规律，血流量大，无痛经。妇科子宫颈轻度糜烂，子宫后位，正常大小，活动度受限，双侧附件区增厚，深压痛。

37. 最可能的诊断是

A. 急性盆腔炎　　　　　B. 盆腔结核

C. 输卵管妊娠　　　　　D. 慢性盆腔炎

E. 子宫内膜异位症

38. 下列与该病发生有关的是

A. 慢性盆腔炎急性发作

B. 输卵管卵巢炎性包块

C. 输卵管妊娠

D. 子宫腺肌病

E. 继发不孕

39. 下列治疗措施不恰当的是

A. 物理疗法　　　　　　B. 剖腹探查

C. 中药治疗　　　　　　D. 加强营养

E. 对症口服止痛药物

(40~42 题共用题干)

患者女，30 岁，痛经 10 年，原发不孕 3 年，月经规律，经量中等，痛经显著，需服止痛药。查体：宫骶韧带触痛，有结节，子宫后位，大小正常，活动差，左附件区触及一直径 6cm 囊肿，活动好。基础体温曲线呈双相型，HSG 提示宫腔大小形态正常，双侧输卵管通畅。实验室检查：CA125 45IU/L，男方精液检查正常。

40. 该患者不孕的原因可能是

A. PCOS
B. POF
C. 子宫内膜异位症
D. 不明原因不孕
E. 卵巢良性肿瘤

41. 确诊首先选择的检查是

A. 腹腔镜探查术
B. 宫腔镜检查
C. 诊刮术
D. 监测排卵
E. 基础内分泌检查

42. 术后首选的治疗药物为

A. GnRH - a
B. 甲羟孕酮
C. 孕三烯酮
D. 达那唑
E. 米非司酮

(43~46 题共用题干)

患者女，32 岁，婚后 4 年未孕，近 2 年出现经期腹痛、经量增多、经期延长。查体：子宫后倾，活动欠佳，右侧附件区触及 8cm×7cm×6cm 囊性肿块，与子宫紧贴。

43. 为明确诊断，不作为独立的诊断依据的辅助检查是

A. B 型超声检查
B. CA125
C. 腹腔镜检查
D. 子宫输卵管碘油造影
E. 输卵管通液术

44. 最可能的诊断是

A. 卵巢癌
B. 盆腔脓肿
C. 右卵巢畸胎瘤
D. 子宫浆膜下肌瘤
E. 右卵巢子宫内膜异位囊肿

45. 最佳的治疗方法是

A. 期待疗法
B. GnRH - a
C. 高效孕激素
D. 短效口服避孕药
E. 腹腔镜手术治疗

46. 最佳的手术方案是

A. 患侧卵巢囊肿切除
B. 患侧附件切除
C. 子宫＋患侧卵巢囊肿切除
D. 子宫＋患侧附件切除
E. 子宫＋双侧附件切除

(47~49 题共用题干)

患者女，30 岁，婚后 3 年未孕，月经规则，近 2 年出现进行性痛经，曾行输卵管通液检查显示通畅。妇科检查：子宫正常大小，后位，不活动，后壁有触痛性小结节，左附件可触及 4cm×3cm×3cm 包块，不活动，有压痛。

47. 以下处理不正确的是

A. 行 B 型超声检查
B. 行腹腔镜检查
C. 试用假孕疗法
D. 试用炔诺酮治疗
E. 行宫腔镜检查

48. 为进一步确诊，应首选的检查为

A. 子宫内膜病理检查
B. 基础体温测定
C. 腹腔镜检查
D. 输卵管碘油造影
E. 剖腹探查

49. 若已确诊为子宫内膜异位症，该患者的治疗方式中错误的是

A. 一直口服避孕药
B. 药物治疗控制病情后，使用人工授精助孕
C. 直接行体外受精胚胎移植术助孕
D. 使用孕三烯酮治疗 3~6 个月后指导其自然怀孕
E. 使用亮丙瑞林皮下注射治疗 3~6 个月后指导其自然怀孕

(50~52 题共用题干)

患者女，43 岁，阴道出血 22 天。末次月经 2023 年 4 月 10 日。2023 年 9 月 13 日淋漓出血。10 天后血量增多有血块，伴下腹隐痛。既往月经 5 天/28 天，量中无痛经。G_2P_1，18 年前顺产，此后人流 1 次。17 年前带环至今。血压 120/80mmHg，脉搏 80 次/分。外阴阴道（－），宫颈光滑，子宫中位常大，双附件（－）。化验：Hb 121g/L，WBC $4.1×10^9$/L，血小板 $357×10^9$/L。B 超：子宫前位 5.9cm×5.3cm×4.4cm，内膜厚 1.3cm，O 型环位置正，双附件（－）。

50. 该患者出血不考虑的诊断为

A. 带环出血
B. 异位妊娠
C. 子宫内膜炎
D. 子宫腺肌病
E. 黄体萎缩不全

51. 首选的止血措施为

A. 大剂量雌激素
B. 止血药物
C. 孕激素治疗
D. 雌、孕激素联合治疗
E. 取环及诊刮术

52. 子宫内膜病理为月经期内膜，下一步应建议患者

A. 人工周期治疗
B. 口服避孕药治疗
C. 妇康片治疗
D. 继续口服抗生素 1 个月

E. 观察,不需治疗

(53～55 题共用题干)

经产妇,40 岁,进行性痛经 6 年。查体:子宫均匀性增大,如孕 2 个月大小,质硬,压痛。

53. 最可能的诊断是

A. 子宫黏膜下肌瘤　　B. 子宫内膜异位症

C. 子宫腺肌病　　　　D. 子宫内膜癌

E. 卵巢畸胎瘤

54. 下列病史对该患者最有诊断价值的是

A. 室早　　　　　　　B. 继发不孕

C. 肾结石　　　　　　D. 慢性气管炎

E. 高血压

55. 最可靠的诊断方法为

A. 血 CA125 测定　　　B. 宫腔镜检查

C. 腹部 X 线摄片　　　D. 盆腔 B 超检查

E. 宫颈刮片

(56～58 题共用题干)

患者女,46 岁,已婚已育,经期下腹疼痛加重 8 年,止痛药物治疗无效。妇科检查:子宫后倾,活动欠佳,增大如妊娠 8 周,右角结节状突起质硬,轻压痛。

56. 以下检查对诊断最无意义的是

A. 超声检查　　　　　B. 血清 CA125

C. 盆腔 CT　　　　　　D. 盆腔 MRI

E. 宫腔镜检查

57. 应考虑的疾病是

A. 子宫肌瘤　　　　　B. 子宫腺肌瘤

C. 子宫内膜异位症　　D. 慢性盆腔炎

E. 结核性盆腔炎

58. 应采用的治疗措施是

A. 期待疗法

B. 口服避孕药

C. GnRH－a 治疗

D. 子宫腺肌瘤病灶切除术

E. 全子宫加双输卵管切除术,保留双卵巢

(59～61 题共用题干)

经产妇,45 岁,G_2P_2。痛经进行性加重伴经量增多 6 年。妇科检查:宫体均匀增大如 3 个月妊娠大小,质硬,压痛(＋)。血 Hb 64g/L。

59. 该患者最可能的诊断是

A. 子宫肉瘤　　　　　B. 子宫腺肌病

C. 子宫内膜癌　　　　D. 子宫肌瘤

E. 功能失调性子宫出血

60. 该患者首选的辅助检查是

A. B 超检查　　　　　B. MRI 检查

C. PET－CT 检查　　　D. 宫腔镜检查

E. CT 检查

61. 最适合该患者的治疗方式是

A. 放射治疗　　　　　B. 孕激素治疗

C. 手术治疗　　　　　D. 化学治疗

E. 干扰素治疗

(62～64 题共用题干)

患者女,49 岁,痛经 11 年,近 1 年稍减轻,且月经稀发、经量减少、潮热多汗。妇科检查:外阴阴道正常,宫颈光滑,子宫增大如孕 9 周大小,活动不好,双附件区增厚。B 型超声见子宫 9cm×7cm×6cm,肌壁有不规则边界欠清等回声,右附件区囊性无回声 4cm。

62. 考虑诊断为

A. 子宫肌瘤　　　　　B. 子宫腺肌病

C. 右卵巢囊肿　　　　D. 子宫内膜异位症

E. 盆腔炎

63. 目前最佳治疗方法为

A. 期待治疗　　　　　B. GnRH－a 治疗

C. 口服避孕药　　　　D. 激素替代治疗

E. 手术治疗

64. 在定期复查过程中 CA125 逐渐升高,若手术,考虑的最佳手术方案是

A. 右卵巢囊肿剥除术

B. 全子宫及输卵管切除术

C. 全子宫及输卵管切除＋右卵巢囊肿剥除术

D. 全子宫及输卵管切除＋右卵巢切除术

E. 全子宫＋双附件切除术

四、案例分析题

(65～68 题共用题干)

患者女,31 岁,婚后 4 年未孕,经期腹痛 2 年。平素月经规律,近 2 年出现经期腹痛,并渐进性加重。男方精液检查未见明显异常。妇科外阴、阴道、宫颈未见异常;子宫后倾后屈位,大小正常,后壁颈峡部可及触痛性结节;右侧附件区可触及一囊肿,大小约 8cm×5cm,活动差。左侧附件未触及明显异常。

65. 该病例引起不孕的原因最可能为

A. 子宫内膜异位症　　B. 排卵功能障碍

C. 宫颈因素　　　　　D. 男性因素

E. 内分泌因素　　　　F. 心理因素

66. 为明确诊断,应进一步进行的检查是

A. 腹腔镜检查　　　　B. 内分泌检查

C. 血糖检查　　　　　D. 血 CA125 测定

E. 超声检查　　　　　F. 输卵管碘油造影

67. 如超声提示右侧卵巢巧克力囊肿可能性大，应

    A. 观察

    B. 药物治疗

    C. 期待妊娠

    D. 保守手术，术后内分泌治疗

    E. 根治术，术后内分泌治疗

    F. 根治术

68. 若手术治疗，最佳的方案为

    A. 腹腔镜下剥除右侧卵巢囊肿 + 输卵管通液术，术后内分泌治疗

    B. 腹腔镜下剥除右侧卵巢囊肿

    C. 经腹右侧卵巢囊肿剥除术

    D. 腹腔镜下右侧附件切除术

    E. 经腹右侧附件切除术

    F. 腹腔镜下剥除右侧卵巢囊肿 + 输卵管通液术

答案和精选解析

一、单选题

1. C 子宫内膜异位症可引起不孕，主要原因包括：盆腔脏器粘连导致盆腔正常解剖结构破坏，影响卵子的排出，或影响配子和受精卵的运行；盆腔微环境改变影响精卵结合及运送、免疫功能异常导致子宫内膜正常代谢及生理功能破坏；卵巢功能异常导致排卵障碍和黄体形成不良等。此外，未破裂卵泡黄素化综合征（LUFS）在内异症患者中具有较高的发病率。中、重度患者可因卵巢、输卵管周围粘连而影响受精卵运输。

2. E 卵巢巧克力囊肿是子宫内膜异位症累及卵巢（80%），如病变限于卵巢表层则可见到大小不等的单发或多发囊肿，一般为 5～6cm 大，半数以上累及双侧卵巢。典型情况下，陈旧性血液聚集在囊内形成咖啡色黏稠液体，似巧克力样，俗称"卵巢巧克力囊肿"。因囊肿周期性出血，囊内压力增大，囊壁易反复破裂，破裂后囊内容物刺激腹膜发生局部炎性反应和组织纤维化，导致卵巢与邻近器官、组织紧密粘连，造成囊肿固定、不活动，手术时囊壁极易破裂。黄体囊肿是在排卵后出现，来月经以后会自然萎缩，这是一种生理性的变化，所以叫做生理性卵巢囊肿。所以卵巢巧克力囊肿与黄体囊肿不同。因此本题应选 E。

3. C 痛经和持续性下腹痛是子宫内膜异位症的主要症状，多为继发性、进行性加重。疼痛多位于下腹、腰骶及盆腔中部，有时可放射至会阴部、肛门及大腿，常于月经来潮时出现，并持续至整个经期。疼痛的程度与异位的部位有关，但与病灶的大小不成正比。27%～40% 患者可无痛经。

4. C 疼痛是内异症的主要症状，典型症状为继发性

痛经、进行性加重。疼痛多位于下腹、腰骶及盆腔中部，有时可放射至会阴部、肛门及大腿，常于月经来潮时出现，并持续至整个经期。疼痛严重程度与病灶大小不一定呈正比，粘连严重的卵巢异位囊肿患者可能并无疼痛，而盆腔内小的散在病灶却可引起难以忍受的疼痛。少数患者可表现为持续性下腹痛，经期加剧。但有 27%～40% 患者无痛经，因此痛经不是内异症诊断的必需症状。所以选项 C 错误，本题应选 C。

5. D 卵巢癌和子宫内膜异位症的共同体征是阴道后穹隆硬性结节，均可出现触痛。所以选项 D 正确。卵巢癌和子宫内膜异位症 CA125 均可升高，但此项属于辅助检查，不是体征。故排除选项 C。子宫内膜异位症的巧克力肿块是囊性的，肿块大小随月经发生改变，经期肿块较大，卵巢癌的肿块多为囊实性，其大小与月经无关。所以排除选项 B、E。子宫内膜异位症常伴有腹水，而卵巢癌没有。故排除选项 A。因此本题应选 D。

6. A 腹腔镜检查是目前国际公认的内异症诊断的最佳方法，除了阴道或其他部位可直视的病变外，腹腔镜检查是确诊盆腔内异症的标准方法。B 型超声检查是诊断卵巢异位囊肿和膀胱、直肠内异症的最佳方法，可确定异位囊肿位置、大小和形状，其诊断敏感性和特异性均在 96% 以上。

7. D 年轻有生育功能的初治的卵巢子宫内膜异位囊肿患者，异位囊肿直径≥4cm 时，腹腔镜手术是子宫内膜异位症首选的手术方法，目前认为腹腔镜确诊、手术 + 药物为内异症的"金标准"治疗。在手术治疗中，由于腔镜下放大作用，使得手术的视野更清楚。

8. B 子宫内膜异位症病因不清，其组织学发生复杂，不能完全预防。根据可能的病因及流行病学结果，可从以下几个方面进行预防：①防止经血逆流，及时发现并治疗引起经血逆流的疾病，如先天性生殖道畸形（阴道横隔、阴道部分闭锁或狭窄、针状处女膜）、手术导致的宫颈狭窄、继发性宫颈粘连、阴道狭窄、残角子宫等。②防止医源性异位内膜种植，尽量避免多次的宫腔手术操作，特别是在月经前期，手术操作要轻柔。剖宫产术是导致腹壁切口内异症的直接原因，手术时应注意保护好腹壁切口，缝闭前应充分冲洗，减少内膜种植的机会。③适时婚育，口服避孕药可有效减低发生内异症的风险。阴道完全性纵隔相当于双阴道，经血是通畅的。本题目中子宫纵隔不影响经血排除，故选 B。

9. D 达那唑治疗子宫内膜异位症的药理作用是通过抑制垂体促性腺激素峰、抑制卵巢甾体激素的产生、直接与子宫内膜雌孕激素受体结合，最终使子宫内膜萎缩，导致假绝经。

10. E 子宫内膜异位症的治疗方案，因病情的轻重，患者的年龄和生育情况而有所不同。故 A 项错误。手术

治疗适应证是药物治疗不缓解、局部病变加剧或生育功能未恢复、较大的卵巢内膜异位囊肿。目前认为，腹腔镜确诊、手术＋药物为内异症的"金标准"治疗。故 B、C 错误，E 正确。口服药物治疗期间包括"假孕疗法""假绝经疗法"等，药物可避孕，故 D 错误。

11. E 子宫内膜异位症患者行根治性手术是将子宫、双附件及盆腔内所有异位内膜病灶予以切除和清除，几乎不复发。

12. B 子宫腺肌病是指子宫内膜腺体及间质侵入子宫肌层中，伴随周围肌层细胞的代偿性肥大和增生，多发生于 30～50 岁经产妇，约 15% 合并子宫内膜异位症，约半数合并子宫肌瘤。子宫腺肌病与子宫内膜异位症病因不同，但均受雌激素的调节。故选项 B 错误。

13. D 子宫腺肌病的异位内膜在子宫肌层多呈弥漫性生长，累及后壁居多，故子宫呈均匀性增大，前后径增大明显，呈球形，一般不超过 12 周妊娠子宫大小。少数腺肌病病灶呈局限性生长形成结节或团块，似肌壁间肌瘤，称为子宫腺肌瘤。腺肌瘤是压迫周围肌纤维行程的假包膜，故其周围无包膜存在，因局部反复出血导致病灶周围纤维组织增生，故与周围肌层无明显界限，手术时难以将其自肌层完整剥出。所以选项 D 错误。

14. E 子宫腺肌病是子宫内膜腺体和间质侵入子宫肌层形成弥漫或局限性的病变，其症状包括：①痛经：痛经是子宫腺肌病的主要症状，典型特点是继发性进行性加重的痛经。常在月经来潮前一周开始出现，当经期结束痛经即缓解。这是因为月经时子宫肌层内的异位子宫内膜在卵巢激素的影响下充血、肿胀以及出血，同时还增加了子宫肌层血管的血量，使坚厚的子宫肌层扩张，引起严重的痛经。②月经失调：主要表现为经期延长、月经量增多，部分患者还可能出现月经前后点滴出血。

15. E 子宫腺肌病的手术方式：年轻或希望生育的子宫腺肌瘤患者，可行病灶切除术或使用子宫动脉阻断术，但术后有复发可能；无生育要求表现为月经过多者，可进行行子宫内膜去除术；对症状严重、无生育要求或药物治疗无效者，应行全子宫加双侧输卵管切除术，是否保留卵巢取决于卵巢有无病变及患者年龄。所以选项 E 不正确。

16. E 患者最恰当的诊断是卵巢子宫内膜异位囊肿。卵巢子宫内膜异位囊肿属于卵巢型内异症，多发于生育年龄的妇女。卵巢子宫内膜异位囊肿多为与子宫粘连、活动受限、有压痛的囊性肿块，可有继发性痛经、性交痛、不孕等病史。

17. B 该患者未婚年轻女性，右侧附件区 4cm 囊性包块，活动好（卵巢异位囊肿较大时，妇科检查可扪及与子宫粘连的肿块），B 型超声为单房囊性肿物，此例最可能的诊断是卵巢巧克力囊肿。所以选项 B 正确。输卵

管卵巢囊肿（选项 A）为炎性积液，有盆腔炎性疾病反复发作病史，边界不清，活动受限。卵巢滤泡囊肿（选项 C）为育龄期妇女最常见卵巢瘤样病变，一般无自觉症状，仅偶然检查时被发现，观察或口服避孕药 2～3 个月可自行消失。卵巢皮样囊肿（选项 D）又称成熟畸胎瘤，与卵巢黏液性囊腺瘤（选项 E）均为卵巢的良性肿瘤，血清 CA125 > 35U/ml。卵巢皮样囊肿常为囊实混合性，黏液性囊腺瘤常为多房。因此本题的正确答案为 B。

18. D 诊断首先考虑为子宫内膜异位症。子宫内膜异位症的典型症状是继发性痛经，进行性加重。生育期女性有继发性痛经且进行性加重、不孕或慢性盆腔痛，妇科检查扪及与子宫相连的囊性包块或盆腔内有触痛性结节，即可初步诊断为子宫内膜异位症。典型盆腔内异症双合诊检查时，可发现子宫后倾固定，直肠子宫陷凹、宫底韧带或子宫后壁下方可扪及触痛性结节，一侧或双侧附件处触及囊实性包块，活动度差。

19. C 修正的 RAFS 分期法评分：Ⅰ 期（微型）：1～5 分；Ⅱ 期（轻型）：6～15 分；Ⅲ 期（中型）：16～40 分；Ⅳ 期（重型）：> 40 分。题中 RAFS 评分为 14 分，属于 Ⅱ 期。

20. D 依据育龄女性，典型的进行性痛经和月经过多史，妇科检查子宫均匀增大或局限性隆起、质硬且有压痛、活动差可初步诊断为子宫腺肌病；子宫后壁及直肠子宫陷凹处扪及 2 个质硬结节，触痛明显，可诊断为子宫内膜异位症。因此本题应选 D。

21. E 进行性加重的痛经应考虑为子宫内膜异位症，对于此类疾病的检查包括：妇科检查、盆腔 B 型超声、CA125 测定、腹腔镜检查。腹部 X 线平片一般用于检查腹部是否有异常阴影，如腹部脏器病变发生的钙化，或发现有不透 X 线的异物、结石，或腹腔内游离气体的出现，或肠腔内气体、液体增多等现象，不适用于子宫内膜异位症。所以选项 E 正确。

22. E 根据继发痛经史以及超声提示的点状强回声，初步诊断为子宫内膜异位症，腹腔镜检查可确诊。治疗措施包括：①剖腹手术适用于粘连广泛、病灶巨大的患者。应在直视下手术，尽量切除病灶，分离粘连，提高生育功能。②在腹腔镜下切除病灶，分离粘连或行子宫内膜异位囊肿穿刺抽液，然后冲洗，注入无水乙醇、黄体酮等进行治疗，或行囊肿切除术或附件切除术。③孕激素疗法可暂时缓解症状，并防止病情继续发展。④口服达那唑可暂时减少卵巢激素的分泌，使子宫内膜萎缩，导致短暂绝经。选项 E"雌激素治疗"不恰当。

23. E 子宫内膜异位症术后药物治疗的目的是抑制卵巢功能，阻止内异症的发展。术后不应使用结合雌激素，应抑制雌激素合成，使异位子宫内膜萎缩。

24. B 结合经量增多、经期延长以及逐渐加重的进

行性痛经，妇科检查子宫呈均匀增大或有局限性结节隆起，质硬且有压痛，考虑为子宫腺肌病。

25. C 根据继发性痛经、进行性加重、妇科检查子宫均匀增大或局限性隆起、质硬且有压痛而初步诊断为子宫腺肌病。子宫腺肌病的手术方式：年轻或希望生育的子宫腺肌瘤患者，可行病灶切除术，但术后有复发可能；对症状严重、无生育要求或药物治疗无效者，应行全子宫加双侧输卵管切除术，是否切除卵巢应考虑患者的年龄、生育要求及病情严重程度。该患者年轻，子宫病灶局限，应行子宫腺肌病病灶切除术。所以选项 C 正确。

二、多选题

26. ABCD 子宫内膜异位症的异位内膜绝大多数位于盆腔脏器和壁腹膜，以卵巢、宫骶韧带最常见，其次为子宫及其他脏腹膜、阴道直肠隔等部位，故有盆腔子宫内膜异位症之称。所以选项 A 正确。腹腔镜检查是目前国际公认的内异症诊断的最佳方法，除了阴道或其他部位可直视的病变外，腹腔镜检查是确诊盆腔内异症的标准方法。所以选项 B 正确。疼痛是内异症的主要症状，典型症状为继发性痛经、进行性加重。所以选项 C 正确。卵巢子宫内膜异位囊肿引起月经异常可能与病灶破坏卵巢组织，影响卵巢功能有关。所以选项 D 正确。虽然子宫内膜异位症在形态学上呈良性表现，但在临床行为学上具有类似恶性肿瘤的特点，如种植、侵袭及远处转移等。所以选项 E 错误。因此本题的正确答案为 ABCD。

27. ABCE 子宫内膜异位症可引起不孕，主要原因包括：盆腔脏器粘连导致盆腔正常解剖结构破坏，影响卵子的排出，或影响配子和受精卵的运行；盆腔微环境改变影响精卵结合及运送、免疫功能异常导致子宫内膜正常代谢及生理功能破坏；卵巢功能异常导致排卵障碍和黄体形成不良等。此外，未破裂卵泡黄素化综合征（LUFS）在内异症患者中具有较高的发病率。中、重度患者可因卵巢、输卵管周围粘连而影响受精卵运输。子宫内膜异位症一般不引起宫颈黏液性状的改变。所以本题的正确答案为 ABCE。

28. ABCD 子宫内膜异位症的基本病理变化为异位子宫内膜随卵巢激素的周期性变化而发生周期性出血，导致周围纤维组织增生和囊肿、粘连形成，在病变区出现紫褐色斑点或小泡，最终发展为大小不一的瘢痕性结节或包块。

29. ABCD 典型的异位内膜组织在镜下可见子宫内膜腺体、间质、纤维素及出血等成分。无色素型早期异位病灶一般可见到典型的内膜组织，但异位内膜反复出血后，这些组织结构可被破坏而难以发现，出现临床表现极典型而组织学特征极少的不一致现象，约占24%。出血来自间质内血管，镜下找到少量内膜间质细胞即可

确诊内异症。临床表现和术中所见很典型，即使镜下仅能在卵巢囊壁中发现红细胞或含铁血黄素细胞等出血证据，亦应视为内异症。典型的子宫内膜异位症病灶镜下见不到阿-斯小体。所以选项 ABCD 正确。

30. AB 子宫内膜异位症的异位内膜可侵犯全身任何部位，如脐、膀胱、肾、输尿管、肺、胸膜、乳腺，甚至于臂、大腿等处，但绝大多数位于盆腔脏器和壁腹膜，以卵巢、宫骶韧带最常见，其次为子宫及其他脏腹膜、阴道直肠隔等部位。

31. ABCE 下列情况应首选腹腔镜检查：疑为内异症的不孕症患者、妇科检查及超声检查无阳性发现的慢性腹痛及痛经进行性加重者、有症状特别是血清 CA125 水平升高者。

32. ABC 子宫内膜异位症相关疼痛未合并不孕及无附件包块者，首选药物治疗。一线药物包括：非甾体类抗炎药、口服避孕药及高效孕激素。二线药物包括促性腺激素释放激素激动剂（GnRH-a），左炔诺孕酮宫内缓释系统（LNG-IUS）。一线药物治疗无效改二线药物，若依然无效，应考虑手术治疗。

33. ABCE 内异症恶变的主要部位在卵巢，其他部位少见。临床有以下情况应警惕内异症恶变：①绝经后内异症患者，疼痛节律改变；②卵巢囊肿直径 >10cm；③影像学检查有恶性征象；④血清 CA125 水平 >200U/ml。

34. CDE 预防子宫内膜异位症时主要注意以下几点以减少其发病：①防止经血逆流：及时发现并治疗引起经血逆留的疾病，如先天性梗阻性生殖道畸形和继发性宫颈粘连、阴道狭窄等。②药物避孕：口服避孕药可抑制排卵、促使子宫内膜萎缩，降低内异症的发病风险。③防止医源性异位内膜种植：尽量避免多次的宫腔手术操作。月经前禁作输卵管通畅试验，以免将内膜碎屑推入腹腔。宫颈及阴道手术不宜在经前进行，以避免经血中内膜碎片种植于手术创面。人工流产吸宫术时，宫腔内负压不宜过高，避免突然将吸管拔出。所以选项 CDE 正确。

35. ABC 子宫腺肌病子宫剖面见子宫肌壁显著增厚且硬，无旋涡状结构，于肌壁中见粗厚肌纤维带和微囊腔，腔内偶有陈旧血液。少数腺肌病病灶呈局限性生长形成结节或团块，似肌壁间肌瘤。所以选项 ABC 正确。其余为子宫肌瘤的大体表现。

36. ABC 子宫腺肌病子宫的镜下特征为肌层内有呈岛状分布的异位内膜腺体及间质，特征性的小岛由典型的子宫内膜腺体与间质组成，且为不成熟的内膜，属基底层内膜，对雌激素有反应性改变，但对孕激素无反应或不敏感，故异位腺体常呈增殖期改变，偶尔见到局部区域有分泌期改变。所以选项 ABC 正确。

三、共用题干单选题

37. E 持续性下腹痛是患者的主要症状,有流产史,有经量增多但无痛经症状,子宫内膜异位症痛经不是必须症状。妇科检查:子宫后位,正常大小,活动度受限,双侧附件区增厚,深压痛。症状和体征均符合子宫内膜异位症的表现。

38. D 子宫内膜异位症病因的主要学说为子宫内膜种植、上皮化生、血液和淋巴道转移、医源性的内膜移植等,但以种植学说最受重视。除此以外,近年来发现免疫因素和遗传等因素均可能参与子宫内膜异位症的发生。而子宫腺肌病的特点为子宫内膜异位于子宫肌层生长,常常与盆腔子宫内膜异位症同时存在。

39. B 子宫内膜异位症的分期法需经腹腔镜检查或剖腹探查术确诊,并要求详细观察和记录内膜异位病灶部位、数目、大小、深度和粘连程度。治疗方法主要包括期待治疗、药物治疗、手术治疗(腹腔镜探查为首选)和联合治疗,不需要剖腹探查。

40. C 根据继发性痛经、进行性加重可初步诊断为子宫内膜异位症,患者不孕率高达40%。卵巢异位囊肿较大时,妇科检查可扪及与子宫粘连的肿块。盆腔子宫内膜内异位症在双合诊检查时,可发现子宫后倾、固定,直肠子宫陷凹、宫骶韧带或子宫后壁下方可扪及触痛性结节,在一侧或双侧附件处可触及囊实性包块,活动度差。

41. A 腹腔镜检查是目前国际公认的内异症诊断的最佳方法,除了阴道或其他部位可直视的病变外,腹腔镜检查是确诊盆腔内异症的标准方法。对在腹腔镜下见到大体病理所述的典型病灶或可疑病变进行活组织检查即可确诊。

42. A 为了防止子宫内膜异位症(EMT)保守手术术后复发,应给予药物治疗,促性腺激素释放激素激动剂(GnRH-a)是一类广泛应用于EMT术后的药物。GnRH-a为人工合成的十肽类化合物,其作用与体内GnRH相同,促进垂体LH和FSH释放,但其对GnRH受体的亲和力较天然GnRH高百倍,且半衰期长、稳定性好,抑制垂体分泌促性腺激素,导致卵巢激素水平明显下降,出现暂时性闭经。

43. B 患者有继发性痛经、月经异常等症状,查体发现子宫活动欠佳、右侧附件区囊性包块,为子宫内膜异位症的典型表现,可借助以下辅助检查来明确:影像学检查(超声检查为首选,盆腔CT及MRI有诊断价值,但价格昂贵,不作为初选的检查方法);血清CA125(可能升高,尤其重症患者,但特异性较低,不作为独立的诊断依据);腹腔镜检查(是诊断和治疗内异症的最佳方法)。同时患者存在不孕的情况,子宫输卵管碘油造影和输卵管通液术均为输卵管通畅性的检查方法,而子宫输卵管碘油造影准确性更高。所以选项B符合题意。

44. E 患者有痛经、经量增多、经期延长及不孕症,应考虑为子宫内膜异位症。因右侧附件区触及8cm×7cm×6cm囊性肿块,与子宫紧贴,可诊断为右卵巢子宫内膜异位囊肿。所以选项D正确。

45. E 患者年轻,痛经进行性加重,且有生育要求,因此不适用药物治疗。手术治疗除通过诊断性腹腔镜检查术以确诊内膜异位症和进行手术分期外,还适用于:①药物治疗后症状不缓解,局部病变加剧或生育功能未恢复者;②卵巢内膜异位囊肿直径≥4cm,特别是迫切希望生育者。手术途径有开腹手术和腹腔镜手术两种,腹腔镜手术为首选。

46. A 根据手术范围的不同,可分为保留生育功能手术、保留卵巢功能手术和根治性手术3类。①保留生育功能手术:适用于药物治疗无效、年轻和有生育要求的患者。手术范围为切净或破坏所有可见的异位内膜病灶、分离粘连、恢复正常的解剖结构,但保留子宫、一侧或双侧卵巢,至少保留部分卵巢组织。②保留卵巢功能手术:适用于Ⅲ、Ⅳ期患者、症状明显且无生育要求的45岁以下患者。手术范围为切除盆腔内病灶及子宫,保留至少一侧或部分卵巢。③根治性手术:适用于45岁以上重症患者,术后不用雌激素补充治疗者。手术范围为切除和清除子宫、双附件及盆腔内所有异位内膜病灶。题中患者年轻且有生育要求,所以应采取保留生育功能手术,即切除患侧卵巢囊肿。所以本题应选A。

47. E 根据题干,进行性痛经及查体见子宫后壁触痛性结节、左附件固定包块伴压痛,可初步考虑为子宫内膜异位症。行宫腔镜检查仅能观察子宫内膜病变,不能观察盆腔内的结构异常,故选项E不正确。B型超声检查(选项A)可了解子宫及附件情况;腹腔镜检查(选项B)可在直视下检查子宫、附件及盆腔情况。试用假孕疗法(选项C)是指外源性给予高效孕激素及相对较小量的雌激素,模拟妊娠期间体内激素的状态来治疗子宫内膜异位症的方法。炔诺酮(选项D)是一种口服有效的孕激素,可外源性提高孕激素,即假孕治疗,可用于子宫内膜异位症的治疗。因此本题应选E。

48. C 本病例初步诊断为子宫内膜异位症,腹腔镜检查是目前诊断和早期发现子宫内膜异位症的最佳方法。所以选项C正确。子宫内膜病理检查(选项A)只能排查子宫内膜病变。基础体温测定(选项B)可监测月经周期内有无排卵,但在此无意义。输卵管碘油造影(选项D)用于观察双侧输卵管是否通畅。腹腔镜检查可充分暴露盆腔术野,便于手术操作优于剖腹探查(选项E)。因此本题应选C。

49. A 治疗子宫内膜异位症应该根据不同年龄需求制订个体化治疗方案。本例患者有生育要求,诊断为不孕症,首先要进行全面的不孕症检查,排除其他不孕因素。对于子宫内膜异位症,腹腔镜检查是首选的手术治疗方式。可在药物治疗控制病情后给予生育指导;对于有高危因素者(年龄在 35 岁以上、不孕年限超过 3 年,尤其是原发性不孕者;重度内异症、盆腔粘连、病灶切除不彻底者;输卵管不通者),应积极行辅助生殖技术助孕。如一直口服避孕药使患者一直处于避孕状态,则无法受孕。因此本题应选 A。

50. D 子宫腺肌病有继发性进行性加重的痛经表现,该患者无此症状,诊断时不考虑子宫腺肌病。

51. E 患者带环至今,应先取环,进行诊断性刮宫,将刮出物送病理检查,同时也能达到止血目的。

52. E 子宫内膜病理为月经期内膜,题中反应有可能为正常,建议患者先观察,不需治疗。

53. C 进行性痛经、子宫均匀性增大如孕 2 个月大小,质硬,压痛考虑为子宫腺肌病。子宫腺肌病有多次妊娠及分娩、人工流产史等。

54. B 子宫腺肌病对生育具有负面影响,出现生育力下降,多为继发性不孕症。

55. D 患者最可靠的诊断方法盆腔 B 超,盆腔 B 超是对盆腔和阴道进行 B 超检查,可早期发现子宫肌瘤、卵巢囊肿等病变。

56. E 患者进行性加重痛经应考虑子宫内膜异位症或子宫腺肌病,可借助以下辅助检查来明确诊断:影像学检查(超声检查为首选,盆腔 CT 及 MRI 有诊断价值,但价格昂贵,不作为初选的检查方法);血清 CA125(可能升高,尤其重症患者,但特异性较低,不作为独立的诊断依据);腹腔镜检查(是诊断内异症的最佳方法)。宫腔镜检查是诊断和治疗宫腔内疾病的有效方法,但宫腔镜检查无法了解子宫整体病变情况,故不适用于子宫腺肌症的诊断。

57. B 患者子宫后倾,活动欠佳,增大如妊娠 8 周,右角结节状突起质硬,轻压痛应考虑为子宫腺肌病。腺肌病病灶呈局限性生长形成结节或团块,似肌壁间肌瘤,称为子宫腺肌瘤。所以选项 B 正确。

58. E 患者 46 岁,无生育要求,痛经进行性加重,药物治疗无效,因此期待疗法(选项 A)不适用。围绝经期女性,口服避孕药(选项 B)和 GnRH - a 治疗(选项 C)也不适合。对症状严重、年龄大、无生育要求或药物治疗无效者,可行全子宫加双侧输卵管切除术(选项 E),不适用于单纯的腺肌瘤病灶切除(选项 D),是否保留卵巢应考虑患者的年龄、病情严重程度及卵巢病变。所以选项 E 正确。

59. B 该患者痛经进行性加重伴经量增多 6 年,宫体均匀增大,质硬,压痛,考虑子宫腺肌病。

60. A 子宫腺肌病首选 B 超检查,可发现子宫肌层

不均匀回声。

61. B 对于症状较轻,暂无生育要求及近绝经期患者,口服避孕药或孕激素可以使异位的子宫内膜蜕膜化和萎缩而起到控制子宫腺肌病发展的作用。

62. B 患者有痛经症状,子宫增大,活动不好,双附件区增厚,肌壁有不规则边界欠清回声,考虑为子宫腺肌病。

63. A 对于症状较轻、有生育要求或近绝经期患者可试用达那唑、孕三烯酮、GnRH - a 或左炔诺孕酮宫内缓释系统(LNG - IUS)治疗,均可缓解症状,但需要注意药物的副作用。患者 49 岁,有月经稀发、潮热盗汗等症状,属于围绝经期,且目前症状较前缓解,考虑该疾病具有雌激素依赖的特点,患者雌激素水平呈递减趋势,可考虑采用期待治疗。

64. C 对于症状严重、无生育要求或药物治疗无效者,应行全子宫及输卵管切除术。是否保留卵巢,取决于卵巢有无病变和患者年龄。本例患者已 49 岁,虽然已进入围绝经期,但在随访过程中,CA125 升高,应警惕病情进展或恶变,故应考虑全子宫及输卵管切除,术前 B 型超声提示右附近区有一个 4cm 囊性无回声区,术中应行卵巢囊肿剥除,可根据术中冰冻病理检查情况,决定是否保留卵巢。所以选项 C 正确。

四、案例分析题

65. A 依据题干信息所述,可初步排除男性因素(选项 D)、排卵功能障碍因素(选项 B)、宫颈因素(选项 C)、内分泌因素(选项 E),最可能引起该患者不孕的原因是子宫内膜异位症。心理因素(选项 F)引起不孕的可能性较小。所以选项 A 正确。

66. DE 为明确诊断,应进一步做血 CA125 测定和超声检查。血清 CA125 水平用于监测异位内膜病变活动情况更有临床价值,可确定异位囊肿位置、大小和形状。超声检查主要对诊断卵巢子宫内膜异位囊肿有意义,可用于鉴别直肠肿块等。所以选项 DE 正确。腹腔镜检查(选项 A)是确诊子宫内膜异位症的"金标准",但一般情况下,超声检查和血 CA125 测定可以先行进行,腹腔镜检查可以作为进一步诊断和治疗的手段。虽然内分泌异常(选项 B)可能与不孕不育有关,但本例中没有明确的内分泌病史或体征。根据患者的主诉和妇科体格检查的结果,无需进行血糖检查(选项 C)。输卵管碘油造影(选项 F)是用于评估输卵管通畅性的检查方法,与本例的病情不相关。

67 ~ 68. D、A 如超声提示右侧卵巢巧克力囊肿可能性大,考虑到患者 31 岁且婚后 4 年未孕,年轻有生育要求,选择保守手术治疗,腹腔镜下剥除右侧卵巢囊肿及输卵管通液术,术后进行内分泌治疗。

第十三章　女性生殖器官损伤性疾病

一、单选题

1. 查体可见患者部分阴道前壁膨出阴道外，临床分度为

A. Ⅱ°轻　　　　　　　　B. Ⅱ°重

C. Ⅰ°轻　　　　　　　　D. Ⅱ°

E. Ⅲ°

2. 关于阴道前壁膨出的预防，下列描述不恰当的是

A. 会阴裂伤应及时按解剖部位缝合

B. 阴道分娩时保护会阴应适度

C. 产后避免过早参加体力劳动

D. 第二产程不应侧切，避免损伤

E. 增强体质，积极治疗便秘、咳嗽等

3. 关于阴道前壁膨出，下列说法不恰当的是

A. 与产伤有关

B. 不需手术治疗

C. 可置子宫托缓解症状

D. 与产褥期过早参加体力活动有关

E. 咳嗽或用力屏气时有块状物排出甚至有尿液溢出

4. 最容易出现压力性尿失禁的是

A. 子宫脱垂Ⅰ°轻型

B. 子宫脱垂Ⅰ°重型

C. 子宫脱垂Ⅱ°轻型

D. 子宫脱垂Ⅱ°重型

E. 阴道前壁轻度至中度膨出

5. 关于阴道后壁膨出，下列描述不恰当的是

A. 不会伴有阴道前壁膨出

B. 阴道后壁脱垂多伴有会阴撕裂

C. 可疑阴道后壁脱垂后行肛诊检查

D. 患者自觉下坠、腰痛及排尿困难

E. 严重者应行阴道前后壁及会阴修补术

6. 关于阴道后壁脱垂的病因及病理，以下说法不正确的是

A. 产伤

B. 年迈体弱

C. 习惯性便秘

D. 阴道后壁脱垂伴直肠膨出

E. 阴道后壁脱垂较阴道前壁脱垂多见

7. 关于子宫脱垂，下列说法恰当的是

A. 初产妇比经产妇多见

B. 发生原因为盆底组织松弛

C. 宫颈外口达处女膜缘为Ⅰ°轻型

D. 宫颈已脱出至阴道口外为Ⅱ°重型

E. 宫颈及部分宫体脱出至阴道口外为Ⅲ°

8. 子宫脱垂最常见的病因是

A. 习惯性便秘　　　　　B. 肥胖体型

C. 长期重体力劳动　　　D. 分娩损伤

E. 慢性咳嗽

9. 子宫脱垂最重要的病理改变是

A. 阔韧带变厚

B. 宫底韧带松弛

C. 骨盆漏斗韧带松弛

D. 圆韧带松弛

E. 盆底组织松弛，失去正常张力

10. 以下符合子宫脱垂症状的是

A. 阴道前壁有半球形块状物膨出

B. 阴道内宫颈长，但宫体在盆腔内，屏气不下移

C. 宫颈口见红色、质硬的肿块

D. 阴道口有肿物脱出，卧床休息后可回缩

E. 阴道内见被覆暗红色绒样子宫内膜

11. Ⅲ°子宫脱垂是指

A. 子宫颈脱出于阴道伴直肠膀胱膨出

B. 子宫脱垂，直肠、膀胱膨出

C. 子宫颈伴部分子宫体脱出于阴道口

D. 子宫颈与子宫体完全脱出于阴道口外

E. 子宫颈于阴道可见

12. 盆腔器官脱垂不包括

A. 膀胱膨出　　　　　　B. 尿道憩室

C. 直肠膨出　　　　　　D. 子宫脱垂

E. 小肠疝

13. 压力性尿失禁易并发的疾病是

A. 子宫黏膜下肌瘤　　　B. 子宫后壁膨出

C. 阴道壁囊肿　　　　　D. 阴道前壁膨出

E. 子宫内翻

14. 压力性尿失禁最典型的症状是

A. 腹压增加下不自主溢尿

B. 尿急、尿频

C. 急迫性尿失禁

D. 排尿后膀胱区胀满感

E. 逼尿肌收缩压下出现溢尿

15. 关于压力性尿失禁的诊治，以下叙述不正确的是

A. 棉签试验中棉签摆动幅度超过 30° 则表明有尿道下垂

B. 膀胱尿道造影观察指标有后尿道膀胱角、尿道倾斜度、尿道骨盆角、耻骨联合口距离

C. 一般不需进行膀胱尿道镜检查

D. α 肾上腺素能激动剂可用于治疗压力性尿失禁

E. Burch 手术的适应证为解剖型压力性尿失禁、无盆腔和耻骨后手术史

16. 我国发生尿瘘最常见的原因是

A. 妇科手术损伤

B. 膀胱病变

C. 放射性损伤

D. 阴道内放腐蚀性药物

E. 产伤

17. 妇科手术中剥离过度引起缺血坏死型的尿瘘，发生漏尿的时间是

A. 术后 3～7 天　　　　B. 术后 1 个月

C. 术后 2 个月　　　　D. 手术当中

E. 术后 3 个月

18. 关于膀胱阴道瘘的叙述不正确的是

A. 有尿液不自主流出，属于尿失禁的范畴

B. 主要病因有难产、盆腔手术、肿瘤放疗及恶性肿瘤侵袭

C. 术后数天发现的尿瘘应延迟 3 个月以上再行修补手术

D. 如瘘管较小，留置导尿管 3～6 周有可能自行愈合

E. 膀胱阴道瘘术前可在阴道中局部使用雌激素，以提高手术成功率

19. 明确尿瘘瘘孔的位置、大小、数目的最直接检查方法是

A. 阴道流液肌酐测定

B. 血肌酐测定

C. 膀胱镜、输尿管镜检查

D. 放射性核素肾图

E. 泌尿系统彩超

20. 关于尿瘘的预防措施，以下叙述不正确的是

A. 提高产科质量

B. 使用子宫托须定期取出

C. 疑有损伤者，留置导尿管 3～7 天

D. 考虑手术困难时，术前应放置输尿管导管

E. 术中发现的输尿管或膀胱损伤应及时修补

21. 最常见的粪瘘是

A. 膀胱阴道瘘　　　　B. 尿道阴道瘘

C. 膀胱尿道阴道瘘　　D. 输尿管阴道瘘

E. 直肠阴道瘘

22. 以下不会导致直肠阴道瘘的是

A. 产时会阴Ⅲ度裂伤　　B. 盆腔手术损伤

C. 感染性肠病　　　　D. 长期便秘

E. 先天性畸形

23. 关于粪瘘的手术，以下叙述不正确的是

A. 先天性粪瘘应在患者月经初潮前进行手术

B. 压迫坏死性粪瘘，应等待 3～6 个月后再行手术修补

C. 术前严格肠道准备，同时口服肠道抗生素

D. 术后给予静脉高营养，同时口服肠蠕动抑制药物

E. 保持会阴清洁

24. 不能预防尿瘘发生的是

A. 临产后应用抗生素

B. 恰当方式处理异常分娩

C. 认真进行定期产前检查

D. 防止滞产和第二产程延长

E. 留置导尿管 10 日，保持膀胱空虚

25. 患者女，56 岁，G_4P_2，绝经 5 年，阴道口脱出一块状物 1 年，用力屏气时有尿液溢出。妇科检查：会阴口裂伤，阴道口外见一半球形隆起，触之柔软，用力屏气可见尿液溢出，导尿时可在隆起的肿物内扪及导尿管。恰当的诊断或处理应为

A. 阴道后壁膨出

B. 阴道前壁Ⅲ度膨出

C. 子宫脱垂

D. 应用子宫托

E. 行阴式子宫切除 + 阴道前后壁修补术

26. 患者女，50 岁，绝经 4 年，阴道口脱出一肿物 2 年，伴排尿困难，常有尿频、尿急、尿痛发作。最可能的诊断为

A. 子宫脱垂Ⅰ度

B. 阴道后壁Ⅱ度脱垂

C. 阴道后壁Ⅲ度脱垂

D. 阴道前壁脱垂合并尿道膨出

E. 阴道前壁脱垂合并膀胱膨出

27. 患者女，55 岁。妇科检查发现，患者最大屏气用力状态下，阴道前壁全部突出于阴道口外，按中国传统分度应分为

A. Ⅰ度　　　　　　　B. ⅡA 度

C. ⅡB 度　　　　　　D. Ⅲ度

E. Ⅳ度

28. 患者女，26 岁，G_2P_2，产后 56 天复查。自觉外阴坠胀，最大屏气用力状态下阴道前壁远端小部分膨出，Aa 点 – 0.5，伴轻度压力性尿失禁，首选的治疗方案是
   A. 子宫托
   B. 盆底肌训练和物理治疗
   C. 阴道前壁修补术
   D. 尿路吊带手术
   E. 口服托特罗定类药物

29. 初产妇，28 岁，5 小时前产钳助产分娩一女婴，现有大便感，并感会阴疼痛，解大便 1 次，黄色软便，便后仍有大便感。最可能的诊断为
   A. 便秘   B. 产后宫缩痛
   C. 阴道后壁血肿   D. 会阴伤口痛
   E. 产后尿潴留

30. 患者女，44 岁。查体发现子宫颈外口距处女膜缘 2cm，最为合适的处理方式为
   A. Kegel 训练   B. 手术治疗
   C. 口服中药   D. 子宫托
   E. 休息

31. 患者女，76 岁，子宫脱垂Ⅲ度伴阴道前后壁膨出，伴高血压、冠心病、糖尿病。最佳的治疗方案是
   A. 盆底肌肉锻炼和物理治疗
   B. 补中益气汤
   C. 曼氏手术
   D. 阴道封闭术
   E. 子宫悬吊术

32. 患者女，33 岁，G_2P_2，3 年前末次分娩时行产钳助产术，近半年来阴道口有肿物脱出。查体：宫颈及部分宫体脱出阴道口外，伴阴道壁明显脱垂，子宫大小正常，双附件无异常。治疗方式应为
   A. 行曼氏手术
   B. 经腹子宫切除及阴道前后壁修补术
   C. 经阴子宫切除及阴道前后壁修补术
   D. 阴道封闭术
   E. 使用子宫托

33. 患者女，65 岁，半年前外阴肿物脱出，可还纳，内裤带血 1 个月。出血最可能的原因是
   A. 外阴癌
   B. 宫颈癌
   C. 老年性阴道炎
   D. 绝经后出血，应除外子宫内膜病变
   E. 子宫脱垂Ⅱ°以上，伴宫颈炎症、溃疡

34. 患者女，57 岁。绝经 8 年，发现阴道内脱出物 3 个月，休息后可消失。妇科检查：平卧位屏气向下用力时，宫颈脱出阴道外，宫体仍在阴道内。该患者子宫脱垂的临床分度是
   A. Ⅲ度   B. Ⅱ度
   C. 轻度   D. Ⅱ度轻型
   E. Ⅰ度重型

35. 患者女，78 岁，外阴脱出肿物 6 年，加重 3 个月，伴排尿困难，需还纳外阴脱出物方能排尿。7 年前因冠心病放置冠脉支架，糖尿病史 16 年。检查见阴道前、后壁及子宫大部分脱出处女膜外，初次就诊应首选的治疗方案为
   A. 经阴道植入网片的盆底重建手术（TVM）
   B. 曼氏手术
   C. 放置子宫托
   D. 骶前固定手术
   E. 阴式子宫切除 + 阴道前后壁修补术

36. 患者女，50 岁，子宫脱垂Ⅲ度伴阴道前后壁膨出，无手术禁忌，无生育要求。最佳的治疗方案是
   A. 经阴道子宫切除 + 阴道前后壁修补术
   B. 盆底肌肉锻炼和物理治疗
   C. 曼氏手术 + 聚丙烯网片全盆修补悬吊
   D. 聚丙烯网片前盆悬吊
   E. 聚丙烯网片后盆悬吊

37. 患者女，52 岁，阴道口膨出肿物 1 年，休息时能回纳，近半月经休息后不能回纳，大笑、咳嗽时有尿液流出，有腰酸及下坠感，绝经 3 年，以往有 3 次足月生产史。妇科检查：会阴Ⅱ度陈旧性裂伤，阴道前壁有球形膨出，宫颈脱出于阴道外，肥大，宫颈 12 点处有直径 10mm 的溃疡，有渗血，子宫略小，水平位，活动可，两侧附件无异常。诊断为子宫脱垂。应采取的治疗措施是
   A. 宫颈溃疡愈合后阴道中隔成形术
   B. 应用子宫托
   C. 宫颈溃疡愈合后行阴道前后壁修补术
   D. 行阴道前后壁修补术，缩短圆韧带，切除部分宫颈
   E. 溃疡愈合后，经阴道行子宫切除 + 阴道前后壁修补术

38. 患者女，50 岁，剧烈运动后出现不自主溢尿，患者最可能的诊断为
   A. 尿路感染   B. 压力性尿失禁
   C. 阴道后壁膨出   D. 膀胱阴道瘘
   E. 急迫性尿失禁

39. 患者女，55 岁，近年来自觉阴道口肿物脱出，逐渐增大，咳嗽时明显且伴尿液流出。为明确诊断应进行的检查不包括
    A. 压力试验
    B. 指压试验
    C. 亚甲蓝试验
    D. 棉签试验
    E. 尿动力学检查

40. 患者女，41 岁，子宫全切术后第 7 天，发现不自主排液。以下检查中，属于可发现尿瘘的最简单的方法是
    A. 尿动力学
    B. 尿路超声
    C. 盆腔 CT
    D. 膀胱镜检查
    E. 阴道排出物肌酐含量测定

41. 患者女，45 岁，因子宫肌瘤和月经过多行腹腔镜下全子宫切除术。术后第 5 天出现持续性阴道漏液，双侧腰区无叩击痛，窥阴器可见浅黄色液体集聚于阴道后穹隆。行亚甲蓝试验示蓝染液体从阴道壁孔流出，瘘孔大小约 7mm，针对该患者的最适宜处理为
    A. 卧床休息，加强营养
    B. 输尿管支架置入
    C. 耻骨上膀胱造瘘术
    D. 瘘口 <10mm，用 Foley 尿管持续膀胱引流
    E. 瘘周围组织健康，可尽早行膀胱阴道瘘修补术

二、多选题

42. 关于阴道前壁膨出的诊断及处理方式，下列说法不正确的是
    A. 阴道前壁完全膨出于阴道口外，称 I°膨出
    B. 症状严重者应行曼氏手术
    C. 无症状的轻度患者不需治疗
    D. 阴道前壁膨出仅伴有尿道膨出
    E. 初产妇居多

43. 患者阴道内脱出一肿块，可能是
    A. 子宫脱垂
    B. 子宫颈癌
    C. 卵巢囊肿
    D. 阴道前后壁膨出
    E. 子宫肌壁间肌瘤

44. 子宫脱垂的病因有
    A. 绝经后或长期哺乳，卵巢激素降低
    B. 急产、滞产及阴道手术导致产道损伤
    C. 产后过早参加劳动或慢性咳嗽
    D. 年轻女性患者盆底组织先天发育不全
    E. 不曾生育的老年女性患者

45. 盆腔器官脱垂定量分期法（POP - Q）中使用的参数有
    A. 阴道前壁的解剖指示点 Aa、Ba
    B. 阴道顶端的解剖指示点 Ap、Bp
    C. 阴道后壁的解剖指示点 C、D

    D. 阴裂（gh）的长度
    E. 会阴体（pb）的长度

46. 关于放置子宫托，以下叙述正确的是
    A. 宫颈或阴道壁有炎症和溃疡者不宜使用
    B. 应选择大小合适的子宫托
    C. 子宫托使用安全，可长期放置不取
    D. 应白天放置，晚间取出，洗净备用
    E. 子宫托放置不当可导致尿瘘或粪瘘

47. 预防盆腔器官脱垂，以下叙述正确的是
    A. 开展计划生育
    B. 提高接生技术防止产伤
    C. 普及产褥期知识
    D. 治疗慢性气管炎
    E. 产褥早期可以从事重体力劳动

48. 导致压力性尿失禁的因素有
    A. 全子宫切除术后
    B. 产程延长或难产
    C. 尿路感染
    D. 尿道内括约肌先天发育障碍
    E. 绝经后

49. 产伤和盆腔手术损伤所致的常见尿瘘为
    A. 膀胱阴道瘘
    B. 尿道阴道瘘
    C. 输尿管阴道瘘
    D. 膀胱宫颈瘘
    E. 膀胱子宫瘘

50. 可以鉴别输尿管尿道瘘的检查是
    A. 靛胭脂试验
    B. 腹腔镜检查
    C. 膀胱镜检查
    D. 肾显像
    E. 排泄性尿路造影

51. 尿瘘的术前准备包括
    A. 术前 1 周开始应用抗生素预防感染
    B. 有尿路感染者应先控制感染再行手术
    C. 术前 3~5 天用 1：5000 高锰酸钾溶液坐浴
    D. 必要时术前给予地塞米松，促进瘢痕软化
    E. 老年妇女或闭经患者，应每晚口服己烯雌酚

52. 关于粪瘘的预防，下列说法正确的是
    A. 避免第一产程延长
    B. 避免长期放置子宫托不取
    C. 注意保护会阴，避免会阴Ⅲ°裂伤
    D. 生殖道癌放疗时应掌握放射剂量和操作技术
    E. 会阴裂伤缝合后应常规肛门检查，避免缝线穿透直肠黏膜

三、共用题干单选题

(53~54题共用题干)

经产妇，60岁，绝经9年，慢性支气管炎24年，阴道口脱出一块状物2年。近来常有排便困难，且常有咳嗽时有尿液溢出。会阴陈旧性裂伤，阴道口外见两个半球形隆起，触之柔软。用力屏气时可见尿液溢出，导尿时可在隆起的块物内扪及导尿管。直肠指诊时，指端向前可进入凸向阴道的盲袋内。

53. 以下诊断正确的是
- A. 阴道后壁脱垂伴阴道前壁脱垂
- B. 阴道前壁脱垂
- C. 阴道后壁脱垂
- D. 子宫脱垂
- E. 宫颈癌

54. 以下处理方式正确的是
- A. 子宫托
- B. 曼氏手术
- C. 肿物切除术
- D. 阴式子宫切除术
- E. 阴道前后壁及会阴修补术

(55~56题共用题干)

经产妇，50岁，流产3次，绝经3年。2年前发现外阴肿物脱出，加重3个月，伴尿急、尿频感、咳嗽漏尿（漏尿2~3次/周），量少，有排便不尽感，无排尿及排便困难。妇科检查：阴道前壁全部及阴道后壁部分脱出处女膜缘外，子宫颈最低点距处女膜缘外5cm，宫颈少许糜烂，无宫颈延长，子宫萎缩，双侧附件区未扪及包块。

55. 患者为了判断盆腔器官脱垂程度需要进行的检查是
- A. POP-Q评分
- B. 诱发试验和膀胱颈抬举试验
- C. 还纳脱垂器官后尿动力学检查
- D. 肠镜检查
- E. 盆腔超声检查

56. 若患者选择手术治疗，应选择的最佳的手术方式是
- A. TVM
- B. 阴道封闭术
- C. 曼氏手术
- D. 骶骨固定术
- E. 阴式子宫切除+阴道前后壁修补

(57~58题共用题干)

患者女，75岁，外阴肿物脱出3年余，近2个月出现外阴肿物不能自行还纳，伴排尿、排便困难。妇科检查：阴道前、后壁大部分脱出处女膜缘外，子宫颈部分突出于处女膜缘外。

57. 该患者最可能的诊断为
- A. 重度盆腔器官脱垂
- B. 子宫黏膜下肌瘤
- C. 尿道憩室
- D. 肠疝
- E. 阴道壁囊肿

58. 若患者无性生活要求，且无手术禁忌证，应选择的最佳手术治疗方式是
- A. TVM
- B. 阴道封闭术
- C. 曼氏手术
- D. 腹腔镜下阴道骶骨固定术
- E. 阴式子宫切除术+阴道前后壁修补术

(59~60题共用题干)

经产妇，58岁。1年前阴道掉出肿物，3个月前出现伴排尿困难，每于咳嗽或大笑时有尿溢出。妇科会阴陈旧裂伤，阴道口可见膨出的阴道前壁，宫颈及部分子宫体亦膨出阴道口外，嘱患者向下屏气用力可见尿液溢出。

59. 恰当的诊断应为
- A. 宫颈延长伴阴道前后壁膨出
- B. 子宫脱垂Ⅱ°伴阴道前壁膨出
- C. 子宫脱垂Ⅲ°
- D. 阴道前后壁膨出
- E. 宫颈肌瘤

60. 处理方式恰当的是
- A. 支持疗法
- B. 曼氏手术
- C. 阴道纵隔成形术
- D. 阴道前后壁修补术
- E. 阴式子宫切除+阴道前后壁修补术

(61~63题共用题干)

患者女，46岁，G_3P_3，近1年来发现阴道口有肿物脱出，并出现溢尿现象，多在大笑、打喷嚏、咳嗽时出现。查体发现患者阴道前壁Ⅱ度膨出。

61. 尿失禁最可能的类型是
- A. 急迫性尿失禁
- B. 压力性尿失禁
- C. 功能性尿失禁
- D. 先天性尿失禁
- E. 溢出性尿失禁

62. 为了明确尿失禁的类型需要进行的检查是
- A. 尿动力学检查
- B. 亚甲蓝试验
- C. 膀胱镜检查
- D. 输尿管镜检查
- E. 泌尿系造影

63. 患者首选的治疗为
- A. 子宫切除及阴道前壁修补
- B. 阴道前壁修补术
- C. 盆底肌肉锻炼

D. 膀胱颈悬吊手术

E. 不需治疗

（64～66题共用题干）

患者女，50岁，G_3P_3，绝经2年，子宫脱垂Ⅰ度5年，自行安放子宫托治疗。患者因不方便，经常长期放置子宫托不取，近1个月出现持续性阴道流液现象，色清亮。

64. 考虑最可能的诊断是

A. 阴道感染　　　　　B. 膀胱阴道瘘

C. 压力性尿失禁　　　D. 急迫性尿失禁

E. 输卵管积液

65. 进一步的检查宜先采用

A. 尿动力学检查　　　B. 亚甲蓝试验

C. 膀胱镜检查　　　　D. 输尿管镜检查

E. 泌尿系造影

66. 以下治疗方式中不正确的是

A. 术前排除尿路感染

B. 术前提前应用抗生素预防感染

C. 确诊后应立即手术

D. 术后服用雌激素1个月

E. 术后留置尿管10～14天

（67～68题共用题干）

患者女，50岁，因子宫肌瘤行子宫全切术后8天，阴道排液。阴道畅，阴道断端可见线结，左侧角部可见中量液体流出，色淡黄色。

67. 此患者最可能的诊断是

A. 尿瘘　　　　　　　B. 阴道炎

C. 阴道残端线结反应　D. 残端炎症

E. 残端血肿

68. 首先进行的辅助检查是

A. 亚甲蓝试验　　　　B. 靛胭脂试验

C. 超声检查　　　　　D. 膀胱镜检查

E. IVP

四、案例分析题

（69～73题共用题干）

患者女，80岁，G_3P_2，半年前发现阴道有物掉出，伴小便困难。外阴经产型，子宫萎缩，宫颈外口及部分子宫脱出阴道口外，阴道前壁膨出和阴道后壁轻度膨出。

69. 该患者诊断为

A. 子宫脱垂Ⅱ°轻型伴阴道前后壁膨出

B. 子宫脱垂Ⅱ°重型伴阴道前后壁膨出

C. 子宫脱垂Ⅲ°伴阴道前后壁膨出

D. 宫颈延长伴阴道前后壁膨出

E. 子宫脱垂Ⅰ°重型

F. 子宫脱垂Ⅲ°

70. 处理方式应为

A. 子宫悬吊术

B. 阴道纵隔形成术

C. 阴道前后壁修补术

D. 主韧带缩短及宫颈部分切除术

E. 阴道前后壁修补、主韧带缩短及宫颈部分切除术

F. 经阴道子宫全切除及阴道前后壁修补术

71. 该疾病最主要的病因为

A. 绝经　　　　　　　B. 分娩损伤

C. 经常超重负荷　　　D. 盆腔内巨大肿瘤

E. 盆底组织发育不良　F. 长期慢性咳嗽

72. 与子宫脱垂关系密切的有

A. 输尿管积水　　　　B. 直肠子宫陷凹疝

C. 月经失调　　　　　D. 子宫颈延长

E. 宫颈糜烂合并溃疡　F. 膀胱膨出

73. 如患者存在压力性尿失禁，可使用的药物为

A. 苯妥英钠　　　　　B. 酚苄拉明

C. 坦洛新　　　　　　D. α肾上腺素能激动剂

E. 舍尼亭　　　　　　F. 米索前列醇

答案和精选解析

一、单选题

1. D　阴道前壁膨出的传统分度：临床上传统分度为3度。以屏气下膨出最大限度来判定。①Ⅰ度：阴道前壁形成球状物，向下突出，达处女膜缘，但仍在阴道内。②Ⅱ度：阴道壁展平或消失，部分阴道前壁突出于阴道口外。③Ⅲ度：阴道前壁全部突出于阴道口外。

2. D　阴道前壁膨出的预防：①会阴裂伤应及时按解剖部位缝合，使盆底支持组织功能不至于减弱。②阴道分娩时保护会阴应适度，对会阴体长、短、胎头较大，第二产程延长者应做会阴切开及助产。③产后避免过早参加体力劳动。④增强体质，积极治疗便秘、咳嗽等。所以选项D错误。

3. B　临床上对于有明显症状、阴道前壁膨出超出处女膜的患者可考虑手术治疗。包括封闭手术、阴道前壁修补术等。手术治疗指征是：①重度膨出；②脱垂导致尿潴留或反复性膀胱炎；③伴有压力性尿失禁。

4. E　阴道前壁膨出更易使膀胱颈及近端尿道脱出于盆底外引起压力性尿失禁。

5. A　盆腔脏器脱垂可阴道前后壁、子宫同时脱垂。阴道后壁脱垂可以单独存在，也常合并阴道前壁脱垂。因此选项A错误。阴道后壁脱垂轻者多无不适。重者自觉下坠、腰痛及排便困难，有时需用手指推压膨出的阴道后壁方能排出粪便。检查时见阴道后壁呈半球状块物

膨出，肛诊时指端向前可进入凸向阴道的盲袋内。患者多伴有陈旧性会阴撕裂。所以，选项 B、C、D 正确。轻者不需治疗，重者多伴有阴道前壁脱垂，应行阴道前后壁及会阴修补术。所以选项 E 正确。因此本题应选 A。

6. E 阴道后壁脱垂较阴道前壁脱垂少见。所以选项 E 错误。分娩使阴道直肠筋膜间密切交织的耻骨尾骨肌纤维及盆底组织过度伸展或撕裂，失去直肠的支托作用，导致直肠前壁似盲袋凸向阴道后壁，成为伴直肠膨出的阴道后壁脱垂。此外，长期便秘、排便时用力向下屏气以及年迈体弱可加剧其膨出程度。

7. B 分娩时，子宫口未开全产妇即用力屏气，急产、滞产、产钳或胎头吸引都能使子宫支持组织松弛或撕裂，如未及时修复裂伤，则为日后子宫脱垂创造了条件，导致子宫脱垂。

8. D 子宫脱垂常见的病因有分娩损伤、长期腹压增加、盆底组织发育不良或退行性变等，其中分娩损伤最常见。

9. E 子宫脱垂的发病机制：分娩过程中软产道及其周围的盆底组织极度扩张，肌纤维拉长或撕裂，尿生殖裂孔受损松弛而扩大，特别是助产手术分娩所导致的损伤，导致维持子宫正常位置的盆腔深浅筋膜及肛提肌损伤，这种损伤若未缝合或缝合不佳，或产妇产后过早参加体力劳动，特别是重体力劳动，将影响盆底组织张力的恢复，削弱子宫支持力，使未复旧的大子宫不同程度的下移。所以选项 E 正确。

10. D 子宫脱垂表现为阴道脱出肿块。当行走或增加腹压时有肿块自阴道脱出，卧床休息后能自行回缩。病情发展严重时则不能回缩，须用手推进阴道。所以选项 D 正确。子宫脱垂需要与以下疾病进行鉴别：①阴道壁肿物：阴道壁肿物在阴道壁内，固定、边界清楚。膀胱膨出时可见阴道前壁有半球形块状物膨出，柔软，指诊时可于肿块上方触及宫颈和宫体。②宫颈延长：双合诊检查阴道内宫颈虽长，但宫体在盆腔内，屏气并不下移。③子宫黏膜下肌瘤：患者有月经过多病史，宫颈口见红色、质硬之肿块，表面找不到宫颈口，但在其周围或一侧可扪及被扩张变薄的宫颈边缘。④慢性子宫内翻：罕见。阴道内见翻出的宫体，被覆暗红色绒样子宫内膜，两侧角可见输卵管开口，三合诊检查盆腔内无宫体。

11. D 子宫脱垂的临床分度：(1) Ⅰ度：①Ⅰ度轻：子宫颈距处女膜缘少于 4cm，但未达处女膜缘。②Ⅰ度重：子宫颈已达处女膜缘，于阴道口即可见到。(2) Ⅱ度：①Ⅱ度轻：子宫颈脱出阴道外，但宫体尚在阴道内。②Ⅱ度重：子宫颈及部分宫体已脱出阴道口外。(3) Ⅲ度：子宫颈及子宫体全部脱出阴道口外。

12. B 盆腔器官脱垂（POP）指盆腔器官脱出于阴道内或阴道外，包括阴道前壁膨出、膀胱膨出、尿道膨

出、直肠膨出、肠疝、子宫脱垂、阴道穹隆脱垂。尿道憩室是指尿道周围与尿道相通的囊性腔隙，不属于盆腔器官脱垂。因此本题的正确答案为 B。

13. D 阴道前壁膨出常导致与其紧连的膀胱也向下膨出，严重者膀胱宫颈筋膜受损严重，紧连阴道前壁的尿道膨出，患者常出现尿急、尿频、溢尿等症状。80% 的压力性尿失禁患者伴有阴道前壁膨出。因此，本题应选 D。

14. A 压力性尿失禁最典型的症状是腹压增加时不自主溢尿，严重者在休息时也有尿液溢出。常伴尿急、尿频，急迫性尿失禁和排尿后膀胱区胀满感。压力性尿失禁（SUI）指腹压突然增加导致的尿液不自主流出，但不是由逼尿肌收缩压或膀胱壁对尿液的张力压所引起。

15. A 棉签试验是测量患者在静息时及紧闭声门屏气时棉签棒与地面之间形成的角度，在静息及屏气动作时该角度差小于 15° 为良好结果，说明有良好的解剖学支持；如角度大于 30°，说明解剖学支持薄弱，而非尿道下垂；15°～30° 时，结果不能确定。所以选项 A 错误。

16. E 产伤是引起尿瘘的最常见原因，其他原因还有妇科手术损伤。另外，阴道或膀胱结核、晚期生殖道或膀胱肿瘤、局部药物注射、长期放置子宫托压迫至组织坏死、盆腔放射治疗后、外伤、膀胱结石以及先天性输尿管口异位畸形等，均能导致尿瘘。

17. A 由于手术时分离组织粘连，伤及膀胱、输尿管，或输尿管末端游离过度，造成膀胱阴道瘘或输尿管阴道瘘，主要原因为术后输尿管血供减少引发迟发性缺血性坏死，多在术后 3～7 天开始漏尿。

18. A 膀胱阴道瘘是指膀胱与阴道之间形成异常通道，尿液自阴道排出，不能控制，主要表现为阴道无痛性持续性流液，属于尿瘘的范畴；压力性尿失禁是指腹压突然增加导致尿液不自主流出，其特点是正常状态下无遗尿，而腹压突然增高时尿液自动流出。所以膀胱阴道瘘不属于尿失禁范畴。因此选项 A 错误。

19. C 膀胱镜、输尿管镜检查可了解膀胱容积、黏膜情况，有无炎症、结石、憩室，明确瘘孔的位置、大小、数目及瘘孔和膀胱三角的关系等。从膀胱向输尿管插入输尿管导管或行输尿管镜检查，可以明确输尿管受阻的部位。所以选项 C 正确。阴道流液的肌酐测定与血液及尿液的肌酐测定对比，可明确漏液是否是尿液。所以选项 A、B 错误。放射性核素肾图可了解肾功能及输尿管功能，无法明确瘘孔位置。所以选项 D 错误。泌尿系统彩超可明确肾脏、输尿管有无积液、膀胱有无占位等，无法明确瘘孔位置。所以选项 E 错误。因此本题应选 C。

20. C 绝大多数尿瘘可以预防，提高产科质量，预防产科因素所致的尿瘘是关键。所以选项 A 正确。疑有损伤者，留置导尿管 10 日，保证膀胱空虚，有利于膀胱

受压部位血液循环恢复，预防尿瘘发生。所以选项 C 错误。妇科手术时，对盆腔粘连严重、恶性肿瘤有广泛浸润等估计手术困难时，术前经膀胱镜放入输尿管导管，使术中易于辨认。所以选项 D 正确。即使是容易进行的全子宫切除术，术中也须明确解剖关系后再行手术操作。术中发现输尿管或膀胱损伤，必须及时修补。所以选项 E 正确。使用子宫托须定期取出。所以选项 B 正确。因此本题的正确答案为 C。

21. E 粪瘘是指肠道与生殖道之间的异常通道，最常见的是直肠阴道瘘。其余四个选项均属于尿瘘。

22. D 分娩过程中Ⅲ度会阴撕裂（选项 A）可致直肠撕裂或会阴撕裂，缝合时缝线穿透直肠黏膜可导致直肠阴道瘘。盆腔手术（选项 B）如子宫切除术或严重盆腔粘连分离手术易损伤直肠。感染性肠病（选项 C）如克罗恩病或溃疡性结肠炎常是引起直肠阴道瘘的重要原因。生殖道先天性发育畸形（选项 E）可致直肠阴道瘘。便秘不会导致直肠与阴道产生异常通道，故不会导致直肠阴道瘘。因此本题的正确答案为 D。

23. A 粪瘘以手术修补为主要的治疗方法，应掌握其手术时机。手术损伤者应在术中立即修补；先天性粪瘘应在患者 15 岁左右月经来潮后再行手术，过早手术容易造成阴道狭窄。所以选项 A 错误。压迫坏死性粪瘘应等待 3~6 个月后再行手术修补；术前严格肠道准备，同时口服肠道抗生素；术后给予静脉高营养，同时口服肠蠕动抑制药物；术后 5~7 天逐渐从进水过渡到饮食；注意保持会阴清洁。所以选项 B、C、D、E 均正确。因此本题应选 A。

24. A 生殖道尿瘘的预防：（1）加强围生期保健，加强产程观察，滞产者必须及早查明原因、处理。（2）防止第二产程延长，一般初产妇不应超过 3 小时，经产妇不应超过 2 小时，有明显手术指征者应尽早采取适当的手术。（3）胎头压迫阴道过久者，产后常规留置导尿管，对预防尿瘘良好作用。（4）产科手术要谨慎、细致，应用锐性器械或断头、断肢的骨片经过阴道，必须保护好阴道壁。术后常规检查生殖道与泌尿道间有无损伤，有则立即修补。子宫下段横切口剖宫产，先拨正右旋子宫，避免切口撕裂。有裂伤出血者，宜先用卵圆钳钳夹止血，而后推开子宫切口周围组织，清楚暴露切口两侧缘，而后进行缝扎止血，可避免缝扎输尿管而致瘘。遇子宫破裂者，缝合前应注意有否膀胱损伤（辨认困难时，膀胱内注入亚甲蓝），或膀胱损伤累及输尿管开口（必要时切开膀胱行输尿管逆行插管）。治愈后尿瘘患者，再次分娩宜行剖宫产。

25. B 阴道前壁膨出多因膀胱和尿道膨出所致，以膀胱膨出常见，检查可见阴道前壁呈球状膨出，阴道口松弛，膨出膀胱柔软。阴道前壁膨出中国传统分度为 3

度：①Ⅰ度：阴道前壁形成球状物，向下突出，达处女膜缘，但仍在阴道内；②Ⅱ度：阴道壁展平或消失，部分阴道前壁突出于阴道口外；③Ⅲ度：阴道前壁全部突出于阴道口外。题中导尿时可在隆起的肿物内扪及导尿管，证明有膀胱膨出。阴道前壁完全膨出于阴道口外，可诊断为阴道前壁Ⅲ度膨出。

26. E 尿频、尿急、尿痛属于膀胱刺激征，结合阴道口脱出肿物伴排尿困难可诊断为阴道前壁脱垂合并膀胱膨出。

27. D 阴道内 2/3 膀胱区域脱出称之膀胱膨出。阴道前壁膨出中国传统分度为 3 度：①Ⅰ度：阴道前壁形成球状物，向下突出，达处女膜缘，但仍在阴道内；②Ⅱ度：阴道壁展平或消失，部分阴道前壁突出于阴道口外；③Ⅲ度：阴道前壁全部突出于阴道口外。结合题意，患者最大屏气用力状态下，阴道前壁突出部位已达阴道口外，因此为Ⅲ度。故本题应选 D。

28. B 非手术治疗对于所有盆腔器官脱垂（POP）患者都是应该首先推荐的一线治疗方法，通常用于 POP-QⅠ~Ⅱ度有症状的患者。非手术治疗包括：盆底肌肉锻炼和物理疗法、子宫托、中药和针灸。患者为 26 岁年轻女性，妇科检查提示阴道前壁远端小部分膨出（阴道前壁膨出Ⅰ度），有轻度尿失禁，属于 POP 分期Ⅱ度有症状者，加之产后 1 年内轻度盆腔器官脱垂和尿失禁仍有自然恢复的可能，所以该患者首选治疗方案应为非手术治疗。盆底肌训练和物理治疗主观改善率和客观改善率为 60%~70%；患者为产后、轻症，因此首先考虑盆底肌训练和物理治疗，因此答案应选 B。子宫托（选项 A）适用于重度子宫脱垂者。另外，托特罗定类药物主要用于膀胱过度活动症的患者，而本例患者为轻度压力性尿失禁，故不适合使用，排除选项 E。阴道前壁修补术和尿路吊带手术均属于手术治疗，手术治疗适用于脱垂超出处女膜的有症状的患者，因此排除选项 C、D。

29. C 分娩后，有会阴疼痛，自觉肛门坠胀有大便感，便后仍有大便感，或有排尿困难等症状时，应怀疑有阴道后壁血肿。

30. A 患者子宫颈外口距处女膜缘 2cm，为子宫脱垂Ⅰ度。最为合适的处理方式为 Kegel 训练，加强子宫盆底组织支持力。

31. D 对脱垂超出处女膜的有症状的患者可考虑手术治疗。手术分封闭手术和重建手术。题中患者为老年患者，子宫脱垂Ⅲ度伴阴道前后壁膨出，且有症状，年老体弱不能耐受较大手术者最佳的治疗方案是阴道封闭术。该手术是将阴道前后壁分别剥离长方形黏膜面，然后将阴道前后壁剥离创面相对缝合以部分或完全封闭阴道，以最大限度避免子宫脱垂反复。

32. A 患者宫颈及部分宫体脱出阴道口外，为Ⅱ度重型子宫脱垂，且合并阴道壁明显脱垂，最适宜的处理方式手术治疗，选择曼彻斯特手术，即阴道前后壁修补、主韧带缩短及子宫颈部分切除术。适用于年龄较轻、宫颈延长的Ⅱ、Ⅲ度子宫脱垂者。

33. E 患者有外阴肿物脱出，可还纳，为子宫脱垂Ⅱ度以上。暴露在外的宫颈和阴道黏膜长期与衣裤摩擦，可致宫颈发生溃疡而出血，易感染。

34. D 子宫脱垂分度包括：①Ⅰ度轻型，子宫颈距处女膜缘少于4cm，但未达处女膜缘；Ⅰ度重型，子宫颈已达处女膜缘，于阴道口即可见到。②Ⅱ度轻型，子宫颈脱出阴道外，但宫体尚在阴道内；Ⅱ度重型，子宫颈及部分宫体已脱出阴道口外。③Ⅲ度，子宫颈及子宫体全部脱出阴道口外。

35. C 目前对于脱垂的治疗方法有非手术治疗和手术治疗。非手术治疗包括盆底肌训练和物理治疗、子宫托治疗、中药和针灸治疗；手术治疗包括重建手术和封闭性手术等不同的术式。需根据患者的年龄、脱垂程度、手术耐受情况、是否合并内外科疾病、前次手术史及对生活质量的要求，选择个体化的治疗方案。本例患者为78岁女性，因脱垂导致排尿困难，严重影响患者生活质量，需要进行治疗；但患者年龄大、曾因冠心病放置冠脉支架以及有糖尿病史16年，考虑其手术耐受差，患者全身状况不适宜做手术，故首选非手术治疗。物理治疗只针对轻度脱垂患者，有效率60%左右，重度脱垂的患者应优选放置子宫托。子宫托是一种支持子宫和阴道壁并使其维持在阴道内而不脱出的工具，可以自己取出和放置。对于不能自行取放子宫托的患者，可以指导家属或每2周到医院辅助取放。所以本题应选C。

36. A 阴式子宫全切除及阴道前后壁修补术适用于Ⅱ、Ⅲ度子宫脱垂伴阴道前、后壁脱垂，年龄较大无生育要求且无手术禁忌证者。

37. E 依据题干信息可知，患者为子宫脱垂Ⅱ度伴阴道前壁膨出，伴渗血溃疡。子宫脱垂手术治疗禁忌证之一：子宫颈及阴道有溃疡者，治愈后再手术。因此，患者溃疡愈合后，行经阴道子宫切除术及阴道前后壁修补术。

38. B 压力性尿失禁最典型的症状为腹压增大后出现不自主溢尿，该患者剧烈运动后腹压增大情况下出现不受控制的溢尿，故其最可能的诊断为压力性尿失禁。

39. C 压力性尿失禁无单一的诊断性试验。以患者的症状为主要依据，压力性尿失禁除常规体格检查、妇科检查及相关的神经系统检查外，还需相关压力试验、指压试验、棉签试验和尿动力学检查等辅助检查，排除急迫性尿失禁、充盈性尿失禁及感染等情况。亚甲蓝试验常用于生殖道瘘的临床诊断，不是压力性尿失禁常进行的辅助检查。因此本题应选C。

40. E 首先需要明确漏出液体为尿液，可以通过生化检查来比较漏出液与尿液、血液中的电解质及肌酐来明确。尿液中电解质和肌酐水平应该为血液中的数倍，若漏出液中的电解质和肌酐水平接近尿液则高度怀疑有尿瘘可能。尿瘘可通过亚甲蓝试验，靛胭脂试验，膀胱镜、输尿管镜检查及一些相关影像学检查如静脉肾盂造影等辅助诊断。故膀胱镜检查可以诊断尿瘘，但阴道排出物肌酐含量测定为最简单发现尿瘘的方法。所以选项D错误、选项E正确。尿动力学检查用于诊断尿失禁，无法诊断尿瘘。所以选项A错误。尿路超声、盆腔CT均无法诊断尿瘘。所以选项B、C均错误。因此本题的正确答案为E。

41. E 行亚甲蓝试验示蓝染液体从阴道壁孔流出可判断为膀胱阴道瘘。患者术后第5天出现尿瘘，瘘周围组织健康，可尽早行经阴道膀胱阴道瘘修补术（选项E正确）。非手术治疗仅限于分娩后或者手术后1周内发生的膀胱阴道瘘和输尿管小瘘孔（选项A错误）；如果膀胱阴道瘘孔<5mm，可以用Foley尿管持续膀胱引流（选项D错误），瘘口有可能自行愈合；但由于长期留置导尿管会刺激尿道黏膜引起疼痛，引起泌尿系统感染及影响患者生活质量，因此膀胱阴道瘘如采取非手术治疗可行耻骨联合上膀胱造瘘，进行膀胱引流（选项C错误）。输尿管支架置入一般用于输尿管阴道瘘的治疗（选项B错误）。因此本题的正确答案为E。

二、多选题

42. ABDE 阴道前壁膨出中国传统分度为3度：①Ⅰ度：阴道前壁形成球状物，向下突出，达处女膜缘，但仍在阴道内；②Ⅱ度：阴道壁展平或消失，部分阴道前壁突出于阴道口外；③Ⅲ度：阴道前壁全部突出于阴道口外。所以选项A错误。阴道前壁膨出无症状、阴道POP-Q分期法为Ⅰ度和Ⅱ度的患者无需手术治疗。所以选项C正确。重度有症状的患者应行阴道前壁修补术，加用医用合成网片或生物补片来达到加强修补、减少复发的作用。合并张力性尿失禁者应同时行膀胱颈悬吊手术或阴道无张力尿道中段悬吊带术。所以选项B错误。阴道前壁膨出是因盆底功能异常导致阴道前壁向阴道口外突出所致，其高发人群为经产妇以及绝经后女性。所以选项E错误。阴道前壁膨出实际是膀胱和尿道膨出，常伴随排尿功能紊乱。所以选项D错误。因此本题应选ABDE。

43. AD 排除了阴道壁肿物、宫颈延长、子宫黏膜下肌瘤和慢性子宫内翻这些疾病，阴道见有肿物脱出，那就是盆腔器官膨出（POP）这类疾病了。检查可见阴道内前后壁组织或子宫颈及子宫体脱出阴道口外。

44. ABCD 子宫脱垂的病因：①产伤：分娩时，子宫口未开全产妇即用力屏气，急产、滞产、手术产都能使子宫支持组织松弛或撕裂，如未及时修复裂伤，则为日后子宫脱垂创造了条件。②骨盆支持组织紧张力减退：老年人及长期哺乳妇女雌激素下降，生殖系统萎缩，或生育过多、过密，或年轻妇女盆底组织先天性发育不良等，均可发生子宫脱垂。③腹腔内压力增加：产后过早参加重体力劳动，或有慢性咳嗽、习惯性便秘、长期从事蹲位、站位的劳动，可使后位子宫发生脱垂。④营养不良：营养严重缺乏可导致肌肉萎缩、盆腔内筋膜松弛，失去对子宫的支持作用，发生子宫脱垂。⑤衰老：卵巢功能减退导致雌激素分泌减少，使盆底支持组织变得薄弱、松弛，易发生子宫脱垂，或是使原来的脱垂程度加重。所以选项 ABCD 正确。

45. ADE　盆腔器官脱垂定量分期法（POP - Q）是由 Bump 提出的，此分期系统是分别利用阴道前壁、阴道顶端、阴道后壁上的 2 个解剖指示点与处女膜的关系来界定盆腔器官的脱垂程度。与处女膜平行以 0 表示，位于处女膜以上用负数表示，处女膜以下则用正数表示。阴道前壁上的 2 个点分别为 Aa 和 Ba 点；阴道顶端的 2 个点分别为 C 和 D 点；阴道后壁的 Ap、Bp 两点与阴道前壁 Aa、Ba 点是对应的。另外还包括阴裂（gh）的长度、会阴体（pb）的长度，以及阴道的总长度（TVL）。

46. ABDE　子宫托是一种支持子宫和阴道壁并使其维持在阴道内而不脱出的工具。子宫托也可能造成阴道刺激和溃疡。所以宫颈或阴道壁有炎症和溃疡者不宜使用。应选择大小合适的子宫托。子宫托应间断性地取出，白天放置，晚间取出，清洗并重新放置，若长期放置不取会出现包括尿瘘或粪瘘的形成、嵌顿、出血和感染等严重后果。所以选项 ABDE 正确。

47. ABCD　预防盆腔器官脱垂应避免腹压增加的疾病和劳作。有子宫脱垂者应在行子宫切除同时顶端重建，以免术后发生穹隆膨出和肠膨出。所以预防子宫脱垂应避免重体力劳动。其他选项均正确。

48. ABDE　压力性尿失禁分为两型。90% 以上为解剖型压力性尿失禁，为盆底组织松弛引起。盆底组织松弛的原因主要有妊娠与阴道分娩损伤、绝经后雌激素水平降低等。最为广泛接受的压力传导理论认为压力性尿失禁的病因在于盆底支持结构缺损（如全子宫切除术后）而使膀胱颈/近端尿道脱出于盆底外。不足 10% 的患者为尿道内括约肌障碍型，为先天发育异常所致。尿路感染不会导致盆底组织结构发生改变引起压力性尿失禁。所以选项 ABDE 正确。

49. AC　尿瘘可发生在生殖道与泌尿道之间的任何部位，根据解剖位置分为膀胱阴道瘘、尿道阴道瘘、膀胱尿道阴道瘘、膀胱宫颈瘘、膀胱宫颈阴道瘘、输尿管阴道瘘及膀胱子宫瘘。常见尿瘘为产伤和盆腔手术损伤所致的膀胱阴道瘘和输尿管阴道瘘。

50. ACDE　生殖道尿瘘的特殊检查包括亚甲蓝试验、

靛胭脂试验（用于亚甲蓝试验阴性患者，以进一步确诊瘘孔部位）、膀胱镜及输尿管镜检查（明确瘘孔的位置、大小、数目及瘘孔和膀胱三角的关系等）、排泄性尿路造影（了解双肾功能及输尿管有无异常）、肾显像（了解双侧肾功能和上尿路通畅情况）。所以选项 ACDE 正确。

51. BCDE　尿瘘的术前准备目的在于为手术创造条件，以促进伤口的愈合。①术前 3 ~ 5 天用 1∶5000 高锰酸钾溶液坐浴。有外阴湿疹者在坐浴后局部涂搽氧化锌油膏，待痊愈后再行手术。②适当应用地塞米松等药物，有利于瘢痕软化，缩短手术时间。③老年妇女或闭经患者，应每晚口服己烯雌酚，以促进阴道上皮增生，有利于伤口愈合。④有尿路感染者应先控制感染，再行手术。⑤患者合并有膀胱炎症，术前给予注射用青霉素控制感染。所以选项 BCDE 正确。

52. BCDE　生殖道粪瘘的预防：①产时处理避免第二产程延长。②注意保护会阴，避免会阴 Ⅲ 度撕裂。③会阴裂伤缝合后应常规肛门检查，发现有缝线穿透直肠黏膜时应立即拆除重缝。④避免长期放置子宫托不取出。⑤生殖道癌肿放射治疗时应掌握放射剂量和操作技术。

三、共用题干单选题

53 ~ 54. A、E　患者阴道口外见两个半球形隆起，且导尿时可在隆起的块物内扪及导尿管。直肠指诊时，指端向前可进入凸向阴道的盲袋内。应诊断为阴道后壁脱垂伴阴道前壁脱垂。患者有压力性尿失禁加便秘，应行手术治疗，行阴道前后壁及会阴修补术。

55. A　盆腔器官脱垂的临床分度方法中，国际上应用最多的是盆腔器官脱垂定量分期法（POP - Q）。此分期系统是分别利用阴道前壁、阴道顶端、阴道后壁上的 2 个解剖指示点与处女膜的关系来界定盆腔器官的脱垂程度。所以选项 A 正确。诱发试验和膀胱颈抬举试验是尿失禁患者常用的检查方法，肠镜检查和盆腔超声检查不能作为脱垂程度的检查项目。

56. D　经阴道盆底重建术（TVM）（选项 A）和阴道封闭术（选项 B）在手术后对患者性生活质量的影响较大，适用于年龄较大的患者。该患者 50 岁，尚有性生活需求，所以不应选择 TVM 和阴道封闭术。曼式手术（选项 C）包括阴道前后壁修补、主韧带缩短及宫颈部分切除术，适用于年龄较轻、宫颈延长的子宫脱垂患者，但本例患者并无宫颈延长，且阴道前壁和子宫脱垂均为Ⅳ期，曼式手术术后复发率高，不是最佳选择方案。患者为 50 岁绝经女性，伴有咳嗽漏尿以及排便不尽感，妇检提示阴道前壁脱垂和子宫脱垂均Ⅳ期，即患者以前、中盆腔缺陷为主，骶骨固定术（选项 D）被认为是中盆腔缺陷的最佳术式，对阴道顶端的悬吊效果最佳，故患者应该选择骶骨固定术。因此本题的正确答案为 D。

57. A 盆腔器官脱垂是指盆腔器官脱出于阴道内或阴道外。阴道前壁膨出常伴有排尿困难，阴道后壁膨出常表现为排便困难。根据阴道前、后壁大部分脱出处女膜缘外，可诊断为阴道膨出。阴道膨出属于盆腔器官脱垂。根据阴道前、后壁部分脱出阴道口外，可诊断为重度盆腔器官脱垂。因此选项 A 正确。子宫黏膜下肌瘤（选项 B）好发于生育年龄女性，且多伴不规则阴道流血，该病可通过妇科检查和妇科超声进行鉴别。尿道憩室（选项 C）有时会误诊为阴道前壁脱垂或阴道前壁囊肿，患者常伴排尿后尿液淋漓，可行尿道镜检查和排尿造影鉴别。肠疝（选项 D）包括小肠疝或直肠疝，以及少见的会阴疝，患者有排便困难症状，可通过盆底超声检查排除。阴道壁囊肿（选项 E）是指阴道壁上固定的囊性包块，不活动，妇科检查可鉴别。

58. B 盆腔器官脱垂的手术治疗包括重建手术和封闭性手术等术式。需根据患者的年龄、脱垂程度、手术耐受情况、是否合并内外科疾病、前次手术史及对生活质量的要求选择个体化的治疗方案。该患者 75 岁，重度盆腔器官脱垂，阴道封闭术术后失去性交功能，适用于年老体弱不能耐受较大手术，且无性生活要求者，所以，阴道封闭术是该患者最佳的手术方式，故答案为 B。

59～60. B、E 该患者症状体征符合阴道前壁膨出，重症患者自述阴道内有肿物脱出，伴腰酸、下坠感。重度膀胱膨出多伴有尿道膨出，可导致排尿困难。宫颈及部分子宫体膨出阴道口外，提示子宫脱垂Ⅱ度。应手术治疗，阴道子宫全切术，及针对重度有症状的患者行阴道前壁修补术，加用医用合成网片或生物补片来达到加强修补、减少复发的作用。

61. B 压力性尿失禁（SUI）是指腹压突然增加（咳嗽、大笑、喷嚏、提举重物等）导致的尿液不自主流出。题中患者溢尿现象多在大笑、打喷嚏、咳嗽时出现，结合阴道前壁膨出，考虑压力性尿失禁的可能性大。

62. A 尿失禁的类型可以通过尿动力学检查来明确诊断。尿动力学检查包括膀胱内压测定和尿流率测定，膀胱内压测定主要观察逼尿肌的反射以及患者控制或抑制这种反射的能力，膀胱内压力的测定可以区别患者是因为非抑制性逼尿肌收缩还是 SUI 而引起的尿失禁。尿流率测定可以了解膀胱排尿速度和排空能力。

63. B 无症状的轻度阴道前壁膨出的患者不需治疗。重度有症状的患者应行阴道前壁修补术。合并中度以上压力性尿失禁时，应同时在阴道前壁修补时治疗，行尿道膀胱颈筋膜缝合术。如无阴道前壁膨出的压力性尿失禁，可行尿道中段无张力聚丙烯网带悬吊术如 TVT、TOT。

64. B 子宫托安放不当可导致粪瘘或尿瘘，膀胱阴道瘘为常见的尿瘘。

65. B 进一步的检查宜先采用亚甲蓝试验。若染色液体经阴道壁小孔流出为膀胱阴道瘘；自宫颈口流出为膀胱宫颈瘘或膀胱子宫瘘；海绵无色或黄染提示可能输尿管阴道瘘。

66. C 非直接损伤所致的尿瘘，应待 3 个月后，待组织水肿消退、局部血液供应恢复正常再行手术。

67～68. A、A 根据患者有漏尿症状及有子宫肌瘤行子宫全切手术病史，妇科检查发现阴道有漏尿孔道，诊断生殖道尿瘘并不困难。接下来最重要的进行亚甲蓝试验，明确产生尿瘘的原因、瘘的性质、部位、大小及周围组织情况，这对于正确处理有重大意义。

四、案例分析题

69. B 子宫脱垂轻症者可有一般腰骶部疼痛或下坠感，走、负重、久蹲后症状加重，休息可减轻。Ⅱ度以上的患者常有尿频、尿急、甚至排尿困难，有的需取跪卧位或用手送回膨出的膀胱方能小便。通过病史和检查不难诊断。病史中有肿物脱出，还需进一步检查脱垂程度及有无张力性尿失禁。Ⅱ度轻型为子宫颈已脱出口外，但宫体仍在内。重型为子宫颈及部分宫体已脱出于口外。该患者"宫颈外口及部分子宫脱出阴道口外"为子宫脱垂Ⅱ度重型。题中患者"阴道前壁膨出和阴道后壁轻度膨出"可诊断为"阴道前后壁膨出"。所以选项 B 正确。

70. B 患者年老体弱不能耐受较大手术，应选择阴道纵隔形成术（又称 Le Fort 手术）。将阴道前后壁各切除相等大小的黏膜瓣，然后将阴道前后壁剥离创面相对缝合以部分封闭阴道。

71. B 分娩损伤是子宫脱垂的主要原因。在分娩过程尤其是经助产手术者，骨盆底组织极度，甚至部分筋膜包括宫颈至韧带及各组肌肉纤维受损。分娩过后有一个康复过程，如果产后较早参加体力劳动，尤其是重体力劳动，势必使已极度撑胀的盆底组织难以恢复正常张力。此外，在分娩过程，盆底及会阴部组织有较重裂伤，未曾缝合或虽缝合但愈合不理想，引起子宫脱垂，且多伴有膀胱或（及）直肠膨出。

72. BDF 根据症状及体征，一般不难诊断。阴道检查时令患者向下屏气，如果子宫颈达坐骨棘水平以下，或露于阴道口外，诊断即可确立。检查时须注意下列各项：①子宫是否脱垂，脱垂程度如何。②子宫脱垂是否并发子宫颈延长，抑或仅有子宫颈延长而无脱垂。③有无膀胱膨出或尿道膨出。④有无直肠膨出或直肠子宫陷凹疝。⑤会阴裂伤情况，肛提肌解剖情况，肌肉收缩张力。⑥有无膀胱炎、局部溃烂。⑦患者体质情况，有无长期引起腹压增加的因素存在。

73. D 子宫脱垂患者存在压力性尿失禁，一般是选用肾上腺素 α 受体药物，如丙米嗪、麻黄碱等。目的是增加尿道括约肌张力。

第十四章　女性生殖器官发育异常

一、单选题

1. 关于外生殖器的发育，下列说法不恰当的是

  A. 外阴局部组织缺乏 5α – 还原酶，无论睾丸是否存在，外阴均表现为女性

  B. 泌尿生殖褶的前方左右两侧在正中相会呈结节形隆起，称生殖结节

  C. 只要有睾酮的作用，外生殖器的始基就向男性分化

  D. 两性的外生殖器始基相同

  E. 生殖结节又称初阴

2. 女性内生殖器的始基是

  A. 副中肾   B. 副中肾管

  C. Wolffian 管   D. 尿生殖嵴

  E. 尿生殖窦

3. 女性生殖管道的形成叙述错误的是

  A. 卵巢与副中肾管无关

  B. 副中肾管的头段形成输卵管

  C. 副中肾管的头段形成子宫

  D. 副中肾管的中段和尾段合并形成子宫及阴道上段

  E. 胎儿 12 周末中两侧子宫中隔消失，成为单腔

4. 在下列女性生殖器官发育异常中，合并子宫内膜异位症可能性最大的是

  A. 始基子宫   B. 幼稚子宫

  C. 先天性无阴道   D. 处女膜闭锁

  E. 鞍状子宫

5. 以下女性生殖器官发育异常中，合并存在泌尿系统畸形可能性最大的是

  A. 单角子宫   B. 残角子宫

  C. 幼稚子宫   D. 无子宫无阴道

  E. 双子宫双阴道

6. 关于先天性无阴道，以下说法正确的是

  A. 大部分可有正常的子宫和卵巢

  B. 检查时见外阴和第二性征发育正常，但无阴道口或仅在阴道外口处见一浅凹陷

  C. 由于染色体核型为 46，XY，大多数患者合并先天性无子宫或仅有始基子宫

  D. 一旦确诊，即应行阴道成形术

  E. 手术时机为性生活开始前

7. 关于先天性无阴道的叙述错误的是

  A. 为双侧副中肾管发育不全的结果

  B. 常合并无子宫

  C. 常合并卵巢发育不良

  D. 第二性征发育正常

  E. 青春期后无月经来潮

8. 在以下女性生殖器官发育异常中，不影响性生活、能正常怀孕，但影响正常分娩的是

  A. 阴道闭锁   B. 阴道纵隔

  C. 处女膜闭锁   D. 先天性无阴道

  E. 阴道横膈

9. 关于先天性宫颈闭锁的叙述，下列正确的是

  A. 临床上较多见

  B. 与盆腔子宫内膜异位症无关

  C. 若患者子宫内膜有功能时，青春期后可因宫腔积血而出现周期性腹痛

  D. 治疗均以手术方式穿通宫颈，建立人工子宫 – 阴道通道以使经血畅流

  E. 手术成功后患者多可受孕

10. 以下女性生殖器官发育异常，合并存在原发不孕可能性最大的是

  A. 双子宫双阴道   B. 单角子宫

  C. 幼稚子宫   D. 始基子宫

  E. 子宫纵隔

11. 关于幼稚子宫，下列描述不恰当的是

  A. 卵巢发育不正常   B. 子宫小于正常

  C. 月经稀少   D. 宫颈相对较长

  E. 可给予人工周期治疗

12. 关于子宫发育畸形的叙述，下列说法中不正确的是

  A. 双子宫一般不影响受孕

  B. 完全双角子宫是指从宫颈内口处分开

  C. 纵隔子宫可引起不孕，妊娠后流产率较高

  D. 单角子宫时，未发育侧的卵巢、输卵管、肾脏多缺如

  E. 残角子宫系仅一侧副中肾管发育，对侧副中肾管完全未发育所致

13. 关于残角子宫的叙述不正确的是

  A. 由一侧副中肾管发育不全所致

  B. 有正常输卵管和卵巢

C. 常伴有同侧泌尿器官发育畸形

D. 不可能发生子宫内膜异位症

E. 确诊后，应切除残角子宫及同侧输卵管

14. 卵巢发育异常的特点不正确的是

A. 患者有第二性征发育

B. 患者无第二性征发育

C. 子宫呈幼稚型

D. 阴道呈幼稚型

E. 雌孕激素治疗后子宫可正常发育

15. 女性假两性畸形最常见的原因是

A. 性染色体异常

B. 常染色体显性遗传病

C. 先天性肾上腺皮质增生

D. 卵巢卵泡膜细胞瘤

E. 卵巢颗粒细胞瘤

16. 关于女性假两性畸形的叙述错误的是

A. 染色体核型为 46，XX

B. 生殖腺是卵巢

C. 女性内生殖器均存在

D. 生殖器出现部分男性化

E. 不可能正常生育

17. 患者女，19 岁，无月经来潮，但周期性下腹痛伴有肛门坠胀。检查时见处女膜向外膨隆，表面呈紫蓝色，无阴道开口。直肠腹部诊可在下腹部扪及位于阴道包块上方的另一较小包块，压痛明显。患者最可能的诊断是

A. 处女膜闭锁　　　　B. 先天性无子宫

C. 先天性无阴道　　　D. 阴道横隔

E. 阴道闭锁

18. 患儿女，14 岁，周期性下腹痛近半年，无月经来潮。首选的检查是

A. 内分泌激素检查　　B. B 型超声检查

C. 外阴视诊检查　　　D. 双合诊检查

E. 肛腹诊检查

19. 患者女，26 岁，结婚 3 个月，性生活不满意，无月经来潮。最可能的诊断是

A. 原发不孕症　　　　B. 原发闭经

C. 先天性无阴道　　　D. 处女膜闭锁

E. 阴道横隔

20. 患者女，18 岁，无月经来潮伴有周期性下腹痛，检查未见阴道开口，黏膜表面无蓝染，未见黏膜膨出。肛查扪及向直肠突出的包块，直肠腹部诊可在下腹部扪及腹腔内一较小包块，压痛明显。最可能的诊断是

A. 处女膜闭锁　　　　　B. 先天性无阴道

C. 先天性阴道闭锁　　　D. 先天性宫颈闭锁

E. 先天性无子宫

21. 患者女，初产妇，33 岁，G_1P_0，第一产程进展顺利，因第二产程延长行阴道检查发现阴道横隔。此种情况的处理方式是

A. 切开横隔　　　　　B. 切开会阴

C. 立即剖宫产　　　　D. 切开会阴及阴道

E. 观察先露部，能否进一步下降

22. 患者女，26 岁，结婚 2 年。性生活正常，未孕，无月经来潮，应用人工周期治疗有少量月经。最可能的诊断是

A. 始基子宫　　　　　B. 幼稚子宫

C. 先天性无子宫　　　D. 女性假两性畸形

E. 男性假两性畸形

23. 患者女，27 岁，月经从未来潮。妇科检查：外阴，阴道发育正常，子宫颈呈圆锥形，较长，子宫体小，子宫腔与宫颈管的比例约 1：2，两侧附件阴性。根据上述检查，首先考虑的诊断为

A. 始基子宫　　　　　B. 幼稚子宫

C. 先天性宫颈闭锁　　D. 女性假两性畸形

E. 先天性卵巢发育不良

24. 患者女，27 岁，结婚 3 年，自然流产 2 次，宫腔镜检查可见双侧输卵管开口，宫底部向内突出。最可能的诊断是

A. 双角子宫　　　　　B. 纵隔子宫

C. 单角子宫　　　　　D. 残角子宫

E. 黏膜下子宫肌瘤

25. 患者女，23 岁，停经 40 余天，诊断为早孕，因人工流产失败。继续妊娠后，16 周时出现剧烈腹痛伴心悸、头晕、四肢湿冷。最可能的诊断是

A. 残角子宫妊娠破裂

B. 瘢痕子宫破裂

C. 宫外孕破裂

D. 难免流产

E. 胎盘早剥

26. 患者女，孕 4 个月发现残角子宫妊娠活胎，有生育要求，以下处理最恰当的是

A. 期待足月后剖腹产

B. 立即手术，刮宫取胎

C. 立即手术，剖宫取胎，同时行残角子宫切除术

D. 立即手术，剖宫取胎，同时行残角子宫切除术＋患侧输卵管切除术

E. 立即手术，剖宫取胎，同时行残角子宫切除术＋患侧输卵管切除术＋对侧输卵管绝育术

二、多选题

27. 副中肾管衍化物发育不全所致的异常包括

A. 无子宫
B. 纵隔子宫
C. 痕迹子宫
D. 单角子宫
E. 始基子宫

28. 仅一侧副中肾管发育，另一侧副中肾管发育缺陷可形成

A. 幼稚子宫
B. 单角子宫
C. 单侧输卵管缺失
D. 单侧肾缺失
E. 单侧卵巢缺失

29. 关于处女膜闭锁的叙述正确的是

A. 系阴道末端的泌尿生殖窦组织未腔化所致
B. 可逐渐发展至子宫积血、输卵管积血，甚至腹腔内积血
C. 绝大多数患者至青春期时，因逐渐加剧的周期性下腹痛，但无月经来潮时被发现
D. 手术治疗，待积血大部分排出后，常规检查宫颈及探查宫腔是否正常
E. 可见处女膜向外膨隆，表面呈紫蓝色，无阴道开口

30. 以下关于阴道发育异常的描述正确的是

A. 先天性无阴道几乎均合并无子宫或仅有始基子宫，但有正常卵巢功能
B. 阴道闭锁段多位于阴道下段
C. 阴道横隔以阴道上、中段交界处为多见
D. 若系分娩时发现阴道横隔阻碍胎先露部下降均应行剖宫产
E. 阴道完全纵隔患者无症状

31. 关于阴道横隔，以下说法正确的是

A. 系因双侧副中肾管会合后的尾端与尿生殖窦相接处未贯通或部分贯通
B. 以阴道上、中段交界处多见
C. 完全性横隔较少见，多数是隔中央或侧方有一小孔
D. 应将横隔切开，并切除其多余部分，最后缝合切缘
E. 手术不需要放置阴道模型

32. 以下属于先天性宫颈发育异常的有

A. 宫颈缺如
B. 宫颈闭锁
C. 先天性宫颈管狭窄
D. 宫颈角度异常
E. 先天性无子宫

33. 以下属于子宫发育异常的有

A. 单角子宫
B. 双角子宫
C. 子宫下垂
D. 始基子宫

E. 先天性无子宫

34. 关于残角子宫的叙述不正确的是

A. 由一侧副中肾管发育不全所致
B. 与正常子宫腔间有狭窄通道
C. 其内膜无功能
D. 不可能妊娠
E. 易误诊为子宫肌瘤

35. 患者女，25岁，闭经近2个月，出现恶心呕吐，尿妊娠试验阳性，行人工流产术未吸出组织物，以下可能的情况是

A. 葡萄胎
B. 吸宫技术不熟练
C. 残角子宫妊娠
D. 单纯闭经未妊娠
E. 双子宫，一侧宫腔妊娠

36. 卵巢发育异常常见的原因有

A. 先天性卵巢功能不全
B. 单纯性腺发育不全
C. 特纳综合征
D. 副卵巢
E. 单侧卵巢缺如

37. 关于先天性肾上腺皮质增生的叙述正确的是

A. 是女性假两性畸形最常见类型
B. 是性染色体隐性遗传性疾病
C. 常因21-羟化酶缺乏
D. 女性青春期无月经来潮
E. 出生时有阴蒂肥大

三、共用题干单选题

（38～39题共用题干）

患者女，19岁，至今未来月经，周期性下腹疼痛半年。清晨摸及下腹正中有一肿块。发育中等，第二性征发育良好。

38. 患者可诊断为

A. 卵巢肿瘤
B. 子宫肌瘤
C. 充盈膀胱
D. 处女膜闭锁
E. 卵巢内膜异位囊肿

39. 按上述诊断，恰当处理方式应是

A. 用粗针抽取经血并造口
B. "×"形切开处女膜，并用生理盐水冲洗
C. 将处女膜做"×"形切开，切缘肠线缝合
D. "×"形切开处女膜后，置橡皮条引流48小时
E. "×"形切开处女膜，探查宫颈和宫腔有无异常

（40～43题共用题干）

患者女，16岁，无月经来潮，无周期性腹痛。查体见患者体格、第二性征及外阴发育正常，但未见阴道口，

仅在前庭后部见一浅凹陷，约3cm，较松弛，肛诊未扪及宫体。

40. 为明确诊断，应进一步进行的检查是

A. 盆腔磁共振

B. 盆腔超声 + 内分泌激素

C. 双肾输尿管 B 型超声

D. 染色体核型检查

E. 内分泌激素水平

41. 若 B 型超声未探及子宫，双侧卵巢大小正常，内分泌检查为正常女性水平，可能的诊断为

A. 处女膜闭锁 　　　　B. 阴道下段闭锁

C. 阴道横隔 　　　　　D. 先天性无阴道

E. 雄激素不敏感综合征

42. 该患者的染色体核型可能为

A. 46，XY

B. 46，XX 或 46，XY

C. 45，XO

D. 46，XX

E. 47，XXX

43. 应进行的处理正确的是

A. 立即行阴道成形术

B. 立即行处女膜切开术

C. 阴道横隔切除

D. 激素替代治疗

E. 性生活前采用阴道模具顶压法

（44～45 题共用题干）

初产妇，29 岁，G_1P_0，现孕 39 周临产。宫缩持续 45 秒，间隔 1～2 分钟，宫口开全近 2 小时，阴道口不见胎头，却见一薄膜膨隆突出。

44. 可能的情况是

A. 头盆不称 　　　　　B. 阴道闭锁

C. 阴道纵隔 　　　　　D. 阴道横隔

E. 子宫脱垂

45. 恰当的处理方式是

A. 立即行剖宫产术

B. 将阴道横隔切开

C. 将阴道纵隔横行切开

D. 将处女膜 "×" 形切开

E. 将阴道纵隔 "×" 切开

（46～48 题共用题干）

患者女，25 岁。因"周期性下腹痛"就诊。经期明显，妇科检查在子宫一侧扪及较小的肿块，有触痛。B 型超声提示：宫旁见一与子宫肌层等回声包块，其外缘与子宫浆膜相延续，中央为内膜回声，但与子宫腔、宫颈

不通。

46. 目前应考虑诊断为

A. 双子宫 　　　　　　B. 双角子宫

C. 残角子宫 　　　　　D. 纵隔子宫

E. 弓形子宫

47. 若患者为非孕期，治疗措施为

A. 子宫整形术

B. 一经确诊应切除残角子宫

C. 临床症状不明显者，可不予处理

D. 子宫纵隔切除术

E. 口服避孕药治疗痛经

48. 若患者停经 2 个月，超声检查于残角子宫内见到胎芽、胎心，处理方式应为

A. 保胎治疗，防止流产

B. 该残角子宫为有功能子宫，处理同正常子宫妊娠

C. 加强监护，足月后即行剖宫产术

D. 及时切除妊娠的残角子宫，同时切除该侧输卵管

E. 及时切除妊娠的残角子宫，可保留该侧输卵管

（49～52 题共用题干）

患者女，26 岁。反复自然流产史，平素月经规律，无明显痛经。医院检查曾提示子宫畸形可能，未进一步诊治。

49. 为明确诊断，首选的检查是

A. 子宫输卵管碘油造影 　　B. 三维超声

C. 盆腔 CT 　　　　　　　D. 宫腔镜检查

E. 腹腔镜探查

50. 若影像学提示子宫外形正常，横径较宽，宫底无凹陷，宫底中央低回声带将子宫内膜分为左右两部分。考虑诊断为

A. 纵隔子宫 　　　　　B. 完全双角子宫

C. 双子宫 　　　　　　D. 弓形子宫

E. 单角子宫

51. 对于该畸形的临床表现和处理，下列正确的是

A. 该畸形大部分患者都会影响育龄女性的妊娠结局，包括反复流产、早产、不孕等

B. 治疗以药物治疗为主

C. 所有该类畸形患者诊断后均需要立即手术治疗

D. 是否需要治疗取决于是否为完全性纵隔子宫

E. 是否需要治疗取决于患者有无不良妊娠史，如流产、早产

52. 该患者宜采用的治疗方法为

A. 开腹行子宫纵隔切除术

B. 宫腔镜下子宫纵隔切除术

C. 全子宫切除术

D. 小剂量雌激素加孕激素序贯治疗4~6个月

E. 子宫整形术

(53~55题共用题干)

患者女，33岁，在妊娠早期因先兆流产服用人工合成的孕激素保胎治疗。

53. 可能会导致胎儿

A. 先天性肾上腺皮质增生

B. 女胎外生殖器官男性化

C. 男胎外生殖器女性化

D. 外阴两性畸形

E. 真两性畸形

54. 孕妇子女会有的临床表现是

A. 胎儿出生后男性化不再加剧，至青春期月经来潮

B. 随婴儿长大，男性化日益明显

C. 无正常生育能力

D. 血雄激素增高

E. 尿17-酮升高

55. 如胎儿出生后发现异常，应采用的治疗方法是

A. 终身使用可的松　　　B. 长期服用雄激素

C. 切除睾丸　　　　　　D. 期待疗法

E. 整形术

四、案例分析题

(56~59题共用题干)

患者女，15岁，体格及智力发育与同龄人相似，已出现第二性征2年，一直无月经来潮。近半年常感下腹胀痛，每1至2个月发作1次，每次持续3~4天，可自然缓解，近来偶于腹痛时伴有腰骶部胀痛及肛门坠胀，亦可自然缓解。2个月前无意间发现下腹部有一包块。身高160cm，体重50kg，乳房发育好，女性体态，其他系统查体未发现异常。

56. 该患者诊断首先可考虑

A. 卵巢肿瘤　　　　　　B. 盆腔炎

C. 子宫肌瘤　　　　　　D. 先天性处女膜闭锁

E. 子宫内膜异位症　　　F. 先天性无阴道

G. 原发性闭经　　　　　H. 继发性闭经

57. 为明确诊断，该患者首先应作的检查是

A. 腹部B超　　　　　　B. 妇科检查

C. 染色体检查　　　　　D. 胸部X线摄片

E. 血常规检查　　　　　F. 心电图检查

G. 肿瘤标志物检查　　　H. 肝肾功能检查

58. 该患者妇科检查见阴阜、大小阴唇、阴蒂均发育正常，前庭内未见阴道开口，仅于相应位置见直径为1cm的紫蓝色组织向外膨出，直肠－腹部检查于阴道相应部位可扪及直径约3cm的条索状物，盆腔内可扪

及直径约10cm类圆形包块，边界尚清晰，无压痛。双附件区均未扪及异常。该患者诊断考虑为

A. 外阴肿瘤　　　　　　B. 阴道肿瘤

C. 两性畸形　　　　　　D. 子宫肌瘤

E. 先天性无阴道　　　　F. 卵巢肿瘤

G. 子宫内膜异位症　　　H. 先天性处女膜闭锁

59. 对该患者应进行的治疗是

A. 剖腹探查术　　　　　B. 阴道成形术

C. 宫腔镜手术　　　　　D. 处女膜切开术

E. 外阴肿瘤切除术　　　F. 腹腔镜探查手术

G. 子宫肌瘤剥除术　　　H. 卵巢肿瘤剥除术

答案和精选解析

一、单选题

1. C　性腺由未分化生殖细胞分化形成，主要由性染色体和性激素决定。

2. B　副中肾管自胚胎第5周，胚胎体腔背部，肠系膜两侧的体腔上皮增生，肥厚，隆起，形成尿生殖嵴，外侧为中肾，内侧为生殖嵴，是性腺发生的始基。

3. C　卵巢与副中肾管无关，而副中肾管分为头、中、尾三部分，头段发育成输卵管，中段和尾段合并后形成子宫及阴道上段。胎儿12周末时，两侧子宫中隔消失，形成单腔。所以选项C错误。

4. D　处女膜闭锁又称无孔处女膜，系发育过程中，阴道末端的泌尿生殖窦组织未腔化所致。由于处女膜无孔，故阴道分泌物或月经初潮的经血排出受阻，积聚在阴道内。有时经血可经输卵管逆流至腹腔。若不及时切开，反复多次的月经来潮使积血增多，发展为子宫腔、输卵管和盆腔积血，输卵管可因积血粘连而致伞端闭锁，经血逆流至盆腔易发生子宫内膜异位症。

5. D　先天性无阴道几乎均合并先天性无子宫或仅有始基子宫，卵巢功能多为正常。症状为原发性闭经及性生活困难。因子宫为始基状况而无周期性腹痛。检查见患者体格、第二性征以及外阴发育正常，但无阴道口，或仅在前庭后部见一浅凹，偶见短浅阴道盲端。15%~45%患者可伴有泌尿道发育异常，个别伴有脊椎异常。

6. B　先天性无阴道是因为双侧副中肾管发育不全导致，染色体核型为46，XX，几乎均合并先天性无子宫或仅有始基子宫，极个别患者有发育正常的子宫，卵巢一般正常。检查时见外阴和第二性征发育正常，但无阴道口或仅在前庭后部见一浅凹陷，有时可见到泌尿生殖窦内陷形成约2cm短浅阴道盲端。建议18岁后进行治疗。有短浅阴道者可先用机械扩张法，按顺序从小到大使用阴道模型局部加压扩张，可逐渐加深阴道长度，至满足性生活要求。不适宜机械扩张或扩张无效者，则行阴道

成形术，手术一般在性生活开始前进行。对于发育正常子宫的患者，初潮时即应行阴道成形术，同时引流宫腔积血并将人工阴道与子宫相接，以保留生育功能。所以选项 B 正确。

7. C 先天性无阴道为副中肾管发育异常所致（选项A 正确）。临床表现为青春期后无月经来潮，原发性闭经及性生活困难（选项 E 正确）。极少数具有内膜组织的始基子宫患者因经血无正常流出通道，可表现为周期性腹痛。检查可见患者体格、第二性征以及外阴发育正常（选项 D 正确），但无阴道口，或仅在前庭后部见一浅凹。偶见短浅阴道盲端。常伴子宫发育不良（无子宫或始基子宫），卵巢一般正常（选项 B 正确、C 错误）。可伴有泌尿道异常或脊椎异常。

8. B 阴道纵隔为双侧副中肾管会合后，尾端纵隔未消失或部分消失所致，常伴有双子宫、双宫颈、同侧肾脏发育不良。可分为完全纵隔和不全纵隔，前者下端达阴道口，后者未达阴道口。阴道完全纵隔者无症状，性生活和阴道分娩无影响。不全纵隔者可有性生活困难或不适，分娩时胎先露下降可能受阻。

9. C 先天性宫颈闭锁临床上极罕见。若患者子宫内膜有功能时，青春期后可因宫腔积血而出现周期性腹痛，经血还可经输卵管逆流入腹腔，引起盆腔子宫内膜异位症。治疗可以手术方式穿通宫颈，建立人工子宫 – 阴道通道以使经血畅流。手术成功后，月经正常排出，但受孕率很低，故有建议直接进行子宫切除术。所以选项 C 正确。

10. D 始基子宫是因两侧副中肾管汇合后不久即停止发育所致，常常与无阴道症状一起出现。这种子宫极小，仅 1~3 厘米长，并且通常无宫腔和子宫内膜，没有月经来潮，故合并存在原发不孕的可能性大。

11. A 幼稚子宫是指双侧副中肾管融合后不久即停止发育，子宫极小，卵巢发育正常。幼稚子宫月经稀少、或初潮延迟，常伴痛经。检查可见子宫体小，宫颈相对较长，宫体与宫颈之比为 1:1 或 2:3。子宫可呈极度前屈或后屈。幼稚子宫有周期性腹痛或宫腔积血者需手术切除；幼稚子宫主张雌激素加孕激素序贯周期治疗。所以选项 A 错误。

12. E 残角子宫系一侧副中肾管发育正常，另一侧副中肾管中下段发育缺陷形成，可伴有该侧泌尿道发育畸形。

13. D 残角子宫为先天发育畸形，由于一侧副中肾管发育，另一侧副中肾管中下段发育缺陷形成（选项 A 正确）。残角子宫有正常输卵管和卵巢（选项 B 正确），但常伴有同侧泌尿器官发育畸形（选项 C 正确）。残角子宫若内膜有功能，但其宫腔与单角宫腔不相通者，常因月经血逆流或宫腔积血出现痛经，也可发生子宫内膜异

位症（选项 D 错误）。残角子宫确诊后，应切除残角子宫及同侧输卵管切除，避免输卵管妊娠的发生（选项 E 正确）。因此本题的正确答案为 D。

14. A 卵巢发育异常患者由于女性激素的缺乏，无第二性征发育，子宫及阴道呈幼稚型，雌孕激素治疗后子宫可正常发育。所以选项 A 错误。

15. C 女性假两性畸形为常染色体隐性遗传病，生殖腺为卵巢，表现为外生殖器出现部分男性化，雄激素水平过高，其原因可能是先天性肾上腺皮质增生所致，也可能是非肾上腺来源。

16. E 女性假两性畸形患者染色体核型为 46, XX，生殖腺为卵巢，内生殖器包括子宫、宫颈和阴道均存在，但外生殖器出现部分男性化，男性化的程度取决于胚胎暴露于高雄激素的时候早晚和雄激素量，可从阴蒂中度粗大直至阴唇后部融合和出现阴茎。确诊后应即开始并终身给予可的松类药物，以抑制垂体促肾上腺皮质激素的过量分泌和防止外阴进一步男性化及骨骺提前闭合，还可促进女性生殖器官发育和月经来潮，甚至有受孕和分娩的可能。所以选项 E 错误。

17. A 患者 19 岁仍无月经来潮，出现周期性下腹痛伴有肛门坠胀，首先考虑为处女膜闭锁，处女膜闭锁外阴检查时可见处女膜向外膨隆，表面呈紫蓝色，无阴道开口。

18. C 患者 14 岁，周期性下腹痛近半年，无月经来潮，可能为处女膜闭锁，首选检查应为外阴视诊。

19. C 对性生活不满意，且无月经，可考虑为先天性无阴道。先天性无阴道症状为原发性闭经及性生活困难。

20. C 最可能的诊断是先天性阴道闭锁。先天性阴道闭锁绝大多数患者至青春期发生周期性下腹坠痛，呈进行性加剧。严重者可引起肛门或阴道部胀痛和尿频等症状。妇科检查发现包块位置较低，位于直肠前方，无阴道开口，闭锁处黏膜表面色泽正常，亦不向外隆起，肛诊可扪及凸向直肠包块，位置较处女膜闭锁高。

21. A 患者第二产程延长行阴道检查发现阴道横隔，应行手术切除横隔，缝合止血处理。分娩时，若横隔薄者可于胎先露部下降压迫横隔时切开横隔，胎儿娩出后再切除横隔。

22. B 幼稚子宫也称子宫发育不良，是指子宫结构和形态正常，但体积较小，子宫颈相对较长，是不能受孕的重要原因。

23. B 临床上常见的幼稚子宫有两种类型：一种是青春型子宫，比较多见，其子宫腔与宫颈管的比例约 1:1；另一种是幼儿型，其子宫腔与宫颈管的比例约 1:2，且常伴有卵巢发育不全。依据题干信息，该患者为幼稚子宫。

24. A　子宫畸形是流产的原因之一，此题干中有宫腔镜检查可见双侧输卵管开口，宫底部向内突出，可初步诊断为双角子宫。

25. A　该患者早孕，后因人工流产失败继续妊娠，妊娠16周时出现"剧烈腹痛伴心悸、头晕、四肢湿冷"症状，可初步诊断为残角子宫妊娠（RUHP）破裂。RUHP的临床表现无明确症状、术前仅33.3%确诊，因此延误手术而造成妊娠中期破裂导致腹腔大出血、失血性休克同时破裂。

26. D　残角子宫妊娠是异位妊娠的一种，临床上比较少见，一旦确诊残角子宫妊娠，一般应立即手术。妊娠早期、中期者以残角子宫切除，同时切除同侧输卵管为宜，以防止日后发生同侧输卵管妊娠。如妊娠已至足月或过期，且胎儿存活者应先剖宫产抢救胎儿，然后切除残角子宫及同侧输卵管。

二、多选题

27. ACDE　常见的生殖器官发育异常有：①正常管道形成受阻所致异常，包括处女膜闭锁、阴道横隔、阴道纵隔、阴道闭锁和宫颈闭锁；②副中肾管衍化物发育不全所致异常，包括无子宫、无阴道、痕迹子宫、子宫发育不良、单角子宫、始基子宫、输卵管发育异常；③副中肾管衍化物融合障碍所致异常，包括双子宫、双角子宫、鞍状子宫和纵隔子宫等。所以纵隔子宫是由于副中肾管衍化物融合障碍所致，不是由于副中肾管衍化物发育不全所致。所以本题应选ACDE。

28. BCDE　仅一侧副中肾管发育，另一侧副中肾管发育缺陷可形成单角子宫、单侧输卵管缺失、单侧肾缺失、单侧卵巢缺失。

29. ABCE　处女膜闭锁系发育过程中，阴道末端的泌尿生殖窦组织未腔化所致。由于处女膜无孔，故阴道分泌物或月经初潮的经血排出受阻，积聚在阴道内。有时经血可经输卵管逆流至腹腔。若不及时切开，反复多次的月经来潮使积血增多，发展为子宫腔、输卵管和盆腔积血，输卵管可因积血粘连而致伞端闭锁，经血逆流至盆腔易发生子宫内膜异位症。绝大多数患者至青春期发生周期性下腹坠痛，进行性加剧，但无月经来潮。检查可见处女膜膨出，表面呈紫蓝色，无阴道开口；肛诊可扪及盆腔囊性包块。确诊后应及时手术治疗。先用粗针穿刺处女膜中部膨隆部，抽出陈旧积血后再进行"X"形切开，排出积血；待积血大部分排出后，常规检查宫颈是否正常，但不宜进一步探查宫腔，以免引起上行感染。所以选项ABCE正确。

30. ABCE　先天性无阴道几乎均合并无子宫或仅有始基子宫，卵巢功能多为正常。所以选项A正确。阴道闭锁为泌尿生殖窦未参与形成阴道下段所致。阴道闭锁段多位于阴道下段。所以选项B正确。阴道横隔很少伴

有泌尿系统和其他器官的异常，横隔位于阴道上、中段交界处为多见。所以选项C正确。分娩时，若横隔薄者可于胎先露部下降压迫横隔时切开横隔，胎儿娩出后再切除横隔；横隔厚者应行剖宫产术。所以选项D错误。阴道完全纵隔者无症状，性生活和阴道分娩无影响。不全纵隔者可有性生活困难或不适，分娩时胎先露下降可能受阻。所以选项E正确。因此本题应选ABCE。

31. ABCD　阴道横隔为两侧副中肾管会合后的尾端与尿生殖窦相接处未贯通或部分贯通所致。横隔可位于阴道内任何部位，以上、中段交界处居多。完全性横隔较少见，多数是隔中央或侧方有一小孔，月经血自小孔排出。横隔位置较低者，多因性生活不满意就医，一般应将横隔切开，并切除其多余部分，最后缝合切缘以防粘连形成。术后要定期扩张阴道或放置阴道模具，防止横隔残端挛缩。所以选项ABCD正确。

32. ABCD　先天性宫颈发育异常主要包括宫颈缺如、宫颈闭锁、先天性宫颈管狭窄、宫颈角度异常、先天性宫颈延长症伴宫颈管狭窄、双宫颈等，临床上罕见。

33. ABDE　子宫发育异常根据副中肾管发育及融合异常可分为以下几种：①子宫未发育或发育不良。是指双侧副中肾管融合前后发良异常导致的。该病患者卵巢发育正常，可进一步分为先天性无子宫、始基子宫和幼稚子宫。②单角子宫与残角子宫。③双子宫。④双角子宫。⑤纵隔子宫。⑥弓形子宫。所以选项ABDE正确。

34. BCDE　子宫残角为先天发育畸形，由于一侧副中肾管发育不全所致（选项A正确）。残角子宫往往不与另一侧发育较好的子宫腔沟通，但有纤维束与之相连（选项B错误）。残角子宫无功能性子宫内膜者，一般无症状。若子宫内膜有功能，且与对侧子宫腔不相通者，可出现痛经及子宫腔积血，可并发子宫内膜异位症（选项C错误）。若有内膜且与对侧子宫腔相通者，可出现残角子宫妊娠破裂或人工流产无法刮出胚胎组织（选项D错误）。需与卵巢肿瘤、浆膜下子宫肌瘤鉴别（选项E错误）。因此本题应选BCDE。

35. BCDE　患者闭经2个月，尿妊娠试验阳性，行人工流产术未吸出组织物，可能是吸宫技术不熟练未吸出，也可能为残角子宫妊娠或双子宫一侧宫腔妊娠，也有单纯闭经未妊娠的可能。

36. ABC　卵巢发育异常常见的原因为性发育异常（DSD），患者先天性卵巢功能不全或卵巢未发育（为条索状性腺），如特纳综合征（TS）和单纯性腺发育不全（PGD）。此外还包括异位卵巢、副卵巢和单侧卵巢缺如等罕见情况，常合并泌尿生殖道畸形。所以选项ABC正确。

37. ACDE　先天性肾上腺皮质增生症（CAH）是较常见的常染色体隐性遗传病，由于皮质激素合成过程中

所需酶的先天缺陷所致（选项 B 错误）。由于皮质激素合成过程中所需酶的先天缺陷所致。目前能识别的六型分别为：21－羟化酶缺陷、11β－羟化酶缺陷、17－羟化酶缺陷、3β羟脱氢酶缺陷、皮质酮甲基氧化酶缺陷及先天性类脂质性肾上腺增生（选项 C 正确）。是女性假两性畸形最常见类型，女性患者在出生时外生殖器正常或轻度阴蒂肥大，没有外生殖器两性畸形（选项 A、E 正确）。最常见的症状为儿童阴毛提早出现，或年轻女性中表现为严重囊性痤疮、多毛症、多囊卵巢、月经稀发甚至闭经（选项 D 正确）。所以选项 ACDE 正确。

三、共用题干单选题

38～39. D、C　绝大多数处女膜闭锁患者典型的症状是青春期后出现进行性加剧的周期性下腹痛及阴部坠痛，但无月经初潮，且第二性征基本发育良好。妇科检查时在阴道口处可见一个膨出的紫蓝色触痛明显的球形包块。肛腹诊在盆腔正中可扪及一个囊状包块，子宫在其上方，按压子宫时，可见处女膜向外突出更明显。根据症状和肛腹诊多能确诊。治疗时先用粗针穿刺处女膜膨隆部，抽出积血可以送检进行细菌培养及抗生素敏感试验，而后再 "×" 切开，排出积血，常规检查宫颈是否正常，切除多余的处女膜瓣，修剪处女膜，再用可吸收缝线缝合切口边缘，使开口成圆形，必要时术后给予抗感染药物。

40. B　该患者原发闭经，首先应行 B 型超声检查了解子宫、卵巢的情况，排除生殖道畸形；再行内分泌检查了解体内激素水平，排除性发育异常。所以选项 B 正确。盆腔磁共振检查（选项 A）可以明确内生殖器官的情况；染色体核型检查（选项 D）可以明确染色体问题；泌尿系超声（选项 C）可了解肾脏、输尿管、膀胱情况。这些检查均不能明确诊断。因此，本题应选 B。

41. D　先天性无阴道系因双侧副中肾管发育不全，几乎均合并先天性无子宫或仅有始基子宫，卵巢功能一般正常，血内分泌检查为正常女性水平，查体外阴和第二性征发育正常，但无阴道口或仅在阴道外口处见一浅凹陷，有时可见到 2cm 的短浅阴道盲端。该患者特征符合 "先天性无阴道" 诊断。所以选项 D 正确。处女膜闭锁（选项 A）表现为青春期周期性下腹痛，检查见处女膜膨出，表面呈紫蓝色，肛诊可扪及盆腔囊性肿块，盆腔超声检查见子宫正常，阴道有积液。阴道下段闭锁（选项 B）患者的子宫内膜多正常，表现为阴道上段扩张，严重时合并宫腔积血。阴道横隔（选项 C）可位于阴道内任何部位，以上中段交界处最多，妇科检查见阴道较短或仅见盲端，横隔中部可见小孔，肛诊可扪及宫颈及宫体。雄激素不敏感综合征（选项 E）患者外阴阴毛缺如或稀少，睾酮为男性正常水平。因此，本题应选择 D。

42. D　先天性无阴道患者的染色体核型为 46，XX，血内分泌检查为女性正常水平。因此，本题应选 D。

43. E　先天性无阴道治疗分非手术治疗和手术治疗。顶压法用阴道模具压迫阴道凹陷，使其扩张并延伸到正常阴道长度，适用于阴道有浅凹、凹陷组织松弛者，因其无创常作为一线方法推荐给患者。不适宜机械扩张或扩张无效者，则行阴道成形术，手术一般在性生活开始前进行。该患者检查时发现阴道前庭后部见一浅凹陷，约 3cm，较松弛，可尝试使用顶压法。因此本题选 E。

44～45. D、B　患者临产宫口开全不见胎头，却见一薄膜膨隆突出，初步诊断为阴道横隔。阴道横隔如发生在阴道较高段，部分可闭锁，可不影响性生活，可以受孕，但在分娩时影响胎儿娩出，宜在分娩时做横隔切开术。术后若受孕分娩不能顺利进行，需采取剖宫产。

46. C　残角子宫分为：①残角子宫有宫腔，与发育侧单角子宫相通，超声表现宫旁见一与子宫肌层等回声包块，其外缘与子宫浆膜相延续，中央为内膜回声，但与子宫腔、宫颈相通。②残角子宫有宫腔，但与发育侧单角子宫不相通，超声表现宫旁见一与子宫肌层等回声包块，其外缘与子宫浆膜相延续，中央为内膜回声，但与子宫腔、宫颈不通。该患者诊断为这一类型的残角子宫。③残角子宫为发育不良的实体始基，无宫腔，以纤维带与发育侧单角子宫相连，超声表现宫旁见一肌性组织回声自子宫一侧壁中下段向外延伸，其外缘与子宫浆膜层相延续。所以选项 C 正确。双子宫（选项 A）超声表现为宫底呈蝶状，两个子宫中间有较宽的间隙，宫颈见两个宫颈管。双角子宫（选项 B）超声表现为宫底凹陷 >10mm，宫角呈羊角状；双宫角分离至宫颈内口上为不完全双角子宫，至宫颈内口处为完全双角子宫。纵隔子宫（选项 D）是纵隔吸收受阻所致，B 型超声提示子宫外形正常，横径较宽，宫底无凹陷，宫底中央低回声带将子宫内膜分为左右两部分，临床表现主要为影响育龄女性的妊娠结局，包括反复流产、早产等。弓形子宫（选项 E）为宫底部发育不良，宫底中间有一轻微凹陷。因此本题应选 C。

47. B　非孕期残角子宫确诊后应切除，同时应切除同侧输卵管，防止残角子宫妊娠后破裂及输卵管妊娠的发生。因此本题选 B。

48. D　残角子宫如在早、中期妊娠时诊断，及时切除妊娠的残角子宫，避免子宫破裂造成严重的内出血。切除残角子宫时将同侧输卵管切除，避免输卵管妊娠的发生，圆韧带应固定于发育侧同侧宫角位置。

49. B　《塞萨洛尼基 ESHRE/ESGE 对女性生殖道畸形诊断的共识》推荐对于无症状女性使用妇科检查及二维超声进行评估。对于有症状的可能为女性生殖道畸形的高危人群以及无症状但常规检查可疑为生殖道畸形的患者，推荐使用三维超声进行评估。对复杂畸形或难以诊断的畸形患者，推荐使用 MRI 以及内镜检查。对于可疑合并女性生殖道畸形的青少年患者，应全面进行二维、三维、MRI 及内镜检查。该患者有症状，可疑子宫畸形，可先进行三维超声检查。

50. A 纵隔子宫是纵隔吸收受阻所致，B 型超声提示子宫外形正常，横径较宽，宫底无凹陷，宫底中央低回声带将子宫内膜分为左右两部分，临床表现主要为影响育龄女性的妊娠结局，包括反复流产、早产等表现，其中以反复流产为最常见。该患者符合"纵隔子宫"诊断。所以选项 A 正确。双角子宫（选项 B）超声表现为宫底凹陷 >10mm，宫角呈羊角状。双宫角分离至宫颈内口上为不完全双角子宫，至宫颈内口处为完全双角子宫。双子宫（选项 C）超声表现为宫底呈蝶状，两个子宫中间有较宽的间隙，宫颈见两个宫颈管。弓形子宫（选项 D）为宫底部发育不良，宫底中间有一轻微凹陷。单角子宫（选项 E）仅一侧副中肾管正常发育，同侧卵巢正常，对侧副中肾管未发育或未形成管道，未发育侧卵巢、输卵管及肾脏往往同时缺如。因此本题应选 A。

51. E 纵隔子宫患者，大部分无生育障碍及症状，偶尔在行超声、子宫输卵管造影术检查时发现。仅 20% ~

25% 的纵隔子宫影响育龄女性的妊娠结局，包括反复流产、早产、不孕等。纵隔子宫影响生育时，可在妇科 B 型超声或腹腔镜监护下通过宫腔镜切除纵隔。手术简单、安全、微创，妊娠结局良好。因此本题选择 E。

52. B 纵隔子宫影响生育时，应予手术治疗。可在腹腔镜监视下通过宫腔镜切除纵隔，通常于手术后 3 个月即可妊娠，妊娠结局良好。

53 ~ 55. B、A、D 妊娠早期长期、大量服用人工合成的孕激素可引起女胎男性化，发生假两性畸形。程度轻，在出生后男性化不再加剧，至青春期月经来潮，还可有正常生育，可行期待治疗。

四、案例分析题

56. DFG 患者周期性下腹痛，一直无月经来潮，可能为原发性闭经，原因可能为先天性处女闭锁膜、先天性无阴道。

57. B 为明确诊断，患者应首先做妇科检查，行外阴视诊，观察外阴生殖器有无异常。

58. H 患者直肠 - 腹部检查可于阴道相应部位扪及条索状物，于阴道开口相应位置见紫蓝色组织向外膨出，考虑为先天性处女膜闭锁。

59. D 先天性处女膜闭锁可行处女膜切开术。

第十五章　不孕症与辅助生殖技术

一、单选题

1. 不孕症是指女性无避孕性生活时间达

    A. 1 年　　　　　　　　　B. 1.5 年

    C. 2 年　　　　　　　　　D. 0.5 年

    E. 3 年

2. 导致女方不孕最常见的因素是

    A. 子宫因素　　　　　　　B. 子宫颈因素

    C. 外阴、阴道因素　　　　D. 输卵管因素

    E. 排卵障碍

3. 以下疾病与输卵管阻塞造成不孕无关的是

    A. 阑尾炎

    B. 盆腔炎

    C. 结核性腹膜炎

    D. 先天性输卵管发育不全

    E. 结肠炎

4. 不孕症伴有痛经经常发生于

    A. 卵巢囊肿　　　　　　　B. 子宫内膜异位症

    C. 多囊卵巢综合征　　　　D. 子宫内膜炎

    E. 子宫肌瘤

5. 不孕症妇女应用促排卵药物，首选

    A. HMG　　　　　　　　　B. HCG

    C. GnRH　　　　　　　　　D. 溴隐亭

    E. 氯米芬

6. 为进行性交后精子穿透力试验，在下列说法中正确的是

    A. 应先测基础体温，根据基础体温测定的排卵日进行

    B. 试验前 3 天内应用抗生素以预防生殖道炎症

    C. 试验前 3 天内应进行阴道冲洗，以预防感染

    D. 试验前 3 天内禁止性交

    E. 为了解精子穿透力，应在性交后 10 小时取材

7. 引起输卵管堵塞导致女性不孕的常见因素是

    A. 输卵管炎症　　　　　　B. 输卵管畸形

    C. 生殖器结核　　　　　　D. 子宫内膜异位症

    E. 子宫肌瘤的压迫

8. 女性继发性不孕症的最常见因素是

    A. 排卵障碍

    B. 子宫发育异常或病变

    C. 子宫内膜异位症

    D. 子宫颈病变如重度糜烂、息肉等

    E. 输卵管因素

9. 不孕患者检查排卵功能，以下最不相关的是

    A. 基础体温测定

    B. B 超监测卵巢排卵情况

    C. 甲状腺功能的检查

    D. 月经周期中宫颈黏液的检查

    E. 子宫内膜活组织检查

10. 卵巢功能异常导致持续性不排卵的因素，以下说法不正确的是

    A. 多囊卵巢综合征

    B. 卵泡黄素化不破裂综合征

    C. 黄体功能不全

    D. 输卵管结核

    E. 重度营养不良、甲亢等

11. 子宫内膜异位症患者不孕的病因不包括

    A. 因盆腔粘连输卵管蠕动受限

    B. 发生 LUFS

    C. 子宫内膜功能异常

    D. 免疫因子影响精卵结合

    E. 黄体功能不足

12. 关于不孕症检查，下列说法正确的是

    A. 男方无精症时，女方无需进行检查，直接做供精人工授精

    B. 腹腔镜检查是不孕症就诊时的常规检查

    C. 疑有子宫内膜因素时，需做宫腔镜检查

    D. 月经周期的任一时期均可进行性交后精子穿透试验

    E. 月经中期应检查女方的基础内分泌状况，以做出明确诊断

13. 腹腔镜检查对于不孕症诊断的意义，正确的是

    A. 患者来就诊时常规进行腹腔镜检查

    B. 40% 的患者通过腹腔镜检查可以查出术前未能诊断的病变

    C. 腹腔镜只能做检查，不能做治疗

    D. 腹腔镜检查对于子宫的病变没有诊断价值

    E. 腹腔镜检查可以直观地检查盆腔的情况

14. 治疗不孕症的关键是

A. 男方不必检查，只需女方诊治

B. 男方只需做一次精液常规，正常者只需检查女方

C. 女方只需监测有否排卵并治疗

D. 女方只需了解输卵管是否通畅并治疗

E. 男、女双方同时全面检查，对因治疗

15. 女性不孕症监测有无排卵时，下列检查不必要的是

A. 阴道细胞学检查

B. 宫颈黏液涂片检查

C. 基础体温测定

D. 经前诊刮或宫内膜活检

E. 腹腔镜检查

16. 不孕患者，检测排卵功能，对诊断关系不大的辅助检查方法为

A. B超检测卵巢排卵

B. 月经周期后半期宫颈黏液检查

C. 肾上腺功能检查

D. 基础体温测定

E. 月经周期前半期子宫内膜活检

17. 关于性交后精子穿透力试验，下列说法不恰当的是

A. 试验前3日禁止性交

B. 每高倍视野有5个活动精子为正常

C. 性交后2~8小时检查

D. 宫颈黏液呈羊齿植物状结晶

E. 选择在预期的排卵期进行

18. 最能明确宫腔粘连部位的诊断方法是

A. 子宫输卵管碘油造影

B. 宫腔镜检查

C. 女性内分泌检查

D. B超

E. 分段诊刮

19. 宫颈因素引起不孕的情况不包括

A. 宫颈畸形及解剖位置异常

B. 宫颈黏液功能异常

C. 宫颈免疫学功能异常

D. 宫颈裂伤

E. 宫颈炎

20. 输卵管通畅试验的禁忌证是

A. 诊刮病理回报无结核及宫内膜炎症

B. 无阴道炎，白带常规检查无异常

C. 妇科查体，宫旁无压痛及增厚

D. 停经尚未排出妊娠

E. 月经净后3~7天内

21. 因输卵管粘连扭曲使输卵管蠕动受到限制，影响伞端捡拾卵子造成不孕的主要原因是

A. 输卵管过长　　　　B. 输卵管过短

C. 输卵管再通术　　　D. 子宫内膜异位症

E. 多囊卵巢综合征

22. 测定基础体温不能用于

A. 协助诊断早期妊娠　B. 判断有无排卵

C. 确定闭经部位诊断　D. 判断黄体功能

E. 葡萄胎排出后的随访

23. 试管婴儿的主要适应证是

A. 无精症　　　　　　B. 无排卵

C. 子宫发育不良　　　D. 免疫性不孕

E. 输卵管阻塞

24. 关于卵巢过度刺激综合征，下列叙述错误的是

A. 为医源性疾病

B. 主要病理改变为全身血管通透性增加

C. 可导致盆腹腔积液或胸腔积液

D. 需常规使用利尿剂进行治疗

E. 必要时行腹腔或胸腔穿刺

25. 在下列各项中，符合辅助生殖技术伦理原则的是

A. 给终身不嫁的单身妇女实施人工授精

B. 实施非医学需要的性别选择

C. 为无子宫的已婚妇女实施代孕

D. 告知捐精者接受精子的不孕妇女的姓名

E. 一名捐精者最多只能提供5名不孕妇女受孕

26. 初产妇，35岁，现孕41周。有原发不孕史，曾两次因宫腔积液行扩宫术，进一步处理是

A. 继续观察

B. 羊膜腔内输液治疗

C. 低浓度缩宫素点滴引产

D. 剖宫产结束分娩

E. 羊水穿刺行染色体核型分析，除外胎儿畸形

27. 患者女，33岁，结婚5年不孕，2年来月经量少，近3个月闭经，反复低热。妇科检查：子宫稍小，活动欠佳；两侧宫旁组织增厚，右侧有4cm×4cm×6cm肿物，轻度压痛。红细胞沉降率为30mm/小时，子宫输卵管碘油造影呈串珠样改变。首选的治疗措施是

A. 达那唑口服　　　　B. 中药活血化瘀

C. 静脉滴注青霉素　　D. 系统抗结核治疗

E. 开腹探查术

28. 患者女，30岁，有正常性生活，婚后3年未孕。既往体健，月经规则，4~5天/28天，经量中等；妇科盆腔检查正常，男方检查未发现异常。为确定不孕的原因，首先应采取的特殊检查是

A. 经前期取子宫内膜组织学检查

B. 子宫输卵管碘油造影

C. 输卵管通液术

D. 宫腔镜检查

E. 基础体温测定

29. 不孕妇女，28 岁，月经 3/（28～30），量中，无痛经。妇科检查正常。丈夫 30 岁，有幼年腮腺炎病史。首要的检查是

A. 经前诊刮　　　　　　B. 输卵管通气术

C. 男方精液检查　　　　D. 性交试验

E. 内分泌检查

30. 患者女，32 岁，婚后 2 年未孕。男方经全面检查均正常。在女方诊疗中的说法错误的是

A. 先试验性服用促排卵药

B. 先从病史中了解月经史、既往史、家族史，然后全面体检

C. 女性不孕的特殊检查逐项进行

D. 检查同时增强体质，增进健康

E. 必须戒烟、不酗酒，积极治疗内科疾病

31. 患者女，28 岁，婚后 4 年未孕，18 岁月经初潮，1～3 个月 1 次，每次 3～4 天，量中等，无痛经。夫妇双方检查：男方精液常规正常；女方阴道通畅，宫体后位，正常大、活动，附件未及异常，基础体温测定曲线呈单相型。该患者不孕的可能原因是

A. 子宫后位　　　　　　B. 宫颈炎

C. 无排卵　　　　　　　D. 黄体萎缩不全

E. 黄体发育不健全

32. 患者女，32 岁，婚后不孕 3 年，月经 3～5/20～30 天。妇科查体：左侧穹隆稍增厚，余正常。进一步检查首先考虑

A. 月经前诊断性刮宫　　B. 输卵管通液

C. 子宫输卵管造影　　　D. 宫腔镜

E. 腹腔镜

33. 患者女，38 岁。因婚后 3 年不孕，伴月经稀少，继而闭经 3 个月就诊。尿妊娠试验阴性。在常规体格检查时，下列检查中最不可忽略的是

A. 双下肢是否水肿

B. 扁桃体是否肿大

C. 挤压双侧乳房是否有乳汁溢出

D. 面肌叩击试验

E. 皮肤划痕试验

34. 患者女，29 岁，婚后未避孕未孕 4 年。近 5 年月经不规律，月经量少，经常有乳房泌乳现象。首选的检查为

A. 血清 T 水平　　　　　B. 血清 FSH 水平

C. 血清 PRL 水平　　　　D. 血清 E_2 和 P 水平

E. 血清胰岛素水平

35. 患者女，33 岁，结婚 3 年，性生活正常，2 年前有一次人工流产史。近 2 年来未避孕未孕，丈夫精液检查正常。女方基础体温双相，B 型超声监测有优势卵泡，有排卵，盆腔检查子宫附件均未发现异常。下一步检查应该是

A. 子宫输卵管造影

B. 性交后试验

C. 腹腔镜检查

D. CT 或 MRI 的盆腔扫描

E. 抗精子抗体检查

36. 患者女，34 岁，婚后 3 年不孕，平素月经规律，妇科检查未发现异常。内分泌检查正常，造影示双侧输卵管堵塞。适宜的辅助生育是

A. 配子输卵管内移植

B. 胞浆内单精子注射

C. 植入前遗传学诊断技术

D. 体外受精与胚胎移植

E. 人工授精

二、多选题

37. 输卵管性不孕症的处理方式手段有

A. 诊断性刮宫

B. 输卵管切除或结扎术

C. 输卵管吻合术

D. 腹腔镜下输卵管造口术

E. 周围粘连松解术

38. 应用克罗米芬的适应证包括

A. 因下丘脑功能失调、口服避孕药等原因引起的继发性闭经

B. 高促性腺激素闭经

C. 无排卵性异常子宫出血

D. 排卵障碍

E. 黄体功能不全

39. 宫腔粘连引起不孕的治疗方法是

A. 宫腔镜粘连分离术　　B. 抗生素治疗

C. 人工周期　　　　　　D. 促排卵

E. IUD

40. 控制性超排卵过程中使用 hCG 的结果是

A. 生成更多的卵子

B. 子宫内膜分泌期改变

C. 提高雌激素水平

D. 黄体形成

E. 诱发排卵

41. 应用溴隐亭的适应证有
- A. 闭经泌乳综合征
- B. 高 PRL 血症伴不孕症
- C. 多囊卵巢综合征
- D. 空蝶鞍综合征
- E. 垂体腺瘤

42. 可进行胚胎植入前遗传学诊断（PGD）检查的是
- A. 第一极体
- B. 第二极体
- C. 滋养细胞
- D. 内细胞团
- E. 卵裂球

43. 体外受精－胚胎移植（IVF－ET）的并发症包括
- A. 卵巢过度刺激综合征
- B. 妊娠期高血压疾病
- C. 流产和宫外孕
- D. 多胎妊娠
- E. 感染

三、共用题干单选题

（44～45 题共用题干）

患者女，33 岁。G_3P_0，最后一次妊娠至今已 5 年，未采取任何避孕措施。妇科查体：宫体正常大小，双侧附件区压痛明显，可触及不规则片状物。

44. 此患者最可能的诊断是
- A. 继发性不孕＋附件炎
- B. 绝对不孕＋附件炎
- C. 继发性不孕
- D. 原发性不孕
- E. 原发性不孕＋附件炎

45. 此患者的最佳治疗方案是
- A. 人工周期
- B. 宫颈扩张
- C. 全身抗感染治疗＋输卵管通液
- D. 氯米芬
- E. IVF/ET

（46～47 题共用题干）

患者女，30 岁，婚后足月顺产 1 子，之后未避孕，未孕 3 年。平素月经规律，（3～5）/（45～90）天，痛经，近年呈进行性加重，诉有同房痛。基础性激素检查正常。输卵管通液术示双侧输卵管通而不畅。B 型超声附件区液性暗区伴密集光点。男方精液正常。

46. 为进一步明确不孕的原因，首选的检查是
- A. 子宫输卵管碘油造影
- B. 抗精子抗体
- C. 宫腔镜检查术
- D. 抗心磷脂抗体检查
- E. 腹腔镜检查术

47. 最可能的诊断是
- A. 急性盆腔炎
- B. 子宫内膜异位症
- C. 多囊卵巢综合征
- D. 黄体囊肿

- E. 未破卵泡黄素化综合征

（48～49 题共用题干）

患者女，28 岁，婚后未避孕，未孕 16 个月。平素月经不规律，（3～5）/（45～90）天，无痛经，无性交痛。BMI 26kg/m²，伴多毛、痤疮。既往有急性盆腔炎病史，正规治疗后无复发。外院行输卵管通液术示双侧输卵管通畅。现来我院进行生育咨询。

48. 最可能的诊断是
- A. 子宫内膜异位症
- B. 多囊卵巢综合征
- C. 高催乳素血症
- D. 单纯肥胖
- E. 输卵管炎

49. 若男方精液正常，子宫输卵管碘油造影示双侧输卵管通畅，首选助孕方案为
- A. 监测排卵＋指导同房
- B. 基础治疗后诱发排卵＋指导同房
- C. 夫精人工授精
- D. 体外受精胚胎移植术
- E. 卵细胞质内单精子注射

（50～52 题共用题干）

患者女，33 岁，发育良好，婚后 3 年未孕，经检查基础体温双相，宫内膜病理为分泌期改变。男方精液检查常规为正常。

50. 该患者需要的进一步检查是
- A. 阴道镜检查
- B. 女性激素测定
- C. B 超监测卵泡发育
- D. 输卵管通畅试验
- E. 腹腔镜检查

51. 上述检查发现有异常，应选的处理方式是
- A. 异常部位活检送病理
- B. 氯米芬促排卵
- C. 输卵管通液治疗
- D. 抗感染治疗
- E. 服己烯雌酚

52. 上述检查未发现异常，应继续
- A. 宫颈刮片
- B. 宫腔镜检查
- C. 性交后精子穿透力试验
- D. 阴道脱落细胞涂片检查
- E. 子宫输卵管碘油造影

四、案例分析题

（53～56 题共用题干）

患者女，29 岁。痛经 4 年，未避孕未妊娠 3 年。平素月经规律，多次测 BBT 为双相型。妇科子宫直肠陷凹扪及触痛性结节，子宫正常大小，右附件区扪及一直径6cm 大小囊性包块，张力高，固定，与子宫分界不清，左附件区（－）。B 超：子宫未见异常，右附件区见一 6.7cm×5.4cm 大小囊性包块，其内见致密光点。曾行子宫输卵管碘油造影：双侧输卵管通畅；盆腔弥散欠佳。血 CA125：68.3U/ml。

53. 此患者不孕可能是因为
 A. 无卵泡发育
 B. 输卵管不通畅
 C. 黄体功能不足
 D. 慢性盆腔炎症
 E. 子宫内膜发育不良
 F. 黄素化未破裂卵泡综合征

54. 诊断主要应考虑
 A. 不孕症   B. 盆腔结核
 C. 子宫肌瘤   D. 慢性盆腔炎
 E. 卵巢恶性肿瘤 F. 子宫内膜异位症

55. 确诊的最好方法是
 A. 腹腔镜检查   B. 宫腔镜检查
 C. 分段诊刮术   D. 阴道镜检查
 E. 盆腔 CT 检查 F. 后穹窿穿刺术

56. 腹腔镜探查见子宫骶韧带见多个紫蓝色小点，右卵巢有一直径 6cm 大小囊性包块，壁厚，色白，包块与子宫右侧壁、阔韧带后叶粘连，其内为巧克力样液体，适宜的手术方式为
 A. 右附件切除术
 B. 右卵巢切除术
 C. 双附件切除术
 D. 药物保守治疗
 E. 全子宫＋双附件切除术
 F. 卵巢子宫内膜异位囊肿剥除＋盆腔子宫内膜异位灶电灼术

（57～61 题共用题干）

 患者女，27 岁，婚后 4 年未孕。月经 8～16 天/1～4 月。发育良好。妇科检查：双侧卵巢稍增大，余未见明显异常。

57. 为明确诊断，需进行做的辅助检查是
 A. 腹腔镜检查   B. 阴道镜检查
 C. 男方精液检查 D. 女方基础体温测定
 E. 内分泌检查   F. 输卵管通畅检查

58. 如男方精液检查正常，输卵管通畅，最先考虑的疾病为
 A. 多囊卵巢综合征 B. 子宫内膜异位症
 C. 慢性输卵管炎 D. 输卵管积水
 E. 子宫肌瘤   F. 结核

59. 如需进一步了解疾病情况，需进一步行的检查是

 A. 血清胰岛素水平的测定
 B. 子宫输卵管碘油造影
 C. B 超监测卵泡发育
 D. 空腹血糖检查
 E. 宫颈黏液检查
 F. 宫腔镜检查

60. 如上述检查中胰岛素水平明显升高，治疗该因素不孕，最佳方法是
 A. 先行二甲双胍治疗胰岛素抵抗，再进行促排卵治疗
 B. 宫腔配子移植
 C. 氯米芬促排卵
 D. 服用己烯雌酚治疗
 E. IVF－ET
 F. 人工授精

61. 多囊卵巢综合征的治疗手段包括
 A. 醋酸环丙孕酮加炔雌醇
 B. 腹腔镜手术治疗
 C. 宫腹镜检查
 D. 降低体重
 E. 促排卵治疗
 F. IVF－ET

（62～65 题共用题干）

 患者女，35 岁，未避孕未孕 3 年。8 年前结婚，婚后夫妻同居一处，感情好，性生活正常规律，每周 2～3 次。5 年前足月分娩一活男婴，现健在；3 年前孕 50⁺ 天时自然流产 1 次，流产后无特殊不适。此后上环避孕，3 年前因节育环下移行取环术，此后一直未避孕但未孕至今，现有生育要求。平素偶有下腹部隐痛不适，休息后可自然缓解。既往无传染病史、腹部手术史及其他特殊病史。13 岁月经初潮，月经规律，周期 30 天，经期 5 天，经量中等，偶有痛经。男方查精液无异常。

62. 该患者可诊断为
 A. 原发不孕   B. 继发不孕
 C. 相对不孕   D. 绝对不孕
 E. 药物性不孕   F. 感染性不孕

63. 该患者此种情况需做的不孕症相关的检查为
 A. 通过盆腔 B 超监测排卵，了解卵泡生长、发育及排卵情况
 B. 查女性激素，了解卵巢功能状态
 C. 查腹部 B 超，了解各脏器发育情况
 D. 行胸部 X 线摄片，了解心肺情况
 E. 行心电图检查，了解心脏情况
 F. 行子宫输卵管碘油造影，了解输卵管通畅情况

64. 若该患者输卵管碘油造影见宫腔形态正常，双侧输卵

管全程显影，但走行稍扭曲，双侧输卵管伞端有造影剂积聚，提示双侧输卵管伞端不通、双输卵管积液，那么下一步诊断计划为

A. 行腹腔镜下双侧输卵管造口术，术后予输卵管通液治疗

B. 嘱其测基础体温，于体温升高第一天行房

C. 监测排卵，嘱其排卵后 24 小时内行房

D. 行体外授精 – 胚胎移植术

E. 行丈夫精液人工授精

F. 行宫腔镜检查

65. 若输卵管碘油造影的结果提示：宫腔形态未见异常，双侧输卵管全程均未见显影，则

A. 提示该患者双侧输卵管间质部不通

B. 提示该患者双侧输卵管远端不通

C. 应行体外授精 – 胚胎移植术助孕

D. 提示该患者子宫发育不良

E. 应行丈夫精液人工授精助孕

F. 应行供精人工授精助孕

答案和精选解析

一、单选题

1. A 有正常性生活，女性未经避孕 1 年未妊娠者，称为不孕症。

2. D 输卵管因素是女性不孕症最常见的因素。慢性输卵管炎、输卵管发育不全、盆腔炎性疾病后遗症、子宫内膜异位症等都可导致输卵管性不孕。

3. E 输卵管阻塞最常见的原因是炎症，阑尾炎可以穿孔后引起盆腔炎，导致输卵管炎，同样盆腔炎和结核性腹膜炎都可以累及输卵管，选项 D 是输卵管本身发育有问题，也会造成不孕。选项 E 结肠炎不会引起输卵管炎，不会造成不孕。

4. B 不孕症伴有痛经常发生于子宫内膜异位症，因为子宫内膜异位症常可引起输卵管周围粘连影响卵母细胞捡拾，或因卵巢病变影响排卵。

5. E 氯米芬为促排卵的首选药物，用于高泌乳素不孕以外的各种无排卵。尿促性素（HMG）可用于对氯米芬反应不好的不孕患者，此药物应用个体内与个体间变异较大，需进行 B 超监测了解卵泡发育状况及防止卵巢过度刺激症发生。绒促性素（HCG）具有 LH 样作用，常与上述促排卵药物合用促使卵泡最后成熟与排卵。促性腺激素释放激素（GnRH）适用于下丘脑性无排卵。溴隐亭适用于高泌乳素血症无排卵者。

6. D 性交后精子穿透力试验应在预测的排卵期进行，并不一定在确定的排卵日。若宫颈黏液拉丝长，放在玻片干燥后形成典型的羊齿状结晶，表明试验时间选择恰当。同时在试验前 3 天内禁止性交，避免阴道用药或冲洗，还应在性交后 2～8 小时取材。

7. A 输卵管堵塞最常见的原因是输卵管或盆腔腹膜炎症，炎症影响了输卵管管腔及其周围的组织，使得输卵管管腔变窄、管壁上皮纤毛缺损，形成疤痕或者纤维化，或导致输卵管黏连，或影响输卵管的正常蠕动，从而影响受精卵的运输情况。

8. E 输卵管因素是女性不孕最常见的因素，包括输卵管黏膜破坏，使输卵管完全阻塞或积水导致不孕，或输卵管炎引起伞端闭锁等。

9. C 随着月经周期的发展，宫颈黏液也出现周期性变化，同时子宫内膜也出现周期性变化，故 D、E 正确。B 超可以直接监测到排卵过程，故 B 正确。排卵前卵巢分泌的为雌激素，基础体温大多波动在 36.6℃ 以下；排卵后卵巢内形成黄体，黄体分泌孕激素，孕激素对中枢神经系统有致热升温的作用，使基础体温升高 0.3～0.5℃，故根据体温变化可推测排卵日，故 A 正确，根据题意，C 选项与排卵相关性最差，因此正确答案为 C。

10. D 输卵管结核一般不影响排卵，主要引起输卵管梗阻而致不孕。

11. C 子宫内膜异位症的不孕发生率高于正常妇女，其原因可能有盆腔粘连输卵管蠕动受限、黄体功能不足、免疫因子影响精卵结合、发生未破卵泡黄素化综合征（LUFS）。

12. C 男女双方共同检查，明确病因，对症治疗（A 错）；腹腔镜不是常规检查（B 错）；性交后试验的日期，应选择在临近排卵期前后，排卵时间可用常规的临床或实验室方法来确定（基础体温、宫颈黏液变化、激素测定等）（D、E 错）。因此本题正确答案选 C。

13. E 腹腔镜检查不可作为门诊常规治疗（A 错）。腹腔镜检查能直接观察子宫、输卵管、卵巢有无病变或粘连，确定输卵管是否畅通，约有 20% 的患者通过腹腔镜可以发现术前没有诊断出来的病变（B 错）。腹腔镜可以诊断也可治疗（C 错）。腹腔镜检查对于子宫病变有诊断价值（D 错）。因此正确答案选 E。

14. E 妊娠涉及夫妻双方的健康状况，因此治疗不孕症的关键在于全面评估双方健康情况后，进行对因性治疗。

15. E 阴道涂片卵巢分泌的性激素可以影响阴道细胞的大小、形态。因此检查阴道脱落细胞可以间接反应卵巢功能。取标本时，医生用窥阴器扩张阴道壁，用小木板刮取或用棉签涂取阴道液，作为标本送检（A 对）。宫颈黏液检查卵巢功能正常的育龄妇女在卵巢激素的影响下，宫颈黏液发生周期变化，排卵期雌激素水平达到高峰，宫颈黏液分泌量增多，变得稀薄、透明，像鸡蛋清一样，可以拉得很长。通过这种检查也可以了解卵巢

功能（B 对）。基础体温测定卵巢功能正常的育龄妇女，在月经后体温比较低（36.5℃），排卵后体温可上升 0.3℃~0.5℃，持续 12~14 天，通过测基础体温，可以了解有无排卵，大致了解排卵的功能（C 对）。诊断性刮宫可以了解有无排卵。因子宫内膜对卵巢激素有周期性的反应，因此通过诊刮也可以了解卵巢功能（D 对）。腹腔镜有创，不必要。因此本题正确答案选 E。

16. C 卵巢功能检测包括：B 型超声监测卵泡发育、基础体温测定、阴道脱落细胞涂片检查、宫颈黏液结晶检查、月经来潮前子宫内膜活组织检查、女性激素测定等以了解卵巢有无排卵及黄体功能状态。肾上腺功能检测用于一些肾上腺功能的检查，与卵巢排卵功能关系不大。

17. B 性交后精子穿透力试验应在预测的排卵期进行，并不一定在确定的排卵日。若宫颈黏液拉丝长，放在玻片干燥后形成典型的羊齿状结晶，表明试验时间选择恰当。同时在试验前 3 天内禁止性交，避免阴道用药或冲洗，还应在性交后 2~8 小时取材。用聚乙烯细导管吸取宫颈黏液，涂于玻片上检查。若每高倍视野中有 20 个活动精子为正常；若精子穿过黏液能力差或精子不活动，应疑有免疫问题。

18. B 宫腔镜检查可以观察子宫腔形态、内膜的色泽和厚度、双侧输卵管开口、是否有宫腔粘连、畸形、息肉、黏膜下肌瘤等病变。联合腹腔镜时可分别在输卵管内口插管，注射染料（亚甲蓝），以判别输卵管的通畅度。

19. D 宫颈因素：宫颈畸形及解剖位置异常、宫颈黏液分泌异常、宫颈炎症及宫颈黏液免疫环境异常，影响精子通过，均可造成不孕症。

20. D 输卵管通畅试验的禁忌证有：①生殖道急性、亚急性炎症。如阴道清洁度Ⅱ~Ⅲ度。②严重的全身疾病，如心、肺疾病。③碘过敏者。④正常分娩、流产、刮宫或产后 6 周之内；刮取子宫内膜 4 周内。⑤月经期、子宫或宫颈出血。⑥发热。⑦停经尚未排除妊娠。

21. D 子宫内膜异位症导致不孕的原因主要是异位症改变了盆腔的解剖结构，卵巢和输卵管的周围有广泛的粘连，导致输卵管的梗阻或者是扭曲，影响伞端捡拾卵子。

22. C 测定基础体温不能用于确定闭经部位诊断，确定闭经部位主要做垂体功能检查，可确定原发病因是在卵巢、垂体或下丘脑。

23. E 试管婴儿的适应证：（1）输卵管疾病：双侧输卵管梗阻、手术切除、严重伞端粘连、或输卵管炎症后引起输卵管黏膜不可逆的损伤及丧失了正常蠕动功能、严重子宫内膜异位症或盆腔炎症。（2）原因不明性不孕症：不孕症夫妇经所有检查均正常，且接受 3 次以上 IUI

失败者。（3）男性因素精子过少或弱精症。（4）子宫内膜异位症（EMT）。（5）排卵异常如 LUFS 及子宫颈因素等。

24. D 卵巢过度刺激综合征是指诱导排卵药物刺激卵巢后，导致多个卵泡发育、雌激素水平过高及颗粒细胞黄素化，引起全身血管通透性增加、血液中水分进入体腔（可导致胸腹腔、盆腔积液）和血液成分浓缩等血流动力学病理改变，hCG 升高会加重病理进程。由于全身血管通透性增加，导致盆腹腔积液等，进而引起全身处于低血容量和高凝状态。应避免使用利尿剂（D 项），因其可使血容量减少，加剧凝血功能障碍。治疗原则以增加胶体渗透压扩容为主，防止血栓形成，辅以改善症状和支持治疗。大量腹腔或胸腔积液导致呼吸窘迫者，可在超声指导下做腹腔穿刺或胸腔穿刺放液（量宜小）。

25. E 我国实施人类辅助生殖技术的伦理原则：维护社会公益，医务人员不得对单身妇女实施辅助生殖技术，医务人员不得实施非医学需要的性别选择，医务人员不得实施代孕，一个供精者的精子最多只能提供给 5 名妇女受孕。故 E 正确。互盲和保密的原则：医疗机构和医务人员须对捐赠者和受者的有关信息保密，故 D 不正确。

26. D 41 周妊娠已足月，高龄初产，有原发不孕史，曾两次因宫腔积液行扩宫术，可以放宽剖宫产指征。

27. D 早期患者可因子宫内膜充血及溃疡，出现月经过多，后期可因子宫内膜不同程度的破坏，而致出现闭经或月经稀少。由于盆腔的炎症和粘连，患者可出现不同程度的下腹坠痛，在月经期尤为明显。如在结核活动期，患者还可有发热、盗汗、乏力、体重减轻等。由于输卵管黏膜的破坏与粘连，常使管腔阻塞，造成不孕。在原发性不孕患者中，生殖器结核常为主要原因之一。因多数患者缺乏明显症状，因此当患者有原发不孕、月经失调、低热盗汗、盆腔炎时，均应考虑生殖器结核的可能。通过子宫输卵管碘油造影、子宫内膜活组织检查，确认结核，需系统抗结核治疗。

28. B 该患者月经规则、妇科盆腔检查正常，男方检查未发现异常，提示患者可能存在排卵障碍或输卵管问题，应采取特殊检查来明确诊断。因患者月经规律、流量正常，不存在明显的宫腔内异常反应，不适合做经前期取子宫内膜组织学检查（选项 A 错误）；基础体温测定（选项 E 错误）也不能作为首选检查项目，因为其结果极易受多种因素干扰，可靠性较差；输卵管通液术（选项 C 错误）侵入性强，风险较大，不宜作为首选检查方案；宫腔镜检查（选项 D 错误）有一定的参考价值，但由于其操作技能要求较高，对患者的创伤较大，且仅能观察宫腔内情况，不能直接检查输卵管通畅性，因此不是首选方案。因此，对该患者最适宜的特殊检查是子宫输卵管碘油造影，可清晰观察输卵管内部情况，确定输卵管是否通畅，进而诊断不孕症的原因，为治疗提供有力依据。

29. C　女方妇科检查基本正常。男方有腮腺炎病史。男性在幼年时患腮腺炎会引起睾丸发育不良，导致男性因素不孕，因此应首先检查男方精液常规。

30. A　不明原因的不孕应先确认病因，再行治疗。现无法确认是否为与排卵异常有关的不孕，故先试验性服用促排卵药不合适。

31. C　基础体温测定曲线呈单相型显示无排卵。

32. A　题中患者其它检查未见异常，但左侧穹隆稍增厚，需行月经前诊断性刮宫确认增厚病因。

33. C　排卵障碍导致的不孕症有很多内分泌疾病的共同表现，如主要表现为月经不规则甚至闭经，还可出现多毛症、男性化、溢乳及雌激素过少等内分泌病紊乱的信号，所以挤压双侧乳房是否有乳汁溢出是最不可忽略的。

34. C　闭经、不孕及月经失调者，无论有无溢乳均应测 PRL，以除外高催乳素血症。该患者近5年月经不规律，月经量少，经常有乳房泌乳现象，首先考虑高催乳素血症。为明确诊断，首选检查项目应是血 PRL 测定，血清催乳素 > 1.14nmol/L（25μg/L）可确诊。

35. A　因为丈夫精液常规检查、监测排卵、输卵管通畅性检查是不孕症最常见的筛查项目。当前两项检查都正常时，应考虑子宫输卵管碘油造影检查。

36. D　该患者婚后3年不孕，造影示双侧输卵管堵塞，其他检查无异常，为输卵管性不孕症（临床上对输卵管性不孕症患者，在通过其他常规治疗无法妊娠，为 IVF－ET 的适应证）。适宜的辅助生育是体外受精与胚胎移植（D 对），即从妇女卵巢内取出卵子，在体外与精子发生受精并培养3～5天，再将发育到卵裂期或囊胚期阶段的胚胎移植到宫腔内，使其着床发育成胎儿的全过程。配子输卵管内移植（A 错）是将配子，即成熟的卵子及获能的精子，通过腹腔镜或腹部小切口直接放进输卵管壶腹部，使精子和卵子在体内正常输卵内自然受精，然后受精卵通过输卵管管壁的纤毛运动移行到子宫内着床发育；人工授精（E 错）是将精子通过非性交方式注入女性生殖道内使其受孕的一种技术，适用于具备正常发育的卵泡、正常范围的活动精子数目，健全的女性生殖道结构，至少一条通畅的输卵管的不孕（育）症夫妇。以上两种辅助生殖技术均需至少一条通畅的输卵管，不适用于本例患者。胞浆内单精子注射（B 错）主要用于治疗重度少、弱、畸形精子症的男性不育患者。植入前遗传学诊断技术（C 错）主要用于解决有严重遗传性疾病风险和染色体异常夫妇的生育问题，可以使得产前诊断提早到胚胎期，避免了常规中孕期产前诊断可能导致

引产对母体的伤害。

二、多选题

37. BCDE　输卵管病变不孕症的处理方式：①一般疗法：对男方精液指标正常、女方卵巢功能良好、不孕年限 < 3 年的年轻夫妇，可先试行期待治疗，也可以配合中药的调整。②输卵管成形术：适用于输卵管周围粘连、远端梗阻和轻度积水，可通过腹腔镜下输卵管造口术、周围粘连松解术和输卵管吻合术等。对于严重的或伴有明显阴道排液的输卵管积水，目前主张行输卵管切除或结扎，为下一步辅助生殖技术助孕提供有利条件。所以选项 BCDE 正确。

38. ABCDE　因下丘脑功能失调、口服避孕药等原因引起的继发性闭经：克罗米芬可通过促进卵泡成熟和排卵，恢复月经周期；高促性腺激素闭经：克罗米芬能刺激卵巢排卵，并增加黄体酮水平，帮助恢复月经周期；无排卵性异常子宫出血：克罗米芬能促进卵泡发育和排卵，增加排卵机会；排卵障碍：克罗米芬可刺激卵巢排卵，适用于排卵障碍的患者；黄体功能不全：克罗米芬能增加黄体酮水平，有助于改善黄体功能不全的症状。所以选项 ABCDE 均正确。

39. ACE　宫腔粘连引起不孕，可经宫腔镜粘连分离术分离粘连后，在宫腔内放入适当大小宫内节育器（IUD），3个月后取出以防再粘连。并可行人工周期治疗3个月，促使子宫内膜增生修复。所以选项 ACE 正确。

40. BDE　hCG 结构与 LH 极相似，常用于卵泡成熟后模拟内源性 LH 峰诱发排卵，可促进排卵和黄体形成，子宫内膜分泌期改变。

41. ABDE　溴隐亭的适应证：①分娩后、自发性、肿瘤性、药物引起的闭经。②催乳激素引起的月经紊乱、不孕、继发性闭经、排卵减少等。③抑制泌乳，预防分娩后和早产后的泌乳。④产后乳房充血，乳房触痛，乳房胀痛和烦躁不安。⑤催乳激素引起的雄性激素低下症，如勃起功能障碍和精子减少引起的不育。⑥肢端肥大症与巨人症的辅助治疗。⑦抗帕金森病。与复方左旋多巴联合用于治疗早期帕金森病。用于左旋多巴无效的病例。⑧垂体瘤伴肢端肥大症的辅助治疗。⑨垂体肿瘤所引起的高催乳素血症。

42. ABCE　单基因相关遗传病、染色体病、性连锁遗传病及可能生育异常患儿的高风险人群均是胚胎植入前遗传学诊断（PGD）的适应证。可进行 PGD 检查的是第一极体、第二极体、滋养细胞、卵裂球。

43. ACDE　IVF－ET 的并发症包括：①卵巢过度刺激综合征（OHSS）；②宫外孕；③感染、出血；④多胎妊娠；⑤妊娠并发症：如流产、早产、胎膜早破等；⑥胎儿畸形等先天缺陷。

三、共用题干单选题

44. A 曾有妊娠史，未避孕连续 12 个月未孕称继发不孕；妇科检查双侧附件区有压痛并触及片状物提示附件炎。

45. C 从临床表现分析考虑患者为输卵管因素所致的不孕，此亦为女性不孕的主要原因。所以可选择全身抗炎基础上行输卵管通液术。

46. E 输卵管通液术示双侧输卵管通而不畅，考虑双侧输卵管炎症。患者有痛经史，呈进行性加重，为子宫内膜异位症的特点。而附件区液性暗区伴密集光点，考虑卵巢子宫内膜异位囊肿可能性大，为明确诊断需行腹腔镜检查。

47. B 患者痛经明显，呈进行性加重及性交痛、并伴有不孕，这些均为子宫内膜异位症的特点（B 对）。而附件区液性暗区伴密集光点，考虑卵巢子宫内膜异位囊肿可能性大。急性盆腔炎多为急性起病，表现为高热、下腹痛、阴道分泌物增多等症状，双合诊有明显下腹部压痛和宫颈举痛（A 错）。多囊卵巢综合征在临床上以雄激素过高的临床或生化表现、持续无排卵、卵巢多囊改变为特征，并不引起痛经或同房痛（C 错）。正常黄体是囊性结构，可使卵巢略增大，若囊性黄体持续存在或增长，或黄体血肿含血量较多，血液被吸收后，均可致黄体囊肿（D 错）；由于囊肿持续分泌孕激素，常使月经周期延迟；若囊肿破裂可出现腹痛和阴道流血，而与异位妊娠破裂相似。未破裂卵泡黄素化综合征是指卵泡成熟但不破裂，卵细胞未排出而原位黄素化，形成黄体并分泌孕激素，引起效应器官发生一系列类似排卵周期的改变，临床以月经周期长，有类似排卵表现但持续不孕为主要特征（E 错）。

48. B 月经稀发、多毛、痤疮、肥胖等均提示多囊卵巢综合征（B 对）。子宫内膜异位症主要症状为下腹痛、痛经、不孕及性交不适（A 错）。高催乳素血症临床特征为溢乳及月经紊乱、不孕、头痛等（C 错）。单纯性肥胖患者无内分泌紊乱现象及代谢障碍性疾病（D 错）。输卵管炎若未能得到及时正确的治疗，则可由于盆腔粘连、输卵管堵塞而导致不孕，患者既往急性盆腔炎病史，正规治疗后无复发，且外院行输卵管通液术示双侧输卵管通畅，故可排除（E 错）。

49. B 该患者月经延长，提示排卵稀发，最适合的方案为调整生活方式，抗雄激素及改善胰岛素抵抗后诱发排卵，指导同房（B 项）。

50 ~ 52. D、C、C 患者有不孕史，基础体温双相，宫内膜病理为分泌期改变，且男方精液检查常规为正常。首选应做输卵管通畅试验。因不孕症的病因很多，输卵

管因素较常见。输卵管通畅试验是用于诊断输卵管疾病、了解输卵管堵塞部位等。若输卵管通畅试验发现有异常，应进一步做输卵管通液治疗，以达到输卵管再通的目的。若输卵管通畅试验未发现有异常，应继续性交后精子穿透力试验，主要是检查精子的活动力。卵泡的检查需要在月经干净后第 5 天开始检查，隔天一次直到排卵，需要明确检查排卵的全程，明确卵泡能否发育成熟正常排出。子宫内环境的检查只要避开月经期就可以。

四、案例分析题

53. CDF 患者平素月经规律，多次测 BBT 为双相型，子宫大小正常，B 超未见异常，双侧输卵管造影通畅，患者不孕的可能排除无卵泡发育（选项 A）、输卵管不通畅（选项 B）和子宫内膜发育不良（选项 E）。故不孕可能是因为选项 CDF。

54. AF 患者未避孕未妊娠 3 年，诊断为不孕症。右附件区扪及包块，超声见致密光点，妇科检查子宫直肠陷凹扪及触痛性结节，考虑为子宫内膜异位症。

55. A 确诊的最好方法是腹腔镜检查。

56. F 腹腔镜探查见子宫骶韧带见多个紫蓝色小点，右卵巢有一直径 6cm 大小囊性包块，壁厚，色白，包块与子宫右侧壁、阔韧带后叶粘连，其内为巧克力样液体，考虑为卵巢巧克力囊肿。适宜的手术方式为卵巢子宫内膜异位囊肿剥除 + 盆腔子宫内膜异位灶电灼术。

57. CDEF 患者婚后 4 年未孕，为明确诊断，男方应行男方精液检查（选项 C），女方应行基础体温测定（选项 D）、内分泌检查（选项 E）及输卵管通畅检查（选项 F）。所以选项 CDEF 正确。

58 ~ 60. A、AD、A 如男方精液检查正常，女方输卵管通畅。患者月经不规律，可能存在多囊卵巢综合征伴胰岛素抵抗。应进一步行血清胰岛素水平及空腹血糖检查。若检查中胰岛素水平明显升高，可先行二甲双胍治疗，再行促排卵治疗。

61. ABDEF 多囊卵巢综合征治疗手段包括醋酸环丙孕酮加炔雌醇、腹腔镜手术治疗、降低体重、促排卵治疗、IVF - ET。

62 ~ 65. BC、ABF、AD、AC 患者既往有孕产史，现未孕诊断为继发不孕、相对不孕。继发不孕应完善盆腔 B 超监测排卵、完善女性激素及检查输卵管通畅情况。若患者双侧输卵管伞端不通，可行腹腔镜下双侧输卵管造口术，也可行体外授精 - 胚胎移植术。若该患者输卵管碘油造影的结果提示：宫腔形态未见异常，双侧输卵管全程均未见显影，提示该患者双侧输卵管间质部不通，应行体外授精 - 胚胎移植术助孕。

第十六章　计划生育

一、单选题

1. 短效口服避孕药的主要避孕原理是

  A. 加速孕卵在输卵管内运行速度，使与子宫内膜的发育不同步

  B. 雌激素使宫颈黏液量多、黏稠度增加，不利于精子运行

  C. 抑制排卵

  D. 影响下丘脑释放 GnRH，促进 FSH 的分泌

  E. 孕激素量少，使子宫内膜变薄

2. 有关复方短效口服避孕药的不良反应，正确的是

  A. 能引起经血量增多，不适用于经量偏多的妇女

  B. 孕激素引起宫颈黏液量增多致白带增多

  C. 体重减轻系因食欲缺乏、进食少

  D. 孕激素刺激胃黏膜致类早孕反应

  E. 能使水钠潴留

3. 短效口服避孕药含

  A. 雌激素　　　　　　B. 孕激素

  C. 雌激素 + 雄性激素　D. 孕激素 + 雄性激素

  E. 雌激素 + 孕激素

4. 含孕激素的宫内节育器是

  A. 吉妮环　　　　　　B. 曼月乐

  C. 母体乐　　　　　　D. TCu – IUD

  E. VCu – IUD

5. 关于安全期避孕的说法，错误的是

  A. 又称自然避孕

  B. 包括日历表法、基础体温法、宫颈黏液观察法

  C. 十分可靠，适宜推广

  D. 基础体温的曲线变化与排卵时间的关系并不恒定

  E. 安全期避孕是根据女性生殖生理知识推测排卵日期，在判断周期中的易受孕期进行禁欲而达到避孕的目的

6. 下列不属于复方短效口服避孕药副作用的是

  A. 类早孕反应　　　　B. 不规则阴道出血

  C. 体重增加　　　　　D. 乳房胀痛

  E. 增加卵巢癌的发病率

7. 有关紧急避孕方法，不恰当的有

  A. 72 小时内放置 IUD

  B. 已确定怀孕的妇女可采用紧急避孕药

  C. 在无保护性生活后 3 天内口服紧急避孕药有效率可达 98%

  D. 米非司酮为孕激素受体拮抗药

  E. 53 号避孕药可作为紧急避孕药

8. 有关宫内节育器避孕原理错误的是

  A. 子宫内膜白细胞、巨噬细胞增多

  B. 引起子宫内膜感染性炎性反应

  C. 子宫内膜局部纤溶酶原激活

  D. 含孕激素 IUD 可引起子宫内膜腺体萎缩和间质退化

  E. 带铜 IUD 还可影响精子获能

9. 在下列选项中，不是取出节育器指征的是

  A. 节育环移位

  B. 念珠菌性阴道炎

  C. 绝经后 0.5 ~ 1 年

  D. 置节育环后，出现月经紊乱，经量增多已数月，无改善趋势

  E. 男方或女方已做绝育手术

10. 人工流产负压吸宫术适用于

  A. 妊娠 10 周以内者　　B. 妊娠 12 周以内者

  C. 妊娠 14 周以内者　　D. 妊娠 16 周以内者

  E. 妊娠 18 周以内者

11. 临床常用药物流产方法是

  A. 米非司酮

  B. 卡孕栓

  C. 环磷酰胺

  D. 米非司酮 + 米索前列醇

  E. 卡孕栓 + 前列腺素

12. 负压吸引术最大的并发症是

  A. 组织残留　　　　　B. 漏吸

  C. 误吸　　　　　　　D. 子宫穿孔

  E. 感染

13. 结扎输卵管常在哪个部位进行

  A. 输卵管间质部　　　B. 输卵管峡部

  C. 输卵管壶腹部　　　D. 输卵管漏斗部

  E. 输卵管伞部

14. 实施经腹输卵管结扎术的合适时间是

  A. 非孕妇女在月经干净后 3 ~ 4 天

  B. 人工流产术后阴道流血停止时

C. 正常产后 3~7 天

D. 剖宫产术后 3~4 个月经周期后

E. 以上都不是

15. 有关药物流产，下列不恰当的是

A. 流血时间长，出血量较多

B. 完全流产率为 90% 以上

C. 若流产失败，应及时手术终止

D. 若流产失败，应加大药量

E. 适用于宫内妊娠 7 周内

16. 有关人工流产并发症错误的是

A. 子宫过度后屈，后壁容易穿孔

B. 流产后的感染多为子宫内膜炎

C. 宫体过度屈曲易发生吸宫不全

D. 妊娠月份较大时，术中出血较多

E. 导致迷走神经兴奋，发生人工流产综合反应

17. 下列不属于人工流产禁忌证的是

A. 术前 24 小时体温两次在 37.5℃ 以上

B. 严重心力衰竭

C. 慢性生殖器炎症

D. 全身情况衰弱

E. 各种疾病的急性期

18. 防止输卵管结扎术失败的技术要点是

A. 防止输卵管系膜出血

B. 避免损伤脏器

C. 最好在峡部结扎

D. 找到输卵管，追踪到伞端

E. 切断输卵管

19. 人工流产时发生子宫穿孔，下列处理中错误的是

A. 穿孔小（如探针穿孔），无症状，可住院观察，用抗生素及宫缩剂

B. 一旦发生穿孔或疑有穿孔时，均应立即停止手术操作

C. 疑有脏器损伤时立即进行剖腹探查

D. 并发严重感染者应立即剖腹探查

E. 穿孔修补后应避孕 1~2 年

20. 在下列选项中，不是人工流产的远期并发症的是

A. 继发性不孕　　　　B. 月经失调

C. 宫颈粘连　　　　　D. 双胎

E. 慢性盆腔炎

21. 患者女，27 岁，已婚未孕，准备 1 年后生育，平时月经规律。最适合的避孕方法是

A. 安全期避孕　　　　B. 宫内节育器

C. 皮下埋植　　　　　D. 复方短效口服避孕药

E. 长效避孕药

22. 经产妇，30 岁，曾足月分娩 2 次。月经周期正常，经量中等。查体：阴道前后壁明显膨出，重度颗粒型宫颈糜烂，宫口松，子宫后倾，正常大，附件未见异常。本患者要求避孕，最合适的避孕方法是

A. 安全期避孕　　　　B. 阴茎套避孕

C. 外用避孕药　　　　D. 宫内节育器

E. 口服短效避孕药

23. 患者女性，29 岁，第一胎产后 7 个月，尚在哺乳中。本例应选择的避孕措施是

A. 安全期避孕　　　　B. 阴茎套避孕

C. 口服短效避孕药　　D. 长效避孕针

E. 长效缓释避孕药皮下埋植

24. 经产妇，38 岁，带宫内节育环半年，近半月余感腰酸、坠胀感，并伴有少量阴道出血。下列检查不必要的是

A. 宫颈刮片　　　　　B. B 超检查

C. 妇科检查　　　　　D. 腹部 X 线片检查

E. 尿 hCG 检查

25. 患者女，27 岁，G_1P_1，皮下埋植缓释孕激素类避孕药已 3 个月，不规则阴道少量出血 2 个月，用一般止血药及抗生素后无好转。应用下列哪种激素治疗为宜

A. 雄激素　　　　　　B. 雌激素

C. 孕激素　　　　　　D. 肾上腺皮质激素

E. 雌激素 + 雄激素

26. 患者女，40 岁，既往有风湿性心脏病史，心功能无改变，重复剖宫产术。术中应选的避孕措施是

A. 上环　　　　　　　B. 输卵管结扎术

C. 口服避孕药　　　　D. 工具避孕

E. 安全期避孕

27. 患者女，49 岁，放置宫内节育器 8 年，因不规则阴道出血半年就诊。宫颈光滑，宫颈防癌涂片检查无异常。首选的治疗为

A. 人工周期治疗　　　B. 取出宫内节育器

C. 一般止血药治疗　　D. 取出宫内节育器 + 诊刮

E. 抗生素治疗

28. 患者女，35 岁，G_5P_0。停经 5 个月，患风湿性心脏病 20 年，心功能 III 级，曾因风湿性心脏病行人工流产术 3 次。B 超示中期妊娠，拟行剖宫取胎术。该患者最佳的避孕方法是

A. 紧急避孕药　　　　B. 长效避孕针

C. 宫内节育器　　　　D. 短效口服复方避孕药

E. 输卵管绝育术

29. 患者女，30 岁，人工流产后 4 个月，一直未来月经，但有周期性下腹痛。妇科检查：宫颈轻度柱状上皮异

位，宫体略大，轻压痛，双侧附件无异常。首先考虑诊断的疾病是

A. 慢性盆腔炎　　　　　B. 人工流产后月经失调

C. 子宫内膜异位症　　　D. 宫颈粘连

E. 漏吸

30. 患者女，32 岁，行人工流产时突然出现人工流产综合反应。以下不属于人工流产综合反应临床表现的是

A. 心动过速，血压上升

B. 昏厥，抽搐

C. 心动过缓

D. 面色苍白，大汗淋漓

E. 头昏、胸闷

31. 患者女，25 岁，因停经 7 周行人工流产术，术中出现心动过缓、血压下降、面色苍白、出汗、胸闷等。恰当处置应是

A. 立即输液并输血

B. 静脉注射阿托品

C. 肌注肾上腺素

D. 静脉滴注间羟胺

E. 终止手术，待病情好转再进行

32. 患者女，22 岁，现妊娠 9 周，要求人工流产终止妊娠。最常用的措施是

A. 依沙吖啶羊膜腔注射　B. 负压吸引

C. 钳刮　　　　　　　　D. 天花粉肌注

E. 缩宫素静脉滴注

33. 患者女，32 岁，人工流产术后，不规则流血 15 天，药物治疗无效。子宫稍大、软、宫口开大。应考虑

A. 子宫内膜炎　　　　　B. 吸宫不全

C. 功血　　　　　　　　D. 宫颈粘连

E. 子宫复旧不全

34. 患者女性，27 岁，早孕 7 周，行人工流产术中，患者突然恶心，出冷汗。查体：面色苍白，血压 70/50mmHg，脉搏 60 次/分。如何操作能减少上述情况的出现

A. 反复吸刮以防残留

B. 扩张宫颈要轻柔

C. 人流手术尽量在妊娠 40 天内进行

D. 人流手术时负压要大

E. 人流手术时要保证足够的手术时间

35. 患者女，38 岁，人工流产术后 14 天，阴道流血仍较多，伴下腹疼痛，体温 38.5℃。双合诊子宫略大，呈球形，压痛明显。应考虑诊断为

A. 漏吸　　　　　　　　B. 吸宫不全并发感染

C. 吸宫不全　　　　　　D. 输卵管妊娠

E. 人工流产综合反应

二、多选题

36. 有关复方短效口服避孕药的不良反应，以下叙述不正确的是

A. 类早孕反应是因为雌激素刺激胃黏膜产生

B. 白带增多是因为孕激素作用导致

C. 雄激素引起水钠潴留，导致体重增加

D. 复方短效口服避孕药如果发生类早孕反应，通常需要积极处理

E. 服药期间阴道流血又称突破性出血，多数发生在漏服避孕药后

37. 关于复方短效口服避孕药，说法正确的是

A. 是雌、孕激素组成的复合制剂

B. 正确使用避孕药的有效率接近 100%

C. 服药初期大部分女性会出现类早孕反应

D. 服药期间出现闭经的患者，既往常伴有月经不规律

E. 年龄大于 35 岁的吸烟女性，不宜长期服用复方短效口服避孕药

38. 关于紧急避孕药的说法正确的是

A. 紧急避孕药主要有雌孕激素复方制剂，单孕激素制剂和抗孕激素制剂

B. 复方左炔诺孕酮片是单孕激素制剂

C. 服用紧急避孕药可出现恶心、呕吐

D. 服用紧急避孕药可出现月经紊乱

E. 紧急避孕药激素剂量大

39. 甾体激素避孕药的作用机制有

A. 改变子宫内膜形态和功能

B. 改变子宫颈黏液性状

C. 抑制卵泡生长、发育

D. 阻止受精卵相遇

E. 阻碍受精卵着床

40. 关于人工流产的并发症，以下说法正确的是

A. 子宫穿孔是人工流产术的严重并发症

B. 感染可发生急性子宫内膜炎、盆腔炎等

C. 术中出血应立即停止操作

D. 羊水栓塞少见，其症状及严重性不如晚期妊娠发生凶猛

E. 远期并发症包括宫颈粘连、宫腔粘连、慢性盆腔炎等

41. 手术流产的禁忌证包括

A. 生殖道炎症

B. 各种疾病的急性期

C. 哮喘患者

D. 术前两次体温在 37.5℃以上

E. 全身情况不良，不能耐受手术

42. 药物流产的适应证包括

A. 瘢痕子宫

B. 宫颈发育不良

C. 多次人工流产术史

D. 严重骨盆畸形

E. 妊娠剧吐

三、共用题干单选题

(43 ~ 45 题共用题干)

患者女，35 岁，二胎生育完成后，放置金属环避孕，2 个月前因带器妊娠而行人工流产术，要求再次放环，患者平素月经量大，并伴有痛经。

43. 首选的宫内节育器是

A. 惰性宫内节育器   B. 母体乐

C. 吉妮环   D. 曼月乐

E. TCu – IUD

44. 宫内节育器放置术的禁忌证不包括

A. 生殖道急性炎症

B. 怀疑有妊娠组织物残留

C. 双子宫

D. 严重的全身性疾病

E. 月经量多

45. 放环术后随访注意事项中错误的是

A. 术后休息 3 天

B. 1 周内忌重体力劳动

C. 2 周内忌性交及盆浴

D. 术后第一年 1，3，6，12 个月进行随访

E. 从放环术后第 3 年开始，无需随访，准备取环前就诊即可

(46 ~ 48 题共用题干)

患者女，30 岁，足月分娩 2 次。月经周期正常。查体发现阴道前后壁明显膨出，重度陈旧性宫颈裂伤。

46. 患者要求避孕，最合适的避孕方法是

A. 复方短效口服避孕药

B. 紧急避孕药

C. 曼月乐

D. 带铜 T 形宫内节育器

E. 安全期避孕

47. 下列选项中，不属于宫内节育器并发症的是

A. 节育器嵌顿   B. 节育器异位

C. 带器妊娠   D. 节育器脱落

E. 腰酸、腹坠

48. 如果本患者未采取任何避孕措施，发生了性生活，为了防止发生非意愿性妊娠，首选的补救措施是

A. 曼月乐   B. 惰性宫内节育器

C. 含铜宫内节育器   D. 口服紧急避孕药

E. 皮下埋植剂

(49 ~ 50 题共用题干)

患者女，46 岁，患糖尿病、高血压多年。半年前曾行人工流产手术，现要求避孕指导。

49. 下列选项最适合的避孕方式是

A. 安全期避孕

B. 体外射精

C. 复方短效口服避孕药

D. 避孕套

E. 皮下埋植

50. 如果患者再次意外妊娠，妊娠 6 周，首选的流产方式为

A. 人工流产   B. 药物流产

C. 缩宫素引产   D. 水囊引产

E. 钳刮

(51 ~ 53 题共用题干)

患者女，26 岁，因停经 42 天，尿 hCG（＋），有青光眼病史，要求终止妊娠。

51. 终止妊娠适合采用的方式是

A. 药物流产   B. 人工流产

C. 水囊引产   D. 依沙吖啶引产

E. 缩宫素引产

52. 患者要求做人工流产。术前妇科检查：宫体后倾后屈，妊娠 6 周大小，软；双附件（－）。术中测宫腔深 10cm，吸出组织物 20g，未见绒毛，出血少，术毕宫腔深 9.5cm。吸出的组织物最可能是

A. 蜕膜   B. 绒毛

C. 增殖期子宫内膜   D. 分泌期子宫内膜

E. 子宫内膜基底层

53. 为排除宫外孕，以下首选的是

A. 尿 hCG 测定   B. 妇科 B 型超声

C. 白带常规   D. 后穹窿穿刺

E. 血 hCG 测定

(54 ~ 56 题共用题干)

患者女，28 岁，现停经 9 周，超声确定宫内妊娠，患者既往人工流产 3 次。目前在哺乳期，现要求终止妊娠。

54. 建议终止妊娠的首选方法为

A. 药物流产

B. 人工流产

C. 依沙吖啶羊膜腔内注射

D. 钳刮

E. 水囊引产

55. 患者在人工流产手术中发生面色苍白、胸闷、大汗淋漓，患者最可能发生了哪种人工流产手术并发症

　A. 出血　　　　　　　B. 子宫穿孔

　C. 人工流产综合反应　D. 漏吸

　E. 吸宫不全

56. 此时应该如何处理

　A. 继续手术

　B. 停止手术

　C. 给予缩宫素

　D. 一边安慰一边继续手术

　E. 根据出血情况判断是否继续手术

(57～59 题共用题干)

　　患者女，43 岁，现停经 7 周，超声确定宫内妊娠。患者有剖宫产史、癫痫史，现要求行人工流产术。

57. 下列措施中能减少人工流产综合反应的是

　A. 抗炎治疗，预防感染

　B. 术中操作快

　C. 术前充分交代手术须知及风险

　D. 使用缩宫素

　E. 使用止血药

58. 患者行人工流产负压吸宫术，吸出绒毛后，再次探查宫腔 12cm，未感到底。一般情况好，阴道流血不多，无腹痛，无压痛及反跳痛，血压 110/80mmHg，心率 85 次/分。最可能的诊断是

　A. 漏吸　　　　　　　B. 感染

　C. 人工流产综合反应　D. 羊水栓塞

　E. 子宫穿孔

59. 以下处理措施，不可行的是

　A. 停止手术

　B. 监测患者生命体征

　C. 立即剖腹探查

　D. 使用缩宫素

　E. 抗炎治疗，预防感染

(60～61 题共用题干)

　　患者女，31 岁，现停经 6 周，超声确定宫内妊娠，患者既往人工流产 3 次。对手术流产有恐惧心理，选择药物流产。

60. 下面不属于药物流产禁忌证的是

　A. 过敏体质　　　　　B. 妊娠剧吐

　C. 长期服用抗结核药　D. 长期服用抗抑郁药

　E. 瘢痕子宫

61. 服药过程中可能发生以下副作用，除外的是

　A. 恶心　　　　　　　B. 呕吐

　C. 腹痛　　　　　　　D. 腹腔内出血

　E. 腹泻

(62～63 题共用题干)

　　患者女，29 岁，停经 55 天，伴恶心、呕吐。妇科检查：子宫增大约妊娠 50 天，双侧附件（－）。

62. 该病例首选辅助检查是

　A. B 超　　　　　　　B. 基础体温测定

　C. 宫颈黏液检查　　　D. 血 hCG 检查

　E. 黄体酮试验

63. 若确定为妊娠，应选择最佳的终止妊娠方法是

　A. 药物流产　　　　　B. 人工流产吸宫术

　C. 人工流产钳刮术　　D. 依沙吖啶引产

　E. 缩宫素静脉滴注

(64～65 题共用题干)

　　患者女，32 岁，$G_2P_1A_1L_1$。既往月经规律，月经量少。身体健康。要求长期采取避孕措施。

64. 首选的避孕方法是

　A. 宫内节育器　　　　B. 紧急避孕药

　C. 安全期避孕　　　　D. 长效口服避孕药

　E. 外用杀精子剂

65. 此类避孕的原理是

　A. 干扰着床　　　　　B. 抑制卵巢排卵

　C. 阻止精子获能　　　D. 阻止精子和卵子相遇

　E. 改变宫颈黏液性状

(66～67 题共用题干)

　　患者女，经产妇，4 个月前带"T"型节育器，术中曾有剧烈腹痛，但很快缓解，现早孕，要求行人工流产术。

66. 术前有助于诊断的检查是

　A. B 超检查　　　　　B. 腹部 X 线片检查

　C. 妇科检查　　　　　D. 宫颈刮片

　E. 宫腔镜检查

67. B 超检查示：宫内可见妊娠光环，未见节育器影，在子宫后方，子宫直肠陷凹处可见"T"型节育器影。最确切的诊断是

　A. 节育器脱落　　　　B. 节育器异位

　C. 节育器嵌顿　　　　D. 带器妊娠

　E. 以上均不是

四、案例分析题

(68～74 题共用题干)

　　患者女，33 岁，育有一子，月经不规则。现因"停

经 3 个月，伴有恶心，呕吐 1 周" 就诊。查体：子宫增大如孕 7⁺ 周大小，附件未及包块。

68. 为进一步明确诊断，应考虑做的辅助检查有

A. 基础体温测定   B. 性激素水平测定

C. 尿妊娠试验   D. 盆腔 B 超检查

E. 腹部 X 线检查   F. 盆腔 MR 检查

69. B 超检查：子宫如孕 7⁺ 周大小，要求人工流产终止妊娠，人工流产负压吸引术，关于吸管粗细及负压大小，以下叙述错误的是

A. 孕 7 周以下用 5 ~ 6 号吸管，负压为 400mmHg

B. 人工流产负压吸引术负压不宜超过 700mmHg

C. 人工流产负压吸引术负压不宜超过 500mmHg

D. 孕 7 ~ 9 周用 6 ~ 7 号吸管，负压为 400 ~ 500mmHg

E. 孕 9 周以上用 7 ~ 8 号吸管，负压为 500 ~ 550mmHg

F. 人工流产时，先储存负压，使负压上升到 400 ~ 500mmHg

70. 患者在吸宫流产术中，出现头晕、胸闷，考虑为人工流产综合反应，下列表现与之不符合的是

A. 心跳过速   B. 心律失常

C. 血压下降   D. 心律不齐

E. 电解质紊乱   F. 面色苍白、出汗

71. 人工流产后 6 天，发热伴有腹痛 2 天，分泌物黄色，考虑流产后合并感染，与此病相符合的是

A. 头晕

B. 食欲不振、乏力

C. 下腹压痛伴反跳痛

D. 移动性浊音阳性

E. 子宫稍大，压痛阳性

F. 附件有时可及包块伴压痛

72. 急症应做的检查是

A. 血常规   B. 血气分析

C. 腹部 B 超   D. 肝、肾功能

E. 腹部 X 线检查   F. 阴道分泌物培养 + 药敏

73. 患者有多次人工流产史，此次人工流产后无月经来潮，伴周期性下腹痛，考虑为流产后出现并发症，引起的原因是

A. 精神过度紧张

B. 吸宫时负压过大

C. 扩张宫颈过于粗暴

D. 吸管带着负压进出宫颈管

E. 吸净后仍反复吸刮宫壁

F. 原有子宫内膜发炎史

74. 发生子宫腔粘连后，下列说法正确的是

A. 发生粘连部位主要位于子宫颈管

B. 单纯性子宫腔粘连临床多见

C. 子宫腔粘连多为不完全粘连

D. 宫腔粘连分离后，可用性激素人工周期疗法 2 ~ 3 个月，使子宫内膜逐渐恢复

E. 子宫腔粘连分离术后，宫腔可置 IUD

F. 负压电吸引术后，较少发生子宫腔 + 或子宫颈管粘连

(75 ~ 77 题共用题干)

经产妇，25 岁，9 个月前行剖宫产术。现停经 7 周，要求终止妊娠。

75. 患者终止妊娠的方法可采用

A. 依沙吖啶羊膜腔注射

B. 天花粉羊膜腔注射引产

C. 米非司酮药物流产

D. 水囊引产

E. 负压吸引术

F. 缩宫素引产

G. 钳刮术

76. 患者若采用负压吸引术终止妊娠，手术可能出现的并发症为

A. 子宫穿孔   B. 羊水栓塞

C. 术中大咯血   D. 人工流产综合反应

E. 漏吸   F. 感染

77. 负压吸引术后 1 周，患者突然阴道流血增多，伴腹痛，发热。查体：子宫稍大软，压痛（+），附件正常。为确诊应行的检查是

A. 血 hCG   B. 宫腔镜

C. 腹部平片   D. 子宫造影

E. B 超   F. 血常规

答案和精选解析

一、单选题

1. C 短效口服避孕药是雌、孕激素组成的复合制剂，通过抑制排卵、改变子宫内膜环境、改变宫颈黏液的性状、阻止精子穿透、抗着床等机制而达到避孕的目的。

2. E 复方短效口服避孕药的不良反应为：①类早孕反应：雌激素可刺激胃黏膜引起头晕、乏力、畏食以致恶心呕吐。②月经影响：服药时抑制了内源性激素分泌，甾体避孕药替代性对子宫内膜发生作用。一般服药后月经变规则，经期缩短，经血量减少，痛经减轻或消失。③体重增加：因雌激素成分使水钠潴留所致（E 对）。④色素沉着：少数妇女的颜面部皮肤出现淡褐色色素沉

着如妊娠期所见，停药后不一定都能自然消退。

3. E 短效口服避孕药是雌、孕激素组成的复合制剂。雌激素成分为炔雌醇，孕激素成分各不相同，构成不同配方及制剂。

4. B 吉妮环是含铜无支架宫内节育器（IUD），母体乐也是含铜 IUD，以聚乙烯为支架，呈伞状。曼月乐是左炔诺孕酮 IUD，以聚乙烯作为 T 形支架，人工合成孕激素（左炔诺孕酮）储存在纵管内，主要的作用是使子宫内膜变化不利于受精卵着床，宫颈黏液变稠不利于精子穿透。TCu - IUD 是带铜 T 形 IUD，以聚乙烯为支架，VCu - IUD 是带铜 V 形 IUD，由不锈钢作 V 型支架。

5. C 安全期避孕又称自然避孕（A 对），是根据女性生殖生理知识推测排卵日期，推测易受孕期进行禁欲而达到避孕目的（E 对）。包括日历表法、基础体温法、宫颈黏液观察法（B 对）。日历法适用于周期规则的女性，排卵通常发生在下次月经前 14 天左右，据此推算出排卵前后 4~5 天为易受孕期。其余时间视为安全期。基础体温的曲线变化与排卵时间的关系并不恒定（D 对），宫颈黏液观察需要经过培训才能掌握，因此，安全期避孕法并不十分可靠，不宜推广（C 错）。

6. E 复方短效口服避孕药的副作用包括类早孕反应、不规则阴道出血、闭经、体重增加、改善皮肤痤疮、乳房胀痛等副作用，长期服用复方短效口服避孕药可减少卵巢癌、子宫内膜癌的发病率。

7. B 已经确定怀孕应做流产，而不是紧急避孕。

8. B 放置宫内节育器可以引起子宫内膜无菌性炎症。

9. B 并发生殖道炎症时，先给予抗感染治疗，治愈后再取出宫内节育器。

10. A 负压吸引术的适应证：妊娠 10 周内要求终止妊娠而无禁忌证，患有某种严重疾病不宜继续妊娠。

11. D 目前临床应用的药物为米非司酮和米索前列醇，米非司酮是一种类固醇类的抗孕激素制剂，具有抗孕激素及抗糖皮质激素作用。米索前列醇是前列腺素类似物，具有子宫兴奋和宫颈软化作用。两者配伍应用终止早孕完全流产率达 90% 以上。

12. D 负压吸引术最大的并发症是子宫穿孔，发生率与手术者操作技术以及子宫本身情况（如哺乳期妊娠子宫，剖宫产后瘢痕子宫妊娠等）有关。

13. B 输卵管结扎术常规结扎部位在输卵管峡部，输卵管峡部是整个输卵管管腔最狭窄的部位，这个部位结扎，具有血管损伤少，并发症少，成功率高的优点。

14. A 经腹输卵管结扎术时间选择：非孕妇女最好是月经结束后 3~4 天；自然流产月经复潮后，分娩后 24 小时内，剖宫产同时；哺乳期或闭经妇女应排除早孕后再行手术。

15. D 药物流产较适用于妊娠 49 天内，有人工流产术高危因素的健康妇女。完全流产率为 90% 以上，若流产失败，应及时手术终止。

16. A 子宫过度后屈，前壁面对宫颈内口，扩宫和操作时前壁容易穿孔。

17. C 人工流产禁忌证：①处于各种疾病的急性阶段者；②生殖器官炎症，如阴道炎、急性或亚急性宫颈炎和盆腔炎等者；③全身状态不良不能胜任手术者；④术前体温 2 次在 37.5℃ 以上者。

18. D 输卵管结扎术必须追踪见到伞端后才能结扎，以防误扎。

19. D 子宫穿孔是人工流产术的严重并发症。手术时突然感到无宫底感觉，或手术器械进入深度超过原来所测得深度，提示子宫穿孔，应立即停止手术。穿孔小，无脏器损伤或内出血，手术已完成，可注射子宫收缩剂保守治疗，并给予抗生素预防感染。同时密切观察血压、脉搏等生命体征。若宫内组织未吸净，应由有经验医师避开穿孔部位，也可在超声引导下或腹腔镜下完成手术。破口大、有内出血或怀疑脏器损伤，应剖腹探查或腹腔镜检查，根据情况做相应处理。穿孔修补后应避孕 1~2 年。

20. D 人工流产的远期并发症有宫颈粘连、宫腔粘连、慢性盆腔炎、月经失调、继发性不孕等。双胎不属于并发症范畴。

21. D 安全期避孕不推荐为常规的避孕方式。患者准备一年后生育，不适合宫内节育器、长效避孕药和皮下埋植这类长效的避孕方式。复方短效口服避孕药的有效率接近 100%，因此是最适合的避孕方法。

22. E 该患者为青年经产妇，处于生育后期，避孕方式选择的原则是：选择长效、安全、可靠的避孕方法，减少非意愿妊娠进行手术带来的痛苦。各种避孕方法（宫内节育器、皮下埋植剂、复方口服避孕药、避孕针、阴茎套等）均适用，根据个人身体状况进行选择。患者妇检阴道前后壁明显膨出，宫口松，不适宜采用宫内节育器（D 错），且有重度颗粒型宫颈糜烂，研究表明阴茎套与宫颈糜烂的发生有关，故不宜选用阴茎套（B 错）。安全期避孕法又称自然避孕法，并不十分可靠，不宜推广（A 错）。外用避孕药又称外用杀精剂，使用失误时，失败率高达 20% 以上，不作为避孕首选药（C 错）。故该患者最合适选择的避孕方法是口服短期避孕药，且该方法使用方便，避孕效果好，不影响性生活（E 对）。

23. B 哺乳期的避孕原则为不影响乳汁质量及婴儿健康。因此阴茎套为最佳的避孕方式。

24. D 该患者为经产妇，带宫内节育环半年，现有腰酸、坠胀感，并伴有少量阴道出血，阴道流血需排除宫颈癌的可能，遂需要做宫颈刮片；B 超和妇科检查是所有妇科疾病的首选检查；尿 hCG 检查可排除患者怀孕流产的可能。

25. B 缓释避孕药主要是孕激素，该患者皮下埋植缓释孕酮类避孕药已 3 个月，出现不规则阴道少量出血 2 个月，属于此类避孕方法的不良反应之一，如长时间流血不能停止，可给予雌激素拮抗孕激素的作用，达到止血的目的。

26. B 输卵管结扎术是把输卵管结扎，阻断卵子通往子宫的通道，以达到妇女永久性绝育目的的手术。该患者有风心病，重复剖宫产史，应首选输卵管结扎术。与工具避孕相比，绝育术是一种安全、永久的节育措施。

27. D 宫内节育器的不良反应主要是不规则阴道流血。如出现不良反应，应立即取环。该患者 49 岁，属于绝经过渡期，出现阴道不规则流血，建议取环后进行诊刮，进行止血的同时做病理检查排除子宫内膜癌。

28. C 该患者心功能三级，不建议妊娠，避孕首选宫内节育器。因此答案选 C。AD 两项，避孕药对于风湿病及心功能较差患者不建议使用。B 项，避孕针不方便。E 项，本病例没有行绝育术的指征。

29. D 患者人工流产术后出现闭经和周期性腹痛首先考虑宫颈粘连。慢性盆腔炎和子宫内膜异位症一般不引起闭经。人工流产后月经失调引起的闭经，一般不伴有周期性下腹痛。如漏吸 4 个月后，妇科查体应发现子宫增大符合孕周。因此本题正确答案选 D。

30. A 人工流产综合反应是指，因手术疼痛或局部刺激，使受术者在术中或术毕出现恶心呕吐、心动过缓、心律不齐、面色苍白、头昏、胸闷、大汗淋漓，严重者甚至出现血压下降、昏厥、抽搐等迷走神经兴奋症状。这与受术者的情绪、身体状况及手术操作有关。发现症状应立即停止手术，给予吸氧，一般能自行恢复。

31. B 人工流产综合反应一般能自行恢复，但该患者当前出现心动过缓、血压下降、面色苍白、出汗、胸闷的表现为休克前的表现，阿托品用于急性微循环障碍，治疗严重心动过缓，故应静脉注射阿托品。

32. B 妊娠 10 周内要求终止妊娠应用负压吸引术；妊娠在 11 ~ 14 周以内要求终止妊娠而无禁忌者应用钳刮术。

33. B 吸宫不全时术后流血超过 10 天，血量过多或流血停止后又有多量流血。

34. B 人工流产术中可出现面色苍白、出冷汗、血压下降，心率缓慢，甚至昏厥，主要是由于手术操作机械刺激迷走神经引起的人工流产综合反应。这种综合征比较容易发生在精神紧张，对人工流产手术充满疑虑的孕妇中。因此，预防此综合征的发生，首先要从心理因素上着手，消除对人流的恐惧心理，避免精神过度紧张，也要尽可能避免在过分疲劳、饥饿的情况下实施手术。

手术中，尽可能地减轻对子宫口和宫壁的刺激强度（包括牵拉、扩张宫口，刮搔宫壁等），开始的动作宜轻一些。所以，本题选 B

35. B 患者术后阴道流血超过 10 天，血量过多，或流血停止后又有多量流血，应考虑为吸宫不全，同时伴有发热，查体子宫增大，压痛明显，应考虑并发感染。

二、多选题

36. ABCD 类早孕反应是因为雌激素刺激胃黏膜所致，一般无需特殊处理，坚持服药数个周期后副作用自然消失，症状严重需更换制剂或停药改用其他措施，在服用长效避孕药及探亲避孕药中最为常见（选项 A 错误）。白带增多系雌激素作用（选项 B 错误）。雌激素引起水钠潴留，导致体重增加（选项 C 错误）。复方短效口服避孕药如果发生类早孕反应，一般不需要特殊的处理（选项 D 错误）。服药期间阴道流血又称突破性出血，多数发生在漏服避孕药后，少数未漏服避孕药也能发生（选项 E 正确）。所以本题应选 ABCD。

37. ABDE 复方短效口服避孕药是雌、孕激素组成的复合制剂，主要作用为抑制排卵，正确使用避孕药的有效率接近 100%。服药初期约 10% 的女性出现食欲缺乏、恶心、呕吐、乏力、头晕等类早孕反应，1% ~ 2% 女性发生闭经，常发生于月经不规则女性。年龄 > 35 岁的吸烟女性服用避孕药可增加心血管疾病发病率，不宜长期服用。

38. ACDE 紧急避孕药主要有雌孕激素复方制剂、单孕激素制剂及抗孕激素制剂 3 大类（A 对）。复方左炔诺孕酮片属于复方短效避孕药，是雌孕激素复方制剂（B 错）。服用紧急避孕药可出现恶心、呕吐、不规则阴道流血及月经紊乱等症状，一般不需要处理（C、D 对）。紧急避孕药激素剂量大，副作用亦较大，不能代替常规避孕（E 对）。所以选项 ACDE 正确。

39. ABCE 甾体激素避孕药的作用机制：①抑制排卵：避孕药中雌、孕激素负反馈抑制下丘脑释放 GnRH，从而抑制垂体分泌 FSH 和 LH，同时直接影响垂体对 GnRH 的反应，不出现排卵前 LH 峰，排卵受到抑制。②改变宫颈黏液性状：孕激素使宫颈黏液量减少，黏稠度增加，拉丝度降低，不利于精子穿透。单孕激素制剂改变宫颈黏液作用可能为主要的避孕机制。③改变子宫内膜形态与功能：子宫内膜的正常生理变化，为胚胎着床创造必要条件，避孕药抑制子宫内膜增殖变化，使子宫内膜与胚胎发育不同步，不适于受精卵着床。④改变输卵管的功能：在雌、孕激素作用下，输卵管上皮纤毛功能、肌肉节段运动和输卵管液体分泌均受到影响，改变受精卵在输卵管内正常运动，干扰受精卵着床。

40. ABDE 子宫穿孔是人工流产术的严重并发症（A 对）。感染可发生急性子宫内膜炎、盆腔炎等，应予抗生素治疗（B对）。术中出血应尽快将宫腔妊娠组织物吸出，可适当使用缩宫素，不需立即停止操作（C错）。羊水栓塞少见，往往由于宫颈损伤，胎盘剥离使血窦开放，为羊水进入创造条件，即使并发羊水栓塞，其症状及严重性不如晚期妊娠发病凶猛（D对）。远期并发症包括宫颈粘连、宫腔粘连、慢性盆腔炎、月经失调、继发性不孕等（E对）。

41. ABDE 手术流产的禁忌证包括：生殖道炎症、各种疾病的急性期、全身情况不良，不能耐受手术、术前两次体温在37.5℃以上者。哮喘是药物流产的禁忌证。

42. ABCD 药物流产的适应证包括：人工流产术高危因素者，如瘢痕子宫、宫颈发育不良或严重骨盆畸形、多次人工流产术史等。妊娠剧吐是药物流产的禁忌证。

三、共用题干单选题

43. D 曼月乐是含有左炔诺孕酮的避孕环，在子宫局部释放孕激素，可抑制子宫内膜生长，减少月经量，缓解痛经（D对）。惰性宫内节育器由惰性材料如金属、硅胶、塑料等制成，由于脱落率及带器妊娠率高，已停产（A错）。母体乐以聚乙烯为支架，呈伞状，两弧形臂上各有5个小齿，具有可塑性，铜表面积375mm²。吉妮环是含铜无支架宫内节育器，为6个铜套串在一根尼龙线上，顶端有一个结固定于子宫肌层，使宫内节育器不易脱落，悬挂在宫腔中，铜表面积330mm²。TCu－IUD是带铜T形宫内节育器，以聚乙烯为支架。除曼月乐外，其他几种宫内节育器仅有避孕效果，无减少月经、改善痛经的功能（BCE错）。

44. E 宫内节育环放置的禁忌证有：①妊娠或妊娠可疑。②生殖道急性炎症。③人工流产出血多，怀疑妊娠组织物残留或感染可能；中期妊娠引产、分娩或剖宫产胎盘娩出后，子宫收缩不良有出血或潜在感染可能。④生殖器肿瘤。⑤生殖器畸形如纵隔子宫、双子宫等。⑥宫颈内口过松、重度陈旧性宫颈裂伤或子宫脱垂。⑦严重全身性疾病。⑧宫腔<5.5cm或>9.0cm（除外足月分娩后、大月份引产后或放置含铜无支架宫内节育器）。⑨近3个月内有月经失调、阴道不规则流血。⑩有铜过敏史。

45. E 术后休息3天，1周内忌重体力劳动，2周内忌性交及盆浴，保持外阴清洁。术后第一年1，3，6，12个月进行随访，以后每年随访1次直至停用，特殊情况随时就诊。

46. A 紧急避孕药、安全期避孕不推荐为常规的避孕方式。重度陈旧性宫颈裂伤属于放环的禁忌证，因此选择口服复方短效避孕药。

47. E 放置宫内节育器的并发症有：节育器异位、节育器嵌顿或断裂、节育器下移或脱落、带器妊娠。

48. D 紧急避孕包括放置含铜宫内节育器和口服紧

急避孕药。但本患者的重度陈旧性宫颈裂伤属于放环的禁忌证。皮下埋植剂是一种缓释系统的避孕剂。

49. D 患者步入围绝经期，患糖尿病、高血压多年，应首选避孕套避孕。安全期避孕和体外射精的避孕失败率相对较高。含有甾体激素的避孕方式（复方短效口服避孕药、皮下埋植）不适合用于围绝经期及有内科合并症的女性。

50. A 早孕终止妊娠的方式包括药物流产和人工流产。药物流产禁忌包括患有心血管疾病、青光眼、哮喘、癫痫、结肠炎等使用前列腺素药物禁忌。本例患者46岁，且患高血压多年，不适合药物流产，适合人工流产。缩宫素以及水囊引产适用于大月份引产，妊娠≥10周的早期妊娠应采用钳刮术。

51. B 青光眼病史是药物引产的禁忌证，患者孕周小于10周可行人工流产。水囊引产、依沙吖啶引产适合中期引产，缩宫素引产适合晚期引产。

52. A 受精卵着床后，在孕激素和雌激素作用下子宫内膜腺体增大，腺上皮细胞内糖原增加，结缔组织细胞肥大，血管充血，此时的子宫内膜成为蜕膜。患者宫体后倾后屈，容易漏吸，并且吸出组织未见绒毛，通常吸出的组织物为蜕膜。增殖期指月经周期第5～14天，在雌激素作用下，内膜表面上皮、腺体、间质、血管均呈增殖性变化。分泌期指月经周期第15～28天，黄体分泌的孕激素、雌激素使增殖期内膜继续增厚，腺体更增长弯曲，出现分泌现象，血管迅速增加，更加弯曲，间质疏松并水肿。子宫内膜基底层靠近肌层，不受卵巢激素的周期性调节，不发生剥脱。

53. B 妇科B型超声是一种无创检查，可以明确胎囊位置，是首选的检查。血hCG和尿hCG测定只能检测患者是否妊娠，无法判断患者受精卵着床的位置。白带常规主要用来检测患者是否有阴道炎症。后穹隆穿刺通常用于检查患者是否存在腹腔内出血。

54. B 药物流产适合妊娠49天内，人工流产适合妊娠10周内，钳刮适合妊娠11～14周，依沙吖啶羊膜腔内注射和水囊引产适合中孕引产。因患者目前处于哺乳期，适合采用人工流产。

55. C 人工流产综合反应是指手术时疼痛或局部刺激，使受术者在术中或术毕出现恶心呕吐、心动过缓、心律不齐、面色苍白、头昏、胸闷、大汗淋漓，严重者甚至出现血压下降、昏厥、抽搐等迷走神经兴奋症状。题干中未描述出血情况。子宫穿孔时术中突然感到无宫底感觉，或手术器械进入深度超过原来所测深度。施行人工流产术未吸出胚胎及绒毛而导致继续妊娠或胚胎停止发育，称为漏吸。吸宫不全是指人工流产术后部分妊娠组织物的残留。

56. B 人工流产综合反应与受术者的情绪、身体状况及手术操作有关。发现症状应立即停止手术，给予吸氧，一般能自行恢复。

57. C 术前重视精神安慰，术中动作轻柔，吸宫时掌握适当负压，减少不必要的反复吸刮，均能降低人工流产综合反应的发生率。

58. E 人工流产手术中出现"无底"感觉，探宫腔深度明显大于孕周，应该考虑子宫穿孔。施行人工流产术未吸出胚胎及绒毛而导致继续妊娠或胚胎停止发育，称为漏吸。感染一般发生于术后，可发生急性子宫内膜炎、盆腔炎等。人工流产综合反应是手术疼痛或局部刺激，使受术者在术中或术毕出现恶心呕吐、心动过缓、心律不齐、面色苍白、头昏、胸闷、大汗淋漓，严重者甚至出现血压下降、昏厥、抽搐等迷走神经兴奋症状。羊水栓塞往往由于宫颈损伤，胎盘剥离使血窦开放，为羊水进入创造条件，即使并发羊水栓塞，其症状及严重性不如晚期妊娠发病凶猛，典型临床表现为骤然出现低氧血症、低血压、凝血功能障碍。

59. C 提示子宫穿孔，应立即停止手术。穿孔小，无脏器损伤或内出血，手术已完成，可注射子宫收缩剂保守治疗，并给予抗生素预防感染。同时密切观察血压、脉搏等生命体征。若宫内组织未吸净，应由有经验医师避开穿孔部位，也可在超声引导下或腹腔镜下完成手术。破口大、有内出血或怀疑脏器损伤，应剖腹探查或腹腔镜检查，根据情况做相应处理。

60. E 药物流产的禁忌证包括：①有使用米非司酮禁忌证，如肾上腺及其他内分泌疾病、妊娠期皮肤瘙痒史、血液病、血管栓塞等病史；②有使用前列腺素药物禁忌证，如心血管疾病、青光眼、哮喘、癫痫、结肠炎等；③带器妊娠、异位妊娠；④其他：过敏体质、妊娠剧吐、长期服用抗结核、抗癫痫、抗抑郁、抗前列腺素药等。瘢痕子宫是药物流产的适应证，其他几项是药物流产的禁忌证。

61. D 服药后可出现恶心、呕吐、腹痛、腹泻等胃肠道症状。该患者经 B 超确定为宫内妊娠，宫外孕破裂时可出现腹腔内出血，因此可除外。

62. A B 超是诊断早期妊娠快速准确的方法。

63. B 人工流产吸宫术适用于妊娠 10 周内，钳刮术适用于妊娠 11~14 周，药物流产适合妊娠 49 天内。

64. A 育龄期女性常规的避孕方法为宫内节育器、药物及避孕套，长效口服避孕药多不采用，紧急避孕药不是常规避孕方法，而外用杀精子剂、安全期避孕失败率较高。

65. A 宫内节育器的抗生育作用，主要是局部组织对异物的组织反应而影响受精卵着床。

66. A 患者症状考虑节育环移位，可行 B 超观察。

67. D 有妊娠光环，为带器妊娠。

四、案例分析题

68. CD 患者停经 3 个月，且恶心、呕吐 1 周，子宫增大，考虑为妊娠。应行盆腔 B 超检查及尿妊娠试验。

69. B 负压吸引术时，应按孕周及宫腔大小给予负压，最大负压不超过 500mmHg，胎囊吸出后，负压降至 300~500mmHg 以下。所以，选项 B 错误，其余选项内容是正确的。

70. AE 人工流产综合反应指手术时疼痛或局部刺激，使受术者在术中或术毕出现恶心呕吐、心动过缓、心律不齐、面色苍白、头昏、胸闷、大汗淋漓，严重者甚至出现血压下降、昏厥、抽搐等迷走神经兴奋症状。这与受术者的情绪、身体状况及手术操作有关。如患有心脏病、贫血、哮喘、慢性肾炎等疾病，缺血缺氧可加重上述症状导致心脏骤停。

71. ABCEF 流产后合并感染可能会出现头晕、食欲不振、乏力，查体可出现下腹压痛伴反跳痛，子宫稍大，压痛阳性，附件有时可及包块伴压痛。

72. AF 流产后合并感染应行血常规及阴道分泌物培养及药敏检查，根据药敏结果决定抗生素种类。

73. D 患者人工流产后无月经来潮，伴周期性下腹痛，考虑为流产后宫颈粘连，引起的原因可能为吸管带着负压进出宫颈管所致。

74. ACDEF 发生子宫腔粘连的部位主要在子宫颈管（选项 A 正确），单纯子宫腔粘连少见（选项 B 错误），且多为不完全粘连（选项 C 正确）。负压电吸引术后，较少发生子宫腔或子宫颈管粘连（选项 F 正确）。宫腔粘连阻断经血排出可造成闭经和周期性腹痛。处理：发生子宫腔粘连后，用探针或小号扩张器慢慢扩张宫颈内口，做扇形钝性分离粘连，使经血排出，腹痛迅速缓解。子宫腔粘连分离术后，宫腔可置 IUD（选项 E 正确），也可加用性激素人工周期疗法 2~3 个月，使子宫内膜逐渐恢复（选项 D 正确）。所以选项 ACDEF 正确。

75. E 该患者可采用负压吸引术终止妊娠。负压吸引术的适应证：妊娠 10 周内要求终止妊娠而无禁忌证，患有某种严重疾病不宜继续妊娠。

76. ABDEF 人工流产术的并发症包括：出血、子宫穿孔、人工流产综合反应、漏吸或空吸、吸宫不全、感染、羊水栓塞、远期并发症有宫颈粘连、宫腔粘连、慢性盆腔炎、月经失调、继发性不孕等。

77. E 患者于负压吸引术后 1 周，突然阴道流血增多，伴腹痛，发热，检查见子宫稍大软，压痛（+），附件正常。应考虑为吸宫不全，吸宫不全是人工流产后的常见并发症。主要是部分胎盘残留，也可能有部分胎儿残留，通过 B 超检查可以明确诊断。

第十七章　妇女保健

一、单选题

1. 产后出血率为
- A. 孕产期保健质量指标
- B. 计划生育统计指标
- C. 女性疾病防治工作指标
- D. 孕产妇保健工作统计指标
- E. 女性患者保健效果统计指标

2. 妊娠期高血压疾病发病率属于
- A. 计划生育统计指标
- B. 女性患者保健效果指标
- C. 孕产期保健质量指标
- D. 孕产妇保健工作统计指标
- E. 女性疾病防治工作指标

3. 哺乳时间定为
- A. 6 个月
- B. 10 个月
- C. 12 个月
- D. 16 个月
- E. 24 个月

4. 关于女性患者进行防癌筛查的时间应为
- A. 每 1~2 年 1 次
- B. 每 1 年 1 次
- C. 每 2 年 1 次
- D. 每 3 年 1 次
- E. 每半年 1 次

5. 国际老年学会规定的老年期是指
- A. 55 岁以后
- B. 50 岁以后
- C. 60 岁以后
- D. 65 岁以后
- E. 70 岁以后

6. 降低孕产妇死亡率及围生儿死亡率属于
- A. 产时保健
- B. 孕期保健
- C. 哺乳期保健
- D. 生育期保健
- E. 围婚保健

7. 新生儿开始吸吮母亲乳头的时间是
- A. 产后 20 分钟内
- B. 产后 10 分钟内
- C. 产后 30 分钟内
- D. 产后 2 小时内
- E. 产后 24 小时内

8. 女性患者保健的目的是
- A. 提高女性患者自身素质
- B. 促进社会进步
- C. 保证女性患者婚姻自由
- D. 维护和促进女性患者的健康
- E. 降低孕妇死亡率

9. 关于女性患者保健指标，下列说法恰当的是
- A. 孕产妇死亡率 = 年内孕产妇死亡数/年内孕产妇数
- B. 产前检查率 = 产前检查人数/期内产妇数 ×100%
- C. 产后出血率 = 期内产后出血例数/期内产妇数 × 1000%
- D. 计划生育率 = 符合计划生育要求的活胎数/出生总人数 ×100%
- E. 产后访视率 = 期内接受产后访视的产妇数/期内活产总数 ×100%

10. 哺乳期保健的中心任务是
- A. 保护产妇权利
- B. 保证婴儿健康
- C. 促进产妇恢复
- D. 降低婴儿死亡率
- E. 促成纯母乳喂养

11. 患者女，50 岁，绝经后情绪不佳。下列不属于绝经前后心理障碍的是
- A. 脂代谢异常
- B. 性功能障碍
- C. 易激惹
- D. 抑郁
- E. 失眠

12. 患者女，30 岁，月经紊乱 5 年，经期情绪低落，易发怒。关于异常月经的心理问题，下列说法不恰当的是
- A. 中枢神经系统的神经体液因素对子宫血管无影响
- B. 情绪障碍可导致月经周期紊乱
- C. 与 GnRH 释放有关
- D. 与工作高度紧张有关
- E. 与环境变迁有关

二、多选题

13. 女性患者保健范围包括
- A. 青春期保健
- B. 孕期保健
- C. 哺乳期保健
- D. 儿童期保健
- E. 产时保健

14. 围绝经期保健的内容包括
- A. 定期体检
- B. 保持外阴清洁
- C. 注意锻炼身体
- D. 进行肛提肌锻炼
- E. 进食低蛋白、高维生素食物

15. 母乳喂养的好处包括
- A. 母乳营养丰富，适合婴儿消化、吸收

B. 母乳喂养省时、省力、经济方便

C. 母乳喂养可以增加母子感情

D. 母乳含有多种免疫物质

E. 母乳便宜

16. 挽救儿童生存的四大战略技术是指

A. 计划免疫

B. 母乳喂养

C. 生长发育监测

D. 促进口服补液

E. 各地区妇幼保健院的健全

17. 关于围婚期保健，正确的是

A. 目的是保证健康的婚配，避免近亲问题或遗传病患者之间的婚配或生育

B. 围绕结婚前后，为保障双方及下一代健康即进行的保健服务

C. 主要内容为婚前医学检查，婚前卫生指导和婚前卫生咨询

D. 主要是维护生殖功能的正常，降低新生儿死亡率

E. 有利于预防遗传性疾病的延续

18. 围婚保健的内容包括

A. 婚育知识宣传

B. 婚前医学检查

C. 异常情况分类指导

D. 降低孕妇死亡率

E. 维护生殖功能的正常

19. 关于女性患者保健的法规包括

A. 《中华人民共和国母婴保健法》

B. 《女职工生育待遇若干问题的通知》

C. 《女职工保健工作暂时规定》

D. 《女职工劳动保护规定》

E. 《婚姻法》

20. 女性患者保健工作的任务包括

A. 做好女性患者各期保健

B. 做好计划生育技术指导

C. 做好家庭保健

D. 做好劳动保护

E. 女性心理保健

21. 青春期保健的一级预防包括

A. 合理营养

B. 适当的体格锻炼

C. 早发现疾病和行为偏异

D. 培养良好的个人生活习惯

E. 对女青年疾病进行治疗和康复

三、共用题干单选题

(22～25 题共用题干)

初产妇，26 岁，1 个月前顺利产下一活婴。因科学喂养等问题前来妇幼保健站进行咨询。

22. 妇幼保健站是指

A. 不设床位但开展门诊业务的妇幼保健机构

B. 设有正式床位的妇幼保健机构

C. 仅进行咨询指导的妇幼保健机构

D. 在地广人稀、基层妇幼保健工作基础薄弱的省或自治区设立的妇幼保健机构

E. 既不设床位又不开展门诊，仅采用下基层开展业务技术指导的妇幼保健机构

23. 母婴同室是指

A. 母亲与其婴儿每日至少 12 小时在一起

B. 母亲与其婴儿每日至少 8 小时在一起

C. 母亲与其婴儿每日至少白天在一起

D. 母亲与其婴儿每日至少夜间在一起

E. 母亲与其婴儿一日 24 小时在一起

24. 母乳喂养的原则是

A. 婴儿哭闹即哺乳　　B. 夜间尽量不哺乳

C. 按需哺乳　　　　　D. 定时哺乳

E. 婴儿患病时多哺乳

25. 关于哺乳期避孕，下列说法恰当的是

A. 可采用避孕药

B. 哺乳期不需避孕

C. 最好使用工具避孕

D. 产后 6 个月可放置宫内环

E. 剖宫产后 3 个月可放置宫内环

答案和精选解析

一、单选题

1. A 产后出血率（%）=期内产后出血人数/期内产妇总数 ×100%，是孕产期保健质量指标。

2. C 妊娠期高血压疾病发生率（%）=期内患病人数/期内孕妇总数 ×100%，是孕产期保健质量指标。

3. C 哺乳期是指产后妇女用自己乳汁喂养婴儿的时期，通常为 1 年。

4. A 女性患者进行防癌筛查的时间应为每 1～2 年1 次。

5. D 国际老年学会规定 60～65 岁为老年前期，65岁以后为老年期。

6. D 生育期保健主要是维护生殖功能的正常，保证母婴安全，降低孕产妇死亡率和围产儿死亡率。

7. C 新生儿出生后 30 分钟以内就要开始与母亲肌肤接触 30 分钟以上，同时帮助新生儿吸吮乳头。新生儿出生后半小时内，其觅食反射最强，以后逐渐减弱，24 小时后又开始恢复。

8. D 妇女保健工作目的是通过积极的预防、普查、监护和保健措施，做好妇女各期保健以降低患病率，消灭和控制某些疾病及遗传病的发生，控制性传播疾病的传播，降低孕产妇和围产儿死亡率，促进妇女身心健康。

9. E 产妇死亡率 = 年内孕产妇死亡数/年内活产总数×100%；产前检查率 = 期内产妇产前检查总人数/期内活产总数×100%；产后出血率 = 期内发生产后出血的产妇人数/期内产妇总数×100%；计划生育率（%）= 符合计划生育的活胎数/同年活产总数×100%；产后访视率 = 期内接受产后访视的产妇数/期内活产总数×100%。所以选项 E 正确。

10. E 保护母婴健康，降低乳幼儿死亡率，保护、促进和支持母乳喂养是哺乳期保健的中心任务。

11. A 绝经是妇女一生中的重大转折，由雌激素分泌低下为主的内分泌紊乱常导致形式不同、程度不一的心理障碍。可表现为焦虑、紧张、情绪易波动、易激惹、抑郁、失眠、性欲减退或过盛，还可伴随各种躯体症状与体征。既往经历过心理障碍者可增加绝经期心理障碍的发生。随着机体逐步适应，内分泌环境重新建立平衡，这些心理反应也会逐渐消失。必要时加强心理咨询、健康教育和激素替代治疗，并鼓励从事力所能及的工作，增加社会文体活动。

12. A 异常月经的心理问题：除闭经外，情绪障碍也有表现为过量出血的，并表现为较重的神经质或明显的精神障碍。可能是下丘脑促性腺激素释放的紊乱或中枢神经系统的神经体液因素对于宫血管的直接作用。正常生活方式受到扰乱，在高度精神压力下工作的妇女常可出现月经过多，经期延长。

二、多选题

13. ABCE 女性保健范围包括青春期保健、孕期保健、产时保健和哺乳期保健，儿童期保健不属于女性患者保健范围。

14. ABCD 围绝经期保健的保健内容有：①合理安排生活，重视蛋白质、维生素及微量元素的摄入，保持心情舒畅，注意锻炼身体；②保持外阴部清洁，预防萎缩的生殖器发生感染；防治绝经过渡期月经失调，重视绝经后阴道流血；③体内支持组织及韧带松弛，容易发生子宫脱垂及压力性尿失禁，应行肛提肌锻炼，即用力做收缩肛门括约肌的动作，以加强盆底组织的支持力；④此期是妇科肿瘤的好发年龄，应每年定期体检；⑤在医师指导下，采用激素补充治疗、补充钙剂等方法防治绝经综合征、骨质疏松、心血管疾病等发生；⑥虽然此

期生育能力下降，仍应避孕至月经停 11～12 个月以后。

15. ABCD 母乳营养丰富，易于消化、吸收，蛋白质、脂肪、糖三大营养素比例适当；母乳喂养经济实惠。母乳不仅对婴儿健康成长有利，而且比其他喂养品成本低廉，经济实惠；母乳喂养有利于增进母子情感。妈妈通过婴儿吮吸母亲乳头的刺激，能增进母亲对婴儿的抚爱、关爱、疼爱之情，婴儿通过吮吸母乳，与母亲有切肤之温暖，切肤之亲近，既感到安全，又感到高兴；母乳喂养有利于增强婴儿抵抗力、免疫力。母乳中，尤其是初乳含有大量的婴儿需要的抗生素，能抗感染。因此，婴儿吮吸了母乳，就增强了婴儿的抵抗力、免疫力。

16. ABCD 挽救儿童生存的四大战略技术是指：计划免疫、生长发育监测、母乳喂养、促进口服补液。

17. ABCE 围婚期保健是围绕结婚前后，为保障婚配双方及其下一代健康所进行的一系列保健服务措施，其内容包括婚前医学检查、婚前卫生指导、婚前卫生咨询。围婚保健的目的是保证健康的婚配，避免近亲遗传病患者之间的不适当婚配和生育，有利于男女双方能科学地选定终身伴侣，使双方在婚前能从身心两方面做准备，有利于防止各种疾病，特别是遗传性疾病的延续，为减少出生缺陷儿打下良好的基础，是实现人人享有卫生保健，提高全民健康素质的重要保障措施之一。

18. ABCE 妇女保健工作范围：青春期保健、围婚期保健、生育期保健、围生期保健、围绝经期保健、老年期保健。围婚保健的内容包括婚育知识宣传、婚前医学检查、异常情况分类指导、维护生殖功能的正常。

19. ABCD 《中华人民共和国母婴保健法》《女职工生育待遇若干问题的通知》《女职工保健工作暂时规定》《女职工劳动保护规定》都是女性患者保健的法规。

20. ABDE 妇女保健工作的任务：①做好妇女各期保健青春期保健、围婚期保健、生育期保健、孕期保健、产时保健、产褥期保健、哺乳期保健、围绝经期保健、老年期保健。②提高产科质量。③积极防治妇女病及恶性肿瘤。④作好计划生育技术指导。⑤汇集信息资料。⑥作好妇女劳动保护。⑦女性心理保健。⑧妇女保健统计指标。

21. ABD 青春期保健应针对青春期女性的生理、心理及社会特点，及其健康和行为方面的问题，以加强一级预防为重点。一级预防包括合理的营养，培养良好的个人生活习惯，适当的体格锻炼和劳动，进行心理卫生和性知识等的教育。二级预防包括早发现疾病和行为偏导以及减少危险因素两个方面，通过学校保健、就业等普及对青少年的体格检查，有利于及早筛查出健康和行为问题，早发现问题有利于二级预防的效果。三级预防包括对青年女性疾病的治疗与康复。

三、共用题干单选题

22. E 妇幼保健站是指既不设床位又不开展门诊，仅采用下基层开展业务技术指导的妇幼保健机构。

23. E 就是指让母亲与其婴儿1天24小时在一起，医疗及其他操作每天母婴分离不超过1小时。

24. C 母乳喂养的原则是按需母乳，也就是说只要宝宝哭闹想吃奶就给他吃，不要刻意的定时间。

25. C 阴茎套是哺乳期选用的最佳避孕方式。也可选用单孕激素制剂长效避孕针或皮下埋植剂，使用方便，不影响乳汁质量。哺乳期放置宫内节育器，操作要轻柔，防止子宫损伤。由于哺乳期阴道较干燥，不适用避孕药膜。哺乳期不宜使用雌、孕激素复合避孕药或避孕针以及安全期避孕。宫内环放置时间：自然分娩产后42日恶露已净，会阴伤口愈合，子宫恢复正常；剖宫产术后半年。

第四篇 妇产科常用特殊检查

第一章 生殖道脱落细胞学检查

一、单选题

1. 生殖道脱落细胞主要来源于

 A. 输卵管　　　　　　　B. 子宫

 C. 阴道下段　　　　　　D. 宫颈管

 E. 阴道上段和宫颈阴道部

2. 生殖道细胞学检查的涂片种类不包括

 A. 阴道涂片　　　　　　B. 子宫颈刮片

 C. 子宫内膜诊刮片　　　D. 宫腔吸片

 E. 子宫颈刷片

3. 采用阴道细胞学检查卵巢功能，最常用的指标是

 A. 角化指数　　　　　　B. 嗜伊红细胞指数

 C. 致密核细胞指数　　　D. 巴氏分级

 E. 成熟指数

4. 阴道脱落细胞雌激素高度影响表示为

 A. 40/20/40　　　　　　B. 40/40/20

 C. 80/10/10　　　　　　D. 5/40/55

 E. 10/10/80

5. 正常宫颈鳞状上皮在涂片上表现为

 A. 底层细胞核染色质致密

 B. 由表层到底层逐渐成熟

 C. 底层细胞为多边形

 D. 表层细胞核固缩

 E. 表层细胞为梭形

6. 阴道涂片为炎症的巴氏分级为

 A. Ⅰ级　　　　　　　　B. Ⅱ级

 C. Ⅲ级　　　　　　　　D. Ⅳ级

 E. Ⅴ级

二、多选题

7. 生殖道细胞学检查的辅助诊断技术有

 A. 免疫细胞化学

 B. 原位杂交技术

 C. 影像分析

 D. 流式细胞测量

 E. 自动筛选或人工智能系统协助诊断

8. 生殖道脱落细胞检查中代表体内雌激素水平的指数有

 A. 成熟指数　　　　　　B. 巴氏分级

 C. 致密核细胞指数　　　D. 嗜伊红细胞指数

 E. 角化指数

答案和精选解析

一、单选题

1. E 生殖道脱落细胞包括阴道上段、宫颈阴道部、子宫、输卵管及腹腔的上皮细胞，其中以阴道上段、子宫颈阴道部的上皮细胞为主。

2. C 生殖道细胞学检查的涂片种类有阴道涂片、局部印片、子宫颈刮片、子宫颈刷片和宫腔吸片。"子宫内膜诊刮片"不属于生殖道细胞学检查的涂片种类。因此本题应选 C。

3. E 阴道细胞学检查用于评估女性生殖系统的健康和功能，其中最常用的指标是成熟指数。成熟指数（MI）是阴道细胞学卵巢功能检查最常用的一种。计算阴道上皮 3 层细胞百分比。

4. E 成熟指数可代表体内雌激素水平，在阴道细胞学卵巢功能检查中最常用。计算阴道上皮 3 层细胞百分比。按底层/中层/表层顺序写出，通常在低倍显微镜下观察计算 300 个鳞状上皮细胞，求得各层细胞的百分率。若底层细胞百分率高称左移，提示不成熟细胞增多，即雌激素水平下降；反之相反。一般有雌激素影响的涂片基本上无底层细胞；轻度影响者表层细胞 <20%；高度影响者表层细胞 >60%。故选项 E 正确。

5. D 宫颈鳞状上皮细胞由底层向表层逐渐成熟，底层细胞为圆形或椭圆形，表层细胞为多边形，核小固缩，细胞核染色质致密。

6. B 巴氏分类法的诊断标准见下表，阴道涂片为炎症的巴氏分级为巴氏Ⅱ级。

巴氏分类法的诊断标准

分级	诊断标准
巴氏Ⅰ级	正常。为正常宫颈细胞涂片

续表

分级	诊断标准
巴氏Ⅱ级	炎症。细胞核增大，核染色质较粗，但染色质分布尚均匀。一般属良性改变或炎症。临床分为ⅡA及ⅡB。ⅡB是指个别细胞核异质明显，但又不支持恶性；其余为ⅡA
巴氏Ⅲ级	可疑癌。主要为核异质，表现为核大深染，核形不规则或双核。对不典型细胞，性质尚难肯定
巴氏Ⅳ级	高度可疑癌。细胞有恶性特征，但在涂片中恶性细胞较少
巴氏Ⅴ级	癌。具有多量典型癌细胞

二、多选题

7. ABCDE　生殖道细胞学检查的辅助诊断技术包括免疫细胞化学、原位杂交技术、影像分析、流式细胞测量及自动筛选或人工智能系统协助诊断等。

8. ACDE　生殖道脱落细胞检查中，临床上常用4种指数代表体内雌激素水平，即成熟指数、致密核细胞指数、嗜伊红细胞指数和角化指数。所以选项ACDE正确。

第二章 子宫颈脱落细胞 HPV 检测

一、单选题

1. 以下不属于高危型人乳头瘤病毒（HPV）的是

    A. HPV6

    B. HPV16

    C. HPV18

    D. HPV31

    E. HPV33

2. 人乳头瘤病毒（HPV）的生理特性不正确的是

    A. 具有多种基因型

    B. 具有高度的宿主特异性

    C. 主要感染人体特异部位皮肤、黏膜的复层鳞状上皮

    D. 接触传播或母婴直接传播为主要的传染途径

    E. 性活跃妇女的 HPV 感染率最高

二、多选题

3. 临床上用于检测 HPV 的方法有

    A. 细胞学方法

    B. 免疫组化

    C. 原位杂交

    D. 斑点杂交

    E. 核酸印迹

答案和精选解析

一、单选题

1. A 人乳头瘤病毒（HPV）具有多种基因型。高危型 HPV，如 HPV16、18、31、33、35、39、45、51、52、56、58、59、66、68 等与癌及癌前病变相关。低危型 HPV，如 HPV6、11、42、43、44 等主要与轻度鳞状上皮内病变和泌尿生殖系统疣、复发性呼吸道息肉相关。

2. D 人乳头瘤病毒（HPV）具有多种基因型，具有高度的宿主特异性。HPV 主要感染人体特异部位皮肤、黏膜的复层鳞状上皮。性接触为其主要的传染途径，其他途径如接触传播或母婴直接传播不能排除。性活跃妇女的 HPV 感染率最高，感染的高峰年龄在 18～28 岁，大多数患者的 HPV 感染期比较短，一般在 8～10 个月便可自行消失，只有少部分的 35 岁以上的患者呈持续感染状态。所以选项 D 错误。

二、多选题

3. ABCDE 临床上用于检测 HPV 的方法包括细胞学方法、免疫组化、原位杂交、斑点杂交、核酸印迹和 PCR 等。

第三章　女性生殖器活组织检查

一、单选题

1. 诊断性宫颈锥切术中应

    A. 切除标本 12 点做标记送病理切片检查

    B. 切口在碘不着色区内 0.5cm

    C. 全麻下进行

    D. 深入颈管内 0.5cm

    E. 术后 2 周探查宫颈管有无狭窄

2. 了解子宫内膜周期性变化最可靠的诊断依据是

    A. 血清雌激素测定　　　B. 宫颈黏液检查

    C. 尿雌二醇测定　　　　D. 基础体温测定

    E. 诊断性刮宫

3. 诊断子宫内膜不规则脱落时诊刮时间需在

    A. 月经第 2 天　　　　　B. 月经第 1 天

    C. 月经来潮 24 小时内　D. 月经第 5～7 日

    E. 任何时间诊刮均可

4. 疑有子宫内膜结核行子宫内膜活检时，取材的时间应选择在

    A. 月经中期

    B. 月经干净后 3～7 天

    C. 月经来潮 24 小时后

    D. 月经来潮 3 天之内

    E. 月经来潮 6 小时内或经前 1 周

5. 分段诊刮时的操作不恰当的是

    A. 必须首先探测宫腔深度

    B. 刮出组织分别装瓶、固定，送病理检查

    C. 先刮刮子宫颈管，再刮宫腔

    D. 肉眼观察未见明显癌组织时，应全面刮宫

    E. 肉眼观察刮出物为可疑癌组织，取够组织后停止刮宫

6. 不全流产止血采取的措施为

    A. 月经来潮前或来潮 6～12 小时内刮宫

    B. 分段诊断性刮宫

    C. 月经周期第 5 天刮宫

    D. 先用抗生素控制感染，再刮宫

    E. 急诊刮宫

7. 患者女，48 岁。放置宫内节育器（IUD）10 年，不规则阴道流血 3 个月。妇科检查：宫颈光滑。宫颈细胞学检查无异常。首选处理方法为

    A. 止血药治疗

    B. 抗感染治疗

    C. 取出 IUD + 诊断性刮宫术

    D. 取出 IUD + 抗感染治疗

    E. 人工周期治疗

8. 患者女，49 岁，月经不规律伴经量增多 3 年。本次停经 5 个月后出血已 15 天，量仍多。今以出血多、伴头晕。妇科阴道内有多量鲜血和血块，宫颈光滑，宫体大小正常，附件无异常。首选的诊疗措施是

    A. 口服止血药

    B. 诊断性刮宫，支持疗法

    C. 止血药和抗生素静脉滴注

    D. 大剂量雌激素止血并支持疗法

    E. 大剂量孕激素止血及支持疗法

9. 患者女，58 岁。绝经 6 年，妇科查体时发现宫颈肥大，行宫颈刮片，结果为巴氏Ⅲ级。此病人应最早做的检查是

    A. 阴道 B 超　　　　　　B. 宫颈活检

    C. 宫颈管搔刮术　　　　D. 诊断性刮宫

    E. 宫腔镜

二、多选题

10. 子宫颈活组织检查时应

    A. 与月经周期无关

    B. 妊娠期原则上不做活检

    C. 月经前 1 周内不做活检

    D. 临床高度怀疑宫颈恶性病变者应检查

    E. 如合并阴道炎，应活检后治疗

11. 子宫颈活组织检查的取材部位为

    A. 复方碘不着色区

    B. 复方碘着色区

    C. 宫颈鳞状上皮区

    D. 阴道镜可疑病变区

    E. 3、6、9、12 多点取材

12. 诊断性子宫颈锥切术用于

    A. 盆腔炎性疾病

    B. 急性、亚急性生殖器炎症

    C. 活检为 LSIL 及以下

    D. 活检提示可疑浸润癌

E. 活检诊断为原位腺癌

13. 绒毛活检应严格掌握适应证是因为

    A. 流产率高

    B. 羊膜绒毛膜炎

    C. 胎盘出血

    D. 可能导致胎儿畸形

    E. 操作困难，成功率低

14. 诊断性刮宫的适应证包括

    A. 子宫内膜癌　　　　　　B. 宫颈癌

    C. 不孕症　　　　　　　　D. 功能失调性子宫出血

    E. 宫腔内组织残留

三、共用题干单选题

(15 ~ 17 题共用题干)

患者女，31 岁，有不规则阴道出血。宫颈刮片细胞核增大，核浆比例失常，核大小不等，形态各异，核深染，可见双核。

15. 进一步检查首选

    A. B 超　　　　　　　　　B. 子宫镜

    C. 阴道镜　　　　　　　　D. 碘试验

    E. 阴道镜下活检

16. 临床最可能的诊断为

    A. 宫颈癌　　　　　　　　B. 宫颈息肉

    C. 宫颈糜烂　　　　　　　D. 宫颈尖锐湿疣

    E. 宫颈不典型增生

17. 如病理检测可疑为原位癌早浸应

    A. HPV 检测　　　　　　　B. 盆腔 CT

    C. 宫颈锥切　　　　　　　D. 单纯子宫切除

    E. 子宫切除 + 淋巴结清扫

答案和精选解析

一、单选题

1. A　诊断性宫颈锥切术的方法：（1）受检者蛛网膜下腔或硬膜外阻滞麻醉，取膀胱截石位，外阴、阴道消毒，铺无菌巾。（2）导尿后，用阴道窥器暴露宫颈并消毒阴道、宫颈及宫颈外口。（3）以宫颈钳钳夹宫颈前唇向外牵引，扩张宫颈管并做宫颈管搔刮术。宫颈涂碘液在病灶外或碘不着色区外 0.5cm 处，以尖刀在宫颈表面做环形切口，深约 0.2cm，包括宫颈上皮及少许皮下组织。按 30°~50° 向内作宫颈锥形切除。根据不同的手术指征，可深入宫颈管 1~2.5cm，呈锥形切除，也可采用环行电切除术（LEEP）行锥形切除。（4）在切除标本的 12 点处做一标志，以 4% 甲醛溶液固定，送病理检查。（5）用无菌纱布压迫创面止血。若有动脉出血，可用肠线缝扎止血。（6）子宫切除手术最好在锥切术后 48 小时

内进行，可行宫颈前后唇相对缝合封闭创面止血。若不能在短期内行子宫切除或无需做进一步手术者，则应行宫颈成形缝合术或荷包缝合术，术毕探查宫颈管。所以选项 A 正确。

2. E　了解子宫内膜周期性变化最可靠的诊断依据是诊断性刮宫。通过刮取子宫内膜活组织检查，作出病理学诊断。

3. D　疑为子宫内膜异常增生时，应于月经前 1~2 日或月经来潮 6 小时内取材；疑为子宫内膜不规则脱落时，则应于月经第 5~7 日取材。

4. E　子宫内膜结核行子宫内膜活检时，应于月经前 1 周或月经来潮 6 小时内取材，刮宫时要特别注意刮两侧宫角部，因该处阳性率较高。

5. A　分段诊断性刮宫操作时，先不探查宫腔深度（选项 A 错误），以免将子宫颈管组织带入宫腔混淆诊断。用小刮匙自子宫颈内口至外口顺序刮子宫颈管一周，将所刮取组织置纱布上，然后刮匙进入宫腔刮取子宫内膜（选项 C 正确）。刮出子宫颈管黏膜及宫腔内膜组织分别装瓶、固定，送病理检查（选项 B 正确）。分段诊刮时，若肉眼观察刮出物为可疑癌组织，无需彻底刮宫，只要刮出组织足以组织学诊断即可（选项 E 正确），以避免子宫穿孔、出血及癌扩散。若肉眼观察未见明显癌组织时，应全面刮宫，以防漏诊（选项 D 正确）。因此选本题应选 A。

6. E　不全流产常因阴道出血急诊就诊，如不及时处理，可造成大出血，甚至出血性休克，所以常需急诊刮宫，清除宫腔残留物，达到止血目的。

7. C　因患者处于绝经过渡期，且子宫异常出血，应排除子宫颈癌、子宫内膜癌，又因患者宫内还放有 IUD，故首选处理方法是取出 IUD + 诊断性刮宫术明确诊断。

8. B　患者有月经失调及子宫异常出血症状，首选诊断性刮宫。可以了解子宫内膜变化及其对性激素的反应，同时证实或排除子宫内膜癌、宫颈管癌或其他病变。

9. B　老年女性，宫颈刮片结果为巴氏Ⅲ级，考虑为宫颈癌。在宫颈外口鳞 - 柱状交接处或特殊病理处取材。可疑子宫颈癌者选 3 点、6 点、9 点、12 点四处取材，为提高取材准确性，可在阴道镜检查指引下行定位活检，或在子宫颈阴道部涂以碘溶液选择不着色区取材。

二、多选题

10. BCD　子宫颈活组织检查的注意事项：①患有阴道炎症（阴道滴虫及真菌感染等）应在治愈后再取活检（选项 E 错误）。②妊娠期原则上不做活检（选项 B 正确），以避免流产和早产，但临床高度怀疑子宫颈恶性病变者仍应检查（选项 D 正确），应注意妊娠期不行宫颈管搔刮。③月经前期不宜做活检（选项 A 错误，选项 C 正确），以免与活检处出血相混淆，且月经来潮时创口不易

愈合，有增加内膜在切口种植的机会。所以本题应选 BCD。

11. ADE　子宫颈活组织检查应根据需要选取取材部位，剪取或钳取适当大小的组织块：有蒂的赘生物可以用剪刀自蒂部剪下；小赘生物可以用活检钳钳取；有糜烂溃疡的可于肉眼所见的糜烂溃疡较明显处或病变较深处以活检钳取材；无明显特殊病变或必要时以活检钳在宫颈外口鳞状上皮与柱状上皮交界部位选 3、6、9、12 点处取材；为提高取材的准确性，可在宫颈阴道部涂以复方碘溶液，选择不着色区取材；也可在阴道镜或肿瘤固有荧光诊断仪的指引下进行定位活检。所以选项 ADE 正确。

12. CDE　诊断性子宫颈锥切术的适应证：①子宫颈活检为 LSIL 及以下，为排除 HSIL，如细胞学检查为 HSIL 及以上、HPV16 和（或）HPV18 阳性等。②子宫颈活检为 HSIL，而临床为可疑浸润癌，为明确病变累及程度及决定手术范围者。③子宫颈活检诊断为原位腺癌。所以选项 CDE 正确。选项 A、B 均属于诊断性子宫颈锥切术的禁忌证。

13. ABD　取绒毛活检，技术熟练的成功率可达 97%。但有时会有母体细胞沾染。约有 5% 流产率。羊膜绒毛膜炎的发生率约为 0.3%。个别病例报道有胎儿肢体

发育的缺陷。因此，妊娠早期的绒毛活检要严格掌握适应证。

14. ACD　诊断性刮宫的适应证是：①子宫异常出血，须排除子宫内膜器质性病变者。②月经失调如功能失调性子宫出血或闭经，须了解子宫内膜的变化及其对性激素的反应等。③不孕症须了解有无排卵者。④怀疑有子宫内膜结核者。⑤宫腔内有组织残留、反复或多量异常子宫出血时，彻底刮宫有助于明确诊断，并可迅速止血。所以选项 ACD 正确。

三、共用题干单选题

15～17. E、A、D　患者有不规则阴道出血，宫颈刮片提示疑为子宫颈原位癌（CIS，又称上皮内癌）。CIS 上皮全层极性消失，细胞显著异型，核大，深染，染色质分布不均，有核分裂相。但病变仍限于上皮层内，未穿透基底膜，无间质浸润。进一步检查首选阴道镜下活检，观察宫颈表面有无异型上皮或早期病变，了解病变区血管情况，并选择可疑癌前期病变切取活检组织学标本。宫颈锥切是宫颈原位癌治疗的首选方法。宫颈锥切后病理结果确诊为原位癌者，可以随诊或者 4～6 周后再行子宫切除。如果病理结果为浸润癌，则应选择单纯子宫切除治疗。

第四章　输卵管通畅检查

一、单选题

1. 下列患者可进行输卵管通液术的是

A. 子宫结核史

B. 白带增多，外阴瘙痒

C. 有不规则阴道出血

D. 输卵管妊娠保守治疗后继发不孕

E. 下腹痛伴发热

2. 关于输卵管通液术，以下说法正确的是

A. 推注压力不超过 80mmHg

B. 随时可以做检查

C. 顺利推注生理盐水无阻力提示输卵管通畅

D. 输卵管通液只有检查作用，没有治疗效果

E. 月经净后 3~7 天内行通液术，术前 3 日禁性生活

二、多选题

3. 输卵管通液术适用于

A. 输卵管炎

B. 输卵管积脓

C. 继发不孕

D. 输卵管结核

E. 评价输卵管绝育术的效果

答案和精选解析

一、单选题

1. D 输卵管妊娠保守治疗后，会影响输卵管通畅，继发不孕，可用通液术疏通。所以 D 正确，其余选项为输卵管通液术禁忌证。

2. E 输卵管通液术是检查输卵管是否通畅的一种方法，且具有一定的治疗功效。所以选项 D 错误。进行输卵管通液术前，需要月经干净 3~7 日，术前 3 日禁性生活；术前半小时需要肌内注射阿托品 0.5mg 解痉；术前患者需要排空膀胱。所以并不是随时可以做检查，需要做术前准备。因此选项 B 错误，选项 E 正确。输卵管通液术的推注压力不超过 160mmHg。所以选项 A 错误。输卵管道畅顺利推注 20ml 生理盐水无阻力，压力维持在 60~80mmHg 以下，或开始稍有阻力，随后阻力消失，无液体回流，患者也无不适感，提示输卵管通畅。所以选项不能单纯依据顺利推注生理盐水无阻力判断输卵管通畅。因此选项 C 错误。所以本题的正确答案为 E。

二、多选题

3. CE 输卵管通液术的适应证：①不孕症，男方精液正常，疑有输卵管阻塞者。②检验和评价输卵管绝育术、输卵管再通术或输卵管成形术的效果。③对输卵管黏膜轻度粘连有疏通作用。

第五章　女性生殖器官影像检查

一、单选题

1. B超下胚芽的早期图像见于

A. 妊娠 4 周　　　　　B. 妊娠 5 周

C. 妊娠 6 周　　　　　D. 妊娠 8 周

E. 妊娠 12 周

2. B超示胎盘Ⅲ级表示

A. 胎盘未成熟　　　　B. 胎盘趋向成熟

C. 胎盘成熟　　　　　D. 胎盘病变

E. 胎盘成熟趋向老化

3. 诊断羊水过多，是指在 B 超下单一最大羊水暗区深度大于

A. 3cm　　　　　　　B. 4cm

C. 8cm　　　　　　　D. 16cm

E. 20cm

4. 经阴道（或直肠）超声检查应采用的体位是

A. 膝胸卧位　　　　　B. 平卧位

C. 臀高头低　　　　　D. 自由体位

E. 膀胱截石位

5. 妇产科常用的影像学检查中应用最广泛的是

A. 超声检查

B. X 线

C. 计算机体层成像（CT）

D. 磁共振成像（MRI）

E. 正电子发射体层显像（PET）

6. 患者女，35 岁。G₃P₁。放置宫内节育器时出现心悸伴明显腹痛。P 100 次/分，BP 90/50mmHg。为明确诊断，应采取最安全、简便的方法是

A. 子宫输卵管造影术　　B. 盆腔 B 超检查

C. 剖腹探查　　　　　　D. 盆腔 X 线检查

E. 宫腔镜探查术

二、多选题

7. 经阴道（或直肠）超声检查时，超声探头常用的频率范围为

A. 3～3.5MHz　　　　B. 3.0～6.0MHz

C. 5.0～9.0MHz　　　D. 7.0～10.0MHz

E. 10.0～11.0MHz

8. 彩色多普勒超声成像检查中，用于评估血管收缩期和舒张期血流状态的常用指数有

A. 阻力指数（RI）

B. 搏动指数（PI）

C. 收缩期/舒张期比值（S/D）

D. 心率变异性指数（HRV）

E. 血管弹性指数（VSI）

三、共用题干单选题

（9～11 题共用题干）

患者女，30 岁。因"月经量增多，经期延长 1 年"就诊。

9. 以下体检与其主诉有密切关系的是

A. 宫颈前唇有两个 1cm×0.5cm 大小的赘生物

B. 子宫体孕 2 个月大小，软

C. 子宫体孕 8 周大小，硬，外形不规则

D. 左附件有囊性肿块

E. 后穹窿触及痛性结节

10. 应进一步进行的检查为

A. B 超检查

B. 宫颈刮片细胞学检查

C. 血常规

D. 阴道内取分泌物做镜检

E. 胸部平片

11. 如近 1 周出现接触性出血，此时最合适的检查是

A. 染色体检查

B. 阴道内取分泌物做镜检

C. 宫颈刮片细胞学检查

D. 宫颈黏液涂片看其结晶情况

E. 取后穹窿处白带做细菌培养＋药敏试验

答案和精选解析

一、单选题

1. C　孕 6 周后 B 超下可见胚芽声像，并出现心管搏动。孕 8 周可见胎体活动，孕囊约占宫腔一半。孕 9 周可见胎儿轮廓。孕 10 周孕囊几乎占满整个宫腔。孕 12 周胎儿出现完整形态。

2. E　一般来说胎盘Ⅱ级以上胎盘提示胎盘成熟了，如果胎盘达到Ⅲ级则表明胎盘已经成熟，并趋于老化，这会影响胎盘功能，不利于胎儿对营养物质的吸收。

3. C　最大羊水深度是指 B 超测得子宫内羊水最大暗

区垂直深度值，小于等于 2cm 表示羊水过少，大于等于 8cm 表示羊水过多。是判断羊水多少的一个重要指标。

4. E　经阴道（或直肠）超声检查前受检者排空膀胱，取膀胱截石位。将探头轻柔放入受检者阴道（或直肠）内，旋转探头调整角度以获得满意切面。

5. A　妇产科常用的影像学检查有数种，超声检查因其对人体损伤小、可重复性、实时、准确而广泛应用于妇产科领域。其他主要的影像学检查方法包括 X 线、计算机体层成像（CT）、磁共振成像（MRI）、正电子发射体层显像（PET）及放射免疫定位等。

6. B　宫内节育器时出现腹痛、心率增快、血压降低，需要排除宫内出血等其他并发症。B 项，B 超检查是妇产科中最常用、最安全、最简单的检查方法。剖腹探查对患者损伤大，不应首先考虑。宫腔镜探查术可以明确诊断，但不是最简便的，可用于难以鉴别诊断时。

二、多选题

7. CD　经阴道（或直肠）超声检查时，产科检查时超声探头常用频率范围为 7.0～10.0MHz；妇科疾病诊断时阴道超声频率范围在 5.0～9.0MHz。所以选项 CD 正

确。经腹壁超声检查时，产科检查时超声探头常用频率为 3.0～6.0MHz；妇科疾病诊断时腹部超声成像所用频率范围常在 3～3.5MHz 之间。

8. ABC　彩色多普勒超声成像检查中，多妇产科领域中用于评估血管收缩期和舒张期血流状态的常用指数为阻力指数（RI）、搏动指数（PI）和收缩期/舒张期比值（S/D）。所以选项 ABC 正确。

三、共用题干单选题

9. C　子宫肌瘤可表现为月经量增多、经期延长或周期缩短。肌瘤逐渐生长，当其使子宫增大超过 3 个月妊娠子宫大小或为位于宫底部的较大浆膜下肌瘤时，常能在腹部扪到包块，清晨膀胱充盈时更为明显。包块呈实性，可活动，无压痛。

10. A　超声检查为目前最为常用的妇产科辅助诊断方法。它可显示子宫增大，形状不规则，肌瘤数目、部位、大小及肌瘤内部是否均匀或液化、囊变等。

11. C　如出现接触性出血，应怀疑宫颈癌，所以要进行宫颈刮片细胞学检测。

第六章 女性内分泌激素测定

一、单选题

1. 关于垂体促性腺激素测定的临床应用，以下叙述不正确的是

    A. FSH 及 LH 水平均低于正常值，提示闭经原因在腺垂体或下丘脑

    B. FSH 及 LH 水平均高于正常，提示病变在卵巢

    C. 测定 LH 峰值可估计排卵时间及了解排卵情况

    D. LH/FSH 比值≥2～3，有助于诊断多囊卵巢综合征

    E. 真性性早熟的 FSH 及 LH 水平均较低，且无周期性变化

2. 患者女，30 岁，原发不孕 2 年，月经规律，周期 28～30 天，基础内分泌检查正常，超声监测卵泡发育，月经第 10 天，左卵巢最大卵泡 1.2cm，月经第 14 天左卵巢最大卵泡 1.8cm，月经第 18 天左卵巢卵泡 2.5cm，透声欠佳，内有网格状回声，同时测基础体温双相。认为

    A. 正常排卵   B. LUFS

    C. PCOS   D. 左卵巢良性肿瘤

    E. 左卵巢巧克力囊肿

3. 初产妇，32 岁，现孕 41 周，无产兆。宫高 35cm，LOA，胎头入盆，胎心率 135 次/分。2 周前尿 E_3 值为 16mg/24h，今日测为 8mg/24h，应考虑为

    A. 胎儿宫内窘迫   B. 胎儿生长迟缓

    C. 脐带受压   D. 胎盘功能减退

    E. 胎儿过度成熟

二、多选题

4. 垂体促性腺激素测定的临床应用有

    A. 协助判断闭经原因

    B. 了解排卵情况

    C. 协助诊断多囊卵巢综合征

    D. 诊断性早熟

    E. 诊断卵巢早衰

答案和精选解析

一、单选题

1. E 垂体促性腺激素测定的临床应用：①协助判断闭经原因：FSH 及 LH 水平均低于正常值，提示闭经原因在腺垂体或下丘脑；FSH 及 LH 水平均高于正常，提示病变在卵巢。②了解排卵情况：测定 LH 峰值可估计排卵时间及了解排卵情况，有助于不孕症的诊断、治疗及研究避孕药物的作用机制。③协助诊断多囊卵巢综合征：LH/FSH 比值≥2～3，表明 LH 呈高值，FSH 处于低水平，有助于诊断多囊卵巢综合征。④诊断性早熟：真性性早熟由促性腺激素分泌增多引起，FSH 及 LH 呈周期性变化；假性性早熟的 FSH 及 LH 水平均较低，且无周期性变化。⑤卵巢早衰：FSH >40U/L，间隔 1 个月内至少升高 2 次，可确诊。所以选项 E 错误。

2. B 超声检查有卵泡发育，但是没有排卵，基础体温双相，应是未破裂卵泡黄素化综合征（LUFS）。

3. D 妊娠期 E_3 主要由胎儿－胎盘单位产生，孕妇尿 E_3 含量反映胎儿－胎盘功能状态。妊娠 36 周后尿中 E_3 排出量连续多次均 <37nmol/24h（10mg/24h）尿或骤减 >30%～40%，提示胎盘功能减退。E_3 < 22.2nmol/24h（6mg/24h）尿或骤减 >50%，提示胎盘功能显著减退。所以本题应选 D。

二、多选题

4. ABCDE 垂体促性腺激素测定的临床应用有：协助判断闭经原因；了解排卵情况；协助诊断多囊卵巢综合征；诊断性早熟；诊断卵巢早衰。

第七章　妇科肿瘤标志物检查与相关基因检测

一、单选题

1. 恶性畸胎瘤增高的是

A. 碱性磷酸酶

B. 癌胚抗原

C. 乳酸脱氢酶

D. α - 酸性糖蛋白

E. α - 胚胎抗原

2. 关于癌抗原 125（CA125）的检测，叙述不正确的是

A. 检测方法多采用放射免疫测定法（RIA）和酶联免疫法（ELISA）

B. 可使用标准试剂盒

C. 常用血清检测参考范围为 <45U/ml

D. CA125 在胚胎时期的体腔上皮及羊膜有阳性表达

E. CA125 在多数卵巢浆液性腺癌表达阳性

二、多选题

3. 关于人附睾蛋白 4（HE4）的临床意义，以下叙述正确的有

A. HE4 在正常卵巢表面上明显高表达

B. HE4 在卵巢浆液性癌和子宫内膜样癌中明显高表达

C. HE4 对子宫内膜癌的诊断具有敏感性

D. HE4 的测定值与子宫内膜癌的分期密切相关

E. HE4 的测定值与子宫内膜癌的分化程度密切相关

答案和精选解析

一、单选题

1. E　恶性畸胎瘤又称未成熟畸胎瘤，可有 α - 胚胎抗原（甲胎蛋白，AFP）增高。碱性磷酸酶由肝和成骨细胞分泌，故肝和成骨细胞肿瘤可增高。癌胚抗原是胎儿胃肠道产生的一组糖蛋白，多见于胃肠道肿瘤。乳酸脱氢酶升高见于肝癌和恶性淋巴瘤。α - 酸性糖蛋白主要见于肺癌患者。

2. C　癌抗原 125（CA125）的检测方法多采用放射免疫测定法（RIA）和酶联免疫法（ELISA），可使用标准试剂盒。常用血清检测参考范围为 <35U/ml。CA125 在胚胎时期的体腔上皮及羊膜有阳性表达，一般表达水平低并且有一定的时限。在多数卵巢浆液性腺癌表达阳性，一般阳性准确率可达 80% 以上。所以选项 C 错误。

二、多选题

3. BCDE　HE4 在正常卵巢表面上皮中并不表达，但在卵巢浆液性癌和子宫内膜样癌中明显高表达。因此，HE4 联合 CA125 检测，在卵巢上皮性癌的早期诊断、病情监测和术后复发监测中及与良性肿瘤的鉴别诊断中具有较高的临床应用价值。HE4 对子宫内膜癌的诊断也有一定的敏感性。HE4 的测定值还与子宫内膜癌的分期和分化程度密切相关。所以选项 BCDE 正确。

第八章 常用穿刺检查

一、单选题

1. 经阴道后穹隆穿刺的适应证不包括

    A. 疑有腹腔内出血

    B. 疑盆腔内有积液、积脓

    C. 盆腔肿块位于直肠子宫陷凹内

    D. 疑有肠管与子宫后壁粘连

    E. 超声引导下行卵巢子宫内膜异位囊肿或输卵管妊娠部位注药治疗

2. 经腹壁羊膜穿刺羊水染色体检查宜在

    A. 妊娠 34 周后

    B. 妊娠 16～22 周

    C. 妊娠 18～22 周

    D. 妊娠 6～8 周

    E. 妊娠 28 周后

3. 下列哪种情况可实施经腹壁腹腔穿刺术

    A. 腹腔积液较少

    B. 移动性浊音阴性

    C. 腹腔有广泛粘连者

    D. 有腹腔多次手术史

    E. 明确腹腔积液的性质

二、多选题

4. 经腹壁羊膜穿刺术的并发症有

    A. 母体损伤

    B. 损伤胎儿、胎盘及脐带

    C. 羊水渗漏

    D. 流产或早产

    E. 宫内继发感染

5. 患者女，37 岁。妊娠 18 周，曾生育 1 胎先天性愚型儿，可进行的检查有

    A. 羊膜穿刺染色体检查

    B. 羊膜镜检

    C. 胎盘绒毛活检染色体检查

    D. 经皮脐静脉穿刺胎儿染色体核型分析

    E. B 超

答案和精选解析

一、单选题

1. D 经阴道后穹隆穿刺的适应证：①疑有腹腔内出血，如宫外孕、卵巢黄体破裂等。②疑盆腔内有积液、积脓，穿刺抽液检查了解积液性质、盆腔脓肿穿刺引流及局部注射药物。③盆腔肿块位于直肠子宫陷凹内，经后穹隆穿刺直接抽吸肿块内容物做涂片或细胞学检查以协助诊断。若怀疑恶性肿瘤需明确诊断时，可行细针穿刺活检，送组织学检查。④超声引导下行卵巢子宫内膜异位囊肿或输卵管妊娠部位注药治疗。⑤在超声引导下经阴道后穹隆穿刺取卵，用于各种助孕技术。选项 D 属于经阴道后穹隆穿刺的禁忌证。故本题应选 D。

2. B 羊膜腔穿刺用于产前诊断的孕周多在孕 16～22 周，此时胎儿的胎体、四肢等都已发育完成，故更不会造成胎儿畸形。

3. E 经腹壁腹腔穿刺术适应证：①用于协助诊断，明确腹腔积液的性质；②确定靠近腹壁的盆腔及下腹部肿块性质；③穿刺放出部分腹腔积液，降低腹压、减轻腹胀、暂时缓解呼吸困难等症状，使腹壁松软易于做腹部及盆腔检查；④腹腔穿刺同时注入化学药物行腹腔化疗；⑤腹腔穿刺注入二氧化碳气体，作气腹 X 线造影，使盆腔器官清晰显影。

二、多选题

4. ABCDE 经腹壁羊膜穿刺术，如果操作不当可以多种并发症。比如：母体腹壁损伤、子宫损伤、羊水栓塞、胎盘早剥、早产或流产、羊水渗漏、宫内感染等。

5. ADE 羊膜腔穿刺术是最常用的侵袭性产前诊断技术。医生可以通过抽取羊水得到胎儿的皮肤、肠胃道、泌尿道等的游离细胞，利用这些游离细胞进一步分析胎儿的染色体是否异常。先天愚型多与染色体异常有关，经皮脐静脉穿刺胎儿染色体核型分析可以确诊此疾病。B 超是确诊先天愚型的常规检查。羊膜镜检通过观察羊膜内羊水情况判断胎儿宫内安危，胎盘绒毛活检染色体检查在妊娠 10～13 周进行。所以选项 ADE 正确。

第五篇　妇产科内镜

第一章　阴道镜

一、单选题

1. 下列哪个亚群的 HPV 阳性者为阴道镜检查的适应证

　　A. 16　　　　　　　　　　B. 53

　　C. 56　　　　　　　　　　D. 58

　　E. 以上均不正确

2. 阴道镜的最大放大倍数为

　　A. 40 倍　　　　　　　　　B. 20 倍

　　C. 10 倍　　　　　　　　　D. 200 倍

　　E. 400 倍

3. 用阴道镜观察血管时应加用

　　A. 红色滤光片　　　　　　　B. 黄色滤光片

　　C. 绿色滤光片　　　　　　　D. 蓝色滤光片

　　E. 白色滤光片

4. 正常鳞状上皮的阴道镜下征象是

　　A. 光滑呈粉红色，醋酸白试验上皮不着色，碘实验阳性

　　B. 镜下呈微小乳头状，醋酸白试验后呈葡萄状，涂碘不着色

　　C. 毛细血管丰富，形态规则，呈树枝状，由化生上皮环绕柱状上皮形成葡萄状小岛，在化生上皮区内可见针眼状的凹陷为腺体开口，或被化生上皮遮盖的潴留囊肿（宫颈腺囊肿），醋酸白实验后化生上皮与圈内的柱状上皮界限明显，涂碘后，碘着色深浅不一

　　D. 均匀分布的小微血管点

　　E. 以上均不正确

5. 正常柱状上皮的阴道镜下征象是

　　A. 光滑呈粉红色，醋酸白试验上皮不着色，碘实验阳性

　　B. 镜下呈微小乳头状，醋酸白试验后呈葡萄状，涂碘不着色

　　C. 毛细血管丰富，形态规则，呈树枝状，由化生上皮环绕柱状上皮形成葡萄状小岛，在化生上皮区内可见针眼状的凹陷为腺体开口，或被化生上皮遮盖的

潴留囊肿（宫颈腺囊肿），醋酸白实验后化生上皮与圈内的柱状上皮界限明显，涂碘后，碘着色深浅不一

　　D. 均匀分布的小微血管点

　　E. 以上均不正确

6. 正常转化区上皮的阴道镜下征象是

　　A. 光滑呈粉红色，醋酸白试验上皮不着色，碘实验阳性

　　B. 镜下呈微小乳头状，醋酸白试验后呈葡萄状，涂碘不着色

　　C. 毛细血管丰富，形态规则，呈树枝状，由化生上皮环绕柱状上皮形成葡萄状小岛，在化生上皮区内可见针眼状的凹陷为腺体开口，或被化生上皮遮盖的潴留囊肿（宫颈腺囊肿），醋酸白实验后化生上皮与圈内的柱状上皮界限明显，涂碘后，碘着色深浅不一

　　D. 均匀分布的小微血管点

　　E. 以上均不正确

7. 阴道镜下表面构型为脑回状，局部血管管腔增大，螺旋状，血管间距增大，碘不着色，可能存在

　　A. 宫颈糜烂　　　　　　　　B. 宫颈癌

　　C. 宫颈息肉　　　　　　　　D. 宫颈潴留囊肿

　　E. 宫颈轻度不典型增生

8. 对于宫颈不典型增生，在阴道镜下多可见

　　A. 腺体开口区

　　B. 细网状血管区

　　C. 点状血管及镶嵌

　　D. 涂碘后碘着色深浅不一

　　E. 树枝状血管及柱状上皮

9. 宫颈重度糜烂患者，女，32 岁。宫颈刮片结果报告为巴氏Ⅲ级，下一步处理方式应为

　　A. 1 个月后复查宫颈刮片

　　B. 属正常改变，无需处理方式

　　C. 阴道镜 + 宫颈活检

D. 局部药物治疗

E. 激光治疗

10. 患者女，48 岁。白带增多 2 年，近半年出现性交后出血。宫颈细胞学检查结果为鳞状上皮内高度病变（HSIL）。为明确诊断应首选

A. 宫颈冷刀锥切　　　B. 阴道镜下活检

C. 宫颈管搔刮　　　　D. 宫颈环形电切除术

E. HPV – DNA 检测

二、多选题

11. 阴道镜检查前应排除以下哪种疾病

A. 急性阴道炎　　　　B. 亚急性生殖器炎症

C. 盆腔炎性疾病　　　D. 宫颈癌

E. 子宫肌瘤

12. 上皮异常的阴道镜图像为

A. 镶嵌　　　　　　　B. 白色上皮

C. 角化腺开口　　　　D. 点状血管

E. 快速醋酸反应

三、共用题干单选题

(13 ~ 15 题共用题干)

患者女，49 岁。因"月经失调，阴道不规则出血 3 个月"就诊。查体：宫颈轻糜，子宫正常大小，双附件正常。

13. 阴道出血最常见因素是

A. 子宫内膜异位症　　B. 卵巢功能紊乱

C. 子宫黏膜下肌瘤　　D. 子宫内膜癌

E. 宫颈不典型增生

14. 可帮助鉴别宫颈病变的检查是

A. B 超　　　　　　　B. 阴道镜

C. 宫腔镜　　　　　　D. 诊断性刮宫

E. 阴道镜 + 活检

15. 适宜的治疗是

A. 雌激素　　　　　　B. 雄激素

C. 孕激素 + 雌激素　　D. 子宫切除

E. 止血药物治疗

答案和精选解析

一、单选题

1. A HPV 检测 16 或 18 型阳性者，或其他高危型 HPV 阳性持续 1 年以上者为阴道镜检查适应证。

2. A 阴道镜检查是一种临床诊断手段，它利用光学放大的原理，通过透镜将外阴、阴道和宫颈等局部组织放大 5 ~ 40 倍，观察局部组织的上皮与血管的形态、色泽、数量等变化，在可疑部位取活检以提高诊断的正确率。

3. C 阴道镜检查用绿色滤光镜片并放大 20 倍观察，可使血管图像更清晰，进行更精确的血管检查。

4. A 宫颈阴道部鳞状上皮的阴道镜下征象：上皮光滑呈粉红色。涂 3% 醋酸后上皮不变色，涂碘溶液为深棕色。

5. B 宫颈阴道部柱状上皮的阴道镜下征象：肉眼见表面呈绒毛状，色红，镜下见许多小乳头。涂冰醋酸后迅速肿胀呈葡萄状。涂碘不着色。

6. C 转化区又称移形带区。阴道镜下可见由化生上皮环绕柱状上皮形成的葡萄岛、开口于化生上皮之中的腺体开口及被化生上皮遮盖的潴留囊肿。涂醋酸后化生上皮与圈内的柱状上皮形成明显对比。碘着色深浅不一。

7. B 早期宫颈癌阴道镜强光照射下表面结构不清，呈云雾、脑回、猪油状，表面稍高或稍凹陷。阴道镜下显示局部血管异常增生，管腔扩大，失去正常血管分枝状，相互距离变宽，走向紊乱形态特殊，可呈蝌蚪形、棍棒形、发夹形、螺旋形或绒球等改变。涂 3% 醋酸后阴道镜下显示表面呈玻璃样水肿或熟肉状，常并有异形上皮。碘试验阴性或着色极浅。

8. C 在阴道镜下观察宫颈不典型增生时，通常可见到以下表现：腺体开口区（选项 A）呈现不规则形态，细网状血管区（选项 B）较为模糊或不明显，点状血管及镶嵌（选项 C）则比较明显且密集，涂碘后碘着色深浅不一（选项 D）可能出现非均匀性染色，树枝状血管及柱状上皮（选项 E）则很少见。因此，对于宫颈不典型增生，在阴道镜下常可见到点状血管及镶嵌。

9. C 巴氏Ⅲ级为可疑癌。宫颈刮片细胞学检查巴氏Ⅲ级及Ⅲ级以上均应在阴道镜观察下选择可疑病变区行宫颈活组织检查。宫颈刮片细胞学检查是宫颈癌筛查的主要方法，应在宫颈转化区取材。

10. B 中年女性患者，白带增多，宫颈接触性出血，宫颈细胞学检查结果为鳞状上皮内高度病变，高度怀疑宫颈癌。阴道镜下活检是宫颈癌的确诊最可靠的方法。

二、多选题

11. ABC 阴道镜检查前应排除急性、亚急性生殖器炎症或盆腔炎性疾病，若有则不宜进行检查，应先治疗。

12. BC 上皮异常的阴道镜图象：白色上皮、白斑、角化腺开口。血管异常的阴道镜图象：点状血管、镶嵌、异形血管。所以选项 BC 正确。

三、共用题干单选题

13. B 阴道出血最常见的因素之一是卵巢功能紊乱，其他可能原因还包括了子宫内膜异位症、子宫黏膜下肌瘤、子宫内膜癌等。但该患者子宫大小和双附件正常，排除了子宫颈癌和卵巢癌等恶性肿瘤的可能性，故选项 B 正确。

14. E　鉴于该患者的情况，阴道镜联合活组织检查可作为确诊检查的首选。阴道镜可观察宫颈、阴道和外阴等部位的异常情况，并直接采取活组织检查。宫腔镜也可用于了解子宫内膜和子宫腔的情况，但需要进行麻醉，操作较复杂。超声检查和诊断性刮宫也可以考虑进行，但前者对子宫内膜异位症等情况有限，而后者属于侵入性检查，可能会增加感染风险。故选项 E 正确。

15. C　该患者 49 岁处于绝经过渡期期间，可能需要进行雌激素和孕激素的替代治疗，以缓解月经失调和阴道出血等症状。如果发现有肌瘤等情况影响到生活质量，可考虑手术切除子宫或子宫内膜异位症的病灶。停经后的女性，雄激素不是常规治疗方法，止血药物也不适用于所有阴道出血的原因。

第二章 宫腔镜

一、单选题

1. 宫腔镜检查的最佳时间为

A. 月经干净后 3 天

B. 月经干净后 7 天内

C. 月经前 3 天

D. 经前 7 天

E. 月经周期任何时候

2. 下列说法错误的是

A. 严重妊娠高血压疾病、妊娠合并血小板减少、凝血功能异常疾病者不宜行检查

B. 阴道镜无法观察宫颈管，但是通过宫颈管搔刮术和病理检查，可提高宫颈癌前病变和早期浸润癌的诊断准确率

C. 宫腔镜是诊疗子宫内膜异位症的金标准

D. 患者术后应鼓励早期下床活动，预防血栓形成

E. 有性生活史的患者才能放置举宫器

3. 子宫镜检查最常用的膨宫液是

A. 10% 葡萄糖　　　　　B. 5% 葡萄糖

C. 林格液　　　　　　　D. 生理盐水

E. 5% 糖盐

4. 使用单极电切或电凝时，膨宫液选用

A. 5% 葡萄糖液　　　　B. 0.9% 生理盐水液

C. 1% 氯化钠液　　　　D. 1% 甘露醇

E. 5% 甘露醇

二、多选题

5. 宫腔镜检查的禁忌证有

A. 活动性子宫出血者

B. 急性或亚急性生殖道感染者

C. 确诊妊娠

D. 宫颈、宫腔恶性肿瘤

E. 异常子宫出血

6. 宫腔镜的检查适应证包括

A. 异常子宫出血

B. 可疑宫腔粘连及畸形

C. 可疑妊娠物残留

D. 浸润性子宫颈癌

E. 原因不明的不孕或反复流产

7. 宫腔镜下可以治疗的疾病有

A. 子宫内膜息肉

B. 子宫黏膜下肌瘤

C. 子宫内膜异位症

D. 宫腔胚物残留

E. 宫腔粘连

答案和精选解析

一、单选题

1. B 宫腔镜检查时间以月经净后 1 周内为宜，此时子宫内膜处于增殖期，薄且不易出血，黏液分泌少，宫腔病变易见。

2. C 腹腔镜是诊疗子宫内膜异位症的金标准，而非宫腔镜。所以选项 C 错误。

3. D 宫腔镜检查采用多种膨宫介质膨胀子宫：①生理盐水：为最常用的膨宫介质。使用双极电切或电凝时选用此溶液，可减少过量低渗液体灌注导致的过度水化综合征；②5% 葡萄糖液：使用单切或电凝时膨宫液体必须选用非导电的 5% 葡萄糖液；③5% 甘露醇：对合并糖尿病的患者可选用 5% 甘露醇膨宫。所以本题应选 D。

4. A 使用单极电切或电凝时，膨宫液体必须选用非导电的 5% 葡萄糖液，双极电切或电凝则选用 0.9% 的生理盐水，后者可减少过量低渗液体灌注导致的过度水化综合征，对合并糖尿病的患者可选用 5% 的甘露醇膨宫。

二、多选题

5. ABCD 宫腔镜检查的禁忌证包括：活动性子宫出血（因为出血影响手术野清晰度，但是对于子宫瘢痕妊娠处电凝止血可以考虑）；急性或亚急性生殖道感染者；近 3 个月有子宫穿孔或子宫切开手术者；确诊妊娠；宫颈、宫腔恶性肿瘤（膨宫液的流动会诱发肿瘤细胞播散和种植，坏死组织容易导致脏器损伤和穿孔、出血）；生殖道结核、未经适当抗结核治疗者；宫腔过度狭小或宫颈过窄者，容易诱发穿孔损伤；严重心、肺、肝、肾疾患，代谢性酸中毒难以耐受手术者；术前测体温高于 37.5℃，不能排除感染暂缓检查或手术。"异常子宫出血"属于宫腔镜检查的适应证。

6. ABCE 宫腔镜的检查适应证：①异常子宫出血；

②可疑宫腔粘连及畸形；③可疑妊娠物残留；④影像学检查提示宫腔内占位病变；⑤原因不明的不孕或反复流产；⑥宫内节育器异常；⑦宫腔内异物；⑧宫腔镜术后相关评估。所以选项 ABCE 正确。"浸润性子宫颈癌"属于宫腔镜的相对禁忌证。

7. ABDE 宫腔镜的手术适应证：①子宫内膜息肉；②子宫黏膜下肌瘤及部分影响宫腔形态的肌壁间肌瘤；③宫腔粘连；④纵隔子宫；⑤子宫内膜切除；⑥宫腔内异物取出，如嵌顿节育器及流产残留物等；⑦宫腔镜引导下输卵管插管通液、注药及绝育术。"子宫内膜异位症"的治疗使用腹腔镜。

第三章 腹腔镜

一、单选题

1. 腹腔镜检查的适应证为

  A. 严重的凝血功能障碍   B. 绞窄性肠梗阻

  C. 异位妊娠   D. 腹腔内大出血

  E. 盆腔肿块过大

2. 妇科腹腔镜手术时体位为

  A. 头低臀高且倾斜 15°～25°

  B. 头低臀高且倾斜 10°～15°

  C. 头高臀低且倾斜 10°～15°

  D. 侧卧位

  E. 俯卧位

3. 腹腔镜手术的麻醉方式选用

  A. 局麻 + 腰麻

  B. 连续硬膜外

  C. 全麻

  D. 腰麻

  E. 硬膜外麻醉 + 静脉辅助用药

4. 腹腔镜检查时发生腹膜后大血管损伤应首先进行的处理是

  A. 压迫止血   B. 电凝止血

  C. 缝扎止血   D. 止血药物止血

  E. 开腹止血，修补血管

5. 患者女，28 岁，继发不孕，6 年前人工流产 1 次，现有痛经及性交痛。检查：子宫后位，固定，触痛，双附件区增厚。下一步最佳处理方法是

  A. 剖腹探查   B. 药物治疗

  C. 试管婴儿   D. 物理治疗

  E. 腹腔镜检查 + 药物治疗

6. 患者女，23 岁。因"下腹疼痛逐渐加重，伴肛门坠胀感 6 小时"急诊就诊。查体：脉搏 110 次/分，血压 90/60mmHg。面色苍白、痛苦、微汗，阴道后穹隆穿刺抽出不凝血。需对该患者采取的措施是

  A. 中药活血化瘀治疗

  B. 立刻行腹腔镜探查术

  C. 期待疗法，密切随访

  D. 立刻行刮宫术

  E. 静滴甲氨蝶呤

二、多选题

7. 腹腔镜手术的绝对禁忌证包括

  A. 严重的心脑血管疾病及肺功能不全

  B. 严重的凝血功能障碍

  C. 绞窄性肠梗阻

  D. 盆腔肿块过失，包括超过脐水平

  E. 腹腔内大出血

8. 腹腔镜术前应进行的常规检查有

  A. 心电图、胸片检查

  B. 尿常规检查

  C. 肝、肾功能检查

  D. 凝血功能检查

  E. 乙型、丙型病毒性肝炎检查

9. 腹腔镜检查的术前准备正确的有

  A. 详细询问病史，进行全面体格检查

  B. 进行常规检查和传染性疾病检查

  C. 进行腹部及会阴部备皮

  D. 术前当晚禁止肥皂水洗肠

  E. 术前禁食、禁水

答案和精选解析

一、单选题

1. C 腹腔镜检查的适应证：①急腹症（如异位妊娠、卵巢囊肿破裂、卵巢囊肿蒂扭转等）。②盆腔包块。③子宫内膜异位症。④确定不明原因急、慢性腹痛和盆腔痛的原因。⑤不孕症。⑥计划生育并发症（如寻找和取出异位宫内节育器、子宫穿孔等）。⑦有手术指征的各种妇科良性疾病。⑧子宫内膜癌分期手术和早期子宫颈癌根治术。所以选项 C 正确。其余四个选项均为腹腔镜检查的禁忌证。

2. A 妇科腹腔镜手术时取头低臀高（脚高）并倾斜 15°～25°，使肠管滑向上腹部，暴露盆腔手术野。

3. C 腹腔镜手术应选择全身麻醉为宜。

4. E 妇科腹腔镜手术穿刺部位邻近后腹膜腹主动脉、下腔静脉和髂血管，损伤这些血管可危及患者生命。一旦发生应立即开腹止血，修补血管。

5. E 该患者继发不孕并伴有痛经史，性交痛，妇科检查扪及粘连不活动的包块，为子宫内膜异位症的典型临床表现。腹腔镜检查是诊断子宫内膜异位症的最佳方法，是借助腹腔镜直接窥视盆腔，在腹腔镜下见到大体

病理所述典型病灶或可疑病变进行活组织检查即可确诊，首选药物治疗，防止病情继续发展。

6. B　年轻女性，下腹疼痛伴肛门坠胀感，出现休克体征，阴道后穹隆穿刺抽出不凝血，考虑异位妊娠破裂，应立即手术探查，防止危及生命。

二、多选题

7. ABCE　腹腔镜的绝对禁忌证：①严重的心脑血管疾病及肺功能不全。②严重的凝血功能障碍。③绞窄性肠梗阻。④大的腹壁痛或膈疝。⑤腹腔内大出血。选项 D 属于腹腔镜的相对禁忌证。所以选项 ABCE 正确。

8. ABCDE　腹腔镜术前应进行心电图、胸片检查，尿、肝、肾功能、凝血功能、血型等常规检查，乙型、

丙型病毒性肝炎、梅毒等传染性疾病检查。所以选项 ABCDE 正确。

9. ABCE　腹腔镜检查的术前准备：①详细询问病史，进行全面体格检查，结合相应辅助检查（选项 A 正确），明确患者有无腹腔镜检查的适应证与禁忌证。②进行心电图、胸片检查，尿、肝、肾功能、凝血功能、血型等常规检查，乙型、丙型病毒性肝炎、梅毒等传染性疾病检查（选项 B 正确）。③腹部及会阴部备皮（选项 C 正确），注意清洁脐部，术前当晚常规温肥皂水洗肠（选项 D 错误）。术前禁食、禁水（选项 E 正确）。④体位：手术时取头低臀高并倾斜 15°～25°，使肠管滑向上腹部，以暴露盆腔手术野。所以选项 ABCE 正确。

第四章　胎儿镜

一、单选题

1. 双胎输血综合征进行胎儿镜检查的最佳手术时机是

　　A. 孕 10～12 周　　　　　B. 孕 12～14 周

　　C. 孕 14～16 周　　　　　D. 孕 16～26 周

　　E. 妊娠 26～30 周

2. 有关胎儿镜的叙述，错误的是

　　A. 观察胎儿体表情况、采集脐血

　　B. 取胎儿组织行活组织检查

　　C. 对胎儿进行宫内治疗

　　D. 妊娠 18～22 周适宜做脐血取样

　　E. 妊娠末期适宜了解胎儿在宫内安危状态

二、多选题

3. 羊膜腔镜检查的适应证不包括

　　A. 双胎输血综合征部分 I 期

　　B. 双胎输血综合征 Quintero II～IV 期

　　C. 完全前壁胎盘无穿刺途径

　　D. 一胎结构异常

　　E. 孕妇存在各器官系统感染特别是怀疑宫内感染者

4. 胎儿镜治疗双胎输血综合征的并发症有

　　A. 羊水渗漏

　　B. 感染

　　C. 胎膜早破

　　D. 流产和早产

　　E. 子宫穿孔

答案和精选解析

一、单选题

1. D　双胎输血综合征进行胎儿镜检查的最佳手术时机是孕 16～26 周。

2. E　胎儿镜技术是指用特殊的光纤内镜，以套管针从孕妇腹壁穿刺，经子宫壁进入羊膜腔，以观察胎儿体表情况、采集脐血或胎儿组织行活组织检查，以及对胎儿进行宫内治疗的方法。胎儿镜检查一般是在妊娠 16～24 周之间进行。妊娠末期不进行此检查。妊娠 18～22 周时，羊水继续增多，脐带增粗，适宜作脐血取样及胎儿宫内治疗。所以选项 E 错误。

二、多选题

3. CDE　羊膜腔镜检查目前主要的适应证为 Quintero II～IV 期及部分 I 期的双胎输血综合征病例。禁忌证：①一胎结构异常。②先兆流产者。③孕妇存在各器官系统感染特别是怀疑宫内感染者。④完全前壁胎盘无穿刺途径。⑤母体有严重内外科合并症或产科并发症不适合手术。所以选项 CDE 正确。

4. ABCD　胎儿镜治疗双胎输血综合征母体并发症：如出血，术中术后需加强生命体征监测，必要时需要输血甚至以腹腔镜或开腹止血。另外还出现羊水渗漏、感染、胎膜早破、流产和早产等。